中医典籍丛刊

徐灵胎医书全集

（上）

清·徐灵胎 撰

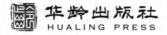

华龄出版社

HUALING PRESS

责任编辑:郑建军
责任印制:李未圻

图书在版编目(CIP)数据

徐灵胎医书全集／(清)徐灵胎撰. —— 北京：华龄
出版社，2021.9
ISBN 978-7-5169-2009-1

Ⅰ.①徐… Ⅱ.①徐… Ⅲ.①中国医药学-中国-清
代 Ⅳ.①R2-52

中国版本图书馆 CIP 数据核字(2021)第 097781 号

书　　名:徐灵胎医书全集
作　　者:[清]徐灵胎　撰

....

出版发行:华龄出版社
地　　址:北京市东城区安定门外大街甲 57 号　邮编:100011
电　　话:010-58122255　　　　　　　传真:010-84049572
网　　址:http://www.hualingpress.com

....

印　　刷:河北华商印刷有限公司
版　　次:2021 年 8 月第 1 版　2021 年 8 月第 1 次印刷
开　　本:880mm×1230mm　1/32　　　印张:32
字　　数:550 千字
定　　价:80.00 元(全二册)

....

出版说明

徐大椿(1693—1771年),又名大业,字灵胎,晚年号洄溪老人,江苏吴江人,清代著名医学家。灵胎生于书香世家,祖父藏书万卷,任翰林院检讨,父亲徐养浩,爱好水利,曾被聘用参与编修水利书籍。徐灵胎自幼天赋异禀,十四岁学习八股文,自学《易经》《道德经》等经学名著。长大后涉猎广泛,自学成才,于水利、音乐、武术等领域均有建树。中年时期,家人因病相继亡故,他便发愤习医,将前代医书朝夕批阅,久而无师自通,造诣颇深,堪称学贯古今的中医大家。灵胎于水利工作之余,帮百姓看病,积累了大量临床经验,由于他几乎药到病除,不久便声名鹊起,多次被乾隆皇帝召见进京治病。徐灵胎与同时代的医学大家叶天士齐名,当时人称"叶天士师承十七人,徐灵胎读书破万卷"。徐氏在学术上讲求追本溯源,实事求是,对当时医学界的不良作风深恶痛绝,是一代中医批评家。他的医学著作着重强调理论与临床实践相结合,对后世有着深远的影响。

本次整理出版的《徐灵胎医书全集》,以民国广益书局出版的版本为底本,收录了徐灵胎医学著作十六种。原书为繁体竖排,仅有句读,现改为简体横排,并加现代标点,方便当今读者阅读。

总目录

上　册

下　册

目 录

上 册

全集一

难经经释

序

　　《难经》非经也，以《灵》《素》之微言奥旨引端未发者，设为问答之语，俾畅厥义也。古人书篇名义，非可苟称。难者，辩论之谓，天下岂有以难名为经者？故知《难经》非经也。自古言医者，皆祖《内经》，而《内经》之学，至汉而分。仓公氏以诊胜，仲景以方胜，华佗氏以针灸杂法胜，虽皆不离乎《内经》，而师承各别。逮晋唐以后，则支流愈分，徒讲乎医之术，而不讲乎医之道，则去圣远矣。惟《难经》则悉本《内经》之语而敷畅其义，圣学之传，惟此为得其宗。然窃有疑焉，其说有即以经文为释者，有悖经文而为释者，有颠倒经文以为释者。夫苟如他书之别有师承，则人自立说，源流莫考，即使与古圣之说大悖，亦无从而证其是非。若即本《内经》之文以释《内经》，则《内经》具在也，以经证经，而是非显然矣。然此书之垂已二千余年，注者不下数十家，皆不敢有异议。其间大有可疑者，且多曲为解释，并他书之是者反疑之，则岂前人皆无识乎？殆非也！盖经学之不讲久矣，惟知溯流以寻源，源不得则中道而止，未尝从源以及流也。故以《难经》视《难经》，则《难经》自无可议；以《内经》之义疏视《难经》，则《难经》正多疵也。余始也盖尝崇信而佩习之。习之久而渐疑其或非，更习之久而信己之必是。非信己也。信夫！《难经》之必不可违乎《内经》也。于是本其发难之情，先为申述《内经》本意，索其条理，随文诠释。既乃别其异同，辨其是否。其间有殊法异议，其说不本于《内经》，而与《内经》相发明者，此则别有师承，又不得执《内经》而议其可否。惟夫遵《内经》之训而诠解未洽者，则摘而证之于经，非以《难经》为可訾也。正所以

彰《内经》于天下后世，使知《难经》之为《内经》羽翼，其渊源如是
也，因名之为《经释》。《难经》所以释经，今复以《经》释《难》。以
《难》释《经》而《经》明，以《经》释《难》而《难》明，此则所谓医之道
也，而非术也。其曰秦越人著者，始见于《新唐书·艺文志》，盖不
可定，然实两汉以前书云。

　　　　　　　　　　　雍正五年三月既望松陵徐大椿叙

凡　例

一、是书总以经文为证，故不旁引他书。如经文无可证，则间引仲景《伤寒论》及《金匮要略》两书。此犹汉人遗法，去古未远。若《甲乙经》《脉经》则偶一及之，然亦不过互相参考，并不据此以为驳辨。盖后人之书不可反以证前人也。

一、《难经》注释其著者不下十余家，今散亡已多，所见仅四五种，语多支离浅晦，惟滑氏《本义》最有条理，然余亦不敢袭一语。盖《难经》本文，理解已极明晓，其深文奥义，则俱本《内经》。今既以《内经》为诠释，则诸家臆说，总属可去。故训诂诠释，则依本文；辨论考证，则本《内经》。其间有章节句语错误处，前人已是正者，则亦注明某人之说，余则无前人一字。即有偶合，非故袭也。

一、本文正解，不论与《内经》违合，姑依本文，使就条贯。其有补正缺失及推广其义，或旁证其说者，则用按字另说；其论是非可否，剖析辨正之处，则于章节之后仍用按字，自为一段，以便省览。

一、辩驳处固以崇信《内经》，违众独异，皆前人之所未及，即本文下诠解处，不无与前人合者。然此原属文理一定，无可异同，并非剿说，要亦必深思体认，通贯全经而后出之。此处颇多苦心，故条理比前人稍密，则同中仍不无小异也。

一、诸家刊本，简首俱有图像，起于宋之丁德用。此亦不过依辞造式，不必尽合。惟三十三难论婚嫁，及四十难论长生两说，须按图为易见。然注自明备，亦可推测而晓，故俱不列。

难经经释　卷上

（一难曰）十二经中皆有动脉，十二经，手足三阴三阳也。动脉，脉之动现于外，如手太阴天府、云门之类，按之其动亦应手是也。**独取寸口，以决五脏六腑死生、吉凶之法，何谓也**？寸口，即太渊、渠穴之分经，兼两手上、中、下三部脉也。

按：首发一难，即与《灵》《素》两经不合。《素问·三部九候论》明以头面诸动脉为上三部，以两手之动脉为中三部，以股足之动脉为下三部，而结喉旁之人迎脉，往往与寸口并重。两经言之不一。独取寸口者，越人之学也。自是而后，诊法精而不备矣。

又按：十二经之动脉，《明堂针灸图》《甲乙经》诸书，指称动脉者二十余穴。然与寸口之动微别，惟《灵枢·动输篇》帝问经脉十二，而手太阴、足少阴、阳明何以独动不休？下文岐伯之意，盖指太阴之经渠，少阴之太溪，阳明之人迎言，则可称动脉者，惟此三穴，故亦用以诊候。其余不过因其微动，以验穴之真伪，俱不得称动脉也。

然：**寸口者，脉之大会，手太阴之动脉也**。会，聚也，手太阴肺之经也。大会，《灵·动输篇》云：胃为五脏六腑之海，其气清，上注于肺，肺气从太阴而行之。其行也，以息往来是也。又《灵·经脉篇》云：手太阴之脉，循鱼际出大指之端。**人一呼脉行三寸，一吸脉行三寸，呼吸定息，脉行六寸。人一日一夜，凡一万三千五百息，脉行五十度，周于身**。呼，出气也；吸，内气也。《灵·五十营篇》：人经脉上下左右前后二十八脉，周身十六丈二尺，呼吸定息，气行六寸，二百七十息，气行十六丈二尺。一周于身，一万三千五百息，气行五十营于身。度，过也，犹言过一次也。二十八脉实数详《灵·脉度篇》。

按：经文明言周身十六丈二尺为一度，何等明白。今删去此一句，则五十度三字，何从算起？作《难经》所以明经也，今直写经文而又遗其要，则经反晦矣。

漏水下百刻。按《隋志》刻漏始行于黄帝。一昼一夜,定为百刻,浮箭于壶内,以水减刻出,分昼夜之长与短。**营卫行阳二十五度,行阴二十五度为一周也。**营卫,《灵·营卫生会篇》云:人受气于谷,谷入于胃,以传于肺,五脏六腑皆以受气。其清者为营,浊者为卫;营在脉中,卫在脉外是也。合言脉则营卫在其中矣。日行阳,而夜行阴,昼夜各二十五度,则五十度为一周也。盖昼夜有长短,此举其中而言。其行阳、行阴、起止、出入之法,详《灵·卫气行篇》。

故五十度复会于手太阴。寸口者,五脏六腑之所终始,故取法于寸口也。起于手太阴,止于手太阴,故曰终始。五脏六腑之气皆现于此,故取寸口可以决生死、吉凶也。《灵·营卫生会篇》云:营出于中焦,卫出于下焦。帝曰:愿闻三焦之所出。岐伯曰:上焦出胃上口,并咽贯鬲,循太阴之分而行,还至阳明,上至舌下。足阳明常与营俱行于阳二十五度,行于阴亦二十五度,一周也。故五十度而复大会于手太阴矣,此营卫之常度也。

(二难曰)脉有尺寸,何谓也?然:尺寸者,脉之大要会也。尺寸详下文。要会,言要切之地、会聚之地也。**从关至尺是尺内,阴之所治也;从关至鱼际,是寸口内,阳之所治也。**关者,尺寸分界之地,《脉诀》所谓高骨为关是也。关下为尺,主肾肝而沉,故属阴。鱼际,大指本节后内廉大白肉,名曰鱼,其赤白肉分界,即鱼际也。关上为寸口,主心肺而浮,故属阳。治,理也。

按:《内经》有寸口、脉口、尺寸,而无关字。盖寸口以下通谓之尺口。若对人迎而言,则尺寸又通谓之寸口、脉口也。

又按:关以上至鱼际为寸,则至尺之尺当指尺泽言。尺泽在肘中,约文上动脉。

故分寸为尺,分尺为寸。此二句释尺寸二字,极明晓。言关上分去一寸,则余者为尺;关下分去一尺,则余者为寸。此言尺寸之所以得名也。**故阴得尺中一寸,阳得寸内九分。**此二句又于尺寸之中,分其长短之位,以合阴阳之数。一寸为偶数,九分为奇数也。盖关以下至尺泽,皆谓之尺,而诊脉则止候关下一寸;关以上至鱼际,皆谓之寸,而诊脉止候关上九分,故曰尺中一寸,寸内九分也。**尺寸终始,一寸九分,故曰尺寸也。**此又合尺寸之数而言。然得一寸不名曰寸，得九分不名曰分者，以其在尺之中，在寸之中也。

按：此分别精细，自是越人所独得，足以辅翼经文。

（三难曰）**脉有太过，有不及，有阴阳相乘，有覆有溢，有关有格，何谓也？**太过、不及，病脉也。阴乘阳则阴过而犯阳，阳乘阴则阳过而犯阴，此太过、不及之甚。覆溢、关格，又相乘之甚者也。详见下文。**然：关之前者，阳之动也，脉当见九分而浮。**关前为阳，见上文浮阳之象也。**过者，法曰太过；减者，法曰不及。遂上鱼为溢，**过，谓浮出九分也；减，谓浮不至九分也。鱼，即鱼际。上鱼，浮至鱼际太过之甚也。溢，满而出于外也。**为外关内格，此阴乘之脉也。**关格，据三十七难言：阳气太甚则阴气不得相营，故曰关；阴气太盛则阳气不得相营，故曰格。则此云：外关者外，而阳盛越于外，内格者内，而阴盛距于内也，阴乘阴气上乘阳位也。**关以后者，阴之动也，脉当见一寸而沉。**关后为阴，沉阴之象也。**过者，法曰太过；减者，法曰不及。遂入尺为覆，**过，谓沉过一寸也；减，谓沉不及一寸也。尺，一寸后尺中也。覆，反而倾也。**为内关外格，此阳乘之脉也。**内关，谓阳反在下，居阴之位；外格，谓阴反上，越居阳之位也。阳乘阳气下入阴中也。**故曰覆溢，是其真脏之脉，人不病而死也。**真脏之脉，谓脏气已绝，其真形独现于外，不必有疾病而可决其必死也。

按：此当与三十七难合观之。

按：《素问·玉机真脏论》：五脏各有真脏脉，各详其形，乃胃气不能与脏气俱至于手太阴，故本脏之脉独现。谓之后脏，并非关格之谓。关格之说，自详《灵·终始篇》及《素·六节脏象篇》。亦并与真脏无干，何得混并？其辨关格说，详三十七难中。

（四难曰）**脉有阴阳之法，何谓也？**阴阳，谓脉之属于阴属于阳也。**然：呼出心与肺，吸入肾与肝，呼吸之间，脾受谷味也。**心肺在上部，故出气由之属阳；肾肝在下部，故入气归之属阴；脾主中宫，故司出入之间也。受谷味，即因胃气以至手太阴之义。

按：受谷味三字，亦属赘辞。

其脉在中，在中，介乎阴阳之间也。**浮者，阳也；沉者，阴也，故曰阴**

阳也。浮为表，故属阳；沉为里，故属阴。心肺俱浮，何以别之？呼出心与肺，故俱浮。别，分别也。然：浮而大散者，心也；浮而短涩者，肺也。心属火，故其象大散；肺属金，故其象短涩，此心肺之本脉而浮，则其所同者也。肾肝俱沉，何以别之？吸入肾与肝，故俱沉。然：牢而长者，肝也；按之濡，举指来实者，肾也。肝属木，故其象牢而长；肾属水，故其象濡而实。水体外柔而内刚也。脾者，中州，故其脉在中，是阴阳之法也。在中，不浮不沉之间也。此以上释阴阳之义已明，下文又于阴阳之中交互言之也。脉有一阴一阳，一阴二阳，一阴三阳；有一阳一阴，一阳二阴，一阳三阴。如此之言，寸口有六脉俱动耶？俱动，言三阴三阳尽见也。六脉见下文。然：此言者，非有六脉俱动也，谓浮、沉、长、短、滑、涩也。此即所谓六脉也。浮者，在上；沉者，在下；长者，过本位；短者，不及本位；滑者，流利；涩者，凝滞。浮沉长短，以形言；滑涩，以质言也。浮者，阳也；滑者，阳也；长者，阳也。沉者，阴也；短者，阴也；涩者，阴也。此所谓三阴三阳也。所谓一阴一阳者，谓脉来沉而滑也；一阴二阳者，谓脉来沉滑而长也；一阴三阳者，谓脉来浮滑而长，时一沉也。所谓一阳一阴者，谓脉来浮而涩也；一阳二阴者，谓脉来长而沉涩也；一阳三阴者，谓脉来沉涩而短，时一浮也。此六脉互见之象也。然此举其例而言，亦互相错综，非一定如此也。但浮沉可以相兼，而滑涩长短不得并见，亦所当晓也。各以其经所在，名病逆顺也。上文言脉之形体而未尝断吉凶，此乃言其断法也。其经，手足三阴三阳。逆顺，如心脉宜浮，肾脉宜沉，则为顺；若心脉反沉，肾脉反浮，则为逆。此又见脉无定体，因经而定顺逆，其法则两经备言之。

（五难曰）脉有轻重，何谓也？浮而无力为轻，沉而有力为重。然：初持脉，如三菽之重，与皮毛相得者，肺部也。持脉，即按脉也。菽，豆之总名。三菽之重，言其力与三菽等也。皮毛相得，言其浮至皮毛之分也。肺脉最轻，故其象如此。如六菽之重，与血脉相得者，心部也。如九菽之重，与肌肉相得者，脾部也。如十二菽之重，与筋平者，肝部也。按之至骨，举指来疾者，肾部也。血脉肌肉筋骨递沉而下，故脉之轻重以此为准。盖肺居最上,心次之,脾次之,肝又次之,肾居最下,至骨沉之至也。举指来疾,言其有力而急迫,即四难举指来实之义也。按《灵·九针篇》:肺主皮,心主脉,脾主肌,肝主筋,肾主骨,故其脉亦相合。此五脏本脉之象如此,倘有太过、不及,则病脉也。**故曰轻重也。**

按:《伤寒论·平脉法》引此数语,称为经说,其所谓经,疑即《难经》。至《难经》之所本,则不知其何出也。

(六难曰)脉有阴盛阳虚,阳盛阴虚,何谓也? 此与上文脉有阴阳之法不同,上文言脉之属于阴属于阳,平脉也。此则言阴阳之脉,与阳分之,脉有太过、不及,病脉也。**然:浮之损小,沉之实大,故曰阴盛阳虚。沉之损小,浮之实大,故曰阳盛阴虚。** 浮脉主阳,沉脉主阴,损小则气血衰,实大则气血盛。是阴阳虚实之意也。

(七难曰)经言少阳之至,乍大乍小,乍短乍长;阳明之至,浮大而短;太阳之至,洪大而长; 少阳,阳气尚微,离阴未远,故其脉未定;阳明之阳已盛,然尚未极,故浮大而短;太阳之阳极盛,故洪大而长。至,言其气至而脉应也。**太阴之至,紧大而长;少阴之至,紧细而微;厥阴之至,沉短而敦。** 太阴,为阴之始,故有紧象而尚有长大之阳脉也;少阴之阴渐盛,故紧细而微;厥阴,阴之至,故沉短而敦,阴脉之极也。**此六者,是平脉邪?将病脉邪?** 平脉,本然之脉也;病脉,有过之脉也。

按:所引经言,见《素问·至真要大论》。经云:厥阴之至,其脉弦;少阴之至,其脉钩;太阴之至,其脉沉;少阳之至,大而浮;阳明之至,短而涩;太阳之至,大而长。又,《平人气象论》:太阳脉至,洪大而长;少阳脉至,乍数乍疏,乍短乍长;阳明脉至,浮大而短。与此大同小异。

然:皆王脉也。 王脉,得其时而气应,生王也。**其气以何月,各王几日?然:冬至之后得甲子,少阳王;** 自古历元皆起于冬至,其日必以甲子。然岁周三百六十五日四分日之一则日有零余,每岁递差,至日不必皆当甲子。此云冬至后得甲子者,乃指至日之当甲子者言也。至日,当甲子至立春后十五日,历一甲木气始盛,故曰少阳王也。若至日不当甲子,少阳之王,大概为六十日,不复以甲子为限。**复得甲子,阳明王;复得甲子,太阳王;复得甲**

子,太阴王;复得甲子,少阴王;复得甲子,厥阴王。少阳之阳尚微,阳
明则阳已盛,太阳则阳极盛。极则阴生,而太阴用事。太阴之阴尚微,少阴则
阴已盛,厥阴则阴极盛。极则阳生,如是无已。王各六十日,甲子至甲子,则
六十日一周也。六六三百六十日,以成一岁。此三阳三阴之王时日
大要也。时,指月言;日,指日数言。以终上文何月几日之问。

(八难曰)寸口脉平而死者,何谓也? 平,谓脉不病也。然:诸十
二经脉者,皆系于生气之原。所谓生气之原者,谓十二经之根本
也,谓肾间动气也。十二经见上。系,连属也。十二经之气,皆从此出,故
谓之根本。肾间,两肾之中间也。动气,气所开阖出入之处,即所谓命门也。
其说详三十六难中。此五脏六腑之本,十二经脉之根,呼吸之门,三焦
之原。一名守邪之神。吸入肾与肝,故为呼吸之门,即所谓动气是也。三
焦与肾同候,而肾属下焦,故曰三焦之原,谓三焦所从出也。守邪,未详,或谓
元气既足,则邪不能伤,故曰守邪。未知是否。故气者,人之根本也,根绝
则茎叶枯矣。气,即原气也。原气在人犹草木之有根本,若草木根绝,则茎
叶枯落。人之原气亦犹是也。寸口脉平而死者,生气独绝于内也。言内
之生气已绝,则虽其病之脉甚平,而终不免于死也。

按:脉之流动,气实主之。未有生气已绝,而寸口脉尚平者,况生气之绝
不绝,亦必诊脉而后见。若生气绝,而脉犹平,则生气自生气,脉自脉,不相连
属,有是理乎? 若《内经》必无此语病也。

(九难曰)何以别知脏腑之病耶? 然:数者,腑也;迟者,脏也。
腑属阳,脏属阴故也。数则为热,迟则为寒。此二句释所以迟数之义。诸
阳为热,诸阴为寒。此二句又释所以数属腑、迟属脏之义。诸阴诸阳又推
言之也。故以别知脏腑之病也。

按:以迟数别脏腑,亦未尽然。盖腑病亦有迟,而脏病亦有数者。但言
其所属阴阳,大概则可耳。然终有语病。

(十难曰)一脉为十变者,何谓也? 一脉十变,谓一脏之脉,其变有
十,如下文所云也。然:五邪刚柔相逢之意也。五邪,五脏五腑之邪也。
刚柔,五脏为柔,六腑为刚。相逢,为脏邪干脏,腑邪干腑也。下文详之。假

令心脉急甚者,肝邪干心也;心脉微急者,胆邪干小肠也;心脉大甚
者,心邪自干心也;心脉微大者,小肠邪自干小肠也;心脉缓甚者,
脾邪干心也;心脉微缓者,胃邪干小肠也;心脉涩甚者,肺邪干心
也;心脉微涩者,大肠邪干小肠也;心脉沉甚者,肾邪干心也;心脉
微沉者,膀胱邪干小肠也。此所变十变也。盖脏干脏,则脉甚;腑干腑,则
脉微。急大缓涩沉乃五脏之本,脉见何脏之脉,则知何脏之干也。候小肠于心
脉者,《素·血气形志篇》云:手太阳与少阴为表里故也。余脏配合亦准此。
五脏各有刚柔邪,故令一脉辄变为十也。此二句乃推言之。举以心为
例,则五脏皆然,故曰各有,曰辄变也。

　　按:此法甚精妙,亦经文之所未发。

　　(十一难曰)经言脉不满五十动而一止,一脏无气者,何谓也?
一作脏也?《灵·根结篇》云:五十动而不一代者,五脏皆受气;四十动一代
者,一脏无气;三十动一代者,二脏无气;二十动一代者,三脏无气;十动一代
者,四脏无气;不满十动一代者,五脏无气。此引经文而约言之也。无气,谓其
气已绝,故脉行至此,则断而不续也。然:人吸者,随阴入;呼者,因阳出。
吸入肾与肝。故吸随阴入;呼出心与肺,故呼因阳出。今吸不能至肾,至肝
而还,人一呼脉再动,一吸脉再动,言呼吸者,以脉由呼吸以行也。脉动未终
而止,因以知吸不能至肾也。故知一脏无气者,肾气先尽也。不能至肾,
故为肾气尽。

　　按:《灵·根结篇》:四十动一代,一脏无气,至不满十动一代,五脏无气
云云,并不指明先绝之脏。盖必审其何脏受病,则何脏先绝,此定理也。若此
所云,则一肾、二肝、三脾、四心、五肺,不必以受病之脏为断,恐无是理。

　　又按:以呼吸验无气之义未确,若以吸不能至肾,则第五动即当止矣。
何以能至四十动而一代耶?

　　(十二难曰)经言五脏脉已绝于内,用针者反实其外;五脏脉已
绝于外,用针者反实其内。内外之绝,何以别之?经言见《灵·九针十
二原篇》。然:五脏脉已绝于内者,肾肝已绝于内也,而医反补其心
肺;五脏脉已绝于外者,心肺脉绝于外也,而医反补其肾肝。肾肝主

内,心肺主外。补,谓以针补之也。**阳绝补阴,阴绝补阳**,心肺为阳,肾肝为阴。**是谓实实虚虚,损不足而益有余**。绝者,虚也,不足也;不绝者,实也,有余也。补其所不当补,则绝者益殆矣。**如此死者,医杀之耳**。言病不必死,而医者误治以致其死耳。

按:《灵·九针十二原篇》云:五脏之气,已绝于内,而用针者反实其外,是谓重竭。重竭必死,其死也静。治之者必反其气,取腋与膺。五脏之气,已绝于外,而用针者反实其内,是谓逆厥。逆厥则必死,其死也躁。治之者反取四末。盖内绝为阴虚,故补腋与膺,以其为脏气之所出也;外绝为阳虚,故补四末,以其为诸阳之本也。治法晓然可见。今易气字作脉字,已属支离,又以心肺为外,肾肝为内。夫既云五脏之脉,则心、肺、肾、肝皆在其中。乃外绝指心肺,内绝指肾肝。文义如何可晓?夫阴阳内外,各有所当,不可执定心肺为外,肾肝为内之一说也。要知五脏,分言之则肾肝内而心肺外;合言之则五脏又各有内外也。滑氏《本义》引冯氏玠,谓此篇合入用针补泻之类,当在六十难之后,以例相从也。

(十三难曰)经言见其色而不得其脉,反得相胜之脉者,即死;得相生之脉者,病即自已。色之与脉,当参相应,为之奈何? 经文见《灵·邪气脏腑病形论》。相胜、相生义见下文。**然:五脏有五色,皆见于面,亦当与寸口、尺内相应。** 五色,见下言何脏病则现何色也。寸口,指脉言。尺内,指尺之皮肤言。下文自明。

按:《灵·邪气脏腑病形论》曰:夫色脉与尺之相应也,如桴鼓影响之相应也。脉,指诊言;尺,指皮肤言,语便稳当。今改脉作寸口,字义便混杂难晓,此经文之所以不可易也。

假令色青,其脉当弦而急;色赤,其脉浮大而散;色黄,其脉中缓而大;色白,其脉浮涩而滑;色黑,其脉沉濡而滑。此所谓五色之与脉,当参相应也。《灵·五色篇》云:青为肝,赤为心,白为肺,黄为脾,黑为肾。弦急浮大,五者皆五脏之本脉也。《灵·邪气脏腑病形篇》云:色青者,其脉弦也;赤者,其脉钩也;黄者,其脉代也;白者,其脉毛;黑者,其脉石。与此可以参观。**脉数,尺之皮肤亦数;脉急,尺之皮肤亦急;脉缓,尺之皮肤亦缓;脉涩,尺之皮肤亦涩;脉滑,尺之皮肤亦滑。此所谓与尺内相**

应者也。

按：《灵·邪气脏腑病形论》云：调其脉之缓急大小滑涩，而病变定矣。脉急者，尺之皮肤亦急；脉缓者，尺之皮肤亦缓；脉减者，尺之皮肤亦减。而少气脉大者，尺之皮肤亦贲而起；脉滑者，尺之皮肤亦滑；脉涩者，尺之皮肤亦涩。今去大小而易数字。数者，一息六七至之谓，若皮肤则如何能数？此必传写之误，不然，则文义且难通矣。

五脏各有声、色、臭、味，当与寸口、尺内相应，其不一本有相字。**应者，病也。**

按：经文明言，得相胜者死，得相生者病已，此明指有病者言也。今云其不应者病也，似概为无病者言。下语颇多斟酌。

又按：上文止言色，此处又增出声、臭、味，而下文又无发明。夫听五脏所发之声，犹曰闻，为四诊之一。若臭味不知，何等辨法？且何以与寸口、尺内相应？不更荒唐乎？至《素·金匮真言论》所云，臭味则以五脏之本体言，不得与脉相应也。

假令色青，其脉浮涩而短，若大而缓，为相胜；浮大而散，若小而滑，为相生也。色青，属肝；浮涩而短，是肺脉，脉胜色也；大而缓，为脾脉，色胜脉也，故曰相胜。浮大而散，是心脉，色生脉也；小而滑，为肾脉，脉生色也，故曰相生。

按：此语释相字之义甚备，亦经文之所未及。

经言：知一为下工，知二为中工，知三为上工。上工十全九，中工十全八，下工十全六。此之谓也。知一为色脉，尺三者之中能明其一也。全，谓不误治能愈其病也。

按：《灵·邪气脏腑病形论》云：善调尺者，不待于寸；善调脉者，不待于色。能参合而行之者，可以为上工，上工十全九。行二者为中工，中工十全七。行一者为下工，下工十全六。何等明白，此处将上文三项，错举不伦。忽云知一知二，若无经文现存，则此语竟难解矣。况此章答语，俱属经文，并无发明，反将经文颠倒错乱，使文理次序多不连贯。读者试将《灵枢·邪气脏腑病形篇》一对观之，其语病便显然矣。

（十四难曰）脉有损至，何谓也？少曰损，多曰至。然：至之脉，一

呼再至曰平,三至曰离经,四至曰夺精,五至曰死,六至曰命绝,此至之脉也。何谓损? 一呼一至曰离经,再一作二。呼一至曰夺精,三呼一至曰死,四呼一至曰命绝,此损之脉也。平者,适得其常之谓。离经,离其常经也。夺精,精气已夺也。死者,言其必至于死。命绝,则其生气已绝,仅存脉之动而已,亦随意也。

按:《素·平人气象论》云:人一呼脉一动,一吸脉一动,曰少气。人一呼脉三动而躁,尺热曰病温,尺不热,脉滑曰病风,脉涩曰痹。人一呼脉四动以上曰死,脉绝不至曰死,乍疏乍数曰死。盖损不过一呼一动,数不过四动以上,若损至于四呼一至,至于一呼六至,恐天下未必有此脉也。

至脉从下上,损脉从上下也。心肺为上,肾肝为下。损脉之为病奈何? 然:一损损于皮毛,皮聚而毛落;二损损于血脉,血脉虚少,不能荣于五脏六腑;三损损于肌肉,肌肉消瘦,饮食不能为肌肤;四损损于筋,筋缓不能自收持;五损损于骨,骨痿不能起于床。反此者,至于收病也。

按:"于收"二字,滑氏云:疑作脉之是也。《灵·九针篇》:肺主皮,心主脉,脾主肌,肝主筋,肾主骨,皮聚者枯而缩也。五脏肺居最上,肾居最下,由肺以至肾,表所谓从上下也。反此谓至脉之病,则由肾以至肺,所谓从下上也。

从上下者,骨痿不能起于床者死;从下上者,皮聚而毛落者死。此以断至损脉之死期。此盖损即为迟,迟属寒,故先中于表。至,即为数,数为热,故先中于里。相传既久,至内外表里俱病,则不复可治矣。治损之法奈何? 然:损其肺者,益其气;损其心者,调其营卫;损其脾者,调其饮食,适其寒温;损其肝者,缓其中;损其肾者,益其精。此治损之法也。肺主气,故益其气。营卫者,血之所充,饮食寒温,肌肉之所由生。缓中者,即觉所谓肝苦急,急食甘以缓之之义。精者,肾之所藏。盖病在何脏,则各随其所在而治之也。

按:言治损而不言治至者,盖损至之脉,虽有从上下、从下上之殊,而五者之病状则一。故言治损而治至之法亦备矣。

脉有一呼再至,一吸再至;有一呼三至,一吸三至;有一呼四至,一吸四至;有一呼五至,一吸五至;有一呼六至,一吸六至;有一呼一至,一吸一至;有再呼一至,再吸一至;有呼吸再至。按此五字疑衍。脉来如此,何以别知其病也?上文统言五脏受病之次,此又重问以求其病形也。然:脉来一呼再至,一吸再至,不大不小曰平。一呼三至,一吸三至,为适得病。适得病,即上文离经之义,言仅为有病之脉也。前大后小,即头痛、目眩;前小后大,即胸满、短气。前,指寸;后,指尺。前大后小,病气在阳,故头痛、目眩。前小后大,病气在阴,故胸满、短气。一呼四至,一吸四至,病欲甚。病欲甚,盖夺精之义,言其病将深也。脉洪大者,苦烦满;沉细者,腹中痛;滑者,伤热;涩者,中雾露。洪大,为阳邪外越,故烦满;沉细为阴邪内陷,故腹痛;滑为血实,故为热;涩为伤湿,故中雾露。此又于一息四至之病分,别言之,亦举此为例,言仍当取所现脉象以别其病,欲令读者推广其义也。一呼五至,一吸五至,其人当困。沉细夜加,浮大昼加。不大不小,虽困可治;其有大小者,为难治。困者,近于死也。沉细属阴,故加于夜;浮大属阳,故加于昼。大,即浮大;小,即沉细。若不大不小,则昼夜不至于有加,故可治;有大小,则历昼夜而病益进,为难治也。不大不小,即《灵·禁服篇》所谓若引绳大小齐等之义。若更参差不伦,则难治矣。一呼六至,一吸六至,为死脉也。沉细夜死,浮大昼死。死脉,即命绝之谓。一呼一至,一吸一至,名曰损。人虽能行,犹当著床,所以然者,血气皆不足故也。言虽能行步,久当不起于床也。血气不足,明所以得损脉之故。再呼一至,再吸一至,名曰无魂。无魂者,当死也。人虽能行,名曰行尸。无魂,言魂气已离也。行尸,言其人生道已绝,如尸之行也。上部有脉,下部无脉,其人当吐,不吐者死。吐,则气逆于上,故脉亦从而上,则下部之无脉则因吐而然,非真离其根也。若不吐而无脉,则脉为真无而非气逆之故矣,故曰。上部无脉,下部有脉,虽困无能为害。所以然者,譬如人之有尺,树之有根,枝叶虽枯槁,根本将自生。脉有根本,人有元气,故知不死。

按:按譬如二字。滑氏云:当在有尺下。脉者,根乎元气以运行者也。元气未坏,则脉自能渐生,其所以上部之无脉者,特因气血之偶有滞耳,病去则自复也。按上部有脉以下，文因上文损至之义，而极言之，以见无脉之故，亦有两端。不可概定其死也。

（十五难曰）经言春脉弦，夏脉钩，秋脉毛，冬脉石，是王脉邪？将病脉也？经文见《素·平人气象论》及《玉机真脏论》。然：弦、钩、毛、石者，四时之脉也。四时之脉，谓脉之应乎四时，即王脉也。春脉弦者，肝，东方木也。万物始生，未有枝叶，故其脉之来，濡弱而长，故曰弦。濡弱而长，是弦之正象，否则即为太过不及之脉也。夏脉钩者，心，南方火也。万物之所茂，垂枝布叶，皆下曲如钩，故其脉之来疾去迟，故曰钩。来疾者，其来少急而劲；去迟者，其去少缓而弱。此所谓下曲如钩也。秋脉毛者，肺，西方金也。万物之所终，草木华叶皆秋而落，其枝独在，若毫毛也，故其脉之来轻虚以浮，故曰毛。其枝独在若毫毛，言其四面无所辅而体又甚轻也。冬脉石者，肾，北方水也。万物之所藏也，盛冬之时，水凝如石，故其脉之来沉濡而滑，故曰石。此四时之脉也。冬气敛聚，故沉而濡滑，水之象也。按脏腑之与五行各有所属，而春夏秋脉皆以脉为喻者，盖惟木为因时迁变也。如有变，奈何？变，谓失常也。然：春脉弦，反者为病。何谓反？然：其气来实强，是谓太过，病在外；气来虚微，是谓不及，病在内。太过属阳而发于表，故病在外；不及属阴，而怯于中，故病在内。气来厌厌聂聂，如循榆叶，曰平。厌厌，《素问》王冰注：以为浮薄而虚也。

按：《素·平人气象论》云：平肝脉来，软弱招招，如揭长竿末梢，曰肝平。又云：平肺脉来，厌厌聂聂，如落榆荚，曰肺平。盖形容肺脉之如毛之义，今引为肝平，恐不合。

益实而滑，如循长竿，曰病。此皆弦而太过之象。急而劲益强，如新张弓弦，曰死。此则弦之至，即所谓真脏脉也。春脉微弦，曰平。弦多胃气少，曰病。但弦无胃气，曰死。胃气，冲和之气也。微弦，胃气少，但弦，无胃气，即上文三者之象也。下文仿此。春以胃气为本，夏脉钩，反者为病。何谓反？然：其气来实强，是谓太过，病在外；气来虚微，是谓不及，病在内。其脉来累累如环，如循琅玕，曰平。如环，《素问》

作如连珠，言其满盛也。琅玕，石似珠者。**来而益数，如鸡举足者，曰病。**谓实而劲也。

按：《素·平人气象论》云：病心脉来，喘喘连属，其中微曲，曰心病。又云：实而盈数，如鸡举足，曰脾病。今引为心病之脉，亦误。

前曲后居，如操带钩，曰死。居，《素问》王冰注曰：不动也。带钩：曲而坚者也。**夏脉微钩，曰平。钩多胃气少，曰病。但钩无胃气，曰死。夏以胃气为本，秋脉毛，反者为病。何谓反？然：其气来实强，是谓太过，病在外；气来虚微，是谓不及，病在内。其脉来蔼蔼如车盖，按之益大，曰平。**车盖，言其浮大而虚也。

按：《平人气象论》：平肺脉来，厌厌聂聂，如落榆荚，曰肺平。前已误为心平之脉，此二语则经所无也。按仲景《伤寒论·辨脉法》云：脉蔼蔼如车盖者，名曰阳结也。此又一义。

不上不下，如循鸡羽，曰病。《素问》王冰注：谓中央坚而两旁虚。**按之萧索如风吹毛，日曰。**《素问》云：如物之浮，如风吹毛，曰肺死。王冰谓如物之浮，瞥瞥然如风吹毛，纷纷然也。盖皆轻虚飘乱之义。**秋脉微毛，曰平。毛多胃气少，曰病。但毛无胃气，曰死。秋以胃气为本，冬脉石，反者为病。何谓反？然：其气来实强，是谓太过，病在外；气来虚微，是谓不及，病在内。脉来上大下兑，濡滑如雀之啄，曰平。**雀啄，上大而末锐也。**啄啄连属，其中微曲，曰病。**啄啄连属，言搏手而数。其中微曲，言其象似钩也。

按：《素·平人气象论》云：喘喘累累如钩，按之而坚，曰肾平。来如引葛，按之益坚，曰肾病。至于如鸟之啄，乃脾之死脉。啄啄连属，其中微曲，乃心之病脉。不知何以错误如此。

来如解索，去如弹石，曰死。解索，紧而散。弹石，促而坚也。《素问》云：发如夺索，辟辟如弹石，曰胃死。**冬脉微石，曰平。石多胃气少，曰病。但石无胃气，曰死。冬以胃气为本，胃者，水谷之海。**水谷皆聚于胃，如海为众水所聚也。**主禀四时，**胃属土，土分王四季，故曰主禀四时。**皆以胃气为本。是谓四时之病变，死生之要会也。**此总结上文四

时之变也。**脾者,中州也,其平和不可得见,**中州,言在四脏之中,四脏平
和则脾脉在其中,故不可得见。**衰乃见耳。来如雀之啄,如水之下漏,
是脾衰之**一本无之字。**见也。**雀啄,言其坚锐。水下漏,言其断续无常。

　　按:《平人气象论》云:平,脾脉来和柔,相离如鸡践地,曰脾平。则脾平
之脉,亦可见也。惟《素·玉机真脏论》云:脾者,土也,孤脏以灌四旁者也。
善者不可见,恶者可见,其说或本此。

　　又按:《平人气象论》云:如鸟之距,如屋之漏,如水之流,曰脾死。则雀
啄屋漏,直是死脉,不特衰脉也。按此一难,不过错引《素问·平人气象论》及
《玉机真脏论》两篇语,不特无所发明,且与经文有相背处,反足生后学之疑,
不知何以谬误至此。

　　**(十六难曰)脉有三部九候,有阴阳,有轻重,有六十首,一脉变
为四时。**三部九候,详《素·三部九候论》。阴阳,详第四难。轻重,详第五
难。六十首,见《素·方盛衰论》王冰注:谓其义不存,或谓即各王六十日之
义。一脉变为四时,详十五难。但诸设难下,文俱无发明,疑有脱误。**离圣
久远,各自是其法,何以别之? 然:是其病有内外证。**凡人所受伤为
病,所以验其病者为证,盖病合而证分也。**其病为之奈何? 然:假令得肝
脉,**五脏脉体详十三难。**其外证善洁,**肝与胆合,胆为清净之府,故善洁。
面青善怒。《素·阴阳应象大论》:肝在色为苍,在志为怒。**其内证脐左有
动气,按之牢若痛。**《素·刺禁论》:肝生于脐左,肝左之位也,动气,真气不
能藏而发现于外也。牢者,气结而坚。痛者,气郁而滞也。**其病曰肢满,**满,
闭塞也。盖肢节皆属于肝,《左氏传》云:风淫末疾。**闭淋,溲便难,**《灵·经
脉篇》云:足厥阴循阴股结于阴器,故病见于溲便也。**转筋。**《灵·九针篇》
云:肝主筋,故病筋也。**有是者肝也,无是者非也。**是,指上文病证而言。
如无此病证,则虽见肝脉而受病,实不在肝也。

　　假令得心脉,其外证面赤,《素》:心在色为赤。**口干,**心气通于舌,
火上炎则干也。**喜笑。**《素》:心在声为笑。**其内证脐上有动气,**脐上,心
之位也。**按之牢若痛,其病烦心,心痛,**病在本脏也。**掌中热而哕。**
《灵·经脉篇》云:手少阴之脉入掌内,故掌中热。哕,干呕也。《素·至真要

大论》:诸逆冲上皆属于火。**有是者心也,无是者非也。假令得脾脉,其外证面黄,**《素》:脾在色为黄。**善噫,**噫,即嗳气。《灵·口问篇》云:寒气客于胃,厥逆从下上散,复出于胃,故为噫。脾与胃合,故病同也。**善思,**《素》:脾在志为思。**善味。**《素》:脾在窍为口,故主味。**其内证当脐有动气,按之牢若痛。**当脐,脾位乎中也。**其病腹胀满,**《素·金匮真言论》:腹为阴,阴中之至阴,脾也,故病在腹。**食不消,**脾主磨食。**体重,**脾主肌肉。**节痛,**《素·痿论》:阳明主束骨而利机关,脾与胃合,故亦主节。**怠惰嗜卧,**劳倦亦属脾也。**四支不收,**脾主四肢。**有是者脾也,无是者非也。假令得肺脉,其外证面白,**《素》:肺在色为白。**善嚏,**《灵·口问篇》:阳气和利,满于心出于鼻,故嚏。肺气通于鼻,故善嚏也。**悲愁不乐,欲哭。**《素》:肺在志为忧,在声为哭。**其内证脐右有动气,按之牢,若痛。**《素·刺禁论》:肺藏于右,脐右,肺之位也。**其病喘咳,**肺主气,气逆则喘咳。**洒淅寒热。**肺主皮毛。**有是者肺也,无是者非也。假令得肾脉,其外证面黑,**《素》:肾在色为黑。**善恐,**《素》:在志为恐。**欠。**《灵·口问篇》:阴气积于下,阳气未尽,阳引而上,阴引而下,阴阳相引,故数欠。又云:肾主为欠。**其内证脐下有动气,按之牢若痛。**肾居最下,脐下,肾之位也。**其病逆气,**下气不藏则逆上。**小腹急痛,**肾治于下,故病在小腹。**泄如下重,**滑氏云:"如"读为而。肾主二阴。下重,气下坠不收也。**足胫寒而逆。**《灵·经脉篇》:足少阴肾之脉,循内踝之后,别入跟中,以上踹内,故病如此。**有是者肾也,无是者非也。**

(十七难曰)经言病或有死,或有不治自愈,或连年月不已,此亦错引经语,非经之全文也。**其死生**一作生死。**存亡,可切脉而知之耶?****然:可尽知也。诊病若闭目不欲见人者,**此肝病现症,肝与胆合,肝病则胆虚,故闭目不欲见人。**脉当得肝脉,强急而长,**此脉之本脉。**而反得肺脉,浮短而涩者,死也。**证属木,脉属金,为克贼也。**病若开目而渴,心下牢者,**此心病现证,心主热,热甚则开目而渴也。**脉当得紧实而数,**此心之本脉。**而反得沉涩**一作濡。**而微者,死也。**此肾之本脉,证属火,脉属水,为克贼也。**病若吐血,复衄衃血者,脉当沉细,而反浮大而牢者,**

死也。此又一义。不以生克言,所谓病虚脉实,故死也。《灵·玉版篇》云:衄而不止,脉大,是三逆。即此义也。**病若谵言妄语,身当有热,脉当洪大,而反手足厥冷,脉沉细而微者,死也。**此则病实脉虚也。手足厥冷兼证言之也。**病若大腹而泄者,脉当微细而涩,反紧大而滑者,死也。**此亦病虚脉实也。《灵·玉版篇》云:腹鸣而满,四肢清泄,其脉大,是二逆也。

按:以上皆发明死病,其自愈不已者未及,疑有阙文。

(十八难曰)脉有三部,部有四经。三部,寸、关、尺也。四经,两手寸、关、尺各候一脏一腑也。**手有太阴、阳明。**手太阴属肺,手阳明属大肠,皆诊于右寸。**足有太阳、少阴。**足太阳属膀胱,足少阴属肾,皆诊于左尺。**为上下部,**右寸为上,左尺为下。**何谓也? 然:手太阴、阳明金也,足少阴、太阳水也,金生水,水流下行而不能上,故在下部也。**此言左右手循环相生者也。**足厥阴、少阳,**足厥阴属肝,少阳属胆,皆诊于左关。**木也,生手太阳、少阴火,**手太阳属小肠,手少阴属心,皆诊于左寸。**火炎上行而不能下,故为上部。手心主少阳火,**手心主,即手厥阴心包络也。手少阳属三焦,推本文之义则宜诊于右尺。**生足太阴、阳明土,**足太阴属脾,足阳明属胃,皆诊于右关。**土主中宫,故在中部也。**此皆五行子母更相生养者也。以上释三部、四经上下之义,下文又论所主之病。**脉有三部九候,各何所主? 然:三部者,寸、关、尺也。九候者,浮、中、沉也。**三部各有浮、中、沉,故为九也。**上部法天,主胸以上至头之有疾也;**此又不以经络,以部位言。**中部法人,主膈以下至脐之有疾也。下部法地,**此四字一作尺为下部,法而应平地。**主脐以下至足之有疾也。**即《素·脉要精微论》所云:上竟上者,胸、喉中事也;下竟下者,少腹、腰、股、膝、胫、足中事也。但此候脉法与此微别。**审而刺之者也。**谓审其病之上下而刺其所在,则针不误施也。《本义》谢氏谓此一节,当是十六难中答辞,与下文又不相属,其说近是。

按:《素·脉要精微论》:尺内两旁,则季胁也。尺外以候肾,脉尺里以候腹。中附上,左外以候肝,内以候膈。右外以候胃,内以候脾。上附上,右外以候肺,内心候胸中。左外以候心,内以候膻中。前以候前,后以候后。其诊法与《脉经》《难经》俱互异。此篇所论六经部位，乃《素问·血气形志论》所谓足太阳与少阴为表里，少阳与厥阴为表里，阳明与太阴为表里，是为足阴阳也；手太阳与少阴为表里，少阳与心主为表里，阳明与太阴为表里，是为手之阴阳也。以此为据，而后世《脉经》《脉诀》因之。但《素问》止言经络表里如此，并不指为诊脉之位。今乃以右尺诊心主少阳，及第八难以肾为三焦之原，三十九难又谓命门气与肾通，皆互相证明也。

按：《素·三部九候论》：三部，指上部、中部、下部。九候，谓上部天，两额之动脉；上部地，两颊之动脉；上部人，耳前之动脉；中部天，手太阴也；中部地，手阳明也；中部人，手少阴也。下部天，足厥阴也；下部地，足少阴也；下部人，足太阴也。今乃以寸、关、尺三部，以浮、中、沉为九候，总无一合。盖《内经》诊脉之法，其途不一，而《难经》则专以寸口为断。于是将经中诊法，尽附会入之，此必别有传授，不可尽议其非。然既取经文，以发其义，自当悉本乎经也。

人病有沉滞，久积聚，可切脉而知之耶？然：诊病—一本无病字。在右胁有积气，积气，积聚之气也。得肺脉结。右胁，肺之部也。结，为积聚之脉。《素·平人气象论》云：结而横有积矣。脉结甚则积甚，结微则积微。诊不得肺脉而右胁有积气者，何也？然：肺脉虽不见，右手当—一作脉。沉伏。沉伏，亦积气之脉。右手，统指三部言，则肺脉亦在其中。又右手气口脉，所以候里也。其外痼疾同法耶？将异也？痼疾，凡肌肉筋骨间久留不去之病皆是。以其不在脏腑，故曰外。然：结者，脉来去时一止，无常数，无常数，乃以结脉之象。若有常数者，或四十动一止，或三十动一止，乃代脉，主死，不但有积矣。盖结脉之所由生，以积聚在内，脉道不通，故其现脉如此。名曰结也。伏者，脉行筋下也。浮者，脉在肉上行也。左右表里，法皆如此。言结伏则病在里，结浮则病在表。结在右，病亦在右；结在左，病亦在左。以此推之，则内外左右，积气痼疾，其结脉同而浮伏异也。故曰法皆如此。假令脉结伏者，内无积聚，脉浮结者，外无痼疾；有积聚脉不结伏，有痼疾脉不浮结。为脉不应病，病不应脉，是为死病也。病脉不相应，乃真气已漓，血脉不相联属，故云死也。

按：凡病与脉不相应者，皆为死证，不特积聚为然也。

219

039039039039039039

目得血而能视,阴既脱则血不营于目,故目盲。此则重阴、重阳之反也。

(二十一难曰)经言人形病,脉不病,曰生;脉病,形不病,曰死。何谓也? 然:人形病,脉不病,非有不病者也,谓息数不应脉数也。言非脉之真不病也。盖诊病以不病调病,人一呼二至,一吸二至,脉数之常。若其人既病,则呼吸不齐,不能与脉数相应,或脉迟,而其人之息适缓,或脉数,而其人之息适促。医者不能审之,遂以为无病,而实不然也。又或医者之息不能自调,与病者相应则迟数不辨,故误以为不病,亦通。经文无考。**此大法。**

按:形病,脉不病,乃邪之受伤犹浅,不能变乱气血,故生。脉病,人不病,则邪气已深伏而未发,血气先乱,故死。何等直截! 此答辞甚不中款,疑有脱误。

又按:《伤寒论·辨脉法篇》:脉病,人不病,名曰行尸。以无王气,卒眩仆不省人者,短命则死。人病,脉不病,名曰内虚。以无谷气,虽困无苦,义亦明晓。

(二十二难曰)经言脉有是动,有所生病。一脉辄一本无辄字。变为二病者,何也? 此亦非经之全文,乃约经语以成文者也。此脉字,指经脉言。是动所生病,见《灵·经脉篇》。二病,指经文是动以下所举之病,及所生病以下所举之病,有此二者之殊也。然:经言是动者,气也;所生病者,血也。言脉之动者,气为之。而所生病者,则血为之也。邪在气,气为是动;邪在血,血为所生病。此又言气血之所以病,则皆因乎邪也。气主呴之,血主濡之。呴,煦也,熏蒸之意。濡,滋润之义。气留而不行者,不能呴也。为气先病也;血壅一作滞。而不濡者,壅,凝滞也。为血后病也。故先为是动,后所生也。言邪之中人,必先伤乎气,而气病。然后及乎血,而血病。故云一脉变二病也。

按:《经脉篇》:是动诸病,乃本经之病。所生之病,则以类推。而旁及他经者,经文极明晓,并无气血分属之说。

(二十三难曰)手足三阴三阳,脉之度数,可晓以不? 然:手三阳之脉,三阳,《灵·脉度篇》作六阳。从手至头,手三阳之脉,皆从指末起而终于头。长五尺,五六合三丈,五六合,两手言之也。手三阴之脉,从

手至胸中，手三阴之脉，亦从指末起而至胸中。**长三尺五寸，三六一丈八尺，五六三尺，合二丈一尺。足三阳之脉，从足至头**，足三阳，从足趾起至头。**长八尺，六八四丈八尺。足三阴之脉，从足至胸**，足三阴，从足趾、足心起至胸。**长六尺五寸，六六三丈六尺，五六三尺，合三丈九尺。人两足跷脉，从足至目，长七尺五寸，二七一丈四尺，二五一尺，合一丈五尺。**跷脉属奇经。按跷脉有阴阳之分，左右共四脉，不知此何所指。又按阴跷为少阴之别，阳跷为太阴之别。《灵·脉度篇》论跷脉起止，专指阴跷言，而不及阳跷，则其长短之数乃阴跷之数也。故帝问跷脉有阴阳，何脉当其数？岐伯答曰：男子数其阳，女子数其阴。盖阳跷与阴跷虽有内外表里之殊，其长短大约相等也。督脉、任脉亦属奇经。督脉在背，任脉在腹。详《素·骨空论》。**各长四尺五寸，二四八尺，二五一尺，合九尺。凡脉长十六丈二尺，此所谓十二经脉长短之数也。**按以上皆《脉度篇》原文，全无发明。**经脉十二，络脉十五**，见下二十六难。**何始何穷也？然：经脉者，行血气，通阴阳，以营于身者也。其始从中焦，注手太阴、阳明**；营出于中焦，故脉从中焦始。**阳明注足阳明、太阴；太阴注手少阴、太阳；太阳注足太阴、少阴；少阴注手心主、少阳，少阳注足少阳、厥阴；厥阴复还注手太阴。**

按：《灵·营气篇》论营气行次序如此，然止论营气非论脉也，经文更为详备，此则略举言之，以为脉之终始。盖以营行脉中，营气之行，即脉之行也，义亦可通。

别络十五，皆因其原，脉所注为原，《灵·九针十二原篇》云：原者，五脏之所以禀三百六十五节气味也。盖谓五脏之气皆会于此，而别络之气亦因乎此也。**如环无端，转相灌溉，朝于寸口、人迎**，寸口，见第一难。人迎，即左手之寸口脉也。朝，如朝觐之朝，谓会聚于此，复禀气以出也。**以处百病而决死生也。**处，揆度也，即第一难独取寸口，以决死生之义。**经云：明知终始，阴阳定矣，何谓也？**见《灵·终始篇》。**然：终始者，脉之纪也。**《终始篇》云：终始者，经脉为纪。**寸口、人迎，阴阳之气通于朝使，**朝，见上。使，言相为用也。**寸口为阴，人迎为阳。如环无端，故曰始也。**

终者,三阴三阳之脉绝,绝则死,死各有形,死形见下二十四难。故曰
终也。

　　按:《灵·终始篇》云:凡刺之道,毕于终始。明知终结,五脏为纪,阴阳
定矣。下文云:阳受气于四末,阴受气于五脏,故泻者迎之,补者随之。此终
始,盖指十二经之所起止,以迎随之而补泻焉,非谓气行为始,脉绝为终也。其
《终始篇》篇末,亦载十二经脉绝病形,与《素问·诊要经终论》同。此又一义,
并非终始之终也,岂可因篇末有十二经,经终病形,遂误以终始之终,为即此终
耶?何其弗深思也!按此节人迎,非指两经所言,结喉旁之人迎脉也。第一难
单举寸口,则两手脉俱在其中。此节兼举人迎,则右为寸口,左为人迎,正《脉
经》《脉诀》之所本也。

　　(二十四难曰)手足三阴三阳气已绝,何以为候?候,以证之验
也。可知其吉凶不?然:足少阴气绝,则骨枯。以下皆言其候。《素
·六节脏象论》云:肾,其充在骨。少阴者,冬脉也,伏行而温于骨髓。
肾脉应冬,其气敛藏于内。故骨髓不温,即肉不著骨;骨肉不相亲,即
肉濡而却。濡,滞也。经作软而却。却,退缩也。肉濡而却,故齿长而
枯。枯,经作垢。齿肉却,则龂上宣,故齿长枯不泽也。齿者,骨之余,故以此
验之。发无润泽,《六节脏象论》云:肾,其华在发。无润泽者,骨先死。
戊日笃,己日死。按《灵·经脉篇》与此章全文所异不过数字,而经文此句
之下有"土胜水也"四字,尤明。足太阴气绝,则脉不营其口唇。口唇,经
作肌肉。口唇者,肌肉之本也。《六节脏象论》云:脾,其华在唇四白,其充
在肌。脉不营,则肌肉不滑泽;肌肉不滑泽,则肉满;肉满,则唇反。
满,浮肿也。肉肿,则唇亦肿,而反出于外也。

　　按:《经脉篇》云:脉不营,则肌肉软。肌肉软,则舌萎,人中满。人中满,
则唇反。极为明白,此云肉则难解矣。

　　唇反,则肉先死。甲日笃,乙日死。经文有"土胜木也"四字。足
厥阴气绝,即_{一作则}筋缩引卵与舌卷。引,牵引也。《经脉篇》云:厥阴
之脉,循阴器。又云:循喉咙之后。又云:环唇内。《六节脏象论》云:肝,其华
在爪,其充在筋。厥阴者,肝木也。肝者,筋之合也。筋者,聚于阴器

而络于舌本,《素问·厥论》:前阴者,宗筋之所聚。故脉不营则筋缩急。筋缩急,即引卵与舌。故舌卷卵缩,此筋先死,庚日笃,辛日死。经文有"金胜木也"四字。手太阴气绝,即一作则。皮毛焦。《六节脏象论》云:肺,其华在皮,其充在毛。太阴者,肺也,行气温于皮毛者也。气弗营,则皮毛焦。皮毛焦,则津液去。津液去,则皮节伤。皮节伤,则皮枯毛折。皮枯之皮,经文作爪。折,萎也。毛折者,则毛先死。丙日笃,丁日死。经文有"火胜金也"四字。手少阴气绝,则脉不通。脉不通,则血不流。《六节脏象论》:心,其华在面,其充在血脉。血不流,则色一本无色字。泽去,故面色黑如黧。黧黑,黄色也。此血先死。壬日笃,癸日死。经文有"水胜火也"四字。三阴气俱绝,则目眩转,目瞑。《灵·大惑论》云:五脏六腑之精,皆上注于目而为之精。前二十难云:脱阴者,目盲,亦此义也。眩,经作系。按三阴,经作五阴,盖胞络与心同候也,故经文亦无手厥阴之候。目瞑者,为失志。《灵·大惑论》云:目者,五脏六腑之精也,营卫魂魄之所常营也,神气之所生也,故神劳则魂魄散,志意乱。失志者,则志先死。死即一作则。目瞑也。经文作志先死则远一日半死矣。六阳气俱绝则阴与阳相离。阳不附于阴也。阴阳相离,则腠理泄,绝汗乃出,《灵·终始篇》:太阳终者,绝皮乃绝汗,绝汗则终矣。大如贯珠,转出不流,此二句明绝汗之状,经文之所无也。即气先死。气属于阳也。旦占夕死,夕占旦死。

　　按:《灵·经脉篇》无三阳分候之法,只有总论六阳气绝一段。若《终始篇》及《素·诊要经终论》俱有三阳绝候法,今既以三阴三阳为问,则当并引经文以证明之,尤为详备。

　　又按:此篇直是《灵枢·经脉篇》原文,所易不过数字,并无发明。

　　(二十五难曰)有十二经,五脏六腑十一耳,其一经者,何等经也?《灵·九针论》:五脏:心藏神,肺藏魄,肝藏魂,脾藏意,肾藏精与志也。六腑:小肠、大肠、胃、胆、膀胱、三焦,主出纳水谷如府库之司出入,故曰府也。**然:一经者,手少阴与心主别脉也,心主与三焦为表里。**《灵·九针论》:足阳明、太阴为表里;少阳、厥阴为表里;太阳、少阴为表里;手阳明、太阴为表里;少阳、心主为表里;太阳、少阴为表里。别脉,谓心主。本心之官城,宜与心为表里,乃反别与三焦为表里,别为一经,故成十二经也。三焦:上焦、中焦、下焦也。**俱有名而无形,故言经有十二也。**

按:言三焦为无形,已属未当,言手心主为无形,则断无是说。心主者,即心之包络,有脂膜以卫心者也,安得无形? 其所以不得谓之脏者,盖心主代心行事,本无所藏,故不以脏名也。三焦辨,详三十八难,《难经》言手心主与三焦凡八,见第八、三十一、三十六、三十八、三十九、六十二、六十六及此篇,俱当参观。

(二十六难曰)经有十二,络有十五,余三络者,是何等络也?《灵·九针十二原篇》云:经脉十二,络脉十五,凡二十七气以上下。**然:有阳络,有阴络,有脾之大络。**《灵·经脉篇》:脾之大络,名曰大包,出渊液下三寸,布胸中。**阳络者,阳跷之络也;阴络者,阴跷之络也,**跷脉,详二十三难。**故络有十五焉。**

按:十五络,《灵·经脉篇》明指十二经之别与督、任之别,及脾之大络,共十五络,皆有穴名及病形治法。此以二跷当之,未知何出。

(二十七难曰)脉有奇经八脉,不拘于十二经,何谓也?奇,读如奇偶之奇,谓无手足配偶,如十二经也。详下篇。**然:有阳维,有阴维,有阳跷,有阴跷,有冲,有督,有任,有带之脉。凡此八脉者,皆不拘于经,故曰奇经八脉也。**详见下篇。**经有十二,络有十五,凡二十七气相随上下,**出见前篇。**何独不拘于经也? 然:圣人图设沟渠,通利水道,以备不然。**不然,犹言不虞也。**天雨降下,沟渠溢满,当此之时,霶霈妄作**一作行**圣人不能复图也。**此以水道喻人身血脉之道。**此络脉满溢,诸经不能复拘也。**言血脉充盛,十二经不足以容之,则溢出而为奇经,故奇经为十二经之别脉也。

(二十八难曰)其奇经八脉者,既不拘于十二经,皆何起何继也?继,续也。《脉经》作系。**然:督脉者,起于下极之俞,**俞,即穴也。下极,即长强穴,属督脉,在脊骶骨端。**并于脊里,**脊里,背脊中也。**上至风府,**风府,属督脉,在项上入发际一寸,大筋内宛宛中。**入属于脑。**《灵·经脉篇》：督脉之别，名曰长强，挟膂，上项，散头上，下当肩胛左右，别走太阳，入贯膂。实则脊强，虚则头重。《素问·骨空论》：督脉者，起于少腹以下骨中央，女子入系廷孔。其孔，溺孔之端也。其络循阴器，合篡间、绕篡后，别绕臀至少阴，与巨阳中络者，合少阴上股内后廉，贯脊属肾，与太阳起于目内眦，上额交巅上，入络脑，还出，别下项，循肩膊内侠脊，抵腰中，入循膂，络肾。其男子循茎，下至篡，与女子等。其少腹直上者，贯脐中央，上贯心，入喉上颐环唇，上系两目之下中央，此生病从少腹上冲心而痛，不得前后，为冲疝。其女子不孕，癃痔，遗溺，嗌干。**任脉者，起于中极之下，**中极穴，属任脉，在脐下四寸。中极之下，盖指会阴穴也。**以上至毛际，**前阴之上。**循腹里，**即中极穴。**上关元，**关元穴，在脐下三寸。**至咽喉。**《素·骨空论》至咽喉之下有"上颐循面入目"六字。《灵·经脉篇》任脉之别，名曰尾翳，下鸠尾，散于腹。实则腹皮痛，虚则痒搔。**冲脉者，起于气冲，**足阳明经穴，在毛际两旁。**并足阳明之经，**《素·痿论》云：冲脉者，经脉之海，主渗灌溪谷，与阳明合于宗筋，阴阳总宗筋之会，会于气冲，而阳明为长，皆属于带脉，而络于督脉。侠一作夹。**脐上行，至胸中而散。**一本有也字。

按：气冲，《骨空论》作气街，即气冲别名也。并足阳明之经，《素·骨空论》作并少阴之经。《灵·逆顺肥瘦论》云：冲脉者，五脏六腑之海也，五脏六腑皆禀焉。其上者，出于颃颡，渗诸阳，灌诸精。其下者，注少阴之大络，出于气街。虽阳明与少阴经文互异，然两经不甚相远，皆冲脉所过，义无害也。又，《灵·五音五味篇》：冲脉、任脉皆起于胞中，上循背里，为经络之海也。

带脉者，起于季胁，季胁，属足厥阴，章门穴之分。**回身一周，**谓周身围转，如人束带之状，以束诸脉也。《脏经别篇》：足少阴之正至腘中，别走太阳而合，上至肾，当十四椎出属带脉。又按带脉在季胁下穴一寸八分，属足少阳胆经。**阳跷脉者，起于跟中，循外踝上行，**外踝，大骨下申脉穴。按《素·缪刺论》：邪客于足阳跷之脉，令人目痛，从内眦始，刺外踝之下半寸所，即此穴也。**入风池。**风池，在耳后寸半，属胆经。**阴跷脉者，亦起于跟中，循内踝上行，**内踝骨下照海穴。**至咽喉，交贯冲脉。**冲脉，亦至咽喉也。《灵·脉度篇》云：跷脉者，少阴之别，起于然骨之后，上内踝之上，直上循阴股入阴，上循胸里入缺盆，上出人迎之前入颃，属目内眦，合于太阳、阳跷而上行,气并相还则为濡目,气不营则目不合。又云:跷脉有阴阳,何脉当其数?岐伯曰:男子数其阳,女子数其阴,当数者为经,其不当数者为络也。**阳维、阴维者,维络于身,溢畜不能环流灌溢诸经者也。**此二句未详。滑氏《本义》谓当在十二经亦不能拘之下。按维络于身之下,必有缺文,后人误以此二句移入此处,故难通也。**故阳维起于诸阳会也,阴维起于诸阴交也。**按二维之脉,经无明文其起止,盖不可考。**比于圣人图设沟渠,沟渠满溢,流于深湖,故圣人不能拘通也。而人脉隆盛,入于八脉,而不还周,**不复周,言不复归于十二经也。**故十二经亦不能拘之。**此段即上章之义。**其受邪气,畜则肿热,**言邪气入于其中,则郁滞不通而为肿、为热。**砭射之也。**此言治之之法。盖奇经之脉,不能还周,故邪气无从而出,惟用砭石以射之,则邪气因血以泄,病乃已也。

(二十九难曰)奇经之为病,何如? 然:阳维维于阳,阳,阳经身之表也。**阴维维于阴,**阴,阴经身之里也。**阴阳不能自相维,则怅然失志,溶溶不能自收持。**溶溶,浮荡之貌。**阳维为病,苦寒热;**阳主外,阳气不和故生寒热也。**阴维为病,苦心痛。**阴主内,心为少阴,阴气不和故心痛也。按《素·刺腰痛论》曰:阳维之脉,令人腰痛,痛上怫然肿,刺阳维之脉,脉与太阳合腨下间,去地一尺所。飞扬之脉,令人腰痛,痛上拂拂然,甚则悲以恐,刺飞扬之脉,在内踝上五寸,少阴之前与阴维之会。**阴跷为病,阳缓而阴急;**言阳脉弛缓而阴脉结急也。**阳跷为病,阴缓而阳急。**言阴脉弛缓而阳脉结急也。盖跷者,跷捷之义,故其受病则脉绞急也。按《素问·缪刺论》曰:邪客于足阳跷之脉,令人目痛从内眦始,刺外踝之下半寸所。《灵·热病篇》曰:目中赤痛,从内眦始,取之阴跷。又,《寒热病篇》曰:足太阳有通顶入于脑者,正属目,本名曰眼系,头目痛取之,在项中两筋间,入脑乃别。阴跷、阳跷阴阳相交,阳入阴,阴出阳,交于目锐眦,阳气甚则瞋目,阴气甚则瞑目。以上诸证皆跷脉所过之地也。观前篇论跷脉起止之法自明。**冲之为病,气逆而里急。**冲脉,从气冲至胸中,故其为病也,气逆而里急。按《素问·举痛论》曰:寒气客于冲脉,冲脉起于关元,随腹直上,寒气客则脉不通,脉不通则气因之,故喘动应手,即此意也。**督之为病,脊强而厥。**督脉行背,故脊强而厥。厥，亦逆也。**任之为病，其内苦结。**结，坚结凝滞也。任脉起胞门行腹，故为内结。**男子为七疝，**七疝者，一厥、二盘、三寒、四癥、五胕、六脉、七气，或云寒、水、筋、血、气、狐、癀也。**女子为瘕聚。**瘕者，假物成形；聚者，凝聚不散也。盖男阳属气，女阴属血，故病亦殊也。《素·骨空论》：任脉为病，男子内结七疝，女子带下瘕聚；冲脉为病，气逆里急；督脉为病，脊强反折，与此正同。**带之为病，腹满，腰溶溶若坐水中。**带脉二穴，主治腰腹之疾。溶溶如坐水中，宽慢不收而畏寒也。**此奇经八脉之为病也。**

　　按：此章以上，皆论脉法起止及诊候之要。

难经经释　卷下

（三十难曰）营气之行，常与卫气相随不？相随，言相合而并行也。然：经言人受气于谷，谷入于胃，乃传于一作与。五脏六腑，五脏六腑皆受于气。言受谷气。其清者为营，浊者为卫，营行脉中，卫行脉外。营主血，故在脉之中；卫主气，故在脉之外。《素问·痹论》云：营者，水谷之精气也，和调于五脏，洒陈于六腑，乃能入于脉也。卫者，水谷之悍气也，其气慓疾滑利，不能入于脉也。营周不息，五十而复大会。五十，谓五十度也。详见第一难中。阴阳相贯，如环之无端，故知营卫相随也。

按：此段即《灵·营卫生会篇》中语。经文"谷入于胃"句下，有"以传于肺"四字，下文云五脏六腑皆以受气，义尤明白，今删去四字，则胃何以便入于五脏六腑？此处关系最大，岂可少此一语，致乖脏腑传道之法？

（三十一难曰）三焦者，何禀何生？禀，受也。何始何终？言其经之起止也。其治常在何许？可晓以不？治，犹县治之治，其所居之地也。然：三焦者，水谷之道路，气之所终始也。此总释三焦之义，言其所禀所生在水谷，而其所始所终在气也。上焦者，在心下，下膈，膈，隔也。心下有膜，遮隔浊气，谓之膈。在胃上口，主内而不出。内，谓纳水谷也。其治在膻中，玉堂下一寸六分，直两乳间陷者是。膻中穴，属任脉。下句是指膻中之所在，言在玉堂穴下一寸六分。直，当也。中焦者，在胃中脘，中脘穴，亦属任脉。不上不下，主腐熟水谷。其治在脐旁。脐旁，天枢穴也，属胃脉。下焦者一本有"在脐下"三字。当膀胱上口，膀胱上口，阑门也。主分别清浊，清者，入于膀胱而为溺；浊者，入于大肠而为滓秽。主出而不内，以传道也。其治在脐下一寸。脐下一寸，名阴交穴，属任脉。故名曰三焦，其府在气街。府，犹舍也，藏聚之义。言其气藏聚于此也。滑氏《本义》以此句为错简，非。

按：《素·骨空论》：冲脉起于气街。注云：足阳明经穴在毛际两旁是也。《灵·营卫生会篇》云：上焦，出于胃上口，并咽以上贯膈而布胸中，走腋，循太阴之分而行，还至阳明，上至舌，下足阳明，常与营俱行于阳二十五度，行阴亦二十五度一周也。故五十度而复会于手太阴矣。中焦，亦并胃中，出上焦之后，此所受气者，泌糟粕，蒸津液，化其精微，上注于肺脉，乃化而为血，以奉生身莫贵于此，故独得行于经隧，命曰营气。下焦者，别回肠注于膀胱而渗入焉。故水谷者，常并居于胃中，成糟粕而俱下于大肠而成下焦，渗而俱下，济泌别汁，循下焦而渗入膀胱焉。又曰：营出于中焦，胃出于下焦。《素·灵兰秘典论》云：三焦者，决渎之官，水道出焉。观此数条，义更明备。

（三十二难曰）五脏俱等，而心肺独在鬲一作膈，下同。上者，何也？在鬲上，言其位独高，处于胸鬲之上也。然：心者血，肺者气。血为营，气为卫。《素·五脏生成论》云：诸血者，皆属于心；诸气者，皆属于肺。盖营行脉中，故血为营；卫行脉外，故气为卫。相随上下，谓之营卫。上下，谓五十度周于身也。说见第一难中。通行经络，营周于外，通行经络，言十二经无所不通而周行于脏腑之外者也。故令心肺独在鬲上也。营卫为一身之统摄，而心肺主之，故独主鬲上，以宰之也。

（三十三难曰）肝青象木，肺白象金。肝得水而沉，木得水而浮；肺得水而浮，金得水而沉。其意何也？肝居肺下，故曰得水而沉；肺居肝上，故曰得水而浮。言肝既属木，则当浮而反沉。肺既属金，则当沉而反浮，与金木之本体不类，故设问也。然：肝者，非为纯木也，乙，角也，木属阳，乙为阴木，志在从金，故曰非纯。角于五音，亦属木。庚之柔，庚为阳金，乙与庚合，刚柔相配，则乙之刚为庚，庚之柔为乙。大言阴与阳，小言夫与妇。大而言之，即天地之阴阳；小而言之，即人伦之夫妇，其理一也。释其微阳，而吸其微阴之气，其意乐金，妇，有从夫之义。乙为阴木，故曰微阳。乐金，谓乐从乎金也。又行阴道多，肝属足厥阴金，位乎鬲下，故曰行阴道多。故令肝得水而沉也。得水而沉，言得其滋养，与下文得热正相反。又，金性本沉，亦有从夫之义。肺者，非为纯金也。辛，商也，金属阴，辛为金金，志在从火，故曰非纯。商于五音，亦属金。丙之柔。丙与辛合。大言阴与阳,小言夫与妇,释其微阴,<small>辛为阴金,故曰微阴。</small>婚而就火,<small>婚,犹婚嫁之婚,言嫁于火也。</small>其意乐火,又行阳道多,<small>肺,属手太阴经,位乎鬲上,故曰行阳道多。</small>故令<small>一本无令字</small>肺得水而浮也。<small>火性本浮亦从乎夫也。</small>肺热而复沉,肝热而复浮者,何也?<small>肺气热,则清气下坠;肝气热,则相火上升。</small>故知辛当归庚,乙当归甲也。<small>肝得热,则微阴不足以相吸;肺得热,则亢阳适见其可畏,则阴木与阳木,阴金与阳金,自为配偶而复其本体浮沉之性也。</small>

(三十四难曰)五脏各有声、色、臭、味,皆可晓知以不? 然:《十变》言肝色青,<small>此亦本五行而言也。青者,木之色也。《十变》未详。</small>其臭臊,<small>木之气也。</small>其味酸,<small>木之味也。</small>其声呼,<small>呼,引而长,亦木之气也。</small>其液泣;<small>肝,窍于目,故为泣。</small>心色赤,<small>火之色也。</small>其臭焦,<small>火之气也。</small>其味苦,<small>火之味也。</small>其声言,<small>言,散而扬,为火之象。按《素·阴阳应象大论》作在声为笑。</small>其液汗;<small>汗者,血之标,心主血,故为汗。</small>脾色黄,<small>土之色也。</small>其臭香,<small>土之气也。</small>其味甘,<small>土之味也。</small>其声歌,<small>歌,缓而敦,为土之象。</small>其液涎;<small>脾,窍于口,故为涎。</small>肺色白,<small>金之色也。</small>其臭腥,<small>金之气也。</small>其味辛,<small>金之味也。</small>其声哭,<small>哭,悲而激,为金之象。</small>其液涕。<small>肺,窍于鼻,故为涕。</small>肾色黑,<small>水之色也。</small>其臭腐,<small>水之气也。</small>其味咸,<small>水之味也。</small>其声呻,<small>呻,沉而咽,为水之象。</small>其液唾。<small>肾,窍于舌下,故为唾。</small>是五脏声、色、臭、味也。

按:发难言声、色、臭、味,而答词增出其液一条,即为赘语。若《灵·九针篇》《素·宣明五气论》有五并、五恶、五主等语,又俱遗去五禁,既无发明,而问答又不相应,何也?

又按:五脏之声,《灵·九针篇》《素·宣明五气论》俱云心噫、肺咳、肝语、脾吞、肾欠,而此则为呼、言、歌、哭、声,则本之《素·阴阳应象大论》。盖彼以病之所发言,此以情之所发言,其理一也。读经者皆当推测其义,如此则无不贯矣。

五脏有七神,各何所藏耶?<small>五脏藏七神者,脾与肾兼两神也。见下</small>

文。藏者,人之神气所舍藏也。故肝藏魂,肝属阳,魂亦属阳。《灵·本神篇》云:随神往来者,谓之魂,谓知觉之灵魂也。肺藏魄,肺属阴,魄亦属阴。《本神篇》云:并精而出入者,谓之魄,谓运动之能处也。心藏神,本神篇云:两精相搏谓之神,谓阴阳合体之妙机也。《素·灵兰秘典论》云:心者,君主之官,神明出焉。脾藏意与智,《本神篇》云:心有所忆谓之意,因虑而处物谓之智,盖脾主思故也。《素·刺法篇》云:脾为谏议之官,智周出焉。肾藏精与志也。《本神篇》云:初生之来谓之精,意之所存谓之志。《素·灵兰秘典论》云:肾者,作强之官,伎巧出焉。

按:《灵·九针篇》:心藏神,肺藏魄,肝藏魂,脾藏意,肾藏精与志也。《素·调经论》云:心藏神,肺藏气,肝藏血,脾藏肉,肾藏志,而此成形,与此颇异。若七神二字,经文无见答语,既无所发明,至以肾之精,亦谓之神,恐未安。

(三十五难曰)五脏各有所腑,皆相近,而心、肺独去大肠、小肠远者,何谓也?肝之腑,胆。脾之腑,胃。肾之腑,膀胱。其位皆相近。心之腑小肠,肺之腑大肠皆相远也。然:经言心营肺卫,血为营,心主血,故营属心;气为卫,肺主气,故卫属肺。通行阳气,阳气,即营卫之气。《灵·营卫生会篇》云:行阳二十五度,行阴二十五度是也。故居在上;谓其位最高。大肠、小肠传阴气而下,阴气,浊气也,谓秽滓所归也。故居在下。谓其位至下。所以相去而远也。所司不同,所以经虽相合而位则相远也。又,诸腑皆阳也,清净之处。今大肠、小肠、胃与膀胱皆受不净,其意何也?谓阳宜清净,而反受秽浊,独不及胆者,胆无施受故也。然:诸腑者谓是,非也。言诸腑虽皆阳,而非皆清净之处也。经言:小肠者,受盛之腑也;《素·灵兰秘典论》:小肠者,受盛之官,化物出焉。言受胃之物化其渣滓也。大肠者,传泻行道之腑也;《素》:大肠者,传道之官,变化出焉。胆者,清净之腑也;《素》:胆者,中正之官,决断出焉。盖胆无受、无泻,助肝以决谋虑而已,所以谓之清净之腑也。胃者,水谷之腑也;《素》:脾胃者,仓廪之官,五味出焉。膀胱者,津液之腑也。《素》:膀胱者,州都之官,津液藏焉。此五脏之腑也。一腑犹无两名,故知非也。言诸腑各有名,如上文所云，皆实指其受秽浊者也。惟胆名为清净，故不受秽浊，若余腑亦名清净，则存两名矣。

按：此又与问意不准对者。问谓阳宜清净，何以反受不净？谓非其名，何以不称清净也？今止约举经文，以明其不清净之实，与诸腑属阳之义，仍未分晓。当云脏腑之分阴阳，不以清浊言，而以动静内外言，故阴反清而阳反浊，如此则其义晓然矣。

小肠者，心之腑；大肠者，肺之腑；胆者，肝之腑；胃者，脾之腑；膀胱者，肾之腑。《灵·本输篇》云：肺合大肠，心合小肠，肝合胆，脾合胃，肾合膀胱，此之谓也。**小肠，谓赤肠；大肠，谓白肠；胆者，谓青肠；胃者，谓黄肠；膀胱者，谓黑肠。**此以五行之色，名其肠，以为配五脏之征也。盖皆名为肠，则俱受秽浊，所以明不净之故也。**下焦之**一本无之字。**所治也。**《灵·营卫生会篇》云：水谷者，当并居于胃中成糟粕而俱下于大肠，而成下焦，渗而俱下，济泌别汁，循下焦而渗入膀胱焉，故五腑皆下焦之气所治也。

(三十六难曰)脏各有一耳，肾独有两者，何也？两，谓左右各一也。**然：肾两者，非皆肾也。**谓一为肾，一则非肾也。**其左者为肾，右者为命门。命门者，诸神精之所舍，**舍，藏也，言一身之精神皆藏于此也。**原气之所系也。**原气，即元气，言根柢乎此也。**男子以藏精，女子以系胞，**精，施化之具；胞，受孕之处。此乃性命之原，先天之所由立，故曰命门也。**故知肾有一也。**其一为命门而非肾，则肾止有一耳。

按：《灵》《素》并无有肾为命门之说，惟《灵·根结篇》云：太阳根于至阴，结于命门。命门者，目也。《灵·卫气篇》亦云：命门者，目也。《素·阴阳离合论》云：太阳根于至阴，结于命门，名曰阴中之阳。经文所云止此。又，《灵·大惑论》云：五脏六腑之精气，皆上注于目，而为之精。此目之所以称命门之义也。若肾之有两，则皆名为肾，不得名为命门。盖肾为牝脏，其数偶，故北方玄武，亦有龟蛇二物。龟为阴中之阴，蛇为阴中之阳，即是道也。但右主肾中之火，左主肾中之水，各有所司耳。若命门之说，则《黄庭经》所谓"后有幽阙，前命门"，意颇相近，而注家又以命门为脐，则其说亦不足引据。愚谓命门之义，惟冲脉之根柢足以当之。《素·举痛论》云：冲脉起于关元，关元穴在脐下三寸。《灵·逆顺肥瘦论》云：冲脉者，五脏六腑之海，其下者，注少阴之大络，出于气街。《海论》又以冲脉为血海，此其位适当两肾之中，真可称为命之门，其气虽与肾通，然不得以右肾当之也。

（三十七难曰）五脏之气，于何发起，通于何许，发起，言其本之所出；通，言其气之所注也。可晓以不？ 然：五脏者，当上关于九窍也。窍皆在上，故曰上关，谓其气与九窍通也。故肺气通于鼻，鼻和则知香臭矣；肝气通于目，目和则知黑白矣；脾气通于口，口和则知谷味矣；心气通于舌，舌和则知五味矣；舌，主辨味，故和则能知五味；口，主纳谷，故和则能辨五谷。肾气通于耳，耳和则知五音矣。

按：此段乃《灵·脉度篇》全文，止易数字，而病百出矣。经云：五脏常内关于上七窍也，谓鼻二窍，目二窍，耳二窍，口与舌虽分而实合为一窍，共为七窍。若九窍则当合二阴窍为言，盖肾又通于二阴也。今除二阴而曰九窍，即口与舌分为二窍，亦止八窍，不得名为九窍也。又鼻和、目和五项，经作肺和、肝和，盖脏气和，则七窍应以见上关之故。若云鼻和、目和，则七窍岂能自和？ 此又与发问之意不相顾矣。

五脏不和，则九窍不通；不通，谓气不得上达而失其官也。六腑不和，则留结为痈。五脏，神气之所舍，故不和则止九窍不通而已；六腑，则血气淬秽之所出入，故不和则有形之物积聚而为痈也。邪在六腑，则阳脉不和；阳脉，手足三阳之脉也。阳脉不和，则气留之；气留之则阳脉盛矣。气属阳故也。邪在五脏，则阴脉不和；阴脉不和，则血留之；血留之则阴脉盛矣。血属阴故也。不和者，其邪在内，盛则脉之见乎外者也。

按：此段亦《灵·脉度篇》原文，但经文阳脉盛，阴脉盛，二脉字作气字，此处易作脉字。本《素问·六节脏象论篇》：人迎一盛，病在少阳；二盛，病在太阳；三盛，病在阳明；四盛以上，为格阳。寸口一盛，病在厥阴；二盛，病在少阴；三盛，病在太阴；四盛以上，为关阴。人迎与寸口俱盛四倍以上，为关格。诸语并合成文，亦颇简到。

阴气太盛，则阳气不得相营也，故曰格；阳气太盛，则阴气不得相荣营也，故曰关。阴阳俱盛，不得相营也，故曰关格。营，和泽也。

关者,闭绝之义。格者,捍拒之义。**关格者,不得尽其命而死矣。**言阴阳之气相睽,虽元气未尽,亦必至死,不能尽其天年也。

按:此篇自首至此,皆《灵·脉度篇》原文,而止易数字,既无发明,又将关格二字阴阳倒置,开千古之疑案,不知传写之误,抑真越人之擅易经文也。《脉度篇》曰:阴气太虚,阳气不能营,故曰关;阳气太盛,阴气不能营,故曰格。《素·六节脏象篇》曰:人迎四盛以上,为格阳;寸口四盛以上,为关阴。《灵·终始篇》又云:人迎四盛且大且数,名曰溢阳,溢阳为外格;脉口四盛且大且数,名曰溢阴,溢阴为内关。经文凿凿,并无以阴盛为格,阳盛为关,而越人故违之,何也?又仲景《伤寒论》云:寸口脉浮而大,浮为虚,大为实。在尺为关,在寸为格。尺亦属阴,寸亦属阳,此关格虽与经文微别,然其配阴阳亦本《内经》,此又一征也。

经言:气独行于五脏,不营于六腑者,何也?然:夫气之所行也,如水之流,不得息也。故阴脉营于五脏,阳脉营于六腑,如环无端,莫知其纪,终而复始,而不覆溢,言不至过盛而溢于经脉之外也。人气内温于脏腑,外濡于腠理。濡,润也。腠理,肌肤毛孔分理腠合处也。

按:营卫通行脏腑,并无行脏不行腑之说。此段问答,盖引《灵·脉度篇》文,而又误解其义者也。经之原文云:黄帝曰:跷脉安起安止,何气营水?岐伯答曰:跷脉者,少阴之别,起于然骨之后,上内踝之上,直上循阴股入阴,上循胸里入缺盆,上出人迎之前,入頄,属目内眦,合于太阳、阳跷而上行。气并相还,则为濡目;气不营,则目不合。黄帝曰:气独行五脏,不营六腑,何也?岐伯答曰:气之不得无行也,如水之流,如日月之行不休,故阴脉营其脏,阳脉营其腑,如环之无端,莫知其纪,终而复始,其流溢之气,内溉脏腑,外濡腠理。经文如此,则所谓气者,指跷脉之气。所谓行脏不营腑者,以岐伯专明阴跷之所起止,而不及阳跷。其所言皆阴经之道路,故疑而复问也。今除去跷脉一段,则所谓气者何气,所谓行五脏不营六腑,又何所指也。问答皆引经文,全无发明,已属无谓,又谬脱至此,岂越人而疏漏如斯也!又,末二句经文"流溢之气"四字,改作"人气"二字,更不分晓。

(三十八难曰)脏惟有五,腑独有六者,何也?然:所谓腑有六者,谓三焦也。有原气之别焉,即六十六难所谓原气之别使也。主持诸气,有名而无形,其经属手少阳,此外腑也。言在诸腑之外,故曰外腑。按《灵·本输篇》:三焦者,中渎之腑也,水道出焉,属膀胱,是孤之腑也。以其不附于脏,故曰孤腑,即外腑之义。故言腑有六焉。

按:《灵》《素》之言三焦者不一,皆历历言其文理厚薄与其出入贯布。况既谓之腑,则明是脏畜泌泻之具,何得谓之无形?但其周布上下,包括脏腑,非若五腑之形,各自成体,故不得定其象。若谓之无形,则不可也。

(**三十九难曰**)经言腑有五,脏有六者,何也?经文无考。然:六腑者,止有五腑也。谓三焦不附于脏,故不名为腑。如上条所云也。五脏亦有六脏者,谓肾有两脏也。其左为肾,右为命门。命门者,谓一本无谓字。精神之所舍也。男子以藏精,女子以系胞,其气与肾通,故言脏有六也。言命门气虽通于肾,而实则非肾,故不得与肾同为一脏也。腑有五者,何也?然:五脏各一腑,三焦亦是一腑,然不属于五脏,故言腑有五焉。腑者,对脏而言,既不附于脏则亦不名为腑也。命门辨说,详见三十六难条下。

按:上二条发难,最为紧要,但答词未尽合。盖三焦与心主为表里,但心主为心之宫城,虽其经属手厥阴,实即心之外膜,与心同体,自不得别分为一脏。而三焦则决渎水道,自成一腑,不得以不偶于脏,遂不以腑名之。故五脏六腑,不可损益其名也。若欲出入其论,则胞络亦可与心分为一脏,并命门为七脏。若胞络亦指为腑,则又可称七腑矣。

(**四十难曰**)经言肝主色,心主臭,脾主味,肺主声,肾主液。按此五主,经文无考。鼻者,肺之候,而反知香、臭;耳者,肾之候,而反闻声,其意何也?三十七难:肝气通于目,则宜主色;脾气通于口,则宜主味。二者皆得其位。独鼻反受心之应。耳反受肺之应,为失其位,故以为问。然:肺者,西方金也,金生于巳,巳者,南方火,火者心,心主臭,故令鼻知香、臭;肾者,北方水也,水生于申,申者,西方金,金者肺,肺主声,故令耳闻声。此以五行长生之法推之也。木长生于亥,火长生于寅,金长生于巳,水土长生于申,以其相生,故互相为用也。

按:此条发问,未知所本。至四十九难,则发挥甚详,义颇可观,而此处诠释，终属支离。盖肝与心俱阳，故能视能言，从内出外；肺与肾俱属阴，故能臭能听，从外入内。各有至义，无容穿凿也。况既以相生之义为解，则肝木生于亥，目何以不吐涎？心火生于寅，舌何以不能辨色？脾土亦生于申，口何以不能闻声耶？

（四十一难曰）肝独有两叶，以何应也？何应，谓其义何所应也。按下条云：肝有七叶，盖于两叶中细分之，左则三歧，右则四歧也。然：肝者，东方木也。木者，春也。万物一本有之字始生，其尚幼小，言物皆生于春，其体皆幼。肝应乎其时，得万物初生之体，非谓春时肝始生也。意无所亲，去太阴尚近，离太阳不远。《素·金匮真言论》云：阳中之阳，心也；阴中之阴，肾也；阴中之阳，肝也。肾水太阴，肝为之母；心火太阳，为肝之子。肝为阴中之阳，居肾之上，心之下，故云尚近不远也。无亲，谓不专属也。犹有两心，两心，或从乎阳，或从乎阴也。按下文肝有七叶：左三叶，奇数，从阳之义；右四叶，偶数，从阴之义。故令有两叶，亦应木叶也。凡木之甲，拆皆两叶，此乃木之本体，故肝与之相应。

（四十二难曰）人肠胃长短，受水谷多少，各几何？然：胃大一尺五寸，径五寸，大，言其四围；径，言其口之广。凡圆形者，径一则围三，故围大一尺五寸，则径五寸也。下文仿此。长二尺六寸，横屈，受水谷三斗五升，谓在腹中，其形盘曲而生，故曰横屈。其中常留谷二斗，水一斗五升。留者，存于中不使出也。出，胃即虚，饥而思食，故一日必再食也。小肠大二寸半，径八分，分之少半，三八得二寸四分，余一分，亦三分之，故云少半，言不及半分也。长三丈二尺，受谷二斗四升，水六升三合，合之大半。大半，半合有余也。迴一作回。肠大四寸，迴肠，即大肠。以其迴曲，故曰迴肠。径一寸半。

按：以围三径一之法约之，则大四寸者，径当一寸三分，分之少半。此云一寸半，疑误。长二丈一尺，受谷一斗，水七升半。广肠大八寸，广肠，大肠以下至肛门受秽滓之处，俗名膭肠。以其最广，故曰广肠，径二寸半。

按：此以围三径一之法约之，则又不止二寸半，当得二寸六分，分之大半。下文云：径二寸大半为是。此疑误脱大字。**长二尺八寸，受谷九升三合八分合之一。**按广肠，止言受谷而不及水，义最精细。盖水谷入大肠之时，已别泌精液入于膀胱，惟糟粕传入广肠，使从大便出，故不云受水多少也。此义诸家之所未及。**故肠胃凡长五丈八尺四寸，**总上文而计之也。按《灵·肠胃篇》又有唇至胃口共长二尺四分，合共长六丈四寸四分。《平人绝谷篇》则除去唇至胃共长五丈八尺四寸，正与此同。**合受水谷八斗七升六合八分合之一。**

按：总上受水谷之数。《灵·平人绝谷篇》云：九斗二升一合，合之大半，乃为合数。而此数则与上文不符，未知何故，或传写之误。

此肠胃长短，受水谷之数也。肝重二斤四两，左三叶，右四叶，凡七叶，主藏魂；魂，义见三十四难，下同。**心重十二两，中有七孔三毛，**孔，窍也。**盛精汁三合，**谓孔中所藏之精血也。**主藏神；脾重二斤三两，扁广三寸，**扁广，谓形不正圆，其阔三寸也。**长五寸，有散膏半斤，**散膏，精液之不凝者。**主裹血，温五脏，主藏意；**裹血，谓统之使不散也。五脏皆裹气于脾胃，故受其气以温暖也。**肺重三斤三两，六叶，两耳，凡八叶，**垂下为叶，旁出为耳，共成八叶也。**主藏魄；肾有两枚，重一斤二两，主藏志。**两枚，即上文所谓左为肾，右为命门者也。

按：前条以右为命门，今曰肾有两枚，前后互异。

胆在肝之短叶间，重三两三铢，盛精汁三合；上言五脏，以下言六腑。**胃重二斤十四两。**一作一两。**纡曲屈伸，**谓统计其屈曲处也。**长二尺六寸，大一尺五寸，径五寸，盛**一作容。**谷二斗，水一斗五升；小肠重二斤十四两，长三丈二尺，广二寸半，径八分，分之少半，左迴**一作回，下同。**叠积十六曲，盛**一作容。**谷二斗四升，水六升三合，合之大半；大肠重三**一作二。**斤十二两，长二丈一尺，广四寸，径一寸，**按上云一寸半，此少半字。**当脐右迴叠积十六曲，盛谷一斗，水七升半；**《灵·肠胃篇》云：迴肠当脐左环，迴周叶积而下，迴运环反十六曲，大四寸，径一寸，寸之少半。上三条长短受盛与经文俱同。**膀胱重九两二铢，纵广九寸，**

膀胱亦不正圆,故曰纵广。**盛溺九升九合**。水从大肠渗入膀胱,即为溺,不与谷同居,故不曰水而曰溺。此越人精微处也。**口广二寸半,唇至齿长九分**,齿已后至会厌,已后,即以下也。会厌,吸门也。**深三寸半,大容五合**;谓口内可受五合也。**舌重十两,长七寸,广二寸半;咽门重十二两**,一作十两。《灵·肠胃篇》:吸门重十两。**广二寸半,至胃长一尺六寸**;咽门,谓咽物之处,即俗名食喉者也。下通于胃。**喉咙重十二两,广二寸,长一尺二寸,九节**。喉咙,即出声之处,即俗名喉脘者也。下通于肺。九节,有薄骨连络,其节有九也。**肛门重十二两,大八寸,径二寸大半,长二尺八寸,受谷九升三合八分合之一**。肛门,即广肠也。此条长短受盛亦与上同。

按:《灵·肠胃篇》及《平人绝谷篇》论肠胃大小长短。与此不殊。其论脏腑之轻重,惟舌重十两、咽门重十两。《灵·肠胃篇》有之,余皆不知所本。至中间所论脏腑受盛精汁等语,则亦经文所无,不知其别有所授欤?抑两经固有之,而今残缺也。

(四十三难曰)人不食饮,七日而死者,何也? 然:**人胃中当有留谷二斗,水一斗五升**。即上条所谓横屈受水谷三斗五升也。**故平人日再至圊**,圊,厕也。**一行二升半**,行水谷,化糟粕。行,去也。**日中五升**,日中五升,《灵》作一日中五升。言一日之中共去五升也。**七日五七三斗五升,而水谷尽矣。故平人不食饮七日而死者,水谷津液俱尽,即死矣**。津液由水谷而生,水谷尽则津液亦亡矣。

按:此段与《灵·平人绝谷》后半篇问答俱不易一字,绝无发明。又,经文更有论肠胃虚实数语,在此段之前,最有精义。今复遗去,尤为无识。

(四十四难曰)七冲门何在? 冲者,冲要之地也。**然:唇为飞门**,飞,飞动之义。**齿为户门**,齿有关键之象,如家之有户,不得物径出入也。**会厌为吸门**,会厌,谓物之所会聚,又能掩闭勿使物误入吸。吸,纳处也。**胃为贲门**。贲,犹奔也,物入于胃,疾奔而下太仓也。**太仓下口为幽门**,《灵·胀论》:胃者,太仓也,以其聚物如仓廪,故曰太仓,下口接小肠处也。

幽,深晦之地,以上下出入处至远也。**大肠、小肠会为阑门**,会者,小肠之下大肠之上,小肠为受盛之官,化物出焉,纳滓秽于大肠,泌津液于膀胱,水谷于此而分别焉,故曰阑门,谓阑截分别不得并出入也。**下极为魄门**,极,底也。魄门,即肛门也。饮食至此,精华已去,止存形质,故曰魄门,即所谓鬼门也。又,肺藏魄,肛门连大肠,与肺为表里,故曰魄门。《素·五脏别论》云:魄门亦为五谷使,水谷不得久藏。**故曰七冲门也。**

按:此条亦未知所本。

(**四十五难曰**)**经言八会者,何也?**会,聚也,气之所聚共有八穴也。**然:腑会太仓**,太仓属任脉,即中脘穴,在脐上四寸。六腑取禀于胃,故为腑会。**脏会季胁**,季胁,属足厥阴,即章门穴,在大横外直脐胁肋端,脾募也。五脏皆禀于脾,故曰脏会。筋会阳陵泉,阳陵泉,属足少阳,足少阳之筋结膝外廉,即此穴。肝生筋,而胆其合也,故为筋会。**髓会绝骨**,绝骨,属足少阳,即悬钟穴,在外踝上四寸。《灵·经脉篇》论足少阳之脉云:是主骨。盖诸髓皆属于骨,故为髓会。**血会膈俞**,膈俞,属足太阳,在项后第七椎下,去脊旁一寸半,在中焦之分。化精微而为血之地也,故为血会。**骨会大杼**,大杼,属足太阳,在项后第一椎下,去脊旁一寸半。《灵·海论》云:冲脉为十二经之海,其输在于大杼。《动输篇》云:冲脉与肾之大络起于肾下。盖肾主骨,膀胱与肾合,故为骨会。**脉会太渊**,太渊,属手太阴,在掌后陷中,即寸口也。肺朝百脉,故为脉会。义详第一难中。**气会三焦外,一筋直两乳内也。**三焦外,谓在焦膜之外。两乳内,谓两乳之中,任脉之所过,即膻中穴也。《灵·经脉篇》:手少阳之脉,是主气。又,《海论篇》云:膻中者,为气之海,故为气会。**热病在内者,取其会之气穴也。**热病在内,则邪气已深,不可浅治,故必从其气所聚会之处,攻取其邪,乃能已疾也。其会,谓各视其病之所在,审取其所当治之处也。

按:八会,于经无所见。然其义确有所据,此必古经之语,今无所考也。

(**四十六难曰**)**老人卧而不寐,少壮寐而不寤者,何也?**寐,目暝其神藏也。寤,《说文》云:觉而有信也。盖寝而心有所忆,不能成寐也。**然:经言少壮者,血气盛,肌肉滑**,滑,泽也。**气道通,营卫之行,不失于**

常。《灵·营卫生会篇》云：营卫行阳二十五度，行阴亦二十五度。平旦而阳受气，日入而阴受气，如是无已，此之谓也。**故昼日精，**精，精敏不倦也。**夜不寐也。老人血气衰，肌肉不滑，营卫之道涩，**涩，谓不利顺也。**故昼不能精，夜不寐也。故知老人不得寐也。**

按：此章之失更多。《难经》本以释经，乃此问答，即抄录《灵·营卫生会篇》语，而改易数字，便多语病。经云：黄帝问曰：老人之不夜瞑者，少壮之人不昼瞑者，何气使然？问词何等简括！言不昼瞑，则昼之精与夜之安寐，俱在其内。今改寐而不寤，似不分昼夜，语便糊涂。又，营卫之道涩句，经文作气道涩，其营气衰少，而卫气内伐。盖营气少则血不充，而神亦不能藏。卫气内伐则气不盛，而力易倦，故昼不精，夜不寐。今改作营卫道涩，便不分晓，既无发明，又不能体察经义。每易一字，必多谬失，此所不解也。

（四十七难曰）人面独能耐寒者，何也？然：人头者，诸阳之会也。诸阳，谓六阳经之脉也。**诸阴脉皆至颈、胸中而还，独诸阳脉皆上至头耳，**《灵·逆顺肥瘦论》云：手之三阴，从脏走手。手之三阳，从手走头。足之三阳，从头至足。足之三阴，从足走腹。此之谓也。**故令面耐寒也。**

按：此章问答，亦本《灵·邪气脏腑病形论》。经文云：十二经脉，三百六十五络，其血气皆上于面，而走空窍。又云：其皮又厚，其肉坚，故天热甚寒，不能胜之也。此改作诸阳经之气皆上于头，盖本《逆顺肥瘦论篇》义，移作此处注解，理极明当。此等处，实与经文异致而同归也。

按：自第三十难至此，皆论营、卫、脏、腑、形、质、体、用之理。

（四十八难曰）人有三虚三实，何谓也？然：有脉之虚实，有病之虚实，有诊之虚实也。诊，候也，证也。**脉之虚实者，濡者为虚，**濡，柔弱软滞也。《伤寒论》云：诸濡亡血。又云：濡则卫气微。可见濡为气血两虚之候。**紧牢者为实。**弦劲曰紧，坚实曰牢。《素·平人气象论》：脉盛而紧曰胀。《伤寒论》云：趺阳脉紧者，脾气强。又云：寒则坚牢。可见紧牢为邪气实之候。脉不止此二种，举此以类推也。**病之虚实者，出者为虚，**出，谓精气外耗，如汗、吐、泻之类。凡从内出者皆是。**入者为实；**入，谓外气内结，如能食便闭，感受风寒之类。凡从外入者皆是。**言者为虚，不言者为实；**

言,多言也。病气内乏,神气自清,故惺惺能言也。不言,不能言也。邪气外
攻,昏乱神智也。言不言,亦即上出入之义。**缓者为虚,急者为实**。缓,病
来迟也。正气夺而邪气微,则病渐深。急,病来骤也。正气未漓而邪气盛,则
病疾速也。**诊之虚实者,濡者为虚,牢者为实**;按《脉经》引此条,无此二
句,疑因上文而重出也。**痒者为虚,痛者为实**。血气少而肌肉不能充则
痒,邪气聚而营卫不得和则痛。**外痛内快,为外实内虚;内痛外快,为内
实外虚**。此则须按而候之。凡虚者,喜按;实者,不可著手。故按之而痛
处为实,快处为虚也。**故曰虚实也**。

　　(四十九难曰)**有正经自病,有五邪所伤,何以别之?** 正经,本经
也。五邪,谓五脏之邪互相贼也。详下文。**然:忧愁思虑则伤心**;思虑出
于心,故过用则受伤。**形寒饮冷则伤肺**;肺脏本寒,故外受风寒,内饮冷水,
则伤肺也。**恚怒气逆,上而不下则伤肝**;肝在志为怒,恚怒则本气郁而上
冲,故受伤也。**饮食劳倦则伤脾**;脾为仓廪之官,主纳饮食,四肢皆属于脾,
劳倦必由四肢,故过用则脾受伤也。**久坐湿地,强力入水则伤肾**。湿伤
于下,故湿先归肾。又,肾为作强之官,水又肾之类,故强力入水,则肾受伤。
是正经一本有之字。**自病也。何谓五邪? 然:有中风**,肝为风木,故风
先入肝。**有伤暑**,心为君火,暑,火之气也,故心受之。**有饮食劳倦**,此言
脾之受邪也。义见上。**有伤寒**,此言肺之受邪也。义见上。**有中湿**,此言
肾之受邪也。义见上。**此之谓五邪**。

　　按:上二段,分自病、五邪,甚无别白。饮食劳倦、伤寒、中湿三项,即上
段语。则自病即五邪,五邪即自病也,岂不混杳? 盖上段即《灵·邪气脏腑病
形篇》及《素·本病论》原文,止易数字。但《灵》《素》并不分自病与五邪,故
心肝二脏则以忧愁恚怒言,余则皆以六淫之邪言,各举所重。此又一义也。若
欲分别,则《内经》自有妙义可寻。《素·阴阳应象大论》云:怒伤肝,喜伤心,
思伤脾,忧伤肺,恐伤肾,此真本经自病之证。若外感,则《灵·九针篇》云:肝
恶风,心恶热,肺恶寒,肾恶燥,脾恶湿,此皆外邪所伤之证,岂不凿凿可据? 乃
既欲分别,而只仍一端,不特义例不明,亦且词语不顺,作书者岂当日未之思
耶? 抑求而不得其义也。

假令心病，何以知中风得之？言心得中风之病也。下仿此。**然**：其色当赤。何以言之？肝主色，见十四难。下同。自入为青，自入肝，中风也。《素·阴阳应象大论》：肝在色为苍。入心为赤，心中风也。《素》：心在色为赤。入脾为黄，脾中风也。《素》：脾在色为黄。入肺为白，肺中风也。《素》：肺在色为白。入肾为黑，肾中风也。《素》：肾在色为黑。肝为心邪，风入于心而为邪也。故知当赤色也。一本无也字。其病身热，凡外感之邪，先伤营卫，故身皆热。又，心属火，热为火邪之象也。下同。胁下满痛，胁下，肝所居之位。其脉浮大而弦。浮大，心脉本象。弦则肝脉之象也。

按：自此以下五段，乃举心之受五邪为言，余四脏可类推也。

何以知伤暑得之？**然**：当恶臭。按臭字上，以下文推之，当有焦字。何以言之？心主臭，自入为臭焦，自入，心伤暑也。焦，火之气，心属火也。《素·金匮真言论》：心其焦臭。入脾为香臭，脾伤暑也，香，土之气。《素》：脾其臭香。入肝为臊臭，肝伤暑也，臊，木之气。《素》：肝其臭臊。入肾为腐臭，肾伤暑也，腐，水之气。《素》：肾其臭腐。入肺为腥臭，肺伤暑也，腥，金之气。《素》：肺其臭腥。故知心病伤暑得之，当恶臭。其病身热而烦，烦，烦躁也，火郁而瞀乱也。心痛，邪在心则痛。其脉浮大而散。浮大，心之本脉。散，则浮大而空虚无神，心之病脉也。何以知饮食劳倦得之？**然**：当喜味苦也。虚为不欲食，实为欲食。虚则脾气不能化谷，实则尚能化谷，故有能食不能食之分。盖风寒暑湿，其气不殊，故无虚实之辨。若饮食劳倦，病因各殊。故越人著此二语，义最精细。何以言之？脾主味，入肝为酸，肝受饮食劳倦之病也。《素·阴阳应象大论》：肝在味为酸。入心为苦，心受饮食劳倦之病也。《素》：心在味为苦。入肺为辛，肺受饮食劳倦之病也。《素》：味在肺为辛。入肾为咸，肾受饮食劳倦之病也。《素》：肾在味为咸。自入为甘，脾受饮食劳倦之病也。《素》：脾在味为甘。故知脾邪入心，为喜味苦也。其病身热，而体重嗜卧，四肢不收，嗜卧，倦卧也。脾主肌肉及四肢故也。其脉浮大而缓。

浮大,心之本脉。缓,脾之脉象也。**何以知脾脉得之?然:当谵言妄语。**谵,狂悖多言也。**何以言之?肺主声,入肝为呼,**肝伤寒也。《素·阴阳应象大论》:肝在声为呼。**入心为言,**心伤寒也。按《素》:心在声为笑。《灵·九针篇》则云:肝主语。与此俱别。**入脾为歌。**脾伤寒也。《素》:脾在声为歌。**入肾为呻,**肾伤寒也。《素》:肾在声为呻。**自入为哭。**肺伤寒也。《素》:肺在声为哭。**故知肺邪入心,为谵言妄语也。其病身热,洒洒恶寒,**肺本寒脏,又伤寒则恶寒也。**甚则喘咳,**肺气上逆则喘而咳。又,《灵·九针篇》云:肺主咳。**其脉浮大而涩。**浮大,心之本脉。涩,肺脉之象也。**何以知中湿得之?然:当喜汗出不可止。何以言之?肾主湿,**按四十难云:肾主液。液亦湿类也。《素·逆调论》:肾者,水脏,主津液。**入肝为泣,**肾中湿也。《灵·九针论》云:肝主泣。**入心为汗,**心中湿也。《灵》:心主汗。**入脾为涎,**脾中湿也。《灵》:脾主涎。**入肺为涕,**肺中湿也。《灵》:肺主涕。**自入为唾。**肾中湿也。《灵》:肾主唾。**故知肾邪入心,为汗出不可止也。**汗者,人所常有,惟不可止,乃为肾邪入心也。**其病身热,小腹痛,**小腹,肾之位。**足胫寒而逆,**足胫,肾经所过之地,故畏寒而逆冷。湿性亦近寒也。**其脉沉濡而大。**沉,肾脉之象。濡,湿气之候。大则心脉本象也。独不言浮者,盖沉则不浮也。**此五邪之法也。**大,指谓肝病见于色,心病见于臭,脾病见于味,肺病见于声,肾病见于液,其脉以本脏之脉为主,而兼受邪之脉。以此类推可也。

按:此以一经为主病,而以各证验其所从来,其义与十难诊脉法同。以一经为例,而余则准此推广,使其无所不贯,不特五脏互受五邪,凿然可晓。凡百病现证,皆当类测。此真两经之所未发,此义一开,而诊脉辨证之法至精至密,真足以继先圣而开来学也。

(五十难曰)病有虚邪,有实邪,有贼邪,有正邪,有微邪,何以别之?然:从后来者,为虚邪。此亦以五行之义推之也。后,谓生我者也。邪挟生气而来,则虽进而易退,故为虚邪。**从前来者,为实邪。**前,我生也。受我之气者其力方旺,还而相克,其势必甚,故为实邪。**从所不胜**

来者，**为贼邪**。所不胜，克我者也。脏气本已相制，而邪气挟其力而来残削必甚，故为贼邪。**从胜所来者，为微邪**。所胜，我所克也。脏气既受制于我，则邪气亦不能深入，故为微邪。**自病，为正邪**。自病，本脏自感之邪也。**何以言之？假令心病，中风得之，为虚邪**。中风，肝邪也。得之，谓因中风而心得病也。肝生心，所谓从后来者是也。下仿此。**伤暑得之，为正邪**。伤暑，自病也。**饮食劳倦得之，为实邪**。心生脾也。**伤寒得之，为微邪**。心克肺也。**中湿得之，为贼邪**。肾克心也。按此亦因前章五邪之病，而辨其所受之轻重也。专以心病言，亦如前章举其例而余可类推也。其义亦两经之所无，与前章俱为独创之论。

按：《素·八正神明论》云：虚邪者，八正之虚邪也；正邪者，身形用力汗出腠理开所中之风也。其所谓虚邪，即虚风，乃太乙所居之宫，从其冲后来者为虚风也。正风，汗出毛孔开所受之风也。其详见《灵·九宫八风篇》，与此所云虚邪、正邪各不同。然袭其名而义自别，亦无妨也。

（五十一难曰）**病有欲得温者，有欲得寒者，有欲得见人者，有不欲得见人者，而各不同，病在何脏腑也？然：病欲得寒而欲见人者，病在腑也；病欲得温而不欲见人者，病在脏。何以言之？腑者，阳也**，《素·金匮真言论》云：腑者，为阳。**阳病欲得寒，又欲见人**；阳病热胜，故喜寒而恶热。阳主动而散，故欲见人。**脏者，阴也**，《素》：脏者，为阴。**阴病欲得温，又欲闭户独处，恶闻人声**。阴病寒胜，故喜温而恶寒。阴主静而藏，故欲闭户恶人也。**故以别知脏腑之病也**。

按：《素·阳明脉解论》：阳明脉恶人与火。此云欲见人，意正相反，何也？盖彼指阳明一经，热甚而烦惋者言，此则统论凡为脏腑病之大概，乃阴阳之正义。盖经则举其一端，而此则言其大体，义实无碍也。

（五十二难曰）**腑脏发病，根本等否？**此指有形质之病，如症瘕之类，故曰根本。**然：不等也。其不等奈何？然：脏病者，止而不移，其病不离其处**；脏病，脏体受伤或脏气受病也。五脏本无出纳，故病亦常居其所，不移动也。**腑病者，仿佛贲响，上下流行，居处无常**。腑病，六腑受病也，仿佛无形质也。贲响，贲动有声也，忽上忽下而无定位。盖六腑泻而不藏，气无常定，故其病体亦如此。**故以此知脏腑根本不同也。**

（五十三难曰）经言七脏者死，间传者生，何谓也？ 七传，依相克之序历过七脏也。间传，依相克之序，中间间一他脏也。**然：七脏者，传其所胜也。** 所胜，所克之脏也。**间脏者，传其子也。** 子，所生也。**何以言之？假令心病传肺，肺传肝，肝传脾，脾传肾，肾传心，** 以上皆传所胜之脏。**脏不再伤，故言七传者，死也。** 再伤，谓肺复受心病之传也。七传，谓心病复传至心，已历六脏至肺，共七脏也。**间传者，传其所生也。** 一本无此二句。**假令心病传脾，** 心欲传肺，而脾者肺之母，心之子，中间间此一脏，则不传此克也。**脾传肺，肺传肾，肾传肝，肝传心，是子母相传。** 谓母病传其子也。**周** 一作竟。**而复始，如环无端，** 心又传脾，仍为相生之脏也。**故曰** 一作言。**生也。**

按：七传、间传，经文无考。《素·玉机真脏论》云：五脏受气于其所生，传之于其所胜；气舍于其所生，死于其所不胜，病之且必死。先传行至其所不胜，病乃死。此言气之逆行也，故死。下文释之云：肝受气于心，传之于脾，气舍于肾，至肺而死，所谓死于所不胜之义。乃以所病之脏，传至所不胜之肾而死，此非处七传、间传之说。其所谓受气于所生，即五十难所云：从前来者，为实邪也。又，《素·标本病传》及《灵·病传论》，皆以传所胜之脏。如心传肺，肺传肝为死证。然二三脏即死，亦无传遍五脏，至七传而后死之说。至于间传之说，《素·标本病传篇》云：间一三止，及至三四脏者，乃可刺也。其所称间脏之义，经文亦以相近之序为传。若传至第二传则间所克之脏，为生我之脏，三传则为我生之脏，四传则为克我之脏。若间此一脏，或三四脏，而病止不复传，乃可刺之也。与间传亦微别。

（五十四难曰）脏病难治，腑病易治，何谓也？然：脏病所以难治者，传其所胜也；腑病易治者，传其子也。与七传、间脏同法也。

按：此段不特与经不符，即与前篇亦相矛盾。《灵·病传篇》有肝传脾，脾传胃，胃传肾，肾传膀胱等语，是脏腑亦有互相传者。前篇云：脾传肺，肺传肾，是脏亦有传子者。今乃云脏病传所胜，腑病传子，其义安在？盖脏病深，而腑病浅，以此分难易，最为明确，否则俱属支离也。

（五十五难曰）病有积，有聚，何以别之？然：积者，阴气也；聚者，阳气也。阴邪积而成积，阳邪聚而成聚也。故阴沉而伏，阳浮而动。此言积聚之象也。沉伏阴之体，浮动阳之体。气之所积，名曰积；气之所聚，名曰聚。此明积聚之所由名也。积者，积渐而成；聚者，凝滞未散。积则有物，聚则无形也。故积者，五脏所生；聚者，六腑所成也。此又明积聚之所由生也。脏属阴，故阴气积于内而成积；腑属阳，故阳气聚于外而成聚。各从其类也。积者，阴气也，其始一本无始字。发有常处，有定位也。其痛不离其部，其部，积所起之地也。上下有所终始，左右有所穷处；言其形之长短、大小可循按也。聚者，阳气也，其始发无根本，无定位也。上下无所留止，无定形也。其痛无常处，其病亦无定在也。故以是别知积聚也。

按：此节积聚二字，剖析最为明晓。然当合五十二难，共成一条，不必分作两章也。

（五十六难曰）五脏之积，各有名乎？以何月何日得之？然：肝之积，名曰肥气，其气肥盛也。在左胁下，如覆杯，左胁，肝之位。覆杯，本大末小，肝木之象也。有头足。头足，一本二末，本形歧出也。久不愈，令人发咳逆痎疟，咳逆，肝气上冲于肺，乘所胜也。痎疟，间日而发为肝，连日发为疟。肝之病状也。连岁不已。言病入深而无已时也。以季夏戊己日得之。季夏，时令属土。戊己，日干属土也。下仿此。何以言之？肺病传肝，所谓脏病传其所胜。下仿此。肝当传脾，脾季夏适王，脾当时之旺令也。王者不受邪，言邪不能伤。肝复欲还肺，肺不肯受，肝木又不能胜肺金也。下仿此。故留结为积。邪气结聚于肝也。故知肥气以季夏戊己日得之。心之积，名曰伏梁，横亘如屋梁而伏处也。起脐上，大如臂，上至心下。脐上至心下，皆心之分也。久不愈，令人烦心，烦心，火郁之状也。以秋庚辛日得之。何以言之？肾病传心，心当传肺，肺以一本无以字。秋适王，王者不受邪，心欲复还肾，肾不肯受，故留结为积。故知伏梁以秋庚辛日得之。

按:《灵·经筋篇》:手少阴之筋,其病内急,心承伏梁,其成伏梁。吐血脓者,死,不治。观此数语,亦指为心之病,但不明言其状。《素·腹中论》云:病有少腹盛上下左右皆有根,病名曰伏梁。裹大脓血,居肠胃之外,不可治。治之,每切按之至死。此下则因阴必下脓血,上则逼胃脘,生鬲挟胃脘内痛,此久病也,难治。居脐上为逆,居脐下为从。又曰:人有身体髀股䯒皆肿,环脐而痛,病名伏梁。此风根也。其气溢于大肠,而著于肓之原,在脐下,故环脐而痛也。不可动之,动之为水溺涩之病。观此则伏梁又不属心,乃大瘕肿如肠胃痈之类。其曰风根,则风毒所结,又不必以秋日得之。越人所指,与此殆同名而异病也。

脾之积,名曰痞气。痞,否塞不通也。在胃脘,覆大如盘。胃脘,中焦之地,脾之分也。久不愈,令人四肢不收,脾主四肢。不收,邪气聚而正气不运也。发黄疸,黄疸,皮肤爪目皆黄色。湿热脾也。脾有积滞则色征于外也。《素·平人气象论》:溺黄赤安卧者,曰黄疸。又曰:目黄者,曰黄疸。饮食不为肌肤。脾主肌肉,不能布其津液,则不为肌肤也。以冬壬癸日得之。何以言之?肝病传脾,脾当传肾,肾以冬适王,王者不受邪,脾复欲还肝,肝不肯受,故留结为积。故知痞气,以冬壬癸日得之。肺之积,名曰息贲。息贲,气息奔迫也。在右胁下,肺之位也。覆大如杯。久不已,令人洒淅寒热,肺主皮毛,故皮肤洒淅寒热也。喘咳,肺之病。发肺雍,雍,臃肿胀闷。肺主气故也。以春甲乙日得之。何以言之?心病传肺,肺当传肝,肝以春适王,王者不受邪,肺复欲还心,心不肯受,故留结为积。故知息贲以春甲乙日得之。

按:《灵·经筋篇》:手太阴之筋,其病当所过者支转筋,痛甚成息贲。胁急吐血,则亦以息贲为肺之病也。又云:手心主之筋,其病当所过者支转筋,前及胸痛息贲,则又以息贲属胞络之病。《素·阴阳别论》云:二阳之病发心脾,有不得隐曲,女子不月。其传为风消,其传为息贲,死不治。是亦以息贲为心病所传,与此心传肺之义亦符合。

肾之积,名曰贲豚。其状如豚之奔突也。发于少腹,上至心下,少腹,肾之分。至心下,言上则至心而止,非谓其大至心也。下文自明。若豚状,言其躁动如豚也。**或上或下无时,久不已,令人喘逆,**肾气上冲也。《素·逆调论》:肾主卧与喘。**骨痿少气,**肾主骨,故骨痿。下焦不能纳气,故少气。**以夏丙丁日得之。何以言之?** 脾病传肾,肾当传心,心以夏适王,王者不受邪,肾复欲还脾,脾不肯受,故留结为积。故知贲豚以夏丙丁日得之。**此五积之要法也。**

按:《伤寒论·太阳中篇》云:发汗后,脐下悸者,欲作奔豚。又云:烧针令其汗,针处被寒,核起而赤者,必发奔豚。此似卒然之病,与此处异。《金匮要略》云:奔豚病,从少腹起,上冲咽喉,发作欲死,复还止,皆从惊恐得之。其说与此相近,而其所载方内,亦引《伤寒论》一条文。则此病得之久而不已,时发作者即为肾之积,为难治也。因外感误治而骤起者,非肾之积,为易治。盖病形同,而病因异也。

又按:五脏之积,受病各殊,脏气虽有衰旺,然四时皆能成病,此固不必拘泥,但以时令生克,及病情传变之理推之,则当如此存之,以备一说可也。

(五十七难曰) 泄凡有几? 皆有名不? 然:泄凡有五,其名不同,有胃泄,有脾泄,有大肠泄,有小肠泄,有大瘕泄。此五者之名也。**名曰后重。**此专指大瘕泄而言。盖肾邪下结,气坠不升故也。**胃泄者,饮食不化,色黄。**胃主纳饮食,气虚不能运则泄。黄,胃土之正色也。**脾泄者,腹胀满泄注,**脾主磨化,饮食不能化,则胀满泄注也。**食即呕吐逆。**脾弱不能消谷,则反出也。**大肠泄者,食已窘迫,**肠虚气不能摄,故胃气方实,即迫注于下,窘迫不及少待也。**大便色白,**大肠属金,故色白。**肠鸣切痛。**气不和顺,故鸣而痛。**小肠泄者,溲而便脓血,**每遇小便,则大便脓血亦随而下,盖其气不相摄而直达于下,故前后相连,属小便甚利而大便亦不禁也。又小肠属火,与心为表里,心主血,故血亦受病而故脓血也。**少腹痛。**小肠之气下达膀胱,膀胱近少腹,故少腹痛也。**大瘕泄者,**大瘕,邪气结于下成症瘕而不散也。**里急后重,**肠气急迫,肛门重坠。**数至圊而不能便,**惟里急,故数至厕;惟后重,故不能便。皆瘕结不散之故也。**茎中痛。**大便气不能达,则邪气移于小便,故茎中痛。**此五泄之要法也。**

按：此节分别病情，明晓精当。其小肠、大瘕泄，即后世所谓痢疾。前三者则飧泄之类也。

（五十八难曰）伤寒有几？其脉有变不—作否。然：伤寒有五：有中风，有伤寒，有湿温，有热病，有温病，其所苦各不同。伤寒，统名也。下五者，伤寒之分证也。

按：王叔和编次仲景《伤寒论》略例云：中而即病者，名曰伤寒；不即病者，寒毒藏于肌肤，至春变为温病，至夏变为暑病。暑病者，热极重于温也。又，第四篇，先序痓、湿、暍三证。痓则伤寒之变证，暍即热病，湿即此篇所谓湿温也。又，《伤寒论·太阳上篇》亦首举中风、伤寒、温病证脉各异之法。《素·热病论》云：今夫热病者，皆伤寒之类也。又云：凡病伤寒而成温者，先夏至日为病温，后夏至日为病暑。则此五者之病，古人皆谓之伤寒，与《难经》渊源一辙。后世俗学不明其故，遂至聚讼纷纭，终无一是。是可慨也！其详须读《热病论》及《伤寒论》自知之。

中风之脉，阳浮而滑，阴濡而弱。阳，阳经之脉；阴，阴经之脉。浮滑，阳脉之象。风为阳邪，故浮滑，在阳经也。《伤寒论》云：太阳之为病，脉浮。又云：浮则为风。《灵·邪气脏腑病形篇》云：滑者，阳气盛，微有热。又，《素·平人气象论》云：脉滑，曰病风，阳盛则阴虚，故阴脉濡而弱也。湿温之脉，阳濡而弱，阳小而急。湿热伤阴，故阳脉则无气而濡弱，阴脉则邪盛而小急也。按此三句，疑在伤寒之脉二句下。伤寒之脉，阴阳俱盛而紧涩，寒邪中人，营卫皆伤，故阴阳俱盛。紧者，阴脉之象。《伤寒论》云：脉阴阳俱紧者，名曰伤寒。又云：诸紧为寒，涩者血气为寒所凝不和利也。《灵·邪气脏腑病形篇》：涩者，多血少气，微有寒。热病之脉，阴阳俱浮，阳气盛，故脉俱浮。《金匮要略》云：浮脉则热。浮之而滑，沉之散涩。浮之，谓浮取之；沉之，谓沉取之也。滑则阳盛于外，散涩则阴衰于内也。温病之脉，行在诸经，不知何经之动也，各随其经所在而取之。言温病所中之经不一，病在何经，则脉亦见于所中之经也。按温病所现何脉，越人无明文，当以《伤寒论》补之。论云：风温为病，脉阴阳俱浮是也。至于温病之变，则叔和《伤寒例》有变为温疟、风温、风毒、瘟疫等，各详脉证，亦可参考。伤寒有汗出而愈，汗出，谓发其汗也。下之而死者；有汗出而死，下之而愈者，何也？然：阳虚阴盛，汗出而愈，下之即死。滑氏《本义》引《外台》语谓：表病里和为阳虚阴盛，邪在表，宜发汗。若反下之，引邪入里，诛伐无过，故死。阳盛阴虚，汗出而死，下之而愈。滑氏谓里病表和为阳盛阴虚，邪入里，宜急下，若反汗之兼虚其表，故死。

按：《伤寒例》亦有阳盛阴虚，汗之则死，下之则愈；阳虚阴盛，汗之则愈，下之则死之文。诸家释之不一其说。成无己注则以阳邪乘虚入腑，为阳盛阴虚；阴邪乘表虚客于营卫，为阳虚阴盛。《外台秘要》及刘河间《伤寒真格》俱以不病者为盛，病者为虚。《活人书》以内外俱热为阳盛阴虚，内外俱寒为阳虚阴盛。惟王安道《溯洄集》则以寒邪在外为阴胜，可汗；热邪内炽为阳盛，可下。此说最为无弊。若不病者为实，病者为虚之说，与表病里和，里病表和之说相近。但虚实二字，其义终未安也。

寒热之病，候之如何也？寒热，指忽寒忽热者言。候之，言候其病在何处也。然：皮寒热者，寒热在皮，邪之中人最浅者也。皮不可近席，邪气在皮不能著物也。毛发焦，鼻藁，一作槁，下同。不得汗。肺主皮毛，开窍于鼻，故皮有邪则毛发焦干而鼻枯槁不泽也。不得汗，营卫不和也。肌寒热者，皮之内则肌肉也。皮肤痛，肌肉之邪由皮肤而入，故痛。唇舌藁，无汗；脾主肌肉，开窍于口，故肌有邪则唇舌皆受病也。骨寒热者，病无所安，骨受邪则病最深，故一身之中无所得安也。汗注不休，齿本藁痛。肾主骨，又主液，齿为骨之余，故骨病则肾液泄而为汗，齿枯槁而痛也。

按：此段不得与伤寒同列一难之中。盖寒热之疾，自是杂病不传经之证，故《灵枢》另列寒热病为篇目，而详其刺法，其非上文伤寒之类可知。不知越人以类而旁及之耶？若即以为伤寒之寒热，则大误也。

又按：此即《灵·寒热论篇》原文，而骨寒热一条，删去数字，义遂不备。经文云：骨寒热者，病无所安，汗注不休。齿未槁，取其少阴于阴股之络；齿已槁，死不治。可见此证原有轻重之别。今竟云齿本槁痛，则骨寒热，止有死证而无生证矣。此等乃生死关系大端，岂可脱落疏漏若此。

（五十九难曰）狂癫之病，何以别之？然：狂疾一本无疾字。之始发，始发，未成之时也。少卧而不饥，狂属阳，阳气盛不入于阴，故少卧；阳气并于上，故不饥。自高贤也，自辨智也，自倨贵一本作贵倨也。三者，皆狂之意也。妄笑，好歌乐，妄行不休是也。三者，狂之态也。狂属阳，阳性动散而常有余，故其状如此。癫疾一作病，始发，意不乐，癫之意也。僵仆直视。一本作直视僵仆。癫之态也。癫属阴，阴性静结而常不足，故其状如此。其脉三部，阴阳俱盛是也。此总上二者而言。狂则三部阳脉俱盛，癫则三部阴脉俱盛也。

按：《灵·癫狂篇》论癫狂之证，及针灸之法，因证施治，极为详备。此段所引，特经中之一二证，并无二者之疾，其病形止此三四端也。细考经文自明，此又挂一漏万矣。

（六十难曰）头心之病，有厥痛，有真痛，厥，逆也，气逆而痛也。厥痛，厥头痛、厥心痛也。真痛，真头痛、真心痛也。何谓也？然：手三阳之脉受风寒，伏留而不去者，则名厥头痛。手三阳：小肠、大肠、三焦也。《素》：手之三阳从手走头，故风寒留滞则头痛也。入连在脑者，名真头痛。入连在脑，邪进入于脑，不在经而在脑，故曰真。其五脏气相干，相干，谓脏有偏胜，邪乘于心也。名厥心痛。其痛甚，但在心，但在心，言无别脏相干也。手足青者，手足青，寒邪犯君火之位，血色变也。即名真心痛。其真心痛者，滑氏《本义》谓真字下当欠一头字。旦发夕死，夕发旦死。心为君主之官，故邪犯之即不治也。《灵·邪客篇》：心者，五脏六腑之大主也，精神之所舍也，其脏坚固，邪弗能容。容之则心伤，心伤则神去，神去则死矣。即此义也。

按：《灵·厥病篇》：厥头痛之病有数证，其治法或取阳经，或取阴经，则非独三阳之受病可知。若云从三阳，而传及他经则得矣。至真头痛，经文云：手足寒至节，死不治。则头痛亦有死证，与心痛之手足青至节者，死不治正同。至厥心痛之证，经文有肾、胃、脾、肝、肺五种心痛之证，病形各殊，亦不得云五脏相干。盖胃腑不得称脏，若心自干心，则即真心痛矣，不在厥心痛之列，亦当如经文明著其说，何得糊涂下语，使经文反晦也。

（六十一难曰）经言望而知之，谓之神，望，谓望病人之五色而知其病之所在。如《素·五脏生成篇》《灵·五色篇》所云是也。神圣而不可知之谓。**闻而知之,谓之圣,**闻,谓闻病人之声也。如《灵·九针篇》:心主噫,肺主咳。《素·阴阳应象大论》:肝在声为呼,心在声为笑,及下文五音之类是也。圣,谓艺之至于至极者也。**问而知之,谓之工,**问,谓问病人之所患,及其爱憎喜怒也。《灵·九针篇》云:肝恶风,心恶热,气并于肝则忧,并于心则喜之类是也。工,专精之谓。**切脉而知之,谓之巧。**切脉之法,详《灵》《素》及前诸难中。巧,心智灵变也。**何谓也?**

按:《灵·邪气脏腑病形篇》云:见其色,知其病,命曰明;按其脉,知其病,命曰神;问其病,知其处,命曰工。与此不同,未知越人何所本也。

然:望而知之者,望见其五色,以知其病。五色,五脏所现之色。**闻而知之者,闻其五音,以别其病。**五音,五脏所发之音也。又,五脏之音属宫、商、角、徵、羽。详《灵·五音五味篇》。**问而知之者,问其所欲五味,以知其病所起所在也。**一本无也字。五味,五脏所喜之味。《灵·师传篇》:临病人问所便。所起,病之所由生;所在,病之所留处也。**切脉而知之者,诊其寸口,视其虚实,以知其病在何脏腑也。**别其何脏腑之脉象,则知其病在何脏腑也。**经言以外知之,曰圣;以内知之,曰神。此之谓也。**外,视色、闻声也;内,问欲、切脉也。

按:发问以望、闻为神圣,今引经以望、闻为圣,以问、切为神,又失工、巧二端。其引经语亦无考,未详何故。

又按:闻、问之法,两经言之多端,今止以五音、五味为言,义亦不备。

按:自四十八难至此,皆论虚实邪正,传变生死之道。

(六十二难曰)脏井荥有五,腑独有六者,何谓也?五,谓井、荥、俞、经、合也;六,谓井、荥、俞、原、经、合也。其穴详《灵·本输篇》。**然:腑者,阳也。三焦行于诸阳,**诸阳经也。**故置一俞,**一作腧。**名曰原。**俞,穴也。《灵·本输篇》以所过之穴为原,盖三焦所行者,远其气所流聚之处,五穴不足以尽之,故别置一穴,名曰原也。**所以**一本无所以二字。**腑有六者,亦与三焦共一气也。**共一气,谓亦行于诸阳,非谓其气皆出于三焦也。其详备见六十六难中。

(六十三难曰)《十变》言，五脏六腑荥合，皆以井为始者何一本有谓字。也？凡经穴起止，其次第先井，次荥次输，次经次合，故云以井为始。然：井者，东方春也，《灵·本输篇》以井属木，故于时配春也。万物之始生。诸蚑行喘息，蜎飞蠕动，蚑、蜎、蠕，皆虫行之状。喘息，言有气以息，俱虫豸之属，一岁一生之物也。当生之物，莫不以春生。此以生物之理喻人之气血亦然也。故岁数始于春，日数始于甲，甲，亦属木，言岁与日皆始于木，故凡物尽然。故以井为始也。

按：《灵·本输篇》：脏之井皆属木，腑之井皆属金，即下节亦明言之。今总释五脏六腑之井皆属木，则倍经语，且与下文亦相矛盾。若云惟脏之井属木，而腑不与焉，则腑之亦始于井，而又不属木，义当何居？下语疏漏之甚。

(六十四难曰)《十变》又言，阴井木，阳井金；阴荥火，阳荥水；阴俞一作输。土，阳俞木；阴经金，阳经火；阴合水，阳合土。阴阳皆不同，其意何也？脏属阴，故曰阴；腑属阳，故曰阳。阴井属木，次火，次土，次金，次水；阳井属金，次水，次木，次火，次土。皆循五行相生之序也。

按：《灵·本输篇》：脏井属木，腑井属金。各有明文。其余荥俞，所属俱无明文，不知《难经》所本何书。

又按：六腑又多一原穴，其五者属五行。原穴抑推测而知之者耶！自此以后，针灸家遂相祖述矣。与俞相近，宜同属木。盖所注为俞，所过为原，义亦相似也。

然：是刚柔之事也。言此乃刚柔配合之道也。阴井乙木，乙为阴木。阳井庚金。庚为阳金。阳井庚，庚者，乙之刚也；阴井乙，乙者，庚之柔也。阳金与阴木，刚柔相合为夫妇也。乙为木，故言阴井木也；庚为金，故言阳井金也。余皆仿此。余，指荥、俞、经、合也。仿此，谓阴荥丁火，阳荥壬水，皆以此推之。

按：此段言阴阳配合之道，义颇精当。

(六十五难曰)经言所出为井，所入为合，详《灵·本输篇》，如肺出于少商为井，入于尺泽为合是也。其法奈何？然：所出为井，井者，东方春也，井属木，春为木令故也。万物之一本无之字。始生，故言所出为井也。所入为合，合者，北方冬也，合属水，冬为水令故也。阳气入脏，故言所入为合也。此以时令之所属，配之经穴，以明出入二字之义。亦与前六十三难义同。

(六十六难曰)经言肺之原，出于太渊；太渊，在手掌后陷中。心之原，出于大陵；大陵，在掌后骨下横文中两筋间，此手厥阴之穴也。余皆本经穴。肝之原，出于太冲；太冲，在足大指本节后二寸陷中。脾之原，出于太白；太白，在足大指后内侧白肉际陷中。肾之原，出于太溪；太溪，在足内踝后五分。少阴之原，出于兑骨；少阴，手少阴也。兑骨，即神门穴，在掌后锐骨端陷中。胆之原，出于丘墟；丘墟，在足外踝下如前陷中。胃之原，出于冲阳；冲阳，在足肘上去内庭五寸高骨间动脉。三焦之原，出于阳池；阳池，在手表腕上陷者中。膀胱之原，出于京骨；京骨，在足小趾外侧，本节后大骨下白肉际陷中。大肠之原，出于合谷；合谷，在手大指次指歧骨间陷中。小肠之原，出于腕骨。腕骨，在手外侧腕前起骨下陷中。

按：大陵，乃手厥阴心主之穴，而此以为心之原者，何也？《灵·九针十二原篇》云：阳中之太阳，心也，其原出于大陵。《灵·邪客篇》云：少阴独无俞，何也？曰：心者，五脏六腑之大主也，精神之所舍也，其脏坚固，邪弗能容。故诸邪之在于心者，皆在于心之包络，此大陵所以为心之原。其取神门，则又有说。《邪客篇》云：少阴独无俞者，不病乎？曰：其外经病，而脏不病，故独取其经于掌后锐骨之端，即此所谓兑骨也。然此乃治病取穴之法，而兑骨并非少阴之原也。今乃以大陵为心之原，又以兑骨为少阴之原。心，即少阴也。如此则少阴不但有俞，且有两俞矣。何弗深考也？

又按：《灵·本输篇》云：心出于中冲，为井；木溜于劳宫，为荥；注于大陵，为俞；行于间使，为经；入于曲泽，为合。此皆手厥阴之穴。而经以为心所出入之处，若厥阴本经，经文反不指明。井、荥等穴，则手少阴之俞，即以手厥阴之俞可知。至《甲乙经》始以少阴本经之少冲为井，少府为荥，神门为俞，灵道为经，少海为合，至此而十二经之井、荥乃备。然此乃推测而定，实两经之所无也。今以兑骨为少阴之原，此《甲乙经》之所本也。

十二经皆以俞－作腧。为原者,何也?

按:此又错中之错。《灵·本输篇》:五脏止有井、荣、俞、经、合,六腑则另有一原穴。然则五脏以俞为原,六腑则俞自俞,而原自原,皆字何著? 至以俞为原之说,则本《灵·九针十二原篇》云:五脏有疾,当取之十二原。阳中之少阴,肺也,其原出于太渊,太渊二。阳中之太阳,心也,其原出于大陵,大陵二。阴中之少阳,肝也,其原出于太冲,太冲二。阴中之至阴,脾也,其原出于太白,太白二。阴中之太阴,肾也,其原出于太溪,太溪二。膏之原出于鸠尾,鸠尾一。肓之原出于脖胦,脖胦一。凡此十二原者,主治五脏六腑之有疾者也。则十二原之名,指脏不指腑,共十二穴,非谓十二经之原也。但其所指太渊至太溪十穴,则即《灵·本输篇》所谓俞穴。盖五脏有俞无原,故曰以俞为原,岂可概之六腑乎? 何其弗深考也!

然:五脏俞－作腧,下同。者,三焦之所行,气之所留止也。十二经皆营卫为之流行,三焦者,营卫之所出,营卫所留止之处,即三焦所留止之处也。三焦所行之俞为原者,何也? 言何以三焦之所留,即名为原也。**然脐下肾间动气者,人之生命也,十二经之根本也,故名曰原。**此即三十六难所云:命门乃三焦之所本也。详三十六难中。**三焦者,原气之别使也,**言根本原气分行诸经,故曰别使。**主通行三气,经历于五脏六腑。**三气,三焦有上、中、下三者之气也。**原者,三焦之尊号也,**分言之则曰三焦,从其本而言之则曰原,故云尊号。**故所止辄为原。五脏六腑之有病者,皆取其原也。**三焦,为原气别使,则三焦气所在,即原气所在,故即以原名之,而病之深者当取乎此也。《灵·九针十二原篇》云:五脏有疾,当取之十二原。十二原者,五脏之所以禀三百六十五节气味也,说最明晓。

按:《灵·本输篇》:五脏则以所注为俞。俞,即原也。六腑则以所过为原。并无以三焦之气为说。盖各经中之气,留住深入之处,即为原。故《九针篇》云:十二原出于四关,其穴皆在筋骨转接之地,故病亦常留于此。若云三焦主气,则井荣亦皆三焦之气,何独以所注名为原? 况三焦自有本经道路,何必牵合!

(六十七难曰)五脏募皆在阴,而俞－作腧,腧下有一皆字。**在阳**

者,何谓也? 募,音暮,气所结聚处也。俞,《史记》扁鹊传作输,犹委输之义也。阴,腹也。肺募中府,属本经。心主募巨阙,属任脉。脾募章门,属肝经。肝募期门,属本经。肾募京门,属胆经。胃募中脘,属任脉。大肠募天枢,属胃经。小肠募关元,属任脉。胆募日月,属本经。膀胱募中极,属任脉。三焦募石门,属任脉。诸脉皆在腹也。阳,背也。《素·气腑论》:五脏之俞各五,六腑之俞各六。《灵·背输篇》云:肺俞在三焦之间,心俞在五焦之间,膈俞在七焦之间,肝俞在九焦之间,脾俞在十一焦之间,肾俞在十四焦之间,皆侠脊相去三寸所。焦,即椎也,其心包俞在四椎下,大肠俞在十六椎下,小肠俞在十八椎下,胆俞在十椎下,胃俞在十二椎下,三焦俞在十三椎下,膀胱俞在十九椎下。诸穴亦侠脊相去三寸,俱属足太阳脉,皆在背也。

按:六腑募亦在阴,俞亦在阳,不特五脏为然。又,下节阴阳并聚为言,疑五脏下当有"六腑"二字。

然:阴病行阳,阳病行阴。故令募在阴,俞一作腧,下同。在阳也。言阴经本皆在腹,而其俞则俱在背,阳经本皆在背,而其募则皆在腹。盖以病气互相流传,由经络本。互相通贯,故其气之结聚输转之处交相会也。

按:诸募俞,经无全文,未知何本。《素·通评虚实论》:腹暴满,按之不下,取太阳经络者,胃之募也。亦未明指何穴。

(六十八难曰)五脏六腑皆有井、荥、俞、经、合,皆何所主? 言此诸穴,刺之主治何病也? **然**:经言所出为井,所流为荥,所注为俞,所行为经,所入为合。出,始发源也。流,渐盛能流动也。注,流所向注也。行,通条远贯也。入,藏纳归宿也。五句本《灵·九针十二原篇》。经文流作溜,义同。井主心下满,荥主身热,俞主体重节痛,经主喘咳寒热,合主逆气而泄。由六十四难五行所属推之,则心下满为肝木之病,身热为心火之病,体重节痛为脾土之病,喘咳寒热为肺金之病,逆气而泄为肾水之病。然此亦论其一端耳。两经辨病取穴之法,实不如此,不可执一说而不知变通也。此五脏六腑井、荥、俞、经、合所主病也。

(六十九难曰)经言虚者补之,实者泻之,不实不虚以经取之,何谓也? 虚,血气虚也。实,血气实也。补之,行针用补法也。泻之,行针用

泻法也。其说详《素·离合真邪论》等篇。以经取之，言循其本经所宜刺之穴也。

按：所引四语，见《灵·经脉篇》。又，《禁服篇》论关格，亦有此四语，而以经取之句下，又有"名曰经刺"四字。及考所谓经刺之法，则《灵·官针篇》云：经刺者，刺大经之结络经分也。又与下文所解迥别，其虚补实泻二语，则经文言之不一，亦非如下文所解。

然：虚者补其母，实者泻其子，当先补之，然后泻之。母，生我之经，如肝虚则补肾经也。母气实则生之益力。子，我生之经，如肝实则泻心经也。子气衰则食其母，益甚。详见下文七十五难。**不实不虚**一本作不虚不实。**以经取之者，是正经自生病，不中他邪也，当自取其经，故言以经取之。**正经自病，如四十九难所云之类是也。自取其经，即于本经所当刺之穴，不必补母泻子也。

按：《内经》补泻之法，或取本经，或杂取他经，或先泻后补，或先补后泻，或专补不泻，或专泻不补，或取一经，或取三四经，其说俱在，不可胜举。则补母泻子之法，亦其中之一端，若竟以为补泻之道尽如此，则不然也。

（七十难曰）一本有经言二字。**春夏刺浅，秋冬刺深者，何谓也？**《灵·终始篇》云：春气在毛，夏气在皮肤，秋气在分肉，冬气在筋骨。刺此病者，各以其时为齐。两经虽互有异同，此其大较也。**然：春夏者，阳气在上，人气亦在上，故当浅取之；秋冬者，阴气在下，人气亦在下，故当深取之。**阳气，谓天地之气；人气，谓营卫之气。上，则皮肉之上；下，谓筋骨之中。浅取深取必中其病之所在，则易已也。**春夏各致一阴，秋冬各致一阳者，何谓也？**致，取也，谓用针以取其气也。**然：春夏温，必致一阴者，初下针，沉之至肾肝之部，得气，引持之阴也。**温，时令温也。阳盛则阴不足，故取阴气以补阳也。沉之，谓深入其针，至肾肝筋骨之位。引，谓引其气而出，至于阳之分也。**秋冬寒，必致一阳者，初内针，浅而浮之，至心肺之部，得气，推内之阳也。**寒，时令寒也。阴盛则阳不足，故取阳气以补阴也。浮之，谓浅内其针至心肺皮血之位。推，谓推其气而入之，至于阴之分也。此即经文所谓从阴引阳，从阳引阴之义。**是谓春夏必致一阴，秋冬**

必致一阳。

按：致阴致阳之说，经无明文。但春夏刺浅，若先至肾肝之分，则仍刺深。于上文义亦难通，未知何据。

（七十一难曰）经言刺营无伤卫，刺卫无伤营，何谓也？营主血，在内；卫生气，在外。营卫有病，各中其所，不得诛伐无过也。此即《素·刺齐论》所云：刺骨无伤筋，刺筋无伤肉，刺肉无伤脉，刺脉无伤皮，刺皮无伤肉，刺肉无伤筋，刺筋无伤骨之义。**然**：针阳者，卧针而刺之；阳，卫也。卫在外，欲其浅故侧卧其针，则针锋横达不及营也。刺阴者，先以左手摄按所针营俞之处，气散乃内针。阴，营也。营本内，针必过卫而至营，然卫属气，可令得散，故摄按之，使卫气暂离其处，则针得直至营而不犯卫也。是谓刺营无伤卫；刺卫无伤营也。

按：卧针之法，即《灵·官针篇》浮刺之法。摄按散气，即《素·离合真邪论》扪而循之，切而散之之法。然经文各别有义，此取之以为刺阴刺阳之道，义亦简当可师。

（七十二难曰）经言能知迎随之气，可令调之。调气之方，必在阴阳，何谓也？《灵·终始篇》云：阳受气于四末，阴受气于五脏，故泻者迎之，补者随之。知迎知随，气可令和，和气之方，必通阴阳。引经文本此。盖阳经主外，故从四末；阴经主内，故从五脏始。迎者，针锋迎其来处而夺之，故曰泻。随者，针锋随其去处而济之，故曰补。通阴阳者，察其阴与阳之虚实，不得误施补泻也。详见七十九难中。**然**：所谓迎随者，知营卫之流行，经脉之往来也。随其逆顺而取之，故曰迎随。知往来顺逆，正经文所谓迎随之义，越人之所本也。诸家论说纷纷，皆属误解。盖经学之不讲久矣！调气之方，必在阴阳者，知其内外表里，随其阴阳而调之。故曰调气之方，必在阴阳。阳主外，主表；阴主内，主里。察其虚实而补之、泻之，令调和也。

（七十三难曰）诸井者，肌肉浅薄，气少不足使也，刺之奈何？诸井，皆在手足指末上。故云：肌肉浅薄，气藏于肌肉之内，肌肉少则气亦微。不足使，谓补泻不能相应也。**然**：诸井者，木也；荥者，火也。火者，木之子,当刺井者,以荥泻之。此泻子之法也。如用补,则当补其合,可类推。然惟井穴为然。盖以其气少不足为补泻,泻子补母则气自应也。

按:六十九难则以别经为子母,此则即以一经为子母,义各殊而理极精也。

故经言一作云。**补者,不可以为泻,泻者,不可以为补。此之谓也。**言泻则当以子,补则当以母,不可误施。

按:故字上当有阙文,必有论补母之法一段。故以此二句总结之,否则不成文理矣。

又按:经言无考。

(七十四难曰)经言春刺井,夏刺荥,季夏刺俞,秋刺经,冬刺合者,何谓也?五句经文无考。**然:春刺井者,邪在肝;夏刺荥者,邪在心;季夏刺俞者,邪在脾;秋刺经者,邪在肺;冬刺合者,邪在肾。**此亦以五脏所属为言也。井与春皆属木,荥与夏皆属火,俞与秋皆属金,合与冬皆属水。故四时有病则脏气亦与之相应,故刺法亦从时也。

按:《灵·顺气一日分为四时篇》云:藏主冬,冬刺井;色主春,春刺荥;时主夏,夏刺俞;音主长夏,长夏刺经;味主秋,秋刺合。与此所引俱隔一穴。其《本输篇》则云:春取络脉,诸荥大经分肉之间;夏取诸俞脉络,皮肤之上;秋取诸合;冬取诸井。诸俞之分,《四时篇》云:春取血脉分肉之间,夏取盛经脉络,秋取经俞,邪在腑取之合,冬取井荥,必深留之。俱与此处不合。越人之说,不知何所本也。

其肝、心、脾、肺、肾而系于春、夏、秋、冬者,何也?然:五脏一病,辄有五也。言有五者之证现于外也?

假令肝病:色青者,肝也;臊臭者,肝也;喜酸者,肝也;喜呼者,肝也;喜泣者,肝也。说详四十九难中。此举邪之在肝者以例其余也。**其病众多,不可尽言也。**言五者之变不可胜穷也。**四时有数,而并系于春夏秋冬者也。**言病虽万变,而四时实有定数,治之之法总不出此。其道简约易行也。**针之要妙,在于秋毫者也。**此又推言用针之道,其微妙之处,乃在秋毫之间,又非四时之所得。而尽学者又不可因易而忘难也。

按：问意谓五脏之病，何以与四时相应，则当发明所以感应之理，而答语乃止言病状，如此与问辞全不对准，甚属无谓。

（七十五难曰）经言东方实，西方虚，泻南方，补北方，何谓也？此即六十九难泻子之法。南方为东方之子，北方为西方之子。东方之母，说详下文。然：金木水火土，当更相平。更相平，言金克木，木克土，循环相制，不令一脏独盛而生病也。东方木也，西方金也。木欲实，金当平之；火欲实，水当平之；土欲实，木当平之；金欲实，火当平之；水欲实，土欲平之。此言五行本然之道也。东方者，肝也，则知肝实；西方者，肺也，则知肺虚。泻南方火，补北方水。南方火，火者，木之子也；实则泻其子也。北方水，水者，木之母也。水胜火，木之母胜木之子也。子能令母实，母能令子虚，木之子火，为木之母水所克，则火能益水之气，故曰子能令母实。水克火能夺火之气，故曰母能令子虚。故泻火补水，欲令金不能平木也。子能令母实，泻子则火势益衰，而水得以恣其克伐。母能令子虚，补母则水势益旺，而火不敢留其有余。如此则火不能克金，而反仰食木之气以自给，使金气得伸而木日就衰，则金自能平木也。不字，诸家俱以为衍文。

按：子母二字，诸家俱以木为火之母，水为金之子为言，义遂难晓。观本文以水胜火三字，接下明明即指上文木之子、木之母也。特为正之。

又按：六十九难云：虚则补母，实则泻子。今实则泻子补母，虚则反补其子，义虽俱有可通，而法则前后互异，未详何故。

经曰：不能治其虚，何问其余。此之谓也。言治金虚之法当如此，不可止取一经以为补泻也。若此义不明，则治虚之法且不能，安能治他病乎？二语经文无考。

（七十六难曰）何谓补泻？当补之时，何所取气？当泻之时，何所置气？言取何气以为补，而其所泻之气则置之何地也。然：当补之时，从卫取气；当泻之时，从营置气。卫主气，故取气于卫。其法详下七十八难中。从营置气，谓散其气于营中也。其阳气不足，阴气有余，当先补其阳，而后泻其阴；阴气不足，阳气有余，当先补其阴，而后泻其阳。此承上文而言。补泻之法，尤当审其阴阳虚实也。卫为阳，营为阴。卫虚而营实，则补阳泻阴；营虚而卫实，则补阴泻阳。而其补泻之法，则又有先后也。《灵·终始篇》云：阴盛而阳虚，先补其阳，后泻其阴而和之；阴虚而阳盛，先补其阴，后泻其阳而和之。此其说之所本也。**营卫通行，此其要也。**阴阳得其平，则营卫之气通畅流行矣。要，谓要法也。

(七十七难曰)经言上工治未病，中工治已病者，何谓也？然：所谓治未病者，见肝之病，则知肝当传之与脾，木旺侮土也。**故先实其脾气，无令得受肝之邪，**补其脾气则能御肝不受克贼也。**故曰治未病焉。中工治已病者，见肝之病，不晓相传，但一心治肝，**专治肝而肝邪入脾，则脾又病，经所谓：故病未已新病复起者也。**故曰治已病也。**

按：《灵·逆顺篇》云：上工刺其未生者也，其次刺其未盛者也，其次刺其已衰者也。下工刺其方袭者也，与其形之盛者也，与其病之与脉相逆者也。故曰：方其盛也，勿敢毁伤，刺其已衰，事必大昌。故曰：上工治未病，不治已病，此之谓也。经文所云，不过就本经之病，须及其未生及方退之时，乃可用刺，不指传经之邪言。

又按：《金匮要略》首篇云：上工治未病，何也？师曰：夫治未病者，见肝之病，知肝传脾，当先实脾。中工不晓相传，见肝之病，不解实脾，惟治肝也。与此正合。想别有所本也。

(七十八难曰)针有补泻，何谓也？然：补泻之法，非必呼吸出内针也。《素·离合真邪论》云：吸则内针，无令气忤，候呼引针，呼尽乃去，大气皆出，故命曰泻。呼尽内针，静以久留，以气至为故。候吸引针，气不得出，各在其处，推阖其门，令神气存，大气留止，故命曰补。此呼吸出内之法，越人以为其道不尽于此。当如下文所云也。**知为针者，信其左；不知为针者，信其右。**信其左，谓其法全在善用其左手，如下文所云是也。信其右，即上呼吸出内针也。持针以右手，故曰信其右。**当刺之时，**一本有必字。**先以左手厌按所针营俞之处，弹而弩之，**弹，指击也。弩，揉也。**爪而下之，**以爪掐至肉中也。**其气之来，如动脉之状，**动其血气，则气来聚，如脉口之动。此左手所候之气也。**顺针而刺之。得气，**谓气至针，此针下所候之气也。**因推而内之**，推入其针，气亦从之入也。**是谓补；动而伸之**，谓摇动而引出其气也。**是谓泻。不得气，乃与男外女内；**男则候之于卫之外，女则候之于营之内。**不得气，是谓十死不治也。**候气而气不至，则营卫已脱，针必无功，十死言无一生也。

按：本文语气，得气以上似针法总诀。推而内之则为补，动而伸之则为泻。若《离合·真邪论》则扪而循之，切而散之，推而按之，弹而弩之，抓而下之，通而取之，皆为补法，与此亦微别。

（**七十九难曰**）**经言迎而夺之，安得无虚？随而济之，安得无实？虚之与实，若得若失；实之与虚，若有若无。何谓也？然：迎而夺之者，泻其子也；随而济之者，补其母也。**迎、随解，见七十二难经语，见《灵·九针十二原篇》。按此子母即以本经井俞所属五行生克言，非如七十五难指五脏所属子母也。**假令心病，取手心主俞，是谓迎而夺之者也；补手心主井，是谓随而济之者也。**心病属火，本当取荥。阴受气于五脏，其经气从俞及荥及井。泻俞则迎其来处而夺之。俞属土，心之子也，补井则随其去处而济之。井属木，心之母也。其说已详见七十二难中。按心病泻手心主穴者，《灵·邪客篇》云：诸邪之在心者，皆在心之包络。又云：少阴独无俞者，其外病经而脏不病，故独取其经于掌后锐骨之端。其余脉出入屈折其行之徐疾，皆如手少阴心主之脉行也。六十六难亦以手厥阴心主之，大陵穴为心之原。此其义也。

按：经文迎随，是以经气之顺逆往来。而用针者，候其气之呼吸出入及针锋之所向，以为补泻。两经之法甚备。今乃针本经来处之穴，为迎为泻；针去处之穴，为随为补。盖经文以一穴之顺逆为迎随。此以本穴之前后穴为迎随，义实相近，而法各殊也。

所谓实之与虚者，牢濡一作濡牢。**之意也。气来实牢者，为得，濡虚者，为失，故曰若得若失也。**气，指针下之气也。其气来而充实坚牢，为得。濡弱、虚微为失，言得失，则有无在其中矣。

按：《灵·小针释》云：言实与虚，若有若无者，言实者有气，虚者无气也。为虚与实，若得若失者，言补者似然若有得也，泻则恍然若有失也，有无句，主气言;得失句,指用针者言。确是二义。今引经与释经,俱改经文,则语复而义难晓,此不精审之故也。

(八十难曰)经言有见如入,有见如出者,何谓也? 二句经文无考。然:所谓有见如入者,谓左手见气来至,乃内针,即七十八难所谓动脉之状是也。滑氏谓"有见如入"下当欠"有见如出"四字。针入见气尽,乃出针。气尽,其气来而复散也。是谓有见如入,有见如出也。滑氏《本义》:如,读若,而古字通用。

(八十一难曰)经言无实实,无虚虚,损不足而益有余。言实者宜泻而反补之,虚者宜补而反泻之,不足者反损之,有余者反益之,皆误治也。经文见《灵·九针十二原篇》。是寸口脉耶? 将病自有虚实耶? 一作也。言所谓虚实者,不知其指脉言,抑指病言也? 其损益奈何? 言其损益之法,将何如而得也。然:是病,非谓寸口脉也,谓病自有虚实也。假令肝实而肺虚,肝者木也,肺者金也,金木当更相平,说详七十五难中。当知金平木。言当泻南方补北方也。假令肺实而一作故知两字。肝虚,微少气,用针不补其肝,而反重实其肺,如此则肺益甚,而肝益虚矣。故曰实实虚虚,损不足而益有余。此者中工之所害也。害,谓不惟不能治其病,而反害其人也。

按:自六十二难至此,皆言脏腑经穴,及经刺治病之法。

全集二

医学源流论

自　叙

　　医，小道也，精义也，重任也，贱工也。古者大人之学，将以治天下、国家，使无一夫不被其泽，甚者天地位而万物育，斯学者之极功也。若夫曰救一人，月治数病，顾此失彼，虽数十里之近，不能兼及。况乎不可治者，又非使能起死者而使之生，其道不已小乎？虽然古圣人之治病也，通于天地之故，究乎性命之源，经络、脏腑、气血、骨脉，洞然如见，然后察其受病之由，用药以驱除而调剂之。其中自有玄机妙悟，不可得而言喻者，盖与造化相维，其义不亦精乎？道小，则有志之士有所不屑为；义精，则无识之徒有所不能窥也。人之所系，莫大乎生死。王公大人、圣贤豪杰，可以旋转乾坤，而不能保无疾病之患。一有疾病，不得不听之医者，而生杀唯命矣。夫一人系天下之重，而天下所系之人，其命又悬于医者，下而一国一家所系之人更无论矣，其任不亦重乎？而独是其人者，又非有爵禄道德之尊，父兄师保之重，既非世之所隆，而其人之自视，亦不过为衣食口腹之计。虽以一介之微，呼之而立至，其业不甚贱乎？任重，则托之者必得伟人。工贱，则业之者必无奇士。所以势出于相违，而道因之易坠也。余少时颇有志于穷经，而骨肉数人疾病连年，死亡略尽。于是博览方书，寝食俱废，如是数年，虽无生死骨肉之方，实有寻本溯源之学。九折臂而成医，至今尤信。而窃慨唐宋以来，无儒者为之振兴，视为下业，逡巡失传，至理已失。良法并亡，怃焉伤怀，恐自今以往不复有生人之术。不揣庸妄，用敷厥言，倘有所补所全者，或不仅一人一世已乎？

　　　　　　　乾隆丁丑秋七月洞溪徐大椿书于吴山之半松书屋

医学源流论 卷上

元气存亡论

养生者之言曰:天下之人,皆可以无死。斯言妄也,何则? 人生自免乳哺以后,始而孩,既而长,既而壮,日胜一日。何以四十以后,饮食奉养如昔,而日且就衰? 或者曰嗜欲戕之也,则绝嗜欲,可以无死乎? 或者曰劳动戒之也,则戒劳动,可以无死乎? 或者曰思虑扰之也,则屏思虑,可以无死乎? 果能绝嗜欲,戒劳动,减思虑,免于疾病夭札则有之。其老而眊,眊而死,尤然也。况乎四十以前,未尝无嗜欲、劳苦、思虑,然而日生日长;四十以后虽无嗜欲、劳苦、思虑,然而日减日消。此其故何欤? 盖人之生也,顾夏虫而却笑,以为是物之生死,何其促也,而不知我实犹是耳。当其受生之时,已有定分焉。所谓定分者,元气也。视之不见,求之不得,附于气血之内,宰乎气血之先。其成形之时,已有定数。譬如置薪于火,始燃尚微,渐久则烈,薪力既尽,而火熄矣。其有久暂之殊者,则薪之坚脆异质也。故终身无病者,待元气之自尽而死,此所谓终其天年者也。至于疾病之人,若元气不伤,虽病甚不死;元气或伤,虽病轻亦死。而其中又有辨焉。有先伤元气而病者,此不可治者也;有因病而伤元气者,此不可不预防者也;亦有因误治而伤及元气者,亦有元气虽伤未甚,尚可保全之者,其等不一。故诊病决死生者,不视病之轻重,而视元气之存亡,则百不失一矣。至所谓元气者,何所寄耶? 五脏有五脏之真精,此元气之分体者也。而其根本所在,即《道经》所谓丹田,《难经》所谓命门,《内经》所谓七节之旁中有小心。阴阳阖辟存乎此,呼吸出入系乎此。无火而能令百体皆温,无水而能令五脏皆润。此中一线未绝,则生气一线未亡,皆赖此也。若夫有疾病而保全之法何如？盖元气虽自有所在,然实与脏腑相连属者也。寒热攻补,不得其道,则实其实而虚其虚,必有一脏大受其害。邪入于中,而精不能续,则元气无所附而伤矣。故人之一身,无处不宜谨护,而药不可轻试也。若夫预防之道,惟上工能虑在病前,不使其势已横而莫救,使元气克全,则自能托邪于外。若邪盛为害,则乘元气未动,与之背城而一决,勿使后事生悔,此神而明之令术也。若欲与造化争权,而令天下之人终不死,则无是理也。

躯壳经络脏腑论

凡致病必有因,而受病之处则各有部位。今之医者曰:病必分经络而后治之。似矣,然亦知病固非经络之所能尽者乎？夫人有皮肉筋骨以成形,所谓躯壳也。而虚其中,则有脏腑以实之。其连续贯通者,则有经有络贯乎脏腑之内,运乎躯壳之中,为之道路,以传变周流者也。故邪之伤人,或在皮肉,或在筋骨,或在脏腑,或在经络。有相传者,有不相传者,有久而相传者,有久而终不传者。其大端则中于经络者易传。其初不在经络,或病甚而流于经络者,亦易传。经络之病,深入脏腑,则以生克相传。惟皮肉筋骨之病,不归经络者,则不传,所谓躯壳之病也。故识病之人,当直指其病在何脏何腑,何筋何骨,何经何络,或传或不传,其传以何经始,以何经终。其言历历可验,则医之明者矣。今人不问何病,谬举一经以借口,以见其颇识《内经》,实与《内经》全然不解也。至治之难易,则在经络者易治;在脏腑者难治,且多死;在皮肉筋骨者难治,亦不易死。其大端如此。至于躯壳脏腑之属于某经络,以审其针灸用药之法,则《内经》明言之,深求自得也。

表里上下论

欲知病之难易,先知病之深浅;欲知病之深浅,先知病之部位。夫人身一也,实有表里上下之别焉。何谓表?皮肉筋骨是也。何谓里?脏腑精神是也。而经络则贯乎其间。表之病易治而难死,里之病难治而易死,此其大略也。而在表在里者,又各有难易,此不可执一而论也。若夫病本在表,而传于里;病本在里,而并及于表,是为内外兼病,尤不易治。身半以上之病,往往近于热;身半以下之病,往往近于寒,此其大略也。而在上在下,又各有寒热,此亦不可执一而论也。若夫病本在上,而传于下,病本在下,而传于上,是之谓上下兼病,亦不易治。所以然者,无病之处多,有病之处少,则精力犹可维持,使正气渐充,而邪气亦去。若夫一人之身,无处不病,则以何者为驱病之本,而复其元气乎?故善医者,知病势之盛而必传也,豫为之防,无使结聚,无使泛滥,无使并合,此上工治未病之说也。若其已至于传,则必先求其本,后求其标,相其缓急而施治之,此又桑榆之收也。以此决病之生死难易,思过半矣。

阴阳升降论

人身像天地。天之阳藏于地之中者,谓之元阳。元阳之外护者,谓之浮阳,浮阳则与时升降。若人之阳气则藏于肾中而四布于周身,惟元阳则固守于中,而不离其位。故太极图中心白圈,即元阳也,始终不动,其分阴分阳,皆在白圈之外。故发汗之药,皆鼓动其浮阳,出于营卫之中,以泄其气耳。若元阳一动,则元气漓矣。是以发汗太甚,动其元阳,即有亡阳之患。病深之人,发喘呃逆,即有阳越之虞,其危皆在顷刻,必用参附及重镇之药,以坠安之。所以治元气虚弱之人,用升提发散之药,最防阳气散越,此第一关也。至于阴气则不患其升,而患其竭,竭则精液不布,干枯燥烈,廉泉玉英,毫无滋润,舌燥唇焦,皮肤粗槁。所谓天气不降,地气不升,孤阳无附,害不旋踵。《内经》云:阴精所奉其人寿。故阴气有余则上溉,阳气有余则下固,其人无病,病亦易愈,反此则危。故医人者,慎毋越其阳而竭其阴也。

治病必分经络脏腑论

病之从内出者,必由于脏腑;病之从外入者,必由于经络。其病之情状,必有凿凿可征者。如怔忡、惊悸为心之病,泄泻、膨胀为肠胃之病,此易知者。又有同一寒热而六经各殊,同一疼痛而筋骨皮肉各别。又有脏腑有病而反现于肢节,肢节有病而反现于脏腑。若不究其病根所在,而漫然治之,则此之寒热非彼之寒热,此之痛痒非彼之痛痒,病之所在全不关者,无病之处反以药攻之,《内经》所谓诛伐无过,则故病未已,新病复起。医者以其反增他病,又复治其所增之病,复不知病之所从来,杂药乱投,愈治而病愈深矣。故治病者,必先分经络脏腑之所在,而又知其七情六淫所受何因,然后择何经何脏对病之药,本于古圣何方之法,分毫不爽,而后治之,自然一剂而即见效矣。今之治病不效者,不咎己药之不当,而反咎病之不应药,此理终生不悟也。

治病不必分经络脏腑论

病之分经络脏腑,夫人知之。于是天下遂有因经络脏腑之说,而拘泥附会,又或误认穿凿,并有借此神其说以欺人者。盖治病之法多端,有必求经络脏腑者,有不必求经络脏腑者。盖人之气血,无所不通,而药性之寒热温凉,有毒无毒,其性亦一定不移,入于人身,其功能亦无所不到,岂有某药只入某经之理?即如参、芪之类,无所不补;砒、鸩之类,无所不毒,并不专于一处也。所以古人有现成通治之方,如紫金锭、至宝丹之类,所治之病甚多,皆有奇效。盖通气者,无气不通;解毒者,无毒不解;消痰者,无痰不消,其中不过略有专宜耳。至张洁古辈,则每药注定云独入某经,皆属附会之谈,不足征也。曰:然则用药竟小必分经络脏腑耶?曰:此不然也。盖人之病,各有所现之处,而药之治病,必有专长之功。如柴胡治寒热往来,能愈少阳之病;桂枝治畏寒发热,能愈太阳之病;葛根治肢体大热,能愈阳明之病;盖其止寒热,已畏寒,除大热,此乃柴胡、桂枝、葛根专长之事。因其能治何经之病,后人即指为何经之药。孰知其功能,实不仅入少阳、太阳、阳明也。显然者尚如此,余则更无影响矣。故以某药为能治某经之病则可,以某药为独治某经则不可;谓某经之病,当用某药则可,谓某药不复入他经则不可。故不知经络而用药,其失也泛,必无捷效;执经络而用药,其失也泥,反能致害。总之,变化不一,神而明之,存乎其人也。

肾藏精论

精藏于肾,人尽知之。至精何以生?何以藏?何以出?则人不知也。夫精,即肾中之脂膏也。有长存者,有日生者。肾中有藏精之处,充满不缺,如井中之水,日夜充盈,此长存者也;其欲动交媾所出之精,及有病而滑脱之精,乃日生者也。其精旋去旋生,不去亦不生,犹井中之水,日日汲之,不见其亏,终年不汲,不见其益。《易》云:井道不可不革,故受之以革,其理然也。曰:然则纵欲可无害乎?曰:是,又不然。盖天下之理,总归自然。有肾气盛者,多欲无伤;肾气衰者,自当节养。《左传》云:女不可近乎?对曰:节之。若纵欲不节,如浅狭之井,汲之无度,则枯竭矣。曰:然则强壮之人而绝欲,则何如?曰:此亦无咎无誉,惟肾气略坚实耳。但必浮火不动,阴阳相守则可耳。若浮火日动而强制之,则反有害。盖精因火动而离其位,则必有头眩、目赤、身痒、腰疼、遗泄、偏坠等症,甚者或发痈疽,此强制之害也。故精之为物,欲动则生,不动则不生。

能自然不动则有益,强制则有害,过用则衰竭。任其自然,而无所勉强,则保精之法也。老子云:天法道,道法自然,自然之道,乃长生之诀也。

一脏一腑先绝论

人之死,大约因元气存亡而决。故患病者,元气已伤,即变危殆。盖元气脱,则五脏六腑皆无气矣。竟有元气深固,其根不摇,而内中有一脏一腑先绝者。如心绝,则昏昧不知世事;肝绝,则喜怒无节;肾绝,则阳道萎缩;脾绝,则食入不化;肺绝,则气促声哑。六腑之绝,而失其所司亦然。其绝之象,亦必有显然可见之处。大约其气尚存,而神志精华不用事耳,必明医乃能决之。又诸脏腑之中,惟肺绝则死期尤促。盖肺为脏腑之华盖,脏腑赖其气以养,故此脏绝,则脏腑皆无禀受矣。其余则视其绝之甚与不甚,又观其别脏之盛衰何如,更观其后天之饮食何如,以此定其吉凶,则修短之期可决矣。然大段亦无过一年者,此皆得之目睹,非臆说也。

君火相火论

近世之论,心火谓之君火,肾火谓之相火,此说未安。盖心属火,而位居于上,又纯阳而为一身之主,名曰君火,无异议也。若肾中之火,则与心相远,乃水中之火也,与心火不类,名为相火,似属非宜。盖阴阳互藏其宅,心固有火,而肾中亦有火。心火为火中之火,肾火为水中之火,肾火守于下,心火守于上,而三焦火之道路,能引二火相交。心火动,而肾中之浮火亦随之;肾火动,而心中之浮火亦随之。亦有心火动而肾火不动,其患独在心;亦有肾火动而心火不动,其害独在肾。故治火之法,必先审其何火,而后用药有定品。治心火,以苦寒;治肾火,以咸寒。若二脏之阴不足以配火,则又宜取二脏之阴药补之;若肾火飞越,又有回阳之法,反宜用温热，与治心火迥然不同。故五脏皆有火，而心肾二脏为易动，故治法宜详究也。若夫相火之说，则心胞之火能令人怔忡、面赤、烦躁、眩晕，此则在君火之旁，名为相火，似为确切。试以《内经》参之，自有真见也。

诊脉决死生论

生死于人大矣。而能于两手方寸之地，微末之动，即能决其生死，何其近于诬也？然古人往往百不失一者，何哉？其大要则以胃气为本。盖人之所以生，本乎饮食，《灵枢》云：谷入于胃，乃传之肺，五脏六腑皆以受气。寸口属肺经，为百脉之所会，故其来也，有生气以行乎其间，融和调畅，得中土之精英，此为有胃气。得者生，失者死，其大概也。其次，则推天运之顺逆。人气与天气相应，如春气属木；脉宜弦，夏气属火，脉宜洪之类。反是则与天气不应。又其次，则审脏气之生克，如脾病畏弦，木克土也；肺病畏洪，火克金也，反是则与脏气无害。又其次，则辨病脉之从违。病之与脉各有宜与不宜，如脱血之后，脉宜静细，而反洪大，则气亦外脱矣；寒热之症，脉宜洪数，而反细弱，则真元将陷矣。至于真脏之脉，乃因胃气已绝，不营五脏，所以何脏有病，则何脏之脉独现。凡此皆《内经》《难经》等书言之明白详尽，学者苟潜心观玩，洞然易晓，此其可决者也。至云诊脉，即可以知何病，又云人之死生，无不能先知，则又非也。盖脉之变迁无定，或有卒中之邪，未即通于经络，而脉一时未变者；或病轻而不能现于脉者；或有沉痼之疾，久而与气血相并，一时难辨其轻重者；或有依经传变，流动无常，不可执一时之脉，而定其是非者。况病之名有万，而脉之象不过数十种，且一病而数十种之脉，无不可见，何能诊脉而即知其何病？此皆推测偶中，以此欺人也。若夫真脏之脉，临死而终不现者，则何以决之？是必以望、闻、问三者合而参观之，亦百不失一矣。故以脉为可凭，而脉亦有时不足凭;以脉为不可凭,而又凿凿乎其可凭。总在医者熟通经学,更深思自得,则无所不验矣!若世俗无稽之说,皆不足听也。

脉症轻重论

人之患病,不外七情六淫,其轻重死生之别,医者何由知之?皆必问其症,切其脉,而后知之。然症、脉各有不同。有现症极明,而脉中不见者;有脉中甚明,而症中不见者。其中有宜从症者,有宜从脉者,必有一定之故。审之既真,则病情不能逃,否则不为症所误,必为脉所误矣。故宜从症者,虽脉极顺,而症危,亦断其必死;宜从脉者,虽症极险,而脉和,亦决其必生。如脱血之人,形如死状,危在顷刻,而六脉有根,则不死,此宜从脉不从症也;如痰厥之人,六脉或促或绝,痰降则愈,此宜从症不从脉也;阴虚咳嗽,饮食起居如常,而六脉细数,久则必死,此宜从脉不宜从症也;噎膈反胃,脉如常人,久则胃绝而脉骤变,百无一生,此又宜从症不从脉也。如此之类甚多,不可枚举。总之,脉与症分观之,则吉凶两不可凭;合观之,则某症忌某脉,某脉忌某症,其吉凶乃可定矣。又如肺病忌脉数。肺属金,数为火,火刑金也。余可类推,皆不外五行生克之理。今人不按其症,而徒讲乎脉,则讲之愈密,失之愈远。若脉之全体,则《内经》诸书详言之矣。

脉症与病相反论

症者,病之发现者也。病热则症热,病寒则症寒,此一定之理。然症竟有与病相反者,最易误治,此不可不知者也。如冒寒之病,反身热而恶热;伤暑之病,反身寒而恶寒。本伤食也,而反易饥能食,本伤饮也,而反大渴口干。此等之病,尤当细考,一或有误,而从症用药,即死生判矣。此其中盖有故焉。或一时病势未定,如伤寒本当发热,其时尚未发热,将来必至于发热,此先后之不同也;或内外异情,如外虽寒而内仍热是也;或有名无实,如欲食好饮,及至少进即止,饮食之后,又不易化是也;或有别症相杂,误认此症为彼症是也;或此人旧有他病,新病方发,旧病亦现是也。至于脉之相反,亦各不同。或其人本体之脉,与常人不同;或轻病未现于脉;或痰气阻塞,营气不利,脉象乘其所之;或一时为邪所闭,脉似危险,气通即复;或其人本有他症,仍其旧症之脉。凡此之类,非一端所能尽,总宜潜心体认,审其真实,然后不为脉、症所惑。否则徒执一端之见,用药愈真而愈误矣。然苟非辨症极精,脉理素明,鲜有不惑者也。

中风论

今之患中风、偏痹等病者,百无一愈,十死其九,非其症俱不治,皆医者误之也。凡古圣定病之名,必指其实。名曰中风,则其病属风可知。既为风病,则主病之方,必以治风为本。故仲景侯氏黑散、风引汤、防己地黄汤,及唐人大、小续命等方,皆多用风药,而因症增减。盖以风入经络,则内风与外风相煽,以致痰火一时壅塞,惟宜先驱其风,继清痰火,而后调其气血,则经脉可以渐通。今人一见中风等症,即用人参、熟地、附子、肉桂等纯补温热之品,将风火痰气,尽行补住,轻者变重,重者即死。或有元气未伤,而感邪浅者,亦必迁延时日,以成偏枯永废之人。此非医者误之耶? 或云邪之所凑,其气必虚,故补正即所以驱邪,此大谬也。惟其正虚而邪凑,尤当急驱其邪,以卫其正。若更补其邪气,则正气益不能支矣。即使正气全虚,不能托邪于外,亦宜于驱风药中,少加扶正之品,以助驱邪之力,从未有纯用温补者。譬之盗贼入室,定当先驱盗贼,而后固其墙垣。未有盗贼未去,而先固其墙垣者。或云补药托邪,犹之增家人以御盗也。是又不然。盖服纯补之药,断无专补正不补邪之理,非若家人之专于御盗贼也,是不但不驱盗,并助盗矣。况治病之法,凡久病属虚,骤病属实。所谓虚者,谓正虚也;所谓实者,谓邪实也。中风乃急暴之症,其为实邪无疑。天下未有行动如常,忽然大虚而昏仆者,岂可不以实邪治之哉? 其中或有属阴虚、阳虚、感热、感寒之别,则于治风方中,随所现之症加减之。汉唐诸法俱在,可取而观也。故凡中风之类,苟无中脏之绝症,未有不可治者。余友人患此症者,遵余治法,病一二十年,而今尚无恙者甚多。惟服热补者,无一存者矣。

臌膈论

臌膈同为极大之病,然臌可治,而膈不可治。盖臌者,有物积中,其症属实;膈者,不能纳物,其症属虚。实者可治,虚者不可治,此其常也。臌之为病,因肠胃衰弱,不能运化,或痰或血,或气或食,凝结于中,以致膨脝胀满。治之当先下其结聚,然后补养其中气,则肠胃渐能克化矣。《内经》有鸡矢醴方,即治法也。后世治臌之方,亦多见效。惟脏气已绝,臂细脐凸,手心及背平满,青筋绕腹,种种恶症齐现,则不治。若膈症,乃肝火犯胃,木来侮土,谓之贼邪,胃脘枯槁,不复用事,惟留一线细窍,又为痰涎瘀血闭塞,饮食不能下达,即勉强纳食,仍复吐出。盖人生全在饮食,经云:谷入于胃,以传于肺,五脏六腑,皆以受气。今食既不入,则五脏六腑皆竭矣。所以得此症者,能少纳谷,则不出一年而死;全不纳谷,则不出半年而死。凡春得病者,死于秋;秋得病者,死于春。盖金木相克之时也。又有猝然呕吐,或呕吐而时止时发,又或年当少壮,是名反胃,非膈也,此亦可治。至于类臌之症,如浮肿、水肿之类,或宜针灸,或宜泄泻,病象各殊,治亦万变。医者亦宜广求诸法,而随宜施用也。

寒热虚实真假论

病之大端,不外乎寒热虚实,然必辨其真假,而后治之无误。假寒者,寒在外而热在内也,虽大寒而恶热饮;假热者,热在外而寒在内也,虽大热而恶寒饮,此其大较也。假实者,形实而神衰,其脉浮、洪、芤、散也;假虚者,形衰而神全,其脉静、小、坚、实也。其中又有人之虚实,症之虚实。如怯弱之人而伤寒、伤食,此人虚而症实也;强壮之人,而失血劳倦,此人实而症虚也。或宜正治,或宜从治,或宜分治,或宜合治;或宜从本,或宜从标;寒因热用,热因寒用;上下异方,煎丸异法,补中兼攻,攻中兼补。精思妙术,随变生机,病势千端,立法万变。则真假不能惑我之心,亦不能穷我之术,是在博求古法,而神明之,稍执己见,或学力不至,其不为病所惑者,几希矣。

内伤外感论

七情所病,谓之内伤;六淫所归,谓之外感。自《内经》《难经》,以及唐宋诸书,无不言之深切著名矣。二者之病,有病形同而病因异者,亦有病因同而病形异者;又有全乎外感,全乎内伤者;更有内伤兼外感,外感兼内伤者。则因与病,又互相出入,参错杂乱,治法迥殊。盖内伤由于神志,外感起于经络。轻重浅深,先后缓急,或分或合,一或有误,为害非轻。能熟于《内经》及仲景诸书,细心体认,则虽其病万殊,其中条理井然,毫无疑似,出入变化,无有不效。否则彷徨疑虑,杂药乱投,全无法纪,屡试不验,更无把握。不咎己之审病不明,反咎药之治病不应。如此死者,医杀之耳!

病情传变论

病有一定之传变,有无定之传变。一定之传变,如伤寒太阳传阳明,及《金匮》见肝之病,知肝传脾之类。又如痞病变臌,血虚变浮肿之类,医者可预知而防之也。无定之传变,或其人本体先有受伤之处,或天时不和又感时行之气,或调理失宜更生他病,则无病不可变,医者不能预知而为防者也。总之,人有一病,皆当加意谨慎,否则病后增病,则正虚而感益重,轻病亦变危矣。至于既传之后,则标本缓急先后分合,用药必两处兼顾,而又不杂不乱,则诸病又可渐次平复,否则新病日增,无所底止矣。至于药误之传变,又复多端,或过于寒凉,而成寒中之病;或过服温燥,而成热中之病;或过于攻伐,而元气大虚;或过于滋润,而脾气不实,不可胜举。近日害人最深者,大病之后,邪未全退,又不察病气所伤何处,即用附子、肉桂、熟地、麦冬、人参、白术、五味、萸肉之类,将邪火尽行补涩,始若相安,久之气逆痰升,胀满昏沉,如中风之状。邪气与元气相并,诸药无效而死。医家、病家犹以为病后大虚所致,而不知乃邪气固结而然也。余见甚多,不可不深戒。

病同人异论

天下有同此一病,而治此则效,治彼则不效,且不惟无效而反有大害者,何也?则以病同而人异也。夫七情六淫之感不殊,而受感之人各殊,或气体有强弱,质性有阴阳,生长有南北,性情有刚柔,筋骨有坚脆,肢体有劳逸,年力有老少,奉养有膏粱藜藿之殊,心境有忧劳和乐之别,更加天时有寒暖之不同,受病有深浅之各异。一概施治,则病情虽中,而于人之气体,迥乎相反,则利害亦相反矣。故医者必细审其人之种种不同,而后轻重缓急,大小先后之法,因之而定。《内经》言之极详,即针灸及外科之治法尽然。故凡病者,皆当如是审察也。

病症不同论

凡症之总者,谓之病。而一病必有数症,如太阳伤风是病也,其恶风、身热、自汗、头痛是症也,合之而成其为太阳病,此乃太阳病之本症也。若太阳病而又兼泄泻、不寐、心烦、痞闷,则又为太阳病之兼症矣。如疟,病也,往来寒热、呕吐、畏风、口苦是症也,合之而成为疟,此乃疟之本症也。若疟而兼头痛、胀满、嗽逆、便闭,则又为疟疾之兼症也。若疟而又下痢数十行,则又不得谓之兼症,谓之兼病。盖疟为一病,痢又为一病,而二病又各有本症,各有兼症,不可胜举。以此类推,则病之与症其分并何啻千万,不可不求其端而分其绪也。而治之法,或当合治,或当分治,或当先治,或当后治,或当专治,或当不治。尤其视其轻重缓急,而次第奏功。一或倒行逆施,杂乱无纪,则病变百出,虽良工不能挽回矣。

病同因别论

凡人之所苦,谓之病。所以致此病者,谓之因。如同一身热也,有风、有寒、有痰、有食、有阴虚火升、有郁怒、有忧思、有劳怯、有虫疰,此谓之因。知其因则不得专以寒凉治热病矣。盖热同而所以致热者不同,则药亦迥异。凡病之因不同而治各别者尽然,则一病而治法多端矣。而病又非止一症,必有兼症焉。如身热而腹痛,则腹痛又为一症,而腹痛之因,又复不同,有与身热相合者,有与身热各别者。如感寒而身热,其腹亦因寒而痛,此相合者也;如身热为寒,其腹痛又为伤食,则各别者也。又必审其食为何食,则以何药消之。其立方之法,必切中二者之病源而后定方,则一药而两病俱安矣。若不问其本病之何因,及兼病之何因,而徒曰某病以某方治之,其偶中者,则投之或愈,再以治他人,则不但不愈而反增病，必自疑曰何以治彼效而治此不效？并前此之何以愈？亦不知之，则幸中者甚少，而误治者甚多！终身治病，而终身不悟，历症愈多而愈惑矣。

亡阴亡阳论

经云：夺血者无汗，夺汗者无血。血属阴，是汗多乃亡阴也。故止汗之法，必用凉心敛肺之药，何也？心主血，汗为心之液，故当清心火，汗必从皮毛出，肺主皮毛，故又当敛肺气，此正治也。惟汗出太甚，则阴气上竭，而肾中龙雷之火随水而上。若以寒凉折之，其火愈炽，惟用大剂参、附，佐以咸降之品，如童便、牡蛎之类，冷饮一碗，直达下焦，引其真阳下降，则龙雷之火反乎其位，而汗随止，此与亡阴之汗，真大相悬绝，故亡阴亡阳，其治法截然，而转机在顷刻。当阳气之未动也，以阴药止汗，及阳气之既动也，以阳药止汗，而龙骨、牡蛎、黄芪、五味收涩之药，则两方皆可随宜用之。医者能于亡阴亡阳之交分其界限，则用药无误矣。其亡阴亡阳之辨法如何？亡阴之汗，身畏热，手足温，肌热，汗亦热，而味咸，口渴喜凉饮，气粗，脉洪实，此其验也；亡阳之汗，身反恶寒，手足冷，肌凉，汗冷，而味淡微黏，口不渴，而喜热饮，气微，脉浮数而空，此其验也。至于寻常之正汗、热汗、邪汗、自汗，又不在二者之列。此理知者绝少，即此汗之一端，而聚讼纷纷，毫无定见，误治甚多也。

病有不愈不死虽愈必死论

能愈病之非难，知病之必愈、必不愈为难。夫人之得病，非皆死症也。庸医治之，非必皆与病相反也。外感内伤，皆有现病，约略治之，自能向愈。况病情轻者，虽不服药，亦能渐痊。即病势危迫，医者苟无大误，邪气渐退，亦自能向安。故愈病非医者之能事也。惟不论轻重之疾，一见即能决其死生难易，百无一失，此则学问之极功，而非浅尝者所能知也。夫病轻而预知其愈，病重而预知其死，此犹为易知者。惟病象甚轻，而能决其必死；病势甚重，而能断其必生，乃为难耳。更有病已愈，而不久必死者，盖邪气虽去，而其人之元气与病俱亡，一时虽若粗安，真气不可复续，如两虎相角，其一虽胜，而力已脱尽，虽良工亦不能救也。又有病必不愈，而人亦不死者，盖邪气盛而元气坚固。邪气与元气相并，大攻，则恐伤其正；小攻，则病不为动，如油入面，一合则不可复分，而又不至于伤生。此二者，皆人之所不知者也。其大端，则病气入脏腑者，病与人俱尽者为多；病在经络骨脉者，病与人俱存者为多。此乃内外轻重之别也。斯二者，方其病之始形，必有可征之端，良工知之，自有防微之法，既不使之与病俱亡，亦不使之终身不愈，此非深通经义之人，必不能穷源极流挽回于人所不见之地也。

猝死论

天下猝死之人甚多，其故不一。内中可救者，十之七八；不可救者，仅十之二三。惟一时不得良医，故皆枉死耳。夫人内外无病，饮食行动如常，而忽然死者，其脏腑经络本无受病之处，猝然感犯外邪，如恶风、秽气、鬼邪、毒厉等物，闭塞气道，一时不能转动，则大气阻绝，昏闷迷惑，久而不通，则气愈聚愈塞，如系绳于颈，气绝则死矣。若医者，能知其所犯何故，以法治之，通其气，驱其邪，则立愈矣。又有痰涎壅塞，阻遏气道而猝死者，通气降痰则苏，所谓痰厥之类是也。以前诸项，良医皆能治之，惟脏绝之症，则不治。其人或劳心思虑，或酒食不节，或房欲过度，或恼怒不常，五脏之内，精竭神衰，惟一线真元未断，行动如常，偶有感触，其元气一时断绝，气脱神离，顷刻而死，既不可救，又不及救，此则猝死之最急而不可治者也。至于暴遇神鬼，适逢冤谴，此又怪异之事，不在疾病之类矣。

病有鬼神论

人之受邪也，必有受之之处，有以召之，则应者斯至矣。夫人精神完固，则外邪不敢犯，惟其所以御之之具有亏，则侮之者斯集。凡疾病有为鬼神所凭者，其愚鲁者，以为鬼神实能祸人，其明理者，以为病情如此，必无鬼神。二者皆非也。夫鬼神，犹风寒暑湿之邪耳。卫气虚，则受寒；营气虚，则受热；神气虚，则受鬼。盖人之神属阳，阳衰，则鬼凭。《内经》有五脏之病，则现五色之鬼。《难经》云：脱阳者，见鬼。故经穴中有鬼床、鬼室等穴。此诸穴者，皆赖神气以充塞之。若神气有亏，则鬼神得而凭之，犹之风寒之能伤人也。故治寒者，壮其阳；治热者，养其阴；治鬼者，充其神而已。其或有因痰、因思、因惊者，则当求其本而治之。故明理之士，必事事穷其故，乃能无所惑而有据，否则执一端之见，而昧事理之实，均属愦愦矣。其外更有触犯鬼神之病，则祈祷可愈。至于冤谴之鬼，则有数端。有自作之孽，深仇不可解者；有祖宗贻累者；有过误害人者。其事皆凿凿可征，似儒者所不道。然见于经史，如公子彭生伯有之类甚多，目睹者亦不少，此则非药石、祈祷所能免矣。

肾虚非阴症论

今之医者，以其人房劳之后，或遗精之后，感冒风寒而发热者，谓之阴证。病者遇此，亦自谓之阴症，不顾其现症何如，总用参、术、附、桂、干姜、地黄等温热峻补之药，此可称绝倒者也。夫所谓阴证者，寒邪中于三阴经也。房后感风，岂风寒必中肾经？即使中之，亦不过散少阴之风寒，如《伤寒论》中少阴发热，仍用麻黄、细辛发表而已，岂有用辛热温补之法耶？若用温补，则补其风寒于肾中矣。况阴虚之人而感风寒，亦必由太阳入，仍属阳邪，其热必甚，兼以燥闷烦渴，尤宜清热散邪，岂可反用热药？若果直中三阴，则断无壮热之理,必有恶寒倦卧、厥冷喜热等症,方可用温散,然亦终无用滋补之法。即如伤寒差后,房事不慎,又发寒热,谓之女劳复。此乃久虚之人,复患大症,依今人之见,尤宜峻补者也。而古人治之,用竹皮一升,煎汤服。然则无病而房后感风,更不宜用热补矣。故凡治病之法,总视目前之现证现脉。如果六脉沉迟,表里皆畏寒,的系三阴之寒证,即使其本领强壮,又绝欲十年,亦从阴治。若系所现脉证,的系阳邪,发热烦躁,并无三阴之症,即使其人本体虚弱,又复房劳过度,亦从阳治。如《伤寒论》中阳明大热之证,宜用葛根、白虎等方者,瞬息之间,转入三阴,即改用温补。若阴症转阳症,亦即用凉散,此一定之法也。近世惟喻嘉言先生能知此义,有《寓意章》中黄长人之伤寒案可见。余人皆不知之,其杀人可胜道哉!

吐血不死咳嗽必死论

今之医者,谓吐血为虚劳之病,此大谬也。夫吐血有数种,大概咳者成劳,不咳者不成劳。间有吐时偶咳者,当其吐血之时,狼狈颇甚,吐血即痊,皆不成劳,何也? 其吐血一止,则周身无病,饮食如故,而精神生矣。即使亡血之后,或阴虚内热,或筋骨疼痛,皆可服药而痊。若咳嗽则血止而病仍在,日嗽夜嗽,痰壅气升,多则三年,少则一年而死矣。盖咳嗽不止,则肾中之元气震荡不宁,肺为肾之母,母病,则子亦病故也。又肺为五脏之华盖,经云:谷气入胃,以传于肺,五脏六腑,皆以受气,其清者为荣,浊者为卫,是则脏腑皆取精于肺。肺病,则不能输精于脏腑,一年而脏腑皆枯,三年而脏腑竭矣。故咳嗽为真劳不治之疾也。然亦有咳嗽而不死者,其嗽亦有时稍缓,其饮食起居不甚变,又其人善于调摄,延至三年之后,起居如旧,间或一发,静养即愈,此乃百中难得一者也。更有不咳之人,血症屡发,肝竭肺伤,亦变咳嗽,久而亦死。此则不善调摄,以轻变重也。执此以决血症之死生,百不一失矣。

胎产论

妇科之最重者二端,堕胎与难产耳。世之治堕胎者,往往纯用滋补;治难产者,往往专于攻下。二者皆非也。盖半产之故非一端,由于虚滑者,十之一二;由于内热者,十之八九。盖胎惟赖血以养,故得胎之后,经事不行者,因冲任之血皆为胎所吸,无余血下行也。苟血或不足,则胎枯竭而下堕矣。其血所以不足之故,皆由内热火盛,阳旺而阴亏也。故古人养胎之方,专以黄芩为主。又血之生,必由于脾胃。经云:荣卫之道,纳谷为宝。故又以白术佐之。乃世之人,专以参、芪补气,熟地滞胃,气旺则火盛,胃湿则不运,生化之源衰,而血益少矣。至于产育之事,乃天地化育之常,本无危险之理,险者千不得一。世之遭厄难者,乃人事之未工也。其法在乎产妇,不可令早用力,盖胎必转而后下。早用力,而胎先下坠,断难舒转,于是横生倒产之害生;又用力,则胞浆骤下,胎已枯涩,何由能产?此病不但产子之家不知,即收生稳妇亦有不知者。至于用药之法,则交骨不开,胎元不转,种种诸症,各有专方。其外,或宜润,或宜降,或宜温,或宜凉,亦当随症施治。其大端以养血为主,盖血足,则诸症自退也。至于易产强健之产妇,最多猝死。盖大脱血之后,冲任空虚,经脉娇脆,健妇不以为意,轻举妄动,用力稍重,冲脉断裂,气冒血崩,死在顷刻。尤忌举手上头,如是死者,吾见极多。不知者以为奇异,实理之常,生产之家,不可不知矣。

病有不必服药论

天下之病,竟有不宜服药者,如黄疸之类是也。黄疸之症,仲景原有煎方。然轻者用之俱效,而重者俱不效,何也?盖疸之重者,其胁中有囊以裹黄水,其囊并无出路,药只在囊外,不入囊中,所服之药,非补邪,即伤正,故反有害。若轻病则囊尚未成,服药有效。至囊成之后，则百无一效，必须用轻透之方，或破其囊，或消其水，另有秘方传授，非泛然煎丸之所能治也。痰饮之痛，亦有囊，常药亦不能愈。此外，如吐血、久痞等疾，得药之益者甚少，受药误者甚多。如无至稳必效之方，不过以身试药，则宁以不服药为中医矣。

方药离合论

方之与药，似合而实离也。得天地之气，成一物之性，各有功能，可以变易血气，以除疾病，此药之力也。然草木之性，与人殊体，入人肠胃，何以能如人之所欲，以致其效？圣人为之制方以调剂之，或用以专攻，或用以兼治，或相辅者，或相反者，或相用者，或相制者，故方之既成，能使药各全其性，亦能使药各失其性。操纵之法，有大权焉。此方之妙也。若夫按病用药，药虽切中，而立方无法，谓之有药无方；或守一方以治病，方虽良善，而其药有一二味与病不相关者，谓之有方无药。譬之作书之法，用笔已工，而配合颠倒，与夫字形俱备，而点画不成者，皆不得谓之能书。故善医者，分观之，而无药弗切于病情；合观之，而无方不本于古法，然后用而弗效，则病之故也，非医之罪也。而不然者，即偶或取效，隐害必多，则亦同于杀人而已矣。至于方之大小奇偶之法，则《内经》详言之，兹不复赘云。

古方加减论

古人制方之义，微妙精详，不可思议。盖其审察病情，辨别经络，参考药性，斟酌轻重，其于所治之病，不爽毫发。故不必有奇品异术，而沉痼艰险之疾，投之辄有神效，此汉以前之方也。但生民之疾病，不可胜穷，若必每病制一方，是曷有尽期乎？故古人即有加减之法，其病大端相同，而所现之症，或不同，则不必更立一方，即于是方之内,因其现症之异而为之加减。如《伤寒论》中,治太阳病用桂枝汤,若见项背强者,则用桂枝加葛根汤;喘者,则用桂枝加厚朴杏子汤;下后脉促胸满者,桂枝去白芍汤;更恶寒者,去白芍加附子汤。此犹以药为加减者也。若桂枝麻黄各半汤,则以两方为加减矣。若发奔豚者,用桂枝,为加桂枝汤,则又以药之轻重为加减矣。然一二味加减,虽不易本方之名,而必明著其加减之药。若桂枝汤倍用芍药而加饴糖,则又不名桂枝加饴糖汤,而为建中汤。其药虽同,而义已别,则立名亦异。古法之严如此,后之医者,不识此义,而义欲托名用古,取古方中一二味,则即以某方目之。如用柴胡,则即曰小柴胡汤,不知小柴胡之力,全在人参也;用猪苓、泽泻,则曰五苓散,不知五苓之妙,专在桂枝也。去其要药,杂以他药,而仍以某方目之,用而不效,不知自咎,或则归咎于病,或则归咎于药,以为古方不可治今病。嗟呼!即使果识其病而用古方,支离零乱,岂有效乎?遂相戒以为古方难用,不知全失古方之精义,故与病毫无益,而反有害也。然则当何如?曰:能识病情与古方合者,则全用之;有别症,则据古法加减之;如不尽合,则依古方之法,将古方所用之药,而去取损益之,必使无一药之不对症,自然不倍于古人之法,而所投必有神效矣。

方剂古今论

后世之方,已不知几亿万矣,此皆不足以名方者也。昔者,圣人之制方也,推药理之本原,识药性之专能,察气味之从逆,审脏腑之好恶,合君臣之配偶,而又探索病源,推求经络,其思远,其义精,味不过三四,而其用变化无穷。圣人之智,真与天地同体,非人之心思所能及也。上古至今,千圣相传,无敢失坠。至张仲景先生,复申明用法,设为问难,注明主治之症,其《伤寒论》《金匮要略》集千圣之大成,以承先而启后,万世不能出其范围。此之谓古方,与

《内经》并垂不朽者。其前后名家，如仓公、扁鹊、华佗、孙思邈诸人，各有师承，而渊源又与仲景微别，然犹自成一家。但不能与《灵》《素》《本草》一线相传，为宗枝正脉耳。既而积习相仍，每著一书，必自撰方千百。唐时诸公，用药虽博，已乏化机；至于宋人，并不知药，其方亦板实肤浅；元时号称极盛，各立门庭，徒骋私见；迨乎有明，蹈袭元人绪余而已。今之医者，动云古方，不知古方之称，其指不一。若谓上古之方，则自仲景先生流传以外无几也。如谓宋、元所制之方，则其可法可传者绝少，不合法而荒谬者甚多，岂可奉为典章？若谓自明人以前，皆称古方，则其方不下数百万。夫常用之药，不过数百品，而为方数百万，随拈几味，皆已成方，何必定云某方也？嗟！嗟！古之方何其严，今之方何其易！其间亦有奇巧之法，用药之妙，未必不能补古人之所未及，可备参考者。然其大经大法，则万不能及。其中更有违经背法之方，反足贻害，安得有学之士为之择而存之，集其大成，删其无当，实千古之盛举。余盖有志而未逮矣！

单方论

单方者，药不过一二味，治不过一二症，而其效则甚捷。用而不中，亦能害人，即世所谓海上方者是也。其原起于《本草》。盖古之圣人，辨药物之性，则必著其功用，如逐风、逐寒、解毒、定痛之类。凡人所患之症，止一二端，则以一药治之，药专则力厚，自有奇效。若病兼数症，则必合数药而成方。至后世药品日增，单方日多，有效有不效矣。若夫外内之感，其中自有传变之道，虚实之殊，久暂之别，深浅之分，及夫人性各殊，天时各异，此非守经达权者不能治。若皆以单方治之，则药性专而无制，偏而不醇，有利必有害。故医者不可以此尝试，此经方之所以为贵也。然参考以广识见，且为急救之备，或为专攻之法，是亦不可不知者也。

禁方论

天地有好生之德，圣人有大公之心，立方以治病，使天下共知之，岂非天地圣人之至愿哉？然而方之有禁，则何也？其故有二：一则惧天下之轻视夫道也。夫经方之治病，视其人学问之高下，以为效验，故或用之而愈，或用之而反害，变化无定，此大公之法也。若禁方者，义有所不解，机有所莫测。其传也，往往出于奇人隐士，仙佛鬼神，其遇之也甚难，则爱护之必至。若轻以授人，必生轻易之心，所以方家往往爱惜，此乃人之情也。一则恐发天地之机也。禁方之药，其制法必奇，其配合必巧，穷阴阳之柄，窥造化之机，其修合必虔诚敬慎，少犯禁忌，则药无验。若轻以示人，则气泄而用不神，此又阴阳之理也。《灵枢·禁服篇》：黄帝谓雷公曰：此先师之所禁，割臂歃血之盟也。故黄帝有兰台之藏，长桑君有无泄之戒，古圣皆然。若夫诡诈之人，专欲图利，托名禁方，欺世惑众；更有修炼热药，长欲导淫，名为养生，实速其死。此乃江湖恶习，圣人之所以诛也。又有古之禁方，传之已广，载入医书中，与经方并垂，有识者自能择之也。

古今方剂大小论

今人以古人气体充实，故方剂分两甚重，此无稽之谈也。自三代至《汉书》，升斗权衡，虽有异同，以今较之，不过十分之二。余亲见汉时有六升铜量，容今之一升二合。如桂枝汤乃伤寒大剂也，桂枝、芍药各三两，甘草二两，共八两，为一剂，在今只一两六钱，又分三服，则一服不过今之五钱三分零。他方有药品多者，亦不过倍之而已。况古时之药，医者自备，俱用鲜者，分两以鲜者为准，干则折算。如半夏、麦冬之类，皆生大而干小；至附子，则野生者甚小，后人种之，乃肥大，皆有确证。今人每方必十余味，每味三四钱，则一剂重二三两矣。更有熟地用至四两一剂者,尤属可怪。古丸药如乌梅丸,每服如桐子大十丸,今秤不过二三分,今则用三四钱至七八钱矣。古末药用方寸匕,不过今之六七分,今服三四钱矣。古人用药分两未尝从重。《周礼·遗人》:凡万民之食,食者人四釜。六斗四升曰釜,四釜共二石五斗六升,为人一月之食,则每日食八升有余矣。盖一升只二合也。二十年来,时医误阅古方,增重分两,此风日炽,即使对病,元气不胜药力,亦必有害。况更与病相反,害不尤速乎!既不考古,又无师授,无怪乎其动成笑柄也。

药误不即死论

古人治法,无一方不对病,无一药不对症,如是而病犹不愈,此乃病本不可愈,非医之咎也。后世医失其传,病之名亦不能知,宜其胸中毫无所主也。凡一病有一病之名,如中风,总名也。其类有偏枯、痿痹、风痱、历节之殊,而诸症之中,又各有数症,各有定名,各有主方。又如水肿,总名也。其类有皮水、正水、石水、风水之殊,而诸症又各有数症,各有定名,各有主方。凡病尽然。医者必能实指其何名,遵古人所主何方,加减何药,自有法度可循。乃不论何病,总以阴虚阳虚等笼统之谈概之,而试以笼统不切之药。然亦竟有愈者,或其病本轻,适欲自愈;或偶有一二对症之药,亦奏小效,皆属误治。其得免于杀人之名者,何也?盖杀人之药,必大毒,如砒鸩之类,或大热大寒、峻厉之品,又适与病相反,服后立见其危。若寻常之品,不过不能愈病,或反增他病耳,不即死也,久而病气自退,正气自复,无不愈者。间有迁延日久,或隐受其害而死;更或屡换庸医,遍试诸药,久而病气益深,元气竭亦死;又有初因误治,变成他病,辗转而死;又有始服有小效,久服太过,反增他病而死。盖日日诊视,小效则以为可愈,小剧又以为难治,并无误治之形,确有误治之实。病家以为病久不痊,自然不起,非医之咎,因其不即死,而不之罪。其实则真杀之而不觉也。若夫误投峻厉相反之药,服后显然为害,此其杀人,人人能知之矣。惟误服参附峻厉之药,而即死者,则病家之所甘心,必不归咎于医。故医者虽自知其误,必不以此为戒,而易其术也。

药石性同用异论

一药有一药之性情功效,其药能治某病,古方中用之以治某病,此显而易见者。然一药不止一方用之,他方用之亦效,何也?盖药之功用,不止一端。在此方,则取其此长;在彼方,则取其彼长。真知其功效之实,自能曲中病情,而得其力。迨至后世,一药所治之病愈多而亦效者,盖古人尚未尽知之,后人屡试而后知,所以历代本草所注药性,较之《神农本经》所注功用增益数倍,盖以此也。但其中有当有不当,不若《神农本草》字字精切耳。又同一热药,而附子之热与干姜之热迥乎不同;同一寒药,而石膏之寒与黄连之寒迥乎不同。一或误用,祸害立至。盖古人用药之法,并不专取其寒热、温凉、补泻之性也。或取其气,或取其味,或取其色,或取其形,或取其所生之方,或取嗜好之偏,其药似与病情之寒热、温凉、补泻若不相关,而投之反有神效。古方中如此者,不可枚举。学者必将《神农本草》字字求其精义之所在,而参以仲景诸方,则圣人之精理自能洞晓。而己之立方,亦必有奇思妙想,深入病机,而天下无难治之症也。

劫剂论

世有奸医,谋人之财,取效于一时,不顾人之生死者,谓之劫剂。劫剂者,以重药夺截邪气也。夫邪之中人,不能使之一时即出,必渐消渐托而后尽焉。今欲一日见效,势必用猛厉之药,与邪相争,或用峻补之药,遏抑邪气。药猛厉,则邪气暂伏,而正亦伤;

药峻补，则正气骤发，而邪内陷，一时似乎有效，及至药力尽，而邪复来，元气已大坏矣。如病者身热甚，不散其热，而以沉寒之药遏之；腹痛甚，不求其因，而以香燥御之；泻痢甚，不去其积，而以收敛之药塞之之类。此峻厉之法也。若邪盛而投以大剂参附，一时阳气大旺，病气必潜藏，自然神气略定，越一二日，元气与邪气相并，反助邪而肆其毒，为祸尤烈，此峻补之法也。此等害人之术，奸医以此欺人而骗财者十之五；庸医不知，而效尤以害人者，亦十之五。为医者可不自省，病家亦不可不察也。

制药论

制药之法，古方甚少，而最详于宋之雷敩，今世所传《雷公炮炙论》是也。后世制药之法，日多一日，内中亦有至无理者，固不可从，若其微妙之处，实有精义存焉。凡物气厚力大者，无有不偏，偏则有利必有害。欲取其利，而去其害，则用法以制之，则药性之偏者醇矣。其制之义又各不同，或以相反为制，或以相资为制，或以相恶为制，或以相畏为制，或以相喜为制。而制法又复不同，或制其形，或制其性，或制其味，或制其质，此皆巧于用药之法也。古方制药无多，其立方之法，配合气性，如桂枝汤中用白芍，亦即有相制之理，故不必每药制之。若后世好奇眩异之人，必求贵重怪僻之物，其制法大费工本，以神其说。此乃好奇尚异之人造作，以欺诳富贵人之法，不足凭也。惟平和而有理者，为可从耳。

人参论

天下之害人者杀其身，未必破其家，破其家，未必杀其身。先破人之家，而后杀其身者，人参也。夫人参用之而当，实能补养元气，拯救危险，然不可谓天下之死人皆能生之也。其为物气盛而力厚，不论风寒暑湿、痰火郁结皆能补塞。故病人如果邪去正衰，用之固宜。或邪微而正亦惫，或邪深而正气怯弱，不能逐之于外，则于除邪药中投之，以为驱邪之助。然又必审其轻重而后用之，自然有扶危定倾之功。乃不察其有邪无邪，是虚是实，又佐以纯补温热之品，将邪气尽行补住，轻者邪气永不复出，重者即死矣！

夫医者之所以遇疾即用，而病家服之死而无悔者，何也？盖愚人之心，皆以价贵为良药，价贱为劣药。而常人之情，无不好补而恶攻，故服参而死，即使明知其误，然以为服人参而死，则医者之力已竭，而人子之心已尽，此命数使然，可以无恨矣。若服攻削之药而死，即使用药不误，病实难治，而医者之罪，已不可胜诛矣。故人参者，乃医家邀功避罪之圣药也。病家如此，医家如此，而害人无穷矣！更有骇者，或以用人参为冠冕，或以用人参为有力量，又因其贵重，深信以为必能挽回造化，故毅然用之。孰知人参一用，凡病之有邪者，死者即死，其不死者，亦终身不得愈乎！

其破家之故，何也？盖向日之人参，不过一二换，多者三四换，今则其价十倍，其所服又非一钱二钱而止。小康之家，服二三两而家已荡然矣。夫人情于死生之际，何求不得，宁恤破家乎！医者全不一念，轻将人参立方。用而不遵，在父为不慈，在子为不孝，在夫妇昆弟为忍心害理，并有亲戚朋友责罚痛骂，即使明知无益，姑以此塞责。又有孝子慈父，幸其或生，竭力以谋之，遂使贫窭之家，病或稍愈，一家终身冻馁。若仍不救，棺殓俱无，卖妻鬻子，全家覆败。医者误治，杀人可恕，而逞己之意，日日害人破家，其恶甚于盗贼，可不慎哉！吾愿天下之人，断不可以人参为起死回生之药而必服之。医者，必审其病，实系纯虚，非参不治，服必万全，然后用之。又必量其家业，尚可以支持，不至用参之后，死生无靠，然后节省用之。一以惜物力，一以全人之命，一以保人之家，如此存心，自然天降之福。若如近日之医，杀命破家于人不知之地，恐天之降祸，亦在人不知之地也，可不慎哉！

用药如用兵论

圣人之所以全民生也,五谷为养,五果为助,五畜为益,五菜为充,而毒药则以之攻邪,故虽甘草、人参,误用致害,皆毒药之类也。古人好服食者,必生奇疾,犹之好战胜者,必有奇殃。是故兵之设也以除暴,不得已而后兴;药之设也以攻疾,亦不得已而后用,其道同也。故病之为患也,小则耗精,大能伤命,隐然一敌国也。以草木偏性,攻脏腑之偏胜,必能知彼知己,多方以制之,而后无丧身殒命之忧。是故传经之邪,而先夺其未至,则所以断敌之要道。横暴之疾,而急保其未病,则所以守我之岩疆也。挟宿食而病者,先除其食,则敌之资粮已焚。合旧疾而发者,必防其并,则敌之内应既绝。辨经络而无泛用之药,此之谓向导之师。因寒热而有反用之方,此之谓行间之术。一病而分治之,则用寡可以胜众,使前后不相救,而势自衰。数病而合治之,则并力捣其中坚,使离散无所统,而众悉溃。病方进,则不治其太甚,固守元气所以老其师。病方衰,则必穷其所之,更益精锐,所以捣其穴。若夫虚邪之体攻不可过,本和平之药而以峻药补之,衰敝之日不可穷民力也。实邪之伤攻不可缓,用峻厉之药而以常药和之,富强之国可以振威武也。然而选材必当,器械必良,克其不怠,布阵有方,此又不可更仆数也。孙武子十三篇,治病之法尽之矣。

执方治病论

古人用药立方,先陈列病症,然后云某方主之。若其症少有出入,则有加减之法,附于方后。可知方中之药,必与所现之症纤悉皆合,无一味虚设,乃用此方毫无通融也。又有一病而云某方亦主之者,其方或稍有异同,或竟不同,可知一病并不止一方所能治。今乃病名稍似,而其中之现症全然不同,乃亦以此方施治,则其药皆不对症矣。并有病名虽一，病形相反，亦用此方，则其中尽属相反之药矣。总之，欲用古方，必先审病者所患之症，悉与古方前所陈列之症皆合。更检方中所用之药，无一不与所现之症相合，然后施用，否则必须加减。无可加减，则另择一方，断不可道听途说，闻某方可以治某病，不论其因之异同，症之出入，而冒昧施治。虽所用悉本于古方，而害亦大矣。

汤药不足尽病论

《内经》治病之法，针灸为本，而佐之以砭石、熨浴、导引、按摩、酒醴等法。病各有宜，缺一不可。盖服药之功，入肠胃而气四达，未尝不能行于脏腑经络。若邪在筋骨肌肉之中，则病属有形，药之气味，不能奏功也。故必用针灸等法，即从病之所在，调其血气，逐其风寒，为实而可据也。况即以服药论，只用汤剂，亦不能尽病。盖汤者，荡也，其行速，其质轻，其力易过而不留，惟病在荣卫肠胃者，其效更速。其余诸病，有宜丸、宜散、宜膏者，必医者预备，以待一时急用，视其病之所在，而委曲施治，则病无遁形。故天下无难治之症，而所投辄有神效，扁鹊、仓公所谓禁方者是也。若今之医者，只以一煎方为治，惟病后调理则用滋补丸散，尽废圣人之良法，即使用药不误，而与病不相入，则终难取效。故扁鹊云：人之所患，患病多；医之所患，患道少。近日病变愈多，而医家之道愈少，此痼疾之所以日多也。

本草古今论

本草之始，仿于神农，药止三百六十品。此乃开天之圣人，与天地为一体，实能探造化之精，穷万物之理，字字精确，非若后人推测而知之者。故对症施治，其应若响。仲景诸方之药，悉本此书。药品不多，而神明变化，已无病不治矣。迨其后，药味日多，至陶弘景倍之，而为七百二十品。后世日增一日，凡华夷之奇草逸品，试而有效，医家皆取而用之，代有成书。至明李时珍，增益唐慎微《证类本草》为《纲目》，考其异同，辨其真伪，原其生产，集诸家之说，而本草更大备，此药味由少而多之故也。至其功用，则亦后人试验而知之，故其所治之病益广，然皆不若《神农本草》之纯正真确。故宋人有云：用神农之品无不效，而弘景所增已不甚效，若后世所增之药则尤有不足凭者。至其诠释，大半皆视古方用此药医某病，则增注之；或古方治某病，其药不止一品，而误以方中此药为专治此病者有之；更有以己意推测而知者；又或偶愈一病，实非此药之功，而强著其效者，种种难信。至张洁古、李东垣辈，以某药专派入某经，则更穿凿矣，其详在"治病不必分经络脏腑篇"。故论本草，必以神农为本，而他说则必审择而从之，更必验之于病而后信，又必考古人方中所曾用者，乃可采取，余则止可于单方外治之法用之，又有后世所谓之奇药，或出于深山穷谷，或出于殊方异域，前世所未尝有者，后人用之，往往有奇效。此乃偏方异气之所钟，造物之机，久而愈泄，能治古方所不能治之奇病。博物君子，亦宜识之，以广见闻，此又在本草之外者矣。

药性变迁论

古方所用之药，当时效验显著，而本草载其功用凿凿者，今依方施用，竟有应有不应，其故何哉？盖有数端焉：一则地气之殊也。当时初用之始，必有所产之地，此乃其本生之土，故气厚而力全，以后传种他方，则地气移而力薄矣；一则种类之异也。凡物之种类不一，古人所采，必至贵之种，后世相传，必择其易于繁衍者而种之，未必皆种之至贵者，物虽非伪，而种则殊矣；一则天生与人力之异也，当时所采皆生于山谷之中，元气未泄，故得气独厚，今皆人工种植，既非山谷之真气，又加灌溉之功，则性平淡而薄劣矣；一则名实之讹也。当时药不市卖,皆医者自取而备之,迨其后,有不常用之品,后人欲得而用之,寻求采访,或误以他物充之,或以别种代之,又肆中未备,以近似者欺人取利,此药遂失其真矣。其变迁之因,实非一端。药性既殊,即审病极真,处方极当,奈其药非当时之药,即效亦不可必矣。今之医者,惟知定方,其药则惟病家取之肆中,所以真假莫辨,虽有神医,不能以假药治真病也。

药性专长论

药之治病,有可解者,有不可解者。如性热能治寒,性燥能治湿,芳香则通气,滋润则生津,此可解者也。如同一发散也,而桂枝则散太阳之邪,柴胡则散少阳之邪;同一滋阴也,而麦冬则滋肺之阴,生地则滋肾之阴;同一解毒也,而雄黄则解蛇虫之毒,甘草则解饮食之毒。已有不可尽解者,至如鳖甲之消痞块,使君子之杀蛔虫,赤小豆之消肤肿,蕤仁生服不眠、熟服多眠,白鹤花之不腐肉而腐骨,则尤不可解者。此乃药性之专长,即所谓单方秘方也。然人只知不可解者之为专长,而不知常用药之中,亦各有专长之功。后人或不知之,而不能用,或日用而忽焉,皆不能尽收药之功效者也。故医者,当广集奇方,深明药理,然后奇症当前,皆有治法,变化无穷。当年神农著《本草》之时,即不能睹形而即识其性,又不可每药历试而知,竟能深识其功能,而所投必效,岂非与造化相为默契,而非后人思虑之所能及者乎?

煎药法论

煎药之法,最宜深讲,药之效不效,全在乎此。夫烹饪禽鱼羊豕,失其调度,尚能损人,况药专以之治病,而可不讲乎?其法载于古方之末者,种种各殊。如麻黄汤,先煎麻黄去沫,然后加余药同煎,此主药当先煎之法也;而桂枝汤,又不必先煎桂枝,服药后,须啜热粥以助药力，又一法也；如茯苓桂枝甘草大枣汤，则以甘澜水先煎茯苓；如五苓散，则以白饮和服，服后又当多饮暖水；小建中汤，则先煎五味，去渣而后纳饴糖；大柴胡汤，则煎减半，去渣再煎；柴胡加龙骨牡蛎汤，则煎药成而后纳大黄。其煎之多寡，或煎水减半，或十分煎去二三分，或只煎一二十沸。煎药之法，不可胜数，皆各有意义。大都发散之药，及芳香之药，不宜多煎，取其生而疏荡；补益滋腻之药，宜多煎，取其熟而停蓄。此其总诀也。故方药虽中病，而煎法失度，其药必无效。盖病家之常服药者，或尚能依法为之。其粗鲁贫苦之家，安能如法制度？所以病难愈也。若今之医者，亦不能知之矣。况病家乎？

服药法论

病之愈不愈，不但方必中病，方虽中病，而服之不得其法，则非特无功，而反有害，此不可不知也。如发散之剂，欲驱风寒出之于外，必热服，而暖覆其体，令药气行于荣卫，热气周遍，挟风寒而从汗解。若半温而饮之，仍当风坐立，或仅寂然安卧，则药留肠胃，不能得汗，风寒无暗消之理，而荣气反为风药所伤矣。通利之药，欲其化积滞而达之于下也，必空腹顿服，使药性鼓动，推其垢浊从大便解。若与饮食杂投，则新旧混杂，而药气与食物相乱，则气性不专，而食积愈顽矣。故《伤寒论》等书，服药之法，宜热宜温，宜凉宜冷，宜缓宜急，宜多宜少，宜早宜晚，宜饱宜饥，更有宜汤不宜散，宜散不宜丸，宜膏不宜丸，其轻重大小，上下表里，治法各有当。此皆一定之至理，深思其义，必有得于心也。

医必备药论

古之医者，所用之药皆自备之。《内经》云：司气备物，则无遗主矣。当时韩康卖药，非卖药也，即治病也。韩文公《进学解》云：

牛溲、马渤、败鼓之皮，俱收并蓄，待用无遗，医师之良也。今北方人称医者为卖药先生，则医者之自备药可知。自宋以后，渐有写方不备药之医，其药皆取之肆中，今则举世皆然。夫卖药者，不知医，犹之可也；乃行医者，竟不知药，则药之是非真伪，全然不问，医者与药不相谋，方即不误，而药之误多矣。又古圣人之治病，惟感冒之疾，则以煎剂为主，余者皆用丸散为多。其丸散，有非一时所能合者。倘有急迫之疾，必须丸散，俟丸散合就，而人已死矣。又有一病止须一丸而愈，合药不可止合一丸，若使病家为一人而合一料，则一丸之外，皆为无用。惟医家合之，留待当用者用之，不终弃也。又有不常用，不易得之药，储之数年难遇一用，药肆之中，因无人问，则亦不备。惟医者自蓄之，乃可待不时之需耳。至于外科所用之煎方，不过通散荣卫耳。若护心托毒，全赖各种丸散之力，其药皆贵重难得，及煅炼之物，修合非一二日之功，而所费又大，亦不得为一人止合一二丸。若外治之围药、涂药、升药、降药、护肌腐肉，止血行瘀，定痛煞痒，提脓呼毒，生肉生皮，续筋连骨；又有熏、蒸、烙、灸、吊、洗、点、溻等药，种种各异，更复每症不同，皆非一时所得备，尤必须平时预合。乃今之医者，既不知其方，亦不讲其法，又无资本以蓄药料，偶遇一大症，内科则一煎方之外，更无别方，外科则膏药之外，更无余药。即有之，亦惟取极贱、极易得之一二味，以为应酬之具，则安能使极危、极险、极奇、极恶之症，令起死回生乎？故药者，医家不可不全备者也。

乩方论

世有书符请仙而求方者，其所书之方，固有极浅、极陋、极不典而不能治病且误人者；亦有极高、极古、极奇、极隐之治病而神效者。其仙或托名吕纯阳，或托名张仲景。其方亦宛然纯阳、仲景之遗法。此其事甚奇，然亦有理焉。夫乩者，机也。人心之感召，无所不通,既诚心于求治,则必又能治病之鬼神应之。虽非真纯阳、仲景,必先世之明于医理,不遇于时而死者,其精灵一时不散,游行于天地之间,因感而至,以显其能,而其人病适当愈,则获遇之,此亦有其理也。其方未必尽效,然皆必有意义,反不若世之时医,用相反之药以害人;惟决死生之处,不肯凿凿言之,此则天机不轻泄之故也。至于不通不典之方,则必持乩之术不工,或病家之心不诚,非真乩方也。

热药误人最烈论

凡药之误人,虽不中病,非与病相反者,亦不能杀人;即与病相反,药性平和者,不能杀人;与病相反,性又不平和,而用药甚轻,不能杀人;性既相反,药剂又重,其方中有几味中病者,或其几味能解此药性者,亦不能杀人。兼此数害,或其人病甚轻,或其人精力壮盛,亦不能杀人。盖误药杀人,如此之难也,所以世之医者,大半皆误,亦不见其日杀数人也。即使杀之,乃辗转因循,以至于死,死者不觉也。其有幸而不死,或渐自愈者,反指所误用之药以为此方之功效,又转以之误治他人矣。所以终生误人,而不自知其咎也。惟大热大燥之药,则杀人为最烈。盖热性之药,往往有毒,又阳性急暴,一入脏腑,则血涌气升。若其人之阴气本虚,或当天时酷暑,或其人伤暑伤热,一投热剂,两火相争,目赤便闭,舌燥齿干,口渴心烦,肌裂神躁,种种恶候,一时俱发。医者及病家俱不察,或云更宜引火归元,或云此是阴症,当加重其热药,而佐以大补之品,其人七窍皆血,呼号宛转,状如服毒而死。病家全不以为咎,医者亦洋洋自得,以为病势当然。总之,愚人喜服补热,虽死不悔。我目中所见不一垂涕泣而道之,而医者与病家,无一能听从者,岂非所谓命哉!夫大寒之药,亦能杀人,其势必缓,犹为可救,不若大热之药,断断不可救也。至于极轻淡之药,误用亦能杀人,此乃其人之本领甚薄,或势已危殆,故小误即能生变,此又不可全归咎于医杀之也。

薄贴论

今所用之膏药,古人谓之薄贴。其用大端有二:一以治表,一以治里。治表者,如呼脓去腐,止痛生肌,并撮风护肉之类,其膏宜轻薄而日换,此理人所易知;治里者,或驱风寒,或和气血,或消痰痞,或壮筋骨,其方甚多,药亦随病加减,其膏宜重厚而久贴,此理人所难知。何也?盖人之疾病,由外以入内,其流行于经络脏腑者,必服药乃能驱之。若其病既有定所,在于皮肤筋骨之间,可按而得者,用膏贴之,闭塞其气,使药性从毛孔而入其腠理,通经贯络,或提而出之,或攻而散之,较之服药尤有力,此至妙之法也。故凡病之气聚血结,而有形者薄贴之法为良。但制膏之法,取药必真,心志必诚,火候必到,方能有效,否则不能奏功。至于敷、熨、吊、溻种种杂法,义亦相同,在善医者通变之而已。

貌似古方欺人论

古圣人之立方,不过四五味而止。其审药性,至精至当;其察病情,至真至确。方中所用之药,必准对其病,而无毫发之差,无一味泛用之药,且能以一药兼治数症,故其药味虽少,而无症不该。后世之人,果能审其人之病,与古方所治之病无少异,则全用古方治之,无不立效。其如天下之风气各殊,人之气禀各异,则不得不依古人所制主病之方,略为增减,则药味增矣。又或病同而症甚杂,未免欲兼顾,则随症增一二味,而药又增矣。故后世之方,药味增多,非其好为杂乱也,乃学不如古人,不能以一药治数症,故变简而为繁耳。此犹不失周详之意。且古方之设,原有加减之法,病症杂出,亦有多品之剂,药味至十余种,自唐以后之方,用药渐多,皆此义也。乃近世之医,动云效法汉方,药止四五味,其四五味之药,有用浮泛轻淡之品者,虽不中病,犹无大害。若趋时之辈,竟以人参、附子、干姜、苍术、鹿茸、熟地等峻补辛热之品,不论伤寒、暑湿,惟此数种轮流转换,以成一方,种种与病相反,每试必杀人,毫不自悔,既不辨病,又不审药性,更不记方书,以为此乃汉人之法。呜呼!今之所学汉人之方,何其害人如此之毒也!其端起于近日之时医,好为高论以欺人,又人情乐于温补,而富贵之家尤甚,不如是则道不行,所以人争效尤,以致贻害不息。安有读书考古、深思体验之君子,出而挽回之,亦世道生民之大幸也。

医学源流论　卷下

司天运气论

邪说之外，有欺人之学，有耳食之学。何谓欺人之学？好为高谈奇论，以骇人听闻，或剿袭前人之语，以示渊博，彼亦自知其为全然不解，但量他人亦莫之能深考也，此为欺人之学。何谓耳食之学？或窃听他人之说，或偶阅先古之书，略记数语，自信为已得其秘，大言不惭，以此动众，所谓道听途说是也。如近人所谈司天运气之类是也。彼所谓司天运气者，以为何气司天，则是年民当何病。假如厥阴司天，风气主之，则是年之病，皆当作风治。此等议论，所谓耳食也。盖司天运气之说，黄帝不过言天人相应之理如此，其应验先候于脉。凡遇少阴司天，则两手寸口不应；厥阴司天，则右寸不应。太阴司天，则左寸不应。若在泉，则尺脉不应，亦如之。若脉不当其位则病，相反者死，此诊脉之一法也。至于病，则必观是年岁气胜与不胜。如厥阴司天，风淫所胜，民病心痛胁满等症。倘是年风淫虽胜，而民另生他病，则不得亦指为风淫之病也；若是年风淫不胜，则又不当从风治矣。经又云：相火之下，水气乘之；水位之下，火气乘之。五气之胜皆然。此乃亢则害，承乃制之理。即使果胜，亦有相克者乘之，更与司天之气相反矣。又云：初气终三气，天气主之，胜之常也；四气尽终气，地气主之，复之常也。有胜则复，无胜则否，则岁半以前属司天，岁半以后又属在泉，其中又有胜不胜之殊，其病更无定矣。又云：厥阴司天，左少阴，右太阳，谓之左间、右闻。六气皆有左右间，每间主六十日，是一岁之中，复有六气循环做主矣。其外，又有南政、北政之反其位，天符岁会三合之不齐,太过不及之异气,欲辨明分晰,终年不能尽其蕴。当时圣人不过言天地之气,运行旋转如此耳。至于人之得病,则岂能一一与之尽合?一岁之中不许有一人生他病乎?故《内经》治岁气胜复,亦不分所以得病之因。总之,见病治病,如风淫于内,则治以辛凉,六气皆有简便易守之法。又云:治诸胜复,寒者热之,热者寒之,温者清之,清者温之。无问其数,以平为期,何等划一。凡运气之道,言其深者,圣人有所不能知,及施之实用,则平正通达,人人易晓。但不若今之医者所云,何气司天,则生何病,正与《内经》圆机活法相背耳。

医道通治道论

治身犹治天下也。天下之乱,有由乎天者,有由乎人者。由乎天者,如夏商水旱之灾是也。由乎人者,如历代季世之变是也。而人之病,有由乎先天者,有由乎后天者。由乎先天者,其人生而虚弱柔脆是也。由乎后天者,六淫之害,七情之感是也。先天之病,非其人之善养,与服大药,不能免于夭折,犹之天生之乱,非大圣大贤,不能平也。后天之病,乃风寒暑湿燥火之疾,所谓外患也;喜怒忧思悲惊恐之害,所谓内忧也。治外患者,以攻胜。四郊不靖,而选将出师,速驱除之可也。临辟雍而讲礼乐,则敌在门矣。故邪气未尽,而轻用补者,使邪气内入而亡。治内伤者,以养胜。纲纪不正,而崇儒讲道,徐化导之可也。若任刑罚而严诛戮,则祸益深矣。故正气不足,而轻用攻者,使其正气消尽而亡。然而大盛之世,不无玩民,故刑罚不废,则补中之攻也。然使以小寇而遽起戎兵,是扰民矣。故补中之攻,不可过也。征诛之年,亦修内政,故教养不弛,则攻中之补也。然以戎首而稍存姑息,则养寇也,故攻中之补,不可误也。天下大事,以天下全力为之,则事不堕,天下小事,以一人从容处之,则事不扰。患大病以大药制之,则病气无余;患小病以小方处之,则正气不伤。然而施治有时,先后有序,大小有方,轻重有度,疏密有数,纯而不杂,整而不乱。所用之药,各得其性,则器使之道;所处之方,各得其理,则调度之法。能即小以喻大,谁谓良医之法,不可通于良相也。

五方异治论

人禀天地之气以生,故其气体随地不同。西北之人,气深而厚,凡受风寒,难于透出,宜用疏通重剂;东南之人,气浮而薄,凡遇风寒,易于疏泄,宜用疏通轻剂。又西北地寒,当用温热之药,然或有邪蕴于中,而内反甚热,则用辛寒为宜;东南地温,当用清凉之品,然或有气邪随散,则易于亡阳,又当用辛温为宜。至交广之地,则汗出无度,亡阳尤易,附桂为常用之品。若中州之卑湿,山陕之高燥,皆当随地制宜。故入其境,必问水土风俗而细调之,不但各府各别,即一县之中,风气亦有迥殊者。并有所产之物,所出之泉,皆能致病。土人皆有极效之方,皆宜详审访察。若恃己之能,执己之见,治竟无功,反为土人所笑矣。

湖州长兴县有合溪,小儿饮此水,则腹中生痞。土人治法,用线挂颈,以两头按乳头上剪断,即将此线挂转,将两头向背脊上,一并拽齐。线头尽处将黑点记脊上,用艾灸之,或三壮、或七壮即消,永不再发。服药无效。

病随国运论

天地之气运,数百年一更易,而国家之气运亦应之。上古无论,即以近代言,如宋之末造,中原失陷,主弱臣弛。张洁古、李东垣辈立方,皆以补中宫,健脾胃,用刚燥扶阳之药为主,《局方》亦然。至于明季,主暗臣专,膏泽不下于民,故丹溪以下诸医,皆以补阴益下为主。至我本朝,运当极隆之会,圣圣相承,大权独揽,朝纲整肃,惠泽旁流,此盛阳于上之明征也。又冠饰朱缨,口燔烟草,五行惟火独旺,故其为病,皆属阳盛上越之症。数十年前,云间老医知此义者,往往专以芩、连、知、柏,挽回误投温补之人,应收奇效,此实与运气相符。近人不知此理,非惟不能随症施治,并执宁过温热,毋过寒冷之说。偏于温热,又多矫枉过正之论,如中暑一症,或有伏阴在内者,当用大顺散、理中汤,此乃千中之一。今则不论何人,凡属中暑,皆用理中等汤,我目睹七窍皆裂而死者,不可胜数。至于托言祖述东垣,用苍术等燥药者,举国皆然。此等恶习,皆由不知天时国运之理,误引旧说以害人也。故古人云:不知天地人者,不可以为医。

针灸失传论

《灵》《素》两经,其详论脏腑经穴疾病等说,为针法言者十之七八,为方药言者十之二三。上古之重针法如此,然针道难而方药易,病者亦乐于服药,而苦于针。所以后世方药盛行,而针法不讲。今之为针者,其显然之失有十,而精微尚不与焉。

两经所言,十二经之出入起止,浅深左右,交错不齐,其穴随经上下,亦参差无定。今人只执同身寸,依左右一直竖量,并不依经曲折,则经非经而穴非穴,此一失也。

两经治病,云某病取某穴者固多,其余则指经而不指穴。如《灵·终始篇》云:人迎一盛,泻足少阳,补足厥阴;《厥病篇》云:厥头痛,或取足阳明、太阴,或取手少阳、足少阴。耳聋取手阳明,嗌干取足少阴,皆不言其穴,其中又有泻子补母等义。今则每病指定几穴,此二失也。

两经论治,井、荥、俞、经、合最重。冬刺井,春刺荥,夏刺俞,长夏刺经,秋刺合。凡只言某经,而不言某穴者,大都皆指井荥五者为言。今则皆不讲矣,此三失也。

补泻之法,《内经》云:吸则内针,无令气忤,静以久留,无令邪布;吸则转针,以得气为故,候呼引针,呼尽乃去,大气皆出为泻。呼尽内针,静以久留,以气至为故,候吸引针,气不得出,各在其处,推阖其门,令神气存,大气留止为补。又必迎其经气,疾内而徐出,不按其痏为泻,随其经气徐内而疾出,即按其痏为补。其法多端。今则转针之时,以大指推出为泻,搓入为补,此四失也。

纳针之后,必候其气。刺实者,阴气隆至乃去针;刺虚者,阳气隆至乃出针。气不至,无问其数,气至即去之,勿复针。《难经》云:先以左手压按所针之处,弹而弩之,爪而下之。其气来如动脉之状,顺而刺之。得气因而推内之,是谓补;动而伸之,是谓泻。今则时时转动,俟针下宽转,而后出针,不问气之至与不至,此五失也。

凡针之深浅,随时不同。春气在毛,夏气在皮肤,秋气在肌肉,冬气在筋骨。故春夏刺浅,秋冬刺深,反此有害。今则不论四时、分寸各有定数,此六失也。

古之用针,凡疟疾、伤寒、寒热咳嗽、一切脏腑七窍等病,无所不至。今则止治经脉形体痿痹屈伸等病而已,此七失也。

古人刺法,取血甚多,《灵枢·血络论》言之最详。而头痛、腰痛,尤必大泻其血,凡血络有邪者,必尽去之。若血射出而黑,必令变色,见赤血而止,否则病不除而反有害。今人则偶尔见血,病者医者已惶恐失据,病何由除?此八失也。

《内经》刺法,有九变十二节。九变者,输刺、远道刺、经刺、络刺、分刺、大泻刺、毛刺、巨刺、焠刺;十二节者,偶刺、报刺、恢刺、齐刺、扬刺、直针刺、输刺、短刺、浮刺、阴刺、傍刺、赞刺。以上二十一法,视病所宜,不可更易,一法不备,则一病不愈。今则只直刺一法,此九失也。

古之针制有九:镵针、员针、鍉针、锋针、铍针、员利针、毫针、长针、大针,亦随病所宜而用,一失其制,则病不应。今则大者如员针,小者如毫针而已,岂能治痼疾暴气?此十失也。

其大端之失已如此,而其尤要者,更在神志专一,手法精严。经云:神在秋毫,属意病者,审视血脉,刺之无殆。又云:经气已至,慎守勿失,深浅在志,远近若一,如临深渊,手如握虎,神无营于众物。又云:伏如横弩,起如发机。其专精敏妙如此。今之医者,随手下针,漫不经意,即使针法如古,志不凝而机不达,犹恐无效,况乎全与古法相背乎?其外,更有先后之序,迎随之异,贵贱之殊,劳逸之分,肥瘦之度,多少之数,更仆难穷。果能潜心体察,以合圣度,必有神功。其如人之畏难就易,尽违古法,所以世之视针甚轻,而其术亦不甚行也。若灸之一法,则较之针所治之病,不过十之一二。知针之理,则灸又易易耳。

水病针法论

凡刺之法,不过补泻经络,祛邪纳气而已。其取穴甚少,惟水病风瘕肤胀,必刺五十七穴。又云:皮肤之血尽取之,何也?盖水旺必克脾土,脾土衰,则遍身皮肉皆肿,不特一经之中有水气矣。若仅刺一经,则一经所过之地,水自渐消,而他经之水不消,则四面汇聚并一经,已泻之水亦仍满矣。故必周身肿满之处,皆刺而泻之,然后其水不复聚耳。此五十七穴者,皆脏之阴络,水之所容也。此与大禹治洪水之法同。盖洪水泛溢,必有江淮河济,各引其所近之众流以入海,必不能使天下之水只归一河以入海也。又出水之后,更必调其饮食。经云:方饮无食,方食无饮,欲使饮食异居,则水不从食,以至于脾土受湿之处也。无食他食百三十五日,此症之难愈如此。余往时治此病,轻者多愈,重者必复肿。盖由五十七穴未能全刺,而病人亦不能守戒一百三十五日也。此等大症,少违法度,即无愈理,可不慎哉!

出奇制病论

病有经有纬,有常有变,有纯有杂,有正有反,有整有乱。并有从古医书所无之病,历来无治法者,而其病又实可愈。既无陈法可守,是必熟寻《内经》《难经》等书,审其经络脏腑受病之处,及七情六气相感之因,与夫内外分合,气血聚散之形,必有凿凿可征者,而后立为治法。或先或后,或并或分,或上或下,或前或后,取药极当,立方极正,而寓以巧思奇法,深入病机,不使扞格。如庖丁之解牛,虽筋骨关节之间,亦游刃有余。然后天下之病,千绪万端,而我之设法亦千变万化,全在平时于极难、极险之处参悟通彻,而后能临事不眩。否则一遇疑难,即束手无措,冒昧施治,动辄得咎,误人不少哉。

治病缓急论

病有当急治者,有不当急治者。外感之邪,猛悍剽疾,内犯脏腑,则元气受伤,无以托疾于外,必乘其方起之时,邪入尚浅,与气血不相乱,急驱而出之于外,则易而且速。若俟邪气已深,与气血相乱,然后施治,则元气大伤,此当急治者也;若夫病机未定,无所归着,急用峻攻,则邪气益横。如人之伤食,方在胃中,则必先用化食之药,使其食渐消,由中焦而达下焦,变成渣秽而出,自然渐愈。若即以硝黄峻药下之,则食尚在上焦,即使随药而下,乃皆未化之物,肠胃中脂膜与之同下,而人已大疲,病必生变,此不当急治者也。以此类推,余病可知。至于虚人与老少之疾,尤宜分别调护,使其元气渐转,则正复而邪退。医者不明此理,而求速效,则补其所不当补,攻其所不当攻。所服之药不验,又转求他法,无非诛伐无过。至当愈之时,其人已为药所伤,而不能与天地之生气相应矣。故虽有良药,用之非时,反能致害,缓急之理,可不讲哉?

治病分合论

一病而当分治者,如痢疾腹痛、腹胀,则或先治胀满,或先治腹痛。即胀满之中亦不同,或因食,或因气,或先治食,或先治气。腹痛之中亦不同,或因积,或因寒,或先去积,或先散寒。种种不同,皆当视其轻重而审察之。以此类推,则分治之法可知矣。有当合治者,如寒热腹痛,头痛,泄泻,厥冒,胸满,内外上下,无一不病,则当求其因何而起,先于诸症中择最甚者为主。而其余症,每症加专治之药一二味以成方,则一剂而诸症皆备。以此类推,则合治之法可知矣。药亦有分合焉,有一病而合数药以治之者,阅古圣人制方之法自知;有数病而一药治之者,阅本草之主治自知。为医者,无一病无穷究其因,无一方不洞悉其理,无一药不精通其性,庶几可以自信,而不枉杀人矣。

发汗不用燥药论

驱邪之法,惟发表、攻里二端而已。发表所以开其毛孔,令邪从汗出也。当用至轻至淡、芳香清洌之品,使邪气缓缓从皮毛透出,无犯中焦,无伤津液,仲景麻黄、桂枝等汤是也。然犹恐其营中阴气,为风火所煽,而消耗于内,不能滋润和泽,以托邪于外,于是又啜薄粥,以助胃气,以益津液,此服桂枝汤之良法。凡发汗之方,皆可类推,汗之必资于津液如此。后世不知,凡用发汗之方,每专用厚朴、葛根、羌活、白芷、苍术、豆蔻等温燥之药,即使其人津液不亏,内既为风火所熬,又复为燥药所燥,则汗从何生?汗不能生,则邪无所附而出,不但不出,邪气反为燥药鼓动,益复横肆,与正气相乱,邪火四布,津液益伤,而舌焦唇干,便闭目赤,种种火象自生,则身愈热,神渐昏,恶症百出。若再发汗,则阳火盛极,动其真阴,肾水来救,元阳从之,大汗上泄,亡阳之危症生矣。轻者亦成痉症,遂属坏病难治。故用燥药发汗而杀人者,不知凡几也。此其端开于李东垣,其所著书立方,皆治湿邪之法,与伤寒杂感无涉,而后人宗其说,以治一切外感之症,其害至今益甚。况治湿邪之法,亦以淡渗为主,如猪苓、五苓之类,亦无以燥胜之者。盖湿亦外感之邪,总宜驱之外出,而兼以燥湿之品,断不可专用胜湿之药,使之内攻,致邪与正争,而伤元气也。至于中寒之证,亦先以发表为主,无竟用热药以胜寒之理,必其寒气乘虚陷入,而无出路,然后以姜附回其阳,此仲景用理中之法也。今乃以燥药发杂感之汗,不但非古圣之法,并误用东垣之法。医道专传,只此浅近之理尚不知,何况深微者乎?

病不可轻汗论

治病之法,不外汗下二端而已。下之害人,其危立见,故医者病者,皆不敢轻投。至于汗多亡阳而死者,十有二三,虽死而人不觉也。何则?凡人患风寒之疾,必相戒以为宁暖勿凉,病者亦重加覆护,医者亦云服药,必须汗出而解。故病人之求得汗,人人以为当然也。秋冬之时,过暖尚无大害,至于盛夏初秋,天时暑燥,卫气开而易浅,更加闭户重衾,复投发散之剂,必至大汗不止而亡阳矣。又外感之疾,汗未出之时,必烦闷恶热,及汗大出之后,卫气尽泄,必阳衰而畏寒。始之暖覆,犹属勉强,至此时虽欲不覆而不能,愈覆愈汗,愈汗愈寒,直至汗出如油,手足厥冷,而病不可为矣。其死也,神气甚清,亦无痛苦,病者医者,及旁观之人,皆不解其何故而忽死,惟有相顾噩然而已。我见甚多,不可不察也。总之,有病之人,不可过凉,亦不宜太暖,无事不可令汗出,惟服药之时,宜令小汗。仲景服桂枝汤法云:服汤已,温覆令微似汗,不可如水淋漓。此其法也。至于亡阳未剧,犹可挽回,《伤寒论》中真武、理中、四逆等法可考。若已脱尽,无可补救矣。又盛暑之时,病者或居楼上,或卧近灶之所。无病之人，一立其处，汗出如雨，患病者必至时时出汗，即不亡阳，亦必阴竭而死。虽无移徙之处，必择一席稍凉之地而处之，否则神丹不救也。

伤风难治论

凡人偶感风寒，头痛发热，咳嗽涕出，欲语谓之伤风。非《伤寒论》中所云之伤风，乃时行之杂感也。人皆忽之，不知此乃至难治之疾，生死之所关也。盖伤风之疾，由皮毛以入于肺，肺为娇脏，寒热皆所不宜。太寒，则邪气凝而不出；太热，则火烁金而动血；太润，则生痰饮；太燥，则耗精液；太泄，则汗出而阳虚；太涩，则气闭而邪结。并有视为微疾，不避风寒，不慎饮食，经年累月，病机日深，或成血症，或成肺痿，或成哮喘，或成怯弱，比比皆然。误治之害，不可胜数。谚云：伤风不醒变成劳。至言也。然则治之何如？一驱风，苏叶、荆芥之类；二消痰，半夏、象贝之类；三降气，苏子、前胡之类；四和营卫，桂枝、白芍之类；五润津液，蒌仁、元参之类；六养血，当归、阿胶之类；七清火，黄芩、山栀之类；八理肺，桑皮、大力子之类。八者随其症之轻重而加减之，更加以避风寒，戒辛酸，则庶几渐愈，否则必成大病。医者又加以升提辛燥之品，如桔梗、干姜之类。不效，即加以酸收，如五味子之类，则必见血，及见血，随用熟地、麦冬，以实其肺，即成劳而死。四十年以来，我见以千计矣，伤哉！

攻补寒热同用论

虚症宜补，实症宜泻，尽人而知之者。然或人虚而症实，如弱体之人，冒风伤食之类；或人实而症虚，如强壮之人，劳倦亡阳之类。或有人本不虚，而邪深难出；又有人已极虚，而外邪尚伏，种种不同。若纯用补，则邪气益固；纯用攻，则正气随脱。此病未愈，彼病益深,古方所以有攻补同用之法。疑之者曰:两药异性,一水同煎,使其相制,则攻者不攻,补者不补,不如勿服。若或两药不相制,分途而往,则或反补其所当攻,攻其所当补,则不惟无益,而反有害,是不可不虑也。此正不然,盖药之性,各尽其能,攻者必攻强,补者必补弱,犹掘坎于地,水从高处流下,必先盈坎而后进,必不反向高处流也。如大黄与人参同用,大黄自能逐去坚积,决不反伤正气;人参自能充益正气,决不反补邪气。盖古人制方之法,分经别脏,有神明之道焉。如疟疾之小柴胡汤,疟之寒热往来,乃邪在少阳,木邪侮土,中宫无主,故寒热无定。于是用柴胡以驱少阳之邪,柴胡必不犯脾胃,用人参以健中宫之气,人参必不入肝胆,则少阳之邪自去,而中土之气自旺,二药各归本经也。如桂枝汤,桂枝走卫以祛风,白芍走荣以止汗,亦各归本经也。以是而推,无不尽然。试以《神农本草》诸药主治之说细求之,自无不得矣。凡寒热兼用之法,亦同此义,故天下无难治之症。后世医者不明此理,药惟一途,若遇病情稍异,非顾此失彼,即游移浮泛,无往而非棘手之病矣。但此必本于古人制方成法而神明之。若竟私心自用,攻补寒热,杂乱不伦,是又杀人之术也。

临病人问所便论

　　病者之爱恶苦乐,即病情虚实寒热之征,医者望色切脉而知之,不如其自言之为尤真也。惟病者不能言之处,即言而不知其所以然之故,则赖医者推求其理耳。今乃病者所自知之病,明明为医者言之,则医者正可因其言,而知其病之所在以治之。乃不以病人自知之真,对症施治,反执己之偏见,强制病人,未有不误人者。如《伤寒论》中云:能食者为中风,不能食者为中寒,则伤寒内中风之症,未尝禁其食也。乃医者见为伤寒之症,断不许食。凡属感症,皆不许其食。甚有病已半愈,胃虚求食,而亦禁之,以至因饿而死者。又《伤寒论》云：欲饮水者，稍稍与之。盖实火烦渴，得水则解，未尝禁冷水也。乃医家凡遇欲冷饮之人，一概禁止，并有伏暑之病，得西瓜而即愈者，病人哀求欲食，亦断绝不与，至烦渴而死。如此之类，不可枚举。盖病者之性情食体，有能受温热者，有能受寒凉者，有不受补者，有不禁攻者，各有不同。乃必强而从我意见，况医者之意见，亦各人不同，于是治病之法，无一中肯者矣。《内经》云：临病人问所便。盖病人之所便，即病情真实之所在。如身大热，而反欲热饮，则假热而真寒也；身寒战，而反欲寒饮，是假寒而真热也。以此类推，百不失一。而世之医者，偏欲与病人相背，何也？惟病人有所嗜好，而与病相害者，则医者宜开导之。如其人本喜酸，或得嗽症，则酸宜忌；如病人本喜酒，得湿病，则酒宜忌之类，此则不可纵欲以益其疾。若与病症无碍，而病人之所喜，则从病人之便，即所以治其病也。此《内经》辨证之精义也。

治病不必顾忌论

　　凡病人或体虚而患实邪，或旧有他病与新病相反，或一人兼患二病其因又相反，或内外上下各有所病，医者踌躇束手，不敢下药，此乃不知古人制方之道者也。古人用药，惟病是求。药所以制病，有一病，则有一药以制之。其人有是病，则其药专至于病所而驱其邪，决不反至无病之处以为祸也。若留其病不使去，虽强壮之人，迁延日久，亦必精神耗竭而死，此理甚易明也。如怯弱之人，本无攻伐之理。若或伤寒而邪入阳明，则仍用硝黄下药，邪去而精气自复；如或怀妊之妇，忽患症瘕，必用桃仁、大黄以下其瘕，瘀去而胎自安；或老年及久病之人，或宜发散，或宜攻伐，皆不可因其血气之衰，而兼用补益；如伤寒之后食复、女劳复，仲景皆治其食，清其火，并不因病后而用温补。惟视病之所在而攻之，中病即止，不复有所顾虑，故天下无棘手之病。惟不能中病，或偏或误，或太过，则不病之处亦伤，而人危矣。俗所谓有病病当之，此历古相传之法也。故医者当疑难之际，多所顾忌，不敢对症用药者，皆视病不明，辨证不的，审方不真，不知古圣之精义者也。

病深非浅药能治论

天下有治法不误，而始终无效者，此乃病气深痼，非泛然之方药所能愈也。凡病在皮毛营卫之间，即使病势极重，而所感之位甚浅，邪气易出。至于脏腑筋骨之痼疾，如劳怯痞隔，风痹痿厥之类，其感非一日，其邪在脏腑筋骨，如油之入面，与正气相并，病家不知，屡易医家，医者见其不效，杂药乱投，病日深而元气日败，遂至不救，不知此病，非一二寻常之方所能愈也。今之集方书者，如风痹大症之类，前录古方数首，后附以通治之方数首，如此而已。此等治法，岂有愈期？必当遍考此病之种类，与夫致病之根源，及变迁之情状，并询其历来服药之误否。然后广求古今以来治此症之方，选择其内外种种治法，次第施之，又时时消息其效否，而神明变通之，则痼疾或有可愈之理。若徒执数首通治之方，屡试不效，其计遂穷，未有不误者也。故治大症，必学问深博，心思精敏，又专心久治，乃能奏效。世又有极重极久之病，诸药罔效，忽服极轻淡之方而愈。此乃其病本有专治之方，从前皆系误治，忽遇对症之药，自然应手而痊也。

愈病有日期论

治病之法，自当欲其速愈。世之论者，皆以为治早而药中病，则愈速，治缓而药不中病，则愈迟。此常理也。然亦有不论治之迟早，而愈期有一定者。《内经·藏气法时论》云：夫邪气之客于身也，以胜相加，至其所生而愈，至其所不胜而甚，至其所生而持，自得其位而起。其他言病愈之期不一。《伤寒论》云：发于阳者，七日

愈;发于阴者,六日愈。又云:风家表解而不了了者,十二日愈。此
皆宜静养调摄以待之,不可乱投药石。若以其不愈,或多方以取
效,或更用重剂以希功,即使不误,药力胜而元气反伤。更或有不
对症之药,不惟无益,反有大害,此所宜知也。况本源之病,必待其
精神渐复,精神岂有骤长之理? 至于外科,则起发成脓,生肌收口。
亦如痘症,有一定之日期。治之而误,固有迁延生变者,若欲强之
有速效,则如揠苗助长,其害有不可胜言者,乃病家医家,皆不知
之。医者投药不效,自疑为未当,又以别方试之,不知前方实无所
害,特时未至耳,乃反误试诸药,愈换而病愈重。病家以医者久而
不效,更换他医。他医阅遍前方,知其不效,亦复更换他药,愈治愈
远,由是断断不死之病,亦不救矣。此皆由不知病愈有日期之故
也。夫病家不足责,为医者岂可不知,而轻以人尝试乎? 若医者审
知之,而病家必责我以近效,则当明告之故,决定所愈之期。倘或
不信,必欲医者另立良方,则以和平轻淡之药,姑以应病者之求,待
其自愈。如更不信,则力辞之,断不可徇人情而至于误人。如此则
病家一时或反怨谤,以后其言果验,则亦知我识高而品崇矣。

治人必考其验否论

　　天下之事,惟以口舌争,而无从考其信否者,则是非难定。若
夫医则有效验之可征,知之最易。而为医者,自审其工拙亦最易。
然而世之择医者与为医者,皆愦愦而莫之辨,何也? 古人用药,苟
非宿病痼疾,其效甚速。《内经》云:一剂知,二剂已。又云:覆杯而
卧。《伤寒论》云:一服愈者,不必尽剂。可见古人审病情而用药
当,未有不一二剂而效者。故治病之法,必宜先立医案,指为何病,
所本何方,方中用某药专治某症,其论说本之何书,服此药后,于何
时减去所患之何症。倘或不验,必求所以不验之故,而更思必效之
法;或所期之效不应,反有他效,必求其所以致他效之故;又或反增

他症，或病反重，则必求所以致害之故。而自痛惩焉，更复博考医书，期于必愈而止。若其病本不能速效，或其病只可小效，或竟不可治，亦必预立医案，明著其说，然后立方，不得冒昧施治。如此自考，自然有过必知，加以潜心好学，其道日进矣。今之医者，事事反此，惟记方数首，择时尚之药数种，不论何病何，总多以此塞责，偶尔得效，自以为功。其或无效，或至于死，亦诿于病势之常，病家亦相循为固然，全不一怪。间有病家于未服药之前，问医者服此药之后，效验若何，医者答云：且看服后何如，岂有预期之理？病家亦唯唯自以为失言，何其愚也。若医者能以此法自考，必成良医；病家以此法考医者，必不为庸医之所误，两有所益也。

防微论

　　病之始生，浅则易治，久而深入，则难治。《内经》云：圣人不治已病治未病。夫病已成而药之，譬犹渴而穿井，斗而铸兵，不亦晚乎！《伤寒论》序云：时气不和，便当早言，寻其邪由，及在腠理，以时治之，罕有不愈。患人忍之，数日乃说，邪气入脏，则难可制。昔扁鹊见齐桓公，云病在腠理，三见之后，则已入脏，不可治疗而逃矣。历圣相传，如同一辙。盖病之始入，风寒既浅，气血脏腑未伤，自然治之甚易。至于邪气深入，则邪气与正气相乱。欲攻邪则碍正，欲扶正则助邪，即使邪渐去，而正气已不支矣。若夫得病之后，更或劳动感风，伤气伤食，谓之病后加病，尤极危殆。所以人之患病，在客馆道途得者，往往难治。非所得之病独重也。乃既病之后，不能如在家之安适，而及早治之，又复劳动感冒，致病深入而难治也。故凡人少有不适，必当即时调治，断不可忽为小病，以致渐深；更不可勉强支持，使病更增，以贻无穷之害。此则凡人所当深省，而医者亦必询明其得病之故，更加意体察也。

知病必先知症论

凡一病必有数症，有病同症异者，有症同病异者，有症与病相因者，有症与病不相因者。盖合之则曰病，分之则曰症。古方以一药治一症，合数症而成病，即合数药而成方。其中亦有以一药治几症者，有合几药而治一症者，又有同此一症，因不同，用药亦异，变化无穷。其浅近易知者，如吐逆用黄连、半夏；不寐用枣仁、茯神之类，人皆知之。至于零杂之症，如《内经》所载，喘呕噫语、吞欠嚏呕、笑泣目瞑、嗌干、心悬善恐、涎下涕出、啮唇啮舌、善妄善怒、喜握多梦、呕酸魄汗等症，不可胜计。或由司天运气，或由脏腑生克，或由邪气传变，《内经》言之最详。后之医者，病之总名亦不能知，安能于一病之中辨明众症之渊源？即使病者身受其苦，备细言之，而彼实茫然，不知古人以何药为治，仍以泛常不切之品应命，并有用相反之药，以益其疾者。此病者之所以无门可告也。学医者，当熟读《内经》，每症究其缘由，详其情状，辨其异同，审其真伪，然后遍考方书本草，详求古人治法。一遇其症，应手辄愈。不知者以为神奇，其实古圣皆有成法也。

补药可通融论

古人病愈之后，即令食五谷以养之，则元气自复，无所谓补药也。黄、农、仲景之书，岂有补益之方哉？间有别载他书者，皆托名也。自唐《千金翼》等方出，始以养性补益等各立一门，遂开后世补养服食之法。以后医家，凡属体虚病后之人，必立补方，以为调理善后之计。若富贵之人，则必常服补药，以供劳心纵欲之资，而医家必百计取媚，以顺其意。其药专取贵重辛热为主，无非参、术、地黄、桂、附、鹿茸之类，托名秘方异传。其气体合宜者，一时取效，久之必得风痹阴痼等疾，隐受其害，虽死不悔。此等害人之说，固不足论。至体虚病后补药之方,自当因人而施,视脏腑之所偏而损益之。其药亦不外阴阳气血,择和平之药数十种,相为出入,不必如治病之法一味不可移易也。故立方只问其阴阳脏腑,何者专重而已。况膏丸合就,必经月经时而后服完。若必每日视脉察色,而后服药,则必须一日换一丸方矣。故凡服补药,皆可通融者也。其有神其说,过为艰难慎重,取贵僻之药以为可以却病长生者,非其人本愚昧,即欲以之欺人耳。

轻药愈病论

古谚有不服药为中医之说,自宋以前已有之。盖因医道失传,治人多误,病者又不能辨医之高下,故不服药,虽不能愈病,亦不至为药所杀。况病苟非死症,外感渐退,内伤渐复,亦能自愈,故云中医,此过于小心之法也。而我以为病之在人,有不治自愈者,有不治难愈者,有不治竟不愈而死者。其自愈之疾,诚不必服药;若难愈及不愈之疾,固当服药。乃不能知医之高下,药之当否,不敢以身尝试,则莫若择平易轻浅,有益无损之方,以备酌用,小误亦无害,对病有奇功,此则不止于中医矣。如偶感风寒,则用葱白苏叶汤,取微汗;偶伤饮食,则用山楂、麦芽等汤消食;偶感暑气,则用六一散、广藿汤清暑;偶伤风热,则用灯心竹叶汤清火;偶患腹泻,则用陈茶佛手汤和肠胃。如此之类,不一而足,即使少误,必无大害。又有其药似平常,而竟有大误者,不可不知。如腹痛呕逆之症,寒亦有之,热亦有之,暑气触秽亦有之,或见此症,而饮以生姜汤,如果属寒,不散寒而用生姜热性之药,至寒气相斗,已非正治,然犹有得效之理。其余三症,饮之必危,曾见有人中暑,而服浓姜汤一碗,覆杯即死。若服紫苏汤,寒即立散,暑热亦无害。盖紫苏性发散,不拘何症,皆能散也。故虽极浅之药,而亦有深义存焉,此又所宜慎也。凡人偶有小疾,能择药性之最轻淡者,随症饮之,则服药而无服药之误,不服药而有服药之功,亦养生者所当深考也。

腹内痈论

古之医者,无分内外,又学有根柢,故能无病不识。后世内外科既分,则显然为内症者,内科治之。显然为外症者,外科治之。其有病在腹中内外未显然者,则各执一说,各拟一方,历试诸药,皆不效验。轻者变重,重者即殒矣。此等症,不特外科当知之,即内科亦不可不辨明真确。知非己责,即勿施治,毋至临危束手,而后委他人也。腹内之痈有数症:有肺痈,有肝痈,有胃脘痈,有小肠痈,有大肠痈,有膀胱痈。惟肺痈咳吐腥痰,人犹易辨,余者或以为痞结,或以为瘀血,或以为寒痰,或以为食积,医药杂投,乃至成脓,治已无及。并有不及成脓而死者,病者医者,始终不知何以致死,比比然也。今先辨明痞结瘀血、寒痰、食积之状:凡痞结瘀血,必有所因,且由渐而成;寒痰则痛止无定,又必另现痰症;食积则必有受伤之日,且三五日后,大便通即散。惟外症则痛有常所,而迁延亦甚。《金匮》云:诸脉浮数,应当发热,而反淅淅恶寒,若有痛处,当发其痈。以手按肿上,热者有脓;不热者,无脓。此数句乃内痈真谛也。又云:肠痈之为病,身甲错,腹皮急,按之濡如肿状,腹无积聚,身无热是也;若肝痈,则胁内隐隐痛,日久亦吐脓血;小肠痈,与大肠相似,而位略高;膀胱痈,则痛在少腹之下,近毛际,着皮即痛,小便亦艰而痛;胃脘痈,则有虚实二种,其实者易消,若成脓,必大吐脓血而愈。惟虚症则多不治,先胃中痛胀,久而心下渐高,其坚如石,或有寒热,饮食不进,按之尤痛,形体枯瘦,此乃思虑伤脾之症,不待痈成即死。故凡腹中有一定痛处,恶寒倦卧,不能食者,皆当审察,防成内痈,甚毋因循求治于不明之人,以至久成脓溃,自伤其生也。

围药论

外科之法，最重外治，而外治之中，尤当围药。凡毒之所最忌者，散大而顶不高。盖人之一身，岂能无七情六欲之伏火、风寒暑湿之留邪、食饮痰涎之积毒？身无所病，皆散处退藏；气血一聚而成痈肿，则诸邪四面皆会。惟同药能截之，使不并合，则周身之火毒不至矣。其已聚之毒，不能透出皮肤，势必四布为害，惟围药能束之使不散漫，则气聚而外泄矣。如此则形小顶高，易脓易溃矣。故外治中之围药，较之他药为特重，不但初起为然，即成脓收口，始终赖之，一日不可缺。若世医之围药，不过三黄散之类，每试不效，所以皆云围药无用。如有既破之后，而仍用围药者，则群然笑之。故极轻之毒往往至于散越，而不可收拾者，皆不用围药之故也。至于围药之方，亦甚广博，大段以消痰拔毒、束肌收火为主，而寒热攻提、和平猛厉，则当随症去取。世人不深求至理，而反轻议围药之非，安望其术之能工也。

《难经》论

《难经》非经也。以经文之难解者，设为问难以明之，故曰《难经》，言以经文为难而释之也。是书之旨，盖欲推本经旨，发挥至道，剖析疑义，垂示后学，真读《内经》之津梁也。但其中亦有未尽善者，其问答之词，有即引经文以释之者，经文本自明显，引之或反遗其要，以至经语反晦，或则无所发明，或则与两经相背，或则以此误彼，此其所短也。其中有自出机杼，发挥妙道，未尝见于《内经》，而实能显《内经》之奥义，补《内经》之所未发，此盖别有师承，足与《内经》并垂千古。不知创自越人乎？抑上古亦有此书，而越人引以为证乎？自隋唐以来，其书盛著，尊崇之者固多，而无能驳正之者。盖业医之辈，读《难经》而识其大义，已为医道中杰出之流，安能更深考《内经》，求其异同得失乎？古今流传之载籍，凡有舛误，后人无敢议者，比比然也，独《难经》乎哉！余详余所著《难经经释》中。

《伤寒论》

仲景《伤寒论》编次者不下数十家，因致聚讼纷纭，此皆不知仲景作书之旨故也。观《伤寒》叙所述，乃为庸医误治而设，所以正治之法，一经不过三四条，余皆救误之法，故其文亦变动不居。读《伤寒论》者，知此书皆设想悬拟之书，则无往不得其义矣。今人必改叔和之次序，或以此条在前，或以此条在后，或以此症因彼症而生，或以此经因彼经而变，互相诟厉。孰知病变万端，传经无定，古人因病以施方，无编方以待病。其原本次序，既已散亡，庶几叔和所定为可信，何则？叔和《序列》云：今搜采仲景旧论，录其症候、诊脉、声色，对症真方有神验者，拟防世急。则此书乃叔和所搜集，而世人辄加辩驳，以为原本不如此，抑思苟无叔和，安有此书？且诸人所编，果能合仲景原文否耶？夫六经现症有异有同，后人见阳经一症，杂于阴经之中，以为宜改入阳经之内，不知阴经亦有此症也。人各是其私，反致古人圆机活法，泯没不可闻矣。凡读书能得书中之精义要诀，历历分明，则任其颠倒错乱，而我心自能融会贯通，否则徒以古书纷更互异，愈改愈晦矣。

《金匮》论

《金匮要略》乃仲景治杂病之书也。其中缺略处颇多，而上古圣人，以汤液治病之法，惟赖此书之存，乃方书之祖也。其论病，皆本于《内经》，而神明变化之；其用药，悉本于《神农本草》而融会贯通之；其方则皆上古圣人历代相传之经方，仲景间有随症加减之法；其脉法，亦皆《内经》及历代相传之真诀。其治病无不精切周到,无一毫游移参错之处,实能洞见本源,审察毫末。故所投必效,如桴鼓之相应,真乃医方之经也!惜其所载诸病,未能全备,未知有残缺与否?然诸大症之纲领,亦已粗备,后之学者,以此为经而参考推广之,已思过半矣。自此以后之书,皆非古圣相传之真诀,仅自成一家,不可与《金匮》并列也。

《脉经》论

王叔和著《脉经》,分门别类,条分缕析,其原亦本《内经》,而汉以后之说一无所遗。其中旨趣,亦不能画一,使人有所执持。然其汇集群言,使后世有所考见,亦不可少之作也。愚按:脉之为道,不过验其血气之盛衰,寒热和邪气之流在何经何脏,与所现之症,参观互考,以究其生克顺逆之理,而后吉凶可凭。所以《内经》《难经》及仲景之论脉,其立论反若甚疏,而应验如神。若执《脉经》之说,以为某病当见某脉,某脉当得某病,虽《内经》亦间有之,不如是之拘泥繁琐也。试而不验,于是或咎脉之不准,或咎病之非真,或咎方药之不对症,而不知皆非也。盖病有与脉相合者,有与脉不相合者,兼有与脉相反者。同一脉也,见于此症为宜,见于彼症为不宜;同一症也,见某脉为宜,见某脉为不宜;一病可见数十脉,一脉可现数百症,变动不拘。若泥定一说,则从脉而症不合,从症而脉又不合,反令人彷徨,无所适从。所以古今论脉之家,彼此互异,是非各别,人持一论,得失相半,总由不知变通之精义,所以愈密而愈疏也。读《脉经》者,知古来谈脉之详密如此,因以考其异同,辨其得失,审其真伪,穷其变通,则自有心得。因以泥脉以治病,必至全无把握。学者必当先参于《内经》《难经》及仲景之说而贯通之,则胸中先有定见,后人之论,皆足以广我之见闻,而识力愈真。此读《脉经》之法也。

《千金方》《外台》论

仲景之学,至唐而一变。仲景之治病,其论脏腑经络,病情传变,悉本《内经》。而其所用之方,皆古圣相传之经方,并非私心自造,间有加减,必有所本。其分两轻重,皆有法度。其药悉本于《神农本草》,无一味游移假借之处。非此方不能治此病,非此药不能成此方,精微深妙,不可思议。药味不过五六品,而功用无不周。此乃天地之化机,圣人之妙用,与天地同,不朽者也。《千金方》则不然,其所论病,未尝不依《内经》,而不无杂以后世臆度之说;其所用方,亦皆采择古方,不无兼取后世偏杂之法;其所用药,未必全本于《神农》,兼取杂方单方,及通治之品。故有一病而立数方,亦有一方而治数病。其药品有多至数十味者,其中对症者固多,不对症者亦不少,故治病亦有效有不效。大抵所重,专在于药,而古圣制方之法不传矣。此医道之一大变也。然其用意之奇,用药之巧,亦自成一家,有不可磨灭之处。至唐王焘所集《外台》一书,则纂集自汉以来诸方,汇萃成书,而历代之方,于焉大备。但其人本非专家之学,故无所审择以为指归,乃医方之类书也。然唐以前之方,赖此书以存,其功亦不可泯。但读之者,苟胸中无成竹,则众说纷纭,群方淆杂,反茫然失其所据,故读《千金》《外台》者,必精通于《内经》、仲景、《本草》等书,胸中先有成见,而后取其长而舍其短,则可资我博采之益。否则反乱人意,而无所适从。嗟乎!《千金》《外台》且然,况后世偏驳杂乱之书,能不惑人之心志哉?等而下之,更有无稽杜撰之邪书,尤不足道矣。

《活人书》论

宋人之书,能发明《伤寒论》,使人有所执持而易晓,大有功于仲景者,《活人书》为第一。盖《伤寒论》不过随举六经所现之症以施治。有一症而六经皆现者,并有一症而治法迥别者,则读者茫无把握矣。此书以经络病因,传变疑似,条分缕析,而后附以诸方治法,使人一览了然,岂非后学之津梁乎?其书独出机杼,又能全本经文,无一字混入己意,岂非好学深思,述而不作,足以继往开来者乎?后世之述《伤寒论》者,唐宋以来,已有将经文删改移易,不明不贯;至近代前,《条辨》《尚论编》等书,又复颠倒错乱,各逞意见,互相辩驳,总由分症不清,欲其强合,所以日就支离。若能参究此书,则任病情之错综反复,而治法乃归一定,何必聚讼纷纭,致古人之书,愈讲而愈晦也。

《太素脉》论

诊脉以之治病,其血气之盛衰,及风寒暑温之中人,可验而知也。乃相传有《太素脉》之说,以候人之寿夭穷通,智愚善恶,纤悉皆备。夫脉乃气血之见端,其长而坚厚者,为寿之征;其短小而薄弱者,为夭之征;清而有神,为智之征;浊而无神,为愚之征,理或宜然。若善恶已不可知,穷通则与脉何与?然或得寿之脉,而其人或不谨于风寒劳倦患病而死;得夭之脉,而其人爱护调摄,得以永年。又有血气甚清,而神志昏浊者;形质甚浊,而神志清明者。即寿夭智愚,亦不能皆验,况其他乎?又书中更神其说,以为能知某年得某官,某年得财若干,父母何人,子孙何若,则更荒唐矣。天下或有习此术而言多验者,此必别有他术,以推测而幸中,借此以神其说耳。若尽于脉见之,断断不是理也。

妇科论

妇人之疾,与男子无异,惟经期胎产之病不同,并多症瘕之疾。其所以多症瘕之故,亦以经带胎产之血,易于凝滞,故较之男子为多。故古人名妇科谓之带下医,以其病总属于带下也。凡治妇人,必先明冲任之脉。冲脉起于气街，在毛际两旁。并少阴之经挟脐上行，至胸中而散。任脉起于中极之下，脐旁四寸。以上毛际，循腹里，上关元。又云：冲任脉皆起于胞中，上循背里，为经脉之海。此皆血之所从生，而胎之所由系。明于冲任之故，则本源洞悉，而后其所生之病，千条万绪，可以知其所从起。更参合古人所用之方，而神明变化之，则每症必有传授，不概治以男子泛用之药，自能所治辄效矣。至如世俗相传之邪说，如胎前宜凉、产后宜温等论。夫胎前宜凉，理或有之。若产后宜温，则脱血之后，阴气大伤，孤阳独炽，又瘀血未净，结为蕴热，乃反用姜桂等药，我见时医以此杀人无数。观仲景先生于产后之疾，以石膏、白薇、竹叶等药治之，无不神效。或云产后瘀血，得寒则凝，得热则行，此大谬也。凡瘀血凝结，因热而凝者，得寒降而解；因寒而凝者，得热降而解。如桃仁承气汤，非寒散而何？未闻此汤能凝血也。盖产后瘀血，热结为多。热瘀成块，更益以热，则炼成干血，永无解散之日。其重者阴涸而即死，轻者成坚瘕、褥劳等疾。惟实见其真属寒气所结之瘀，则宜用温散。故凡治病之法，不本于古圣，而反宗后人之邪说，皆足以害人。诸科皆然，不独妇科也。

痘科论 附：种痘说

今天下之医法失传者，莫如痘疹。痘之源，藏于脏腑骨脉，而发于天时。所谓本于脏腑骨脉者，凡人受生之初，阴阳二气，交感成形。其始因火而动，则必有渣滓未融之处，伏于脏腑骨脉之中，此痘之本源也。然外无感召，则伏而不出，及天地寒暑阴阳之气，珍戾日积，与人身之脏腑气血相应，则其毒随之而越，此发于天时者也。而天时有五运六气之殊，标本胜复之异。气体既禀受不同，感发又随时各别，则治法必能通乎造化之理，而补救之。此至精至微之术也,奈何以寒凉伐之,毒药劫之哉?夫痘之源,不外乎火固也。然《内经》云:火郁则发之。其遇天时炎热,火甚易发者,清解固宜。若冬春之际,气为寒束,则不起发;发而精血不充,则无浆;浆而精血不继,即不靥。则温散提托补养之法,缺一不可,岂得概用寒凉?至其用蚯蚓、桑虫、全蝎等毒药,为祸尤烈。夫以毒攻毒者,谓毒气内陷,一时不能托出,则借其力以透发之。此皆危笃之症,千百中不得一者,乃视为常用之药,则无毒者,反益其毒矣。病家因其能知死期,故死而不怨。孰知服彼之药,无有不死,非其识见之高,乃其用药之"灵"也。故症之生死,全赖气血。当清火解毒者,则清火解毒;当培养气血者,则温托滋补,百不失一矣。呜呼!谬说流传,起于明季,至今尤甚。惟以寒药数品,按日定方,不效则继以毒药,如此而已。夫以至变至微之病,而立至定至粗之法,于是群以为痘科最易,不知杀人亦最多也。

附:种痘说

种痘之法,此仙传也。有九善焉:凡物欲其聚,惟痘不欲其聚,痘未出而强之出,则毒不聚,一也;凡物欲其多,痘欲其少,强之出必少,二也;凡物欲其大,痘欲其小,强之出必小,三也;不感时痘之戾气,四也;择天地温和之日,五也;择小儿无他病之时,六也;其痘苗皆取种出无毒之善种,七也;凡痘必浆成十分而后毒不陷,种痘之浆五分以上即无害,八也;凡痘必十二朝成靥,并有延至一月者,种痘则九朝已回,九也。其有种而死者,深为悔恨。不知种而死者,则自出断无不死之理,不必悔也。至于种出危险之痘,或生痘毒,此则医家不能用药之故。种痘之人更能略知治痘之法,则尤为十全矣。

幼科论

幼科,古人谓之哑科,以其不能言,而不知病之所在也。此特其一端耳。幼科之病,如变蒸胎惊之类,与成人异者,不可胜举,非若妇人之与男子异者,止经产数端耳。古人所以另立专科,其说精详明备。自初生以至成童,其病名不啻以百计,其治法立方,种种各别。又妇人之与男子病相同者,治亦相同;若小儿之与成人,即病相同者,治亦迥异。如伤食之症,反有用巴豆、硼砂。其余诸症,多用金石峻厉之药,特分两极少耳。此古人真传也!后世不敢用,而以草木和平之药治之,往往迁延而死。此医者失传之故。至于调摄之法,病家能知之者,千不得一。盖小儿纯阳之体,最宜清凉,今人非太暖,即太饱,而其尤害者,则在于有病之后,而数与之乳。乳之为物,得热则坚韧如棉絮。况儿有病则食乳甚稀,乳久不食,则愈充满,一与之吮,则迅疾涌出,较平日之下咽更多。前乳未消,新乳复充,填积胃口,化为顽痰,痰火相结,诸脉皆闭而死矣。譬如常人平日食饭几何,当病危之时,其食与平时不减,安有不死者哉?然嘱病家云:乳不可食。则群相诟曰:乳,犹水也,食之何害?况儿虚如此,全赖乳养,若复禁乳,则饿死矣。不但不肯信,反将医者诟骂。其余之不当食而食,与当食而反不与之食,种种失宜,不可枚举。医者岂能坐守之,使事事合节耶?况明理之医,能知调养之法者,亦百不得一。故小儿之所以难治者,非尽不能言之故也。

疡科论

疡科之法,全在外治,其手法必有传授。凡辨形察色以知吉凶及先后施治,皆有成法。必读书临症,二者皆到,然后无误。其升降围点、去腐生肌、呼脓止血、膏涂洗熨等方,皆必纯正和平、屡试屡验者,乃能应手而愈。至于内服之方,护心托毒,化脓长肉,亦有真传，非寻常经方所能奏效也。惟煎方，则必视其人之强弱阴阳，而为加减，此则必通于内科之理，全在学问根柢。然又与内科不同。盖煎方之道相同，而其药则有某毒主某药，某症主某方，非此不效，亦另有传授焉。故外科总以传授为主，徒恃学问之宏博无益也。有传授，则较之内科为尤易。惟外科而兼内科之症，或其人本有宿疾矣，或患外症之时，复感他气，或因外症重极，内伤脏腑，则不得不兼内科之治法之。此必平日讲于内科之道而通其理，然后能两全而无失。若不能治其内症，则并外症亦不可救，此则全在学问深博矣。若为外科者不能兼，则当另请名医内科，为之定方。而为外科者，参议与其间，使其药与外症无害，而后斟酌施治，则庶几两有所益。若其所现内症，本因外症而生，如痛极而昏晕，脓欲成而生寒热，毒内陷而胀满，此则内症皆由外症而生，只治其外症，而内症已愈，此又不必商之内科也。但其道甚微，其方甚众，亦非浅学者所能知也。故外科之道，浅言之，则惟记煎方数首，合膏围药几料，已可以自名一家。若深言之，则经络脏腑，气血骨脉之理，及奇病怪疾，千态万状，无不尽识；其方亦无病不全，其珍奇贵重难得之药，亦无所不备，虽遇极奇极险之症，亦了然无疑，此则较之内科为更难。故外科之等级，高下悬殊，而人之能识其高下者，亦不易也。

祝由科论

祝由之法，《内经·贼风篇》岐伯曰：先巫知百病之胜，先知其病所从生者，可祝而已也。又，《移精变气论》岐伯云：古恬憺之世，邪不能深入，故可移精祝由而已。今人虚邪贼风，内着五脏骨髓，外伤空窍肌肤，所以小病必甚，大病必死，故祝由不能已也。由此观之，则祝由之法，亦不过因其病情之所由，而宣意导气，以释疑而解惑。此亦必病之轻者，或有感应之理。若果病机深重，亦不能有效也。古法今已不传，近所传符咒之术，间有小效，而病之大者，全不见功。盖岐伯之时已然，况后世哉？存而不论可也。

兽医论

禽兽之病，由于七情者少，由于风寒饮食者多，故治法较之人为犹易。夫禽兽之脏腑经络，虽与人殊，其受天地之血气，不甚相远，故其用药亦与人大略相同。但其气粗血浊，其所饮食，非人之饮食，则药亦当别有主治，不得尽以治人者治之矣。如牛马之食，则当用消草之药；犬豕之食，则当用消糠豆之药是也。又有专属之品，如猫宜乌药，马宜黄药之类。而其病亦一兽有一兽独患之病，此则另有专方主治，余则与人大段相同。但必剂大而力厚之方，取效为易。其中又有天运时气之不同，变化多端，亦必随症加减。此理亦广博深奥，与治人之术不相上下。今则医人之医尚绝传，况兽医乎？

四大家论

医道之晦久矣。明人有四大家之说，指张仲景、刘河间、李东垣、朱丹溪四人，谓为千古医宗。此真无知妄谈也。夫仲景先生，乃千古集大成之圣人，犹儒宗之孔子。河间、东垣，乃一偏之学；丹溪不过斟酌诸家之言，而调停去取，以开学者便易之门。此乃世俗之所谓名医也。三子之于仲景，未能望见万一，乃跻而与之并称，岂非绝倒？如扁鹊、仓公、王叔和、孙思邈辈，则实有师承，各操绝技，然亦仅成一家之言。如儒家汉唐诸子之流，亦断断不可与孔子并列，况三人哉？至三人之高下，刘则专崇《内经》，而实不能得其精义；朱则平易浅近，未睹本原；至于东垣，执专理脾胃之说，纯用升提香燥，意见偏而方法乱，贻误后人，与仲景正相反。后世颇宗其说，皆由世人之于医理全未梦见，所以为所惑也。更可骇者，以仲景有《伤寒论》一书,则以为专明伤寒,《金匮要略》则以为不可依以治病,其说荒唐更甚。吾非故欲轻三子也,盖此说行则天下惟知窃三之子绪余,而不深求仲景之学,则仲景延续先圣之法,从此日衰,而天下万世,夭扎载途,其害不少,故当亟正之也。

医家论

医之高下不齐,此不可勉强者也。然果能尽智竭谋,小心谨慎,犹不至于杀人。更加以诈伪万端,其害不可穷矣。或立奇方以取异;或用僻药以惑众;或用参茸补热之药,以媚富贵之人;或假托仙佛之方,以欺愚鲁之辈;或立高谈怪论,惊世盗名;或造假经伪说,瞒人骇俗;或明知此病易晓,伪说彼病以示奇。如冬月伤寒,强加香薷于伤寒方内而愈,以为此暑病也。不知香薷乃其惑人之法也。如本系热症,强加干姜于凉药之内而愈,以为此真寒也,不知彼之干姜,乃泡过百次,而无味者也。于外科则多用现成之药,尤不可辨,其立心尤险。先使其疮极大,令人惊惶而后治之;并有能发不能收,以至毙者;又有偶得一方,如五灰膏、三品一条枪之类,不顾人之极痛,一概用之,哀号欲死,全无怜悯之心。此等之人,不过欲欺人图利,即使能知一二,亦为私欲所汩没,安能奏功?故医者能正其心术,虽学不足,犹不至于害人。况果能虚心笃学,则学日进。学日进,则每治必愈,而声名日起,自然求之者众,而利亦随之。若专于求利,则名利必两失,医者何苦舍此而蹈彼也。

医学渊源论

医家之最古者《内经》,则医之祖乃岐黄也。然《本草》起于神农,则又在黄帝之前矣。可知医之起,起于药也。至黄帝,则讲夫经络脏腑之原,内伤外感之异,与夫君臣佐使,大小奇偶之制,神明夫用药之理,医学从此大备。然其书讲人身脏腑之形,七情六淫之感，与针灸杂法为多，而制方尚少。至伊尹有汤液治病之法，然亦得之传闻，无成书可考。至扁鹊、仓公，而汤药之用渐广。张仲景先生出，而杂病伤寒，专以方药为治，遂为千古用方之祖。而其方，亦俱原本神农、黄帝之精义，皆从古相传之方，仲景不过集其成耳。自是之后，医者以方药为重，其于天地阴阳、经络脏腑之道，及针灸杂术，往往不甚考求。而治病之法，从此一变。唐宋以后，相寻弥甚，至元之刘河间、张洁古等出，未尝不重《内经》之学。凡论病必先叙经文，而后采取诸家之说，继乃附以治法，似为得旨。然其人皆非通儒，不能深通经义，而于仲景制方之义，又不能深考其源，故其说非影响即支离，各任其偏，而不归于中道。其尤偏颇者，李东垣为甚，惟以温燥脾胃为主，其方亦毫无法度。因当时无真实之学，盗窃虚名，故其教至今不绝。至明之薛立斋，尤浮泛荒谬，犹圣贤之学变而为腐烂时文，何尝不曰我明经学古者也，然以施之治天下，果能如唐虞三代者乎？既不知神农、黄帝之精义，则药性及脏腑经络之源不明也，又不知仲景制方之法度，则病变及施治之法不审也。惟曰某病则用某方，如不效，改用某方。更有一方服至二三十剂，令病者迁延自愈者。胸中毫无把握，惟以简易为主。自此以降，流弊日甚，而枉死载途矣！安得有参《本草》，穷《内经》，熟《金匮》《伤寒》者，出而挽救其弊，以全民命乎？其害总由于习医者，皆贫苦不学之人，专以此求衣食，故只记数方，遂以之治天下之病，不复更求他法，故其祸遂至于此也。

考试医学论

医为人命所关，故《周礼》医师之属，掌于冢宰，岁终必稽其事而制其食。至宋神宗时，设内外医学，置教授及诸生，皆分科考察升补。元亦仿而行之，其考试之文，皆有程式，未知当时得人何如？

然其慎重医道之意，未尝异也。故当时立方治病，犹有法度。后世医者，大概皆读书不就，商贾无资，不得已而为衣食之计。或偶涉猎肆中，剿袭医书，或托名近地时医门下。始则欲以欺人，久之亦自以为医术不过如此。其误相仍，其害无尽，岐黄之精义几绝矣。若欲斟酌古今考试之法，必访求世之实有师承，学问渊博，品行端方之医，如宋之教授，令其严考诸医，取则许挂牌行道。既行之后，亦复每月严课，或有学问荒疏，治法谬误者，小则撤牌读书，大则饬使改业。教授以上，亦如《周礼》医师之有等。其有学问出众，治效神妙者，候补教授。其考试之法，分为六科：曰针灸、曰大方、曰妇科、曰幼科兼痘科、曰眼科、曰外科。其能诸科皆通者，曰全科；通一二科者，曰兼科；通一科者，曰专科。其试题之体有三：一曰论，题出《灵枢》《素问》，发明经络脏腑、五运六气、寒热虚实、补泻逆从之理；二曰解，题出《神农本草》《伤寒论》《金匮要略》，考订药性、病变、制方之法；三曰案，自述平日治病之验否，及其所以用此方、治此病之意。如此考察，自然言必本于圣经，治必遵乎古法，学有渊源，而师承不绝矣。岂可听涉猎杜撰、全无根柢之人，以人命为儿戏乎！

医非人人可学论

今之学医者，皆无聊之甚，习此业以为衣食之计耳。孰知医之为道，乃古圣人所以泄天地之秘，夺造化之权，以救人之死，其理精妙入神，非聪明敏哲之人不可学也；黄帝、神农、越人、仲景之书，文词古奥，披罗广远，非渊博通达之人不可学也；凡病情传变，在于顷刻，真伪一时难辨，一或执滞，生死立判，非虚怀灵变之人不可学也；病名以千计，病症以万计，经络脏腑，内服外治，方药之书，数年不能竟其说，非勤读善记之人不可学也；又《内经》以后，支分派别，人自为师,不无偏驳,更有怪僻之论,鄙俚之说,纷陈错立,淆惑百端,一或误信,终身不识,非精鉴确识之人不可学也。故为此道者,必具过人之资,通人之识,又能屏去俗事,专心数年,更得师之传授,方能与古圣人之心潜通默契。若今之学医者,与前数端,事事相反。以通儒毕世不能工之事,乃以全无文理之人,欲顷刻而能之,宜道之所以日丧,而枉死者遍天下也。

名医不可为论

为医固难,而为名医尤难。何则?名医者,声价甚高,敦请不易,即使有力可延,又恐往而不遇。即或可遇,其居必非近地,不能旦夕可至。故病家凡属轻小之疾,不即延治,必病势危笃,近医束手,举家以为危,然后求之。夫病势而人人以为危,则真危矣。又其病必迁延日久,屡易医家,广试药石,一误再误,病情数变,已成坏症。为名医者,岂真有起死回生之术哉?病家不明此理,以为如此大名,必有回天之力,若亦如他医之束手,亦何以异于人哉?于是望之甚切,责之甚重。若真能操人生死之权者,则当之者难为情矣。若此病断然必死,则明示以不治之故,定之死期,飘然而去,犹可免责。倘此症万死之中,犹有生机一线,若用轻剂以塞责,致病人万无生理,则于心不安;若以重剂以背城一战,万一有变,则谤议蜂起,前人误治之责,尽归一人。虽当定方之时,未尝不明白言之,然人情总以成败为是非,既含我之药而死,其咎不容逭矣。又或大病瘥后,元气虚而余邪尚伏,善后之图,尤宜深讲。病家不知,失于调理,愈后复发,仍有归咎于医之未善者,此类甚多。故名医之治病,较之常医倍难也。知其难,则医者固宜慎之又慎,而病家及旁观之人,亦宜曲谅也。然世又有获虚名之时医,到处误人,而病家反云此人治之而不愈,是亦命也。有杀人之实,无杀人之名,此必其人别有巧术以致之，不在常情之内矣。

邪说陷溺论

古圣相传之说，揆之于情有至理，验之于疾有奇效。然天下之人，反甚疑焉。而独于无稽之谈，义所难通，害又立见者，人人奉以为典训，守之不敢失者，何也？其所由来久矣。时医之言曰：古方不可以治今病。嗟乎！天地之风寒暑湿燥火犹是也，生人七情六欲犹是也，而何以古人用之则生，今人用之则死？不知古人之以某方治某病者，先审其病之确然，然后以其方治之；若今人之所谓某病，非古人之所谓某病也。如风火杂感，症类伤寒，实非伤寒也。乃亦以大剂桂枝汤汗之，重者吐血狂躁，轻者身热闷乱，于是罪及仲景，以为桂枝汤不可用。不自咎其辨病之不的，而咎古方之误人，岂不谬乎？所谓无稽之邪说，如深秋不可用白虎，白虎乃伤寒阳明之药，伤寒皆在冬至以后，尚且用之，何以深秋已不可用？又谓痢疾血症，皆无止法。夫痢血之病，属实邪有瘀者，诚不可以遽止，至于滑脱空竭，非止不为功，但不可塞其火邪耳！又谓饿不死之伤寒，吃不死之痢疾，夫《伤寒论》中，以能食不能食，验中寒、中风之别，其中以食不食辨症之法，不一而足。况邪方退，非扶其胃气，则病变必多；宿食欲行，非新谷入胃，则肠中之气，必不下达。但不可过用耳。执饿不死之说，而伤寒之禁其食而饿死者多矣！谓痢疾为吃不杀者，乃指人之患痢，非噤口而能食者，则其胃气尚强，其病不死，故云。然非谓痢疾之人，无物不可食。执吃不杀之说，而痢疾之过食而死者多矣！此皆无稽之谈，不可枚举。又有近理之说，而谬解之者，亦足为害。故凡读书议论，必审其所以然之故，而更精思历试，方不为邪说所误。故圣人深恶夫道听途说之人也。

涉猎医书误人论

人之死,误于医家者十之三;误于病家者,十之三;误于旁人涉猎医书者,亦十之三。盖医之为道,乃通天彻地之学,必全体明,而后可以治一病。若全体不明,而偶得一知半解,举以试人,轻浅之病,或能得效;至于重大疑难之症,亦以一偏之见,妄议用药,一或有误,生死立判矣。间或偶然幸中,自以为如此大病,犹能见功,益复自信。以后不拘何病,辄妄加议论,至杀人之后,犹以为病自不治,非我之过,于是终身害人而不悔矣。然病家往往多信之者,则有故焉。盖病家皆不知医之人,而医者写方即去,见有稍知医理者,议论凿凿,又关切异常,情面甚重,自然听信。谁知彼乃偶然翻阅及道听途说之谈,彼亦未尝审度,从我之说,病者如何究竟,而病家已从之矣。又有文人墨客及富贵之人,文理本优,偶尔检点医书,自以为已有心得。旁人因其平日稍有学问品望,倍加信从,而世之医人,因自己全无根柢,难辨反出其下,于是深加佩服。彼以为某乃名医,尚不如我,遂肆然为人治病。愈则为功,死则无罪。更有执一偏之见,恃其文理之长,更著书立说,贻害后世。此等之人,不可胜数,嗟乎! 古之为医者,皆有师承,而又无病不讲,无方不通,一有邪说异论,则引经据典以折之,又能实有把持,所治必中,故余人不得而参其末议。今之医者,皆全无本领,一书不读,故涉猎医书之人,反出而临乎其上,致病家亦鄙薄医者,而反信夫涉猎之人,以致害人如此。此其咎全在医中之无人,故人人得而操其长短也。然涉猎之人,久而自信益真,始误他人,继误骨肉,终则自误其身。我见甚多,不可不深省也。

病家论

天下之病,误于医家者固多,误于病家者尤多。医家而误,易良医可也;病家而误,其弊不可胜穷。有不问医之高下,即延以治病,其误一也。有以耳为目,闻人誉某医即信为真,不考其实,其误二也。有平日相熟之人,务取其便,又虑别延他人,觉情面有亏。而其人又叨任不辞,希图酬谢,古人所谓以性命当人情,其误三也。有远方邪人假称名医,高谈阔论,欺骗愚人,遂不复详察,信其欺妄,其误四也。有因至亲密友或势位之人,荐引一人,情分难却,勉强延请,其误五也。更有病家戚友,偶阅医书,自以为医书颇通,每见立方,必妄生议论,私改药味,善则归己,过则归人,或各荐一医互相毁谤,遂成党援,甚者各立门户,如不从己,反幸灾乐祸以期必胜,不顾病者之死生,其误六也。又或病势方转,未收全功,病者正疑见效太迟,忽而谗言蜂起,中道变更,又换他医,遂至危笃,反咎前人,其误七也。又有病变不常,朝当桂、附,暮当芩、连;又有纯虚之体,其症反宜用硝、黄,大实之人,其症反宜用参、术,病家不知,以为怪僻,不从其说,反信庸医,其误八也。又有吝惜钱财,惟贱是取,况名医皆自作主张,不肯从我,反不若某某等和易近人,柔顺受商,酬谢可略,扁鹊云:轻身重财不治,其误九也。此犹其大端耳。其中更有用参、附则喜,用攻剂则惧。服参、附而死则委之命,服攻伐而死则咎在医,使医者不敢对症用药。更有制药不如法,煎药不合度,服药非其时,更或饮食起居,寒暖劳逸,喜怒语言,不时不节,难以枚举。小病无害,若大病则有一不合,皆足以伤生。然则为病家者当何如?在谨择名医而信任之。如人君之用宰相,择贤相而专任之,其理一也。然则择贤之法若何?曰:必择其人品端方,心术纯正,又复询其学有根柢,术有渊源,历考所治,果能十全八九,而后延请施治。然医各有所长，或今所患非其所长，则又有误。必细听其所论，切中病情，和平正大，又用药必能命中，然后托之。所谓命中者，其立方之时，先论定此方所以然之故，服药之后如何效验，或云必得几剂而后有效，其言无一不验，此所谓命中也。如此试医，思过半矣。若其人本无足取，而其说又怪僻不经，或游移恍惚，用药之后，与其所言全不相应，则即当另觅名家，不得以性命轻试。此则择医之法也。

医者误人无罪论

人命所关亦大矣。凡害人之命者，无不立有报应。乃今之为名医者，既无学问，又无师授，兼以心术不正，欺世盗名，害人无算，宜有天罚以彰其罪。然往往寿考富厚，子孙繁昌，全无殃咎，我殆甚不解焉。以后日与病者相周旋，而后知人之误药而死，半由于天命，半由于病家。医者不过依违顺命以成其死，并非造谋之人。故杀人之罪，医者不受也。何以言之？夫医之良否，有一定之高下，而病家则于医之良者，彼偏不信，医之劣者，反信而不疑。言补益者以为良医，言攻散者以为庸医；言温热者以为有益，言清凉者以为伤生。或旁人互生议论，或病人自改方药，而医者欲其术之行，势必曲从病家之意，病家深喜其和顺。偶然或愈，医者自矜其功，如其或死，医者不任其咎。病家亦自作主张，隐讳其非，不复咎及医人。故医者之曲从病家，乃邀功避罪之良法也。既死之后，闻者亦相传，以为某人之病，因误服某人之药而死，宜以为戒矣。及至自己得病，亦复如此。更有平昔最佩服之良医，忽然自生疾病，反信平日所最鄙薄之庸医而伤其生者，是必有鬼神使之，此乃所谓命也。盖人生死有定数，若必待人之老而自死，则天下皆寿考之人，而命无权，故必生疾病，使之不以寿而死。然疾病之轻重不齐，或其人善自保护,则六淫七情之所感甚轻。命本当死,而病浅不能令其死,则命又无权,于是天生此等之医,分布于天下。凡当死者,少得微疾,医者必能令其轻者重,重者死。而命之权于是独重,则医之杀人,乃隐然奉天之令,以行其罚,不但无罪,且有微功,故无报也。惟世又有立心欺诈,卖弄聪明,造捏假药,以欺吓人,而取其财者,此乃用心之恶,与前所论之人不同,其祸无不立至,我见亦多矣。愿天下之人细思之,真凿凿可征,非狂谈也。

全集三

神农本草经百种录

序

百物与人殊体，而人借以养生却病者，何也？盖天地亦物耳，惟其形体至大，则不能无生。其生人也得其纯，其生动物也得其杂，其生植物也得其偏。顾人之所谓纯者，其补生之理然耳。及其感风寒暑湿之邪，喜怒忧思之扰，而纯者遂漓，漓则气伤，气伤则形败。而物之杂者、偏者，反能以其所得之性补之、救之。圣人知其然也，思救人必先知物。盖气不能违理，形不能违气，视色别味，察声辨臭，权轻重，度长短，审形之事也；测时令，详嗜好，分盛衰，别土宜，求气之术也。形气得而性以得，性者，物所生之理也，由是而立本草，制汤剂以之治人。有余泻之，不足补之，寒者热之，热者寒之，温者清之，清者温之，从者反治，逆者正治。或以类相从，或畏忌各矫其弊以复于平。其始则异，其终则同。夫天地生之，圣人保之，造化之能，圣人半之，天地不能专也。汉末张仲景《金匮要略》及《伤寒论》中诸方，大半皆三代以前遗法，其用药之义，与《本经》吻合无间，审病施方，应验如响。自唐以后，药性不明，方多自撰，如《千金方》《外台秘要》之属，执药治病，气性虽不相背，而变化已鲜。沿及宋、元药品日增，性未研极，师心自用，谬误相仍。即用《本经》诸种，其精微妙义，多所遗漏。是以方不成方，药非其药，间有效用，亦偶中而非可取，必良由《本经》之不讲故也。余窃悲焉！欲详为阐述，其如耳目所及无多，古今名实互异，地土殊产，气味不同；且近世医人所不常用之药，无识别而收采者；更有殊能异性，义在隐微，一时难以推测，若必尽解全经，不免昧心诬圣。是以但择耳目所习见不疑，而理有可测者，共得百种，为之探本溯源，发其所以然之义，使古圣立方治病之心，灼然可见，而其他则阙焉。后之君子，或可因之而悟其全，虽荒陋可嗤，而敬慎足矜也。

乾隆元年岁在柔兆执徐余月上弦松陵徐大椿题于扬子江舟次

凡　例

一、录此百种,原以辨明药性,阐发义蕴,使读者深识其所以然,因此悟彼,方药不致误用,非备品以便查阅也。览者勿以不载常用之药为疑。

一、诸药有独具之性者,则用详解。其兼长可互见者,俱不重出,推类自明。

一、此解亦间有与前之相同者,但彼只释其所当然,而未推测其所以然。知所当然,则用古之方,能不失古人之意;知所以然,则方可自制,而亦能合古人制方之义也。故此解皆著其所以然之故,而浅近易晓者则略焉。

一、所解诸药,乃就市中所有,审形辨味,以合经义。至古今土产各殊,或有尚非正义与尚有遗义者,则俟知者正之。

一、诸药有所出地名,杂以后汉时郡县,陶隐居疑为仲景、元化等所记。是《本经》所载,已不皆神农以来所产之地矣。今之所产,又大半非汉时所产之地。欲尽考其实,固无从也,故不复列而解之。

一、《本经》所载,一名甚多,因无可解,故亦不列。

一、品第及字样,俱依明重刻宋大观刊唐慎微本所载白字《本经》。考陶隐居《本草》,有朱书墨书之别,朱书为《神农本经》,墨书为《名医别录》。开宝间重定印本于《本经》易朱书为白字,《大观》本遵之。虽未必无传讹,而取其古,尤胜于近刻也。

一、详解止此百种,余亦颇有略为解者,以资人者浅,一概不存。

神农本草经百种录　上品

丹砂　味甘，微寒。甘言味，寒言性，何以不言色与气？盖入口则知其味，入腹则知其性，若色与气则在下文主治之中可推而知之也。**主身体五脏百病**，百病者，凡病皆可用，无所禁忌，非谓能治天下之病也。凡和平之药皆如此。**养精神**，凡精气所结之物，皆足以养精神。人与天地同，此精气以类相益也。**安魂魄**，赤入心，重镇怯。**益气**，气降则藏，藏则益。**明目**。凡石药皆能明目，石者，金气所凝，目之能鉴物，亦金气所成也。又五脏之精皆上注于目，目大小眦属心，丹砂益目中心脏之精。**杀精魅邪恶鬼**。大赤为天地纯阳之色，故足以辟阴邪。**久服，通神明，不老。能化为汞。**石属金，汞亦金之精也。凡上品之药，皆得天地五行之精以成其质。人身不外阴阳五行，采其精气以补真元，则神灵通而形质固矣。但物性皆偏，太过不及，翻足为害，苟非通乎造化之微者，未有试而不毙者也。

此因其色与质，以知其效者。丹砂正赤，为纯阳之色。心属火，色赤，故能入心，而统治心经之证。其质重，故又有镇坠气血之能也。

凡药之用，或取其气，或取其味，或取其色，或取其形，或取其质，或取其性情，或取其所生之时，或取其所成之地，各以其所偏胜，而即资之疗疾，故能补偏救弊，调和脏腑。深求其理，可自得之。

云母　味甘，平。**主身皮死肌**，云母色白属金，故为肺经之药。又肺主皮毛，云母薄叠如皮，亦与肺合也。**中风寒热，如在车船上**，肺气震荡，此能镇之。**除邪气，安五脏**，亦清镇之功。**益子精**，肺为肾源。**明目**。目白属肺，此能益目中肺脏之精。**久服，轻身延年**。肺旺则气旺，故有此效。

云母虽有五色，而白其正色也。白属金，金生水，故云母之上常生云气。云者，地气上升，欲为雨而未成雨者也。肺属金而在上，为人身水源，与云母相类，故为肺金之药。

石钟乳　味甘，温。**主咳逆上气**，钟乳石体属金，又其象，下垂而中空,故能入肺降逆。**明目**,能益目中肺脏之精。**益精**,能引肺气入肾。**安五脏,通百节,利九窍**,降气则脏安,中虚则窍通。**下乳汁**。钟乳,即石汁如乳者所溜而成,与乳为类,故能下乳汁也。

此以形为治。石为土中之金,钟乳石液所凝,乃金之液也,故其功专于补肺。以其下垂,故能下气。以其中空,故能通窍。又肺朝百脉,肺气利则无所不利矣。

自唐以前,多以钟乳为服食之药,以其能直达肾经,骤长阳气,合诸补肾之品,用以房中之术最妙。但此乃深岩幽谷之中,水溜凝结而成,所谓金中之水,其体至阴,而石药多悍,性反属阳,故能补人身阴中之火。阴火一发,莫可制伏,故久服毒发,至不可救。惟升炼得宜,因证施治,以交肺肾子母之脏,实有殊能也。

矾石　**味酸,寒**。矾石味涩而云酸者,盖五味中无涩,涩,即酸之变味,涩味收敛亦与酸同,如五色中之紫,即红之变色也。**主寒热**,寒热为肝经之疾,酸能收敛肝气。**泄痢白沃**,亦收涩之功。**阴蚀恶疮**,味烈性寒,故能杀湿热之虫,除湿热之毒。**目痛**,制火清金。**坚骨齿**。敛气固精。**炼饵服之,轻身不老,增年**。

此以味为治,矾石之味最烈,而独成一味,故其功皆在于味。

朴硝　**味苦,寒**。朴硝味咸而云苦者,或古时所产之地与今不同,故味异耶?抑或以咸极而生苦耶?**主百病,除寒热邪气**,邪气凝结则生寒热,硝味咸苦能软坚,而解散之。**逐六腑积聚结固留癖**,硝质重性轻而能透发郁结,置金石器中尚能渗出,故遇积聚等邪,无不消解也。**能化七十二种石**。此软坚之甚者。**炼饵服之,轻身神仙**。消尽人身之滓秽,以存其精华,故有此效。

硝者,消也。朴硝乃至阴之精,而乘阳以出,其本水也,其标火也。遇湿则化为水,遇火则升为火。体最清而用最变,故丹家重之。

石属金,硝遇火则亦变火。盖无火之性,而得火之精气者也。火铄金,故能化石。

滑石　**味甘,寒**。**主身热**,寒能除热。**泄澼**,滑石,能滑利大小肠,分清水谷。水谷分，则泄澼愈矣。**女子乳难**，乳亦水类，滑石利水且能润窍，故有通乳之功。**癃闭，利小便**，滑利小肠。**荡胃中积聚寒热**，滑利大肠，凡积聚寒热由蓄饮垢腻成者，皆能除之。**益精气**。邪去则津液自生。**久服，轻身，耐饥长年**。通利之药，皆益胃气。胃气利，则其效如此。

此以质为治，凡石性多燥，而滑石体最滑润，得石中阴和之性以成，故通利肠胃，去积除水，解热降气。石药中之最和平者也。

禹余粮　味甘，寒。**主咳逆**，补中降气，不使上逆。**寒热**，除脾胃气虚，及有湿滞之寒热。**烦满**，补脾之功。**下赤白**，质燥性寒，故能除湿热之疾。**血闭症瘕**，消湿热所滞之瘀积。**大热**。热在阳明者必甚，此能除之。炼饵服之，不饥，其质类谷粉而补脾土，所以谓之粮而能充饥也。**轻身延年**。补养后天之效。

禹余粮，色黄，质腻，味甘，乃得土气之精以生者也。故补益脾胃，除热燥湿之功为多。

凡一病各有所因，治病者必审其因而治之，所谓求其本也。如同一寒热也，有外感之寒热，有内伤之寒热，有杂病之寒热。若禹余粮之所治，乃脾胃湿滞之寒热也。后人见《本草》有治寒热之语，遂以治凡病之寒热，则非惟不效，而且有害。自宋以来，往往蹈此病，皆《本草》不讲之故耳。

紫石英　味甘，温。**主心腹咳逆**，甘能和中，重能降气。**邪气**，散风寒。**补不足**，补心血之不足。**女子风寒在子宫，绝孕十年无子**。子宫属冲脉、血海，风寒入于其中，他药所不能及，紫石英色紫入血分，体重能下达，故能入于冲脉之底，风寒妨孕，温能散寒驱风也。**久服，温中，轻身延年**。补血纳气之功。

此以色为治，色紫则入心，心主血，故能补血。其降气而能入下焦，则质重之效也。

五石脂　青石、赤石、黄石、白石、黑石脂等。

味甘，平。**主黄疸，泄痢肠澼，脓血阴蚀**，皆湿气在太阴、阳明之病也。**下血赤白**，收涩之功。**邪气**，正气敛则邪气除。**痈肿、疽痔、恶疮、头疡、疥瘙**。此皆湿郁所生之毒，能除湿则诸病亦退。**久服，补髓益气，**

肥健不饥,轻身延年。敛精气而燥脾土,故有此效。**五石脂各随五色补五脏**。性治略同,而所补之脏各异。

石脂得金土杂气以成,故湿土之质而有燥金之用。脾恶湿,燥能补之。然其质属土,不至过燥,又得秋金敛藏之性,乃治湿之圣药也。

扁青　味甘,平。**主目痛,明目**,养肝之功。**折跌痈肿,金疮不瘳**,收涩敛肌之功。**破积聚**,消肝邪也。**解毒气,利精神**。**久服,轻身不老**。精气所结之物,故能除毒,益精,增年也。

《内经》云:五脏六腑之精,皆上注于目。故目虽属肝之窍,而白乃肺之精也。五行之中,火能舒光照物,而不能鉴物,惟金之明,乃能鉴物。石体属金,故石药皆能明目。而扁青生于山之有金处,盖金气精华之所结也,又色青属肝,于目疾尤宜。凡草木中,得秋金之气者亦然。

凡物精华所结者,皆得天地清粹之气以成,而秽浊不正之气不得干之,故皆有解毒之功。其非精华所结,而亦能解毒者,则必物性之相制,或以毒攻毒也。

菖蒲　味辛,温。**主风寒**,辛能散风,温能驱寒。**湿痹**,芳燥能除湿。**咳逆上气**,开窍下逆。**开心孔**,香入心。**补五脏**,气通和则补益。**通九窍,明耳目,出音声**。芳香清烈,故走达诸窍而和通之,耳目喉咙皆窍也。**久服轻身**,气不阻滞则身体通利。**不忘,不迷惑,延年**。气通则津液得布,故不但能开窍顺气,且能益精养神也。

菖蒲能于水石中横行四达,辛烈芳香,则其气之盛可知,故入于人身,亦能不为湿滞痰涎所阻。凡物之生于天地间,气性何如,则入于人身,其奏效亦如之。盖人者,得天地之和气以生,其气血之性,肖乎天地,故以物性之偏者投之,而亦无不应也。余可类推。

菊花　味苦,平。**主风,头眩肿痛,目欲脱,泪出**,芳香上达,又得秋金之气,故能平肝风而益金水。**皮肤死肌**,清肺疏风。**恶风湿痹**。驱风散湿。**久服,利血气,轻身、耐老延年**。菊花晚开晚落,花中之最寿者也,故其益人如此。

凡芳香之物,皆能治头目肌表之疾。但香则无不辛燥者,惟菊得天地秋金清肃之气而不甚燥烈,故于头目风火之疾尤宜焉。

人参 味甘,微寒。**主补五脏,安精神,定魂魄,止惊悸**,有形无形,无一之不补也。**除邪气**,正气充则邪气自除。**明目**,五脏六腑之精皆上注于目,此所云明乃补其精之效,非若他药,专有明目之功也。**开心益智。**人参气盛而不滞,补而兼通,故能入心孔而益神明也。**久服,轻身延年。**补气之功。

人参得天地精英纯粹之气以生,与人之气体相似,故于人身无所不补。非若他药有偏长,而治病各有其能也。凡补气之药皆属阳,惟人参能补气,而体质属阴,故无刚燥之病,而又能入于阴分,最为可贵。然力大而峻,用之失宜,其害亦甚于他药也。

今医家之用参救人者少,杀人者多。盖人之死于虚者,十之一二,死于病者,十之八九。人参长于补虚,而短于攻疾。医家不论病之已去未去,于病久或体弱,或富贵之人,皆必用参。一则过为谨慎,一则借以塞责,而病家亦以用参为尽慈孝之道。不知病未去而用参,则非独元气不充,而病根遂固,诸药罔效,终无愈期。故曰杀人者多也。或曰仲景伤寒方中,病未去而用参者不少,如小柴胡、新加汤之类,何也?曰:此则以补为泻之法也。古人曲审病情至精至密,知病有分有合。合者,邪正并居,当专于攻散;分者,邪正相离,有虚有实。实处宜泻,虚处宜补。一方之中,兼用无碍,且能相济,则用人参以建中生津,托出邪气,更为有力。若邪气尚盛而未分,必从专治,无用参之法也。况用之亦皆入疏散药中,从无与熟地、萸肉等药同入感证方中者。明乎此,而后能不以生人者杀人矣。人参亦草根耳,与人殊体,何以能骤益人之精血?盖人参乃升提元气之药,元气下陷,不能与精血流贯,人参能提之使起,如火药藏于炮内不能升发,则以火发之。若炮中本无火药,虽以炮投火中不发也,此补之义也。

甘草 味甘,平。**主五脏六腑寒热邪气**,甘能补中气,中气旺则脏腑之精皆能四布,而驱其不正之气也。**坚筋骨,长肌肉,倍力**,形不足者补之以味,甘草之甘为土之正味,而又最厚,故其功如此。**金疮肿**,脾主肌肉,补脾则能填满肌肉也。**解毒。**甘为味中之至正味,正则气性宜正,故能除毒。

久服，轻身延年。补后天之功。

　　此以味为治也，味之甘，至甘草而极。甘属土，故其效皆在于脾。脾为后天之主，五脏六腑皆受气焉。脾气盛，则五脏皆循环受益也。

　　干地黄　味甘，寒。主折跌绝筋，伤中，逐血痹，行血之功。填骨髓，血足能化精，而色黑归肾也。长肌肉。脾统血，血充则肌肉亦满矣。作汤，除寒热积聚，血充则邪气散。血流动则凝滞消。除痹。血和利则经脉畅。生者尤良。血贵流行，不贵滋滞，故中古以前用熟地者甚少。久服，轻身不老。补血之功。

　　地黄色与质皆类血，故入人身则专于补血。血补则阴气得和，而无枯燥拘牵之疾矣。古方只有干地黄、生地黄，从无用熟地黄者。熟地黄乃唐以后制法，以之加入温补肾经中药颇为得宜，若于汤剂及养血、凉血等方甚属不合。盖地黄专取其性凉而滑利流通，熟则腻滞不凉全失其本性矣。

　　又仲景《伤寒》一百十三方，惟复脉用地黄。盖伤寒之病，邪从外入，最忌滋腻。即使用补，必兼疏拓之性者方可入剂，否则邪气向里，必有遗害。今人一见所现之证，稍涉虚象，便以六味汤为常用之品，杀人如麻，可胜长叹！

　　术　味苦，温。主风寒湿痹，死肌，气厚而兼辛散，故能除邪而利筋脉肌肤也。痉，平肝风。疸，去湿。止汗，固肌肤。除热，益脾阴。消食。健脾气。作煎饵，久服，轻身延年，不饥。脾胃充则体强健而不易饥也。

　　术者，土之精也。色黄，气香，味苦而带甘，性温，皆属于土，故能补益脾土。又其气甚烈，而芳香四达，故又能达于筋脉肌肤，而不专于建中宫也。

　　菟丝子　味辛，平。主续绝伤，子中有丝不断，故能补续筋骨。补不足，益气力，肥健。滑润有脂膏，自能生精益气而长肌肉也。汁去面䵟，亦滑泽之功。久服，明目，轻身延年。生精则目明而强且寿也。

　　子中之最有脂膏者，莫如菟丝。且炒熟则芳香，又润而不滑，故能补益肝脾也。

　　凡药性有专长，此在可解不可解之间，虽圣人亦必试验而后知之。如菟丝子之去面䵟，亦其一端也。以其辛散邪，则辛散之药甚多；以其滑泽耶，则滑泽之物亦甚多，何以他药皆不能去而独菟丝能之？盖物之生，各得天地一偏之气,故其性自有相制之理。但显于形质气味者,可以推测而知,其深藏于性中者,不可以常理求也。故古人有单方及秘方,往往以一二种药治一病而得奇中。及视其方,皆不若经方之必有经络奇偶配合之道,而效反神速者,皆得其药之专能也。药中如此者极多,可以类推。

牛膝 味苦,酸。此只言味而不言性,疑阙文也。后凡不言性者仿此。**主寒湿痿痹,四肢拘挛,膝痛不可屈伸**,皆舒筋行血之功。**逐血气**,破瘀血也。**伤热火烂**,清热也。**坠胎**。降血气也。**久服,轻身耐老**。血和之功。

此乃以其形而知其性也。凡物之根皆横生,而牛膝独直下,其长细而韧,酷似人筋,所以能舒筋通脉,下血降气,为诸下达药之先导也。筋属肝,肝藏血,凡能舒筋之药,俱能治血,故又为通利血脉之品。

柴胡 味苦,平。**主心腹,去肠胃中结气**,轻扬之体,能疏肠胃之滞气。**饮气积聚**,疏肠胃之滞物。**寒热邪气**,驱经络之外邪。**推陈致新**。总上三者言之,邪去则正复也。**久服,轻身,明目益精**。诸邪不能容,则正气流通,故有此效。

柴胡,肠胃之药也。观经中所言治效,皆主肠胃,以其气味轻清,能于顽土中疏理滞气,故其功如此。天下惟木能疏土,前人皆指为少阳之药,是知其末,而未知其本也。

张仲景小柴胡汤专治少阳,以此为主药,何也?按伤寒传经次第,先太阳,次阳明,次少阳。然则少阳,虽在太阳、阳明之间,而传经乃居阳明之后,过阳明而后入少阳,则少阳反在阳明之内也。盖以所居之位言,则少阳在太阳、阳明之间,以从入之道言,则少阳在太阳、阳明之内。故治少阳,与太阳绝不相干,而与阳明为近,如小柴胡汤之半夏、甘草,皆阳明之药也。惟其然,故气味须轻清疏达,而后邪能透土以出,知此则仲景用柴胡之义明,而柴胡为肠胃之药亦明矣。

麦门冬 味甘,平。**主心腹结气**,解枯燥之结气。**伤中伤饱,胃络脉绝**,补续胃中之阴气。**羸瘦短气**。补胃则生肌,清火则益气。**久服,轻身耐老,不饥**。后天足则体健而能耐饥也。

麦门冬，甘平滋润，为纯补胃阴之药。后人以为肺药者，盖土能生金，肺气全恃胃阴以生。胃气润肺，自资其益也。

车前子　味甘，寒。主气癃，止痛，利水道小便，专利下焦气分。除湿痹。湿必由膀胱出，下焦利则湿气除。久服，轻身耐老。气顺湿除，则肢体康强也。

凡多子之药皆属肾，故古方用入补肾药中。盖肾者，人之子宫也。车前多子，亦肾经之药。然以其质滑而气薄，不能全补，则为肾脬膀胱之药。膀胱乃肾气输泄之道路也。

木香　味辛。主邪气，辟毒疫温鬼，气极芳烈，能除邪秽不祥也。强志，香气通于心。主淋露。心与小肠为表里，心气下交与小肠，则便得调矣。久服，不梦寤，魇寐。心气通则神魂定。

木香以气胜，故其功皆在乎气。《内经》云：心主臭。凡气烈之药皆入心。木香，香而不散，则气能下达，故又能通其气于小肠也。

薏苡仁　味甘，微寒。主筋急拘挛不可屈伸，风湿痹，专除阳明之湿热。下气。直达下焦。久服，轻身益气。阳明气利则体强而气充也。去根下三虫。除阳明湿热所生之虫。

薏苡仁，甘淡冲和，质类米谷，又体重力厚，故能补益胃气，舒筋除湿中虚，故又能通降湿热使下行。盖凡筋急痹痛等疾，皆痿证之类。《内经》治痿，独取阳明。薏苡为阳明之药，故能已诸疾也。

泽泻　味甘，寒。主风寒湿痹，凡挟水气之疾，皆能除之。乳难，乳亦水类，故能通乳也。消水，使水归于膀胱。养五脏，益气力，水气除则脏安而气生也。肥健。脾恶湿，脾气燥，则肌肉充而肥健也。久服，耳目聪明，不饥，延年轻身，面生光，皆涤水除湿之功。能行水上。水气尽，则身轻而入水不没矣。泽泻乃通利脾胃之药，以其淡渗能利土中之水，水去则土燥而气充，脾恶湿故也。但湿气必自膀胱而出，泽泻能下达膀胱，故又为膀胱之药。

远志　味苦，温。主咳逆，气滞之咳。伤中，补不足，心主营，营气顺，则中焦自足。除邪气，利九窍，辛香疏达，则能辟秽通窍也。益智慧，耳目聪明，不忘，强志，心气通，则精足神全矣。倍力。心气盛，则脾气亦强，而力生也。久服，轻身不老。气和之效。

远志，气味苦辛，而芳香清烈，无微不达，故为心家气分之药。心火能生脾土，心气盛，则脾气亦和，故又能益中焦之气也。

龙胆 味苦涩。主骨间寒热，治肝邪犯肾之寒热。惊痫邪气，肝火犯心之邪。续绝伤，敛筋骨之气。定五脏，敛脏中之气。杀虫毒。除热结之气。久服，益志不忘，收敛心中之神气。轻身耐老。热邪去而正气归，故有此效。

药之味涩者绝少，龙胆之功皆在于涩，此以味为主也。涩者，酸辛之变味，兼金木之性者也，故能清敛肝家之邪火。人身惟肝火最横，能下挟肾中之游火，上引包络之相火，相持为害。肝火清，则诸火渐息，而百体清宁矣。

细辛 味辛，温。主咳逆，散肺经之风。头痛脑动，散头风。百节拘挛，风湿痹痛，死肌。散筋骨肌肉之风。久服明目，利九窍，散诸窍之风。轻身长年。风气除，则身健而寿矣。

此以气为治也，凡药香者，皆能疏散风邪。细辛气盛而味烈，其疏散之力更大。且风必挟寒以来，而又本热而标寒。细辛性温，又能驱逐寒气，其疏散上下之风邪，能无微不入，无处不到也。

石斛 石斛，其说不一，出庐江六安者色青，长二三寸，如钗股，世谓之金钗石斛，折之有肉而实，咀之有腻涎黏齿，味甘淡，此为最佳。如市中长而黄色及枯槁无味者，皆木斛也。因近日无不误用，故附记于此。

味甘，平。主伤中，培脾土。除痹，治肉痹。下气，使中气不失守。补五脏虚劳，后天得养，则五脏皆补也。羸瘦，长肌肉。强阴。补脾阴。久服，厚肠胃，肠胃为中脏之府，轻身延年。补益后天之效。

凡五味各有所属，甘味属土，然土实无味也。故《洪范》论五行之味，润下作咸，炎上作苦，曲直作酸，从革作辛，皆即其物言之。惟于土则曰稼穑作甘，不指土，而指土之所生者，可知土本无味也，无味即为淡，淡者，五味之所以出，即土之正味也，故味之淡者，皆属土。石斛味甘而实淡，得土味之全，故其功专补脾胃，而又和平不偏也。

蓍实　味苦,平。主益气,充肌肤,得天地之和气以生,故亦能益人之正气而强健也。明目,聪慧先知。蓍草神物,揲之能前知。盖得天地之灵气以生,故亦能益人之神明也。久服,不饥不老,轻身。气足神全,故有此效。

此因其物之所能以益人之能也。昔圣人幽赞于神明而生蓍,此草中之神物也。服之则补人之神,自能聪慧前知,食肉者鄙,不益信夫!

黄连　味苦,寒。主热气,除热在气分者。目痛,眦伤泪出,明目,除湿热在上之病。肠澼,腹痛下痢,除湿热在中之病。妇人阴中肿痛。除湿热在下之病。久服,令人不忘。苦入心,能补心也。

苦味属火,其性皆热,此固常理。黄连至苦,而反至寒,则得火之味与水之性者也,故能除水火相乱之病。水火相乱者,湿热是也。凡药能去湿者,必增热,能除热者,必不能去湿。惟黄连能以苦燥湿,以寒除热,一举两得,莫神于此。心属火,寒胜火,则黄连宜为泻心之药,而反能补心,何也?盖苦为火之正味,乃以味补之也。若心家有邪火,则此亦能泻之,而真火反得宁,是泻之,即所以补之也。苦之极者,其性反寒,即《内经》亢害承制之义。所谓火盛之极,反兼水化也。

黄芪　味甘,微温。主痈疽,久败疮,排脓止痛,除肌肉中之热毒。大风癞疾,去肌肉中之风毒。五痔,鼠瘘,去肌肉中之湿毒。补虚,补脾胃之虚。小儿百病。小儿当补后天。后天者,肌肉之本也。

黄芪甘淡而温,得土之正味、正性,故其功专补脾胃。味又微辛,故能驱脾胃中诸邪。其皮最厚,故亦能补皮肉,为外科生肌长肉之圣药也。

肉苁蓉　陶隐居云:是马精落地所生,后有此种则蔓延者也。

味甘,微温。主五劳七伤,补中,补诸精虚之证。除茎中寒、热痛,茎中者,精之道路也。精虚,则有此痛,补精则其病自已矣。养五脏,强阴,益精气,多子,五脏各有精,精足则阴足,而肾者又藏精之所也,精足则多子矣。妇人症瘕。精充则邪气消,且咸能软坚也。久服,轻身。精足之功。

此以形质为治也,肉苁蓉像人之阴,而滋润黏腻,故能治前阴诸疾,而补精气。如地黄色质像血,则补血也。

防风 味甘,温。主大风,头眩痛,恶风,风邪,风病无不治也。目盲无所见,风在上窍也。风行周身,风在遍体也。骨节疼痛,风在筋骨也。烦满。风在上焦也。久服,轻身。风气除,则有此效。

凡药之质轻而气盛者,皆属风药,以风即天地之气也。但风之中人,各有经络,而药之受气于天地,亦各有专能,故所治各不同。于形质、气味细察而详分之,必有一定之理也。防风治周身之风,乃风药之统领也。

续断 味苦,微温。主伤寒,苦温能散寒。补不足,补伤损之不足。金疮痈伤,折跌,续筋骨,肌肉、筋骨有伤,皆能治之。妇人乳难。通滞之功。久服,益气力。强筋骨也。

此以形为治,续断有肉有筋,如人筋在肉中之象,而色带紫黑,为肝肾之色,故能补续筋骨。又其性直下,故亦能降气以达下焦也。

决明子 味咸,平。主青盲,目淫肤赤白膜,眼赤痛,泪出。凡目病内外等证,无所不治。久服,益精光,不但能治目邪,而且能补目之精也,皆咸降清火之功。轻身。火清则体健也。

决明生于秋,得金气之正,其色极黄,得金之色,其功专于明目,详上扁青条内。夫金之正色,白而非黄,但白为受色之地,乃无色之色耳。故凡物之属金者,往往借土之色以为色,即五金亦以黄金为贵,子肖其母也。草木至秋,感金气则黄落,故诸花实之中,凡色黄而耐久者,皆得金气为多者也。

丹参 味苦,微寒。主心腹邪气,赤走心,故能逐心腹之邪。肠鸣幽幽如走水,心与脾不和则鸣。寒热积聚,破症除瘕,赤走血,凡血病凝结者无不治之。止烦满,心气不舒。益气。益心气。

此以色为治也,赤走心,心主血,故丹参能走心以治血分之病。又辛散而润泽,故能通利而涤邪也。

五味子 味酸,温。主益气,气敛则益。咳逆上气,肺主气,肺气敛则咳逆除,而气亦降矣。劳伤羸瘦,补不足,气敛藏,则病不侵而身强盛矣。强阴,气敛则归阴。益男子精。肾主收藏,而精者,肾之所藏者也,故收敛之物无不益肾。五味子形又似肾,故为补肾之要药。

此以味为治也，凡酸味皆敛，而五味酸之极，则敛之极。极则不止于敛，而且能藏矣。藏者，冬之令，属肾，故五味能补肾也。

蛇床子　味苦，平。主妇人阴中肿痛，男子阳痿，湿痒，皆下体湿毒之病。除痹气，利关节，除湿痰在筋骨之症。癫痫，除湿痰在心之证。恶疮。亦湿毒所生。久服，轻身。湿去则身轻。

蛇床生阴湿卑下之地，而芬芳燥烈，不受阴湿之气，故入于人身，亦能于下焦湿气所归之处，逐其邪而补其正也。

沙参　味苦，微寒。主血积，肺气上逆之血。惊气，心火犯肺。除寒热，肺家失调之寒热。补中，肺主气，肺气和，则气充而三焦实也。益肺气。色白体轻，故入肺也。久服，利人。肺气清和之效。

肺主气，故肺家之药气胜者为多。但气胜之品必偏于燥，而能滋肺者，又腻滞而不清虚，惟沙参为肺家气分中理血之药，色白体轻，疏通而不燥，润泽而不滞，血阻于肺者，非此不能清也。

菌桂　味辛，温。主百病，言百病用之得宜皆有益也。养精神，通达脏腑，益在内也。和颜色，调畅血脉，益在外也。为诸药先聘通使。辛香四达，引药以通经络。久服，轻身不老，血脉通利之效。面生光华，媚好常如童子。血和，则润泽也。

寒气之郁结不舒者，惟辛温可以散之。桂，性温补阳，而香气最烈则不专于补，而又能驱逐阴邪。凡阴气所结，能与药相拒，非此不能入也。

人身，有气中之阳，有血中之阳。气中之阳，走而不守；血中之阳，守而不走。凡药之气胜者，往往补气中之阳；质胜者，往往补血中之阳。如附子暖血，肉桂暖气，一定之理也。然气之阳胜则能动血；血之阳胜则能益气，又相因之理也。桂，气分药也，而其验则见于血，其义不晓然乎！

松脂　味苦，温。主疽恶疮，头疡白秃，疥瘙，除湿火所化之病。风气，香散风。安五脏，补脂液。除热。性耐寒暑。久服，轻身，不老延年。松多脂而寿故也。

松之精气在皮，故其脂皆生于皮，其质黏腻似湿，而性极燥，故凡湿热之在皮肤者，皆能治之。

凡痈疽疮疥之疾，皆皮肤湿火所郁，必腐肉伤皮，流脓结痂而后愈。松之皮，日易月新，脂从皮出，全无伤损，感其气者，即成脓脱痂而愈。义取其象之肖也。

槐实 味苦，寒。主五内邪气热，清浮游不归之根火。止涎唾，清肺经湿火。补绝伤，阳明主机关，此能滋养阳明也。五痔火疮，妇人乳瘕，皆阳明金之痰。子脏急痛。亦阳明经脉之病。

槐当秋而实，得金之令，色黄，得金之色，故其性体清肃，乃手太阴、手阳明之要药也。金衰则为火所侮，凡有余之火，不能归藏其宅，必犯肺与大肠，得此清肃之气以助之，则火不能伤而自归其宅，不治火而火自退。此从本之治，医之良法也。

柏实 味甘，平。主惊悸，清心经之游火。安五脏，滋润之功。益气，壮火食气，火宁则气益也。除风湿痹。得秋金之令，能燥湿平肝也。久服，令人润泽美色，耳目聪明，滋润皮肤及诸窍。不饥不老，轻身延年。柏之性不假，灌溉而能寿也。

柏得天地坚刚之性以生，不与物变迁，经冬弥翠，故能宁心神敛心气，而不为邪风游火所侵克也。人之生，谓理之仁，仁藏于心。物之生机在于实，故实亦谓之仁。凡草木之仁，皆能养心气，以类相应也。

茯苓 古注茯苓，皆云松脂入地所结，无苗叶花实。今之茯苓，皆有蔓可种，疑古今有异同也。

味甘，平。主胸胁逆气，忧恚，惊邪恐悸，心下结痛，寒热烦满，咳逆，皆脾虚不能化水，痰饮留结诸经之疾。口焦舌干，胸有饮，则水下聚而津液不升。利小便。淡渗利水道。久服，安魂养神，不饥延年。心脾和通之效。

茯苓生山谷之中，得松柏之余气，其味极淡，故为调补脾阴之药，义见石斛条下。凡人邪气郁结，津液不行，则为痰为饮。痰浓稠，为火之所结；饮清稀，为水之所停。故治痰则咸以降之，治饮则淡以利之。若投以重剂，反拒而不相入，惟茯苓极轻淡，属土，土胜水能疏之涤之，令从膀胱以出，病渐去而不觉也。观仲景猪苓汤、五苓散等方，义自见矣。

檗木　味苦,寒。主五脏,肠胃中结热,黄疸,肠痔,止泄痢,女子漏下赤白,阴阳蚀疮。皆阳明、表里、上下所生湿热之疾。

黄檗极黄,得金之色,故能清热。其味极苦,苦属火,则又能燥湿。凡燥者未有不热,而寒者未有不湿,惟黄柏于清热之中兼燥湿之效。盖黄色属金,阳明为燥金,故其治皆除阳明湿热之疾,气类相感也。

干漆　味辛,温。主绝伤,补中,续筋骨,填髓脑,补续筋骨中之脂膏。安五脏,实脏中之脂膏。五缓六急,调和筋骨。风寒湿痹。漆得寒反坚,得湿反燥,故能除寒热也。生漆去长虫。生漆著人肌肤即腐烂,故亦能腐虫。久服,轻身耐老。漆入地不朽,其质耐久,故有此效。

此以质为治。漆,树脂也。凡草木之脂最韧而不朽者,莫如漆。人身中非气非血而能充养筋骨者,皆脂膏也。气血皆有补法,而脂膏独无补法,则以树之脂膏力最厚者补之。而脂膏之中,凡风寒湿热之邪,留而不去者,得其气以相助,亦并能驱而涤之也。

辛夷　味辛,温。主五脏,身体寒热,清气下陷之疾。头风脑痛,升散风邪。面皯。去皮毛之风滞。久服,下气,轻身,明目,增年耐老。清气上升则浊气下降,而百体清宁,可永年矣。

辛夷与众木同植,必高于众木而后已,其性专于向上,故能升达清气。又得春气之最先,故能疏达肝气。又芳香清烈,能驱逐邪风头目之病。药不能尽达者,此为之引也。

桑上寄生　味苦,平。主腰痛,得桑之气,亦能助筋骨也。小儿背强,驱脊间风。痈肿,和血脉。安胎,胎亦寄母腹者也。充肌肤,坚发齿,长须眉。养皮毛之血脉。其实主明目,桑性驱风,肝为风脏,而开窍于目,风去则目明也。轻身通神。寄生乃感风露之气以生,故服之亦有清虚之妙应。

寄生乃桑之精气所结,复生小树于枝间,有子之象焉,故能安胎。其性与桑相近,故亦能驱风养血。其生不著土,资天气而不资地气,故能滋养血脉于空虚之地,而取效更神也。

杜仲　味辛,平。主腰脊痛,补中,益精气,坚筋骨,强志,其质坚韧者,其精气必足,故亦能坚定人身之筋骨气血也。**除阴下痒湿**,补皮利湿。**小便余沥**。坚溺管之气。**久服,轻身耐老**。强健肢体。

杜仲,木之皮,木皮之韧且厚者此为最,故能补人之皮。又其中有丝连属不断,有筋之象焉,故又能续筋骨。因形以求理。则其效可知矣。

发髲　味苦,温。**主五癃,关格不通,利小便水道**,滑润疏通之效。**疗小儿痫,大人痓,仍自还神化**。滋养络脉。

发为血之余,而经中所治之疾,皆主通经利便之功,何也？盖心与小肠为表里,心主血,发为血之余,则不能入心,而能入小肠,以小肠为心之出路也。且发亦毛类,肺主皮毛,而为水源,故能利水,非一定之理乎！其治痫、痓,则泻心家之痰饮,及滋润血脉之功也。

《金匮要略》方治小便闭淋,用滑石、乱发,知用药悉遵《本经》者,惟仲景一人而已。

龙骨　味咸、甘,平。**主心腹鬼疰,精物老魅**,纯阳能制阴邪。**咳逆**,敛气涤气。**泄痢脓血,女子漏下**,收涩之功。**症瘕坚结**,龙性善入,能穿破积滞。**小儿热气惊痫**。敛火安神。**齿:主小儿、大人惊痫,癫疾狂走**,与骨同义,但齿则属肾、属骨,皆主闭藏,故于安神凝志之效尤多。**心下结气,不能喘息**,收降上焦游行之逆气。**诸痓**,心经痰饮。**杀精物**。义亦与骨同。**久服,轻身,通神明,延年**。龙能飞腾变化且多寿,故有此效。

龙得天地纯阳之气以生,藏时多,见时少。其性至动而能静,故其骨最黏涩,能收敛正气。凡心神耗散,肠胃滑脱之疾,皆能已之。

阳之纯者,乃天地之正气,故在人身亦但敛正气,而不敛邪气。所以仲景于伤寒之邪气未尽者,亦用之。后之医者于斯义,盖未之审也。人身之神属阳,然神非若气血之有形质可补泻也,故治神为最难。龙者,乘天地之元阳出入,而变化不测,乃天地之神也。以神治神,则气类相感,更佐以寒热温凉补泻之法。虽无形之病,不难治矣。天地之阳气有二:一为元阳之阳,一为阴阳之阳。阴阳之阳,分于太极既判之时,以日月为升降,而水火则其用也,与阴为对待,而不并于阴,此天地并立之义也。元阳之阳,存于太极未判之时,以寒暑为起伏,而雷雨则其用也。与阴为附丽而不杂于阴,此天包地之义也。龙者,正天地元阳之气所生,藏于水,而不离乎水者也。故春分阳气上,井泉冷,龙用事而能飞;秋分阳气下,井泉温,龙退蛰而能潜。人身五脏属阴,而肾尤为阴中之至阴,凡周身之水皆归之,故人之元阳藏焉。是肾为藏水之肾,而亦为藏火之脏也,所以阴分之火动而不藏者,亦用龙骨,盖借其气以藏之,必能自反其宅也。非格物穷理之极者,其孰能与于斯?

麝香 味辛,温。主辟恶气,香气盛,则秽气除。杀鬼精物,香能胜邪。温疟,香散邪风。虫毒,香能杀虫。痫痓,香通经络。去三虫。虫皆湿秽之所生,故亦能除之。久服除邪,不梦寤魇寐。魇寐由心气闭塞而成,香气通达则无此患。

此以气为治。麝喜食香草,其香气之精,结于脐内,为诸香之冠。香者,气之正,正气盛,则自能除邪辟秽也。

牛黄 味苦,平。主惊痫,通心化痰。寒热,热盛狂痓,清心家之热痰。除邪逐鬼。心气旺,则邪气自不能容也。

牛之精气不能运于周身,则成黄,牛属土,故其色黄也。凡治痰涎,皆以补脾为主,牛肉本能健脾化痰,而黄之功尤速。又黄必结于心下,故又能入手少阴、厥阴之分,以驱邪涤饮,而益其精气也。

鹿胶 味甘,平。主伤中劳绝,腰痛羸瘦,皆骨节虚寒之证。补中益气,补血则中气自足也。妇人血闭无子,止痛,安胎。补冲脉血海之功。久服,轻身延年。精足血满,故有此效。

鹿之精气全在于角,角本下连督脉。鹿之角,于诸兽为最大,则鹿之督脉最盛可知,故能补人身之督脉。督脉为周身骨节之主,肾主骨,故又能补肾。角之中皆实以血,冲为血海,故又能补冲脉,冲督盛而肾气强,则诸效自臻矣。

阿胶 味甘,平。主心腹内崩,血脱之疾。劳极洒洒如疟状,劳倦则脾伤而血亏,此肝脾之寒热,故如疟也。腰腹痛、四肢酸疼,血枯之疾。

女子下血,安胎。养血则血自止而胎安。**久服,轻身益气。**补血则气亦充。

阿井为济水之伏流,离之源为流水,自流水以至于阿井,伏见不常。若《夏书》所谓溢为荥,出于陶邱北者,皆伏流从下泛上者也。阿井在陶邱北三百里,泉虽流而不上泛,犹为伏脉中之静而沉者,过此则其水皆上泛成川,且与他泉水乱而不纯矣。故阿井之水,较其旁诸水重十之一二不等。人之血脉,宜伏而不宜见,宜沉而不宜浮。以之成胶,真止血调经之上药也。其必以驴皮煎者,驴肉能动风,肝为风脏而藏血,乃借风药以引入肝经也。又凡皮皆能补脾,脾为后天生血之本而统血,故又为补血药中之圣品。

丹雄鸡 味甘,微温。**主女人崩中漏下,赤白沃,**补脾疏肝。**补虚温中,止血。**滋养血脉。**头:主杀鬼,**鸡得清肃之气而头为之会,故能除鬼邪。**东门上者尤良。**东门上者,东门上所磔鸡头,取阳方之生气也。**肶胵裹黄皮:微寒,主泄利。**鸡食沙石亦能消化,故治食积不化之泄利。**屎白:主消渴,**鸡善食而不善饮,其肠胃不能容水,故主消渴。**伤寒寒热。**治伤寒有食邪之寒热。

凡血肉之物,鲜属金者,惟鸡于十二支属酉,而身轻能飞,其声嘹亮,于五音属商,乃得金气之清虚者也。五脏之气,木能疏土,金能疏木,鸡属金,故能疏达肝气。本血肉之物,故又能不克伐而调养肝血也。

石蜜 石蜜,野蜂于崖间石隙中采花所作也,疑古时未有养蜂之法,则以崖蜜为上,而土木中之蜜不用。今人养蜂收蜜其法最良,功同石蜜也。

味甘,平。**主心腹邪气,**养胃和中。**诸惊痫痓,**定心平肝。**安五脏诸不足,益气补中,**百花之精,脏腑经络皆受益也。**止痛,**甘能缓痛。**解毒,**香能辟秽恶之毒。**除众病,**诸花之性俱全。**和百药。**诸花之性俱全。**久服,强志,轻身,不饥,不老。**精神充足故也。

蜜者,采百花之精华而成者也。天地春和之气,皆发于草木,草木之和气,皆发于花。花之精英,酿而为蜜,和合众性则不偏,要去糟粕则不滞。甘以养中,香以理气,真养生之上品也。但其性极和平,于治疾则无速效耳。凡天地之生气,皆正气也;天地之死气,皆邪气也。正则和平,邪则有毒。毒者,败正伤生之谓。蜜本百花之蕊,乃生气之所聚,生气旺,则死气不能犯,此解毒之义也。

桑螵蛸　味咸,平。主伤中疝瘕,瘀血凝结中焦。阴痿,益精牛子,补益肾气。女子血闭,和通血脉。腰痛,强肾之经,通五淋,利小便水道。通肾之府。

桑螵蛸,桑上螳螂所生之子也。螳螂于诸虫中最有力,而其子最繁,则其肾之强可知。人之有子,皆本于肾,以子补肾,气相从也。桑性最能续伤和血,螵蛸在桑者,亦得桑之性,故有养血逐瘀之功。

藕实茎　一气相通,茎与实无异,非若他药之根实各殊也。

味甘,平。主补中,味甘淡得中土之性。养神,气香而中虚。益气力,脾肾旺则气血强。除百疾。中和之性无偏杂之害也。久服,轻身耐老,不饥延年。和平之效。

藕者,水土之精也,故能养脾胃之阴。生水底污泥之中,而无处不香,无节不通,故又能疏达脾胃之气,而滋其血脉。湿而不滞,香而不燥,果中之圣品也。

橘柚　味辛,温。主胸中瘕热逆气,开达上焦之气。利水谷。通利中焦之滞。久服,去臭,下气,通神。芳香辛烈,自能辟秽邪而通正气也。

橘柚通体皆香,而皮辛肉酸,乃肝脾通气之药也。故凡肝气不舒,克贼脾土之疾,皆能已之。

凡辛香之药皆上升,橘柚实酸,酸主敛,故又能降气,不专于散气也。

大枣　味甘,平。主心腹邪气,安中养脾,建立中气则邪气自除。助十二经,平胃气,十二经皆受津液于脾胃,脾胃盛则十二经皆充也。通九窍,补而不滞。补少气,少津液,身中不足。周身气血无不补也。大惊,甘能缓急。四肢重,脾虚则重,旺则轻也。和百药。百药气味不齐而甘能调之。久服,轻身长年。皆补益后天之功。

枣,味甘,而肉原色赤,得火之色,土之味,故能建立中焦,温养脾胃,为后天之本。万物生于土,土气充盈,诸经自皆受益矣。

葡萄　味甘,平。主筋骨湿痹,益气倍力,强筋燥湿。强志,肝藏魂。令人肥健耐饥,忍风寒。久服轻身,不老延年。皆培补肝脾之效。可作酒。

此以形为治,葡萄屈曲蔓延,冬卷春舒,与筋相似,故能补益筋骨。其实甘美,得土之正味,故又能滋养肌肉。肝主筋,脾主肉,乃肝脾交补之药也。

鸡头实 味甘,平。主湿痹,腰脊膝痛,下焦湿痰之疾。补中,除暴疾,暴疾皆生于中气不足,中气足则无此疾矣。益精气,强志,肝肾足则心气亦宁也。令耳目聪明。充溢诸窍。久服,轻身,不饥,耐老神仙。脾肾兼旺则诸效自臻矣。

鸡头,生于水中,而其实甘淡,得土之正味,乃脾肾之药也。脾恶湿,而肾恶燥,鸡头虽生水中,而淡渗甘香,则不伤于湿。质黏味涩,而又滑泽肥润,则不伤于燥。凡脾肾之药,往往相反,而此则相成,故尤足贵也。

神农本草经百种录　中品

石硫黄　味酸,温。主妇人阴蚀,阴湿所生之疾,惟阳燥之物能已之。**疽痔恶血**,亦下焦阴分之湿所生病也。**坚筋骨**,壮筋骨之阳气。**除头秃**。杀发根湿气所生之虫。**能化金、银、铜、铁奇物**。火克金也。

硫黄,乃石中得火之精者也。石属阴,而火属阳,寓至阳于至阴,故能治阴分中寒湿之疾。其气旺而性暴,故又能杀虫而化诸金也。

水银　味辛,寒。**主疥瘘、痂疡、白秃,杀皮肤中虱**,解皮毛中湿热之毒,虱亦湿热所生也。**堕胎**,至重能坠胎,又胎气始生肝气养之,金克木则伤肝而胎堕也。**除热,杀金、银、铜、锡毒**,得五金之精气,故能除其毒也。**溶化还复为丹**。水银出于丹砂中者为多,故亦可炼成丹石,金精得火,变化不测,铅、汞皆如此。**久服,神仙不死**。以其不朽而能变化也。

水银,五金之精也,得五金之精气而未成质,炼之,亦能为金银等物。其所治,皆皮肤热毒之疾。盖肺属金,而主皮毛,亦以气相感也。丹家炉鼎之术,以水银与铅为龙虎,合炼成丹,服之则能长生,久服飞升羽化。自《参同契》以后,其说纷纷,高明之士,为所误者不一而足。夫水银乃五金之精,而未成金体者也。凡金无不畏火,想水银则百炼如故,以其未成金质,中含水精,故火不得而伤之。其能点化为黄白者,亦因药物所炼,变其外貌,非能真作金银也。今乃以其质之不朽,欲借其气以固形体,真属支离。盖人与万物,本为异体。借物之气,以攻六邪,理之所有,借物之质,以永性命,理之所无。术士好作聪明,谈天谈易,似属可听,实则伏羲画卦,列圣系辞,何尝有长生二字?此乃假托大言以愚小智,其人已死,诡云尚在。试其术者,破家丧身,未死则不悟,既死则又不知。历世以来,昧者接踵,总由畏死贪生之念,迫于中而反以自速其死耳。悲夫!

磁石　味辛,寒。**主周痹,风湿,肢节中痛,不可持物,洗洗酸消**,味辛则散风,石性燥则除湿,其治酸痛等疾者,以其能坚筋骨中之正气,则邪气自不能侵也。**除大热**,寒除热。**烦满**,重降逆。**及耳聋**。肾火炎上则耳聋,此能降火归肾。

　　凡五行之中,各有五行,所谓物物一太极也。如金一行也。银色白属肺,金色赤属心,铜色黄属脾,铅色青属肝,铁色黑属肾。石也者,金土之杂气,而得金之体为多,何以验之?天文家言星者金之散气,而星陨即化为石,则石之属金无疑。而石之中亦分五金焉,磁石乃石中之铁精也,故与铁同气,而能相吸,铁属肾,故磁石亦补肾。肾主骨,故磁石坚筋壮骨。肾属冬令,主收藏,故磁石能收敛正气,以拒邪气。知此理,则凡药皆可类推矣。

　　阳起石　味咸,微温。**主崩中漏下**,寒滑之病。**破子脏中血,症瘕结气,寒热腹痛,无子**,凡寒凝血滞之病皆能除之。**阴痿不起,补不足**。强肾补阳益气。

　　阳起石得火不燃,得日而飞;硫黄得日无焰,得火而发。皆为火之精,而各不同。盖阳起石禀日之阳气以成,天上阳火之精也;硫黄禀石之阳气以成,地上阴火之精也。所以硫黄能益人身阴火之阳,阳起石能益人身阳火之阳也。五行各有阴阳,亦可类推。

　　干姜　味辛,温。**主胸满**,寒邪之在胸者则散之。**咳逆上气**,辛能润肺降逆。**温中止血**,血得缓而归经。**出汗**,辛能散逐寒气,使从汗出。**逐风湿痹**,治寒邪之在筋骨者。**肠澼下痢**。治寒邪之在肠胃者。**生者尤良**。辛散之品,尤取其气性之清烈也。**久服,去臭气,通神明**。辛甚气烈,故能辟秽通阳。

　　凡味厚之药主守,气厚之药主散。干姜气味俱厚,故散而能守。夫散不全散,守不全守,则旋转于经络脏腑之间,驱寒除湿,和血通气,所必然矣。故性虽猛峻,而不妨服食也。

　　苦参　味苦,寒。**主心腹结气**,苦入心,以散热结之气。**瘕瘕积聚**,若极则能泄。**黄疸**,寒能除郁热。**溺有余沥**,心通于小肠,心火除则小肠郁塞之气通矣。**逐水**,小肠通则水去。**除痈肿**,诸疮皆属心火,心火清则痈肿自去也。**补中**,《内经》云:脾苦湿,急食苦以燥之。即此义也。**明目止泪**。寒清肝火,苦除肝湿。

　　此以味为治也,苦入心,寒除火,故苦参专治心经之火,与黄连功用相近。但黄连似去心脏之火为多,苦参似去心腑小肠之火为多。则以黄连之气味清,而苦参之气味浊也。

当归　味甘，温。主咳逆上气，润肺气。温疟寒热，洗洗在皮肤中，皆风寒在血中之病。妇人漏下，绝子，荣血不足之病。诸恶疮疡，金疮。荣血火郁及受伤之病。煮饮之。煮饮则能四达以行诸经。

按：血在经络之中流行不息，故凡用行血补血之药，入汤剂者为多，入丸散者绝少。故古人治病，不但方不可苟，即法亦不可易也。

当归辛香而润，香则走脾，润则补血，故能透入中焦荣气之分，而为补荣之圣药。当归为血家必用之药，而《本经》无一字及于补血养血者，何也？盖气无形可骤生，血有形难速长。凡通闭顺气，和阴清火，降逆生津，去风利窍，一切滋润通和之品，皆能令阴气流通，不使亢阳致害，即所以生血也。当归辛芳温润，兼以数长，实为养血之要品，惟著其血充之效，则血之得所养，不待言而可知。此等当参全经而悟其理。

麻黄　味甘，温。主中风伤寒，头痛温疟，发表出汗，去邪热气，凡风寒之在表者，无所不治，以能驱其邪，使皆从汗出也。止咳逆上气，轻扬能散肺邪。除寒热，散荣卫之外邪。破症坚积聚。散脏腑之内结。

麻黄，轻扬上达，无气无味，乃气味之最清者，故能透出皮肤毛孔之外，又能深入积痰凝血之中。凡药力所不到之处，此能无微不至，较之气雄力厚者，其力更大。盖出入于空虚之地，则有形之气血不得而御之也。

芍药　味苦。主邪气腹痛，肝气乘脾则痛，敛肝气则痛除。除血痹，肝邪凝滞之病。破坚积，寒热疝瘕，肝邪结聚之疾。止痛，血和则痛止。利小便，肝气下达于宗筋，故小便亦利。益气。肝气敛则受益。

芍药花大而荣，得春气为盛，而居百花之殿，故能收拾肝气，使归根反本，不至以有余肆暴，犯肺伤脾，乃养肝之圣药也。

玄参　味苦，微寒。主腹中寒热，积聚，皆火气凝结之疾。女子产乳余疾，产后血亏，冲脉之火易动。清血中之火，则诸疾平矣。补肾气，令人目明。除阴分之火，则头目清明矣。

玄参，色黑属肾而性寒，故能除肾家浮游上升之火。但肾火有阳有阴，阳火发于气分，火盛则伤气，《内经》所谓壮火食气是也。阴火发于血分，火盛则伤血，《内经》所谓诸寒之而热者取之阴是也。产后血脱则阴衰，而火无所制，又不可以寒凉折之；气血未宁，又不能纳峻补之剂。惟玄参宁火而带微补，用之最为的当也。

百合 味甘，平。主邪气，腹胀心痛，肺气不舒之疾。利大小便，肺为水源。补中，甘能补脾。益气。肺主气，补肺则气益矣。

此以形为治也，百合色白而多瓣，其形似肺，始秋而花，又得金气之全者，故为清补肺金之药。

白芷 味辛，温。主女人漏下赤白，血闭阴肿，风在下焦而兼湿热之证。寒热，风在荣卫。风头侵目泪出，风在上窍。长肌肉，润泽可作面脂。风气干燥，风去则肌肉生而润泽矣。

凡驱风之药，未有不枯耗精液者。白芷极香，能驱风燥湿，其质又极滑润，能和利血脉而不枯耗，用之则有利无害者也。盖古人用药，既知药性之所长，又度药性之所短，而后相人之气血，病之标本，参合研求，以定取舍，故能有显效而无隐害。此学者之所当殚心也。

黄芩 味苦，平。主诸热，黄疸，大肠经中之郁热。肠澼泄痢，大肠脐中之郁结。逐水，水在肠中者。下血闭，血之在阳明者，使从大便出。恶疮疽蚀，火疡。阳明主肌肉，凡肌肉热毒等病，此皆除之。

此以形色为治，黄芩中空而色黄，为大肠之药，故能除肠胃诸热病。黄色属土属脾，大肠属阳明燥金，而黄芩之黄属大肠，何也？盖胃与大肠为出纳水谷之道，皆统于脾。又金多借土之色以为色。义详决明条下，相参益显也。

狗脊 味苦，平。主腰背强，关节缓急，周痹，寒湿膝痛，凡邪气之在骨节间者皆能治之。颇利老人。老人精血衰，则筋骨空隙中尤不能舒展，故于此药为尤宜也。

此以形为治，狗脊遍体生毛而多节，颇似狗之脊。诸兽之中，惟狗狡捷，而此药似之，故能入筋骨机关之际，去其凝滞寒湿之气，而使之强健利捷也。形同而性亦近，物理盖可推矣。

紫草 味苦，寒。主心腹邪气，去心腹热邪。五疸，湿热在血中。补中益气，荣家之热清，则中焦和利。利九窍，诸窍不为邪热所闭。通水道。心气通于小肠。

紫草，色紫而走心，心主血，又其性寒，故能治血家之热。

水萍　味辛，寒。主暴热，得水之气，故能除热。身痒，湿热在皮肤。下水气，萍入水不濡，故能涤水。胜酒，水气盛则酒气散矣。长须发，益皮毛之血气。主消渴，得水气之助。久服轻身。亦如萍之轻也。

水萍生于水中，而能出水生，且其叶入水不濡，是其性能敌水者也。故凡水湿之病，皆能治之。其根不著土，而上浮水面，故又能益皮毛之疾。

泽兰　味苦，微温。主乳妇内衄，清阳明经络湿热之邪。中风余疾，气温体轻，故能散余风。大腹水肿，身、面、四肢浮肿，骨节中水，统治内外一切水病。金疮，痈肿疮脓。亦皆湿毒之病。

泽兰生于水中，而芳香透达，节实茎虚，能于人经络受湿之处分疏通利，无所隔碍。盖其质阴而气阳，故能行乎人身之阴，而发之于阳也。

牡丹　味辛，寒。主寒热，中风瘈疭、痉、惊痫邪气，皆肝气所发之疾。除症坚，瘀血留舍肠胃，色赤走血，气香能消散也。安五脏，五脏皆血气所留止，血气和则无不利矣。疗痈疮。清血家之毒火。

牡丹为花中之王，乃木气之最荣泽者，故能舒养肝气，和通经脉，与芍药功颇近。但芍药微主敛，而牡丹微主散，则以芍药味胜，牡丹气胜。味属阴，而气属阳也。

吴茱萸　味辛，温。主温中下气，风寒上逆。止痛，散寒湿之痛。咳逆寒热，寒邪入肺。除湿血痹，辛能燥湿，温能行血也。逐风邪，开腠理。辛香散风通窍。

吴茱萸味极辛，辛属金，金平木，故为驱逐肝风之要药。但肝风有二：一为挟寒之风，一为挟火之风。吴茱萸性温，于挟寒之风为宜，此又不可不审也。

栀子　味苦，寒。主五内邪气，热邪之气。胃中热气，黄色入阳明，性寒能清热。面赤，酒疱皶鼻，白癞赤癞，疮疡。此皆肌肉之病，乃阳明之表证也。

栀子正黄，亦得金色，故为阳明之药。但其气体清虚，走上而不走下，故不入大肠而入胃，胃在上焦故也。胃家之蕴热，惟此为能除之。又胃主肌肉，肌肉有近筋骨者，有近皮毛者，栀子形开似肺，肺主皮毛，故专治肌肉热毒之见于皮毛者也。

鹿茸　味甘，温。主漏下恶血，血中之阳不能固摄。寒热，阳虚。

惊痫，心火亏少。益气强志，补血之功。生齿不老。补肾之效。角：主恶疮痈肿，拓血中之毒。逐邪恶气，拓阴邪之气。留血在阴中。阴络之凝滞，得热而运行也。

鹿茸之中，惟一点胚血，不数日而即成角，此血中有真阳一点，通督脉，贯肾水，乃至灵至旺之物也，故入于人身为峻补阳血之要药。又其物流动生发，故又能逐瘀通血也。余义见鹿胶条下。

鹿茸气体全而未发泄，故补阳益血之功多。鹿角则透发已尽，故拓毒消散之功胜。先后迟速之间，功效辄异，非明乎造化之机者，不能测也。

犀角 犀有山犀、水犀二种，而水犀为妙。

味苦，寒。主百毒虫疰，杀邪气之虫。邪鬼，灵气辟邪。瘴气。郁热之毒。杀钩吻、鸩羽、蛇毒、除邪，一切草木虫鸟之毒皆除之。不迷惑，魇寐。解心经热邪，通心窍。

牛属土，而犀则居水，水无兽，惟犀能伏其中，则其得水土之精可知。凡物之毒者，投水土则毒自化。犀得水土之精，故化毒之功为多。而其角中虚有通灵之象，故又能养心除邪也。

伏翼 味咸，平。主目瞑，明目，夜视有精光。存养肝经阴气之精。久服，令人喜乐媚好无忧。肝气和则乐。

凡有翼能飞之物，夜则目盲。伏翼又名天鼠，即鼠类也，故日出则目瞑而藏，日入则目明而出，乃得阴气之精者也。肝属厥阴，而开窍于目，故资其气以养肝血，而济目力，感应之理也。物有殊能，必有殊气，皆可类推。

蚱蝉 古人用蝉，今人用蜕，气性亦相近。味咸，寒。主小儿惊痫夜啼，癫病寒热。皆小儿风热之疾。

蚱蝉感凉风清露之气以生，身轻而声嘹亮，得金气之发扬者也。又脱落皮壳，亦属人身肺经之位，故其性能清火驱风，而散肺经之郁气。若其质轻虚，尤与小儿柔弱之体为宜也。

蚱蝉日出有声，日入无声，止夜啼，取其义也。

白僵蚕 味咸。主小儿惊痫夜啼，风痰之病。去三虫，风气所生之虫。灭黑䵟，令人面色好，能去皮肤之风斑，令润泽。男子阴疡病。下体风湿。

　　蚕，食桑之虫也。桑能治风养血，故其性亦相近。僵蚕感风而僵，凡风气之疾，皆能治之，盖借其气以相感也。

　　僵蚕因风以僵，而反能治风者，何也？盖邪之中人也，有气而无形，穿经透络，愈久愈深，以气类相反之药投之，则拒而不入，必得与之同类者，和入诸药，使为向导，则药力至于病所，而邪与药相从，药性渐发，邪或从毛空出，或从二便出，不能复留矣，此即从治之法也。风寒暑湿，莫不皆然，此神而明之之道，不专恃正治奏功也。

神农本草经百种录　下品

附子　味辛，温。主风寒咳逆邪气，寒邪逆在上焦。温中，除中焦之寒。金疮，血肉得暖而合。破症坚积聚，血瘕，寒气凝结，血滞于中，得热乃行也。寒湿踒躄，拘挛，膝痛不能行步。此寒邪之在下焦筋骨间者。

凡有毒之药，性寒者少，性热者多。寒性和缓，热性峻速，入于血气之中，暴烈性发，体益不支，脏腑娇柔之物，岂能无害？故须审慎用之。但热之有毒者，速而易见；而寒之有毒者，缓而难察，尤所当慎也。

半夏　味辛，平。主伤寒寒热，寒热之在肺胃间者。心下坚，下气，辛能开肺降逆。咽喉肿痛，头眩，升降上焦之火。胸胀，咳逆，肠鸣，气降则通和，故能愈诸疾。止汗。涩敛肺气。

半夏色白而味辛，故能为肺经燥湿之药。肺属金，喜敛而不喜散，盖敛则肺叶垂而气顺，散则肺叶张而气逆。半夏之辛，与姜、桂之辛迥别，入喉则闭不能言，涂金疮则血不复出，辛中带涩，故能疏而又能敛也。又辛之敛，与酸之敛不同，酸则一主于敛，辛则敛之中有发散之意，尤于肺投合也。

大黄　味苦，寒。主下瘀血，血闭，除血中热结之滞。寒热，血中积滞之寒热。破症瘕积聚，凡腹中邪气之积，无不除之。留饮宿食，荡涤肠胃，推陈致新，凡腹中饮食之积，无不除之。通利水谷，调中化食，助肠胃运化之力。安和五脏。邪积既去，则正气自和。

大黄色正黄而气香，得土之正气正色，故专主脾胃之疾。凡香者，无不燥而上升。大黄极滋润达下，故能入肠胃之中，攻涤其凝结之邪，而使之下降，乃驱逐停滞之良药也。

葶苈　味辛，寒。主症瘕积聚结气，水饮所结之疾。饮食寒热，破坚逐邪，亦皆水气之疾。通利水道。肺气降则水道自通。

葶苈滑润而香，专泻肺气。肺为水源，故能泻肺，即能泻水。凡积聚寒热从水气来者，此药主之。

大黄之泻从中焦始，葶苈之泻从上焦始。故《伤寒论》中承气汤用大黄，而陷胸汤用葶苈也。

旋覆花　味咸,温。主结气胁下满,惊悸,除中上二焦结闭之疾。除水,咸能润下。去五脏间寒热,五脏留结不通所生之寒热。补中下气。开气下达,皆咸降之功。

此以味为治,凡草木之味,咸者绝少。咸皆治下,咸而能治上焦者尤少。惟此味咸而治上,为中上二焦之药。咸能软坚,故凡上中二焦凝滞坚结之疾,皆能除之。

凡体轻芳香之药,往往能消之疾,无不因郁遏而成。《内经》:火郁则发之。轻芬之体能发散,故寒热除也。

藜芦　味辛,寒。主蛊毒,味烈杀虫。咳逆,泄痢肠澼,除湿热之疾。头疡,疥瘙,恶疮,杀诸虫毒,去死肌。皆杀虫之功。

凡有毒之药,皆得五行刚暴偏杂之性以成。人身气血,乃天地中和之气所结,故服毒药者,往往受伤。疮疥等疾,久而生虫,亦与人身气血为类,故人服之,而有伤气血者,必能杀虫。惟用之得其法,乃有利而无弊,否则必至于两伤,不可不慎也。

又毒之解毒,各有所宜。如燥毒之药,能去湿邪;寒毒之药,能去火邪。辨证施治,神而明之,非仅以毒攻毒四字可了其义也。

白芨　味苦,平。主痈肿,恶疮,败疽伤阴,死肌,解毒生肌。胃中邪气,养胃驱邪。贼风鬼击,痱缓不收。和筋逐风。

此以质为治,白芨气味冲淡和平,而体质滑润又极黏腻。入于筋骨之中,能和柔滋养,与正气相调,则微自退也。

贯众　味苦,微寒。主腹中邪热气,寒能除热。诸毒。邪热之毒。杀三虫。湿热所生之虫。

贯众生于山涧之中,得天地清阴之气,故能除蕴热湿秽之疾。其体中虚而清芳,故能解中焦之毒。人身之虫,皆湿热所生。湿热除,则诸虫自消也。

连翘　味苦,平。主寒热,火气所郁之寒热。鼠瘘瘰疬,痈肿恶疮,瘿瘤结热,皆肝经热结之证。蛊毒。湿热之虫。

凡药之散寒温凉,有归气分者,有归血分者。大抵气胜者治气,味胜者治血。连翘之气芳烈,而性清凉,故凡在气分之郁热,皆能已之。又味兼苦辛,应秋金之令,故又能除肝家留滞之邪毒也。

夏枯草 味苦、辛,寒。主寒热,瘰疬鼠瘘,头疮,火气所发。破症,散瘿结气,火气所结。脚肿湿痹。湿热之在下者。轻身。湿火退则身健也。

此以物禀之气候为治,又一义也。凡物皆生于春,长于夏,惟此草至夏而枯。盖其性禀纯阴,得少阳之气勃然兴发,一交盛阳,阴气将尽,即成熟枯槁。故凡盛阳留结之病,用此为治,亦即枯灭,此天地感应之妙理也。凡药之以时候荣枯为治者,俱可类推。

水蛭 味咸,平。主逐恶血,瘀血月闭,破血瘕积聚,诸败血结滞之疾皆能除之。无子,恶血留于子宫则难孕。利水道。水蛭生于水中,故也。

凡人身瘀血方阻,尚有生气者易治,阻之久,则无生气而难治。盖血既离经,与正气全不相属,投之轻药,则拒而不纳,药过峻,又反能伤未败之血,故治之极难。水蛭最喜食人之血,而性又迟缓善入,迟缓则生血不伤,善入则坚积易破,借其力以攻积久之滞,自有利而无害也。

桃核仁 味苦、甘,平。主瘀血,血闭,瘕,邪气,凡血滞之疾皆除之。杀小虫。败血所生之虫。

桃得三月春和之气以生,而花色最鲜明似血,故凡血郁血结之疾,不能调和畅达者,此能入于其中而和之、散之。然其生血之功少,而去瘀之功多者,何也?盖桃核本非血类,故不能有所补益。若瘀血皆已败之,血非生气不能流通,桃之生气皆在于仁,而味苦又能开泄,故能逐旧而不伤新也。

全集四

医贯砭

序

　　小道之中,切于民生日用者,医、卜二端而已。卜者,最不可凭而可凭;医者,最可凭而不可凭者也。盖卜之为道,布策开兆,毫无依据,而万事万物之隐微变态,既欲先知洞察,此最不可凭者也。然验者应若桴鼓,不验者背若冰炭,愚夫愚妇,皆能辨其技之工拙也。若医之为道,辨症定方,彰彰可考。姜、桂入口即热,芩、连下咽知寒,巴、黄必泻,参、术必补,莫不显然。但病无即愈以死生之理,证有假热假寒之异,上下殊方,六经异治,先后无容颠越,轻重不得倒施。愈期有久暂之数,传变有深浅之别,或药不中病反有小效,或治依正法竟无近功。有效后而加病者;有无效而病渐除者;有药本无误,病适当剧,即归咎于药者;有药本大误,其害未发,反归功于药者,病家者不知也,医者亦不知也。因而聚讼纷纭,遂至乱投药石,谁杀之、谁生之,竟无一定之论,此最无凭者也。事既无凭,则技之良贱,何由而定?曰:有之。世故熟,形状伟,剿说多,时命通,见机便捷交游推奖,则为名医,杀人而人不知也,知之亦不怨也。反此者则为庸医,有功则曰偶中,有咎则尽归之。故医道不可凭,而医之良贱,更不可凭也。若赵养葵《医贯》之盛行于世,则非赵氏之力所能为此也。晚邨吕氏,负一时之盛名,当世信其学术,而并信其医。彼以为是,谁敢曰非?况只记数方,遂传绝学,艺极高而功极易,效极速而名极美,有不风行天下者耶?如是而杀人之术,遂无底止矣。呜呼!为盗之害有尽,而赏盗之害无尽。为盗不过一身诛之,则人尽知惩;赏盗则教天下之人胥为盗也,祸宁有穷哉!余悲民命之所关甚大,因择其反经背道之尤者,力为辨析,名之曰《医贯砭》。以请正于明理之君子,冀相与共弭其祸。虽甚不便于崇信《医贯》之人,或遭谤黩,亦所不惜也。

乾隆六年二月既望洄溪徐大椿题

医贯砭　卷上

十二宫论

心者，君主之官也，神明出焉。肺者，相傅之官，治节出焉。肝者，将军之官，谋虑出焉。胆者，中正之官，决断出焉。膻中者，臣使之官，喜乐出焉。脾胃者，仓廪之官，五味出焉。大肠者，传道之官，变化出焉。小肠者，受盛之官，化物出焉。肾者，作强之官，技巧出焉。三焦者，决渎之官，水道出焉。膀胱者，州都之官，津液藏焉，气化则能出矣。凡此十二官者，不得相失也。故主明则下安，主明，主字紧顶上文，主字来下文何得云别有一主。以此养生则寿。殁世不殆，以为天下大昌。主不明，则十二官危，使道闭塞而不通，形乃大伤，以此养生则殃。以为天下者，其宗大危，戒之！戒之！至道在微，变化无穷，孰知其原，窅乎哉！消者瞿瞿，孰知其要？闵闵之当，孰者为良？恍惚之数，生于毫厘，毫厘之数，起于度量。千之万之，可以益大，推之大之，其形乃制。此书专为八味、六味而作，欲表彰二方，必先讲明所以然之。故遍阅经文，并无其说，只有心主之官一语，又是断断不可用二方者，只得将命门二字增入，然后二方可为十二官之主药。其作伪之心如此。

玩《内经》注文，即以心为主。愚谓人身别有一主，非心也。开口即辟《内经》，此乃邪说之根。谓之心主之官，当与十二官平等，不得独尊心之官为主。若以心之官为主，则下文主不明，则十二官危，当云十一官矣。此理甚明，何注经者昧此耶。明明说君主则极尊之称也，何以不得尊之？其曰十二官危者，盖主不明则心亦自病矣。若曰十一官则主不明之病，反不在内，于义为不备矣。盖此一主者，气血之根，生死之关，十二经之纲维也。

　　或问:心既非主,而君主又是一身之要,然则主果何物耶? 何形耶? 何处安顿耶? 余曰:悉乎问也。若有物可指,有形可见,人皆得而知之矣,惟其无形与无物也。故自古圣贤,因心立论,而卒不能直指其实。因心立论,仍是说心,不是说命门也。据尔言,则从古圣贤当以命门立论矣。孔门之一贯,上绍精一执中之统,惟曾子、子贡得其传,而二子俱以心悟,而非言传也。设以言传,当时门人之所共闻,不应复有何谓之问也。后来子思衍其传,而作《中庸》。天命之性,以中为大本,而终于无声无臭。孟子说不动心有道,而根于浩然之气,而又曰难言也。人因外感内伤而生疾病,用草木金石之药补之、泻之、寒之、热之,以调其气。此乃极平常之理,偏要说到四书六经,谈性、谈命、传道等语,与疾病何涉? 即《内经》所云:司天运气,义极精微,亦不过指六淫之气感人耳,何尝大言欺人耶! 老氏《道德经》云:谷神不死,是曰玄牝,玄牝之门,造化之根。又曰:恍恍惚惚,其中有物。佛氏《心经》云:空中无色,无受想形色,无眼、耳、鼻、舌、身意。又曰:万法归一。一归何处? 夫一也,中也、性也、浩然也、玄牝也、空中也,皆虚名也,不得已而强名之也。立言之士,皆可以虚名著论。至于行医济世,将以何味的为君主之药,而可以纲维一身之疾病耶? 此段乃其邪说之所从出。其云一贯,大本难言,万法归一,皆暗指命门为言。则古圣贤道统之传,并与心上毫无干涉,只是传此肾中命门之误,而八味,六味二方,乃是一贯,大本难言,万法归一之补药。此等怪论,自开辟以来未之或有。小人之欺世,至于此极。而粗通文理之人观之,不但不怪,且以此人为真知孔孟之学者,亦大可怪矣。

　　肾有二,精所舍也。生于脊膂十四椎下,两旁各一寸五分,形如豇豆,相并而曲附于脊。外有黄脂包裹,里白外黑,各有带二条,上条系于心包,下条过屏翳穴后,趋脊骨。两肾俱属水,但一边属阴,一边属阳。越人谓左为肾,右为命门,非也。命门即在两肾各一寸五分之间,此本旧说,然亦影响杜撰之语,与《内经》全不合也。当一身之中。《易》所谓一阳陷于二阴之中。《内经》云:七节之旁,有小心是也。名曰命门，是谓真君主。《内经》何不言命门者，君主之官也。乃一身之太极，无形可见。既云小心，何以无形？两肾之中，是其安宅也。按《内经》并无命门之说，惟《灵枢·根结篇》云：太阳根起于至阴，结于命门。命门者，目也。《卫气篇》亦云：命门者，目也。《素问·阴阳离合论》云：太阳根于至阴，结于命门。王启玄注云：命门者，藏精。光照之所，则两目也。经文所指命门，皆以目言。盖以目为五脏六腑精气所注，故曰命门。又，门者，出入开阖之地。目之精光，内莹外照而启闭随时，于门字义为切。若肾中一点真而谓之门，义亦不合。其右旁有一小窍，即三焦。《内经》明云：上焦如雾，中焦如沤，下焦如渎。乃指肾旁小窍，杜撰不伦。三焦者，是其臣使之官。经云：三焦者，决渎之官；膻中者，臣使之官。前段明明引过，今乃以三焦为命门臣使之官，何颠倒如此！禀命而行，周流于五脏六腑之间而不息，名曰相火。相者，言如天君无为而治，宰相代天行化，此先天无形之火，与后天有形之火不同。决渎之官如何代天行事？且命门而指为天君，尤为支离。其左旁有一小窍，乃真阴，真水气也，亦无形。火无形犹可，水如何说无形？且真字乃对假而言，以三焦及此窍为真火、真水，将心火肾水为假火假水耶？且前窍名三焦，此窍又名何物耶？上行夹脊，至脑中为髓海，泌其精液，注之于脉以荣四末，真阴之气所泌者，何物之精液？且何以见得必从髓海中到四末？内注五脏六腑，以应刻数，亦随相火潜行周身，与两肾所主后天有形之火不同。按《灵枢·营卫生会篇》论中焦云：此所受气者，泌糟粕，蒸津液，化其精微，上注于肺脉乃化而为血，以奉生身，莫贵于此。故独得行于经隧，命曰荣气。又云：上焦亦与荣俱行于阳二十五度，行于阴二十五度，一周也。经文凿凿，皆指荣气而言。今乃移作肾中水气，杜撰不伦，颠倒错乱真呓语也。但命门无形之火，在两肾有形之中为黄庭。无形之火，前指三焦，今又指命门。故曰：是谁曰？五脏之真惟肾为根。肾为五脏之真，何物为五脏之假耶？褚齐贤云：人之受胎，始于任之兆，惟命门先具，有命门然后生心。心主血，有心然后生肺。肺主皮毛，有肺然后生肾。肾主骨髓，有肾则与命门合，二数备，是以肾有两歧也。前云命门在中，肾在两旁。今又引肾与命门合为二,仍是左右对待之义,前后支离如此。可见命门为十二经之主,肾无此,则无以作强,而技巧不出矣;膀胱无此,则三焦之气不化,而水道不行矣;膀胱与三焦凿然两腑,云膀胱无命门则三焦不化,如何接续?脾胃无此,则不能蒸腐水谷,而五味不出矣;肝胆无此,则将军无决断,而谋虑不出矣;大小肠无此,则变化不行,而二便闭矣;心无此,则神明昏,而万事不能应矣。将君主之官亦退而听命于命门,尚足当君主之称耶?此所谓主不明,则十二官危也。此所谓三字竟凿然以《内经》亦以命门为主,无忌惮已极。余有一譬焉,譬之元宵之鳌山走马灯,拜者、舞者、飞者、走者,无一不具,其中间惟是一火耳。火旺则动速,火微则动缓,火熄则寂然不动,而拜者、舞者、飞者、走者,躯壳未尝不存也。走马灯中之物,皆是死物,所以惟恃火气冲突机关而动。若五脏六腑各有生气,岂专恃命门耶?惟其视五脏六腑皆为死物,所以后文别无治五脏六腑之方,专恃一八味丸治五脏六腑之病,其根皆在此也。故曰:汝身非汝所有,是天地之委形也。引庄子语,亦与上文不接。余所以谆谆必欲明此论者,欲世之养身者、治病者,的以命门为君主,而加意于火之一字。养身补火已属偏见,况治病必视其病之所由生,而一味补火,岂不杀人乎!夫既曰立命门之火,乃人身之至宝。何世之养身者,不知保养节欲,而日夜戕贼此火,不节欲亦非专于戕贼。此火,倘以斫丧之火,一概补阳,又为杀人之术矣。既病矣。治病者,不知温养此火,而日用寒凉以直灭此火,焉望其有生气耶?治法多端,原不是专用寒凉,亦不是专于补火也。经曰:主不明,则十二官危。以此养生则殃,戒之!戒之!余今直指其归元之路,而明示其命门君主之火,命门竟指为君火,真千古之怪论。乃水中之火,相依而永不相离也。永不相离,何以有上越之病耶?火之有余,缘真水之不足也。毫不敢去火,只补水以配火,壮水之主,以镇阳光。上文俱为八味作地步,又恐遗却六味,此处忽然转出水不足之论,邪说害人,其苦心亦如此。所谓作伪心劳也。火之不足,因见水之有余也。水有余之病,不知是何形象,若是虚寒等证,不得谓水之有余;若是水肿等证,亦不得专于补火。总是欺人之大言,杀人之捷径耳。亦不必泻水,就于水中补火,益火之原,以消阴翳。所谓原与主者,皆属先天无形之妙,非曰心为火而其原在肝,肾为水而其主属肺。盖心、脾、肾、肝、肺皆后天有形之物也,须以无形之火,配无形之水,直探其君主之穴宅而求之,是谓同气相求,文理不接。斯易以入也。所谓知其要者,一言而终也。若夫风寒暑湿燥火六者入于人身,以客气也,非主气也。主气固,客气不能入。六淫未入之先专一用补,服八味、六味无甚害。若六淫既感,邪已伤正,仍一概用二方则非补主气,反补邪气矣,能不杀人耶!且无病之人,亦何必服药,既服药则必视人之气体如何而后制方,亦何得专用二方也? 今之谈医者,徒知客者除之,漫不加意于主气何哉? 纵有言固主气者,专以脾胃为一身之主,焉知坤土是离火所生,而艮土又属坎水所生耶。命门既是太极,何以又属坎? 若以坎论,则坎水固属肾,而离火之属心,仍不关乎命门矣。明乎此,不特医学之渊源,有自圣贤道统之传,亦自此不昧。将命门为道统言之,自觉无耻耳。而所谓一贯也,浩然也,明德也,假如孔子云参乎吾道是火,孟子云吾善养吾火,《大学》云在明明火。岂不绝倒乎! 玄牝也,空中也,太极也,同此一火而已。太极是一团火,有是理耶? 为圣贤,为仙为佛,不过克全此火而归之耳。小子之一论,阐千古之未明,见者慎勿以为迂。仙佛我不能知,若全此火即为圣贤,真乃千古之怪论,宜其自称为阐千古之未明也。

　　此篇之论,专为尽天下之病皆用八味而设,便讲出儒、释、道三教之合一,以见八味之不可用。此等乱道无一字连贯,稍通文理之人见之,宜无不知其狂悖,即使其医道果精,见此等议论,亦并其医道而疑之。乃世之号为通文理者读之,反以为真知性命之理,因此益信其医学之精。而八味竟不但为治病之药,实性命之所系,一日不可废者。呜呼! 吾怜赵氏,而怜读赵氏之书而崇信之者,其愚更胜赵氏百倍也。

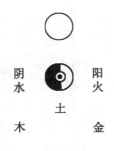

阴水 阳火
土
木 金

太极图中之白圈,相传无二。盖阴阳未判谓之太极。今于白圈之中先有黑白二点,为一阴一阳之象,然后生出太极来,则是《易》中,该云:易有两仪,是生太极矣。太极图可改,则古圣之书何一不可改乎?小人之无忌惮,至于此极。

《系辞》曰:易有太极,是生两仪。周子惧人之不明,而制为太极图。无极而太极,无极者,未分之太极也;惟其未分,所以为太极,岂有未分之时为无极,已分之时为太极,太极已分则阴阳矣,岂得为太极耶? 太极者,已分之阴阳也。既明阴阳,则不可名太极矣。盖太极动而生阳,静而生阴,岂有分为阴阳而犹称太极者!性理之说,犹不足与此等无知妄人辩,吾恐世之读之者偶不经意,即为所惑,贻误不小也。

两肾俱属水,左为阴水,右为阳水。以右为命门,非也,命门在两肾中。命门左边小黑圈是真水之穴,右边小白圈是相火之穴。此一水一火,俱无形,日夜潜行不息。两肾在人身中,合成一太极。

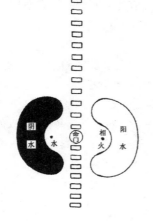

阴水 命门 水 相火 阳水

云两旁俱是肾,命门在中间,虽非经旨,而其言尚有影响。至分左为阴水,右为阳水,又阴水为真水,阳水为相火。又左一黑圈为真水之空,右一白圈为相火之穴,种种杜撰支离,真属呓语。

按:《甲乙经》脊骨十四椎下有命门穴,脐下二寸亦有命门穴,此穴名也,非真有物如小心者在脊骨之内,为太极也。若空而必有物可指,将周身七百二十六穴,竟有七百二十如小心者耶?

命门在人身之中,对脐附脊骨,自上数下则为十四节,自下数上则为七节。《内经》曰:七节之旁,有小心是也。此句出《素问·刺禁论》云:膈肓之上,中有父母,七节之旁,中有小心。王注云:小心谓真心,神灵之官室,乃指心包言,似得小字之意。

按:《灵·邪客篇》论云:心者,精神之所舍也,其脏坚固,邪勿能容也。故诸邪之在心者,皆在心之包络。可知心藏于内,必有出入之处,别有脂膜结成于包络之间,形如小心,似有此理。针者中之,即有害,故在刺禁之列,并非表明小心即命门,为十二经之主也。岂可因此《刺禁》中偶及之语,遂以一部《内经》专为小心立论,而天下之病,专治小心则无不愈乎。即晚村亦辨之云曰:父母曰小心,尊卑自见。赵氏单摘此句是欲以小心为父母之主也,恐与经旨不合。此晚村一隙之明也。

或又问曰:如上所言,心为无用之物耶? 古之圣贤,未有不以正心、养心、尽心为训,与医病何干? 而先生独外心以言道,恐心外之道,非至道也。余曰:仔细玩经文,自得之矣。经曰:神明出焉。则所系亦重矣,岂为无用哉! 盍不观之朝廷乎? 皇极殿是王者向明出治之所也,乾清宫是王者向晦晏息之所也。指皇极殿而即谓之君身可乎? 盖元阳君主之所以为应事接物之用者,皆从心上起经纶,故以心为主。至于栖真养息,而为生生化化之根者,独藏于两肾之中,故尤重于肾,其实非肾,而亦非心也。云元阳为君身,心是皇极殿,肾是乾清宫。是君身在皇极殿,则不在乾清宫,在乾清宫则不在皇极殿,其理甚彰。然则元阳到心,则有心火而无肾火;到肾,则有肾火而无心火。有心火之时,肾惟一团阴顽之气;有肾火之时,心遂为空空荡荡之物。向也以命门为主,今又以命门之君主,即心之君主,心之君主,即命门之君主,而心与命门皆是空器,皆非君主。前后背谬,真乃随口乱道,非其人有失心之疾者,断不至如此猖狂也。晚村批云:此段语甚活。大抵吕氏之心先死也。

吕氏评曰:自许学士开补脾不如补肾之理,薛院使因之用八味、六味通治各病,通治各病四字何等不通,病是何物而可通治耶! 赵氏又从薛氏发明其要,一归之命门,一归之八味。益火二字,乃全书之宗旨也。其提阐快当亲切处,有前此所未及者,真立斋之功臣矣。苏氏所谓其父杀人报仇，其子必且行劫，正此之谓也。**顾病机传变，转辗相因，治法逆从，浅深异用。赵氏所言，皆穷源返本之论，拨乱救弊，功用甚大。各病有各病之本原，各病有各病之偏弊，若一概用八味一方，则正大乱之道矣。然以之治败证则神效，**败证亦有补泻、寒热、虚实、上下之不同，若一概用八味，则八味直是起死之金丹矣。**而以治初病则多疏。盖缘主张太过，立言不能无偏，遂欲执其一说，而尽废诸法，亦不可行也。学者识其指归，以明生化斡旋之机，又当详考古今立法相因异用之故，斯为十全。若徒喜其直捷简易以为高，则卤莽灭裂，夭枉无穷，亦非赵氏所以济世之心也。**此人直是欺世，亦何尝有济世之心，且彼亦并不料世之尽为所欺，至于如此之贻害，量彼亦深悔于九原也。

阴阳论

阴阳之理，变化无穷，不可尽述，姑举其要者言之。夫言阴阳者，或指天地，或指气血，或指乾坤，此对待之理。其实阳统乎阴，天包乎地，血随乎气。故圣人作《易》，于乾则曰大哉，乾元乃统天；于坤则曰至哉，坤元乃顺承天。古人善体《易》义，治血必先理气，血脱益气，故有补血不用四物汤之论。四物汤本为补血而设，谓不得专用，则可谓不用则不可。如血虚发热，立补血汤一方，以黄芪一两为君，当归四钱为臣，气药多而血药少，使阳生阴长。又如失血暴甚欲绝者，以独参汤一两，顿煎服，纯用气药。斯时也，有形之血，不能速生，几微之气，所当急固，使无形生出有形。血骤脱者，气亦随之而脱，势极危殆，故用补气之药以固之，使不全脱。然后渐用补血之品，以填之、生之，非谓一时之气即能生血也。即气固之后，仍当大补其血而以气药佐之，亦非专补气也。盖阴阳之要，原根于无也。故曰无名天地之始，忽引老子语，甚觉无谓不伦。生死消长，阴阳之常度，岂人所能损益哉！圣人裁成天地之化，辅相天地之宜，每遇扶阳抑阴之微权，方复而先忧。七日之来，未济而预有衣袽之备，血脱之后，阴已大亏，尚欲抑之，必使全然无阴而后已耶！且既欲抑之，又何必补气以生之？盖扶阳抑阴，亦是一义，非补气不补血之谓。若云圣人扶气抑血，成何语耶！总之，此人心理已绝，凡所引证，皆全然不思，随口乱道，本无足责。所恨者，崇信之人耳。**防未然而治未病也。**现在血脱而将死，此时救之不暇，便欲防其血太盛而成他病耶？**神农尝药，按阴阳而分寒热温凉，辛甘酸苦咸之辨。凡辛甘者属阳，温热者属阳；寒凉者属阴，酸苦者属阴。阳主生，阴主杀，司命者，欲人远杀而就生。甘温者用之，辛热者用之，使其跻乎春风生长之域，一应苦寒者俱不用。**《神农本草》上品药中寒热相半，《内经》论司气胜复，宜寒宜热亦相半。历古以来，所传养生方中，寒热温凉亦间杂互用，此有目所共见，乃敢肆然曰：一应苦寒俱不用，此真丧心之语！据所云则《神农本草》宜只载温热诸品，其余俱编入毒药条内，禁用可也。要之服药原是治病，无病本不必服药。《内经》云：五谷为养，五果为助，五菜为充，毒药攻邪。凡药用之不当则或太过，皆有毒。故古人谓人参、甘草皆能杀人。惟六淫七情者偏胜则以药救之。且《内经》云：寒者热之，热者寒之，温者清之，清者温之。何等明白！乃不问病之何因，而一概禁寒用热，能不十系其五耶？**不特苦寒不用，至于凉者亦少用。盖凉者秋气也，万物逢秋，气不长矣。**服药原为治病而设，并非借以生长气血也。

天上地下，阴阳之定位，然地之气，每交于上，天之气，每交于下。故地天为泰，天地为否。圣人参赞天地，有转否为泰之道。如阳气下陷者，用味薄气轻之品，若柴胡、升麻之类，举而扬之，使地道左旋，而升于九天之上。阴气不降者，用感秋气肃杀而生，若瞿麦、扁蓄之类，抑而降之，使天道右旋，而入于九天之下。此东垣补中益气汤，万世无穷之利，不必降也，升清浊自降矣。动笔便自相背谬，据云地天为泰，天地为否，则宜乎阳降而阴升。乃反欲升阳而降阴，是欲反泰为否也。据云瞿麦、扁蓄降浊、降阴于九地之下，又云不必降也，升清而浊自降矣。种种背谬，总是惯以大言欺人，全不思其中义理，所以如此。须知转否为泰，何等关系，而仅以升、柴、瞿、扁当之，本无是理。且补中益气汤不过因胃阳因湿下陷，以此提出阳分耳，不必著此大话头也。

年月日时，皆当各分阴阳，此其大略也。独甲子运气，《内经》虽备言之，往往不验。当时大挠作甲子，即以本年、本月、本日、本时为始，统计其数如此，未必直推至上古甲子年、甲子月、日、时为历元也。将千古圣人不易之论，竟决然断定指为无稽之谈尔，知上古甲子确是何年、何月？大挠且不足凭，谁为可凭者耶！小人之无忌惮固不足责，读者见此等荒唐而不骇，亦有丧心之疾者也。《内经》特明气运有如许之异，民病亦有如许之别，如此读《内经》者，不可执泥，譬如大明统历，选择已定，竟将千古阴阳家，言及选择禄命占候等书，一味抹杀，翻觉痛快。细思之，不能不哑然失笑也。可信乎？不可信乎？

阳一而实，阴二而虚。盖阴之二，从阳一所分，故曰秉全体。月有盈亏，人之初生，纯阳无阴，赖其母厥阴乳哺，而阴始生。如此说，则小儿止有命门，并无左肾，直待乳哺足方生出左肾来。盖纯阳无阴者，谓小儿正当发生之时，乘初阳之气，生气极旺，犹如四时之春，阳气方张，不必更助其阳，非谓其体中全无阴气也。何得扯合？是以男子二八而精始通，六十四而精已竭；女子二七而经始行，四十九而经已绝。人身之阴，止供三十年之受用，可见阳常有余，阴常不足。前段要扶阳抑阴，此处又要扶阴抑阳，总是随口乱道。况纵欲者多，节欲者少，故自幼至老，补阴之功，一日不可缺。此阴字指阴精而言，不是泛言阴血，今之四物汤补阴者误也。补血亦有时必用，何以必不可补。盖补阴、补血、补精，确是三项事，补阴不专指精血言，而精血则皆属阴也。此段议论，专要放出六味来，所以作此地步。

谈阴阳者，俱曰气血是矣。讵知火为阳气之根，水为阴血之根。《易》有太极，是生两仪，两仪生四象，则五行乃阴阳所分，岂有水火反为阴阳之根者。盖观之天地间，日为火之精，故气随之；月为水之精，故潮随之。然此阴阳水火，又同出一根，朝朝禀行，夜夜复命，周流而不息，相偶而不离，惟其同出一根，而不相离也。故阴阳又各互为其根，阳根于阴，阴根于阳，无阳则阴无以生，无阴则阳无以化，从阳而引阴，从阴而引阳，各求其属而穷其根也。世人但知气血为阴阳，而不知水火为阴阳之根，能知水火为阴阳，而误认心肾为水火之真，此道之所以不明不行也。试观之天上金木水火土五星见在，而日月二曜,所以照临于天地间者,非真阴真阳乎?《内经》之论阴阳极为明白,曰:阴阳者,天地之道也,万物之纲纪,变化之父母,生杀之本始,神明之府也。又曰:阳化气,阴成形。又曰:水为阴,火为阳。又曰:阴胜则阳病,阳胜则阴病。又曰:阴阳者,气血之男女也。左右者,阴阳之道路也。水火者,阴阳之征兆也。阴阳者,万物之能始也。故曰阴在内,阳之守也;阳在外,阴之使也。其言阴阳也,详且而明。故五脏合言之,则心肝阳而肾肺阴;分言之,则五脏各有阴阳,惟肾有两,则左属水而为阴,右属火而为阳。人之元气藏于肾中,肾之阴阳必宜保护,不宜戕贼,比诸脏尤为重。何等明白,乃幻成真假无形有形,根源太极等语,其说愈微妙,愈俚鄙荒唐,意在欺世,实自欺耳! 人身心、肝、脾、肺、肾五行具存,而所以运行于五脏六腑之间者,何物乎? 有无形之相火,行阳二十五度;无形之肾水,行阴亦二十五度。行阴行阳,《内经》指荣卫言,辨见前。而其根则原于先天太极之真,此所以为真也。一属有形,俱为后天而非真矣,非根矣。谓之根,如木之根,而枝叶所由以生也。如此说,则八味、六味之能补真阳、真阴,竟是补太极矣,嗟乎! 五脏六腑孰非有形之体,草根木皮亦孰非有形之物,不过气性各殊,借以补偏救弊耳,何必过高其论,自投魔境乎!

　　既有真阴真阳,何谓假阴假阳? 曰:此似是而非,多以误人,不可不知。如人大热发躁,口渴舌燥,非阳证乎? 余视其面色赤,此戴阳也,切其脉,尺弱而无力,寸关豁大而无伦,此系阴盛于下,逼阳于上,假阳之证。余以假寒之药,从其性而折之,顷刻平矣。如人恶寒,身不离复衣,手足厥冷,非阴证乎? 余视其面色滞,切其脉涩,按之细数而有力,此系假寒之证,寒在皮肤,热在骨髓。余以辛凉之剂,温而行之,一汗即愈。此亦有不可汗者。凡此皆因真气不固,故假者得以乱其真。阴盛格阳,阳盛格阴,此病变之不同,何得指为真气不固,此亦专欲为用八味地步耳。假阳者,不足而示之有余也;假阴者,有余而示之不足也。此假字又与前真字不对,前所云真者,谓先天真元之气,非后天及诸脏之气耳,此乃以阴盛似阳,阳盛似阴之证。对真而言,则前所云真,乃指热为实热,寒为实寒也。不荒缪之甚乎! 总之,真字本不通之至,一身之中,原无所谓假阴、假阳也。既已识其假矣,而无术以投其所欲,彼亦扞格而不入。经曰:伏其所生,而先其所因,其始则同,其终则异,可使去邪,而归于正矣。

五行论

以火言之,有阳火,有阴火,有水中之火,有土中之火,有金中之火,有木中之火。阳火者,天上日月之火,生于寅而死于酉;阴火者,灯烛之火,生于酉而死于寅,此对待之火也。水中火者,霹雳火也,即龙雷之火,无形有雷即有电,何谓无形?而有声,不焚草木,得雨而益炽,见于季春,而伏于季秋。原夫龙雷之见者,以五月一阴生,水底冷而天上热。龙为阳物,故随阳而上升。惊蛰以后龙已渐升,何待五月?欲迁就已谋,遂不顾义理如此。冬至一阳来复,故龙亦随阳下伏,然则冬至以前一阳未生,水底终日寒冷,龙竟日日在天上耶?岂非笑谈。雷亦收声,人身肾中相火,亦犹是也。平日不能节欲,以至命门火衰,肾中阴盛,不节欲,有伤阴者,有伤阳者,何得专指为火衰?若云阴盛则精脱者,必阴虚,岂有阴反盛者耶?龙火无藏身之位,故游于上而不归,是以上焦烦热咳嗽等证。善治者,以温肾之药,烦热咳嗽,明系阴虚,温肾药岂可乱投?从其性而引之归原,使行秋冬阳伏之令。而龙归大海,此至理也。奈何今之治阴虚火衰者,以黄柏、知母为君,而愈寒其肾,益速其弊,良可悲哉!滋阴以治虚火,苦寒以治实火,此一定之法。至庸医之误治,原非正法也。

金中火者,凡山中有金银之矿,或五金埋瘗之处,夜必有火光。此金气,非火光也。此金郁土中而不得越,故有光耀发见于外。人身皮毛空窍中,自觉针刺蚊咬,及巅顶如火炎者,此肺金气虚,火乘虚而现,肺主皮毛故也。肺家之火,何得专属皮毛。凡咳嗽声哑,面热气闷,肺痿、肺痈、吐血、消渴种种火证,皆是肺火之证,而乃遗却何故?经曰:东方木实,因西方金虚也。既曰肺火,何以又曰肺虚?补北方水,即所以泻南方之火。虽曰治金中之火，而通治五行之火，无余蕴矣。

　　金中之水，矿中之水银是也。水银乃未成之金也，何得指之为水？在人身为骨中之髓，至精至贵，人之宝也。木中水者，巽木入于坎水，而上出其水，即木中之脂膏。巽水入坎水，乃是井卦之象，岂木中之水耶？然则凡井中之水，皆木中之脂膏耶？欲欺人而又不深思，遂乱道如此。人身足下有涌泉穴，涌泉属肾，何以指为木中之水？肩上有肩井穴，此暗水潜行之道。凡津液润布于皮肤之内者，皮肤之内，亦非木中之水。皆井泉水也。夫水有如许之不同，总之归于大海。天地之水，以海为宗；人身之水，以肾为源。而其所以能昼夜不息者，以其有一元之乾为太极耳。一元之乾为太极，试看此七字有一字连贯否？醉生梦死之人，谈理谈性，本不足与辨，许无耻已极，为可厌耳。此水中之五行也。明此水火之五行，而土木金可例推矣。

中风论

　　中风之病，愚意谓邪之所凑，其气必虚，外感者间而有之，间字当作五百年间出之间，当专主虚论，不必兼风。明明说是中风，乃非但云不尽是风，并云不必兼风。当时圣人何不竟云纯虚之证，反将五百年间出之病，立为名号，使人因名责实，竟作风病治，误人不浅耶！譬如论中暑病而曰不必兼暑，中寒病而曰不必兼寒，即有之，亦五百年间出之事，岂成说话乎？盖真中风则专以风治，类中风则病各有因，视其所感何因而分别治之，何等明白稳当。要其意专欲以八味、六味二方治此病，则不得不先以此病为纯虚之证也。是何肺肠？河间、东垣治中风，专治本而不治风，可谓至当不易之论。既名中风，又专治本而不治风，则是本原虚弱之病，不是中风矣。况刘、李之书具在，虽各有所偏，并无专治本不治风之说。岂可诬之！学者必须以阴虚、阳虚为主，自后医书杂出，使后学狐疑不决。阴虚用六味，阳虚用八味，自古并无以此二方治中风者，何尝医书杂出之后，始不专用二方耶？

　　或问：人有半肢风者，必须以左半身属血，右半身属气，岂复有他说乎？曰：未必然。人身劈中分阴阳水火，男子左属水，右属火；

女子左属火,右属水。男子半肢风者,多患左;女子半肢风者,多患右。即此观之,可见以阴虚为主。左右一定之位,何尝以男女而别?盖左属阳而右属阴,男阳女阴,故病亦分属。然亦非尽如此者,若以此为一定之病,则男子患右,女子患左者,又何说耶?

或问曰:当此之时,小续命汤可用乎?曰:未必然。小续命汤,此仲景《金匮要略》治冬月直中风寒之的方,即麻黄、桂枝之变方也。此又乱道,直中风寒四字,已属不接,冬月二字又是增出。《金匮》第五篇载此方于中风历节条下,乃风痹、风痱之风。与麻黄、桂枝治伤寒伤风者何涉?其方下注云:治中风痱,身体不能自收,口不能言,冒昧不知痛处,或拘急不得转侧。何等明白,曾不一见耶?其间随六经之形证逐一加减,未便可按方统用其全方也。中风之证,虽亦有各经之殊,然亦不过有一二现证,岂如伤寒之凿凿可分者,加减法皆后人所拟,非《金匮》原方所有也。如太阳无汗,于本方中加麻黄、杏仁、防风;如有汗,恶风,于本方中加桂枝、芍药、杏仁;如阳明无汗,身热不恶风,于本方中加石膏、无汗不得用白虎,何得反用石膏?知母、甘草;有汗,身热不恶风,于本方中加葛根、有汗不可更发,何得反用葛根?桂枝、黄芩;如太阳无汗,身凉,于本方中加附子、干姜、甘草;少阳经中有汗无热,于本方中加桂枝、附子、甘草。凡中风无此四证,六经混淆,系于少阳、厥阴,或肢节挛痛,或麻木不仁,每续命汤八两,加羌活四两,连翘六两,此系六经有余之表证,须从汗解。如有便溺阻隔,宜三化汤,或《局方》麻仁丸通利之。虽然邪之所凑,其气必虚,世间内伤者多,外感者少,间而有之,既云邪之所凑,则邪非外感而何?此方终不可轻用。

考补小续命汤

麻黄　人参　黄芩　白芍　防己　桂枝　川芎　防风　甘草
附子　杏仁　石膏　当归

伤寒论

伤寒专祖仲景,凡读仲景书,须将伤寒与中寒分为两门,始易以通晓。伤寒,从来无人以中寒并为一病者,即同一伤寒,亦有伤风、伤寒之不同,况本属两病耶。为因年久残缺,补遗、注释者又多失次错误,幸历代考证者渐明,逮陶节庵《六书》、吴绶《蕴要》二书刊行,而伤寒之理始著。二书却是自开简便门户,不足以发明仲景,仲景书细续本自了然也。予于至理未暇详辨,先将伤寒、中寒逐一辨明,庶不使阴阳二证混乱。此中寒其意,盖指直中阴经之伤寒言。若杂症之中寒,别是一病,非伤寒也,非直中也,乃寒邪太盛入于肌肤、血脉,或内连脏腑,阳气为寒气所束,不能和通,现种种畏寒等症,不依经传变,亦不必尽在冬月,此感冒之至重者。其法以温中散寒为主,亦不得概用辛热之药,使寒气与热气相争而无出路,则立死矣。夫伤寒治之,得其纲领不难也。若求之多歧,则支离矣。先以阳证言之,夫既云伤寒,则寒邪自外入内而伤之也。其入则有浅深次第,自表达里,先皮毛,次肌肉,又次筋骨、伤寒之病,不入筋骨。肠胃,此其渐入之势然也。若夫风寒之初入,必行太阳,寒水之经,便有恶风恶寒,头痛,脊痛之证。寒郁皮毛,是谓表证。三阳皆是表证,何独以太阳为表?若在他经,则无此证矣。三阳亦有兼证。脉若浮紧无汗为伤寒,以麻黄汤发之,得汗为解。浮缓有汗为伤风,用桂枝汤散邪,汗止为解。桂枝汤非止汗之药,乃解肌之药也。伤风自汗,乃邪汗,汗虽出而热仍不已,故用桂枝汤和其荣卫,仍令微微出汗而解。此谓之正汗,但不若麻黄之发汗为稍甚耳。若云汗止,则桂枝反为止汗之药,邪风将何从出耶?若无头痛,恶寒,脉又不浮,此为表证罢而在中。中者何?表里之间也,乃阳明、少阳之分。脉不浮、不沉,在乎肌肉之间,谓皮毛之下也。然有二焉,若微洪而长,即阳明脉也,外证鼻干,不眠,用葛根汤以解肌;脉弦而数,少阳脉也,其证胁痛,耳聋,寒热往来而口苦,以小柴胡汤和之。盖阳明、少阳不从标本,从乎中治也。若有一毫恶寒,尚在表,虽人中还当兼散邪。过此为邪入里,为实热。脉不浮、不沉。沉则按至筋骨之间方是。若脉沉实有力，外证不恶风寒，而反恶热，谵语大渴，六七日不大便，明其热入里，而肠胃燥实也。轻则大柴胡汤，重则三承气汤，大便通而热愈矣。以阴证言之，若初起便怕寒，手足厥冷，或战栗，倦卧不渴，兼之腹痛，呕吐、泄泻，或口出涎沫，面如刀刮，不发热而脉沉迟无力，此为阴证。上文说三阳经证，此处便当接三阴传变之证，乃不竟其说，反以直中阴经之证当之，何也？不从阳经传入热证治例，直中阴经，固宜用辛热之品，而阳经传入三阴之证，其间热极宜凉者固多，如上文诸寒证亦复不少，即下文理中、姜附等汤，皆仲景治阳经传入阴经之方，未尝为直中阴经设也。更当看外证如何，轻则理中汤，重则姜附汤、四逆汤以温之。由此观之，可见伤寒者，由皮毛而后入脏腑，初虽恶寒，发热，而终为热证，传入三阴，亦非尽热证矣。其人必素有火者。有火之人，卒遇大寒，何尝无中寒之病？中寒者直入脏腑，始终恶寒，而并无发热等证，其人必无火者。无火之人，热邪入里，何尝无极热之证？若如此，则仲景当时著《伤寒论》不必细细分别，只问其人之素体而寒热立辨矣。岂非谵语耶？一则发表攻里，一则温中散寒，两门判然明白，何至混杂，使人疑误耶！此则以传经为阳证，直中为阴证。至传经之三阴证则置而不论，岂传经即直中耶？抑三阴宜温之证，亦阳证耶？蒙混已极。

桂枝汤　治太阳经伤风，发热，自汗，恶风。

桂枝　芍药　甘草

桂枝汤中姜、枣为至要之品。成无己注云：以甘缓之，以辛散之是也。开卷第一方，而五味之中遗去二味，何耶？

葛根汤

赤芍　葛根　葱白　生姜　桂枝　麻黄　甘草　大枣

古时芍药赤白不分，而伤寒方亦从无用赤芍者。彼之改白为赤者，盖俗医每以白芍为收敛之品，不宜用于疏表之方也。然则桂枝汤亦用赤芍耶？葛根汤中并无葱白，《伤寒论》中惟少阴经中白通汤等三四方温散肾邪用之，与阳明无涉也。

治阳明胃经目痛,鼻干,不寐。如有恶寒证,本方加麻黄;恶风加桂枝。

如正阳阳明腑病,不恶寒,有汗而渴,当用白虎汤。正阳阳明腑病,是胃家实也,承气汤主之。仲景论之甚明。若白虎则治阳明经汗出烦渴之证,与腑病迥别。此最大关节,经文凿凿,误治立死矣!

小柴胡汤　治少阳胆经耳聋,胁痛,寒热往来,口苦。

柴胡　黄芩　甘草

小柴胡只载三味,遗去参、半夏、姜、枣四全味不成方,最为怪诞。盖小柴胡之得名,专以有人参也,用大黄则为大柴胡矣。今去人参已失原方之义,况并去半夏之辛散以治烦呕,去姜、枣之甘辛以和荣卫,而只此三味,何以治少阳诸证耶?

此经无出入路,不可汗下,止有此汤和解之。如兼阳明证,本方加葛根、芍药。如尚有恶寒等证,用大柴胡汤,恶寒,病尚在表,大黄岂可轻用?惟往来寒热,则可用耳。兼表兼下。

大柴胡汤　表证未除,而里证又急,汗下兼行。

柴胡　黄芩　芍药　半夏　人参　大黄　枳实

大柴胡本无人参,偏加入人参;小柴胡原有人参,偏去人参。变乱古方,是何肺肠?

白虎汤　治身热,大渴而有汗,脉洪大者。如无渴者,不可用此药,为大忌。倘是阴虚发热,服之者,死。若五六月暑病者,必用此方,又当审其虚实。

石膏　知母　甘草　人参　竹叶　糯米

此又蒙混之极者。白虎汤治阳明外热之证,只有石膏、知母、甘草、粳米四味。至烦渴甚者,用白虎加人参汤,又是一方。至于人参、竹叶同用,又是竹叶石膏汤中之药,俱不得竟指为白虎汤也。至以糯易粳,尤为不典。

小承气汤　治六七日不大便,腹胀满闷,病在太阴,无表证,汗后不恶寒,潮热狂言而喘者。此又大误害人者,太阴病皆属寒邪,《伤寒》太阴全篇无纯用寒下之法,即有用大黄者,亦与桂枝同用,谓之温下,一用寒凉必毙,此第一大关节也。乃以此为太阴之药,岂不误极。盖小承气乃阳明正药,正与太阴相反,况太阴病岂有汗后潮热、狂言等语? 真乃由自得狂疾,发此狂谈也。

大黄　厚朴　枳实

大承气汤　治阳明、太阴谵语,太阴无用承气法,辨在前。五六日不大便,腹满烦渴,并少阴舌干口燥,日晡发热,少阴并无日晡发热之证,日晡发热者,阳明也。脉沉实者。

大黄　厚朴　枳实　芒硝

四逆散　治阳气亢极,此是热邪渐深至于少阴,壅遏经络,故用此以宣通之。若云阳气亢极,则惟有急下之法,四逆诸品何能愈之? 故成无己云:邪在三阳则手足热,在太阴则手足温,在少阴则热渐深,手足逆而不温也。用四逆汤以散传经之热,此为正解。血脉不通,四肢厥逆,在臂胫之下。若阴证,则上过乎肘,下过乎膝,以此为辨也。

柴胡　芍药　甘草　枳实

仲景《伤寒论》中诸方字字金科玉律,不可增减一字。犹之录六经四子语,岂可擅自删改,将杜撰之语乱入耶? 惟临病增减,未尝不可因证出入。若抄录古文,先为变易,仍指为某方,则大乱之道矣。此人凡引录唐、宋诸方,皆非原本其方,本非圣经姑不置辨。乃汉以前诸方,历古无人敢易一字,而错误如此,则后人以伪传伪,全失制方之义,为害不小矣。

初病无热,便四肢厥冷,或胸腹中满,或呕吐,腹满痛下痢,脉细无力,此自阴证受寒,即真阴证,非从阳经传来,便宜温之,不宜少缓。经云:发热恶寒者,发于阳也;无热恶寒者,发于阴也。治宜四逆汤。此又乱道之至者。发热二句,《伤寒论》开卷即载,乃指伤寒、伤风而言,人人皆见,何尝以无热句为阴证耶? 无热恶寒乃太阳经,宜麻黄汤发汗之证,四逆汤乃太阴、少阴经,宜温里之证,远隔三四经,将治宜四逆汤连属上文,治正相反,一投即毙,可恨极矣。腹满腹痛,皆是阴证,只有微甚不同,治难一概。腹痛不大便,桂枝芍药汤;腹痛甚,桂枝大黄汤。此又杀人之术也。仲景治太阴条中云:大实痛者,桂枝大黄汤主之。此乃传经热邪陷入太阴,故兼表兼下。若以之治直中纯寒之证而用大黄,则寒邪益陷而下脱,其危可立待也。若自利腹痛,小便清白,宜温中。理中、四逆看微甚用,轻者五积散,重者四逆汤。无脉者,通脉四逆汤,使阴退而阳复也。予又有说焉,若读伤寒书,而不读东垣书,则内伤不明,而杀人多矣。读东垣书,而不读丹溪书,则阴虚不明,而杀人多矣。读丹溪书而不读薛氏书,则真阴真阳不明,而杀人亦多矣。此又随口乱道矣。岂有仲景不知内伤,东垣不知阴虚之理?至真阴真阳则尤为邪说。从古无真阴真阳之论,此乃薛氏自创之邪说。已前诸公岂能预料后世有创造邪说之人,而先讲明之耶?盖仲景论伤寒,则说伤寒,伤寒中何得以内伤立论?东垣论内伤,则说内伤,内伤中何得以阴虚立论?丹溪论阴虚,则说阴虚,阴虚中何得以真假立论?彼所谓真者,指肾中之阴阳也。然谓五脏各有阴阳则可,谓肾为真,余为假则不可。东垣曰:邪之所凑,其气必虚,世间内伤者多,外感者间而有之。此间字当作五百年间出之间,甚言其无外感也。明明云邪之所凑,乃云非外感,则邪是何邪?凑将安凑耶?若五百年间出之间,则是千中无一。直云内伤中无伤寒可矣,何以又入伤寒条内耶?**东垣《脾胃论》与夫《内伤外感辨》,深明饥饱劳逸发热等证,俱是内伤,悉类伤寒,切戒汗下。**东垣原指内伤之类伤寒者,不可从伤寒治,并非指天下之伤寒,皆内伤也。引书失旨,自误误人。**以为内伤多,外感少,只须温补,不必发散。外感多而内伤少者,温补中少加发散,以补中益气汤一方为主,加减出入。如内伤兼伤寒者,以本方加麻黄;兼伤风者,以本方加桂枝;兼伤暑者,本方加黄连;兼伤湿者,本方加羌活。**查东垣《脾胃论》调中益气汤下并无此等加减法,不知出于何书。当时方法之乱,原自东垣启其端,然尚不致如此之甚。总之,治病必求其本,一病自有一方,自然随手皆效。必立一方以治尽天下之病,开简便之路,为下愚立法,则必自陷于下愚之境。盖医者,人命所关,固至难极重之事,原不可令下愚之人为之也。**实为万世无穷之利,东垣特发明阳虚发热之一门也。**阳虚发热从来所无。经云:阳虚生外寒。未闻阳虚反发热者。若阳虚外越之证,则又是一类,正与补中益气治法相反,投升、柴即死也。**然世间真阴虚而发热者,十之六七,亦与伤寒无异,**伤寒,桂枝、麻黄二证俱在,岂有阴虚发热而类此者？真怪谈也。反不论及，何哉？今之人一见发热，则曰伤寒，须用发散，发散而毙，则曰伤寒之法已穷，奈何？岂知丹溪发明之外，尚有不尽之旨乎！予尝于阴虚发热者，见其人大热面赤，口渴烦躁，与六味地黄大剂，一服即愈。若系有外邪者，服六味未必即死，而病必无愈期。余见此等误治而迁延以死者，不可胜计，所以痛心疾首而批此书。若其偶愈者，则必其邪气甚微，兼有浮火之人耳。如见下部恶寒足冷，上部渴甚燥极，或欲饮而反吐，即于六味汤中加肉桂、五味，甚则加附子，冷饮下咽即愈。此阳虚之证，附、桂原不禁用。但或邪气未尽，则熟地、五味、萸肉俱能留邪为害也。且举伤寒口渴一证言之，邪热入于胃腑，消耗津液故渴，恐胃汁干，急下之，以存津液。其次者，但云欲饮水者，不可不与，不可多与，并无治法，纵有治者，徒知以芩、连、知、柏、麦冬、五味、天花粉，甚则石膏、知母以止渴，此皆有形之水，以沃无形之火，安能滋肾中之真阴乎？若以六味地黄大剂服之，其渴立愈，何至传至少阴，而成燥实坚之证乎！口渴宜下有二证：一则热邪在阳明，一则热邪传少阴。下之所以驱邪使出也。若以熟地、萸肉补之、敛之，安有不死者？况六味为肾经滋补之药，当邪火未入少阴之时，反引入少阴，使邪气敛藏而无出路，从此之后虽小疾亦无愈期，而多变证矣。近日庸医凡遇有邪而用此药者，以后百药罔效。不咎其用六味之害，反以为曾用过六味而犹不效，真绝证也。呜呼！伤哉！既成燥实坚之证，仲景不得忆而以承气汤下之，此权宜之霸术，然谆谆有虚人、老弱人之禁，故以大柴胡代之。八味汤即仲景之方也，去桂、附而为六味，谅亦可深思而得之，乃计不出此而造承气之霸术，又自知此方之为害，造大柴胡代之，仍就不离大黄等峻药，其讥讪仲景之愚昧，误人如此。呜呼！下愚之无忌惮，至于此极。真病狂之人本不足与辨，所以辨者，为天下有一隙之明者，亦为所惑而不察也。陶氏以六一顺气汤代之，岂以二汤为平易乎？代之而愈，所丧亦多矣，况不愈者十之八九哉。又一不知六味者。当时若多用六味地黄饮子，大剂服之，取效虽缓，其益无穷。果系伤寒，死不旋踵耳。况阴虚发热者，小便必少，大便必实，其上证口渴，烦躁，与伤寒无异。云与伤寒无异,则实非伤寒矣,前后背谬如此。彼之承气者,不过因亢则害,下之以承真阴之气也。真阴之气,如何承?梦话也。予今直探其真阴之源而补之,如亢旱而甘霖一施,土木皆濡,顷刻为清凉世界矣,何不可哉?况肾水既虚矣,复经一下之后,万无可生之理,如果肾虚之证则绝不是伤寒,仲景从未尝以承气治虚劳。如系伤寒,则仲景当日用承气亦不一矣,竟无一生者耶?慎之!慎之!吾为此惧,故于补天要论中详言之。

　　合而言之,真知其为阳虚也,则用补中益气汤。阳虚者最惧越上为害,反用升、柴以提之,乃速之死也。东垣制此方,为胃阳下陷而设,非泛指阳虚也。如此误解,即东垣亦不瞑目于地下矣。真知其为阳虚直中也,则用附子理中汤。真知其为阴虚也,则用六味肾气汤。如有邪不得用。真知其为阴虚无火也,则用八味肾气汤。有邪亦不得用。其间有似阴似阳之假证也,则用寒因热用之法从之,不可少误也。惟以补正为主,不可攻邪,正气得力,自然推出寒邪,汗出而愈。前此泛说不辨邪之有无,已属糊涂,此处直云不可攻邪,竟不论何经伤寒,只将六味、八味二方,大剂与服,使熟地、桂枝等发汗而愈。将仲景当日一片苦心,千年奉为章程者,一齐抹却。下愚之无忌惮,至此而极,可悲也夫!攻之一字,仁人之所恶也。养奸豢盗,仁政然乎?百战百胜,战之善者也。不战而屈人之兵,善之善者也。故曰:善战者服上刑。伤哉仲景,杀无赦矣。

　　吕氏曰:正气得力二句,灼然妙理,与景岳论参看,更明自然二字妙甚,从东垣补中益气论来。此等绝灭天理之谈,独有会心赞叹如此,其肺肠亦不可问矣。

温病论

　　治温病者将如何?予有一法。经曰:不恶寒而渴者是也。不恶寒,则知其表无寒邪矣。曰渴,则知其肾水干枯矣。温病非少阴之证,且渴者多属阳明,何以知其必肾干也?盖缘其人素有火者,冬时触冒寒气,虽伤而亦不甚,惟其有火在内,寒亦不能深入,所以不即发,而寒气伏藏于肌肤，温是天气，非指人之本体也。如此说，将无火之人入春便变为寒病耶？是何等人一定生何等病矣？自冬至三四月，历时既久，火为寒郁于中亦久，将肾水熬煎枯竭。从无外感之邪，藏于肾中半年而发者。盖甲木阳木也，借癸水而生。肾水既枯，至此时强，木旺无以为发生滋润之本，故发热而渴，非有感冒也。明明说是冬时触冒寒气，又云非有感冒，何前后矛盾也？海藏谓新邪换出旧邪，非也。换字何等不通！若复有所感，表又当恶寒矣。予以六味地黄滋其水，以柴胡辛凉之药舒其木郁，随手而应，此方活人者多矣。柴胡为少阳疏散之药，加入肾经滋补药中，将引六味入少阳耶？将并柴胡纳入少阴耶？制方之义已绝。彼曾驳人参不可入六味中，乃柴胡反可入六味？真丧心之谈也。予又因此而推广之。凡久时伤寒者，亦是郁火证，既是伤寒，何云郁火？若其人无火，则为直中矣。有火者变为温病，无火者便是直中，天下竟无传经正伤寒矣。且直中是至险之证，岂可派定无火人必患此耶？惟其有火，故由皮毛而肌肉而脏腑。伤寒无不由皮毛入者，岂必有火之人为然？今人皆曰寒邪传里，寒变为热。既曰寒邪，何故入内，而反为热，又何为而能变热耶？不知即是本身之火，为寒所郁而不得泄，一步反归一步，日久则纯热而无寒矣。所以用三黄解毒，解其火也。升麻、葛根即火郁发之也。三承气即土郁夺之，小柴胡汤木郁达之也。此理甚简而易，只多了传经、六经诸语，支离多歧。伤寒传经之说，自《内经·热论》及仲景《伤寒论》诸书相传以来，数千年守之不变，浅学不能全窥，少有所误，非杀人即寡效，然无有能出范围者。今乃敢肆然以为无传经、六经等法，且讥讪古圣以为支离多歧。此天理绝灭之谈，原无足辨，但恐世之崇信者，终无悟日，故又不能已于言也。凡杂证有发热者，皆有头疼、项强、目痛、鼻干、胁痛、口苦等证，何必拘为伤寒，局伤寒方以治之也。杂证原不必守定伤寒法，但伤寒诸方加减出入，杂证所不能外，惟六味则断断无治杂感之理也。余于冬月正伤寒，独麻黄、桂枝二方作寒郁治，亦郁增出。其余俱不恶寒者，作郁火治。郁火另是一证，非伤寒类也。此二语专为欲用逍遥散而设。此不佞之创论也，闻之者，孰不骇然吐舌。及阅虞天民《医学正传》伤寒篇云有至人传曰：传经伤寒是郁病。如此乱道，不知是何等之人。余一见之，不觉窃喜，以为先得我心之同然。及考之《内经》，帝曰：人伤于寒，而传为热，何也？岐伯曰：寒气外凝，内郁之理，之理二字，何等文理？腠理坚致，玄府闭密，则气不宣通，湿气内结，与湿何涉？中外相薄，寒盛热生，寒极生热，改为寒盛热生，便不接。故人伤于寒，转而为热，汗之则愈，则外凝内郁之理可知。观此而余以伤寒为郁火者，不为无据矣。故特著郁论一篇。此伪造《内经》，又怪异之极者。《内经·热论》云：人之伤于寒也，则为病热，热虽甚不死；其两感于寒而病者，必不免于死。帝曰：愿闻其状。下文岐伯即以伤寒传经及两感病状分别言之，明白详悉，何尝有外凝内郁等语？伪造经文无忌惮已极。至云传而为热，尤不懂人事。盖伤寒第一日在太阳，即已发热不必传也，故本经名为《热论》。今改则字为传字，彼固不知寒之何以为热，所以上文造出有火、无火等邪说也。

医贯砭 卷下

郁病论

《内经》云：木郁则达之，火郁则发之，土郁则夺之，金郁则泄之，水郁则折之。然调其气，过者折之，以其畏也，所谓泻之。《内经》五法之注，乃出自张子和，非启玄旧文，故多误。无稽之谈随口而出，可怪。予既改释其误，又推广其义，以一法代五法。自古从无一法可代几法者。若尔，此书何止可代五法，直以六味、八味代尽自古以来万病万法也。神而明之，屡获其效，故表而书之。盖东方先生木，木者生生之气，即火气。空中之火，附于木中，木郁则火亦郁于木中矣。在木中，则非空中矣。不特此也，火郁则土自郁，土郁则金郁，而水亦郁矣。然则非五郁，乃一郁也。此五行相因自然之理，惟其相因也，予以一方治其木郁，而诸郁皆因而愈。一方者何？逍遥散是也。方中惟柴胡、薄荷二味最妙。盖人身之胆木乃甲木，少阳之气，何以只是胆不是肝？气尚柔软，象草穿地，始出而未伸，此时被寒风一郁，何以郁必由寒风？即萎软抑遏而不能上伸。不能上伸，则下克脾土，而金水并病矣。何以一病并皆病？惟得温风一吹，郁气即畅达。盖木喜风，肝为风脏，最恶者风，反云喜风。风摇则舒畅，若寒风则畏矣。温风者，所谓吹面不寒，杨柳风也，木之所喜也。柴胡、薄荷辛而温者。柴胡、薄荷正驱风之药，非即风也。真乃乱道。惟辛也，故能发散，温也，故入少阳，立方之妙如此。其甚者，方中加左金丸。左金丸止黄连、吴茱萸二味。黄连但治心火，吴茱萸气燥，黄连独非寒药乎？且肝最畏燥者，以风为燥风，又燥能伤血也。肝之气亦燥，同气相求，故入肝以平木。同气相求，如何反能平之？木平则不生心火，火不刑金，而金能制木。不直伐木，而佐金以制木，此左金之所以得名也。此又法之巧者，然犹未也，一服之后，继用六味地黄加柴胡、芍药，服之以滋肾水，俾水能生木。此处人要生木，前后颠倒。如此倘生木而心火又旺，销铄肺金，左金又无用矣。其意专为要用六味，而郁证六味断断难下，所以立出生木一法来，则六味又为必用之方，作伪心劳亦可怜也。逍遥散者，风以散之也；地黄饮子者，雨以润之也。木有不得其天者乎？此法一立，木火之郁既舒，木不克脾土，且土亦滋润，无燥熇之病，金水自相生，予谓一法可通五法者如此。必牵连说下方可一法代五法，否则又要立一方矣。岂惟是哉，推之大之，千之万之，其益无穷。凡寒热往来、似疟非疟、恶寒恶热、呕吐吞酸、嘈杂胸痛、肱胁痛、小腹胀闷、头晕盗汗、黄疸、瘟疫、疝气、飧泄等证，皆对证之方也。一法可代诸杂病法。推而至于伤寒、伤风、伤湿，除直中，凡外感者，俱作郁看，一法可代伤寒诸法，余所谓不但一法可代五法，凡天下万病万法，俱可代者，诚然哉！诚然哉！嗟呼！古人治病不但病名之异者各有治法，即一病之中亦千头万绪，种种各别，乃竟以一方了之，真丧心病狂之人也。以逍遥散加减出入，无不获效。如小柴胡汤、四逆汤、羌活汤大同小异，然不若此方之响应也。神而明之，变而通之，存乎人耳。所谓神明变通者，总用六味也。倘一服即愈，少顷即发，或半日或一日又发，发之愈频越甚，此必属下寒上热之假证。郁病本无此等似热实寒之证，其所以又转此语者，专为要用八味也。此方不宜复投，当改用温补之剂。如阳虚，以四君子汤中加温热药；阴虚者，则以六味汤中加温热药。甚者尤须寒因热用，少以冷药从之，用热药冷探之法，否则拒格不入，非惟无益，而反害之。病有微甚，治有逆从，玄机之士，不须予赘。

古方逍遥散

柴胡　薄荷　当归　芍药　陈皮　甘草　白术　茯神

吕氏曰：六味加柴、芍，亦立斋法也，合逍遥散，谓肾肝同治。但立斋去芍药，赵氏单用芍药为不同。二方同用，万无此理。薛氏本庸医之首，经此二人一表彰，尤误之无尽也。

吕氏又曰：以加味逍遥散、六味丸治郁，自薛长洲始也。邪说之宗。然长洲之法，实得之丹溪。越鞠之芎芍，即逍遥之归芍也；越鞠之苍术，即逍遥之白术也；越鞠之神曲，即逍遥之陈皮也；越鞠之香附，即逍遥之柴胡也；越鞠之栀子，即逍遥之加味也。但越鞠峻而逍遥则和矣；越鞠燥，而逍遥则润矣。此则青出于蓝，后来居上，亦从古作述之。大凡如东垣之补中益气，比枳术万全无弊矣。然岂可谓枳术之谬，而禁不用哉！此段议论，不但明末庸医之伎俩尽见，而吕氏之分毫不晓，亦和盘托出矣。古人治病，一病有一病之方，一方有一方之药，一药有一药之性。一药增损，方名即别。七情六淫，各有专治，譬如父子、夫妇，有天生者，有配合者，分毫不可假借。肉桂不容易以附子、黄连，何得以易石膏？此医道之所以难也。今云：此药即可当某药。倘有人曰：某人即我之父也，某人即我之夫也，人尽以为乱伦矣。为此说者，于古人治病之法，立方之义，用药之妙，何尝梦见哉！

论血证

六淫中虽俱能病血，其中独寒气致病者居多，寒气致病，亦间有之，偏要以此为主，是何肺肠？何也？盖寒伤荣，风伤卫，自然之理。又太阳寒水，少阴肾水，俱易以感寒，一有所感，皮毛先入。肺主皮毛，水冷金寒，肺经先受。血亦水也，故经中之水与血一得寒气，皆凝滞而不行，咳嗽带痰而出。问其人必恶寒，切其脉必紧，视其血，中间必有或紫或黑数点，此皆寒淫之验也。以上数证，热极之病何尝无之，一误则立毙矣。医者不详审其证，便以为阴虚火动，而概用滋阴降火之剂，病日深，而死日迫矣！余尝用麻黄桂枝汤而愈者数人，皆一服微汗而愈。盖汗与血一物也，而夺血者无汗，夺汗者无血。此二语出《灵枢·荣卫生会论》，专为汗血一类，故脱血之人不可再发其汗，汗多之人不可再去其血。乃反引为脱血者，必要出汗之证。其颠倒至于此极，而吕氏偏以至理二字赞之。痴人说梦，深信不疑，真可怜也。余读《兰室秘藏》

而得此意,因备记以广其传。

麻黄桂枝汤

人参　麦冬　桂枝　当归　甘草　黄芪　白芍　五味子

此方出东垣《兰室秘藏》治吐血门,寒郁为火而得吐血证者,仍从表散,原有此理,但亦须有先后次序。即使一方之中欲兼顾本原,亦须择其两不相碍。古人曾有合用者,用之始,不害制方之义。乃散者敛者,寒者热者,上者下者,轻者重者,表者里者,燥者润者一齐并用,将使此剂何所适从哉! 盖药味既乱,生人固难,杀人亦不易。服之,人或不至于死,而竟愈亦间有之。但古圣立方,原有定法,最为严谨。至唐人专重药性,规矩略宽,然古法仍不甚失,至宋末犹有存者。自东垣出而法度乃遂荡然,特功夫颇深,自成一家,推崇已久,有言不信。惟愿天下后世将《内经》及《金匮》《伤寒》等书,沉潜参究,有得于心,自能明辨其是非也。

客曰:吐血可用辛热,为扶阳抑阴,始闻命矣。然复有真阴真阳之说,可得闻乎? 曰:世之言阴阳,气血尽之矣。谁则云然? 岂知火为阳气之根,水为阴血之根乎? 阴阳属二气,水火属五行,岂有二气反根五行者? 吾所谓水火,又非心肾之谓,人身五行之外,另有一无形之火、无形之水,流行于五脏六腑之间。阴阳二气,《内经》言之不一。谓之气,自然无形,谓之水火,则有形矣。乃又云无形之水火,故作玄妙之谈以欺世,其实只见其支离耳。惟其无形,故人莫知。试观之天,日为火之精,故气随之;月为水之精,故潮随之。日月未尝无形。如星家看五行者,必以太阳、太阴为主,然此无形之水火,又有一太极为之主宰,将辛热之药补太极,恐尚远涉。则又微乎微矣。此天地之正气,而人得以生者,是立命之门,谓之元神。无形之火,谓之元气;无形之水,谓之元精。寄于两肾中间,故曰:谁如此乱道? 五脏之中惟肾为真。余脏皆假,有是理乎? 此真水、真火,真阴、真阳之说也。

又问曰:真阴真阳与血何干乎? 曰:子但知血之为血,而不知血之为水也。人身涕、唾、津、液、痰、汗、便、溺,皆水也。独血之水,随火而行,故其色独红。肾中之真水干,则真火炎,血亦随火而沸腾;肾中之真火衰,则真水盛,血亦无附而泛上。从未闻有真水盛而得病者。火无附而升,理之所有,水亦无附而升,非笑谈乎!水之为物,何必有附也。惟水火奠其位,而气血各顺布焉,故以真阴真阳为要也。

薛立斋遇张东谷谈命时,出中庭,吐血一二口,云:久有此证,遇劳即发,余意此劳伤肺气,其血必散,视之果然。与补中益气汤,加门冬、五味、山药、熟地、茯神、远志,服之而愈。吕氏云:此证今人必混入归脾矣。看古人分明不苟处。劳伤肺气吐血,用归脾汤间或有之,但断断不用补中益气耳。况补中益气汤中门冬、五味、熟地与升、柴同用,惟薛氏效法东垣者用之,于古人制方之义全失。谬种流传至赵氏等而极,真堪痛心者也。或云:既如此不通,何以服之有效?盖制方与选药原属二道,苟其药不尽与病相反,一味合宜,即有小效,但药是而不成方。或不能速愈,或不能全愈,或愈而有弊耳。非谓制方无法,人参竟不补,附子竟不热也。惟急证、危证、大证、奇证,紧要关头而制方有乖,则徒有害而无益。学者岂可因其有小效而遂奉为章程耶?且安知无阴受其害而不觉者,亦安知无明受其害而讳言者?

论八味丸

八味丸 治命门火衰,不能生土,致脾胃虚寒、饮食少思、大便不实、下元衰惫、脐腹疼痛、夜多漩溺等证。

熟地　山药　山萸　丹皮　茯苓　泽泻　肉桂　附子

按:八味载于仲景《金匮要略》中,凡五见:一见于第五篇云,治脚气上入,少腹不仁;再见于第六篇云,虚劳腹痛,少腹拘急,小便不利者,八味肾气丸主之;三见于第十二篇云,夫短气有微饮,当从小便去之,肾气丸主之;四见于第十三篇云,男子消渴,小便反多,饮一斗,小便亦一斗,肾气丸主之;五见于第廿二篇云,妇人转胞,不得溺,但利小便则愈,肾气丸主之。观此五条,皆泻少腹膀胱寒湿之疾为多。盖肾者,水脏,凡水疾皆归之,故用茯苓、泽泻、山药等利水之药。而水虚恶燥,故又用熟地、萸肉等滋敛之药。又,水为寒邪,故用附、桂等助阳通痹之药,相济而相成。总以通肾气,利小便为主,此八味之正义也。孰知赵氏竟以之为补先天真水,并能补太极之方,不但仲景之所不料,即自古造方者亦不料也。

又按：古法只有干地黄、生地黄，并无熟地黄。熟地黄乃后人制法，以之入滋补下焦药中颇为得宜。若入汤剂及凉血等药，甚属不合。盖地黄专取其性凉滑利，熟则腻滞不能流行矣。况外感未消，痰火未除，一概用熟地为害尤甚。

加减不依易老，亦不效。今人有加人参者，人参乃是脾经药，到不得肾经；人参不可加，柴胡独可加乎？有加黄柏、知母者；有欲减泽泻者，皆不知立方本意也。加知、柏不知立方之本意，加柴胡独知立方之本意乎？

水火论

坎，乾水也，气也，即小而井，大而海也。兑，坤水也，形也，即微而露，大而雨也。井、海之水为气，雨、露之水为形，成何说话？一阳陷于二阴为坎。坎以水气潜行地中，坎为水，何以云坎以水气？为万物受命根本。故曰润万物者，莫润乎水。一阴上彻于二阳为兑。兑以有形之水，普施于万物之上，兑，泽也，如何普施万物之上？为资生之利泽。故曰：说万物者，莫说乎泽。明此二水，可以悟治火之道矣。心火者，有形之火也；相火者，无形之火也。无形之火，内燥热而津液枯。然则命门之真火害人如是耶？以五行有形之兑水，制之者，权也。兑水是身中何物？如何是制之之法？吾身自有上池真水气也，无形者也。以无形之水，沃无形之火。无形之水又是身中何物？如何是沃之之法？一味胡言，即彼亦不能自解也。常而可久者也，是为真水真火。升降既宜，而水火既济矣。医家不悟先天太极之真体，又说到太极，更渺茫矣。不穷无形之水火之妙用，而不能用六味、八味之神剂者，其于医理尚欠大半。上文说乾、说坤、说坎、说兑，以及有形、无形、真水、真火、太极、真体。何等广大渊微，不知有何等出神入化之治法，乃竟不过六味、八味二方，而八卦、太极之道，已无不贯串通天彻地学问，只要记此二方足矣。岂非梦境？

六味丸说

六味丸 治肾虚作渴、小便淋秘、气壅痰涎、头目晕眩、眼花、耳聋、咽燥、舌痛、腰腿痿软等证，及肾虚发热，自汗盗汗，便血诸血，失音，水泛为痰之圣药，水泛为痰，是湿在上焦矣。岂熟地、萸肉所能治？血虚发热之神剂。又治肾阴虚弱，津液不降，则浊为痰，岂酸湿所宜？或致咳逆，萸肉、熟地亦非治咳之药，将痰火补住，永成劳怯矣。又治小便不禁，收精气之虚脱，为养气滋肾，制火盗水，使机关利而脾土健实。熟地、萸肉岂健脾之品？

熟地　萸肉　山药　丹皮　茯苓　泽泻

地黄、山药、泽泻皆润物也。此方所补之水，无形之水，六味有形之药，何以能补无形之物？愈说得高妙，愈浅陋矣！物之润者亦无形，此又乱道之至者，何必物之润者皆无形，然则天下有形之物，皆极燥者耶？故用之。

吕氏曰：明·薛新甫治阴虚火动，用丹溪补阴法不验者，以六味代之立应。自此以来，为补阴之神方矣！赵氏得力于《薛氏医案》，而益阐其义，触处旁通，外邪杂病，无不贯摄，外邪杂病一方治尽，稍有知识者，决不为此言。而六味之用始尽。然赵氏加减之法甚严，又稍异于薛氏。高鼓峰尝详论两家加减之法，而附以己意，吕氏之学，实得之高鼓峰，高鼓峰则首宗赵氏之人也。吕氏因信高之故而信赵，天下之人，又因信吕氏选时文、讲性理之故，而并信其医，且记两方可治尽天下之病。愚夫又甚乐从，贻害遂至于此极，所以罪首祸魁高不能辞之，而承流扬波，吕之造孽更无穷。世所刻《鼓峰心法》《高吕医案》等书，一派相承，辨之不胜之辨。知赵氏之谬，则余者自能知之矣。以授其门人甚辨，今述之。

六味丸，薛氏一变而为滋肾生肝饮，用六味减半分两，而加柴胡、白术、当归、五味，合逍遥散而去白芍药，加五味，合都气意也。柴胡、白术自是二药，何以见得必定是逍遥、都气中来，而云合也。以生肝故去芍药，而留白术、甘草以补脾。六味方中，何以容得补脾药？补脾者，生金而制木也，以制为生，相生之法别是一义，不得如此讲，若云白术补脾生金而制木，远隔几脏，则六味补肾，即便生肝。奈何，奈何！天地自然之序也。又一变而为人参补气汤，其义愈变化无穷，真游龙戏海之妙，去泽泻而加参、芪、术、归、陈皮、甘草、五味、门冬。参、芪、术、陈，又如何得合六味？夫白术之与六味，其化相反，焉得合之？曰：从合生脉来，生脉中无白术，且何以知其必从此来耶？则有自然相通之义。借茯苓以合五味异功之妙，止一茯苓，何以即是异功？用当归、黄芪以合养血之奇。其不用泽泻者，盖为发热作渴，小便不调，则无再竭之理。理无再竭，便当急生，云生脉，则非生小便也。生脉之所由来既当生脉，异功之可以转入也。且水生高原，气化能出，肺气将败，故作渴不调，此所以急去泽泻，而生金滋水，复崇土以生金，其苦心可不知哉！枉劳苦心。又一变而为加味地黄丸，又名抑阴地黄丸，阴如何放肆而必欲抑之？加生地、柴胡、五味，复等其分，愈出愈奇矣。柴胡从逍遥来，生地从固本来，五味仍合都气。一方自是一方，一药自是一药，除两方合并名曰偶方之外，绝无可以牵连之道。乃必指方中某药从某方来，则六味之中熟地从何方来？萸肉从何方来耶？其曰耳内痒痛，或眼昏痰喘，或热渴便涩，而总为肝肾阴虚，则知其阴虚半由火郁而致也。柴胡以疏之郁火，非生地不能凉，用五味仍泻丁以补金，补金以生水也。曰抑阴非疏不可，疏之所以抑之，生地凉血，便有泻义，泻之所以抑之也。生地又是泻阴之药，非但前后背谬，更是千古怪谈。又一变而为九味地黄丸，以赤茯苓换白茯苓，加川楝子、当归、史君子、川芎。此更怪之怪者。使君子治小儿疳虫，疳虫俱在肠胃之中，若同六味入肾，将疳虫已入肾耶？又川芎乃升提之品，将提六味于何处耶？抑欲令川芎亦入肾也？尽是直泻厥阴风木之药，仍是肝肾同治之法。缘诸疳必有虫，皆风木之所化，肝有可伐之理，但伐其子则伤其母，故用六味以补其母。去泽泻者，肾不宜再泄也。赵氏则以为六味加减法须严，其善用六味，虽薛氏启其悟端，而以上变化，概未透其根柢，故尽废而不能用。见其能合当归、柴胡，而去芍药，则反用芍药为疏肝益肾,此则其聪明也。乃谓白术与六味,水土相反,人参脾药不入肾,此二句乃赵氏一隙之明,但不知柴胡又何以可合六味耳。其论亦高简严密。然细参薛氏,毕竟赵氏拘浅,薛氏诸变法似乎宽活,然其实严密,学者当善悟其妙。薛氏诸加减法昏愦已极,赵氏之不尽从之,亦非必能知其谬也。其意盖以为六味一方,不必多用加减之法,而已无病不治耳。然其以薛之加减为未当,不可谓其无一隙之明。乃吕氏又不以为然而转崇薛氏,则其昏愦更甚于赵矣。

古人制方之法,有上下、大小、燥湿、寒热、缓急、补泻、内外、升降、气血、阴阳、轻重、奇偶种种不同,丝毫不可假借。其间亦有并用之法,然必其经络相通,虽相反而实相济。又必先圣方中曾有合用者,乃可加入,否则即为杜撰。其云从某方某方来,更属可笑。夫一药乃万方所共,安见此味必根于某方?如有人作文,自注云此也字从某书来,此者字从某文来,岂不令人喷饭耶!吕氏述其说而称之,我不慨薛氏而慨吕氏矣。而以意通之,大旨以肝肾为主,而旁救脾肺,则安顿君相二火,不必提起,而自然帖伏矣。乱道一篇,到底是说何病?糊涂至此,其心殆如粪土矣!

八味丸说

君子观象于坎,而知肾中具有水火之道焉。夫一阳居于二阴为坎,此人生与天地相似也。今人入房盛,而阳事易举者,阴虚火动也。阳事先痿者,命门火衰也。真水竭,则隆冬不寒;真火息,则盛夏不热。《素问·调经论》云:阳虚则外寒,阴盛则内热。阳盛生外热,阴虚生内寒。盖阴阳或偏,则畏寒畏热,此之谓病。若隆冬不寒,盛夏不热,则是阴阳充足之候,去天神不远矣。岂反是真水真火已竭,为将死之人乎?是方也,熟地、山萸、丹皮、泽泻、山药、茯苓,皆濡润之品,泽泻、丹皮、茯苓,俱不得为润药。所以能壮水之主。肉桂、附子辛润之物,能于水中补火,所以益火之原。水火得其养,则肾气复其天矣。益火之原,以消阴翳,即此方也。盖益脾胃,熟地、萸肉并不能益脾胃。而培万物之母,其利溥矣。

相火龙雷论

火,有人火,有相火。人火者,所谓燎原之火也,遇草而焰,得木而燔。可以湿伏,可以水灭,可以直折,黄连之属,可以制之。相火者,龙火也,雷火也,得湿则焰,遇水则燔。不知其性,而以水折之,以湿攻之,适足以光焰烛天,物穷方止矣。识其性者,以火逐之,则焰灼自消,炎光扑灭。今人率以黄柏治相火,是水灭、湿伏,龙雷之火愈发矣。龙雷之火,每当浓阴骤雨之时,火焰愈炽,或烧毁房屋,或击碎木石,其势诚不可抗。惟太阳一照,火自消灭。此得水则炽,得火则灭,一验也。桂、附引火归原,引之下达耳。是补龙雷之火,非灭之也。不顾文理,专以大言以惑愚人耳。

阴虚发热论

世间发热类伤寒者数种。至于劳心好色,内伤真阴,真阴既伤,则阳无所附,故亦发热。其人必面赤烦躁,口渴引饮,骨痛,脉数而大,或尺数而无力者是也。惟丹溪发明补阴之说,以四物汤加黄柏、知母,此用血药以补血之不足者也。世袭相因,屡用不效,何耶?盖因阴字认不真,误以血为阴耳。当作肾中之真阴,即先天也。《内经》曰:诸寒之而热者,取之阴;诸热之而寒者,取之阳,所谓求其属也。王太仆先生注云:大寒而盛,热之不热,是无火也;大热而盛,寒之不寒,是无水也。又云:倏忽往来,时发时止,是无火也;昼见夜伏,夜见昼止,时节而动,是无水也。当求其属而主之。无火者,宜益火之原,以消阴翳;无水者,宜壮水之主,以镇阳光。必须六味、八味二丸,出入增减,以补真阴,此又自造王太仆语而误者。诸寒之五句出《素问·至真要大论》,王注云:益火之源以消阴翳,壮水之主以制阳光,故曰求其属也。只此五句是原文,余俱增出者注之意。盖谓热病以寒药治其热,热宜自退,乃热仍在,此不可以驱,当于阴分增益其水以配火,则阴盛而阳自伏。不用泻而用补,所谓壮水之主也。寒病以热药治其寒,寒自宜已，乃寒仍在，此不可以驱，当于阳分增益其火以配水，则阳旺而阴自衰。亦不用泻而用补，所谓益火之源也。何等明白！下文即接云：但益心之阳，寒亦通行，强肾之阴热之犹可。明指心为阳，肾为阴，即经文司天运气以心为火，肾为水之说，并不指肾中之阴阳也。专指肾言，已属不伦，又造出无数乱道，且接出必须六味、八味丸一句，似亦是王太仆之言，何等荒唐！自此说行，人竟以益火之源二句凿凿指肾经言，而六味、八味真王太仆以来不易之神方矣。呜呼！岂不冤哉！屡用屡效。若有产后，及大失血后，阴血暴伤，必大发热，亦名阴虚发热。此阴字正谓气血之阴。若以凉药正治，立死。正所谓象白虎汤证，误服白虎汤，必死。当此之时，偏不用四物汤，有形之血，不能速化，几希之气，所宜急固，须用独参汤，或当归补血汤，使无形生出有形来。血脱气亦脱，故急固其气不使脱尽，乃可用大补之剂。非始终用参，亦非一用参而不必服药也。若云生出，非但缓不及事，且全失用参之义矣。此阳生阴长之妙用，不可不知也。或问曰：子之论则详矣，气虚血亏，均是内伤，何以辨之？予曰：悉乎子之问也。盖虚阴者，面必赤，无根之火，戴于上也。若是阳证，火入于内，面必不赤。实热之证，阳明火旺，面固赤，肾火上浮，面亦赤，何云阳证无面赤者？其口渴者，肾水干枯，引水自救也。阳明证口渴最甚。但口虽渴，而舌必滑，脉虽数，而尺必无力，甚者尺虽洪数，而按之必不鼓，此为辨耳。虽然，若问其人曾服过凉药，脉亦有力而鼓指矣。戴复庵云：服凉药而脉反加数者，火郁也，宜升，虚人败证，总无升法，云宜温则得矣。宜补。切忌寒凉，犯之必死。临证更宜详辨，毫厘之差，枉人性命，慎哉！

咳嗽论

外感风寒而咳嗽者，今人率以麻黄、枳壳、紫苏之类，发散表邪，谓从表而入者自表而出。如果系形气、病气俱实者，一汗而愈；若形气、病气稍虚者，宜以补脾为主，治嗽正与补脾相反，安见有外感咳嗽，而用芪、术等药者？而佐以解表之药。补脾中如何容得解表之药，宜立方之尽不通也。何以故？盖肺主皮毛，惟其虚也，故腠理不密，风邪易以入之。若肺不虚，邪何从而入耶？然则竟不必问其何因，一概大补可耶？古人所以制参苏饮中必有参，人参本不为补脾而设，且感证亦非尽用参苏饮也。桂枝汤中有芍药、甘草，解表中兼实脾也。芍药、甘草并非为补脾而设，伤寒诸家注甚明，且桂枝亦非治嗽方也。脾实则肺金有养，皮毛有卫，已入之邪，易以出，邪已在内而补之，则补邪矣。世有贼未去而坚筑墙垣，以为如此则贼易去者，非至愚乎？当改云：已入之邪，终身不出。后来之邪，无自而入矣。若专以解表，则肺气益虚，腠理亦疏，外邪乘间而来者，何时而已耶？须以人参、黄芪、甘草以补脾，兼桂枝以驱邪，此亦非咳嗽所宜用之品。此予谓不治肺而治脾，虚则补其母之义也。此句不如此解，盖此乃隔二、隔三之治，以治脏邪久病则然。若感冒乃风火之疾，能待脏气相生耶？《仁斋直指》云：肺出气也，肾纳气也。肺为气之主，肾为气之本。凡咳嗽暴重，动引百骸，自觉气从脐下逆奔而上者，此肾虚不能收气归元，当以地黄丸、安肾丸主之。此亦当问其有邪无邪。毋徒从事于肺，此虚则补子之义也。补子未知何出。余又有说焉，五行之间，惟肺肾二脏，母盛而子宫受邪。何以独此二脏为然，且盛则何以反受邪？何则？肺主气，肺有热，则气得热而上蒸，不能下生于肾，而肾受邪矣。不生则仅不生而已，邪从何来？肾既受邪，则肺益病。此又何也？盖母藏子宫，子隐母胎。凡人肺金之气，夜卧则归藏于肾水之中，今因肺受心火之邪，又增出心火来。欲下避水中，而肾水干枯有火，何以肾又有火？无可容之地，于是复上而病矣。是肺自病耶？是邪病耶？若是肺病，肺气归肺不得病。若是邪病，则尔必欲肺之邪藏于肾而后为不病乎？

吐血论

问：吐血多起于咳嗽，咳嗽血者，肺病也。方家多以止嗽药治肺兼治血，而不效何也？曰：诸书虽分咳血、嗽血出于肺，咯血、唾血出于肾。余谓咳、嗽、咯、唾皆出肾。盖肾脉入肺，循喉咙，挟舌本,其支者从肺出络心,注胸中,故二脏相连,病则俱病,而其根在肾。吐血,五脏皆有,独肺为多。偏要说皆肾病,无肺病。讲论病源,为济世而设,每语必与古人相戾,诚何心也?谓肾病必关于肺则可,下焦之血必由咳吐出也;谓肺病必关于肾则不可,上焦之血不必从腰脊过也。其所以专指为肾者,不过独欲用六味、八味。嗟乎!六味、八味而两药耳,不知与赵氏何恩,每病非此不治。即使与此病毫无干涉,必先将此病牵到肾经,然后用此二方。其或断断不可牵者,则以真阴、真阳、太极概之。夫阴阳、太极,则处处可假借者,于是二方不可顺臾离矣!故吾谓《医贯》者,亡明之妖书也。《褚氏遗书》津液论云:天地定位,水位乎中,人消天地,亦有水焉。在上为痰,在下为水。《遗书》云:在下为精。今改为水,与上文亦有水焉句如何接上?伏皮为血,从毛窍中出为汗。可见痰也,水也,血也,一物也。此又失褚氏之意者。褚氏明人身上下皆有水,并非谓四者即一物也。其动辄诬古人如此。血之带痰而出者,乃肾水挟相火炎上也。既是一物,则指为痰,带痰而出亦可耶。惟六味地黄丸独补肾水,如有咳嗽等疾,及肺气未清者亦禁用,无此等则未尝不可用也。性不寒凉,不损脾胃,久服则水升火降而愈。又须用人参救肺,肺气上逆,咳嗽者禁用。补胃药收功,使金能生水,盖滋其上原也。

喘 论

经云:诸喘皆属于上。又云:诸逆上冲,皆属于火。故河间叙喘病,在于热条下。华佗云:肺气盛为喘。《活人书》云:气有余则喘。后世集证类方,不过遵此而已。独王海藏辨云:气盛当作气衰,有余当认作不足。肺气盛与有余,则清肃下行,岂复为喘。以其火入于肺,炎烁真阴,衰与不足,而为喘焉。盛衰二字误解不得,经云:邪气盛则实,精气夺则虚。故凡言盛者皆指邪气,凡言虚者皆指精气。凡盛虚有二种:有外感及别脏之气来乘而盛者,有本经之气血结聚而盛者;有外感及别脏之邪消伐而虚者,有本经之气血衰少而虚者。病情不同,治法亦异。嗟乎!盛衰二字,极浅极易,而医者聚讼纷纭,千古梦梦可胜长叹。所言盛与有余者,非肺之气也,肺中之火也。此何劳辨,即如肾有余岂指精多?肝有余岂指血多?即至言肺中之火,又属一偏。六淫之气,皆为有余,何但火哉!海藏之辨,超出前人,登千古之精奥。惜乎!起其端,未竟其火之所由来。愚谓火之有余,水之不足也;此专为要用六味,然外来之火不必尽水之不足也。阳之有余,阴之不足也。凡诸逆冲上之火,皆下焦冲任相火,出于肝肾者也,故曰冲逆。肾水虚衰,相火偏胜,壮火食气,销烁肺金,乌得而不喘焉?《内经》云:肾者主水,主卧与喘也。喘何尝不属肾?舍此明证,反引支离之说,愈无头脑。但喘虽属肾而因各不同,治法亦异,非六味一方所能尽耳。须用六味地黄加门冬、五味,大剂煎饮,以壮水之主。如上焦未清,痰涎涌结,服此非惟不能下达,且气逆涎升,终无愈期矣。则水升火降,而喘自定矣。盖缘阴水虚,故有火。有火则有痰,有痰则咳嗽,咳嗽之甚则喘。凡谓喘证,只此阴虚一病,六味一方,岂不孟浪!当与前阴虚相火论参看。

喉咽痛论

喉与咽乃一身之紧关橐龠也。经曰:足少阴所生病者,口渴舌干,咽肿,上气嗌干及痛。《素问》云:邪客于足少阴之络,令人咽痛,不可纳食。又曰:足少阴之络,循喉咙,通舌本。凡喉痛者,皆少阴之病。此又乱道。《灵》《素》手足太阴,足厥阴、少阳,足阳明,手少阳、少阴诸经,皆有咽喉之证,今皆抹杀。专指为肾经之疾,然后可独用六味、八味,真苦心也。但有寒、热、虚、实之分,少阴之火,如奔马,逆冲到咽喉紧锁处,气郁结而不得舒,故或肿或痛也。其证必内热,口干面赤,痰涎涌上,其尺脉必数而无力。盖缘肾水亏损,亦有实火者。相火无制而然。须用六味地黄、门冬、五味大剂作汤服之。喉痛之挟风火者,十居八九,即以滋腻、酸敛之药投之,百不一生。如辛酉、壬戌之间,咽喉痛者,十人而五不但服温燥之药者立毙,即清凉之药而少加重浊者尚且不救。余治以百数,皆以辛寒清淡疏散之药,不失一人,若依此方无一活者矣。又有色欲过度,元阳亏损,无根之火游行无制,客于咽喉者,须八味肾气丸,若遇阳明有火者不立毙乎!大剂煎汤,冰冷与饮,使引火归原,庶几可救。此论阴虚咽痛治法如此。正褚氏所谓上病疗下也。人之咽喉如曲突,曲突火炎,若以水自上灌下,突暴裂矣。如曲突之火已炽,炎及屋宇,安得不以水沃乎?惟灶床下以盆水映之,上炎即熄,此上病疗下之一验也。

有急喉痹者,其声如鼾,痰如拽锯,此为肺绝之候,此乃气上脱之证,宜入类中风条,非急喉痹。急喉痹乃风火之证耳,不得误引。且果系喉痹,人参、姜汁岂不立殆者?速宜人参膏,用姜汁、竹沥放开服,如未得膏,先煎独参汤救之。服早,十全七八,次则十全四五,迟则不救。

眼目论

经曰:五脏六腑之精,皆上注于目,而为之精。肾藏精,故治目者,以肾为主。明明说为之精则即眼之精矣,明明说五脏六腑之精则五脏六腑各有精矣。若指肾藏精之精,即是此精,将目中之脂膏尽在肾中耶!目虽肝之窍,子母相生,肾肝同一治也。并肝肾为一,总要专用六味一方耳。

又有阳虚不能抗阴者,若因饮食失节,劳役过度,脾胃虚弱,下陷于肾肝,浊阴不能下降,清阳不能上升,天明则日月不明,邪害空窍,令人耳目不明。夫五脏六腑之精,皆禀受于脾土,而上贯于目。此精字乃饮食所化之精,非天一之元精也。《内经》明云:五脏六腑之精,皆上注于目,而为之精。又曰:目者,五脏六腑之精也。荣卫、魂魄之所常营也,神气之所生也。其凿凿如此,偏要说是脾土饮食所化之精,反经背道已极。至禀受脾土二句,又是假造经文。用东垣益气聪明汤。

张子和云:目不因火则不病,白轮病赤,火乘肺也;肉轮赤肿,火乘脾也;黑水神光被翳,火乘肝与脾也;赤脉贯目,火自甚也。能治火者,一句可了。亦一偏之见,六淫之邪皆能伤目也。但子和一味寒凉治火,余独补水以配火,亦一句可了。若系邪火,岂补水所能化?至于六淫七情,错杂诸证,详倪仲贤《原机启微》,此书甚好,而薛立斋又为之参补,深明壮水之主,益火之原,其有益于治目者也。若系六淫,则壮水之六味,益火之八味,何可用哉?

口疮论

口疮,上焦实热,中焦虚寒,下焦阴火。中焦何以必定虚寒,岂无脾胃实火者?下焦何以必定阴火,岂无虚寒而逼阳于上者?各经传变所致,当分别而治之。如发热作渴饮冷,此实热也,轻则用补中益气,湿热反用升补。重则用六君子汤。实热而至发热作渴,反用参、术、橘、半,是何肠肺?饮食少思,大便不实,此中气虚也,亦有邪火作泻者。用人参理中汤。大热大补之药用于口疮之证,其不变为危险者亦鲜矣。手足逆冷,肚腹作痛,此中气虚寒,用附子理中汤。此是口疮兼证,或是口疮本证。兼证者,因口疮误治,酿成此等败证也。本证者,本有虚寒之证,逼火而成疮也。此则不治疮而治本,不可以此为治口疮之方也。且口疮治法多端,岂寒热虚实四字所能尽?晡热,内热,不时而热,此血虚也,用八物加丹皮、五味、麦冬。发热岂宜用五味?发热作渴,唾痰,小便频数,此肾水虚也,用八味丸。作渴吐痰何得用八味?且小便数,亦不尽属虚寒也。日晡发热,或从少腹起,阴虚也,用四物、参、术、五味、麦冬。不应,用加减八味丸。口疮而日晡发热,则属阳明矣,以下两方鲜不合。且四物汤加入参、术,杂乱无章,非治口疮之法。又不应而忽改作八味丸,则是以人试药矣。按不应二字,出之《薛氏医案》。薛氏治病,每云某病,余投某药不应,又改某药,又不应,又曰:然则非此病矣,又换某药数十剂而愈。如此极多,明明是以药试病矣。幸而天命未绝,能待换方而愈。岂无不应之时,不及换方而死,且再换一方仍不应而致死者,岂少哉!盖能凿凿审为何病,犹恐药力不至,不能有功。况全然相反,以药试之耶?医案俚鄙庸陋,游移恍惚,至薛而极。后人又奉为模范,何愚之甚也。或问虚寒何以能生口疮,而反用附子理中耶?盖因胃虚谷少,则所胜者,肾水之气,寒亦何必肾水之气,或因他脏,或因本脏,上盛则下虚,上热则下寒,无一定也。逆而承之,反为寒中,脾胃衰虚之火,被迫炎上,作为口疮。经曰:岁金不及,炎火乃行,复则寒雨暴至,阴厥乃格,阳反上行,民病口疮是也。故用参、术、甘草补其土,姜、附散其寒,_{既成疮则火已凝结,不先散解降纳而惟峻补助}火,_{安有不危者乎?} 则火得所助,接引而退舍矣。

消渴论

消渴之疾,余有一说焉。人之水火得其平,气血得其养,何消之有?其间摄养失宜,水火偏胜,津液枯槁,以致龙雷之火上炎,熬煎既久,肠胃合消,五脏干燥,令人四肢瘦削,精神怠倦。故治消之法,无分上、中、下,先治肾为急。《内经》云:心移热于肺,传为鬲消。大肠移热于胃,善食而瘦,谓之食㑊。亦则上、中二消,明明是心与大肠之火,与肾无干,反尽从肾治耶?况肾火上冲之证,往往不甚渴,即渴亦不能多饮。盖肾中之火既上,则下焦之阳衰,阳衰则阴盛,水为阴属,故不能多饮也。凡辨阴火、实火之法俱视此。奈何欲用二方,遂不及详察耶?惟六味、八味及加减八味丸随证而服,降其心火,滋其肾水,则渴自止矣。

或问曰:下消无水,用六味丸以滋少阴肾水矣,又加附子、肉桂者何?盖因命门火衰,不能蒸腐水谷,水谷之气,不能熏蒸上润乎肺。如釜底无薪,锅盖干燥,故渴。至于肺,亦无所禀,不能四布水精,并行五经,其所饮之水,未经火化,直入膀胱,王谓饮一升溺一升,饮一斗溺一斗。此是下消之证,与肺又无涉。试尝其味,甘而不咸可知矣。故用桂、附之辛热,壮其少阴之火,灶底加薪,枯笼蒸溽,槁禾得雨,生意维新。惟明者知之,昧者鲜不以为迂也。昔汉武帝病渴,张仲景为处此方。_{仲景是汉献帝时人,与武帝相去二百余年。明明}_{可考,乃造出此语,何耶?赵氏所谈,无往非梦,而此则又梦之最不经者。至}圣玄关,今有可想,八味丸减良方也。疮疽痊后及将痊,口渴甚者,舌黄坚硬者,及未患先渴,或心烦躁渴,小便频数,或白浊阴痿,饮食少思,肌肤消瘦,及腿肿脚软,口齿生疮,服之无不效。_{经云:诸痛}_{痒疮,皆属于火。又云:水液浑浊,皆属于热。况经大泄脓血之后,阴血大伤,}_{作渴烦躁,孤阳欲越。乃反以辛热逐水之药速之死,仇何深也。}

气虚中满论

中满者,其证与水肿鼓胀无异,何故属之气虚?请得明言之否?曰:气虚者,肾中之火气虚也。如此该肾自病矣。中满者,中空似鼓,虚满而非实满也,大略皆脾肾两虚所致。故治肿者,先以脾土为主,须补中益气汤,或六君子汤温补之。水未去而补之,则补其水也。俾脾土旺,则能散精于肺,通调水道,下输膀胱,水精四布,五经并行矣。或者疑谓喘胀水满,而又加纯补之剂,恐益胀满,必须补药中加行气利水之品方妙。此说深似得病情,终非大方家体。治病而讲体统,无耻已甚。盖肺气既虚,不可复行其气,肾水已衰,不可复利其水。利邪水正所以卫正水,犹之驱邪气,正所以保正气,岂并肾精而亦利之耶!纯补之剂,初时似觉不快,过时药力得行,渐有条理矣。

至于补肾以治肿,其说难明。盖禹之治水,行其所无事也。若一事疏凿,则失之矣。当时禹亦何尝不浚川凿河哉!据尔云,必须补肾,则禹当日只曰益水之源可矣。今人之治肾水者,牵牛、大戟,金工之小智,正禹之所恶也。间有用五苓、五皮者,以为中正,亦转利转虚,肾气愈衰,而愈不能推送矣,故须用补肾。经曰:肾开窍于二阴。肾气化则二阴通,二阴闭则胃膜胀。故曰:肾者,胃之关,关门不利,故水聚而从其类也。可知要利关门,不是要补关门也,引来却正与尔相左。又曰:肾主下焦。三焦者,决渎之官,水道出焉;可知以决渎为主。膀胱者,州都之官,津液藏焉。必待三焦之火化,始能出也。改《内经》文,气化二字为火化,意在八味也。孰知换此一字,其弊遂百出乎?经曰:三焦病者,气满水腹光坚,不得小便,溢则水留而为胀。曰益曰水留,尚专于用补耶?惟张仲景制金匮肾气丸,补而不滞,通而不泄,诚治肿之神方。薛立斋屡用屡效,详载《医案》。余依其案,试之甚验,故详著焉。世有患此,幸无诞之乎。

金匮肾气丸

白茯苓　附子　牛膝　肉桂　泽泻　车前子　山药　山萸
丹皮　熟地

中满之病，原于肾中之火，气虚不能行水。此方内八味丸为
主，以补肾中之火，八味为利水之剂，说见前。山药、茯苓、泽泻俱制土驱湿
之药，而水为阴类，故以附子温之、肉桂通之。惟生地、萸肉为能滋润以保肾
阴，然起初犹不即用，须略加通利之后始用之而效，此仲景制方之义也。知肾
气丸为治水之药，即可知非全补真阳、太极之药。若以此方治尽天下之病，则
是举天下之病皆以治水肿之法治之矣。思之能不自笑哉！则三焦有所禀
命，浩然之气，塞乎天地，不必作如此大帽子。肾气不虚，而能行水矣。
内有附子、肉桂辛热之品，热则流通。又火能生土，土实而能制水
矣。又有牛膝、车前子二味，最为切当。方见《金匮要略》，故名金
匮肾气丸。《金匮》并无车前子、牛膝，乃后人所加，亦后人所名也。又有一
等纯是阴虚者，下一纯字，专为要用六味，而病情又失矣。其证腹大脐
肿，腰痛，两足先肿，小水短涩，嗽咳有痰，不得卧，甚至头面皆肿，
或面赤口渴，但其人饮食知味，大便反燥。医见形肿气喘，水证标
本之疾，杂用利水之药而益甚。不知阴虚，三焦之火旺，与冲脉之
属火者，同逆而上。由是水从火溢，水火不能相合，岂有水反从火溢者？
即有之，亦宜引火达下，不得用纯阴药也。上积于肺而嗽，甚则为喘呼不
能卧。散聚于阴络，而为跗肿。随五脏之虚者，入而聚之，为五脏
之胀。皆相火泛滥其水，而生病也。五脏之胀，皆属于火，从无此论。肿
胀用八味固是正治，用六味则无此理也。盖水势横逆，得纯阴之品则阴气益
旺，且无辛芳之药，则水道必不能开。但或遇阴虚之人，则用药忌太燥热耳。
此人治病，六味、八味不可缺一，此论用八味而遗六味，则真阴又无着落，所以
幻出阴虚一种，则六味仍不可缺。六味有知，亦感此周旋之德否？以六味地
黄加麦冬、五味大剂服之。滋之不足，尚欲敛之，不杀不休！亲试有验，
故录。

噎膈论

《内经》曰，三阳结，谓之隔。三阳者，大肠、小肠、膀胱也。太阳为三阳，阳明为二阳，少阳为一阳。此处三阳，旧注指手太阳小肠、足太阳膀胱言。乃增出大肠来，盖误以三阳为三阳经也。经，结热也。大肠主津，小肠主液。大肠结热则津涸，小肠结热则液燥。膀胱为州都之官，津液藏焉。膀胱热结，则津液竭。然而三阳何以致结热？皆肾之病也。然则《内经》何以不云少阴结谓之膈？盖肾主五液，又肾主大小便。肾与膀胱为一脏一腑，肾水既干，阳火偏胜，熬煎津液，三阳热结，则前后闭涩，下既不通，必反干上，直犯清道，上冲吸门、咽喉，所以噎食不下也。何为水饮可入，食物难下？盖食入于阴，长气于阳，岂有食未下咽之时，阳气已长之理乎？反引动胃口之火，故难入。水者，阴类也，同气相投故可入。水自然比食易下，不必过高其说。若胸中有痰饮者，则食易下，而水反难下矣。口吐白沫者，所饮之水，沸而上腾也。既同气相投，何以又沸？粪如羊矢者，食入者少，渣滓消尽，肠亦干小，而不宽大也。本系肠枯，非因食少。王太仆云：食入即出，是无水也；食久反出，是无火也。无水者，壮水之主；无火者，益火之原。王太仆只有寒之不寒是无水也数语，今改作治翻胃法，以凑上六味、八味二方。我想其作伪之心，不知如何诡秘也。直须以六味地黄丸料大剂煎饮，久服可挽于十中之一二。又须绝嗜欲，远房帏，薄滋味可也。若曰温胃，胃本不寒；何以必定无寒？若曰补胃，胃本不虚；此则又乱道矣。尔论病，必曰邪之所凑，其气必虚，何独此纯虚之证，反曰不虚耶？若曰开郁，香燥之品，开郁，亦不必专用香燥。适以助火。《局方发挥》已有明训。河间刘氏下以承气，咸寒损胃，津液愈竭。无如补阴，此症多痰涎凝闭，当补阴者绝少。焰光自灭。

梦遗并精滑论

治以肾肝为主。经曰：阴阳之要，阳密乃固。阳强不能密，阴气乃绝；阴平阳秘，精神乃治；阴阳离决，精气乃绝。夫所谓阳强者，乃肝肾所寄之相火强也；所谓阴绝者，乃肾中所藏之真阴绝也。肾为阴，主藏精；肝为阳，主疏泄。惟此处疏泄不系肝也。是故肾之阴虚，则精不藏；肝之阳强，则火不秘。明明是肾中相火，偏要说是肝火。凡肝火动者，必上升而易怒。今人每入房之时，必火升而大怒耶？以不秘之火加临不藏之精，有不梦，梦即泄矣。薛立斋专用六味地黄以补肾，而治梦遗屡效。纵有相火，水能滋木，水升而木火自息矣。倘有脾胃不足，湿热下流者，以前丸为主，煎服补中益气汤以升提之。此又怪异之极者，湿热如何提得？且既已有湿，又属脾胃，亦何可用六味也。

论补中益气汤

补中益气汤

黄芪　当归　人参　炙甘草　陈皮　升麻　柴胡　白术

或问曰：古来称补中益气汤为万世无穷之利，其义云何？曰：此发前人所未发，继仲景、不伦。河间而立，意义深远也。世人一见发热，便以为外感风寒、暑湿之邪，非发散，邪从何出？又不能灼见风寒暑湿对证施治，乃通用解表之剂，杂然并进，因致毙者多矣。东垣深痛其害，创立此方，以为邪之所凑，其气必虚。内伤者多，外感者间或有之。辨在前，立此方以治内伤而兼外感者，何等平常。必云天下竟无外感之病，则乱道矣。此人每举一方，必要说此方能治尽天下之病，不必更用别方，是何等肺肠！纵有外邪，亦是乘虚而入。但补其中，益其气，而邪自退，不必攻邪，将历古治病之方，一齐删却。攻则虚者愈虚，而危亡随其后矣。攻邪不是攻正，何以虚者愈虚？倘有外感，而内伤不甚者，即于本方中酌加对证之药，而外邪自退。所谓仁义之师，无敌于天下也。仁义之师，亦非竟不用兵刃也。

　　或问曰:余见先生动辄以先天、后天立论,余考之《易》中先天、
后天之图,乾南坤北、离东坎西等封位,于医中甚无可合,而先生屡
言之不已,其义云何? 曰:怪乎子之问也。余所谓先天者,指一点
无形之火气也;以火气为先天,其玄妙如此。后天者,指有形之体。自
脏腑及血肉皮肤,与夫涕、唾、津、液皆是也。既曰先天,此时天尚
未生,何况有乾南坤北八卦对待之图乎? 先天,在天未生之前却不知,
到在人腹中专恃八味养之,岂非梦境? 曰:然则伏羲此图何为而设也?
余曰:此非先天之图,乃中天八卦之图。历古无中天之图,造出此名,以
迁就自己乱道,此等直是无人心者。天位乎上,地位乎下,日出乎东,水
源乎西。以水对日,亦是怪论。风雨在天上,山雷在地下,人与万物位
乎中。予尝见谁不见? 邵子排列如此,有先天八卦数,其当今所用
者,止一文王后天图,谁用此? 出乎震,齐乎巽,相见乎离,致役乎
坤,悦言乎兑,战乎乾,劳乎坎,成乎艮。以春秋昼夜十二时相配,
因以定阴阳,决生死,推而天文地理,星相医卜,无一不以此图为
则。至于先天者,无形可见,前图何以无形可见? 后天图之有形可见在何
处? 种种欺人胡说。即《易》中帝出乎震之帝。神也者,妙万物而为
言之神是也。此二句,却是文王后天图之语,又与上文先天图说不合。帝
与神,即予先天要论中所称真君真主,本系无形,何以反出在后天图说
内。不得已而强立此名,以为主宰先天之体,以为流行后天之用。
东垣先生独会其宗,而以补中益气方中用柴胡、升麻者,正以生发
先天之气于脾土之中,先天之气,前要用六味、八味,则云在肾中,此要用
补中益气,则云在脾土中。况先天之气立于天尚未生之前,独升麻、柴胡足以
左之右之,真乾坤在手之神技也。真万世无穷之利,余所以谆谆为言
之。若饮食失节,寒温不适,脾胃及伤。喜、怒、忧、恐损耗元气。
脾胃气衰,元气不足,而火独盛,火者阴火也,起于下焦,元气之贼
也。壮火食气,少火生气。火与元气不两立,必要将火灭尽,元气方
存,岂非胡说。一胜则一负。脾胃气虚,则下流肝肾,名曰重强。何以

虚则反下流,且流去是何物?《内经》重强二字,亦不如此讲。经云:脾脉太过,则令人四肢不举,其不及则令人九窍不通,名曰重强。此乃指脾之病脉言,脉病则五脏皆不和顺也。何尝指下流肝肾耶?阴火得乘其土位,故脾证始得,则气高而喘,身热而烦,脉洪大而头痛,或渴不止,其皮肤不任风寒,而生寒热。又杂外感之证。盖脾胃之气下流,使谷气不得升浮。是春生之令不行,句句不连贯,皆学舌语也。则无阳以护其营卫,卫,即卫身之阳气也,如何反要脾胃之气为卫?遂不任风寒,而生寒热,此皆脾胃之气不足所致也。

伤寒发热,拂拂如羽毛之热,热在皮毛。三阳俱有壮热之证,若阳明则热在肌肤为尤剧,如何皆只微热?内伤者,肌体壮热,扪之烙手,内伤虽热,总不如外感之甚,如何反以为极热?右手气口脉大于左手人迎三倍。此又乱道,脉大三倍是关格之脉,危证矣,岂内伤乎?其气口脉急大而数,时一代而涩。代脉亦是危证,安得内伤即现此脉,且脉亦不可派定也。涩是肺之本脉,代是气不相接,乃脾胃不足之脉。大是洪大,洪大而数,乃心脉刑肺。急是弦急,乃肝木挟心火克肺金也。其右关脉属脾,比五脉独大而数,数中时显一代。此不甚劳役,是饮食不时,寒温失所。又何以凿凿派定如此。胃脉损弱,隐而不见,惟内显脾脉如此。以上语语不接,说内伤肺,又俱说肺金受克,绝无头绪。若外伤,则人迎脉大于气口也。

或问曰:丹溪云东南之人,阳气易以升,不可服补中益气汤。当今江以南之人,果尽不当服乎?曰:东南指人之脏腑而言之。何不云东南之脏不可服补中益气汤耶?然则肺肾谓之西北人矣。作此语者,其脏腑殆无人气。其人上盛者,必下虚,其肾气大虚矣,急须填补北方先天之元气为要。总而言之,先天、后天不得截然两分。上焦元气不足者,下陷于肾中也,元气本不在上焦,即使上焦亦有元气,如何陷入肾中?当取之至阴之下。下焦真阴不足者,飞越于上部也,阴气如何能飞越?焉可不引而归原耶?引经归原,从未前闻。是以补中益气汤,与肾气丸并用,即前怪法。朝服补阳,暮服补阴,互相培养。

伤饮食论

大凡元气完固之人，多食不伤，过时不饥。若夫先因本气不足，致令饮食有伤矣。克削之药一用，饮食虽消，但脾既已受伤，而复经此一番消化，愈虚其虚。日后再复食不化，犹谓前药已效，药力欠多，汤、丸并进，辗转相害，赢瘦日增，良可悲哉！消化之药，原不教人长服也。余痛此弊，因申言之。凡太平丸、保和丸、肥丸儿之类，其名虽美，俱不敢用。盖名之美者，其药必恶，然则陷胸、抵当等名，皆大补之剂，而天真、大造等方，皆伤生之药耶？故以美名加之，以欺人耳目，非大方家可用也。古人立此名专为欺人而设，不知古人与后世何仇，欲骗人入其个中耶。大方家以其名之美不可用，然则大方家所用，皆恶名之方耶？夫有医术，有医道，术可暂行一时，道可流传千古。道中无术，术中无道，泻药是术，补药是道，一时之人不妨泻，千古之人必须补。不知其心何苦，而能作此不通之语。有古方，有今方，有圣方，有俗方，余以为今人不如古人，不敢自立一方。六味、八味二方已足用，原不必更立方也。若脾胃惟东垣为圣，择而用之，以调中益气、补中益气二方，出入增减。真知其寒物伤也，本方中加热药，如姜、桂之类；热物伤也，加黄连之类。真知有肉食伤也，加山楂数粒；酒食伤也，加葛花一味。随证调理，二方诚有用处，然谓必要二方加减，则怪谈矣。此东垣之法，方士之绳墨也。然以寒治热，而热不去，以热治寒，而寒不除，奈何？经曰：寒之不寒，是无水也。热之不热，是无火也。壮水之主，益火之原。此东垣之未及也。治脾胃，原不专讲寒热。盖饮食劳倦，所谓不内外因，与壮水、益火何涉？盖一时偶不及说到六味、八味，忽然记起，遂著此二语耳。如有食填太阴，名曰食厥者，上部有脉，下部无脉，不吐则死。此语出《难经》，谓上部有脉，下部无脉者，若有人有吐病则不死。盖吐则气逆吐，所以下部暂时无脉，吐定之后，气平而脉自复。非谓无脉之人，必令其涌也。又并非指食厥而言，况食厥证，未必下部无脉者。句句皆非。急以阴阳盐汤，探吐其物即愈。如有食积，肠腹绞痛，手不可按者，不得不下。食未消化,如何即下? 审知其为寒积,必用巴豆感应丸。何不用八味加下药? 审知其为热积,必用大黄承气汤。何不用六味加下药? 下之不当,死生立判,慎之哉!

人身水火,原自均平,偏者病也。火偏多者,补水配火,不必去火。水偏多者,补火配水,不必去水。凡人身水火,有虚实二种。实火者,外来之邪火,与脏腑偏盛也;火虚者,是由阴气衰少,而火觉有余也,惟水亦然。若阴气并未亏,而外来实火及脏中浮火自旺,亦补阴以配之,将配到几千百分而后平耶? 宜其治伤寒阳明壮热等疾,皆用六味也。譬之天平,此重即彼轻。一边重者,只补足轻之一边,决不凿去马子,盖马子一定之数。今人欲泻水降火者,凿马子者也。据尔亦知马子一定,若一头物重,必要增马子耶?

或曰:正当胸膈饱闷之时,数日粒米不下,陈皮、枳壳、木香、乌药,日夜吞咽,尚且不通,复可补乎? 曰:此正因初先不知补益,擅用发散,克伐太过,虚痞之病也。经曰:下文经语,皆是自造,无忌惮已极,想彼料天下人断无看《内经》者故耳。下焦虚之,中焦痞满,欲治其虚,则中满愈甚,欲消甚痞,则下焦愈乏,庸医值此,难以措手矣。疏启其中,峻补其下,少用则邪壅于上,多用则峻补于下,所谓塞因塞用者也。善用者,能以人参一两,或七八钱,少加升麻一钱,反用升提,且二味亦不成方。大剂一服即愈。此《内经》之妙用。《内经》何尝有此方? 不可不知也。

中暑伤暑论

中暑者,面垢自汗,口燥,闷倒,昏不知人,背冷,手足微冷,或吐或泻,或喘或满是也。当是时,切勿便与冷水,或卧冷地。如行路喝死者,即置日中热地上,以小便溺热土上,取热土掩病人脐上,急以二气丹同苏合香丸汤调灌下。如无二气丹,研蒜水灌之亦可。盖中伤暑毒,外阳内阴。诸暑药,多用暖剂,如大顺散之用姜、桂,枇杷叶散之用丁香。蒜亦辛热之物,又蒜气臭烈,能通诸窍也。中暑用热,又是暑中之一证,千不得一。或因好凉太过,或其人本属虚弱,或因暑邪入中,汗出太过,阳越于外。古方仍有用辛热者,然必审其沉寒之脉证全具,方可以一用。乃以为暑证尽然,则杀人如麻矣。此人凡论一病,必以此病中之极少者立论,真可恨也。

伤暑而苦头痛,发躁恶热,扪之肌肤大热,必大渴引饮,汗大泄,齿燥,无气以动,乃为暑伤气,苍术白虎主之。有暑而无湿者,苍术亦不可用。若人元气不足,用前药不应,惟清暑益气汤或补中益气汤为当。自汗多而气上,反用升、柴,热气未清反用参、术,与尔何仇? 必欲杀! 大抵夏月阳气浮于外,尔亦知阳浮,何以用升、柴也? 阴气伏于内。若人饮食劳倦,内伤中气,或酷暑役劳,外伤阳气者多患之。法当调补元气为主,暑气未清而补,即补暑矣。夏月服补而卒死者,我见亦多矣,皆此等邪说杀之也! 而佐以解暑。若阴寒之证,用大顺散,桂、附大辛热之药,此《内经》舍时从证之良法。《内经》何尝有此议论,不可不知。

清暑益气汤

黄芪　苍术　升麻　人参　陈皮　神曲　白术　泽泻　甘草
黄柏　葛根　青皮　当归　麦冬
杂出不伦,古人制方之义至此而尽,医道之一厄也。

白虎汤

石膏　知母　甘草　人参　糯米
此是白虎加人参汤,不得只名白虎汤。

此方是暑月热病发热之正方。白虎汤,仲景治伤寒汗后里热等证,加人参,名人参白虎汤,治汗后表解大渴之证。《金匮》亦借以治太阳中暍之证。乃随手录一方而有数误焉,非治暑正方,一也;以白虎加人参汤指为白虎汤,二也;以粳米改糯米,三也;以为只夏月可用,余月不可用,四也。其每动必误如此。

湿　论

东垣曰:治湿不利小便,非其治也。又曰:在下者,引而竭之。圣人之言,虽布在方策,其不尽者,可以意求耳。夫湿淫从外而入里,若用淡渗之剂,是降之又降。及复益其阴,而重竭其阳,利湿如何是益阴竭阳,岂湿气是阳耶? 则阳气愈消,而精神愈短矣。是重强,阴阳重衰,反助其邪之谓也。湿而利之,是助何邪? 故用升阳风药即瘥,以羌活、独活、柴胡、升麻各一钱,用水煎,热服。四味风药,亦不成方。大法云:热淫所胜,助风以平之。又假造《内经》。经云:湿淫所胜,平以苦热,佐以酸辛。以苦燥之,以淡泄之。正上文淡渗利水之义。乃捏出此怪语,是何肺肠? 又曰:下者举之,下者举之,为正气下陷则提之,非欲举湿也。得阳气升腾而愈矣。又曰:客者除之,是因曲而为之直也。利水即是除客,反要提在上焦,将何以除之耶? 曲直二字,亦糊涂。夫圣人之法,可以类推,是举一而知百也。有脚气,类伤寒者,发热恶寒,必脚胫间肿痛,俱从湿治。脚气,大段因湿为多,然治法亦不一也。有湿热发黄者,当从郁治。凡湿热之物,不郁则不黄,禁用茵陈五苓散。茵陈五苓,治湿之正方也。凡古人相传治病正方,犹之饥者之食五谷,一定不易。其以肴蔬下之则加减法也,或米或麦之不同则审用法也,更或五果、五菜之单食则变通法也。若谓古方不可用,则犹云凡饥者,禁食五谷,服者十不一生也。嗟乎! 是尚得为人言哉! 凡见用茵陈五苓散者,十不一生,仲景杀过几人? 当用川逍遥散,方见郁论。

余一日患阴丸一个肿如鸭卵,发热,是湿热证,治之不效。细思之,数日前,从定海小船回,有湿布风帆在坐下,比上岸始觉,以意逆之,此感寒湿在肾丸也。乃用六味地黄加柴胡、吴萸、肉桂各一钱,独活五分,知其为湿,仍必用六味,又必柴胡,此理莫解。至服此而病幸愈者,盖一时轻痰,得茱萸、肉桂、独活等辛散之药,自然六味不能为害耳。一服热退,再服肿消。后有患偏坠者,此方多效。

疟　论

或问曰：经云夏伤于暑，秋必病疟。前人虽备言之，旨殊未畅，盍明示诸？曰：不发于夏，而发于秋，此亢则害承乃制，子来救母之义。《内经·疟论》言之甚详，不容再赘一语，偏要扯出六节气位，亢害承制之论以欺人，又全然不晓其义，岂不汗颜！盖暑令当权，君火用事，肺金必受伤克。火位之下，水气承之。肾水为肺之子，因母受火伤，子来承之，如此则疟乃肺病，而寒热则心肾交战之病也。乱道无理，一至于此。以制火救母。于是水火相战，阴阳交争，大胜则大复，小胜则小复。此阴阳胜复之常理，疟之所由作也。然而有病有不病者，盖邪之所凑，其气必虚。故其人元气不固者，暑邪得以乘之，所以治疟以扶元气为主。疟邪方炽，如何扶元？且尔所谓扶元，必是六味助了肾水，以灭君火，火气从此大败，其人遂终冷不热。奈何，奈何！

发在夏至后，处暑前者，此三阳受病，伤之浅者，近而暴也。发在处暑后，冬至前者，此三阴受病，阴阳受病之故，《内经》言之甚悉，何尝以时之前后分阴阳。伤之重者，远而深也。

至于阴虚者，其寒热亦与正疟无异。而阴疟中又有真阴、真阳之分，先做六味、八味地步。人所不知。经曰：昼见夜伏，夜见昼止，按时而发，是无水也；昼见夜伏，夜见昼止，倏忽往来，时止时作，是无火也。又假造经文。以寒热准者，皆是无水，不准者，皆见无火，岂非乱道！无水者，壮水之主以镇阳光，六味汤主之；无火者，益火之原以消阴翳，八味汤主之。二方岂是治寒热之药，非但作书者可厌，即辨者，亦可厌矣。世人患久疟而不愈者，非疟不可愈，乃治之不如法也。丹溪云：夜发者，邪入阴分，宜用血药引出阳分，当归、川芎、红花、生地、黄柏治之，亦未及真阴、真阳之至理。遍考诸书疟论，并未能露其意。天下之病，尽用六味、八味，千古只有尔独得之秘，非但治疟，无人能得此意也。且余常试有神效，故特表而出焉。

痢疾论

世有疟后痢者,亦有痢后疟者。夫既为疟后,发泄已尽,必无暑热之毒。复为痢疾,疟邪未清,中气复虚,邪从内陷,此则暑毒陷入脏腑之疾,最为险证也。此是元气下陷,脾气不能升举,似痢非痢也。非痢,将指为何病?既为痢后,下多则亡血,气又随痢散,阴阳两虚。阳虚则恶寒,阴虚则恶热,故寒热交战,似疟非疟也。虽系气血两虚,既复寒热交争,则是邪仍向外,仲景《伤寒论》中,凡阴病转阳,皆易愈之候。此乃痢转为疟,病属可治,若不指为疟,竟作阴虚、阳虚论,则久病坏症,死期将至,亦非补中益气所能愈也。则俱作虚论,俱用补中益气汤加温补,其病自愈。细阅此书,何必哓哓著成数卷,只两言括之曰:阴虚用六味,阳虚用八味足矣。读者亦不必终帙,只记二方,而千圣之妙诀已传,济世之良法已尽。所以天下庸医,一见此书,无不狂喜,以为天下有如此做名医之捷径,恨读之犹晚也。杀人之法从此遍天下矣!嗟乎!无源乱道,何地无之?原不足与辨,因晚村辈力为崇奉,而流毒遂无尽。故作书者之罪小,而表彰者之罪大也。

全集五

伤寒类方

序

　　王叔和《伤寒例》云：今搜采仲景旧论，录其证候诊脉声色，对病真方，拟防世急。则知《伤寒论》当时已无成书，乃叔和之所搜集者。虽分定六经，而语无诠次，阳经中多阴经治法，阴经中多阳经治法，参错不一。后人各生议论，每成一书，必前后更易数条，互相訾议，各是其说，愈更愈乱，终无定论。不知此书非仲景依经立方之书，乃救误之书也。其自序云：伤天横之莫救，所以寻求古训，博采众方。盖因误治之后，变症错杂，必无循经现症之理。当时著书，亦不过随症立方，本无一定之次序也。余始亦疑其有错乱，乃探求三十年，而后悟其所以然之故，于是不类经而类方。盖方之治病有定，而病之变迁无定，知其一定之治，随其病之千变万化而应用不爽。此从流溯源之法，病无遁形矣。至于用药，则各自条理，解肌发汗，攻邪散痞，逐水驱寒，温中除热，皆有主方。其加减轻重，又各有法度，不可分毫假借。细分之，不外十二类，每类先定主方，即以同类诸方附焉。其方之精思妙用，又复一一注明，条分而缕析之，随以论中用此方之症，列于方后，而更发明其所以然之故，使读者于病情、药性一目显然。不论从何经来，从何经去，而见症施治，与仲景之意，无不吻合，岂非至便之法乎？余纂集成帙之后，又复钻穷者七年，而五易其稿，乃无遗憾。前宋朱肱《活人书》亦曾汇治法于方后，但方不分类，而又无所发明，故阅之终不得其要领。此书之成，后之读《伤寒论》者，庶可以此为津梁乎？

　　　　乾隆二十四年岁在屠维单阏阳月上浣洄溪徐大椿序

伤寒类方

桂枝汤类一

桂枝汤一

桂枝三两,去皮　芍药三两　甘草二两;炙　生姜三两　大枣十二枚,擘

上五味,㕮咀,以水七升,微火煮去三升,去滓。适寒温,服一升,服已须臾,啜热稀粥一升余,以助药力。桂枝本不能发汗,故须助以热粥。《内经》云:谷入于胃,以传于肺。肺主皮毛,汗所从出,啜粥充胃气以达于肺也。观此,可知伤寒不禁食矣。温覆令一时许,遍身染染微似有汗者益佳,不可令如水流漓,病必不除。此解肌之法也,若如水流漓,则动营气,卫邪仍在。若一服汗出,病瘥,停后服,不必尽剂。若不汗,更服依前法。又不汗,后服小促其间,半日许令三服尽。若病重者,一日一夜服,周时观之。服一剂尽,病证犹在者,更作服。若汗不出,乃服至二三剂。桂枝汤全料谓之一剂,三分之一谓之一服。古一两今二钱零。则一剂之药,除姜、枣仅一两六钱零,一服不过五钱零矣。治伤寒大症,分两不过如此。一服即汗不再服,无汗服至二三剂,总以中病为主。后世见服药得效者,反令多服。无效者,即疑药误,又复易方,无往不误矣。禁生冷、黏滑、肉面、五辛、酒酪及臭恶等物。

太阳中风,阳浮而阴弱。风在外,故阳脉浮,卫气有邪,则不能护营,故阴脉弱。阳浮者,热自发。风为阳邪,故发热,桂枝之辛以散之。阴弱者,汗自出。芍药之酸以收之;甘草之甘以缓之。啬啬恶寒,淅淅恶风,恶风未有不恶寒者,但恶寒甚轻,非若中寒及阴经之甚也。翕翕发热,其热亦不知阳明之甚。鼻鸣干呕者,鼻鸣似属阳明,干呕似属少阳。盖三阳相近,故略有兼病,但不甚耳。桂枝汤主之。

太阳病,头痛,发热,汗出,恶风者,桂枝汤主之。此桂枝汤总症。

太阳病,下之后,其气上冲者,可与桂枝汤,方用前法。误治。若不上冲者,不可与之。此误下之症,误下而仍上冲,则邪气犹在阳分,故仍用桂枝发表。若不上冲,则其邪已下陷,变病不一,当随宜施治。论中误治诸法,详观自明。

太阳病,初服桂枝汤,反烦不解者,先刺风池、风府,却与桂枝汤则愈。此非误治,因风邪凝结于太阳之要路,则药力不能流通,故刺以解其结。盖邪风太甚,不仅在卫而在经,刺之以泄经气。风府一穴,在顶上入发际一寸,大筋内宛宛中,督脉、阳维之会也。刺入四分,留三呼。风池二穴,在颞颥后发际陷者中,足少阳、阳维之会。针入三分,留三呼。

太阳病,外症未解,脉浮弱者,当以汗解,宜桂枝汤。病虽过期,脉症属太阳,仍不离桂枝法。

太阳病,外症未解者,不可下也。此禁下总诀。下之为逆。欲解外者,宜服。言虽有当下之症,而外症未除,亦不可下。仍宜解外而后下也。

太阳病,先发汗,不解,而复下之,脉浮者不愈。浮为在外,而反下之,故令不愈。今脉浮,故知在外,当须解外则愈,宜服。脉浮而下,此为误下。下后仍浮,则邪不因误下而陷入,仍在太阳。不得因已汗下,而不复用桂枝也。

病常自汗出者,此谓营气和。营气和者,外不谐,以卫气不共营气和谐故尔。营气和者,言营气不病,非调和之和,故又申言之。以营行脉中,卫行脉外。复发其汗,营卫和则愈,宜桂枝汤。自汗与发汗迥别,自汗乃营卫相离,发汗使营卫相合。自汗伤正,发汗驱邪。复发者,因其自汗而更发之,则营卫和而自汗反止矣。

病人脏无他病,时发热,自汗出而不愈者,此卫气不和也。先其时,未热之时。发汗则愈,宜桂枝汤主之。无他病,太阳诸症不必备,而惟发热,自汗,故亦用桂枝汤。

伤寒不大便六七日,宜下之候。头痛有热者,未可与承气汤。太阳症仍在,不得以日久不便而下也。按未可二字,从《金匮》增入,《伤寒论》失此二字。其小便清者,知不在里,仍在表也,便赤为里有热。当须发汗。若头痛者,必衄,汗出而头痛未解,则蕴在经而血动矣。宜桂枝汤。

伤寒发汗,解半日许,复烦,脉浮数者,可更发汗,发汗未透,故烦,乃服药不及之故。宜桂枝汤。

伤寒,医下之,续得下利清谷不止,里症。身疼痛者,表症。急当救里。此误下之症,邪在外而引之入阴,故便清谷。阳气下脱,可危。虽表症未除,而救里为急。《伤寒论》不可下篇云:误下寒多者,便清谷。热多者,便脓血。后身疼痛,清便自调者,急当救表。清谷已止,疼痛未除,仍从表治。盖凡病皆当先表后里,惟下利清谷则以扶阳为急,而表证为缓也,表里分治而序不乱。后人欲以一方治数症,必致两误。救里宜四逆汤,救表宜桂枝汤。

太阳病,发热汗出者,此谓营弱卫强,故使汗出。欲救邪风者,宜桂枝汤。提出邪风二字,见桂枝为驱风圣药。

阳明病,脉迟,汗出多,微恶寒者,表未解也,可发汗,宜此方。阳明本自多汗,但不恶寒而恶热。今多汗而犹恶寒,则仍在太阳矣,虽阳明病而治从太阳。

太阴病,脉浮者,可发汗,宜桂枝汤。太阴本无汗法,因其脉独浮,则邪仍在表,故亦用桂枝,从脉不从症也。

病人烦热,汗出则解。又如疟状,有时复热。日晡所发热者,属阳明也。日晡发热,则为阳明之潮热而非疟矣。脉实者,宜下之;脉浮虚者,宜发汗。一症而治法迥别,全以脉为凭,此亦从脉而不从症之法。下之,与大承气汤;发汗,宜桂枝汤。

下利腹胀满,里症。身疼痛者,表症。先温其里,乃攻其表。温里,宜四逆汤;攻表,宜桂枝汤。此节属厥阴症,未必由误治而得,然既见表症,亦宜兼治。

吐利止而身痛不休者,当消息和解其外,宜桂枝汤小和之。里症除而表症犹在,仍宜用桂枝法,轻其剂而加减之可也。

伤寒大下后,复发汗,再误。心下痞,邪入中焦。恶寒者,表未解也。不可攻痞,当先解表。表解,乃可攻痞。解表,宜桂枝汤;攻痞,宜大黄黄连泻心汤。苦寒开降之法,详见后。

桂枝加附子汤二

桂枝汤原方加附子一枚,泡,去皮,破八片

上六味,以水七升,煮取三升,去渣。温服一升。

太阳病,发汗,遂漏不止,此发汗太过,如水流漓,或药不对症之故。其人恶风,中风本恶风,汗后当愈,今仍恶风,则表邪未尽也。小便难,津液少。四体微急,难以屈伸,四肢为诸阳之本,急难屈伸,乃津脱阳虚之象,但不至亡阳耳。若更甚而厥冷恶寒,则有阳脱之虑,当用四逆汤矣。桂枝加附子汤主之。桂枝同附子服,则能止汗回阳。

桂枝加桂汤三　桂枝原方加桂二两,即另立汤名,治症迥别。古圣立方之严如此。

桂枝汤原方加桂二两

上五味,以水七升,煮取三升,去滓。温服一升。

烧针令其汗,针处被寒,复感新寒。核起而赤者,必发奔豚。气从小腹上冲心者,灸其核上各一壮。不止一针,故云各一壮。与桂枝加桂汤。重加桂枝,不特御寒,且制肾气。又药味重,则能达下,凡奔豚症,此方可增减用之。

桂枝去芍药汤四

桂枝汤原方去芍药

上四味,以水七升,煮取三升。温服一升。

桂枝去芍药加附子汤五

即前方加附子一枚,泡,去皮,破八片。

余依前法。

太阳病,下之后,脉促,胸满者,中虚而表邪仍在。桂枝去芍药汤主之。太阳之邪未尽,故用桂枝,下后伤阴,不宜更用凉药。若微恶寒者,去芍药,方中加附子汤主之。微恶寒者,则阳亦虚矣,故加附子。

桂枝加厚朴杏仁汤六

桂枝汤原方加厚朴二两,炙,去皮　杏仁五十枚上七味,以水七升,微火煮取三升。温服一升,覆取微似汗。

喘家作,桂枝汤加厚朴、杏仁佳。《别录》:厚朴主消痰下气。《本经》:杏仁主咳逆上气。

太阳病,下之微喘者,表未解故也,此汤主之。前条乃本然之喘,此乃误下之喘,因殊而法一。

小建中汤七

桂枝汤原方加胶饴一升

上六味,以水七升,煮去三升,去滓,纳饴,更上微火消解。温服一升,日三服。呕家不可用建中汤,以甜故也。

伤寒,阳脉涩,阴脉弦,中官之阳气虚,则木来乘土,故阳涩而阴弦也。法当腹中急痛,先与小建中汤。胶饴大甘,以助中官。不差者,与小柴胡汤主之。治太阴不愈,变而治少阳,所以疏土中之木也,以脉弦故用此法。

伤寒二三日,心中悸而烦者,小建中汤主之。悸而烦,其为虚烦可知,故用建中汤以补心脾之虚。盖栀子汤治有热之虚烦,此治无热之虚烦也。

桂枝加芍药生姜人参新加汤八

桂枝汤原方芍药、生姜各增一两,加人参三两。

上六味,以水一斗二升,煮取三升,去滓。温服一升。此以多煎为妙,取其味厚入阴也。

发汗后,身疼痛,表未尽。脉沉迟,气虚已甚。此汤主之。邪未尽宜表,而气虚不能胜散药,故用人参。凡素体虚而过汗者,方可用。

桂枝甘草汤九

桂枝四两,去皮　甘草二两,炙

上二味,以水三升,煮取一升。顿服。此以一剂为一服者。

发汗过多,其人叉手自冒心,心下悸,欲得按者,此汤主之。发汗不误,误在过多。汗为心之液,多则心气虚,二味扶阳补中,此乃阳虚之轻者。甚而振振欲擗地,则用真武汤矣。一症而轻重不同,用方迥异,其义精矣。

茯苓桂枝甘草大枣汤十

茯苓半斤　桂枝四两,去皮　甘草二两,炙　大枣十二枚,擘上四味，以甘澜水一斗，以水二斗，扬之万遍取用。按甘澜水，大约取其动极思静之意。先煮茯苓，凡方中专重之药，法必先煮。减二升，纳诸药，煮取三升，去渣。温服一升，日三服。

发汗后，其人脐下悸者，欲作奔豚，此汤主之。心下悸是扰胸中之阳，脐下悸则因发汗太过。上焦干涸，肾水上救，故重用茯苓以制肾水，桂枝以治奔豚。

桂枝麻黄各半汤十一

桂枝一两十六铢，去皮 芍药 生姜 甘草炙 麻黄去节，各一两 大枣四枚 杏仁二十四枚，去皮及双仁者

上七味，以水五升，先煮麻黄一二沸，去上沫，欲去沫，故先煮。纳诸药，煮取一升八合，减去三分之一。去滓。温服六合。一云桂枝汤三合，麻黄汤三合，顿服，将息如上法。

太阳病，得之八九日，过经。如疟状，发热恶寒，热多寒少，邪已渐轻。其人不呕，非少阳。清便欲自可，无里热。一日二三度发。非疟象。脉微缓者，不浮不弦不大。为欲愈也。余邪欲退之象。脉微而恶寒者，此阴阳俱虚，不可更发汗、更下、更吐也。此三句申明上文欲愈之故。盖由病气虽除而正气亦衰，当静以养之，使胃气渐充，则营卫自和。若更用汗吐下之法，益虚其气，则病从药增。医者不审，误人多矣。面色反有热色者，未欲解也。面有热色，则余邪尚郁。以其不得小汗出，身必痒，宜服。微邪已在皮肤中，欲自出不得，故身痒，以此汤取其小汗足矣。阳明篇云：身痒如虫行皮中状者，此以久虚故也。

按：此方分两甚轻，计共约六两，合今之秤仅一两三四钱，分三服，只服四钱零。乃治邪退后至轻之剂，犹勿药也。

桂枝二麻黄一汤十二

桂枝一两十七铢，去皮 芍药一两六铢 杏仁十六枚，去皮、尖 麻黄十六铢，去节 甘草一两二铢 生姜一两六铢 大枣五枚

上七味，以水五升，先煮麻黄一二沸，去上沫，纳诸药，煮取二升，去滓。温服一升，日再服。一本云桂枝汤二升，麻黄汤一升，合

为三升,分再服。

服桂枝汤,大汗出,脉洪大者,汗虽出而邪未尽。与桂枝汤,如前法;此所谓邪不尽,行复如法者也。若形如疟,日再发者,汗出必解,桂枝二麻黄一汤主之。此与麻黄桂枝各半汤意略同,但此因大汗出之后,故桂枝略重而麻黄略轻。

桂枝二越婢一汤十三　桂枝汤加麻黄、石膏二味。

桂枝去皮　芍药　甘草　麻黄去节,各十八铢　大枣四枚　生姜一两二铢　石膏二十四铢,碎,绵裹

上七味,以水五升,煮麻黄一二沸,去上沫,纳诸药,煮取二升,去渣。温服一升。

附:越婢汤方:麻黄六两　甘草二两　石膏半斤　生姜三两　大枣十五枚

太阳病,发热恶寒,热多寒少,脉微弱者,此无阳也,不可更汗。此无阳与亡阳不同,并与他处之阳虚亦别。盖其人本非壮盛,而邪气亦轻,故身有寒热而脉微弱。若发其汗,必至有叉手冒心、脐下悸等症,故以此汤清疏营卫,令得似汗而解。况热多寒少,热在气分,尤与石膏为宜。古圣用药之审如此。

按:以上三方,所谓一二各半之说,照方计算,并不对准,未知何说。或云将本方各煎,或一分,或二分相合服,此亦一法。但方中又各药注明分两,则何也? 存考。

桂枝去桂加茯苓白术汤十四

芍药三两　甘草二两,炙　生姜　茯苓　白术各三两　大枣十二枚

上六味,以水八升,煮取三升,去滓。温服一升。小便利则愈。此方专于利小便也。

服桂枝汤,或下之,仍头项强痛,翕翕发热,无汗,心下满微痛,小便不利者,此汤主之。头痛发热,桂枝症仍在也。以其无汗,则不宜更用桂枝;心下满,则用白术;小便不利,则用茯苓。此症乃亡津液而有停饮者也。

凡方中有加减法,皆佐使之药。若去其君药,其另立方名。今去桂枝,而仍以桂枝为名,所不可解。殆以此方虽去桂枝,而意仍不离乎桂枝也。

桂枝去芍药加蜀漆龙骨牡蛎救逆汤十五

桂枝汤原方,去芍药,加蜀漆三两,洗去腥 牡蛎五两,熬 龙骨四两

上七味,以水一斗二升,先煮蜀漆,减二升,纳诸药,煮取三升,去滓。温服一升。

伤寒脉浮,医以火迫劫之,亡阳,必惊狂。以火劫其胸中之阳。起卧不安者,此汤主之。

此与少阴汗出之亡阳迥别。盖少阴之亡阳,乃亡阴中之阳,故用四逆辈回其阳于肾中。今乃以火逼汗,亡其阳中之阳,故用安神之品镇其阳于心中。各有至理,不可易也。去芍药,因阳虚不复助阴也。蜀漆去心腹邪积,龙骨、牡蛎治惊痫热气。

桂枝甘草龙骨牡蛎汤十六

桂枝一两,去皮 甘草二两,炙 牡蛎二两,熬 龙骨二两

上四味,以水五升,煮取二升半,去滓。温服八合,日三服。

脉浮,宜以汗解。此治脉浮之总诀。用火灸之,误治。邪无从出,因火而盛,火反入内。病从腰以下,必重而痹,名火逆也。火气在上,则阴气独治于下,故重而痹。

火逆下之,又误治。因烧针烦躁者,更误治,下之虚其阴,烧针又益其阳,则胸中益烦躁不宁矣。桂枝甘草龙骨牡蛎汤主之。镇其阴气,散其火邪,上下同治。前方惊狂,治重在心,故用蜀漆。此无惊狂象,故蜀漆不用。其症药大段相同。

桂枝加葛根汤十七 此汤成无己本有麻黄,非。有麻黄则为葛根汤矣。

桂枝汤原方,加葛根四两,桂枝、芍药各减一两,余同。

上六味,以水一斗,先煮葛根,减二升,去上沫,纳诸药,煮取三升,去渣。温服一升,覆取微似汗,不须啜粥。

太阳病,项背强几几,反汗出恶风者,几几,伸颈之象,邪气渐深,故加葛根。桂枝加葛根汤主之。

桂枝加芍药汤十八

桂枝汤原方,芍药加一倍。

上五味,以水七升,煮取三升。温服一升,日三服。

桂枝加大黄汤十九　此二方俱治太阴症,而法不离乎桂枝。

桂枝汤原方,加大黄一两　芍药一倍。

上六味,以水七升,煮取三升,去滓。温服一升,日三服。

本太阳病,医反下之,误治。因而腹满时痛,属太阴也,引邪入于太阴,故所现皆太阴之症。**桂枝加芍药汤主之。**虽见太阴症,而太阳之症尚未罢,故仍用桂枝汤,只加芍药一倍,以敛太阴之症。**大实痛者,**此句承上文腹满时痛言,腹满时痛,不过伤太阴之气,大实痛则邪气结于太阴矣。**桂枝加大黄汤主之。**此因误下而见太阴之症,大实痛则反成太阴之实邪,仍用大黄引之,即从太阴出,不因误下而禁下。见症施治,无不尽然。

按:《活人书》云:桂枝汤治西北人,四时行之,无不应验。江淮间,惟冬及春可行之。春末及夏至以前,桂枝症可加黄芩一分,谓之阳旦汤。夏至后,可加知母半两,石膏一两,或加升麻一分。若病人素虚寒者,不必加减。

麻黄汤类二

麻黄汤一

麻黄三两,去节　桂枝二两,去皮　甘草一两,炙　杏仁七十个,去皮、尖

上四味,以水九升,先煮麻黄,减二升,此须多煮,取其力专,不仅为去上沫,止煮一二沸矣。去上沫,纳诸药,煮取二升半,去滓。温服八合,覆取微似汗,不须啜粥。以其易发汗也。余如桂枝将息法。《活人书》云:夏至后用麻黄汤,量加知母、石膏、黄芩。盖麻黄性热,恐有发黄斑出之虑。

太阳病,头痛发热,身疼腰痛,骨节疼痛。此痛处比桂枝症尤多而

重，因营卫俱受伤故也。

恶风，无汗而喘者，此二症乃肺气不舒之症，麻黄治无汗，杏仁治喘，桂枝、甘草治太阳诸症，无一味不紧切，所以谓之经方。**太阳与阳明合病，**阳明之病象甚多，如身热不恶寒，口苦鼻干之类，但见一二症即是，不必全俱也。太阳病，即上文所指者。**喘而胸满者，不可下，**病俱在上焦。**宜麻黄汤主之。**喘而胸满，此麻黄症之太阳合阳明也。

太阳病，十日已去，过经。**脉浮细，**邪已退。**而嗜卧者，**正渐复。**外已解也。设胸满胁痛者，与小柴胡汤；**胸满胁痛，病延日久，邪留少阳，故与此汤。**脉但浮者，与麻黄汤。**若果邪在少阳，脉必带弦，今但浮，则尚在太阳矣，故仍用麻黄汤，此亦从脉不从症之法。

太阳病，脉浮紧，无汗，发热，身疼痛，此乃太阳伤寒之症，经云：诸紧为寒。**八九日不解，表证仍在，**表证，即上文数端。**此当发其汗，**宜麻黄汤。**服药已微除，其人发烦，目瞑，**阳郁而不能外达。**剧者必衄，衄乃解。**热甚动血，血由肺之清道而出，与汗从皮毛而泄同，故热邪亦解。俗语所云：红汗也。经云：阳明病，口燥，但欲漱水不欲咽者，此必衄。**所以然者，阳气重故也。**风郁固为热，寒郁亦为热。《内经》云：热病者，皆伤寒之类也。**麻黄汤主之。**此言未衄之前，可用麻黄，非衄后更用麻黄也。

脉浮者，病在表，可发汗，宜麻黄汤。此脉浮必带紧。

脉浮而数者，可发汗，宜麻黄汤。数为阳气欲出。

伤寒，脉浮紧，不发汗，失治。**因致衄者，麻黄汤主之。**前段衄后而解，则不必复用麻黄。衄后尚未解，则仍用此汤。

阳明病，脉浮，无汗而喘者，阳明本脉大、自汗，今乃脉浮、无汗而喘，则为麻黄汤症矣。**发汗则愈，宜麻黄汤。**

麻黄杏仁甘草石膏汤二　此即越婢汤加杏仁也。

麻黄四两，去节　杏仁五十个，去皮、尖　甘草二两，炙　石膏半斤，碎，绵裹

上四味，以水七升，先煮麻黄，减二升，去上沫，纳诸药，煮取二升，去渣。温服一升。

发汗后，不可更行桂枝汤。既汗不可再汗，津液不得重伤。

汗出而喘，尚有留邪在脉，故汗出而喘。无大热者，邪已轻也。可与此汤。汗出故用石膏，喘故用麻、杏。

发汗后，饮水多者，必喘。以水灌之，亦喘。此二句明致喘之所由。盖喘未必皆由于水，而饮水则无有不喘者，戒之。

下后，不可更行桂枝汤。既下不可复汗，津液不得两伤。若汗出而喘，无大热者，可与此汤。

大青龙汤三　　此合麻黄、桂枝、越婢三方为一方，而无芍药。

麻黄六两，去节　桂枝二两，去皮　甘草二两，炙　杏仁四十枚，去皮、尖　生姜三两，切　大枣十二枚　石膏碎，如鸡子大一块

上七味，以水九升，先煮麻黄，减二升，去上沫，纳诸药，煮取三升，去渣。温服一升，取微似汗。汗出多者，温粉扑之。此外治之法，论中无温粉方，《明理论》载白术、藁本、川芎、白芷各等分，入米粉和匀扑之，无藁本亦得。后人用牡蛎、麻黄根、铅粉、龙骨亦可。一服汗者，停后服。汗多亡阳，遂虚，恶风，烦躁，不得眠也。

太阳中风，脉浮紧，紧为阴脉，故汗不易出。发热恶寒，非恶风。身疼痛，汗不出而烦躁者，邪深热郁。大青龙汤主之。若脉微弱，汗出恶风者，不可服。服之则厥逆，筋惕肉眴，此为逆也。恶风乃桂枝症，误服此则汗不止而有亡阳之象矣。立此方即垂此戒，圣人之意深矣。

按：此方合麻、桂而用石膏，何以发汗如是之烈？盖麻黄汤麻黄用二两，而此用六两。越婢汤石膏用半斤，而此用鸡子大一块。一剂之药，除大枣约共十六两，以今秤计之，亦重三两有余，则发汗之重剂矣。虽少加石膏，终不足以相制也。

少阴篇云：脉阴阳俱紧，反汗出者，亡阳也。

伤寒，脉浮缓，身不疼，但重，乍有轻时，无少阴症者，大青龙汤主之。脉不沉紧，身有轻时，为无少阴外症。不厥利吐逆为无少阴里症。此邪气俱在外也，故以大青龙发其汗。

按：此条必有误，脉浮缓，邪轻易散。身不疼，外邪已退。乍有轻时，病

未入阴，又别无少阴等症。此病之最轻者，何必投以青龙险峻之剂？此必另有主方，而误以大青龙当之者也。

小青龙汤四

麻黄去节　芍药　细辛　干姜　甘草　桂枝去皮,各三两　五味子半斤　半夏半升,汤洗

上八味，以水一斗，先煮麻黄，减二升，去上沫，纳诸药，煮取三升，去渣。温服一升。

若微利者，去麻黄，加荛花如鸡子大，熬令赤色；利属下焦阴分，不可更发其阳。荛花，《明理论》作芫花，恐误。《本草》荛花、芫花花叶相近，而荛花不常用，当时已不可得，故改用芫花，以其皆有去水之功也。

若渴者，去半夏，加栝蒌根三两；《本草》栝蒌根主消渴。

若噎者，噎，古作饐。论云：寒气相搏，则为肠鸣。医乃不知而反饮冷水，令汗大出。水得寒气，冷必相搏，其人则饐。按《内经》无噎字，疑即呃逆之轻者。去麻黄，加附子一枚，炮；《本草》附子温中。

若小便不利，少腹满，去麻黄，加茯苓四两；小便不利而少腹满，满则水不在上而在下矣，故用茯苓。

若喘者，去麻黄，加杏仁半升，去皮、尖。杏仁见前。

按：此方专治水气。盖汗为水类，肺为水源，邪汗未尽，必停于肺胃之间。病属有形，非一味发散所能除，此方无微不到，真神剂也。

伤寒表不解，发汗未透。心下有水气，即未出之汗。干呕，发热而咳，或渴，或痢，或噎，或小便不利，少腹满，或喘者，小青龙汤主之。以上皆水停心下现症，其每症治法，皆在加减中。

伤寒，心下有水气，咳而微喘，发热不渴，凡水停心下者，喘而不渴。服汤已，即小青龙汤也。渴者，此寒气欲解也，寒饮欲去。小青龙汤主之。此倒笔法，即指服汤已三字，非谓欲解之后，更服小青龙汤也。

麻黄附子细辛汤五

麻黄去节,二两　细辛二两　附子一枚,泡

上三味，以水一斗，先煮麻黄，减二升，去上沫，纳诸药，煮取三

升,去渣。温服一升,日三服。

少阴病,始得之,反发热,脉沉者,此汤主之。少阴病三字,所该者广,必从少阴诸现症细细详审,然后反发热,知为少阴发热,否则何以知其非太阳、阳明之发热耶? 又必候其脉象之沉,然后益知其为少阴无疑也,凡审症皆当如此。

附子、细辛,为少阴温经之药,夫人知之。用麻黄者,以其发热,则邪犹连太阳,未尽入阴,犹可引之外达。不用桂枝,而用麻黄者,盖桂枝表里通用,亦能温里,故阴经诸药皆用之;麻黄则专于发表,今欲散少阴始入之邪,非麻黄不可。况已有附子,足以温少阴之经矣。

麻黄附子甘草汤六

麻黄去节,二两　甘草二两,炙　附子一枚,炮

上三味,以水七升,先煮麻黄一两沸,此当少煮。去上沫,纳诸药,煮取三升,去渣。温服一升,日三服。

少阴病,得之二三日,麻黄附子甘草汤微发汗。以二三日无里症,故微发汗也。三阴经,惟少阴与太阳为表里而位最近,故犹有汗解之理,况二三日而无里症,则其邪未深入。此方较麻黄附子细辛少轻,以其无里症也。

葛根汤类三

葛根汤一　此即桂枝汤加麻黄三两、葛根四两。

葛根四两　麻黄三两,去节　芍药二两　生姜三两,切　甘草二两,炙　桂枝二两,去皮　大枣十二枚

上七味,以水一斗先煮麻黄、葛根,二味主药先煮。减二升,去上沫,纳诸药,煮取三升,去渣。温服一升,覆取微似汗,不须啜粥。已能发汗矣。余如桂枝法将息及禁忌。

太阳病,项背强几几,无汗,恶风,葛根汤主之。前桂枝加葛根汤一条,其现症亦同。但彼云反汗出,故无麻黄;此云无汗,故加麻黄也。阳明症汗出而恶热,今无汗而恶风,则未全入阳明,故曰太阳病。

按：葛根，《本草》治身大热，大热乃阳明之证也。以太阳将入阳明之经，故加此药。

太阳与阳明合病者，必自下利，葛根汤主之也。合病全在下利一症上审出。盖风邪入胃则下利矣。

葛根黄连黄芩汤二　治发热下利，效如神。

葛根半斤　甘草二两，炙　黄芩三两　黄连三两

上四味，以水八升，先煮葛根，减二升，纳诸药，煮取二升，去渣。分温再服。

太阳病，桂枝症，桂枝症，即太阳伤风之正病也。医反下之，大误。利遂不止，邪下陷，则利无止时。脉促者，表未解也；促有数意，邪犹在外，尚未陷入三阴而见沉微等象，故不用理中等法。喘而汗出者，此汤主之。因表未解，故用葛根，因喘汗而利，故用芩、连之苦以泄之坚之。芩、连、甘草为治痢之主药。

葛根加半夏汤三

葛根汤原方，加半夏半斤，洗煎服法同。

太阳与阳明合病，不下利，前条因下利而知太阳、阳明合病。今既不下利，则合病何从而知？必须从两经本症一一对勘，即不下利，而亦可定为合病矣。但呕者，葛根加半夏汤主之。前条太阳误下而成利，则用芩、连治利，因其本属桂枝症而脉促，故只加葛根一味，以解阳明初入之邪。此条乃太阳、阳明合病，故用葛根汤全方，因其但呕，加半夏一味以止呕。随病立方，各有法度。

柴胡汤类四

小柴胡汤一

柴胡半斤　黄芩　人参　甘草炙　生姜各三两　半夏半斤　大枣十二枚

上七味，以水一斗二升，煮取六升，去渣，再煎，此又一法。取三升，温服一升，日三服。此汤除大枣共二十八两，较今秤亦五两六钱零，虽

分三服,已为重剂,盖少阳介于两阳之间,须兼顾三经,故药不宜轻。去渣再煎者,此方乃和解之剂,再煎则药性和合,能使经气相融,不复往来出入。古圣不但用药之妙,其煎法俱有精义。

若胸中烦而不呕者,去半夏、人参,不呕,不必用半夏;烦,不可用人参。加栝蒌实一枚;栝蒌实除胸痹,此小陷胸之法也。

若渴者,去半夏,半夏能涤痰湿,即能耗津液。加人参,生津液。合前成四两半,栝蒌根四两;治消渴。

若腹中痛者,去黄芩,苦寒。加芍药三两;除腹痛。

若胁中痞硬,去大枣,以其能补脾胃。加牡蛎四两;《别录》云:治胁下痞热。

若心下悸,小便不利者,去黄芩,加茯苓四两;利小便。

若不渴,外有微热,去人参,不渴则津液自足。加桂枝三两,微热则邪留太阳,温覆取微似汗愈。

若咳者,去人参、大枣、二味与嗽非宜。生姜,加干姜故去生姜。加五味子半升,干姜二两。

古方治嗽,五味、干姜必同用,一以散寒邪,一以敛正气,从无单用五味治嗽之法。后人不知,用必有害。况伤热劳怯火呛,与此处寒饮犯肺之症,又大不同,乃独用五味收敛风火,痰涎深入肺脏,永难救疗矣。

又按:小柴胡与桂枝二方,用处极多,能深求其义,则变化心生矣。

论中凡可通用之方,必有加减法。

伤寒五六日,正当传少阳之期。中风,往来寒热,太阳之寒热,寒时亦热,热时亦寒。往来者,寒已而热,热已而寒也。胸胁苦满,胸胁为少阳之意。默默不欲饮食,木邪干土。心烦喜呕,木气上逆。或胸中烦而不呕,或渴,少阳火邪。或腹中痛,木克土。或胁下痞硬,木气填郁。或心下悸,有痰饮。小便不利,或不渴,有蓄饮。身有微热,少阳未尽。或咳者,肺有留饮。此汤主之。少阳所现之症甚多,柴胡汤所治之症亦不一,加减法具载方末。

血弱气尽,腠理开,邪气因入,与正气相搏,结于胁下。正邪分

争,往来寒热,休作有时,默默不欲饮食,脏腑相连,其痛必下,邪高
痛下,故使呕也,此条申明所以往来寒热及不欲食,下痛上呕之故。皆因正
衰邪入脏腑相牵所致,则立方之意可推而知矣。小柴胡汤主之。

服柴胡汤已,渴者属阳明也,以法治之。此必先见少阳之症,故用
柴胡汤。服后而渴,则转属阳明矣。

伤寒四五日,身热恶风,颈项强,此是太阳所同。胁下满,此则少
阳所独。手足温而渴者,前条之渴者,属阳明。此因胁下满,则虽似阳明,
不作阳明治矣。小柴胡汤主之。

伤寒,阳脉涩,阴脉弦,法当腹中急痛,先与小建中汤;不差者,
与小柴胡汤主之。详见桂枝类中。

伤寒中风,有柴胡症,但见一证便是,不必悉具。少阳与太阳、阳
明相为出入,一证可据,虽有他证,可兼治矣。

凡柴胡汤病证而下之,误治。若柴胡证不罢者,复与柴胡汤。
凡误治而本证未罢,仍用本证之方,他经尽同,不独柴胡证也。必蒸蒸而振,
却发热汗出而解。邪已陷下,故必振动而后能达于外。辨脉法篇云:战而
汗出者,其人本虚,是以发战,发热汗出,邪仍从少阳而出。

伤寒十三日,不解,过经二候。胸胁满而呕,此少阳之症。日晡所
发潮热。此似阳明。已而微利,又现里症,药乱则症亦乱。此本柴胡症,
下之而不得利,今反利者,知医以丸药下之,非其治也。以汤剂利之
不应,复以丸药利之,是为重伤。潮热者,实也。先宜小柴胡汤以解外,
虽潮热,本属少阳之邪,故仍以柴胡解外。后以柴胡加芒硝汤主之。解在
后加芒硝汤下。

伤寒五六日,头汗出,微恶寒,手足冷,心下满,口不欲食,大便
硬,脉细者,此为阳微结,阳气不能随经而散,故郁结不舒,非药误即迁延
所致,亦坏症之轻者。必有表,复有里也。以上诸症有表、有里,柴胡汤兼
治表里。脉沉,亦在里也。脉细者必沉。汗出,为阳微。以汗为征。假
令纯阴结,不得复有外证,阴则无汗。此为半在里半在表也。脉沉为
里,汗出为表。脉虽沉紧,细即有紧象。不得为少阴病,所以然者,阴不

得有汗,此为要诀。今头汗出,故知非少阴也,可与小柴胡汤。设不
了了者,得屎而解。得汤而不了了者,以其有里症,故大便硬,必通其大便,
而后其病可愈。其通便之法,即加芒硝及大柴胡等方是也。

阳明病,发潮热,大便溏,小便自可,胸胁满而不去者,小柴胡
汤主之。阳明潮热乃当下之症,因大便、小便自可,则里症未具,又胸胁常
满,则邪留少阳无疑,用此方和解之。

阳明病,胁下硬满,少阳症。不大便,可下。而呕,亦少阳症。舌
上白苔者,邪未结于阳明,故舌苔白。不大便不可下,此要诀也。可与小柴
胡汤。上焦得通,津液得下,胃气因和,身濈然汗出而解也。此四句
申明小柴胡之功效如此,所以诸症得之皆愈也。

按:少阳之外为太阳,里为阳明,而少阳居其间。故少阳之症,有兼太阳
者,有兼阳明者。内中见少阳一症,即可用小柴胡汤,必能两顾得效。仲景所
以独重此方也。

阳明中风,脉弦浮大,弦属少阳,浮大属阳明。而短气,腹都满,胁
下及心痛,此少阳症。久按之气不通,鼻干,不得汗,嗜卧,此症又似少
阴。一身面目悉黄,小便难,此二症又似太阴。有潮热,此似阳明。耳
前后肿,刺之小差,外不解,病过十日,脉续浮者,与小柴胡汤;脉浮
虽有里症,邪仍欲外出。脉但浮,无余症者,与麻黄汤。但浮无余症则里
症全无,必从汗解,故用麻黄汤。此二条明阳明中风之症,有里邪用小柴胡,无
里邪则用麻黄。总以脉症为凭,无一定法也。若不尿,膀胱气绝。腹满加
哕者,不治。论中阳明篇云:阳明病不能食,攻其热必哕。所以然者,胃中虚
冷故也。虚冷二字尤明,盖阳微欲尽也。又云:大吐大下,汗出怫郁,复与之
水,以发其汗,因得哕。《灵枢》云:真邪相攻,气并相逆,故为哕,即呃逆也。
《素问》云:病深者,其声哕。乃肺胃之气隔绝所致,兼以腹满,故不治。

本太阳病不解,转入少阳者,此为传经之邪也。胁下硬满,干呕
不能食,往来寒热。以上皆少阳本症。尚未吐下,脉沉紧者,未吐下,不
经误治也。少阳已渐入里,故不浮而沉紧。则弦之甚者,亦少阳本脉。与小
柴胡汤。

呕而发热者，小柴胡汤主之。但发热而非往来寒热，则与太阳、阳明同。惟呕则少阳所独，故亦用此汤。

太阳病，十日以去，脉浮细而嗜卧者，外已解也；设胸满胁痛者，与小柴胡汤；脉但浮者，与麻黄汤。解见麻黄汤。

伤寒差以后，更发热者，小柴胡主之。此复症也，非劳复，非女劳复。乃正气不充，余邪未尽，留在半表半里之间，故亦用小柴胡。复病治法，明著于此。后世议论不一，皆非正治。脉浮者，以汗解之；脉沉实者，以下解之。复症之中，更当考此二脉。如果脉见浮象，则邪留太阳，当用汗法。如脉见沉实，则里邪未尽，当用下法。但汗下不著方名者，因汗下之法不一。医者于麻黄、桂枝及承气、大柴胡等方，对症之轻重，择而用之，则无不中病矣。

妇人中风七八日，续得寒热，发作有时，此即下文所谓如疟也。经水适断者，此为热入血室，其血未结，血因热结而成瘀矣。故使如疟状，发作有时，小柴胡主之。即以治疟之法治之。

又云：妇人中风，发热恶寒，经水适来，彼云断，此云来。得之七八日，热除而脉迟身凉，外邪内伏。胸胁下满，如结胸状，谵语者，此为热入血室也。血室为中焦营气之所聚。肝藏血，心主血，营血结滞，则肝气与心经之气亦凝，故胁满而神昏谵语。当刺期门，随其实而泻之。期门在乳下第二肋端，去乳头约四寸，肝募也，厥阴阴维之会，刺入四分。血结则为有形之症，汤剂一时难效。刺期门以泻厥阴有余之热，则尤亲切而易散。

又云：妇人伤寒，发热，经水适来，昼日明了，暮则谵语如见鬼状者，此为热入血室。昼清而夜昏者，血室属阴，病在阴经也。无犯胃气及上二焦，必自愈。此为中焦营气之疾，汗下二法皆非所宜。小柴胡汤、刺期门，则其治也。

按：热入血室之状，此二条为最详。妇人伤寒，此症最多。前条症稍轻，后二条尤重，男子亦有之。

大柴胡汤二 小柴胡去人参、甘草，加枳实、芍药、大黄，乃少阳、阳明合治之方也。

柴胡半斤 半夏半斤 黄芩三两 芍药三两 生姜五两 枳实

四枚　大枣十二枚

上七味,以水一斗二升,煮取六升,再煮取三升。温服一升,日三服。

此方本有大黄二两,王叔和云:若不加大黄,恐不为大柴胡也。

太阳病,过经十余日,反二三下之,一误再误。后二三日,柴胡症仍在者,如寒热呕逆之类。先与小柴胡汤;呕不止,心下急,郁郁微烦者,犹有里证。为未解也,与大柴胡汤下之则愈。前虽已下,非下法也。以大柴胡汤两解之。

伤寒十余日,热结在里,此大黄之对症。复往来寒热,此柴胡之对症。与大柴胡汤。

伤寒发热,汗出不解,当用柴胡。心中痞硬,呕吐而下利者,邪内陷,故用枳实、半夏、大黄。此汤主之。

伤寒后,后者过经之后,诸症渐轻而未全愈也。脉沉,沉者,内实也。沉为在里。下解之,宜大柴胡汤。

柴胡桂枝汤三　此小柴胡与桂枝汤并为一方,乃太阳、少阳合病之方。

柴胡四两　黄芩　人参　桂枝　芍药　生姜各一两半　半夏二合半　甘草一两,炙　大枣六枚

上九味,水七升,煮取三升,去渣。温服一升。

伤寒六七日,发热,微恶寒,支节疼烦,以上太阳症。微呕,心下支结,以上少阳症。外症未去者,太阳症为外症。柴胡桂枝汤主之。

发汗多,亡阳谵语者,此亡阳之轻者也。不可下,勿误以为有燥屎之谵语,故以为戒。与柴胡桂枝汤,和其营卫,以通津液后,自愈。桂枝汤和营卫,柴胡汤通津液。深著二汤合用之功效,而阳亡可复也。

柴胡加龙骨牡蛎汤四

柴胡　龙骨　生姜　人参　茯苓　铅丹　黄芩　牡蛎　桂枝各一两半　半夏二合　大枣六枚　大黄二两

上十二味,以水八升,煮取四升,纳大黄,更煮一二沸,大黄只煮一二沸,取其生而流利也。去滓。温服一升。

伤寒八九日，下之，即陷入里。胸满，柴胡、黄芩。烦惊，龙骨、铅丹、牡蛎。小便不利，茯苓。谵语，大黄。一身尽重，不能转侧者，茯苓。此汤主之。此乃正气虚耗邪已入里，而复外扰三阳，故现症错杂，药亦随症施治。真神化无方者也。

按：此方能下肝胆之惊痰，以之治癫痫必效。

柴胡桂枝干姜汤五

柴胡半斤　桂枝三两　干姜　牡蛎熬　甘草各二两　黄芩三两
栝蒌根四两

上七味，以水一斗二升，煮取六升，去渣，再煎取三升。温服一升，日三服。初服微烦，复服，汗出便愈。邪气已深，一时不能即出，如蒸蒸而振，发热汗出而解之类。

伤寒五六日，已发汗而复下之，一误再误。胸胁满，用牡蛎。微结，小便不利，渴，以上皆少阳症。渴，故用栝蒌。而不呕，故去半夏、生姜。但头汗出，阳气上越，用牡蛎。往来寒热，用柴、芩。心下烦者，黄芩、牡蛎。此为未解也，柴胡桂枝干姜汤主之。

柴胡加芒硝汤六　柴胡汤原方加芒硝，分两各不同。

柴胡二两十六铢　黄芩　甘草炙　人参　生姜各一两　半夏二十铢　大枣四枚　芒硝二两

上八味，以水四升，煮取二升，去渣，纳芒硝，更煮微沸。分温再服，不解，更作。不解，不大便也。此药剂之最轻者。以今秤计之约二两，分二服，则一服止一两耳。

按：大柴胡汤加大黄、枳实，乃合用小承气也。此加芒硝，乃合用谓胃承气也。皆少阳、阳明同治之方。

伤寒十三日，不解，胸胁满而呕，日晡所发潮热。已而微利，此本柴胡证。下之而不得利，今反利者，知医以丸药下之，非其治也。潮热者，实也。先宜小柴胡汤以解外，后以柴胡加芒硝汤主之。《本草》：芒硝治六腑积聚。因其利而复下之，所谓通因通用之法也。潮热而利，则邪不停结，故较之大柴胡症用药稍轻。

栀子汤类五

栀子豉汤一

栀子十四枚　香豉四合,绵裹

上二味,水四升,先煮栀子得二升半,纳豉,煮取升半,去滓。分为二服,温进一服得吐,止后服。此剂分两最小,凡治上焦之药皆然。

发汗、吐下后,诸法俱用,未必皆误,而正气已伤矣。虚烦不得眠,虚为正气虚,烦为邪气扰。发汗、吐、下,实邪虽去,而其余邪因正气不充,留于上焦,故阳气扰动而不得眠也。若剧者,必反复颠倒,心中懊恼,反复颠倒,身不得宁也。心中懊恼,心不得安也。栀子豉汤吐之。此非汗下之所能除者,吐之而痰涎结气,无不出矣。

按:汗吐下之后,而邪未尽,则不在经而在肺胃之间,为有形之物,故必吐而出之。反复颠倒,心中懊恼,摩写病状何等详切。凡医者之于病人必事事体贴,如若身受之而后用药无误。

发汗,若下之,而烦热,胸中窒者,烦热且窒,较前虚烦等象为稍实。栀子豉汤主之。

伤寒五六日,大下之后,误治。身热不去,心中结痛者,欲未解也。外内之邪俱未解,结痛更甚于窒矣。栀子豉汤主之。

按:胸中窒、结痛,何以不用小陷胸?盖小陷胸症乃心下痛,胸中在心之上,故不得用陷胸。何以不用泻心诸法?盖泻心症乃心下诸法,痞为无形,痛为有象,故不得用泻心。古人治病,非但内外不失毫厘,即上下亦不逾分寸也。

阳明病,脉浮而紧,咽燥口苦,胸满而喘,发热汗出,不恶寒,反恶热,身重。以上皆阳明本症,非因误治而得者。若发汗则躁,心愦愦,反谵语,汗多阳虚。若加烧针,必怵惕,烦躁不得眠,即前以火逼汗,亡阳惊狂之意。若下之,则胃中空虚,客气动膈,心中懊恼,以前因用三法,未必合度,故病不解,各有现症如此。舌上胎者,此句乃要诀。舌上有白胎,则胸中有物,而可用吐法。否则邪尚未结,恐无物可吐也。栀子豉汤主之。

阳明病下之,其外有热,_{表邪未尽。}手足温,不结胸,_{无实邪。}心中懊恼,饥不能食,_{痰涎停结。}但头汗出,_{阳邪在上,欲泄不泄。}栀子豉汤主之。

下利后,更烦,按之心下濡者,_{濡者,湿滞之象,非窒非痛也。}为虚烦也,宜栀子豉汤。

栀子甘草豉汤 二

栀子汤原方,加甘草_{二两,炙}

上三味,以水四升,先煮栀子、甘草,取二升半,纳豉,煮取升半。分二服,温进一服,得吐便止。

栀子生姜豉汤 三

栀子汤原方,加生姜_{五两}

先煮栀子、生姜,余俱如前法。得吐,止后服。凡用栀子汤,病人胃微溏者,不可与服之。_{此服栀子汤之戒。按栀子清越上焦之火,与肠胃亦无大害,微溏者,即不可服。未知何义,想因大肠之气滑脱者,肺气不宜更泄也。}若少气者,栀子甘草豉汤主之。_{甘草能补中气。}若呕者,栀子生姜豉汤主之。_{此二条言,凡遇当用栀子汤之病,见此二症,则加此二味也。}

按:_{无物为呕,有物为吐。欲止其呕,反令其吐。吐之而呕反止,其匪夷所思也。}

栀子干姜汤 四

栀子_{十四枚}　干姜_{二两}

上二味,以水三升半,煮取一升半,去渣。分二服,温进一服得吐,止后服。

伤寒,医以丸药大下之,_{下未必误,以丸药大下则误矣。}身热不去,_{外有微邪。}微烦,_{下后而烦,即虚烦也。}此汤主之。_{下后故用干姜。}

栀子厚朴枳实汤 五

栀子_{十四枚}　厚朴_{四两,姜炙}　枳实_{四枚,水浸,去瓤,炒}

煎服法同前。

伤寒下后心烦，即微烦。腹满卧起不安者，烦而加之腹满，则卧起俱不宁矣。厚朴、枳实以治腹满也。栀子厚朴汤主之。

栀子柏皮汤六

栀子十五枚　甘草一两　黄柏二两

上三味，以水四升，煮取升半，去渣。分温再服。

伤寒，身黄，发热者，栀子柏皮汤主之。《本草》：柏皮散脏腑结热黄疸。

枳实栀子豉汤七

枳实二枚　栀子十四枚　豉一升

上三味，以清浆水七升，空煮，又一煮法，浆水即淘米之泔水，久贮味酸为佳。取四升，纳枳实、栀子，煮取二升，下豉，更煮六七沸，去渣。分温再服，覆令微似汗。此不取吐而取汗。

大病差后，劳伤者，劳服乃病后之余症，不在吐法，故去微汗。枳实栀子汤主之。劳复因病后气虚，邪气又结于上焦，其症不一，故不著其病形，惟散其上焦之邪足矣。后人以峻补之剂治劳复，则病变百出矣。若有宿食者，加大黄，如博棋子大，五六枚。此指劳复之有宿食者，治食复之法亦在其中矣。可吐篇云：宿食在上脘，当吐之。

按：栀子汤加减七方，既不注定何经，亦不专治何误，总由汗吐下之后，正气已虚，尚有痰涎滞气，聚结上焦，亦非汗下之所能除。经所云：在上者，因而越之，则不动经气，而正不重伤，此为最便，乃不易之法也。古方栀子皆生用，故入口即吐，后人作汤，以栀子炒黑，不复作吐，全失用栀子之意。然服之于虚烦症亦有验，想其清肺除烦之性故在也。终当从古法生用为妙。

承气汤类六

大承气汤一

大黄四两，酒洗　厚朴半斤，炙，去皮　枳实五枚，炙　芒硝三合

上四味，以水一斗，先煮厚朴、枳实，取五升，去滓，纳大黄，煮取二升，去滓，纳硝，更上微火一二沸。分温再服。得下，余勿服。

伤寒,若吐若下后,不解,坏症。不大便五六日,上至十余日,日
晡时发潮热,不恶寒,独语如见鬼状。若剧者,发则不识人,循衣摸
床,惕而不安,微喘直视,此上皆阳明危症,因吐下之后,竭其中气,津液已
耗,孤阳独存,胃中干燥,或有燥屎,故现此等恶症。脉弦者生,涩者死。弦
则阴气尚存,且能克制胃实,涩则气血已枯矣。然弦者,尚有可生之理,未必尽
生,涩则断无不死者也。微者,但发热,潮热。谵语者,恶证皆无。大承
气汤主之。若一服利,止后服。中病即止。

阳明病,谵语,有潮热,反不能食者,客热不能消谷食。胃中必有
燥屎五六枚,若能食者,但硬尔,能食非真欲食,不过粥饮犹可入口耳。
不能食,则谷气全不可近,肠胃实极故也。宜大承气汤下之。硬,即可下。

按: 燥屎当在肠中,今云胃中何也? 盖邪气结成糟粕,未下则在胃中,欲
下则在肠中。已结者,即谓之燥屎,言胃则肠已该矣。

汗出谵语者,以有燥屎在胃中,此为风也。阳明本自汗出,然亦有
不汗出,此指明汗出之为风,则知汗出乃表邪尚在,不汗出者,为火邪内结也。
须下之,过经乃可下之。此下之之时。下之若早,语言必乱,轻于谵
语。以表虚里实故也。下早则引表邪入里,故表虚而里实。下之则愈,
宜大承气汤。虽已误下,然见谵语等症,则更下之,亦不因误下而遂不复
下也。

二阳并病,同起者为合病,一经未罢,一经又病者,为并病。太阳症
罢,但发潮热,手足漐漐汗出,大便难而谵语者,以上皆阳明现症。下
之则愈,宜大承气汤。

阳明病,下之,心中懊恼而烦,此乃下之未尽,故有此实烦。胃中有
燥屎者,可攻。胃中燥屎,必别有现症。腹微满,初头硬,后必溏,不可
下也。仅微满则无燥屎,故不可攻。若有燥屎者,宜大承气汤。

病人烦热,汗出则解,又如疟状,日晡所发热者,属阳明也。脉
实者,宜下之;脉虚浮者,宜发汗。下之,与大承气汤;发汗,宜桂枝
汤。注解前桂枝汤下。

大下后,六七日不大便,烦不解,腹满痛者,此有燥屎也。所以

然者,惟有宿食故也。惟有宿食,故虽大下,而燥屎终未尽。宜大承气汤。

病人不大便五六日,绕脐痛,正在燥屎之位。烦躁,发作有时者,此有燥屎,故令不大便也。

病人小便不利,大便乍难乍易,时有微热,喘冒不能卧者,有燥屎也。喘冒不卧,燥屎现症,宜大便有难无易。所以乍易者,以小便不利之故。燥屎不以易便而去也。宜大承气汤。以上三条,皆证明有燥屎之法。

得病二三日,脉弱,无太阳、柴胡症,烦躁,心下硬,邪热入里。至四五日,又隔二日。虽能食,以小承气汤少少与微和之。不必用全方,只通其胃气而已。又用药之一法。令小安,至六日,又隔一日而病未除。与大承气汤一升。亦不必用全方,古人用药虽现症凿凿,而轻方小试,敬慎小心如此。若不大便六七日,小便少者,虽不能食,但初头硬,后必溏,未定成硬,小便不利,则水谷不尽分,大便犹湿也。攻之必溏。须小便利,屎定硬,乃可攻之,以小便之利否,定宜下不宜下。又一法。宜大承气汤。

伤寒六七日,目中不了了,睛不和,皆阳盛之象。无表里症,邪已结在里。大便难,身微热者,此为实也,邪结为实。急下之,宜大承气汤。

阳明病,此三字包阳明诸症。发热汗多者,急下之,此重在汗多,恐内热甚而逼阳于外,以致亡阳也。宜大承气汤。

发汗不解,腹满痛者,不解二字,必兼有阳明症,加以腹满且痛,则实邪有征矣。急下之,宜大承气汤。

腹满不减,减不足言,虽略减而仍腹满也。当下之,宜大承气汤。以上诸条,举当下之一二症,即用下法。然亦必须参观他症而后定为妥。

阳明少阳合病,必下利。其脉不负者,顺也;负者,失也。少阳属木,脉当弦紧;阳明属土,脉当洪缓。若少阳脉胜为负,阳明脉胜为不负也。厥阴篇云:少阴负趺阳者,为顺也。少阴属水,趺阳属土,土能胜水,则胃气尚强,故为顺,即此意。但彼处乃手足厥冷之利,故属少阴,此则属少阳为异耳。

互相克贼,名为负也。脉滑而数者,有宿食也,滑数则阳明之脉,独见而过盛,此为实邪,故知有宿食。当下之,宜此汤。

寸口脉浮而大,按之反涩,尺中亦微而涩,有食而反微涩,此气结不通之故。故知有宿食,当下之,宜大承气汤。

少阴病,得之二三日,阳邪初转入阴。口燥舌干者,急下之。阳邪传阴,肾水欲涸,故当急去其邪,以保津液。宜大承气汤。

少阴病,自利清水,色纯清,纯青则非寒邪,乃肝邪入肾也。《难经》云:从前来者为实邪。心下必痛,口干燥者,二症尤见非寒邪。急下之,宜大承气汤。二条俱重口干,知为热邪无疑。

少阴病六七日,腹胀不大便者,急下之,不便而胀,为日又久,是以当下。宜大承气汤。

下利,三部脉皆平,无外邪症。按之心下硬者,实邪有形。急下之,宜大承气汤。

下利,脉迟而滑者,内实也。利未欲止,当下之,宜大承气汤。

下利,不欲食者,以有宿食故也。伤寒恶食,凡噤口利,亦必因宿食之故。当须下之,宜大承气汤。

下利,差后,至其年月日复发者,以病不尽故也。当下之,宜大承气汤。

下利,脉反滑,当有所去。脉滑则实邪不留。下之乃愈,宜大承气汤。

病腹中满痛者,此为实也。当下之,宜大承气汤。

脉双弦而迟者,必心下硬,木邪乘土。脉大而紧者,阳中有阴也。大为阳,紧为阴。可以下之,宜大承气汤。

按:以上七条,见《伤寒论》可下条之内,似指杂症可下法,不入六经治法中。

小承气汤二 大承气汤去芒硝,厚朴、枳实亦减。

大黄四两 厚朴二两 枳实三枚

上三味，以水四升，煮取一升二合，去渣。分温二服。初服汤，当更衣，不尔者，尽饮之，若更衣，勿服。

阳明病，脉迟，虽汗出，不恶寒者，<small>凡汗出者皆恶寒。</small>其身必重，短气，腹满而喘，有潮热者，<small>以上皆内实之症。</small>此外欲解，不恶寒。可攻里也。手足濈然汗出者，此大便已硬也，<small>四肢为诸阳之本，濈然汗出，阳气已盛于土中矣。以此验大便之硬，又一法。</small>大承气汤主之。若汗多，微发热恶寒者，外未解也。其热未潮，未可与承气汤。若腹大满不通者，可与小承气汤，微和胃气，勿令大泄下。<small>腹满不通，虽外未解，亦可用小承气，此方乃和胃之品，非大下之峻剂故也。</small>

阳明病，潮热，大便微硬者，可与大承气汤，不硬者，不可与之。<small>潮热而便不硬，亦禁下。</small>若不大便六七日，恐有燥屎。欲知之法，少与小承气汤。入腹中，转失气者，此有燥屎也，<small>此以药探之，又一法。</small>乃可攻之；若不转失气者，此但初头硬，后必溏，不可攻之。攻之必胀满不能食也。<small>邪气因正虚而陷入。</small>欲饮水者，与水则哕。<small>寒热相争则哕。</small>其后发热者，必大便复硬而少也。<small>重伤津液。</small>以小承气汤和之。<small>仍用小承气，以大便硬故也。</small>不转失气者，慎不可攻也。<small>又再申前戒，圣人之慎下如此。</small>

阳明病，其人多汗，以津液外出，胃中燥，大便必硬，硬则谵语，<small>谵语由便硬，便硬由胃燥，胃燥由汗出而津液少。层层相因，病情显著。</small>小承气汤主之。若一服谵语止，更莫复服。

阳明病，谵语，发潮热，脉滑而疾者，小承气汤主之。<small>因滑疾则易下，故此用小承气。</small>因与小承气汤一升，腹中转失气者，更服一升。若不转失气，勿更与之。明日不大便，脉反微涩者，里虚也，为难治，<small>攻之不应，是为难治。</small>不可更与承气也。

太阳病，若吐、若下、若发汗后，过治。微烦，小便数，大便因硬者，<small>因字当着眼大便之硬，由小便数之所致。盖吐下汗已伤津液，而又小便太多，故尔微硬，非实邪也。</small>小承气汤和之愈。

下利，谵语者，有燥屎也。<small>利而仍谵语。邪火不因利而息，则必有燥</small>

屎。盖燥屎不因下利而去也。后医见利则不复下,岂知燥屎之不能自出乎!

调胃承气汤三

大黄四两,去皮,清酒洗　甘草二两,炙　芒硝半斤

上三味,以水三升,先煮大黄、甘草,取一升,去滓,纳芒硝,更上火微煮令沸。少少温服之。

按:芒硝善解结热之邪,大承气用之。解已结之热邪,此方用之。以解将结之热邪,其能调胃,则全赖甘草也。

伤寒,脉浮,自汗出,小便数,心烦,微恶寒,脚挛急。反与桂枝汤攻其表,此误也。得之便厥,咽中干,烦躁吐逆者,作甘草干姜汤与之,以复其阳;若厥愈足温者,更作芍药甘草汤与之,其脚即伸;若胃气不和,谵语者,少与调胃承气汤。阴阳错杂之症,多方以救之,必有余邪在胃,故少与以和之。余详杂方条。

发汗后,恶寒者,虚故也;不恶寒,但热者,实也。当和胃气,与调胃承气汤。此必发汗后无他症,但现微寒微热,故止作虚实观,否则安知非更有余邪,将复变他症耶?

太阳病未解,脉阴阳俱停,脉法无停字,疑似沉滞不起,即下微字之义。寸为阳,尺为阴。先震栗,汗出乃解;阴阳争而复和。但阳脉微者,先汗出而解;当发其阳。但阴脉微者,下之而解。当和其阴。若欲下之,宜调胃承气汤。

按:此微字,即上停字之意,与微弱不同,微弱则不当复汗下也。

伤寒十三日不解,二候。过经谵语者,以有热也,当以汤下之。即大小承气之类。若小便利者,大便当硬,而反下利,脉调和者,此言下后之症。知医以丸药下之,非其治也。下非误,下之法误。若自下利者,脉当微厥;今反和者,知为内实也,调胃承气汤主之。当下而下,非其法,余邪未能尽,故仍宜更下。

太阳病,过经十余日,心下温温欲吐,而胸中痛,大便反溏,腹微满,郁郁微烦,以上皆类少阳症。先其时自极吐下者,邪气乘虚陷入。与调胃承气汤;以涤胃邪。若不尔者,不可与。未经吐下,则邪在半表半

里,不得用下法。但欲呕,胸中痛,微溏者,此非柴胡症,以呕故知极吐下也。此段疑有误字。

阳明病,不吐不下,心烦者,未经吐下而心烦,中气实也。可与调胃承气汤。

太阳病三日,发汗不解,蒸蒸发热者,属胃也,外邪已解,内热未清。此汤主之。伤寒吐后,腹胀满者,已吐而胃中仍满,则非上越所能愈。复当下行矣。与调胃承气汤。

桃仁承气汤 四

桃仁五十个,去皮、尖　大黄四两　甘草二两　桂枝二两　芒硝二两

上五味,以水七升,煮取二升半,去滓,纳芒硝,更上火微沸。下火,先令温服五合,日三服。当微利。微利,则仅通大便,不必定下血也。

太阳病不解,热结膀胱,太阳之邪由经入腑。其人如狂,血自下,下者愈。膀胱多气多血。热甚,则血凝而上干心包,故神昏而如狂,血得热而行,故能自下,则邪从血出,与阳明之下燥屎同。其外不解者,尚未可攻,外不解而攻之,则邪反陷入矣。当先解外,宜桂枝汤。外解已,但小腹急结者,乃可攻之,宜桃核承气汤。小腹急结,是蓄血现症。

按:宜桂枝汤四字,从《金匮》增入。

抵当汤 五

水蛭熬　虻虫去翅、足,熬。各三十六个　大黄三两,酒浸　桃仁二十个,去皮、尖

上四味,以水五升,煮取三升,去滓。温服一升,不下,再服。

太阳病六七日,过经。表症仍在,脉微而沉,向里。反不结胸,向下。其人发狂者,以热在下焦。少腹当硬满,外症。小便自利者,内症。下血乃愈。所以然者,以太阳随经,瘀血在里故也,抵当汤主之。此亦热结膀胱之症,前桃仁承气,乃治瘀血将结之时,抵当汤乃治瘀血已结之后也。

太阳病，身黄，脉沉结，少腹硬，小便不利者，为无血也；以上皆似血症，谛因小便不利，安知非湿热不行之故，不可断为有血故也。小便自利，其人如狂者，血证谛也，并无湿热而如狂，非蓄血而何如此，审证无循形矣。抵当汤主之。

阳明症，其人喜忘者，必有蓄血，心主血，血凝则心气结而失其官矣，蓄不甚，故不狂。所以然者，本有久瘀血，故令喜忘。此乃旧病，非伤寒时所得者也。屎虽硬，大便反易，血性滑利。其色必黑，浮血亦有随便而下者。宜抵当汤下之。

病人无表里症，发热七八日，过经。虽脉浮数者，可下之。脉虽浮数而无表里症，则其发热竟属里实矣，七八日故可下。假令已下，脉数不解，合热则消谷善饥，脉数不解，邪本不在大便也；消谷善饥，蓄血本不在水谷之路，故能食。至六七日，蓄血更久。不大便者，有瘀血也，宜抵当汤。其脉数不解，而下不止，必协热而便脓血也。此指服汤后之变症，热邪不因下而去，又动其血，则血与便合为一，而为便脓血之症，又当别有治法。

按： 瘀血，又有但欲漱水，不欲咽之症。盖唇口干燥，而腹中不能容水也。

抵当丸六

水蛭熬　虻虫去翅、足。各二十个，熬　大黄三两，酒洗　桃仁三十五个，去皮、尖

上四味，捣，分为四丸。以水一升，煮一丸，取七合服。晬时当下血，不下，更服。晬，一周时也。

伤寒有热，少腹满，应小便不利，今反利者，为有血也。当下之，不可余药，宜抵当丸。热而少腹满，又小便不利，必兼三者乃为血证谛。不可余药，谓此症须缓下其血，用丸使之徐下。

十枣汤七

芫花熬　甘遂　大戟等分　大枣十枚

上四味，各别捣为散，以水一升半，先煮大枣肥者，取八合，去

渣,纳药末。强人服一钱匕,羸人服半钱。得快下利后,粥糜自养,平旦温服。若下少病不除者,明日更服。

太阳中风,下利呕逆,表解者,乃可攻之。其人漐漐汗出,发作有时,头痛,心下痞硬满,引胁下痛,水停也。干呕短气,汗出不恶寒者,此表解里未和也,不恶寒为表解,以上诸症皆里不和。凡蓄水之症皆如此,不特伤寒为然也。十枣汤主之。服此汤以下蓄饮。

大陷胸汤八

大黄六两,去皮　芒硝一升　甘遂一钱匕

上三味,以水六升,先煮大黄取二升,去渣,纳芒硝,煮一两沸,纳甘遂末。温服一升。得快利,止后服。

太阳病,脉浮而动数,浮则为风,数则为热,动则为痛,数则为虚,头痛发热,微盗汗出,而反恶寒者,表未解也。医反下之,经云:病发于阳而反下之,热入因作结胸是也。动数变迟,正气益虚。膈内剧痛,胃中空虚,客气动膈,短气烦躁,心中懊恼,阳气内陷,心下因硬,则为结胸。此段明所以致结胸之由,及结胸之状最详,乃因邪在上焦,误下以虚其上焦之气,而邪随陷入也。此症与承气法迥殊。若不结胸,但头汗出,余处无汗,剂颈而还,小便不利,身必发黄也。此乃误下而邪气不陷入上焦,反郁于皮肤、肌肉之间,故现此等症。

伤寒六七日,结胸热实,脉沉而紧,心下痛,按之石硬者,此段申结胸之象尤明。大陷胸汤主之。

伤寒十余日,过经。热结在里,复往来寒热者,与大柴胡汤。但结胸,无大热者,此为水结在胸胁也。结胸本无他物,气与水所停也。但头汗出者,热结在上,大陷胸汤主之。

太阳病,重发汗,而复下之,不大便五六日,舌上燥而渴,胸有蓄饮。日晡所小有潮热,从心上至少腹硬满而痛,不可近者,已汗下而大痛如此,知非有物之实邪矣。前云膈内剧痛,又云心下石硬,专指上焦说,此云从心上至少腹硬满痛,则上下皆痛,其根总由心上而起,与承气症自殊。大陷胸汤主之。

伤寒五六日，呕而发热者，柴胡汤证具，而以他药下之，_{误治。}柴胡症仍在者，复与柴胡汤。此虽已下之，不为逆，必蒸蒸而振，却发热汗出而解。_{邪向里而更虚，故汗出为难。}若心下满而硬痛者，此汤主之。

大陷胸丸九

大黄_{半斤}　葶苈子_熬　芒硝　杏仁_{各半升。去皮、尖，熬黑}

上四味，捣筛二味，纳杏仁、芒硝合研如脂，和散，取如弹丸一枚，别捣甘遂末一钱匕，白蜜二合，水二升，煮取一升。温顿服之，一宿乃下。如不下，更服，取下为效。

病发于阳而反下之，热入因作结胸；病发于阴而反下之，热入因作痞。_{此明所以致结胸与痞之故。发热恶寒之症，则热入于阳位而作结胸；无热恶寒之症，则热入于阴位而作痞，故治结胸用寒剂，治痞用温剂也。}所以成结胸者，以下之太早故也。_{二病未尝不可下，但各有其时，不可过早耳。}

结胸者，项亦强，如柔痉状。_{此陷胸之外症。}下之则和，宜大陷胸丸。

小陷胸汤十

黄连_{一两}　半夏_{半升，汤洗}　栝蒌实_{大者，一枚}

上三味，以水六升，先煮栝蒌，取三升，去渣，纳诸药，煮二升，去渣。分温三服。一服未知，再服，微解，下黄涎便安也。

按：_{大承气所下者燥屎，大陷胸所下者蓄水，此所下者，为黄涎。涎者，轻于蓄水，而未成水者也。审病之精，用药之切如此。}

小结胸病，正在心下，按之则痛，_{上不至心，下不及少腹，必按之方痛，非不可近手，与大陷胸症迥别。}脉浮滑者，_{不若大陷胸症之沉紧，其邪未入深也。}小陷胸汤主之。

白散十一

桔梗　贝母_{各三分，古法二钱五分为一分}　巴豆_{一分，去皮、心，熬黑，研如脂}

上三味为散，纳巴豆，更于臼中杵之，以白饮和服。强人服半钱匕，今秤约重三分。羸者减之。病在膈上必吐，在膈下必利，不利，进热粥一杯；利过不止，进冷粥一杯。巴豆得热则行，得冷则止。身热皮栗不解，畏冷起寒栗。欲引衣自覆者，若以水渍之洗之，益令热却不得出。当汗而不汗，则烦。假令汗出已，腹中痛，与芍药三两，如上法。

寒实结胸，结胸皆系热陷之症，此云寒实，乃水气寒冷所结之痰饮也。无热症者，与三物小陷胸汤，白散亦可用。

按：《活人书》云：与三物小陷胸汤，无白散，亦可用七字，盖小陷胸寒剂，非无热之所宜也。

麻仁丸十二　即小承气加芍药二仁也。

麻子仁二升　芍药　枳实各半升　大黄　厚朴　杏仁各一升，去皮，尖，熬，别研作脂

上六味为末，炼蜜和丸，如梧桐子大。饮服十丸，渐加，以知为度。

趺阳脉浮而涩，浮则胃气强，阳盛。涩则小便数，阴不足。浮涩相搏，大便则难，其脾为约，此即论中所云：太阳、阳明者，脾约是也。麻仁丸主之。太阳正传阳明，不复再传，故以可缓法治之。

泻心汤类七

生姜泻心汤一

生姜四两　甘草炙　人参　黄芩各三两　半夏半升　黄连　干姜各一两　大枣十二枚

上八味，以水一升，煮取六升，去渣，煎取三升。温服一升，日三服。

伤寒汗出，解之后，胃中不和，心下痞硬，干噫食臭，胁下有水气，腹中雷鸣，下利者，生姜泻心汤主之。汗后而邪未尽，必有留饮在心下。其症甚杂，而方中诸药一一对症，内中又有一药治两症者，亦有两药合治

一症者,错综变化,攻补兼施,寒热互用,皆本《内经》立方诸法。其药性又有与《神农本草》所载无处不合。学者能于此等方讲求其理而推广之,则操纵在我矣。凡泻心诸法,皆已汗、已下、已吐之余疾。

甘草泻心汤二　即生姜泻心汤去人参、生姜,加甘草一两。

甘草四两,炙　黄芩　干姜各三两　半夏半升　黄连一两　大枣十二枚

上六味,以水一斗,煮取六升,去渣,再煎取三升。温服一升,日三服。

伤寒中风,医反下之,其人下利,日数十行,谷不化,腹中雷鸣,心下痞硬而满,干呕,心烦不得安。医见心下痞,谓病不尽,复下之,其痞益甚。此非热结,但以胃中虚,两次误下,故用甘草以补胃,而痞自除。俗医以甘草满中,为痞呕禁用之药,盖不知虚实之义者也。客气上逆,故使硬也,甘草泻心汤主之。

半夏泻心汤三

半夏半升　黄芩　干姜　甘草炙　人参各三两　黄连一两　大枣十二枚

上七味,以水一斗,煮取六升,去渣,再煎取三升。温服一升,日三服。

伤寒五六日,呕而发热者,柴胡汤证具,而以他药下之,柴胡症仍在者,复与柴胡汤。此虽已下之,不为逆,必蒸蒸而振,却发热汗出而解。本症仍在,则即用本方治之。若心满而不痛者,此为痞。又指不痛二字,痞症尤的。柴胡不中与之,宜半夏泻心汤。

以上三泻心之药,大半皆本于柴胡汤,皆其所治之症,多与柴胡症相同,而加治虚、治痞之药耳。

大黄黄连泻心汤四

大黄二两　黄连一两

上二味,以麻沸汤二升,渍之须臾,绞去渣。分温再服。此又法之最奇者,不取煎而取泡,欲其轻扬清淡,以涤上焦之邪。

脉浮而紧,而复下之,紧反入里,则作痞,紧脉为阴,此所谓病发于阴,下之作痞是也。按之自濡,但气痞耳。并无胁下之水。心下痞,按之濡,其关上浮者,邪气甚高。大黄黄连泻心汤主之。

伤寒大下后,复发汗,再误。心下痞,恶寒者,表未解也,不可攻痞,当先解表。表解乃可攻痞。解表,宜桂枝汤;攻痞,宜此汤。详见前桂枝类中。

附子泻心汤五

大黄二两,酒浸　黄连炒　黄芩炒,各一两　附子一枚,去皮,别煮取汁

上四味,切三味,以麻沸汤二升,渍之须臾,绞去渣,纳附子汁。分温再服。此法更精,附子用煎,三味用泡,扶阳欲其热而性重,开痞欲其生而性轻也。

心下痞,而复恶寒汗出者,附子泻心汤主之。此条不过二语,而妙理无穷。前条发汗之后恶寒,则用桂枝。此条汗出恶寒,则用附子。盖发汗之后,汗已止而犹恶寒,乃表邪未尽,故先用桂枝以去表邪。此恶寒而仍汗出,则亡阳在即,故加入附子以回阳气。又彼先后分二方,此并一方者,何也?盖彼有表复有里,此则只有里病,故有分有合也。

黄连汤六　即半夏泻心汤去黄芩加桂枝。

黄连　甘草炙　干姜　桂枝去皮,各三两　人参二两　半夏半升　大枣十二枚

上七味,以水一斗,煮取六升,去渣。温服一升,日三、夜二服。治上焦之病,故服药宜少而数。

伤寒,胸中有热,胃中有邪气,腹中痛,欲呕吐者,黄连汤主之。诸泻心之法,皆治心胃之间寒热不调,全属里症。此方以黄芩易桂枝,去泻心之名而曰黄连汤,乃表邪尚有一分未尽,胃中邪气尚当外达,故加桂枝一味,以和表里,则意无不到矣。

黄芩汤七

黄芩三两　甘草炙　芍药各二两　大枣十二枚

上四味,以水一斗,煮取三升,去渣。温服一升,日再、夜一服。

黄芩加半夏生姜汤八

黄芩三两　甘草炙　芍药各二两　半夏半升　生姜三两　大枣十二枚

上六味,以水一斗,煮取三升,去渣。温服一升,日再、夜一服。

太阳与少阳合病,自下利者,与黄芩汤;若呕者,黄芩加半夏生姜汤主之。下利,即专于治利,不杂于风寒表药,此亦急当救表之义。若呕亦即兼以止呕之药。总之,见症施治,服药后而本症愈,复见他症,则仍见症施治,可推而知也。

干姜黄连黄芩人参汤九

干姜　黄连　黄芩　人参各三两

上四味,以水六升,煮取二升,去渣。分温再服。

伤寒本自寒下,本症。医复吐下之,误治。寒格,更逆吐下,若食入口即吐,干姜黄连黄芩人参汤主之。此属厥阴条。寒格自用干姜;吐下自用芩、连;因误治而虚其正气,则用人参。分途而治,无所不包,又各不相碍,古方之所以入化也。

旋覆代赭汤十

旋覆花三两　人参二两　生姜五两　甘草三两,炙　半夏半升　代赭石一两　大枣十二枚

上七味,以水一斗,煮取六升,去渣,再煎取三升。温服一升,日三服。

伤寒发汗,若吐、若下,解后,病人治多,未必皆属误治。心下痞硬,噫气不除。《灵枢·口问篇》云:寒气客于胃,厥逆从下上散,复出于胃,故为呃逆,俗名嗳气,皆阴阳不和于中之故。旋覆代赭汤主之。此乃病已向愈,中有流邪在于心胃之间,与前诸泻心法大约相近。《本草》云:旋覆治结气胁下满,代赭治腹中邪毒气,加此二物以治噫,余则散痞补虚之法也。

厚朴生姜甘草半夏人参汤十一

厚朴半斤,炙,去皮　生姜　半夏各半斤　甘草二两　人参一两

上五味,以水一斗,煮取三升,去滓。温服一升,日三服。

发汗后,腹胀满者,此汤主之。发汗后,则邪气已去,而犹腹胀满,乃虚邪入腹,故以厚朴除胀满,余则补虚助胃也。

白虎汤类八

白虎汤一

知母六两　石膏一斤　甘草二两,炙　粳米六合

上四味,以水一斗,煮米熟汤成,火候。去滓。温服一升,日三服。

伤寒,脉浮滑,此表有"热"、里有"寒",此寒热二字,必倒误,乃表有寒、里有热也。观下条脉滑而厥者,里有热也,凿凿可证。《活人书》作表里有热亦未稳。白虎汤主之。

伤寒,脉滑而厥者,热厥。里有热也,白虎汤主之。

三阳合病,腹满身重,难以转侧,口不仁,而面垢谵语,遗尿。以上皆阳明热症之在经者,以三阳统于阳明也,但身重腹满,则似风湿,宜用术、附。面垢谵语,则似胃实,宜用承气。此处一惑,生死立判,如何辨别,全在参观脉症,使有显据,方不误投。发汗则谵语;阳从此越。下之则额上生汗,手足逆冷,阴从此脱。若自汗者,白虎汤主之。自汗则热气盛于经,非石膏不治。

按:亡阳之症有二:下焦之阳虚飞越于外,而欲上脱,则用参、附等药以回之;上焦之阳虚逼阴于外,而欲上泄则用石膏以收之。同一亡阳,而治法迥殊,细审之自明,否则生死立判。

白虎加人参汤二

白虎汤原方加人参三两。

煮、服同前法。

服桂枝汤,大汗出后,大烦渴不解,脉实大者,此汤主之。烦渴不解,因汗多而胃液干枯,邪虽去而阳明之火独炽,故用此以生津止汗,息火解烦。汗后诸变不同,总宜随症用药。伤寒,若吐若下后,前汗后,此吐下后。

七八日不解，热结在里，表里俱热，此四字为白虎之对症。时时恶风，表邪未尽。大渴，舌上干燥而烦，欲饮水数升者，胃液已尽，不在经，不在腑，非若承气症之有实邪。因胃中津液枯竭，内火如焚，欲引水自救，故象如此。与邪热在腑者迥别。此汤主之。

伤寒，无大热，热在内。口燥渴，心烦，背微恶寒者，此亦虚燥之症，微恶寒谓虽恶寒而甚微。又周身不寒，独在背，知外邪已解。若大恶寒，则不得用此汤矣。此汤主之。

伤寒，脉浮，发热无汗，无汗二字，最为白虎所忌。其表不解者，恶寒。不可与白虎汤；渴欲饮水，无表症者，不恶寒。白虎加人参汤主之。白虎加参汤大段，治汗吐下之后，邪已去而有留热在于阳明。又因胃液干枯，故用之以生津解热。若更虚羸，则为竹叶石膏汤症矣。壮火食气，此方泻火，即所以生气者也。

竹叶石膏汤三

竹叶二把　石膏一斤　半夏半升　人参三两　麦门冬一升　甘草二两　粳米半升

上七味，以水一斗，煮取六升，去渣。纳粳米，煮米熟汤成，又一煮法。去米。温服一升，日三服。

伤寒解后，虚羸少气，人参、麦门。气逆欲吐者，半夏、竹叶。竹叶石膏汤主之。此仲景先生治伤寒愈后调养之方也，其法专于滋养肺胃之阴气，以复津液。盖伤寒虽六经传遍，而汗吐下三者皆肺胃当之。又，《内经》云：人之伤于寒也，则为病热。故滋养肺胃，岐黄以至仲景，不易之法也。后之庸医，则用温热之药，峻补脾肾，而千圣相传之精义消亡尽矣。

五苓散类九

五苓散一

猪苓十八铢，去皮　泽泻一两六铢　白术十八铢　茯苓十八铢　桂枝半斤，去皮

上五味，为末。以白饮和服方寸匕，日三服。多饮暖水，汗出

愈。服散,取其停留胸中。多饮暖水,取其气散营卫。

太阳病,发汗后,大汗出,胃中干,烦躁不得眠,欲得饮水者,少少与饮之,令胃气和则愈;若脉浮,小便不利,微热消渴者,与五苓散主之。胃中干而欲饮,此无水也,与水则愈;小便不利而欲饮,此蓄水也,利水则愈。同一渴而治法不同,盖由同一渴而渴之象及渴之余症亦各不同也。

发汗已,脉浮数,烦渴者,五苓散主之。汗不尽则有留饮。

中风发热,六七日不解而烦,有表里症,渴欲饮水,水入则吐者,名曰水逆,胸中有水,则不能容水矣。五苓散主之。桂枝治表,余四味治里。多饮暖水,汗出愈。表里俱到。

本以下之,放心下痞,与泻心汤;痞不解,其人渴而口燥,烦,小便不利者,五苓散主之。治痞而痞不解,反渴,则为水停心下之故,非痞也。

太阳病,寸缓、关浮、尺弱,皆为虚象。其人发热汗出,复恶寒,不呕,但心下痞者,此以医下之也。误治。如其不下者,病人不恶寒而渴者,此转属阳明也。此属实邪。小便数者,大便必硬,不更衣十日,无所苦也。渴欲饮水者,少少与饮之,但以法救之。随症施治,不执一端。渴者,与五苓散。如其渴不止,五苓散亦一法也。

霍乱,头痛发热,身疼痛,热多欲饮水者,五苓散主之。此亦表里同治之法。

猪苓汤二

猪苓去皮　茯苓　泽泻　滑石碎　阿胶各一两

上五味,以水四升,先煮四味,取二升,去渣,纳阿胶烊消。温服七合,日三服。

阳明病,若脉浮发热,渴欲饮水,小便不利者,猪苓汤主之。此阳明之渴,故与五苓相近而独去桂枝,恐助阳也。论中又云:阳明汗多而渴,不可与猪苓汤,以胃中燥,不可更利其小便也。

少阴病,下利六七日,咳而呕渴,心烦不得眠者,此汤主之。此亦热邪传少阴之症。盖少阴口燥口干,有大承气急下之法。今止呕、渴,则热邪尚轻,故用此方使热邪从小便出,其路尤近也。

文蛤散三

文蛤五两

上一味为散,以沸汤和一方寸匕。服汤用五合。

病在阳,应以汗解之,反以冷水潠之。若灌之,其热被劫不得去,弥更益烦,肉上栗起,寒在肉中。意欲饮水,反不渴者,服文蛤散。此热结在皮肤、肌肉之中,不在胃口,故欲饮而不渴。文蛤取其软坚逐水。若不差者,与五苓散。不应,则表里同治。

茯苓甘草汤四

茯苓二两 桂枝二两,去皮 甘草一两,炙 生姜三两

上四味,以水四升,煮取二升。分温三服。

伤寒,汗出而渴者,五苓散主之;桂枝止汗,余四味止渴。不渴者,茯苓甘草汤主之。此方之义,从未有能诠释者。盖汗出之后而渴不止,与五苓,人所易知也。乃汗出之后并无渴症,又未指明别有何症,忽无端而与茯苓甘草汤,此意何居? 要知此处汗出二字,乃发汗后,汗出不止也。汗出不止则亡阳在即,当与以真武汤,其稍轻者,当与以茯苓桂枝白术甘草汤,更轻者,则与以此汤。何以知之? 以三方同用茯苓知之。盖汗大泄必引肾水上泛,非茯苓不能镇之,故真武则佐以附子回阳。此二方,则以桂枝、甘草敛汗,而茯苓则皆以为主药。此方之义不了然乎! 观下条心悸治法益明。

伤寒厥而心下悸者,宜先治水,水犯心则悸。当服茯苓甘草汤。《本草》:茯苓治心下结痛恐悸。却治其厥,不尔,水渍入胃,必作利也。

四逆汤类十

四逆汤一

甘草二两,炙 干姜一两半 附子一枚,生用去皮,破八片

上三味,以水三升,煮取一升二合,去渣。分温再服。强人可大附子一枚,常人则取中者,小者可知。干姜三两。

按:方名四逆,必以之治厥逆。论云:厥者,阴阳气不顺接,手足厥冷是

也。凡论中言脉沉微迟弱者,则厥冷不待言而可知。此方温中散寒,故附子用生者。四逆、理中皆温热之剂。而四逆一类,总不离干姜以通阳也,治宜下焦;理中一类,总不离白术以守中也,治宜中焦。余药皆相同,而功用迥别。

伤寒,脉浮,自汗出,小便数,心烦,微恶寒,脚挛急。反与桂枝汤攻其表,此误也。得之便厥,咽中干,烦躁吐逆者,作甘草干姜汤与之,以复其阳。若厥愈足温者,更作芍药甘草汤与之,其脚即伸;若胃气不和,谵语者,少与调胃承气汤;以上义详杂方条内。若重发汗,复加烧针者,四逆汤主之。阴阳两虚之后,又复竭其阳,非此汤不能挽回阳气。

伤寒,医下之,续得下利清谷不止,身疼痛者,急当救里;后身疼痛,清便自调者,急当救表。救里,宜四逆汤;救表,宜桂枝汤。说详前桂枝条内。病发热头痛,此乃表邪。脉反沉,见里脉。若不差,身体疼痛,当救其里,宜四逆汤。身体疼痛,阴阳二症皆有之,今脉沉而疼痛,虽发热亦是里寒外热之症,故用四逆。

脉浮而迟,表热,浮。里寒,迟。下利清谷者,四逆汤主之。

自利不渴者,属太阴,以其脏有寒故也。明所以不渴之故。当温之,宜四逆辈。有寒则不渴,则知渴者皆当作热治,不曰四逆汤,而曰四逆散,凡温热之剂,皆可选用。

少阴病,脉沉者,急温之,病与脉相合,则温不可迟。宜四逆汤。

少阴病,饮食入口则吐,心中温温欲吐,复不能吐,此二句指不食之时言,此与少阳之呕当有分别,宜以他症验之。始得之,手足寒,脉弦迟者,此胸中实,始得,言病方起,脉弦则有力,故知为实。不可下也,欲吐则病在上焦,下之为逆。当吐之;在上者因而越之,此少阴宜吐之法。若膈上有寒饮,干呕者,干呕无物,则知其为饮矣。不可吐也,当温之,寒饮无实物,溢之则寒散而饮亦去矣。凡治饮,皆用温法。宜四逆汤。大汗出,热不去,内拘急,四肢疼,以上皆外症,其疼亦属阴疼。

又下利,清谷。厥逆而恶寒者,三者皆虚寒内症。四逆汤主之。

按:此条诸症皆属阴,固为寒易辨。惟热不去三字,则安知非表邪未尽即恶寒,亦安知非太阳未罢之恶寒。惟下利厥逆,则所谓急当救里,不论其有表无表,而扶阳不可缓矣。

大汗,若大下利而厥冷者,四逆汤主之。汗下后而厥冷,则虚寒极矣。呕而脉弱,小便复利,身有微热,见厥者,难治,亦外热内虚寒之故。四逆汤主之。

吐利汗出,发热恶寒,四肢拘急,手足厥冷者,四逆汤主之。

既吐且利,小便复利,而大汗出,下利清谷,内寒外热,脉微欲绝者,四逆汤主之。

以上五条,皆系汗下之后,阳气大虚。故虽外有微热而总以扶阳为急。大小便俱利,则内阳亦尽矣。不仅手足逆冷,为阳微之验也。

四逆加人参汤二

四逆汤原方加人参一两

煎、服法同。

恶寒脉微而复利,利止亡血也。按亡阴即为亡血,不必真脱血也。成无己注引《金匮玉函》曰:水竭则无血,谓利止则津液内竭。四逆加人参汤主之。加参以生津液。

通脉四逆汤三

甘草二两,炙　干姜三两,强人四两　附子一枚,生用

上三味,以水三升,煮取一升二合,去渣。分温再服。其脉即出者愈。

面色赤者,加葱九茎;腹中痛者,去葱加芍药二两;呕者,加生姜二两;咽痛者,去芍药,加桔梗一两;利止脉不出者,去桔梗,加人参二两。补益津液。

少阴病,下利清谷,里寒外热,寒逼阳于外。手足厥逆,外症。脉微欲绝,内症。身反不恶寒,寒邪已入里。其人面色赤,阳越。或腹痛,或干呕,或咽痛,阳升。或利止脉不出者,通脉四逆汤主之。其脉即出者愈。诸症或阳或阴,乃闭塞不通之故,用辛温通阳之品以治之。其兼症不同,详加减法。

下利清谷，里寒外热，汗出而厥者，汗出而厥，阳有立亡之象。通脉四逆汤主之。

通脉四逆加猪胆汁汤四

通脉四逆原方加猪胆汁半合。

煎如前法，煎成，纳猪胆汁，温服。其脉即出。猪胆汁苦滑之极，引药直达下焦。

吐已不断，利止也。汗出而厥，四肢拘急不解，脉微欲绝者，通脉四逆加猪胆汁汤主之。

干姜附子汤五

干姜一两　附子一枚，生用去皮，切八片

上二味，以水三升，煮取一升，去渣，顿服。

下之后，复发汗，先竭其阴，后竭其阳。昼日烦躁不得眠，夜而安静，阳虚有二症：有喜阳者，有畏阳者。大抵阴亦虚者畏阳，阴不虚者喜阳。此因下后阴亦虚，故反畏阳也。不呕不渴，无表证，脉沉微，身无大热者，此邪已退而阳气衰弱，故止用姜、附回阳，干姜附子汤主之。

白通汤六

干姜附子汤原方加葱白四茎

煎、服法照前。

少阴病，下利，白通汤主之。此专治少阴之利，用葱白所以通少阴之阳气。

白通加猪胆汁汤七

白通汤原方加人尿五合　猪胆汁一合

上三味，以水三升，煮取一升，去渣，纳胆汁、人尿，和令相得。分温再服。无胆汁亦可。

少阴，下利，脉微者，与白通汤。利不止，厥逆无脉，干呕烦者，无脉、厥逆、呕而且烦，则上下俱不通，阴阳相格，故加猪胆、人尿，引阳药达于至阴而通之。《内经》所云：反佐以取之是也。白通加猪胆汁汤主之。服汤脉暴出者死，微续者生。暴出乃药力所迫，药力尽则气仍绝，微续乃正气自复,故可生也。少阴篇云:少阴病,下利不止,恶寒而蜷卧,手足温者可治。则又当以手足之温,验其阳之有无也。前云其脉即出者愈,此云暴出者死。盖暴出与即出不同,暴出,一时出尽;即出,言服药后少顷即徐徐微续也,须善会之。

茯苓四逆汤八

茯苓四两,一本作六两　人参一两　附子一枚,生用　甘草二两,炙
干姜一两半

上五味,以水五升,煮取三升,去渣。温服七合,日三服。

发汗,若下之,病仍不解,烦躁者,此阳气不摄而烦,所谓阴烦也。然亦必参以他症,方不误认为栀子汤症。茯苓四逆汤主之。《本草》:茯苓治逆气烦满。

四逆散九

甘草炙　枳实　柴胡　芍药

上四味,各十分,捣筛。白饮和服方寸匕,日三服。

咳者,加五味子、干姜各五分,并主下利;悸者,加桂枝五分;小便不利者,加茯苓五分;腹中痛者,加附子一枚,炮令折;泄利下重者,先以水五升,煮薤白,取三升,去渣,以散方寸匕,纳汤中,煮取一升半,分温再服。《别录》:薤白主温中散结。

少阴病,四逆,其人或咳,或悸,或小便不利,或腹中痛,或泄利下重者,此乃少阴传经之热邪,并无脉微恶寒等阴症,即下利一端,并非清谷而反下重,故不得用温热。四逆散主之。疏邪通气,同名四逆,与前诸法迥殊。诸兼症,皆在加减中。

当归四逆汤十

当归　桂枝　芍药　细辛各三两　甘草　通草各二两　大枣二十五枚

上七味,以水八升,煮取三升。温服一升,日三服。

当归四逆加吴茱萸生姜汤十一

当归　甘草　通草各二两　芍药　桂枝　细辛各三两　大枣二

十五枚　吴茱萸二升　生姜半斤

上九味，以水六升，清酒六升，和煮取五升，去渣。分温五服。

手足厥寒，脉细欲绝者，当归四逆汤主之。此四逆，乃太阳传经之邪，而表症犹未罢，因阳气已虚，故用桂枝汤加当归和血，细辛温散，以和表里之阳也。若其人内有久寒者，宜当归四逆加吴茱萸生姜汤主之。内有久寒指平素言，必从问而得之，或另有现症，乃为可据。吴茱萸温中散寒，其性更烈。按前四逆诸法，皆主于温，此二方则温中兼通阳和阴之法。下利，脉大者，虚也。凡症虚而脉反大者，皆元气不固也。以其强下之故也。推求所以致虚之意。设脉浮革，辨脉法篇云：脉弦而大，弦则为减，大则为芤，减则为寒，芤则为虚，虚寒相搏，此名为革。因而肠鸣者，肠鸣亦气不通和之故。属当归四逆汤主之。

理中汤类十一

理中丸一

人参　甘草　白术　干姜各三两

上四味，捣筛为末，蜜和为丸，如鸡子黄大。以沸汤数合和一丸，研碎，温服之，日三四服、夜二服。腹中未热，益至三四丸，然不及汤。理中丸与汤，本属一方。

方法：以四物依两数切，用水八升，煮取三升，去渣。温服一升，日三服。急则用汤。

若脐上筑者，肾气动也，去术加桂四两；即欲作奔豚桂枝加桂之法。吐多者，去术加生姜二两；有干姜而复加生姜，知干姜不止呕也。

下多者，还用术；术能止利。悸者，加茯苓二两；悸为心下有水，故用茯苓。渴欲饮水者，加术，足前成四两半；消饮生津。腹中痛者，加人参，足前成四两半；此痛因气不足之故。《别录》云：人参治心腹鼓痛。寒者，加干姜，足前成四两半；腹满者去术，加附子一枚。此腹满，乃阳气不充之故。

服汤后，如食顷，饮热粥一升许，微自温，勿揭衣被。桂枝汤之饮热粥,欲其助药力以外散。此饮热粥,欲其助药力以内温。**霍乱头痛,发热,身疼痛**,论中又云:呕吐而利,名曰霍乱。又云:头痛则身疼、恶寒、吐利,名曰霍乱。合观之,则霍乱之症始备,盖亦伤寒之类。后人以暑月之吐利当之,而亦用理中,更造为大顺散者,皆无稽之论也。**热多欲饮水者,五苓散主之**;此热胜寒之霍乱。**寒多不用水者,理中汤主之**。此寒胜热之霍乱。

按:霍乱之症,皆由寒热之气不和,阴阳拒格,上下不通,水火不济之所致。五苓所以分其清浊,理中所以壮其阳气,此皆中焦之治法也。**大病差后,喜唾**,胃液不藏兼有寒饮。**久不了了,胃上有寒,当以丸药理之**,当缓治之。**宜理中丸**。

真武汤二

茯苓　芍药　生姜各三两　白术二两　附子一枚,炮

上五味,以水八升,煮取三升,去渣。温服七合,日三服。

若嗽者,加五味子半升,细辛、干姜各一两;若小便利者,去茯苓;若下利者,去芍药加干姜二两;此即下利清谷之类,故去芍药加干姜。若热利,则芍药又为要药也,须审之。若呕者,去附子加生姜,足前成半斤。

太阳病,发汗,汗出不解,太阳病乃桂枝症也,其发汗,当取微似汗,则卫气泄而不伤营。若发汗太过,动其营血,大汗虽出而卫邪反内伏,所以病仍不解,观前桂枝汤条下服法,可推而知也。**其人仍发热**,表邪仍在。**心下悸**,下焦肾水因心液不足,随阳而上犯。**头眩,身瞤动,振振欲擗地者**,阳气泄则虚浮无依着。**真武汤主之**。此方镇伏肾水,挽回阳气。

少阴病,二三日不已,至四五日,腹痛,小便不利,四肢沉重疼痛,自下利者,以上湿邪之症。**此为有水气**,水亦湿也。**其人或咳,或小便利,或下利,或呕者**,此四症或有或无,方中加减法俱详。**真武汤主之**。此方因发汗不合法,上焦之津液干枯,肾水上救,以此镇肾气,治逆水,不专为汗多亡阳而设。治亡阳之方,诸四逆汤乃正法也。

附子汤三

附子二枚,炮　茯苓三两　人参二两　白术四两　芍药三两

上五味,以水八升,煮取三升,去渣。温服一升,日三服。

少阴病,得之一二日,口中和,寒邪已微。其背恶寒者,当灸之,但背恶寒,则寒邪聚于一处,故用灸法。按白虎加人参汤,亦有背微恶寒之症,乃彼用寒凉,此用温热,何也？盖恶寒既有微甚之不同,而其相反处全在口中和与口燥渴之迥别,故欲知里症之寒热,全在渴不渴辨之。此伤寒之要诀也。附子汤主之。此乃病已向愈,正气虚而余寒尚存之证也。

少阴病,身体疼,手足寒,骨节痛,脉沉者,附子汤主之。此亦属寒余症。

甘草附子汤四

甘草二两,炙 白术二两 桂枝四两 附子二两,炮

上四味,以水六升,煮取三升,去渣。温服一升,日三服。初服得微汗则解。即服桂枝汤。论中所云:风湿发汗,汗大出者,但风气去湿气在,是故不愈也。治风湿者,发其汗,但微微似欲去汗者,风湿俱去也。能食,汗出复烦者,尚有余邪郁而未尽。服五合,恐一升多者,服六七合为始。此言初服之始。

风湿相搏,骨节烦痛,掣痛不得屈伸,近之则痛剧,汗出,短气,小便不利,恶风不欲去衣,或身微肿者,此汤主之。此段形容风湿之状,病情略备。

桂枝附子汤五

桂枝四两 附子三枚,泡去皮,切八片 甘草二两 生姜三两 大枣十二枚

上五味,以水六升,煮取二升,去渣。分温三服。

按:此即桂枝去芍药加附子汤,但彼桂枝用三两,附子用一枚,以治下后脉促胸满之症。此桂枝加一两,附子加二枚,以治风湿身疼脉浮涩之症。一方而治病迥殊,方亦各异,彼编入桂枝汤类,此编入理中汤类,细思之,各当其理。分两之不可忽如此,义亦精矣,后人何得以古方轻于加减也。

桂枝附子去桂枝加白术汤六

白术四两 甘草二两 附子三枚,炮 生姜三两 大枣十二枚

上五味,以水六升,煮取二升,去渣。分温三服。初服,其人身如痹,半日许复服之。三服尽,其人如冒状,勿怪,此以附、术并走皮内,逐水气,附、术并力则逐水之功愈大。未得除,故使之耳,法当加桂四两。此即前桂枝附子汤。此本一方二法:以大便硬,小便自利,去桂也;以大便不硬,小便不利,当加桂。观此条知桂枝能通小便,故五苓散用之。附子三枚,恐多也,虚弱及产妇者,宜减服之。附子能动阴气。

伤寒八九日,风湿相搏,身体疼烦,不能自转侧,湿则身重。不呕不渴,湿而兼寒。脉虚浮而涩者,内外之阳俱虚。桂枝附子汤主之;若其人大便硬,小便自利者,去桂加白术汤主之。白术生肠胃之津液。

茯苓桂枝白术甘草汤七

茯苓四两　桂枝三两,去皮　白术　甘草各二两,炙

上四味,以水六升,煮取三升,去渣,分温再服。

伤寒若吐下后,心下逆满,气上冲胸,起则头眩,脉沉紧,发汗则动经,身为振振摇者,此汤主之。此亦阳虚而动肾水之症,即真武症之轻者,故其法亦仿真武之意。

芍药甘草附子汤八

芍药　甘草各三两　附子一枚,炮去皮,破八片

上三味,以水五升,煮取一升五合,去渣。分温三服。

发汗,病不解,反恶寒者,虚故也,此汤主之。甘草附子加芍药,即有和阴之意,亦邪之甚轻者。

桂枝人参汤九

桂枝四两　甘草四两,炙　白术　人参　干姜各三两

上五味,以水九升,先煮四味,取五升,纳桂更煮取三升,桂独后煮,欲其治于里症药中,越出于表,以散其邪也。去渣。温服一升,日再、夜一服。

太阳病,外症未除,而数下之,下之太早又多。遂协热而利,利下不止,邪陷入里。心下痞硬,邪在上焦犹属半表。表宜桂枝。里宜四味。

不解,桂枝人参汤主之。此必数下之后而现虚症,故虽协热,而仍用温补。

杂法方类十二

赤石脂禹余粮汤一　论中有汗家重发汗,必恍惚,心乱,小便已阴疼,与禹余粮丸,疑即此为丸。

赤石脂　禹余粮各一斤

上二味,以水六升,煮取二升,去渣。分温三服。二石同煎,方中绝妙。

伤寒,服汤药,下利不止,心下痞硬。服泻心汤已,复以他药下之,利不止。一误再误。医以理中与之,利益甚。理中者,理中焦也,此利在下焦,下药太过则大肠受伤。赤石脂禹余粮汤主之。以涩治脱。复利不止,当利其小便。分其清浊则便自坚。

炙甘草汤二　又名复脉汤。

甘草四两,炙　生姜三两　人参二两　生地黄一斤　桂枝三两麦门冬半斤　阿胶二两　麻仁半斤　大枣三十枚

上九味,以清酒七升,水八升,先煮八味,取三升,去渣,纳胶烊消尽,温服一升,日三服。

伤寒,脉结代,脉来缓而时一止复来,曰结。脉来动而中止,不能自还,因而复动,曰代。几动一息,亦曰代。皆气血两虚而经隧不通,阴阳不交之故。心动悸,心主脉,脉之止息,皆心气不宁之故。炙甘草汤主之。此治伤寒邪尽之后,气血两虚之主方也。《活人书》云:阴盛则结,阳虚则促。

甘草干姜汤三

甘草四两,炙　干姜二两,炮

上二味,以水三升,煮取一升五合,去渣。分温再服。

芍药甘草汤四

芍药四两　甘草四两

上二味,以水三升,煮取一升五合,去渣。分温再服。

伤寒,脉浮,自汗出,小便数,心烦,微恶寒,以上俱似桂枝症。脚

挛急，里虚之象只止一症，决非桂枝症矣。凡辨症，必与独异处着眼。反与桂枝汤，欲攻其表，此误也。得之便厥，咽中干，躁烦吐逆者，有越阳之象。作甘草干姜汤与之，以复其阳；若厥愈足温者，更作芍药甘草汤与之，其脚即伸；此汤乃纯阴之剂，以复其阴也，阴阳两和而脚伸矣。若胃气不和，谵语者，留邪在中焦。少与调胃承气汤；若重发汗，复加烧针者，四逆汤主之。详见四逆汤主文。

问曰：证象阳旦，《活人书》云：桂枝汤加黄芩，曰阳旦。成无己云：即桂枝汤别名。按法治之而增剧，厥逆，咽中干，两胫拘急而谵语。以上言按法用方而病不应手，其故安在？师言：夜半手足当温，两脚当伸。后如师言，何以知之？答曰：寸口脉浮而大，浮则为风，大则为虚。风则生微热，虚则两胫挛。病证象桂枝，因加附子参其间，桂枝加附子汤。增桂令汗出，附子温经，亡阳故也。厥逆，两胫拘急，即亡阳之兆。厥逆，咽中干，烦躁，阳明内结，阳越在上。谵语烦乱，更饮甘草干姜汤。通纳阳气。夜半阳气还，两足当热，胫尚微拘急，重与芍药甘草汤，阳复而阴又虚，以此养阴气。尔乃脚伸。以承气汤微溏，则止其谵语，以涤阳明所结之余邪。故知病可愈。病证象桂枝句以下，历叙治效以明用药之次第当如此。盖病症既多，断无一方能治之理，必先分证而施方，而其先后之序，又不可乱。其方有前后截然相反者，亦不得以错杂为嫌。随机应变，神妙无方，而又规矩不乱。故天下无不可愈之疾。后人欲以一方治诸症，又无一味中病之药，呜呼！难哉！

茵陈蒿汤五

茵陈蒿六两　栀子十四枚　大黄二两

上三味，以水一斗，先煮茵陈减六升，茵陈为主药。纳三味，煮取三升，去渣。分温三服。小便当利，尿如皂角汁状，色正赤。一宿腹减，病从小便去也。先煮茵陈，则大黄从小便出。此秘法也。

阳明病，发热汗出者，此为热越，不能发黄也；但头汗出者，身无汗，剂颈而还，小便不利，渴欲饮水者，此为瘀热在里，身必发黄，茵陈汤主之。《本草》：茵陈主热结黄疸。

伤寒七八日,身黄如橘子色,小便不利,腹微满者,阳明瘀热。用茵陈汤主之。

麻黄连轺赤小豆汤六

麻黄二两,去节　连轺二两　赤小豆一升　杏仁四十枚　甘草二两　生姜二两　大枣十二枚　生梓白皮一升

上八味,以潦水一斗,无根之水,先煮麻黄,再沸,去上沫,纳诸药,煮取三升,去渣。分温三服,半日服尽。连轺,即连翘根,气味相近,今人不采,即以连翘代可也。

伤寒,瘀热在里,身必发黄,此汤主之。前方欲黄从下解,此方欲黄从汗解,乃有表无表之分也。

麻黄升麻汤七

麻黄二两半　升麻一两一分　当归一两一分　知母　黄芩　萎蕤各十八铢　白术　石膏　干姜　芍药　天冬　桂枝　茯苓　甘草各六铢

上十四味,以水一斗,先煮麻黄一两沸,去上沫,纳诸药,煮取三升,去渣。分温三服,相去如炊三斗米顷,令尽,汗出愈。

伤寒六七日,大下后,寸脉沉而迟,手足厥逆,下部脉不至,咽喉不利,唾脓血,泄利不止者,皆上热下寒之症。为难治,此汤主之。此方乃伤寒坏症,寒热互见,上下两伤,故药亦照症施治,病症之杂,药味之多,古方所仅见。观此可悟古人用药之法。

瓜蒂散八

瓜蒂熬黄　赤小豆各一分

上二味,各别捣筛,为散已,合治之,取一钱匕,以香豉一合,用热汤七合,煮作稀糜,去渣和散,温顿服之。不吐者,少少加,得快吐,乃止。诸亡血虚家,不可与之。此即论中所云吐治也,栀子豉汤治虚烦,非专引吐,此方则专于引吐而已。

病如桂枝症,头不痛,项不强,寸脉微浮,胸中痞硬,气上冲咽喉不得息者,此为胸中有寒也,寒必兼饮。当吐之,在上者越之。宜瓜

蒂散。《本草》：瓜蒂，病在胸腹中，皆吐下之。

病人手足厥冷，脉乍紧者，邪结在胸中，所以阳气不能四达。心中满而烦，饥不能食者，病在胸中，当须吐之，宜瓜蒂散。

吴茱萸汤九

吴茱萸一升，洗　人参三两　生姜六两　大枣十二枚

上四味，以水七升，煮取二升，去渣。温服七合，日三服。

食谷欲呕者，必食谷而呕，受病在胸腹中纳谷处，与干呕别。属阳明也，吴茱萸汤主之；得汤反剧者，属上焦也。上焦指胸中，阳明乃中焦也。

少阴病，吐利，手足逆冷，烦躁欲死者，吴茱萸汤主之。此胃气虚寒之症。

干呕，吐涎沫，味涎沫，非少阳之干呕，然亦云干呕者，谓不必食谷而亦呕也。头痛者，阳明之脉上于头。吴茱萸汤主之。此胃中有寒饮之症。

黄连阿胶汤十

黄连四两　黄芩一两　芍药二两　阿胶三两　鸡子黄二枚

上五味，以水六升，煮三物，取二升，去渣，纳胶烊尽，小冷，纳鸡子黄，小冷而纳鸡子黄，则不至凝结而相和。搅令相得。温服七合，日三服。

少阴病得之二三日以上，心中烦，不得卧，此汤主之。此少阴传经之热邪，扰动少阴之气，故以降火养阴为治，而以鸡子黄引药下达。

桃花汤十一

赤石脂一斤，一半全用，一半筛末　干姜一两　粳米一升

上三味，以水七升，煮米令熟，去滓，纳赤石脂末方寸匕。

温服七合，日三服。若一服愈，余勿服。兼末服取其留滞收涩。

少阴病，下利，便脓血，寒热不调则大肠为腐，故成脓血，与下利清谷绝不同。桃花汤主之。《本草》：赤石脂疗下利赤白。

少阴病，二三日至四五日，腹痛，小便不利，下利不止，便脓血者，桃花汤主之。

半夏散及汤十二

半夏洗　桂枝去皮　甘草炙

上三味等分,各别捣筛已,合治之。白饮和服方寸匕,日三服。若不能散服者,以水一升,煎七沸,纳散两方寸匕,更煎三沸,下火令小冷,少少咽之。治上之药当小其剂。

少阴病,咽中痛,足少阴之脉循喉咙,挟舌本。半夏散及汤主之。《本草》:半夏治咽喉肿痛,桂枝治喉痹。此乃咽喉之主药,后人以二味为禁药何也?

猪肤汤十三

猪肤一斤

上一味,以水一斗,煮取五升,去渣,加白蜜一升,白粉五合,当是米粉。熬香,和令相得。温分六服。

少阴病,下利,咽痛,胸满,心烦者,此亦中焦气虚,阴火上炎之症。猪肤汤主之。以甘咸纳之。

甘草汤十四

甘草二两

上一味,以水三升,煮取一升五合,去渣。温服七合,日二服。

桔梗汤十五

桔梗一两　甘草二两

上二味,以水三升,煮取一升,去渣。分温再服。

少阴病二三日,咽痛者,可与甘草汤;大甘为土之正味,能制肾水越上之火。不差,与桔梗汤。佐以辛苦开散之品。《别录》云:疗咽喉痛。

苦酒汤十六

半夏十四枚　鸡子一枚,去黄

上二味,纳半夏,着苦酒中,以鸡子壳置刀环中,安火上,令三沸,此等煮法必有深意,疑即古所云禁方也。去渣。少少含咽之。不差,更作三剂。

少阴病,咽中伤,生疮,疑即阴火喉痹之类。不能言语,声不出者,苦酒汤主之。咽中生疮,此必迁延病久,咽喉为火所蒸腐,此非汤剂所能疗,用此药敛火降气,内治兼外治法也。

乌梅丸十七

乌梅三百枚　细辛六两　干姜十两　当归四两　黄连一斤　附子六两,泡,去皮　蜀椒四两,去汗　桂枝六两,去皮　人参六两　黄檗六两

上十味,异捣筛,合治之,以苦酒浸乌梅一宿,去核,蒸之五升米下,饭熟捣成泥,和药令相得,纳臼中,与蜜杵二千下,丸如梧子大。先食饮服十丸,日三服,稍加至二十丸。禁生冷、滑物、臭食等。

伤寒,脉微而厥,至七八日肤冷,阳气不卫。其人躁无暂安时者,此为脏厥,此症不治。非蛔厥也。蛔厥者,其人当吐蛔。今病者静,而复时烦,此为脏寒。蛔上入其膈,故烦,须臾复止,得食而呕又烦者,蛔闻食臭出,其人当自吐蛔。蛔厥者,乌梅丸主之。又主久痢。此治久痢之圣方也。其能治蛔。诸药之性当于《神农本草》中细细审辨。诸方尽然,不复一一俱载。

白头翁汤十八

白头翁二两　黄连　黄檗　秦皮各三两

上四味,以水七升,煮取二升,去渣。温服一升。不愈,更服一升。

热利,下重者,白头翁汤主之;凡下重皆属于热。下利,欲饮水者,以有热故也,白头翁汤主之。

牡蛎泽泻散十九

牡蛎　泽泻　蜀漆洗去腥　栝蒌根　葶苈子　商陆根熬　海藻洗去盐,以上各等分

上七味,异捣,下筛为散,更入臼中杵之。白饮和服方寸匕。小便利,止后服。

大病差后,从腰以下有水气者,水流向下。牡蛎泽泻散主之。此

治水病之主方。

蜜煎导方二十

蜜七合

上一味，于铜器内，微火煎，凝如饴状，搅之勿令焦灼。俟可丸，并手捻作锭，令头锐，大如指，长二寸许。当热时急作，冷则硬，以纳谷道中，以手急抱。欲大便时乃去之。

猪胆汁方二十一

大猪胆一枚，泻汁，和醋少许，以灌谷道中，如一食顷，当大便，出宿食恶物，甚效。

阳明病，自汗出。若发汗，小便自利者，此乃津液内竭，虽硬不可攻之，当须自欲大便，须待也，言必待其自欲大便而后用此法。宜蜜煎导而通之。若土瓜根及大猪胆汁，皆可为异。

烧裈散二十二

取妇人中裈，近阴处，剪，烧灰。以水和服方寸匕，日三服。小便即利，阴头微肿则愈。妇人病，取男子裈裆，烧灰。引其邪火从阴处出也。

伤寒，阴阳易之为病，病方愈而交接，则感其余热而生疾。其人身体重，少气，少腹里急，或引阴中拘挛，热上冲胸，头重不欲举，眼中生花，膝胫拘急者，烧裈散主之。

六经脉证

欲读《伤寒论》，必先识六经之本证，然后论中所称太阳、阳明等病，其源流变态，形色脉象，当一一备记，了然于心，然后其症之分并疑似，及用药加减异同之故，可以晓然，不致眩惑贻误，故备录于下。

太阳病，脉浮，头项强痛而恶寒。

尺寸俱浮者，太阳受病也。其脉上连风府，故头项痛、腰脊强。

发热，汗出，恶风，脉缓者，名曰中风。

恶寒,体痛,呕逆,脉阴阳俱紧者,名曰伤寒。

发热恶寒者,发于阳也。无热恶寒者,发于阴也。发于阳者,七日愈,发于阴者,六日愈。以阳数七,阴数六也。

阳明中风,口苦咽干,腹满微喘,发热恶寒,脉浮而紧。恶寒,未离太阳也。

阳明病,若能食,名中风。不能食,名中寒。

尺寸俱长者,阳明受病也。其脉侠鼻络于目,故身热,目疼,鼻干,不得卧。

阳明外证,身热汗自出,不恶寒,反恶热也。

阳明脉大。以上皆阳明之经病。

有太阳阳明,有正阳阳明,有少阳阳明。

太阳阳明者,脾约是也。

少阳阳明者,发汗,利小便已,胃中燥烦实,大便难是也。

阳明之为病,胃家实也。此乃正阳阳明。

阳明居中土也,万物所归,无所复传。始虽恶寒,二日自止,此为阳明病也。

少阳之为病,口苦,舌干,目眩也。

尺寸俱弦者,少阳受病也。其脉循胁络于耳,故胸胁痛而耳聋。

少阳中风,两耳无所闻,目赤,胸中满而烦者,不可吐下,吐下则悸而惊。

伤寒脉弦细,头痛发热者,属少阳。

三阳合病,脉浮大,上关上,但欲眠睡,目合则汗。内热已极。

伤寒六七日,无大热,外热轻则内热重。其人躁烦者,此为阳去入阴也。

伤寒三日,三阳为尽,三阴当受邪,其人反能食而不呕,此为三阴不受邪也。

太阴之为病,腹满而呕,食不下,自利益甚,时腹自痛。

尺寸俱沉细者,太阴受病也。其脉布胃中络于嗌,故腹满而嗌干。

伤寒脉浮而缓,手足自温者,系在太阴。

自利不渴者,属太阴,以脏有寒故也,当温之。宜服四逆辈。_少阴自利而渴,热入下焦也。此自利而不渴,寒入中焦也。

少阴之为病,脉微细,但欲寐也。卫气行于阳则寤,行于阴则寐。

少阴病,欲吐不吐,心烦,但欲寐,五六日自利而渴者,属少阴也。

尺寸俱沉者,少阴受病也。以其脉贯肾络于肺,系舌本,故口燥舌干而渴。

厥阴之为病,消渴,气上撞心,心中疼热,饥而不欲食,食则吐蛔,下之利不止。

尺寸俱微缓者,厥阴受病也。以其脉循阴器络于肝,故烦满而囊缩。

厥阴中风,脉微浮为欲愈,不浮为未愈。

别症变症 附:刺法

伤寒本症之外,有别症,有变症。别症者,其病与伤寒相类,而实非伤寒是也。变症者,伤寒本不当有此症,或因迁延时日,或因杂药误投,其病变态百出是也。其症不备,则必惊疑淆惑,而无所措手,故备录之,庶不致临症彷徨。

脏 结

脏结如结胸状,饮食如故,时时下利,寸脉浮,关脉小细沉紧,名曰脏结。舌上白苔滑者,难治。

脏结无阳症,其人反静,舌上苔滑者,不可攻也。

病胁下素有痞,连在脐旁,痛引少腹,入阴经者,此名脏结,死。

脏结与结胸,皆下后邪气乘虚入里所致。热多与阳明相结,为结胸。寒多与阴相结为脏结。故所现脉症,皆为阴象,舌上苔滑,则上焦亦寒,全无阳象,故曰难治,曰不可攻。然犹有治法,至素有痞疾,则中气已伤,连及脐旁少腹,并入阴经,则上下俱病,阴极阳竭,不死何待。

冷 结

病者手足厥冷,言我不结胸,小腹满,按之痛者,此冷结在膀胱关元也。

除 中

伤寒脉迟,六七日,而反与黄芩汤撤其热。脉迟为寒,今与黄芩汤,复除其热,腹中应冷,当不能食,今反能食,此名除中,必死。

微则为咳,咳则吐逆,下之则咳止,而利因不休。利不休,则胸中如虫啮,粥入则出,小便不利,两胁拘急。喘息为难,颈背相引,臂则不仁,极寒反汗出,身冷若冰,眼睛不慧,语言不休,而谷气多入,此为除中。口虽欲言,舌不得前。

伤寒始发热,六日厥反,九日而利。凡厥利者,当不能食,今反能食,恐为除中。此病无治法。

伏 气

伏气之病,以意候之,今月之内,欲有伏气。假令旧有伏气,当须脉之。若脉微弱,当喉中痛,似伤寒非喉痹也。病人云,实咽中痛,虽尔,今复欲下利。《活人书》云:伏气之病,谓非时有暴寒中人,伏于少阴经,始不竟病,旬月乃发,脉便微弱,法先咽痛,似伤寒非咽痹之病,次必下利。始用半夏桂枝甘草汤主之,次四逆散主之。此病只二日便差,古方谓之肾伤寒也。甘草、半夏、桂心等分,每服四钱匕,入生姜四片煎,放冷,少少含咽之。

晚　发

脉阴阳俱紧，至于吐利，其脉独不解。紧去人安，此为欲解。若脉迟，至六七日，不欲食，此为晚发，水停故也，为未解。食自可者，为欲解。《活人书》：伤寒病，三月至夏为晚发。

痓

太阳病，发热无汗，反恶寒者，名曰刚痓。《金匮》治刚痓，用葛根汤、大承气汤。汤俱见前。

太阳病，发热汗出，不恶寒者，名曰柔痓。柔痓用瓜蒌桂枝汤，即桂枝汤加瓜蒌根二两。

太阳病，发汗太多，因致痓。

太阳发热，脉沉而细者，名曰痓。此言痓脉。

病身热足寒，颈项强急，恶寒，时头热，面赤，目脉赤，独头摇，卒口噤，背反张者，痓病也。此言痓象。

湿

太阳病，关节疼痛而烦，脉沉而细者，此名湿痹之候。其人小便不利，大便反快，但当利其小便。

湿家之为病，一身尽疼，发热，身色如似熏黄。

湿家下之，额上汗出，微喘，小便利者，死。若下利不止者，亦死。

湿家下之，其人但头汗出，背强，欲得被覆向火。若下之早，则哕，胸满，小便不利，舌上如胎者，以丹田有热，胸中有寒，渴欲得水而不能饮，则口燥烦也。

湿家病，身上疼痛，发热面黄而喘，头痛鼻塞而烦，其脉大，自能饮食，腹中和，无病。病在头，中寒湿，故鼻塞，纳药鼻中则愈。

风　湿

　　问曰：风湿相搏，一身尽疼痛，法当汗出而解。值天阴雨不止，医云此可发汗，汗之不愈者，何也？答曰：发其汗，汗大出者，但风气去，湿气在，是故不愈也。若治风湿者，发其汗，但微微似欲汗出者，风湿俱去也。<small>此言治法。</small>

　　病者一身尽疼，发热日晡所剧者，此名风湿。此病伤于汗出当风，或久伤取冷所致也。风湿脉浮，肢体痛重，不可转侧，额上微汗，不欲去被，或身微肿。

湿　温

　　两胫逆冷，胸腹满，多汗，头目痛苦，妄言，其脉阳濡而弱，阴小而急，不可发汗，治在太阴。<small>见《活人书》。</small>

温　毒

　　冬时触冒疹毒，至春始发，肌肉发斑，瘾疹如锦纹，或咳嗽心闷，但呕清汁。<small>见《活人书》。</small>

喝

　　太阳中热者，喝是也。其人汗出恶寒，身热而渴也。

　　太阳中喝者，身热疼重，而脉微弱。此亦夏月伤冷水，水行皮中所致也。

　　太阳中喝者，发热恶寒，身重而疼痛，其脉弦细芤迟，小便已，洒洒然毛耸，手足逆冷，小有劳，身即热，口开，前板齿燥。若发汗则恶寒甚，加温针则发热甚，数下之则淋甚。

阴 毒

手足厥冷,背强,脐腹筑痛,咽痛,短气,呕吐下利,身如被杖,或冷汗烦渴,或甲指、面色青黑,烦躁而渴,脉沉细欲绝,而一息七至,宜灸气海、丹田三二百壮,或葱熨脐中。气海在脐下一寸五分,丹田在脐下二寸。

阳 毒

发躁狂走,妄言面赤,咽痛身斑,斑若锦纹,或下利赤黄,脉洪实滑促,或舌卷焦黑,鼻中如烟煤,宜用布渍冷水搭于胸上,蒸热数换。《活人书》法。

温 病

冬时受寒,藏于肌肤,至春而发。

热 病

寒气至夏而发,俱与伤寒相似。

两 感

太阳与少阴,阳明与太阴,少阳与厥阴。

风 温

其人素伤于风,因复伤热,其脉尺寸俱浮,头疼身热,常自汗出,体重而喘,四肢不收,嘿嘿但欲眠,发汗则谵语烦躁,状若惊痫。

瘟 疫

一岁之中,男女老少之疾相似,其状不一。

脚 气

头疼身热,肢体痛,大便秘,呕逆,脚屈弱。

多 眠

有风温症,有少阴症,有小柴胡症,有狐惑症。

狐 惑 此症治法详《金匮》

状如伤寒,或伤寒后变症,默默欲眠,目不能闭,不欲饮食,面目乍白乍赤乍黑。虫食其喉为惑,其声嘎;蚀其肛为狐,其咽干烂,见五脏则死。当视其唇,上唇有疮,虫食其脏。下唇有疮,虫食其肛。多因下利而得,湿蜃之病亦相似。

百 合 此症详《金匮》,治法亦备

此亦伤寒变症。百脉一宗,悉致其病。百脉一宗,乃肺病也。故《金匮》用百合治之。其状欲食,复不能食;默默欲卧,复不能卧;欲行复不能行;饮食或有美时,或有恶闻食臭时;如寒无寒,如热无热;小便赤,药入口即吐,如有神灵者。

刺 法

古圣人治病之法,针灸为先。《灵》《素》所论,皆为针灸而设。即治伤寒,亦皆用针刺。《热病篇》所载是也。至仲景,专以汤剂治伤寒,尤为变化神妙。然亦有汤剂所必不能愈,而必用刺者,仲景亦不能舍此而为治。后人岂可不知,故另考明诸穴,以附于后。

尸　厥

少阴脉不至,肾气微,少精血,奔气促迫,上入胸膈,宗气反聚,血结心下。阳气退下,热归阴股,与阴相动,令身不仁,此为尸厥。当刺期门、巨阙。见平脉法。

期门二穴,在第二肋端,不容穴旁,各一寸五分,上直两乳,足太阴、厥阴、阴维之会。举臂取之,刺入四分,灸五壮。肝募也。

巨阙一穴,在鸠尾下一寸,任脉气所发。刺入六分,留七呼,灸五壮。心募也。

伤寒,腹满谵语,寸口脉浮而紧,此肝乘脾也,名曰纵。刺期门。纵者,克其所胜,放纵不收也。

伤寒发热,啬啬恶寒,大渴欲饮水,其腹必满,自汗出,小便利,其病欲解,此肝乘肺也,名曰横。刺期门。横者,犯其所不胜,横逆犯上也。刺期门,皆所以泄肝之盛气。期门穴见前。

太阳与少阳并病,头颈强痛,或眩冒,时如结胸,心下痞硬者,当刺大椎第一间、肺俞、肝俞。慎不可发汗,发汗则谵语,脉弦。五六日谵语不止,刺期门。

大椎一穴,在第一椎陷者中。三阳督脉之会,刺入五分,灸九壮。

肺俞二穴,在第三椎下两旁,各一寸五分,刺入三分,留七呼,灸三壮。

肝俞二穴,在第九椎下两旁,各一寸五分,刺三分,留六呼,灸三壮。

太阳少阳并病,心下硬,颈项强而眩者,当刺大椎、肺俞、肝俞,慎勿下之。

阳明病,下血谵语者,此为热入血室。但头汗出者,刺期门,随其热而泻之,濈然汗出者愈。此男子热入血室之症,妇人亦有之,见小柴胡条下。

凡治温病可刺五十九穴

《内经》热俞五十九。头上五行,行五者,以越诸阳之热逆也。大杼、膺俞、缺盆、背俞,此八者以泄胸中之热也。气冲、三里、巨虚、上下廉,此八者以泄胃中之热也。云门、髃骨、委中、髓空,此八者以泄四肢之热也。五脏俞旁五,此十者以泄五脏之热也。凡此五十九穴者,皆热之左右也。

全集六

兰台轨范

序

欲治病者,必先识病之名。能识病名,而后求其病之所由生,知其所由生,又当辨其生之因各不同而病状所由异,然后考其治之之法。一病必有主方,一方必有主药。或病名同而病因异,或病因同而病症异,则又各有主方,各有主药,千变万化之中,实有一定不移之法。即或有加减出入,而纪律井然。先圣后圣,其揆一也。自南阳夫子以后,此道渐微。六朝以降,传书绝少。迨唐人《外台》《千金》,不过裒集古方,未能原本《内经》,精通病变,然病名尚能确指,药味犹多精切。自宋以还,无非阴阳气血,寒热补泻,诸肤廓笼统之谈,其一病之主方、主药茫然不晓。亦间有分门立类,先述病源,后讲治法,其议论则杂乱无统,其方药则浮泛不经,已如云中望月,雾里看花,仿佛想象而已。至于近世,则惟记通治之方数首,药名数十种,以治万病。全不知病之各有定名,方之各有法度,药之各有专能。中无定见,随心所意,姑且一试,动辄误人,余深悯焉。兹书之所由作也,本《内经》以探其源,次《难经》及《金匮》《伤寒论》以求其治。其有未备者,则取六朝唐人之方,以广其法。自宋以后,诸家及诸单方异诀,择其义有可推,试多获效者附焉。庶几古圣治病之法,尚可复睹,使学者有所持循,不至彷徨无措。至于推求原本,仍当取《内经》《金匮》等全书,潜心体认。而后世之书,亦当穷其流派,掇其精华,摘其谬误,而后此书之精意,自能融会贯通,而心有实获,则变化在我矣。

乾隆二十九年四月洄溪徐灵胎书于吴山之半松书屋

凡　例

一、每病先叙病源，首《内经》，次《金匮》《伤寒》，次《病源》《千金》《外台》，宋以后亦间有采者。前人已有之论，则后者不录。若一病之中，为病不一，则即详著于总名之下，不复另立病名，方之次第亦然。

一、一病必有一方，专治者名曰主方。而一病又有几种，每种亦各有主方。此先圣相传之法，莫之能易也，俱载本病之下。其有此病之主方，而他病亦可用者，则他病下只载方名并治法，注云见某病门，以便翻阅。

一、专治一病为主方，如一方而所治之病甚多者，则为通治之方，先立通治方一卷，以俟随症拣用。变而通之，全在乎人，服食养生，皆在其中矣。

一、《金匮》诸方非南阳所自造，乃上古圣人相传之方，所谓经方是也。此乃群方之祖，神妙渊微不可思议。分载于各症之下，学者当精思熟识以为准的。

一、伤寒一科，宜将《伤寒论》诸条字字体认，其一百十三方亦当字字参悟。余已将一百十三方编成《类方》一书矣。此书无病不载，岂可独遗伤寒？故略取六经主病之方，随症分录，其外诸方兼治杂病者，俱分载各症条下。盖《伤寒》诸方，当时本不专治伤寒，南阳取以治伤寒之变证耳。学者当合《金匮》《伤寒》两书相参并观，乃能深通其义，而所投辄效矣。

一、后世诸方，其精实切实者，皆附于古方之后。其有将古方增减一二味，即另立方名者，殊属僭妄。盖加减之法，稍知医理者，皆能之。若易一二味，即自名一方，则方名不可胜穷矣，今一概不录。或有杂药奇法,据称得之秘传,而其理不可解,则有效有害皆未可知,一概不录。或方中有难得之药,及无人能识之药,并违禁之药,_{如胎骨之类}。一概不录。其有飞炼禁咒等方,既乏师承,又属渺茫,一概不录。至于大药重剂,药品既多,修治艰巨,此乃服食之大药,非救病之急剂,学者平时查考以广见闻可也,一概不录。学务穷经志切,师古不尚奇功,只求实效,此书之志如是而已。

一、凡事最忌耳食,孔子所谓道听而途说也。始治浮火者,当引火归元,乃指肾脏虚寒,火不能纳,非治实火及别脏之火也。如类中风用地黄引子,乃治少阴纯虚之痱证,非治风火痰厥之中风也。如暑天用大顺散,乃治夏日贪冷中寒之证,非治暑热正病也。如大便不通用芦荟丸,乃治广肠坚结,诸药不效之病,非治津枯液燥之病也。虚劳用津中汤,乃治阳虚脉迟之证,非治阴虚火旺之症也。近人耳闻有此数方,并不细审病因,惘然施用,受祸必烈,集中俱为标出。此外不止一端,学者所当痛省。

一、通天地人之谓儒,百家艺术皆士大夫所宜究心,况疾病乃身命所关,岂可轻以诿人。此集溯本穷流,简括明备,人人易晓。病者医者对症寻方,互相考证,则是非立辨,不致以性命轻掷,未始非卫生之一助云。

兰台轨范 卷一

通治方

虽云通治,亦当细切病情,不得笼统施用也。

小建中汤《金匮》 虚劳里急,悸,衄,腹中痛,梦失精,四肢酸疼,手足烦热,咽干口燥,此汤主之。

桂枝三两,去皮 甘草三两,炙 大枣十二枚 芍药六两 生姜三两 胶饴一升

上六味,以水七升,煮取三升,去渣,纳胶饴,更上微火消解。温服一升,日三服。此方治阴寒阳衰之虚劳,正与阴虚火旺之病相反,庸医误用,害人甚多。此咽干口燥乃津液少,非有火也。

黄芪建中汤《金匮》 虚劳里急,诸不足者主之。

于小建中汤内,加黄芪一两半,余依前法。

大建中汤 治内虚里急,少气,手足厥冷,小腹挛急。或腹满弦急,不能食,起即微汗,阴缩。或腹中寒痛不堪,口干,精出。或手足乍寒乍热而烦冤酸痛,不能久立。

黄芪 当归 桂心 芍药 人参 甘草各一钱 半夏炮 黑附子炮,各二钱半

上药每服五钱,加姜三片、枣二枚,煎服。此非《金匮》大建中汤。《金匮》方入腹痛门。桂枝去皮即桂心,非近时所用之肉桂心也。此方兼治下焦虚寒之症,不但建立中官。

炙甘草汤《伤寒论》 一名复脉汤 治虚劳不足,汗出而闷,脉结悸,行动如常,不出百日。危急者十一日死。

甘草四两,炙 桂枝 生姜各三两 麦门冬半斤 麻仁半斤 阿

胶　人参各二两　大枣三十枚　生地黄一斤

上九味，以酒七升、水八升，先煮八味，取三升，去渣，纳胶消尽。温服一升，日三服。此治血脉空竭方。用酒所以和血脉。凡脉见结悸者，虽行动如常，亦不出百日必死。若复危急不能行动，则过十日必死。语极明白，从前解者多误。

八味地黄丸崔氏　虚劳腰痛，少腹拘急，小便不利者主之。又，妇人病饮食如故，烦热不得卧，而反倚息者，此名转胞，不得溺也。以胞系了戾，故致此病，但利小便则愈，此亦主之。

干地黄八两,九蒸为度,捣膏　干山药　山茱萸肉各四两　丹皮
白茯苓　泽泻各三两　桂枝　附子各一两

上八味，为末，炼蜜丸如桐子大。酒下十五丸，日再服。此方亦治脚气，乃驱邪水以益正水之法也。此方专利小便，水去而阴不伤，扶阳而火不升,制方之妙固非一端,但近人以一方治天下之病，则又大失此方之义也。

资生肾气丸　治肺肾虚，头重脚轻，小便不利，或肚腹肿胀，四肢浮肿，或喘急痰盛，已成蛊证。

于前八味丸加车前子、牛膝各一两，余依前法。

六味地黄丸钱氏　治肾阴不足，发热，作渴，小便淋闭，气壅痰嗽，头目眩晕，眼花耳聋，咽干舌痛，齿牙不固，腰腿痿软，自汗盗汗，便血诸血，失音，水泛为痰，血虚发热等症。

于前方去肉桂、附子，余依前法。此方钱氏专治小儿。

当归生姜羊肉汤《金匮》　治产后腹中疗痛，并治腹中寒疝，虚劳不足。

当归三两　生姜五两　羊肉一斤

以水八升，煮取三升。温服七合，日三服。若寒多者，加生姜成一斤;痛多而呕者,加陈皮二两、白术一两。如加生姜等者,亦加水五升，煮取三升二合服之。精不足者,补之以味,此方是也。

竹叶石膏汤《伤寒论》　治伤寒解后，虚羸少气，气逆欲吐者。

竹叶二把　石膏一斤,碎　半夏半斤,洗　人参三两　甘草二两,
炙　麦门冬一升,去心　粳米半升

上七味,以水一斗,煮取六升,去渣,纳粳米,煮米熟,汤成去
米。温服一升,日三服。《集验》载此方,加生姜治呕最良。此治三阳余热
未尽。凡大病之后,必有留热,总宜清解。后人俱概用峻补以留其邪,则元气
不能骤复,愈补愈虚矣。亦治伤暑发渴,脉虚,暑病有虚热者宜之,若吐逆瞀乱
之症则大误矣。

脾约丸《金匮》即麻仁丸　治肠胃热燥,大便秘结。

麻仁五两,另研　大黄一斤,蒸焙　厚朴姜炒　枳实麸炒　芍药
炒,各五两　杏仁五两半

上为末,蜜丸桐子大。临睡用白汤送下二十丸。大便利即止。
此润肠之主方。

四君子汤　治面色痿白,言语轻微,四肢无力,脉来虚弱者。
若内伤虚热,或饮食难化,须加炮姜。

人参　白术　茯苓　甘草各二钱

上加姜、枣,水煎服。此补脾之主方。

五味异功散钱氏　调理脾胃。

于四君子汤加陈皮一钱,为末。每服二钱,白汤调服。

七味白术散　治一切吐泻,烦渴,霍乱,虚损气弱,保养衰老,
及治酒积呕哕。

于四君子汤加藿香半两、葛根一两,木香二钱半,为末。每服
二钱,白汤调下。

六君子汤　治气虚有痰,脾虚膨胀。

即前方加陈皮、半夏,余依前法。更加藿香、砂仁,为香砂六君
子汤。

独参汤　治元气大虚,昏厥脉微欲绝,及妇人崩产、脱血、
血晕。

人参分两随人随症

上一味,须上拣者,浓煎顿服。待元气渐回,随症加减。此一时急救之法,服后即当随症用药。

参附汤　治阴阳血气暴脱证。

人参一两　附子制,五钱

上加姜、枣,水煎服。此亦急救之方。本方去人参加黄芪,名芪附汤。

保元汤　黄芪三钱　人参二钱　甘草一钱　肉桂春夏二三分,秋冬六七分

上四味,水煎服。气血虚寒者用之,纯虚寒之痘症亦用。此乃宋以后之方,故肉桂止用二三分以为气分引药,乃厚桂,非桂枝也。

生脉饮《医录》　治热伤元气,气短倦怠,口渴出汗。

人参五钱　麦门冬　五味子各三钱

上三味,水煎服。此方伤暑之后存其津液,庸医即以之治暑病,误甚。观方下治症,并无一字治暑邪者。此即于复脉汤内取参、麦二味以止汗,故复加五味子。近人不论何病,每用此方收住邪气,杀人无算。

归脾汤《济生》　治思虑伤脾,或健忘、怔忡、惊悸、盗汗、寤而不寐,或心脾作痛、嗜卧、少食,及妇女月经不调。

人参　龙眼肉　黄芪各二钱半　甘草五分　白术二钱半　茯苓二钱半　木香五分　当归　酸枣仁炒,研　远志各一钱

上加姜三片,水煎服。补脾有二法:一补心,以生脾血;一补肾,以壮脾气。此方乃心脾同治之法,补后天以生血,即所以调经。

补中益气汤东垣　治阴虚内热。头痛口渴,表热自汗,不任风寒,脉洪大,心烦不安,四肢困倦,懒于言语,无气以动,动则气高而喘。

黄芪炙　人参　云术炒,各一钱五分　甘草炙,一钱　陈皮五分　当归一钱　升麻　柴胡各五分

上八味,加生姜三片,大枣二枚,水煎温服。东垣之方,一概以升提中气为主。如果中气下陷者,最为合度。若气高而喘,则非升、柴所宜。学者不可误用也。

虎潜丸丹溪　治肾阴不足,筋骨痿,不能步履。

龟板　黄柏各四两　知母　熟地各三两　牛膝三两五钱　锁阳

虎骨　当归各一两　芍药一两五钱　陈皮七钱五分　冬月加熟姜五钱

上为末,煮羯羊肉捣为丸,桐子大,淡盐汤下。痿症皆属于热,经有明文,此方最为合度。后人以温补治痿则相反矣。痿症又有属痰湿风寒外邪者,此方又非所宜。

资生丸　治妇人妊娠三月,脾虚呕吐,或胎滑不固。兼丈夫调中养胃,饥能使饱,饱者使饥,神妙难述。

人参三两　茯苓二两　云术三两　山药二两　薏仁一两半　莲肉二两　芡实一两半　甘草一两　陈皮　麦糵　神曲各二两　砂仁一两半　白豆蔻八钱　桔梗一两　藿香一两　川黄连四钱　白扁豆

山楂各一两半

上十八味,为细末,炼蜜丸弹子大。每服二丸,米饮下。此方治怀孕气阻,用兼消兼补之法,意亦可取。今人不论何因,为总治脾胃之药,则失制方之义矣。药味太杂,全无法度。姑存之以备一格。

龟鹿二仙胶　大补精髓,益气养神。

鹿角血者,十斤　龟板自败者,五斤　以上二味,另熬膏。枸杞子甘州者,三十两　人参十五两

上用铅坛,如法熬胶。初服酒化一钱五分,渐加至三钱,空心下。精不足者,补之以味,而龟鹿又能通督、任。填补之法,此为最稳。

三才封髓丹《宝鉴》　除心火,益肾水,滋阴养血,润补不燥。

天冬　熟地　人参各五钱　黄柏三两　砂仁一两　甘草炙,七钱

上为末,面糊丸梧子大。每服五十丸,用苁蓉半两,切作片,酒

浸一宿,次日煎三四沸,空心食前送下。此补阴气之方,虚人、老人、便结者为宜。

七宝美髯丹邵应节 补肾气,乌须发,延年益寿。

何首乌赤白雌雄,各一斤 牛膝八两,以何首乌先用米泔水浸一日夜,以竹刀刮去粗皮,切作大片,用黑豆铺甑中一层,却铺何首乌一层,每铺豆一层,却铺牛膝一层,重重相间。上铺豆覆之,以豆熟为度。去豆晒干,次日如前,用生豆蒸。如法蒸七次,去豆用 破故纸半斤,酒浸,洗净,用黑芝麻同炒,无声为度,去芝麻 当归半斤,去头尾,酒洗 白茯苓半斤,用人乳拌,浸透,晒干,蒸 赤茯苓半斤,黑牛乳浸,晒干,蒸 菟丝子半斤,酒浸一宿,洗,晒干。蒸晒三次 枸杞子半斤,去蒂、枯者

上共为细末,蜜丸,龙眼大。每日空心嚼二三丸,温酒或米汤、白盐汤皆可下。制法不可犯铁器。此补肾血之方。

无比山药丸《千金》 治丈夫久虚百损,五劳七伤,头痛目眩,支厥,或烦热,或脾疼,腰髋不随,饮食不生肌肉,或少食而胀满,体无光泽,阳气衰绝,阴气不行。

熟地酒浸 赤石脂 巴戟去心 茯苓 牛膝酒浸 山茱萸肉 泽泻各三两 干山药二两 五味子六两 肉苁蓉酒浸,四两 菟丝子 杜仲炒,各三两

上药炼蜜丸桐子大。每服二十丸至三十丸,食前温酒或米饮下,服七日后,令人身健体润,面光音响为验。此药通中入脑,鼻必酸疼,勿怪。此收摄肾气之方,最为稳妥。

还少丹杨氏 大补心肾,脾胃虚寒,饮食少思,发热盗汗,遗精白浊,及真气亏损,肌体羸瘦,肢节倦怠等症。

山药 牛膝 远志 山茱萸肉 茯苓 五味子 楮实子 巴戟酒浸,去心 肉苁蓉酒浸一宿 石菖蒲 杜仲姜汁、酒同拌炒 茴香各一两 枸杞子 熟地各二两

上共为细末,炼蜜同枣肉为丸,梧子大。每服三十丸,温酒或

盐汤下,日三服。此交通心肾之方。

羊肾丸 治肾劳虚寒,面肿垢黑,腰脊引痛,屈伸不利,梦寐惊悸,小便不利。

熟地 杜仲 菟丝子另研 石斛 黄芪 续断 肉桂 牛膝 磁石煅,醋淬 沉香 五加皮 山药炒,各一两

上为末,雄羊肾两对,以葱椒酒煮烂,入少酒糊,杵丸,梧子大。每服七丸,空心盐汤送下。此降纳肾气之方。

羊肉粥方《养老书》 治老人虚损羸瘦,助阳壮筋骨。

羊肉二斤 黄芪一两,生用 人参二两 白茯苓一两 大枣五枚 粳米三合,加生姜少许尤佳,入核桃去膻气亦可

上先以肉去脂皮,取精膂肉,留四两,细切。余一斤十二两,以水五大盏,并黄芪等煎取汁三盏,去滓,入米煮粥,临熟下切生肉,更煮。入五味调和,空心服之。此古人服食之方也。

三才丸洁古 治脾肺虚咳嗽。

人参 天门冬 地黄各等分

上为末,炼蜜丸。空心服。此方与嗽症非宜,必上下纯虚而不嗽者可用。

天王补心丹《道藏》 治心血不足,神志不宁,津液枯竭,健忘怔忡,大便不利,口舌生疮等症。

人参 白茯苓 元参 桔梗 远志各五钱 当归 五味子 麦冬 天冬 丹参 酸枣仁各一两 生地四两 柏子仁一两

上为末,炼蜜丸,如椒目大。白汤下。此养心之主方。一方有石菖蒲四钱,无五味子;一方有甘草、川连。

秘方补心丸 治心虚手振。

当归一两五钱 川芎 粉甘草各一两 生地一两半 远志二两半 枣仁炒 柏子仁去油,各三两 人参 胆星 朱砂另研,各五钱 金箔二十片 麝香一钱 琥珀三钱 茯苓七钱 石菖蒲六钱

上为末,饼糊丸,绿豆大,朱砂为衣。每服七八十丸,吐津咽下,或姜汤送下。此心神恍惚而有痰者宜之。

黑地黄丸　治阳盛阴衰,脾胃不足,房室虚损,形瘦无力,面多青黄而无常色。此补肾益胃之剂也。

苍术一斤,油浸　熟地一斤　五味子半斤　干姜秋冬一两,夏五钱,春七钱

上为末,枣肉丸,梧子大。食前米饮服百丸。治血虚久痔甚妙。

按:此治脱血脾寒之圣药。干姜当泡淡,炒黑用。

元精丹　北方黑气,入通于肾,开窍于二阴,藏精于肾,味咸其类水,其病在骨,此药主之。

血余自己发及父子一本者,及小壮男女发。拣去黄白色者,用灰汤洗二三次,以大皂角四两,捶碎煮水,洗净,务期无油气为佳。将发扯断,晒干,每洗发一斤,用川椒四两,拣去梗核,于大锅内发一层,椒一层,和匀,以中锅盖盖,盐泥固济,勿令泄气;桑柴火慢煮三炷香,即退火,待冷取出,约重四两有余,于无风处研为细末　何首乌制法如前七宝美髯丹法。取净末一斤　黑芝麻九蒸九晒,取净末,八两　女贞实四两　破故纸炒,取净末,四两　生地酒浸,杵膏入药　熟地酒浸,杵膏入药,各八两　旱莲草　桑椹各取净汁熬膏,各四两　胡桃仁二两,研膏　胶枣二两,研膏　槐角子入牛胆内百日,四两

上以药末和诸膏和匀,加炼蜜一斤,入石臼杵千余下为丸,梧子大。每服六十丸,空心用首乌酿酒二三杯送下,日三服。诸品皆色黑之药,专补肾血。此治便后脱血之神方也。

青州白丸《局方》　治一切风及小儿惊风,妇人血风,大人头风。

南星三两　白附子二两　半夏七两　川乌半两,各生用

上为细末,于磁器中日晒夜露,春五夏三秋七冬十日。以糯米粉煮粥,丸,姜汤下。风症温酒下,惊风薄荷汤下。此四味宜水研取浆,澄粉,晒露七日,去水作丸。此治风痰之要药也。

指迷茯苓丸　治中脘留伏痰饮,臂痛难举,手足不得转移。

茯苓二两　半夏一两　枳壳半两,炒　风化硝二钱半

上为末,姜汁和丸,桐子大。每服三十丸,姜汤下。

按:方极和平而义精效速。方内半夏宜生研,澄粉用。

威喜丸《局方》　治饮食积滞,虫瘕胀满,久痢久疟,沉冷积寒。

广木香　肉豆蔻各四钱　干姜泡、炒,二钱五分　巴豆二十粒,去皮、心及油,炒研　杏仁四十粒,去皮、尖,末细研　百草霜五钱,加茯苓亦可

上前四味为末,入百草霜同研,后入杏仁、巴豆霜,研,黄蜡一两五钱,酒煮一时,去酒,将蜡入麻油七钱溶化,拌药研匀,乘热丸如绿豆大。每服二三十丸。用黄蜡之义最精。凡治积,新病宜急下,久病宜缓下。此方治久患寒积之证,乃缓下法也。

灵砂《局方》　治上盛下虚,痰涎壅盛。最能镇坠,升降阴阳,和五脏,助元气。

水银一斤　硫黄四两

上二味,用新铁铫炒成砂子,或有烟焰,即以醋洒,候研细,入水火鼎,醋调赤石脂封口,钱线扎缚,晒干,盐泥固济,用炭二十斤煅如鼎子烈,笔蘸赤石脂频抹其处,火尽为度,经宿取出,研为细末,糯米糊为丸,如麻子大。每服三丸,空心枣汤、米饮、井花水、人参汤任下。量病轻重,增至五七丸。此镇坠之药。若用黑锡丹,则此方可不备。

二神丸《本事方》　治腰痛肾虚,全不进食。

破故纸四两,炒　肉豆蔻二两,生

上为末,用大枣四十枚、生姜四两,同煎糜烂,去姜枣核皮,研膏,入药末丸,盐汤下。此治肾家有寒湿之方。本方加五味子、吴茱萸各二两,为四神丸。

导赤散钱氏　治心热口糜舌疮,小便黄赤,茎中作痛,热淋

不利。

生地　木通　甘草梢<small>各等分</small>

上三味,水煎服。<small>此泻心火从小肠中出也。</small>

亡血脱血方《千金翼》　治亡血脱血,鼻头白色,唇白,去血无力者。

生地黄<small>十斤</small>

上一味捣,以酒一斗,绞取汁,令极尽,去渣,微火煎减半,纳白蜜五升、枣膏一升,以搅之勿止,令可丸。酒服如鸡子一丸,日三。久服不已,老而更少,万病除愈。《千金》又以此二味加阿胶、甘草,作煎服,亦可用。

当归补血汤《宝鉴》　治男、妇血虚,似白虎证,肌热面赤,烦渴引饮,脉来洪大而虚,重按则微。

当归<small>二钱</small>　黄芪<small>一两</small>

上二味,水煎服。<small>此补表血之方。</small>

益血润肠丸　治津液亡,大肠秘,老人、虚人皆可服,并祛风养血。

熟地<small>六两</small>　杏仁<small>炒</small>　麻仁<small>各三两,以上三味俱捣膏</small>　枳壳　当归　橘红净,<small>各二两五钱</small>　阿胶　肉苁蓉<small>各一两半</small>　苏子　荆芥<small>各一两</small>

上为末,以前三味膏同杵千余下,仍加蜜,丸梧子大。每服五六十丸,空心白汤下。<small>此脾约丸之变法。</small>

芎归胶艾汤《金匮》　妇人有漏下者,有半产后因续下血不绝者;有妊娠下血者,假令妊娠腹中痛,为胞阻,胶艾汤主之。

芎䓖　阿胶　甘草<small>各二两</small>　艾叶　当归<small>各三两</small>　芍药<small>四两</small>　干地黄<small>六两</small>

上七味,水五升,清酒三升,合煮取三升,去滓,纳胶令消尽。温服一升,日三服。不瘥更作。

四物汤《局方》　治一切血热、血虚、血燥诸证。

当归　熟地各三钱　川芎一钱五分　白芍二钱，酒炒

上四味，水煎服。此血病之主方。

八珍汤　治心肺虚损，气血两虚。

即四君子汤合四物汤，余依上法。

十全大补汤《局方》　治男子、妇人诸虚不足，五劳七伤，不进饮食，久病虚损，时发潮热，气攻骨脊，拘急疼痛，夜梦遗精，面色萎黄，脚膝无力。

即八珍汤加桂心、陈皮。

人参养荣汤《局方》　治脾肺俱虚，发热恶寒，肢体瘦倦，食少作泻。

人参　白术　茯苓　甘草　黄芪　陈皮　当归各一钱　熟地七分半　白芍一钱半　桂心一钱　远志五分　五味子七分半

上十二味，加姜三片，大枣二枚。此即十全大补汤，去川芎，加五味、远志、黄芪，以生心血。

柴胡四物汤《保命》　治日久虚劳，微有寒热，脉沉而数。

川芎　当归　白芍　熟地各一钱五分，当用生地　柴胡一钱　人参　黄芪　甘草　半夏各三钱

上为末，水煎服。柴胡加入补药俱不相合，独此为宜。柴胡疏通少阳，调和营卫，非专于散风也。

菟丝子丸《和剂》　治肾气虚损，五劳七伤，脚膝酸疼，面目黧黑，目眩耳鸣，心冲气短，时有盗汗，小便数滑。

菟丝子　鹿茸酥炙去毛　泽泻　石龙芮去土净，再用水洗　桂枝　附子各一两　石斛　熟地　茯苓　牛膝酒浸，焙　山萸肉　续断　防风　杜仲　肉苁蓉酒浸，焙　补骨脂酒炒　荜澄茄　巴戟　沉香　茴香炒，各七钱五分　五味子　川芎　桑螵蛸酒浸，炒　覆盆子各五钱

上为细末,酒煮面糊为丸,梧子大。每服三十丸,温酒下,或盐汤下。此等方不过阴阳兼补之法,泛而无统。近时补剂尽如此,然能多而不杂,尚属可取。

苁蓉菟丝子丸　此方不寒不热,助阴生子。

肉苁蓉一两三钱　覆盆子　蛇床子　川芎　当归　菟丝子各一两二钱　白芍一两　牡蛎盐泥固,煅　乌鲗鱼骨各八钱　五味子　防风各六钱　艾叶三钱　条芩五钱

上为末,炼蜜丸,如梧子大。每服三四十丸,盐汤下,早、晚皆可服。此乃妇人温经之主方也。

饵术方《千金翼》

生术削去皮,炭火急炙令熟,空肚饱食之。全无药气,可以当食,不假山粮,得饮水神,秘之勿传。真于术尤佳。此服食之方也。

服牛乳方《千金翼》　能补虚破气。

牛乳三升　荜拨半两,末之绵裹

上二味于铜器中,水三升,和乳合煎。取三升顿服,日三,七日除一切气。

生地黄煎《外台》　主补虚损,填骨髓,长肌肉,去客热。

生地汁五升　枣膏六合　白蜜七合　酒一升　牛酥四合　生姜汁二合　紫苏子一升,以酒一升绞取汁　鹿角胶四两,炙末

上煎地黄等六味汁,三分减一,纳蜜调入胶末,候煎成,以器盛之。酒和服。

阿伽陀药《千金翼》　主诸种病,及将息服法。久服益人神色,无诸病方。此等即所谓海上奇方,如紫金锭之类。其所治之症,皆与《本草》不相合而确有神验,真不可思议也。

紫檀用苏木亦可　小檗一名山石榴　茜草　郁金　胡椒各五两

上为末,水和纳臼中,更捣一万杵,丸好,阴干用。诸咽喉口中热疮,以水煮升麻汤,下桐子大一丸,旦服之;诸面肿心闷,因风起

者,煮防风汤,服一丸;诸四体酸疼,或寒或热,麻黄汤下一丸,诸蛊下部有疮,吞一丸,又煮艾槐白皮汤,研一丸,灌下部;诸卒死,冷水服二丸;诸被压捣,当心带一丸,又水研一丸,三服;诸被蛇及恶兽等毒,以麝香如相思子,研药一丸服,并以紫檀磨汁,和药涂患处;诸被鬼挠乱,失心癫狂,艾汁下,如无青艾,干艾取汁亦可,并随身带一丸;诸传尸,水磨雄黄下;诸消渴,朴硝汤下;诸淋,水服二丸;诸疔肿,元参汤下;诸卒胸膈热,苦竹叶汤下;诸难产,以苏蒋二匕水煮,服一丸,姜黄亦得;诸热疮,大黄取汁服,又以大黄和药调涂;诸吐血,若因热吐者,服之并瘥,因冷吐者,菖蒲汤下;诸鼻中血,刺蓟汁下,并研灌鼻;诸噎病,栝蒌汁下;诸赤白带下,以丹皮、刺蓟根各二分,煮服。后补法:

以地榆、桑螵蛸一云桑耳。各二分,水二升,煮取一升,分作二服。取汁一合,研药一二丸服之,诸药毒、恶忤,研下;恶疟,恒山汤下;瘟疫时气,元参汤下;诸蛊疰湿,及心风、心惊、战悸、多忘、恍惚、呕吐、黄疸、失音、风痫、脐下绞痛、霍乱吐痢、小儿惊啼、产后血结并宜服之。

玉屏风散《得效》　治风邪久留而不散者,自汗不止者亦宜。

防风　黄芪　白术各等分,或加炒糯米

上为细末。酒调服。此能固表,使风邪不易入。加牡蛎名白术散。

盗汗方《外台》

麻黄根　牡蛎各三钱　黄芪　人参各三两　龙骨　枸杞根白皮各四两　大枣七枚

上以水六升,煮取二升五合。分六服。

止汗红粉

麻黄根　牡蛎煅,各一两　赤石脂　龙骨各五钱

上为末,以绢袋盛贮。如扑粉用之。

当归六黄汤　治阴虚有火,盗汗发热。

当归　生地　熟地　黄芩　黄连　黄柏等分　黄芪加倍

上,水煎服。凡止汗方内俱可加浮麦、大枣。

麦门冬汤《三因》　治漏气。因上焦伤风,开其腠理。上焦之气,剽悍滑疾,遇开即出,经气失道,邪气内著,故有是证。

麦冬　生芦根　竹茹　白术各五钱　甘草炙　茯苓各二两　人参　陈皮　葳蕤各三两

上九味,每服四钱,姜五片、陈米一撮,煎热服。不论冬夏,头汗自出,谓之漏风,俗名蒸笼头。

二肾散　治积块,进饮食。

橘红一片　甘草四两　盐五钱

上以水煮烂,晒干为末。淡盐汤下。有块加姜黄半两,同前药煮;气滞,加香附二两;气虚,加沉香半两,另入;噤口痢,加莲肉二两。

逍遥散《局方》　治肝家血虚火旺,头痛目眩,颊赤口苦,倦怠烦渴,抑郁不乐,两肋作痛,寒热,小腹重坠,妇人经水不调,脉弦大而虚。

芍药酒炒　当归　白术炒　茯苓　甘草炙　柴胡各二钱

本方加丹皮、栀子,即加味逍遥散。加煨姜三片、薄荷少许,煎服。此疏通肝脾之方。

平胃散东垣　治湿淫于内,脾胃不能克制,有积饮、痞膈、中满者。

苍术五斤,米泔浸七日　陈皮去白　厚朴各三斤,姜汁炒　甘草三十两,炙

上为末。每日服二钱,姜汤下,日三服。或水煎,每服五钱。如小便赤涩,加茯苓、泽泻;米谷不化,饮食伤,多加枳壳;胃中气不快,心下痞气,加枳壳、木香;心下痞闷,腹胀者,加厚朴,甘草减半;

遇夏,加炒黄芩;遇雨水湿润时,加茯苓、泽泻;如有痰涎,加半夏、
陈皮;咳嗽,饮食减少,脉细,加当归、黄芪;脉洪大缓,加黄芩、黄
连;大便硬,加大黄三钱、芒硝三钱,先嚼麸炒桃仁烂,以药送下。

本方加皂矾,即皂矾平胃丸。消食积、虫瘕。

五苓散《金匮》　治瘦人脐下有悸,吐涎沫而癫眩,此水也,此方
主之。此乃散方,近人用以作汤,往往鲜效。

泽泻一两一分　猪苓去皮　白术　茯苓各三分　桂二分,去皮

上五味,为末。白饮服方寸匕,日三服,多饮暖水,汗出愈。《伤
寒论》以此方治太阳表里未清之症。所谓表里者,经与脐也,故此方为利膀胱
水道之主药。

二陈汤《局方》　治肥盛之人,湿痰为患,喘嗽胀满。

半夏制　茯苓各三钱　陈皮二钱,去白　甘草一钱

上四味,加姜三片,水煎服。

枳术丸　治痞积,消食强胃。《金匮》名枳术汤,治心中坚大如盘。

枳实一两　白术二两

上用荷叶裹,烧饭为丸,桐子大。每服五十丸。加木香、砂仁,
即香砂枳术丸。方本《金匮》,张怀古变其法成丸。

泻黄散　治脾胃伏火,口燥唇干,口疮,口臭,烦渴。

藿香七钱　山栀一两　甘草二两　防风四两

上四味,同蜜、酒炒,为末。每二钱,煎服。其妙在用蜜、酒炒。

保和丸丹溪　治食积、酒积。

山楂二两　半夏姜制　橘红　神曲　麦芽　茯苓各一两　连翘
莱菔子炒　黄连各半两

上为末,水丸。加白术二两,名大安丸。此治脾胃湿火气阻之方。

加减思食丸　治脾胃俱虚,水谷不化,胸膈痞闷,腹胁时胀,食
减嗜卧,口苦无味,虚羸少气,胸中有寒,饮食不下,反胃恶心,及病
后心虚,不胜谷气,食不服常,并宜服之。

神曲_{炒黄} 麦芽_{炒黄,各二两} 乌梅_{四两} 干木瓜_{半两} 白茯苓 甘草_{炒,各二钱半}

上为末,蜜丸,樱桃大。每服一丸,细嚼白汤送下。如渴时,噙化一丸。_{此收纳胃气之方,用乌梅、木瓜甚巧。}

越鞠汤丸_{丹溪} 治一切湿、痰、食、火、气、血诸郁。

香附 苍术 抚芎_{各二两} 神曲 山栀仁_{各一两}

上以水煎服,或作丸绿豆大。每服百丸,白滚汤下。

四磨饮_{《济生》} 治七情伤感,上气喘急,胸膈不快,妨闷不食。

人参 槟榔 沉香 天台乌药

上四味,各浓磨水,取七分,煎三五沸。空心,温服。_{浓汁使药存留胸中,不即下达,亦古制方之法也。}

妙香丸_{《局方》} 治时疾伤寒,解五毒,治潮热,积热,及小儿惊痫百病。

巴豆_{三百十五粒,去壳、心膜、炒热,研如面。按:巴豆太多,宜酌减} 牛黄_研 龙脑_研 腻粉 麝香_{研,各三两} 辰砂_{研飞,九两} 金箔_{研,九十片}

上合研匀,炼黄蜡六两,入白蜜三分,同炼匀为丸,每两作三十丸。如治潮热、积热、伤寒、结胸、发黄、狂走、燥热、口干、面赤、大小便不通,大黄炙甘草汤下一丸。毒痢下血,黄连汤调腻粉少许;如患酒毒、食毒、茶毒、气毒、风痰、伏痞、吐逆等症,并用腻粉、龙脑、米饮下。中毒吐血,闷乱烦躁欲死者,用生人血下,立愈;小儿百病,惊痫,急慢惊风,涎潮搐搦,用龙脑、腻粉、蜜汤下绿豆大二丸。诸积食积热,颊赤烦躁,睡卧不宁,惊哭泻痢,并用金银薄荷汤下,更量岁数加减;如男、妇因病伤寒时疾,阴阳气交,结伏毒气,胃中喘燥,眼赤潮发,经七八日至半月日未安,医所不明证候,脉息交乱者,可服一丸,或分作三丸亦可,并用龙脑、腻粉、米饮调下,一服取转,下一切恶毒涎,并药丸泻下。如要药即行,用针刺一孔,冷水浸少时服之，其速更速。凡用蜡丸之药，即不可化开服，则三分一丸之大丸不能下咽，宜作一分一丸之小丸，每服三丸为妥。

藿香正气散《局方》　治外受四时不正之时，内停饮食，头痛寒热，或霍乱吐泻，或作疟疾。

厚朴　陈皮　桔梗　半夏各二两　甘草一两，炙　大腹皮换槟榔亦可　白芷　茯苓　苏叶各三两　藿香三两

上十味，加姜、枣，水煎热服。此方可治时疫。

天水散河间　一名益元散，一名六一散　治夏时中暑，热伤元气，内外俱热，无气以动，烦渴欲饮，肠胃枯涸者。又能催生下乳。积聚、水蓄、里急后重、暑注下迫者宜之。

桂府滑石六两，水飞　甘草一两　辰砂三钱

上为细末，新汲水一碗，调服三钱。滑利清凉，通达水道而不伤阴，所以为佳。

二气丹《局方》　治内虚里寒，胸腹满痛，泄利无度，呕吐自汗，小便不禁，阳气渐微，手足厥冷，及伤寒阴症，霍乱转筋，久下冷痢，少气羸困，一切虚寒痼冷。

肉桂　硫黄细研，各二钱半　干姜炮　朱砂另研为衣，各二钱　黑附子制，五钱

上为末，面糊丸，桐子大。每服三十丸，艾汤或盐汤下。此治下焦无阳，积寒犯肾之症。

泻白散钱乙　治肺热咳嗽。

桑皮炒　地骨皮各一两　甘草五钱

上为末，每服一二钱，入粳米百粒，水煎。此方能治肺中之饮。

三黄汤《本事方》　治三焦实热，一切有余火症，大便秘结者。

黄芩　大黄　黄连各等分

上三味，水煎服。

凉膈散《局方》　治心火上盛，中焦燥实，烦躁，口渴，目赤，头

眩,口疮,唇裂,吐血,衄血,大小便秘,诸风瘛疭,发斑,发狂,及小儿惊风,痘疮黑陷。

连翘四两　大黄酒浸　芒硝　甘草各二两　黄芩酒炒　薄荷　栀子各一两

上为末,每服三钱,加竹叶、生蜜煎。此泻中上二焦之火,即调胃承气加疏风清火之品也。

四物二连汤《元戎》　治血虚,五心烦热,昼则明了,夜则发热。

当归　白芍炒　生地各一两　川芎七分　黄连炒,五分　胡黄连三分

上六味,水煎服。血中有实热,此方主之。

左金丸　治肝脏火实,左胁作痛。

黄连六两　吴茱萸一两,洗泡

上为末,作丸。吴茱萸,仲景用以治呕逆、吐涎等症。胁痛亦痰饮为害也,两胁皆属于肝,此方亦不专治左胁。

龙胆泻肝汤《局方》　治胁痛口苦,耳聋耳肿,筋痿阴湿,热痒阴肿,白浊溲血。

龙胆酒炒,三分　黄芩炒　栀子酒炒　泽泻一钱　木通　车前子各五分　当归二分,炒,酒洗　柴胡一钱　甘草　生地酒炒,各三分

上十味,水煎服。此泻中上焦之火,纯用苦味。

甘露饮《局方》　治丈夫、小儿胃中客热,牙宣齿烂,目垂欲闭,饥不欲食,及目赤肿痛,口疮咽肿,疮疹已发、未发。又疗脾胃湿热,醉饱房劳,黄疸腹满,或时身热,并宜服之。

枇杷叶　熟地　天冬　枳壳　茵陈　生地　麦冬　石斛　甘草炙　黄芩各等分

上为末,每二钱,水一盏,煎七分,去滓。食后临卧温服。《本事方》去麦冬加犀角,名加减甘露饮。此乃以散作饮者。

清心莲子饮《局方》　治心虚有热,小便赤涩。

黄芩　麦门冬_{去心}　地骨皮　甘草_炙　车前子_{各半两}　石莲肉_{去心}　白茯苓_{去皮}　黄芪_{蜜炙}　人参_{各七钱半}

上锉散，每三钱，另用麦冬十粒，水煎八分，水中沉冷。空心服。发热加柴胡、薄荷。亦以散作饮者。

泻热栀子煎《外台》　治胆腑实热，精神不守。

栀子_{二十一枚}　竹茹_{一两}　香豉_{六合}　大青　橘_{各二两}　赤蜜_{三合}

上六味，以水六升，煮取一升七合，去滓，下蜜，再微煎二三沸，分再服。

大顺散《局方》　治冒暑伏热，引饮过多，脾胃受湿，水谷不分，霍乱呕吐，脏腑不调。

甘草_{三十斤，锉寸长}　干姜　杏仁_{去皮、尖}　肉桂_{去粗皮，各四斤}

先将甘草用白砂糖炒及八分黄熟，次入干姜同炒，令姜裂，次入杏仁又同炒，候不作声为度，筛净，后入肉桂，一处捣为散。每服二钱，水煎温服。如烦躁，井花水调下，不拘时，沸汤调亦得。此治暑天内伤冷饮之症，非治暑也。又甘草多于诸药八倍，亦非法。此等病，百不得一，偶用之耳。而制药四十二斤。又止服二钱，其意何居？其方本不足取，而后之庸医竟以此治燥火之暑病，杀人无算，故录此以证其非。

十精丸又名保真丸。《元和纪用经》

菟丝子_{人精，长阴发阳，酒浸一宿，湿捣}　甘菊花_{月精，二味春加一倍}　五加皮_{草精，益肌，去皮用}　柏子仁_{木精，明目通气，二味夏加}　白术_{日精，长肌肉}　人参_{药精，镇心疗惊痫，二味秋加}　石斛_{山精，治筋骨。如金钗者，酥炙}　鹿茸_{血精，止腰痛益精，酥炙}　肉苁蓉_{地精，破症消食，酒浸一宿，蒸用}　巴戟_{天精，治精冷益智，紫色者，去心，酒浸一宿，四味冬加}

上十味等分，随四季各加分两。为末，炼蜜丸，梧桐子大。空心温酒或盐汤下二十五粒至三十粒。忌牛肉、生葱。此世所谓丹药也。温平补益。

成炼钟乳粉《千金翼》 主五劳七伤,咳逆上气。治寒嗽,通音声,明目益精,安五脏,通百节,利九窍,下乳汁,益气补虚,疗脚弱冷疼,下焦伤竭,强阴。久服延年益寿,令人有子。

钟乳不拘多少

上取韶州钟乳,颜色明净光泽者,不着多少。置钟乳于金银器中,即以大铛着水,沉金银器于铛中煮之,常令如鱼眼沸,水减即添,薄乳三日三夜,粗厚管者,七日七夜,候乳色变黄白即熟。如疑生,更煮满十日,最佳。出金银器,中更着清水,更煮经半日许,即出之,水色清不变则止。即于磁钵中,用玉槌着水研之,每日着水搅令匀,勿使著槌钵,勿使纤尘入内,研觉干涩,即更添水,常令如稀米泔状。乳细者,皆浮在上,粗者,沉在下,复绕槌钵四边研之,状若乳汁,研指上如书中白鱼腻即成。澄取曝干,每服秤半两,分为三服。用温酒调下,空腹服。更量病轻重加减服之。亦可和为丸服之。此镇心强肾之圣药,唐人最重之。

玉霜丸《局方》 治真气虚惫,下焦伤竭,脐腹弦急,腰脚疼痛,精神困倦,面色枯槁,或亡血盗汗,遗沥失精,二便滑数,肌消阳痿。久服续骨联筋,秘精坚髓,安魂定魄,轻身壮阳。

白龙骨一斤,细捣,罗,研,水飞三次,晒干,用黑豆一斗,蒸一伏时,以夹袋盛,晒干 牡蛎火煅,成粉 紫稍花如无,以木贼代之,各三两 牛膝酒浸,炙干,秤 磁石醋淬七次 紫巴戟穿心者 泽泻酒浸一宿,炙 石斛炙 朱砂研飞 肉苁蓉去皮,酒浸一宿,炙干,各二两 茴香微炒 肉桂去皮,各一两 菟丝子酒浸一伏时,蒸,杵为末,五两 鹿茸半两,酒浸一伏时,慢火炙脆 韭子微炒,五两 天雄十两,酒浸七日,掘一地坑,以炭烧赤,速去火,令净,以醋二升,沃于坑,候干乘热便投天雄在内,以盆合土拥之,经宿后取出,出皮、脐

上为细末,炼酒、蜜各半,和丸,如桐子大。每服三十丸,空心晚食前温酒下。

按：此药涩精纳气，肾中阳虚者最宜。亦丹药也。

礞石滚痰丸《养生主论》　治实热老痰之峻剂。虚寒者不可用。

黄芩　大黄酒蒸，各八两　礞石一两，焰硝煅过，埋地内七日　沉香五钱，忌火

上四味，为细末，水丸川椒大。量人大小用之。用温水一口送过，咽即仰卧，令药徐徐而下，半日不可饮食，勿起身行动言语，待药气自胃口渐下二肠，然后动作饮食。服后喉间稠黏壅滞不快，此药力相攻，故痰气从上也。少顷药力至而渐逐恶物，入腹下肠，效如响应。下结痰之主方。

黑锡丹《局方》　治脾元久冷，上实下虚，胸中痰饮。或上攻头目，及奔豚上气，两胁膨胀，并阴阳气不升降，五种水气，脚气上攻。或卒暴中风、痰潮上膈等症。

沉香　附子　葫芦巴　肉桂各半两　茴香　破故纸　肉豆蔻金铃子　木香　阳起石各一两　黑锡　硫黄与黑锡结砂子，各三两

上为末，同研，酒煮面糊为丸，梧子大，阴干，以布袋擦令光莹。每服四十丸，姜汤下。此镇纳上越之阳气，为医家必备之要药。

按：黑锡成砂最难，加水银少许为妙。

龙脑鸡苏丸《局方》　治上焦热，除烦解劳。去肺热咳衄，血热惊悸；脾胃热，口甘吐血；肝胆热，泣出口苦；肾热，神志不定。上而酒毒，膈热消渴；下而血滞，五淋血崩。

薄荷一斤　生地另为末，六两　黄芩　新蒲黄炒　麦冬　阿胶炒人参俱为末　木通　银柴胡各二两，木通沸汤浸一日夜，绞汁　甘草一两半　黄连一两

上为末，好蜜二斤，先煎一二沸，然后下生地末，不住手搅，时加木通、柴胡汁，慢火熬膏，勿令火紧。膏成，然后加药末，和丸豌豆大。每服二十丸，白汤下。此方制法精妙。虚劳、虚烦，栀子汤下；肺热，黄芩汤下；心热、悸动、恍惚，人参汤下；衄血、吐血，麦冬汤

下;肝热,防风汤下;肾热,黄柏汤下。以上并食后临卧服。治五淋及妇人漏下,车前子汤下;痰嗽者,生姜汤下;茎中痛者,蒲黄、滑石,水一钟调下;气逆,橘皮汤下;室女虚劳,寒热潮作,柴胡、人参汤下。

按:生地末不若鲜者一斤,同蜜熬成膏尤妙。此方能治血中之热,骨蒸病最宜。惟薄荷太多,宜减十分之九。想制方之人所用薄荷,乃他处之薄荷,非苏州之真龙脑也。真龙脑芳烈透脑,发泄太过,反有所害,故医者不可不知药也。

至宝丹《局方》 治中恶气绝,中风不语,中诸物毒,热疫烦躁,气喘吐逆,难产闷乱,死胎不下,以上并用童便一合、生姜自然汁三五滴,和,温化下三丸至五丸,神效。又治心肺积热,呕吐,邪气攻心,大肠风秘,神魂恍惚,头目昏眩,口干不眠,伤寒狂语,并治之。

生乌犀屑 生玳瑁屑 琥珀研 朱砂研飞 雄黄研细,各一两 龙脑 麝香研,各一分 牛黄五钱,研 安息香一两半,为末,酒研飞,净一两,熬膏。用水安息尤妙 银箔 金箔各五十片,研细为衣

上将生犀、玳瑁为细末,入余药研匀,将安息香膏重汤煮,凝成后入诸药中,和捣成剂,丸如桐子大。用人参汤化下三丸至五丸。

又治小儿诸痫、急惊、心热、卒中、客忤、不得眠、烦躁、风涎、搐搦。每二岁儿服二丸,人参汤下。

《本事方》中多人参、南星、天竺黄。安神定魂必备之方,真神丹也。

苏合香丸《局方》 疗传尸骨蒸,殗碟肺痿,痤忤鬼气,卒心痛,霍乱吐利,吐气瘴疟,赤白暴利,瘀血口闭,疬癖丁肿,惊痫,小儿吐乳,大人狐狸等疾。

苏合香油五钱、入安息香内 安息香一两,另为末,用无灰酒半斤熬膏 丁香 青木香 白檀香 沉香 荜拨 香附子 诃子煨,取肉 乌犀镑 朱砂水飞,各一两 薰陆香 片脑研,各五钱 麝香七钱半

上为细末,入安息香膏,炼蜜和剂,丸如芡实大。每四丸,空心

用沸汤化下,温酒下亦得。此辟邪驱秽之圣方。惟冰、麝太多,宜减大半。

琼玉膏申先生方　治虚劳干咳。

生地黄四斤,若取鲜生地汁须用十斤　白茯苓十二两　白蜜二斤
人参六两,有加沉香、血珀粉各一钱五分

上以地黄汁同蜜熬沸,用绢滤过,将参、茯为细末,入前汁和匀,以磁瓶用棉纸十数层加箬叶封瓶口,入砂锅内,于长流水没瓶颈,桑柴火煮三昼夜,取出,换纸扎口,以蜡封固,悬井中,一日取起,仍煮半日。汤调服。此方别本制法各殊,此为血症第一方。

按:干淮生地四斤,浸透,可取自然汁一斤,若浙地则十斤只取自然汁一斤,须三十斤方可配诸药。故修合之法,当随时随地变通也。

大活络丹《圣济》　治一切中风瘫痪,痿痹痰厥,拘挛疼痛,痈疽流注,跌扑损伤,小儿惊痫,妇人停经。

白花蛇　乌梢蛇　威灵仙　两头尖俱酒浸　草乌　天麻煨
全蝎去毒　首乌黑豆水浸　龟板炙　麻黄　贯众　炙草　羌活　官桂　藿香　乌药　黄连　熟地　大黄蒸　木香　沉香以上各二两
细辛　赤芍　没药去油,另研　丁香　乳香去油,另研　僵蚕　天南星姜制　青皮　骨碎补　白蔻　安息香酒熬　黑附子制　黄芩蒸　茯苓　香附酒浸,焙　元参　白术以上各一两　防风二两半　葛根
虎胫骨炙　当归各一两半　血竭另研,七钱　地龙炙　犀角　麝香另研　松脂各五钱　牛黄另研　片脑另研,各一钱五分　人参三两

上共五十味,为末,蜜丸如桂圆核大,金箔为衣。陈酒送下。顽痰恶风,热毒瘀血入于经络,非此方不能透达。凡治肢体大证必备之药也。方书亦有活络丹,只用地龙、乳香等四五味。此乃治藜藿人实邪之方,不堪用也。

紫雪《局方》　疗脚气,口中生疮,狂易叫走,瘴疫毒厉卒死,温疟,五尸五注,心腹诸疾疠痛,及解诸热毒药,邪热卒黄等症,并解蛊毒鬼魅,野道热毒。又治小儿惊痫百病。

黄金一百两　寒水石　磁石　石膏　滑石各三斤

以上并捣碎,用水一斛,煮至四斗,去滓,入下药:羚羊角屑
犀角屑 青木香 沉香各五斤 丁香一两 元参 升麻各一斤 甘
草八两,炙

以上入前药汁中再煮,取一斗五升,去滓,入下药:朴硝十斤,
硝石四斤,二味入前药汁中,微火上煎,柳木篦搅不住手,候有七
升,投入木盆中,半日欲凝。入下药:麝香当门子一两二钱半 朱砂
三两

二药入前药中,搅调令匀,磁器收藏,药成霜雪紫色。水调下。

按:二硝太多,当只用十分之一则药力方厚。丁香用二两,余所合者皆
然。方中黄金百两,以飞金一万页代之尤妙。邪火、毒火穿经入脏无药可治,
此能消解,其效如神。

解毒万病丹一名紫金锭 治一切药毒,菰子、鼠莽、恶菌、疫死牛
马、河豚等毒,及时行瘟疫,山岚瘴疟,缠喉风痹,黄疸,赤眼疮疖,
热毒上攻。或自缢溺水,打扑伤损,痈疽发背,鱼脐疮肿,百虫蛇犬
所伤,男子、妇人癫邪狂走,鬼胎鬼气,并宜服之。

山茨菰去皮,洗净,焙,二两 川文蛤一名五棓子,捶破,洗刮内桴,二
两 千金子去壳,用纸包裹,换纸研数十次,去尽油,无油成霜,二两 麝香
细研净,三钱 红芽大戟洗,焙,一两

上各研细末,和匀,以糯米粥为剂。每料分作四十粒,于端午、
七夕、重阳合。如欲急用,辰日亦得。于木臼中杵数百下,不得令
妇人、孝服人、不具手足人,及鸡犬之类见之。此秘药中之第一方也。
用药之奇不可思议,或加入朱砂、雄黄各五钱尤效。

兰台轨范　卷二

风

《素》《灵》

《素问·风论》：黄帝问曰：风之伤人也，或为寒热，或为热中，或为寒中，或为疠风，或为偏枯，或为风也。其病各异，其名不同，或内至五脏六腑，不知其解，愿闻其说。岐伯对曰：风气藏于皮肤之间，内不得通，外不得泄。风者善行而数变，腠理开则洒然寒，闭则热而闷。其寒也，则衰食饮；其热也，则消肌肉，故使人怢慄而不能食，名曰寒热。风气与阳明入胃，循脉而上至目内眦，其人肥，则风气不得外泄，则为热中而目黄；人瘦，则外泄而寒，则为寒中而泣出。风气与太阳俱入，行诸脉俞，散于分肉之间，与卫气相干，其道不利，故使肌肉愤愤而有疡；卫风有所凝而不行，故其肉有不仁也。疠者，有营气热腑，其气不清，故使鼻柱坏而色败，皮肤溃疡，风寒客于脉而不去，名曰疠风，或名寒热。以春甲乙伤于风者为肝风，以夏丙丁伤于风者为心风，以季夏戊己伤于邪者为脾风，以秋庚辛中于邪者为肺风，以冬壬癸中于邪者为肾风。风中五脏六腑之俞，亦为脏腑之风。各入其门户所中，则为偏风；风气循风府而上，则为脑风；风入系头，则为目风眼寒；饮酒中风，则为漏风；入房汗出中风，则为内风；新沐中风，则为首风；久风入中，则为肠风飧泄；外在腠理，则为泄风。故风者，百病之长也，至其变化，乃为他病也。

肺风之状，多汗，恶风，色皏然白，时咳短气，昼日则差，暮则甚，诊在眉上，其色白；心风之状，多汗，恶风，焦绝，善怒吓，赤色，病甚则言不可快,诊在口,其色赤;肝风之状,多汗,恶风,善悲,色微苍,嗌干善怒,时憎女子,诊在目下,其色青;脾风之状,多汗,恶风,身体怠惰,四肢不欲动,色薄微黄,不嗜食,诊在鼻上,其色黄;肾风之状,多汗,恶风,面疣然浮肿,脊痛不能正立,其色炲,隐曲不利,诊在肌上,其色黑;胃风之状,颈多汗,恶风,食饮不下,膈塞不通,腹善满,失衣则䐜胀,食寒则泄,诊形瘦而腹大;首风之状,头面多汗,恶风,当先风一日则病甚,头痛,不可以出内,至其风日,则病少愈;漏风之状,或多汗,常不可单衣,食则汗出,甚则身汗,喘息恶风,衣常濡,口干善渴,不能劳事;泄风之状,多汗,汗出泄衣上,口中干,上渍其风,不能劳事,身体尽痛则寒。诸风病状各殊,其多汗恶风,同伤风恶风,伤风自汗。凡七情六淫之病,必有现症;能辨症,断不至误治也。

《平人气象论》:面肿曰风。

风厥劳风 《评热病论》:岐伯曰:汗出而身热者,风也;汗出而烦满不解者,厥也,病名曰风厥。气逆甚,即名风厥。帝曰:愿卒闻之。岐伯曰:巨阳主气,故先受邪;少阴与其为表里也,得热则上从之,从之则厥也。必少阴之气上乃能厥。帝曰:治之奈何?岐伯曰:表里刺之,饮之服汤。帝曰:劳风为病何如?岐伯曰:劳风法在肺下,其为病也,使人强上冥视,唾出若涕,恶风而振寒,此为劳风之病。帝曰:治之奈何?岐伯曰:以救俯仰。巨阳引精者三日,中年者五日,不精者七日,咳出青黄涕,其状如脓,大如弹丸,从口中若鼻中出。不出则伤肺,伤肺则死也。此等病最当体认。若认以为肺痈、肺痿,则失之远矣。盖肺痈乃肺生痈,肺痿乃肺痿瘪。此则风寒入肺,痰涎凝结也。

酒风 《病能论》:帝曰:有病身热解堕,汗出如浴,恶风少气,此为何病?岐伯曰:病名曰酒风。

偏枯 《生气通天论》:汗出偏沮,使人偏枯。

痱 《灵枢·热病》:痱之为病,身无痛者,四肢不收,智乱不甚,其言微,知可治。甚则不能言,不可治也。

《金匮》

夫风之为病,当半身不遂。或但臂不遂者,此为痹。脉微而数,中风使然。

寸口脉浮而紧,紧则为寒,浮则为虚,寒虚相搏,邪在皮肤。浮为血虚,络脉空虚,贼邪不泻,或左或右,邪气反缓,正气即急,*病在缓处,故外治必涂其缓者*。正气引邪,㖞僻不遂。邪在于络,肌肤不仁;邪在于经,即重不胜;邪入于腑,即不识人;邪入于脏,舌即难言,口吐涎。*此辨证之要诀*。

寸口脉迟而缓,迟则为寒。缓则为虚,营缓则为亡血,卫缓则为中风,邪气中经,则身痒而瘾疹。心气不足,邪气入中,则胸满而短气。

《伤寒论》

脉浮而大,浮为风虚,大为气强。风气相搏,必成瘾疹,身体为痒,痒者名泄风,久风为痂癞。

《病源》

风癔 风邪之气,若先发于阴,病发于五脏者,其状奄忽不知人,喉里噫噫然有声,舌强不能言。发汗身软者,可治;眼下及鼻人中左右上白者,可治;黑赤,吐沫者,不可治;汗不出,体直者,七日死。

口噤 诸阳经筋,皆在于头。手三阳之筋,并络入颌颊,夹于口。诸阳为风寒所客则筋急,故口噤不开也。诊其脉迟者,生。

舌强 脾脉络胃,夹咽,连舌本,散舌下。心之别脉,系舌本。今心脾二脏受风邪,故舌强不得语也。

贼风 冬至之日,有疾风从南方来,名曰虚风。其伤人也,但痛不可得按抑,不可得转动,痛处体卒无热。伤风冷则骨解深痛,按之乃应骨痛也。但觉身内索索冷,欲得热物,熨痛处即小宽,时有汗,久不去,重遇冷气相搏,结成瘰疬及偏枯。遇风热相搏,乃变附骨疽也。附骨疽亦由风冷所致。

风痉 口噤不开,背强而直,如发痫之状。其重者,耳中策策痛。猝然身体痉直也,死也。由风邪伤于太阳经,复遇寒湿,则发痉也。此与病后坏证之痉不同。

角弓反张 风邪伤人,令腰背反折,不能俯仰,似角弓者,由邪入诸阳经故也。

柔风 血气俱虚,风邪并入,在于阳则皮肤缓,在于阴则腹里急。柔风之状,四肢不能收,里急不能仰。

不仁 由营气虚,卫气实,风寒入于肌肉,使血气行不宣流。其状,搔之皮肤如隔衣是也。

风惊悸 由体虚,心气不足,心之经为风邪所乘,则惊不自安,悸动不定。其状,目精不转,而不得呼。

刺风 由体虚肤腠开,为风所侵,如刀锥所刺也。

蛊风 由体虚受风,其风在于皮肤,淫淫跃跃,若画若刺,一身尽痛;侵伤气血,其动作如蛊毒也。

须眉堕落 皆由风湿冷得之。邪客于经络,与血气相干,使营卫不和,故面色败,皮肤伤,鼻柱坏,须眉落。此乃疠风也。

恶风 风病有四百四种,总不出五种:黄风、青风、赤风、白风、黑风。人身有八万尸虫,若无八万尸虫,人身不成不立,复有诸恶横病。诸风害人,所谓五种风生五种虫,能害于人。

口喝 《养生方》云:夜卧当耳,勿得有孔,风入耳中,喜食口喝。口喝,见《金匮》,此又是一病,当内服药而外提出风邪。

《外台》

风猥退 四肢不收,身体疼痛,肌肉虚满,骨节懈怠,腰脚缓弱,由分肉流于血脉,久成风水之病。

弹曳 肢体弛缓不收摄也。人以胃气养肌肉、经络,胃气衰损,则筋脉虚而筋肉懈惰,故风邪搏于筋,而使弹曳也。

风毒发 眼疼,脚纵,中指疼连肘边,牵心里闷,肋胀少气,喘气欲绝,不能食。

风　方

酒风《素问》 治身热懈惰,汗出如浴,恶风少气。

泽泻　白术各十分　麋衔五分

合以三指撮为后饭。麋衔即薇衔,一名无心草,南人呼为吴风草。味苦平,微寒,主治风湿。三指为一撮,约二三钱。饭后药先为后饭。

按:麋衔,疑即鹿衔草。为后饭,服在饭后,非饭前也。凡古方须将《神农本草》细参药性,乃能深知其义。

侯氏黑散《金匮》 治大风,四肢烦重,心中恶寒不足者。

菊花四十分　白术十分　细辛三分　茯苓三分　牡蛎三分　桔梗八分　防风十分　人参　矾石各三分　黄芩五分　当归　干姜　芎䓖　桂枝各三分

上十四味,杵为散。酒服方寸匕,日一服。初期二十日,温酒调服。禁一切鱼、肉、大蒜,常宜冷服,六十日止,即药积在腹中不下也,热食即下矣。冷食自能助药力。肠腹空虚,则邪易留此,填满空隙,使邪气不能容。

风引汤《金匮》 除热瘫痫。巢氏云:脚气宜风引汤。

大黄　干姜　龙骨各四两　桂枝三两　甘草　牡蛎各二两　寒水石　滑石　赤石脂　白石脂　紫石英　石膏各六两

上十二味,杵,粗筛,以韦囊盛之,取三指撮,井花水三升,煮三沸。温服一升。

此乃脏腑之热，非草木之品所能散，故以金石重药清其里。

防己地黄汤《金匮》 治病如狂状妄行，独语不休，无寒热，其脉浮。

防己一分 防风 桂枝各二分 甘草一分

上四味以酒一杯，浸之一宿，绞取汁。生地黄二斤，㕮咀蒸之，如斗米饭久。以铜器盛其汁，更绞地黄汁和，分再服。此方他药轻，而生地独重，乃治血中之风也。此等法最宜细玩。

凡风胜则燥，又风能发火，故治风药中无纯用燥热之理。

头风摩散《金匮》

大附子一枚，炮 盐等分

上二味，为散，沐了，以方寸匕，已摩疢上，令药力行。

越婢汤《金匮》 风水，恶风，一身悉肿，脉浮，不渴，续自汗出，无大热者主之。

麻黄六两 石膏半斤 生姜三两 甘草二两 大枣十五枚

上五味，以水六升，先煮麻黄，去上沫，纳诸药，煮取三升。分温三服。恶风加附子一枚。本方加白术四两，即越婢加术汤。越婢，散寒之方也，治风热在表之证。

小续命汤《千金》 治卒中风欲死，身体缓急，口目不正，舌强不能言，奄奄忽忽，精神闷乱，诸风服之皆验。

麻黄 防己 人参 黄芩 桂心 芍药 甘草 川芎 杏仁各一两 防风一两半 附子一枚 生姜五两

上十二味，㕮咀，以水一斗二升，先煮麻黄三沸，去沫，纳诸药，煮取三升。分三服。不瘥，更合三四剂，随人风轻重虚实。脚弱服之亦瘥。

恍惚者，加茯神、远志。

骨节疼烦有热者，去附子，倍芍药。

《外台》加白术一两，石膏、当归各二两，无防己。续命为中风之主方,因症加减,变化由人,而总不能舍此以立法。后人不知此义,人自为说,流弊无穷,而中风一症,遂十不愈一矣。人参、附、桂,何尝不用,必实见其有寒象而后可加。然尤宜于西北人,若东南人则当详审,勿轻试。

录验续命汤 治中风痱,身体不能自收,口不能言,冒昧不知痛处,或拘急不得转侧。

麻黄 桂枝 当归 人参 石膏 干姜 甘草各三两 川芎 杏仁四十枚

上九味,以水一斗,煮取四升。温服一升,当小汗,薄覆脊,凭几坐,汗出则愈。不汗更服,无所禁,勿当风。并治但伏不得卧,咳逆上气,面目浮肿。虚而感风则成痱,此治痱症之主方。

近效术附汤 治风虚,头重眩苦极,不知食味,暖肌补中益精气。

白术二两 附子一枚半,泡,去皮 甘草一两,炙

上三味,锉,每五钱匕,姜五片,枣一枚,水盏半,煎七分,去滓。温服。此治中风后阳虚之症。

按:《古今录验》《近效》二种,乃唐以前之方书,今全本未见。《外台》中引二书之方极多,《金匮要略》宋人校书者,往往以本集中载方太少,故亦采取二书,并《千金》《外台》之方,择其精要者,附一二方于每病之后,而方首亦必不没其所本之书。古人之不苟如此,今人见其方载入《金匮》中,即以为仲景所定之方,误矣。须知之。

地黄煎《千金》 治热风,心烦闷,及脾胃间热不下食方。

生地黄汁 枸杞根汁各二两 生姜汁 酥各三升 荆沥 竹沥各五升 天门冬 人参各八两 茯苓六两 大黄 栀子各四两

上十一味,捣筛五物为散,先煎地黄等汁成膏,纳散搅匀。每服方寸匕,日再,渐加至三匕。觉利减。风行必燥,古人治风必用润药,乃真诀也。今人反以刚燥辛热之品治之,是益其疾也。

三黄汤《千金》 治中风,手足拘急,百节疼痛,烦热,心乱,恶寒,经日不欲饮食。

麻黄五分　独活四分　细辛　黄芪各二分　黄芩三分

上五味,以水六升,煮取二升。分温三服。一服小汗,二服大汗。心热,加大黄二分;腹满,加枳实一枚;气逆,加人参三分;悸,加牡蛎三分;渴,加栝蒌根三分;先有寒,加附子一枚。此方专以驱风为治。

风痱方《千金》　治手足不遂,僵直。

伏龙肝五升

为末,冷水八升,搅取汁饮之,能尽为善。

治半身不遂方《千金》

蚕沙两石

熟蒸,分作直袋三枚。热盛一袋,著患处,如冷换热者,数易之。瘥后,须羊肚酿粳米、葱白、姜、椒、豉等,烂煮,热吃,日食一具,十日止。

按:此法熨痹证亦良。

治风懿方

竹沥一升

治半身不遂,手足拘急,身冷,强直不语。或狂言,角弓反张。或食或不食。或大小便不利。治风懿之法,与治风痱之法不相远。

口眼㖞僻方《千金翼》　治中风面目相引,偏僻,牙车急,舌不转。

牡蛎熬　矾石烧　附子泡,去皮　伏龙肝等分

上四味,捣筛为散,以三岁雄鸡血和药敷上,预候看,勿令太过。偏右涂左,偏左涂右,正则洗去之。

又方　大皂荚五两,去皮、子

捣筛,以三年大醋和。涂缓处。

又方《千金翼》　治风著人面,引口偏著耳,牙车急,舌不得转。

生地黄汁　竹沥各一升　独活三两,切

上三味,合煎,取一升。顿服之即愈。驱风,舒经,活血。

开心肥健方《千金翼》

人参五两　大猪肪八枚

上二味,捣人参为散,猪肪煎取凝。每服,以人参一分、猪脂十分,以酒半升和服之。一百日骨髓充盈,日记千言,身体润泽。去热风、冷风、头心风等,月服二升半,即有大效。此方治老人及风燥者最宜。

一切风虚方《千金翼》

杏仁九升,去尖及两仁,曝干

上一味,捣为末,以水九升,研滤,如作粥法,缓火煎,令如麻浮上,匙取,和羹粥,酒内一匙,服之。每食即服,不限多少。服七日后,大汗出,二十日后汗止。慎风冷、猪、鱼、鸡、蒜、大醋。一剂后诸风减差。春夏恐酸,少作服之。秋九月后煎之。此法神妙,可深秘之。此即作杏酪之法,服食最宜。

竹沥汤《外台》　治诸中风。

竹沥二升　生葛根一升,按:亦当用汁　生姜汁三合

上三味,分三服,日三。此通经络之法。

卒不得语方《外台》

以苦酒煮芥子,薄颈一周,以衣包之,一日一夕乃解瘥。

中风不语方《宝鉴》

取龟屎点石。

取龟屎法:置龟于新荷叶上,以猪发鼻内戳之,立出。

地黄饮子《宣明》　治中风舌喑不能言,足废不能行。此少阴气厥不至,名曰风痱,急当温之。

熟地　山茱萸　五味子　苁蓉酒浸　石斛　麦冬　石菖蒲远志　茯苓　桂心　附子炮　巴戟去心,等分　薄荷七叶

上十三味,每服三钱,生姜五片,枣一枚,煎服。风气甚而有火多

痰者忌服。

此治少阴气厥之方，所谓类中风也，故全属补肾之药。庸医不察，竟以之治一切中风之症，轻则永无愈期，甚则益其病而致死，医者、病家终身不悟也。

稀涎散《局方》 治中风牙关紧急，并治单蛾双蛾。

江子仁六粒 牙皂三钱 明矾一两

上先化开矾，入二味，待矾枯为末。每用三分，吹入喉中。此急救吊痰开喉之法。

豨莶丸《本事方》 治口眼㖞斜，偏风，失音不语，时时吐涎。久服并眼目清明，髭须乌黑，筋骨强健。

豨莶：五月中取叶及嫩枝，洗，九蒸九晒，微焙为末，炼蜜丸，桐子大。温酒或米饮下三四十丸。

按：余取豨莶沥汁熬膏，打末为丸，尤有力。此缓治之剂，非一时救病之法。

控涎丹《三因方》

甘遂 大戟 白芥子等分

上为末，煮糊丸，桐子大，晒干。卧时淡姜汤或热汤下五七丸至十丸。此乃下痰之方，人实症实者用之。

涤痰散严氏 治中风痰迷心窍，舌强不能言。

南星姜制 半夏各二钱半 枳实 茯苓各二钱 橘红一钱五分石菖蒲 人参各一钱 竹茹七分 甘草五分

上九味，加姜五片，水煎服。此治心经之痰。

胜金丸《本事方》 治中风忽然昏倒若醉，形体昏闷，四肢不收，风涎潮于上膈，气闭不通。

生薄荷半两 猪牙皂角二两，捶碎，水一升，二味一处浸，取汁研成膏瓜蒂末一两 藜芦二两 朱砂五钱许，研

上将朱砂末二分，与二味研匀，用膏子捣和，丸如龙眼大，以朱砂一分为衣。温酒化下一丸，甚者二丸，以吐为度，得吐即醒，不醒者不治。实见其痰在上膈则可用，否则提气上升，反成厥冒等疾。

银液丹《局方》　治诸风痰涎蕴结,心膈满闷,头痛目运,面热心忪,痰唾稠黏,精神昏愦,及风涎潮搐,并宜服之。

天南星三分,为末　朱砂半两,研飞　铁粉　水银各三两,结砂子　腻粉一两,研　黑铅炼十遍,秤三两,与水银结砂为小块,同甘草十两水煮半日,候冷,研

上研匀,面糊丸,梧桐子大。每服二丸,同薄荷蜜汤下,生姜汤亦可。微为度,食后服。如治风痫,不计时候服。痰涎逆上用此镇压亦不可少。

前方提之使出,此方镇之使下,随宜施治,全在辨证之确。

疠风方　治眉落鼻坏,遍体生疮。出《神仙感遇传》。

角束一二升,烧灰　大黄九蒸九晒

上为末,再煎,大黄汤服方寸匕,旬日即愈。

青丸白丸《局方》　见通治。

痹历节

《灵》《素》

《灵·周痹》论:黄帝曰:愿闻众痹。岐伯对曰:此各在其处,更发更止,更居更起,以右应左,以左应右,非能周也,更发更休也。帝曰:善。愿闻周痹何如?岐伯对曰:周痹者,在于血脉之中,随脉以上,随脉以下,不能左右,各当其所。帝曰:善。此痛安生?何因而有名?岐伯对曰:风寒湿气,客于外分肉之间,迫切而为沫,沫得寒则聚,聚则排分肉而分裂也。经中无痰字,沫即痰也。分裂则痛,痛则神归之,神归之则热,热则痛解,痛解则厥,厥则他痹发,发则如是。此内不在脏,而外未发于皮,独居分肉之间,真气不能周,故曰周痹。

深痹　《九针十二原篇》:八风伤人,内舍于骨解腰脊节腠理之间,为深痹。

风痹 《寿夭刚柔篇》:病在阳者,名曰风;病在阴者,名曰痹;阴阳俱病者,名曰风痹。二病之殊,两言而定。

寒痹 《寿夭刚柔篇》:寒痹之为病也,留而不去,时痛而皮不仁。

《素问·痹论》:帝曰:痹之安生? 岐伯对曰:风寒湿三气杂至,合而为痹也。其风气胜者为行痹;寒气胜者为痛痹;湿气胜者为着痹也。凡痹之客五脏者,客五脏,痹气入内而生内症矣。肺痹者,烦满喘而呕;心痹者,脉不通,烦则心下鼓暴,上气而喘,嗌干善噫,厥气上则恐;肝痹者,夜卧则惊,多饮,数小便,上为引如怀;肾痹者,善胀,尻以代踵,脊以代头;脾痹者,四肢解堕,发咳呕汁,上为大塞;肠痹者,数饮而出不得,中气喘争,时发飧泄;胞痹者,少腹膀胱按之内痛,若沃以汤涩于小便,上为清涕。阴气者,静则神藏,躁则消亡。饮食自倍,肠胃乃伤。淫气喘息,痹聚在肺;淫气忧思,痹聚在心;淫气遗溺,痹聚在肾;淫气乏竭,痹聚在肝;淫气肌绝,痹聚在脾。诸痹不已,亦益内也。其风气胜者,其人易已也。帝曰:痹其时有死者,或疼久者,或易已者,其故何也? 岐伯曰:其入脏者死,其留连筋骨间者疼久,其留皮肤间者易已。帝曰:其客于六腑者,何也? 岐伯曰:此亦其饮食居处,为其病本也。帝曰:营卫之气,亦令人痹乎? 岐伯曰:营者,水谷之精气也,和调于五脏,洒陈于六腑,乃能入于脉也;故循脉上下,贯五脏,络六腑也。卫者,水谷之悍气也,其气慓疾滑利,不能入于脉也;故循皮肤之中,分肉之间,熏于肓膜,散于胸腹。逆其气则病,从其气则愈。不与风寒湿气合,故不为痹。帝曰:善。痹或痛,或不痛,或不仁,或寒、或热,或燥、或湿,其故何也? 岐伯曰:痛者,寒气多也。有寒,故痛也。其不痛、不仁者,病久入深。营卫之行涩,经络时疏,故不痛,皮肤不营,故为不仁。其寒者,阳气少,阴气多,与病相益,故寒;其热者,阳气多,阴气少,病气胜,阳遭阴,故为痹热。其多汗而濡者,此其逢湿甚也,阳气少,阴气盛,两气相感,故汗出而濡也。帝曰:夫痹之为病,不痛何也? 岐伯曰:痹在于骨则重;在于脉则血凝而不流;在于筋则屈不伸;在于肉则不仁;在于皮则寒;故具此五者,则不痛也。凡痹之类,逢寒则虫,逢热则纵。

阴痹　《至真要大论》:阴痹者,按之不得,腰脊头项痛,时眩,大便难,阴气不用,饥不欲食,咳唾则有血,心如悬,病本于肾。

筋肌骨痹　《长刺节论》:病在筋,筋挛节痛,不可以行,名曰筋痹;病在肌肤,肌肤尽痛,名曰肌痹;病在骨,骨重不可举,骨髓酸痛,寒气至,名曰骨痹。

肉苛　《逆调论》:帝曰:人之肉苛者,虽近于衣絮,犹尚苛也,是为何疾? 岐伯曰:营气虚,卫气实也。营气虚,则不仁;卫气虚,则不用;营卫俱虚,则不仁且不用,肉如故也。人身与志不相有,曰死。

《金匮》

问曰:血痹病从何得之? 师曰:夫尊荣人骨弱肌肤盛,重因疲劳汗出,卧不时动摇,加被微风遂得之。但以脉自微涩在寸口,关上小紧,宜针引阳气,令脉和,紧去则愈。

寸口脉沉而弱,沉即主骨,弱即主筋,沉即为肾,弱即为肝,汗出入水中,如水伤心,历节痛,黄汗出,故曰历节。

少阴脉浮而弱,弱则血不足,浮则为风,风血相搏,即疼痛如掣。

盛人脉涩小,短气自汗出,历节疼,不可屈伸,此皆饮酒汗出当风所致。

吐酸则伤筋,筋伤则缓,名曰泄;咸则伤骨,骨伤则痿,名曰枯,枯泄相搏,名曰断泄。营气不通,卫不独行,营卫俱微,三焦无所御,四属断绝,身体羸瘦,独足肿大,黄汗出,胫冷,假令发热,便为历节也。

痹、历节方

痹症方《灵枢》

治之以马膏,膏其急者,以白酒和桂,以涂其缓者,以桑钩钩之。即以生桑炭,置之坎中,高下以坐等。以膏熨急颊,且饮美酒,啖美炙肉。不饮酒者,自强也,为之三拊而已。马膏,马脂也。其性味甘平柔润,能养筋治痹,故可以膏其急者。白酒辣,桂性味辛温,能通经络,行血脉,故可以涂其缓者。桑之性平,能利关节,除风寒湿痹诸痛,故以桑钩钩之者,钩正其口也。复以生桑火炭,置之地坎之中,高下以坐等者,欲其浅深适中,便于坐而得其暖也,然后以前膏熨其急颊,且饮之美酒,啖之美肉者,皆助血舒筋法也。虽不善饮,亦自强之。三拊而已,言再三拊摩其患处,则病亦已矣。筋骨之病,总在躯壳,古法多用外治,今人不能知矣。

寒痹熨法《灵枢》

用醇酒二十升,蜀椒一升,干姜一斤,桂心一斤。凡四种,皆㕮咀渍酒中,用棉絮一斤,细白布四丈,并纳酒中,置酒马矢煴中。马矢煴中者,燃马屎而煨之也。盖封涂勿使泄,五日五夜,出布棉絮曝干之,干后复渍,以尽其汁,每渍必晬,晬,周日也。其日乃出干,并用滓与棉絮复布,为复巾,重布为巾,如今之夹袋,所以盛贮棉絮药滓也。长六七尺,为六七巾,则用生桑炭炙巾,以熨寒痹所刺之处,令热入至于病所。熨寒痹所刺,则知先已刺过,然后熨之,若不刺而徒熨,恐药性不易入,则刺法亦当考明。寒复炙巾以熨之,三十遍而止。汗出以巾拭身,亦三十遍而止。

黄芪桂枝五物汤《金匮》　治血痹,阴阳俱微,寸口关上微,尺中小紧,外症身体不仁,如风痹状。

黄芪　芍药　桂枝各三两　生姜六两　大枣十二枚

上五味,以水六升,煮取二升。温服七合,日三服。一方有人参。此即桂枝汤以黄芪易甘草,乃卫虚营弱之方,固卫即以护营。

桂枝芍药知母汤《金匮》 治肢节疼痛,身体尪羸,脚肿如脱,头眩短气,温温欲吐。

桂枝四两 芍药三两 甘草 麻黄 附子炮,各二两 生姜 白术各五两 知母四两

上八味,以水七升,煮取二升。温服七合,日三服。此为阳虚之症。

乌头汤《金匮》 治历节疼痛,不可屈伸。

麻黄 芍药 黄芪 甘草炙,各三两 乌头三枚,㕮咀,以蜜二升,煮取一升,即出乌头

上五味,㕮咀,四味,水三升,煮取一升。去滓,纳蜜煎中,更煎之。服七合,不知,更服之。其煎法精妙可师,风寒入节,非此不能通达阳气。

独活寄生汤《千金》 治风寒湿痹,偏枯脚气。

独活三两 桑寄生 秦艽 细辛 归身 生地 白芍 川芎桂心 茯苓 杜仲 牛膝 人参 甘草各等分 一方有防风二两

上十四味,为粗末。每服四钱,煎服。此驱风通治之方。

舒筋饮 治臂痛不能举,由气血凝滞,经络不能行所致。非风非湿。腰以下食前服,腰以上食后服。

片姜黄二钱,如无以莪术代之 赤芍 当归 海桐皮去粗皮 白术各一钱五分 羌活 炙甘草各一钱

上七味,加姜三片,煎服,磨冲沉香汁少许。

拔痹膏

用生半夏为末,同广胶等分。

先用姜汁,将膏煎烊,调入半夏,涂。

史国公酒方《圣惠》 治中风语言蹇涩,手足拘挛,半身不遂,痿痹不仁。

当归酒洗 虎胫骨酒浸一日,焙干,醋炙 羌活 鳖甲炙 草薜

防风　秦艽　牛膝　松节　晚蚕沙各二两　枸杞子五两　茄根八两,蒸

　　上为粗末,绢袋盛,浸无灰酒一斗,十日取饮。

　　半身不遂外治方、大活络丹、指迷茯苓丸　俱见通治。

痿

《素问》

　　《素问·痿论》:黄帝问曰:五脏使人痿,何也? 岐伯对曰:肺主身之皮毛,心主身之血脉,肝主身之筋膜,脾主身之肌肉,肾主身之骨髓。故肺热叶焦,则皮毛虚弱急薄,著则生痿躄也;心气热而下,脉厥而上,上则下脉虚,虚则生脉痿,枢折挈胫纵而不任地也;肝气热,则胆泄口苦,筋膜干,筋膜干则胫急而挛,发为筋痿;脾气热,则胃干而渴,肌肉不仁,发为肉痿;肾气热,则腰脊不举,骨枯而髓减,发为骨痿。帝曰:何以得之? 岐伯曰:肺者,脏之长也,为心之盖也。有所失亡,所求不得,则发肺鸣,鸣则肺热叶焦。故曰:五脏因肺热叶焦,发为痿躄,此之谓也。痿症总属热,而皆关于肺,后人治痿而用燥热之药,俱误。悲哀太甚,则胞络绝,胞络绝,则阳气内动,发则心下崩,数溲血也,故《本病》曰:大经空虚,发为肌痹,传为肺痿。思想无穷,所愿不得,意淫于外,入房太甚,宗筋弛纵,发为筋痿,及为白淫。故《下经》曰:筋痿者,生于肝,使内也。有渐于湿,以水为事,若有所留,居处相湿,肌肉濡渍,痹而不仁,发为肉痿,故《下经》曰:肉痿者,得之湿地也。有所远行、劳倦,逢大热而渴,渴则阳气内伐,内伐则热舍于肾,肾者,水脏也,今水不胜火,则骨枯而髓虚,故足不任身,发为骨痿,故《下经》曰:骨痿者,生于大热也。黄帝曰:何以别之? 岐伯曰:肺热者,色白而毛散;心热者,色赤而络散溢;肝热者,色苍而爪枯;脾热者,色黄而肉蠕动;肾热者,色黑而齿

槁。帝曰:如夫子言可矣,论言治痿者独取阳明,何也？岐伯曰:阳明者,五脏六腑之海,主润宗筋。宗筋主束骨而利机关也。冲脉者,经脉之海也,主渗灌溪谷,与阳明合于宗筋。阴阳总宗筋之会,会于气街。气街,一名气冲,足阳明经穴,在毛际两旁,鼠蹊上一寸动脉处。而阳明为之长,皆属于带脉,而络于督脉。故阳明虚,则宗筋纵,带脉不引,故足痿不用也。帝曰:治之奈何？岐伯曰:各补其荣,诸经所溜为荣。而通其俞,诸经所注为俞。调其虚实,和其顺逆,筋脉骨肉,各以其时受月,则病已矣。时受月,王冰注谓病所受之时月,未知是否。

《生气通天论》:湿热不攘,大筋软短,小筋弛长,软短为拘,弛长为痿。

《难经》

五损损于骨,骨痿不能起于床。痿方

金刚丸《保命》　治肾损骨痿,不能起于床。

萆薢　杜仲炒去丝　苁蓉酒浸,等分

上为末,酒煮腰子,捣丸,如桐子大。每服五七十丸,温酒下。

虎骨四斤丸《局方》　治脚痿。

宣木瓜　天麻　苁蓉　牛膝各焙干,一斤　附子　虎骨各一两,酥炙

以上各如法修制,先将前四味用无灰酒浸,春秋各五日,夏三冬十日,取出焙干。入附子、虎骨,共研为末。用浸药酒,打面糊丸,梧子大。每服五十丸,食前盐汤下。

加减四斤丸《三因》　治肾肝虚热淫于内,致筋骨痿弱,足不任地,惊恐战掉,潮热时作,饮食无味,不生气力。

肉苁蓉酒浸　牛膝酒浸　木瓜干　鹿茸酥炙　熟地　五味子酒浸　菟丝子酒浸,各等分

上为末,炼蜜丸,桐子大。每服五十丸,温酒米饮下。一方不

用五味,有杜仲。

煨肾丸《保命》 治肾肝虚,及脾损谷不化。

牛膝　萆薢　杜仲炒去丝　白蒺藜　防风　菟丝子酒浸　苁蓉酒浸　葫芦巴　破故纸等分　桂枝减半

上为末,将猪腰子制如食法,捣烂蜜丸,如桐子大。每服五七十丸,温酒送下。又治腰痛不起。亦治肾痿。

续骨丹《本事》 治两脚软弱,虚羸无力,及小儿不能行。

天麻酒浸　白附子　牛膝　木鳖子各半两　羌活半两　乌头一钱,炮　地龙去土,一分　乳香　没药各二钱　朱砂一钱

上以生南星末一两,无灰酒炙,糊丸,鸡头大,朱砂为衣。此加味活络丹也,舒筋最宜。

思仙续断丸《本事》 治肝肾风虚气弱,脚不可践地,腰脊疼痛,风毒流注下经,行止艰难,小便余沥。此补五脏内伤,调中益精,凉血,坚强筋骨,益智轻身耐老。

思仙术　生地各五两　五加皮　防风　米仁　羌活　川断　牛膝各三两　萆薢四两

上为细末,好酒三升,化青盐三两,用大木瓜半斤,去皮、子,以盐酒煮木瓜成膏,杵丸,如桐子大。每服三四十丸,空心食前,温酒、盐汤下。膏少和酒可也。此方治下焦风湿脚气亦效。《内经》针痿之法独取阳明,以阳明为诸筋总会也。而用药则补肾为多,以肾为筋骨之总司也,养其精血而逐其风痰,则大略无误矣。

虎潜丸丹溪、**大活络丹**以上二方俱见通治。

厥

《灵》《素》

《灵·癫狂篇》:厥邪为病也,足暴清,胸若将裂,肠若将以刀切之,烦而不能食,脉大小皆涩。厥之象如此,甚则不知人矣。

《素·厥论》：黄帝问曰：厥之寒热者，何也？岐伯对曰：阳气衰于下，则为寒厥；阴气衰于下，则为热厥。帝曰：热厥之为热也，必起于足下者，何也？岐伯曰：阳气起于足五指之表，阴脉者，集于足下而聚于足心，故阳气胜则足下热也。帝曰：寒厥之为寒也，必从五指而上于膝者，何也？岐伯曰：阴气起于五指之里，集于膝下，而聚于膝上，故阴气胜，则从五指至膝上寒。其寒也，不从外，皆从内也。

《解精微论》：厥则目无所见。夫人厥则阳气并于上，阴气并于下。阳并于上则火独光也，阴并于下则足寒，足寒则胀也。厥则无不因阳气在上，若不能通阴纳阳，而用辛热滋腻之药，贻害无穷。

《调经论》：血之与气，并走于上，则为大厥，厥则暴死；气复返则生，不返则死。

《阳明脉解论》：厥逆连脏则死，连经则生。

喑俳煎厥 《素·脉解篇》：内夺而厥，则为喑俳，此肾虚也。少阴不至者，厥也。肝气当治而未得，故善怒，善怒者，名曰煎厥。刘河间地黄饮子专治喑俳。

《生气通天论》：阳气者，烦劳则张，精绝，辟积于夏，使人煎厥。此当治肝脾之逆。

薄厥 《素·生气通天论》：阳气者，大怒则形气绝，而血菀于上，使人薄厥。此当治血逆。

阳明厥 《素·阳明脉解论》：阳明厥，则喘而惋，惋则恶人。

少阴厥 《素·脉要精微论》：脉俱沉细数者，少阴厥也。

风厥 《素·评热病论》：汗出而身热者，风也；汗出而烦满不解者，厥也。病名曰风厥。此当治风。

尸厥 《素·缪刺论》：五络俱竭，令人身脉皆动，而形无知也，其状若尸，名曰尸厥。

《难经》

督之为病,脊强而厥。

《金匮》

问曰:寸脉沉大而滑,沉则为实,滑则为气。实气相搏,血气入脏即死,入腑即愈,此为卒厥。何谓也?师曰:唇口青,身冷,为人脏即死;如身和,汗自出,为入腑即愈。

卒厥之症,颇似中风,一或误治,死不旋踵。

《伤寒论》

寸口诸微亡阳,诸濡亡血,诸弱发热,诸紧为寒。诸乘寒者,则为厥。郁冒不仁,以胃无谷气,脾涩不通,口急不能言,战而栗也。

少阴脉不至,肾气微,少精血。奔气促迫,上入胸膈,宗气反聚,血结心下。阳气退下,热归阴股,与阴相动,令身不仁,此为尸厥。

少阴、厥阴俱病,耳聋、囊缩而厥,水浆不入,不知人者,六日死。此为寒厥。

诸四逆厥者,不可下之,虚家亦然。

以下所论诸条,皆指伤寒症手足逆冷而言,非气逆不知人之厥也。

伤寒始发热,六日厥,反九日而利,凡厥利者,当不能食,今反能食者,恐为除中。食以索饼,不发热者,知胃气尚胜,必愈。

伤寒一二日至四五日而厥者必发热。前热者后必厥,厥深者热亦深,厥微者热亦微。厥应下之,而反发汗者,必口伤烂赤。此为热厥。凡厥者,阴阳气不相顺接,便为厥。此致厥之由。厥者,手足厥冷是也。此厥之象。

伤寒脉微而厥,至七八日,肤冷,其人躁,无暂安时者,此为脏厥。

伤寒热少厥微,指头寒,默默不欲食,烦躁,数小便利,色白者,此热除也,欲得食,其病为愈;若厥而呕,胸胁烦满,其后必便血。热入里。病者手足厥冷,言我不结胸,小腹满,按之痛者,此冷结在膀胱关元也。

伤寒发热,下利厥逆,躁不卧者,死。

伤寒发热,下利至甚,厥不止者,死。

伤寒五六日,不结胸,腹濡,脉虚复厥者,不可下。此为亡血,下之,死。

伤寒脉促,手足厥逆者,可灸之。

下利,手足厥冷,无脉者,灸之不温,若脉不还,反微喘者,死;虚寒之厥。下利后脉绝,手足厥冷,晬时脉还,手足温者,生;脉不还者,死。

病人手足厥冷,脉乍结,以客气在胸中,心中满而烦,欲食不能食者,病在胸中,当须吐之。

《伤寒论》中厥症诸条有寒有热,有虚有实,有寒热互乘,其变不一,随病异形,非厥之正病也,尤不可不潜心体察。凡一病,其变态不同如此,何可执一说以人命为儿戏耶!

厥　方

尸厥方《素问》

以竹管吹其两耳,鬄鬄,剃同。其左角之发方一寸,燔治,饮以美酒。燔治,烧为末也。

赤丸《金匮》　寒气厥逆主之。

茯苓　半夏各四两,洗,一方用桂　乌头二两,泡　细辛一两,《千金》作人参

上四味,末之,纳真朱为色,炼蜜丸,如麻子大。先食酒饮下三丸,日再夜一服。不知稍增之,以知为度。真朱,即朱砂。

茯苓甘草汤《伤寒论》　伤寒厥而心下悸者,宜先治水,当服此

汤。却治其厥,不尔,水渍入胃,必作利也。

茯苓二两　桂枝二两　生草一两,炙　生姜二两

上四味,水四升,煮取二升。分温三服。

尸厥方《金匮》　治尸厥脉动而无气,气闭不通,故静而死也。

菖蒲屑,纳鼻两孔中吹之,令人以桂屑着舌下。

白薇汤《本事方》　人平居无苦疾,忽如死人,身不动摇,默默不知人,目闭不能开,口噤不能言,或微知人,或恶闻人声,但如眩冒,移时方寤。此由汗出过多,血少气并于血,阳独上而不下,气壅塞而不行,故身如死。气过血还,阴阳复通,故移时方寤,名曰郁冒,亦名血厥。妇人多有之,宜服:

白薇　当归各一两　人参　甘草各一钱

上为粗末,每服五钱,水二盏,煎至一盏,去滓,温服。此病最多,而妇科皆不知,无不误治。

四逆汤《伤寒论》　下利厥逆,而恶寒者主之;大汗,若大下利而冷厥者,亦主之。方见伤寒。

通脉四逆汤《伤寒论》　下利清谷,里寒外热,汗出而厥者主之。方见通治。

附加减法:

如面色赤者,加葱九茎;腹中痛者,去葱加芍药二两;呕者,加生姜二两;咽痛者,去芍药,加桔梗一两;利止,脉不出者,去桔梗,加人参一两。

当归四逆汤《伤寒论》　手足厥冷,脉细欲绝者主之。方见伤寒。以上三方皆治寒极之厥,与热厥正相反,须辨之。

瓜蒂散、白虎汤此治热厥二方,俱见伤寒。**乌梅丸**此治虫厥,见虫门。**苏合香丸**此治气厥。**四磨饮、至宝丹**。以上三方俱见通治。

虚　劳

《金匮》

夫男子平人,脉大为劳,极虚亦为劳。男子面色薄者,主渴及亡血,卒喘悸,脉浮者,里虚也。

男子脉虚沉弦,无寒热,短气,里急,小便不利,面赤白,时目瞑兼衄,少腹满,此为劳使之然。劳之为病,其脉浮大,手足烦,春夏剧,秋冬瘥,阴寒精自出,酸削不能行。男子脉浮弱而涩,为无子,精气清冷。男子平人,脉虚弱细微者,善盗汗也。人年五六十,其病脉大者,痹侠背行。若肠鸣,马刀侠瘿者,皆为劳得之。脉沉小迟,名脱气,其人疾行则喘喝,手足逆寒,腹满,甚则溏泄,食不消化也。脉弦而大,弦则为减,大则为芤,减则为寒,芤则为虚,虚寒相搏,此名为革。妇人则半产漏下,男子则亡血失精。

古人所谓虚劳,皆是纯虚无阳之症,与近日之阴虚火旺、吐血咳嗽者正相反,误治必毙。近日吐血咳嗽之病,乃是血症,有似虚劳,其实非虚劳也。

《病源》

夫虚劳者,五劳、六极、七伤是也。五劳者,一曰志劳,二曰思劳,三曰心劳,四曰忧劳,五曰瘦劳;六极者,一曰气极,二曰血极,三曰筋极,四曰骨极,五曰肌极,六曰精极;七伤者,一曰阴寒,二曰阴痿,三曰阴急,四曰精连连,五曰精少,阴下湿,六曰精清,七曰小便苦数,临事不卒。

五蒸:一骨蒸,根在肾;二脉蒸,根在心;三皮蒸,根在肺;四肉蒸,根在脾;五内蒸,亦名血蒸,必外寒而内热,把手附骨,而内热甚,根在五脏六腑。

又有二十三蒸,各有症名。

肺痿者,短气面肿,鼻不闻香臭;肝劳者,面目干黑,口苦,精神不守,恐畏不能独卧,目视不明;心劳者,忽忽喜忘,大便苦难,或时鸭溏,口内生疮;脾劳者,舌苦直,不能咽唾;肾劳者,背难以俯仰,小便不利,色赤黄而有余沥,茎内痛,阴湿囊生疮,小腹满急。此乃五脏之劳。

虚劳方

桂枝加龙骨牡蛎汤《金匮》

失精家,少腹弦急,阴头寒,目眩,一作眼眶痛。发落,脉投虚芤迟,为清谷亡血失精;脉得诸芤动微紧男子失精,女子梦交,此汤主之。

桂枝二两　芍药　生姜各三两　甘草二两　大枣十二枚　龙骨　牡蛎各三两

上七味,以水七升,煮取三升。分温三服。脉极虚芤迟,乃为虚寒之症,故用桂枝及建中等汤。若嗽血而脉数者,乃阴虚之症,与此相反,误用必毙。

薯蓣丸《金匮》　虚劳诸不足,风气百疾主之。

薯蓣三十分　当归　桂枝　曲干地黄　豆黄卷各十分　甘草二十八分　人参十分　芎䓖　芍药　白术　麦门冬各六分　柴胡　桔梗　茯苓各五分　阿胶七分　杏仁六分　干姜三分　白敛二分　防风六分　大枣百枚,为膏

上二十味,末之,炼蜜和丸,如弹子大。空腹酒服一丸,一百丸为剂。

大黄䗪虫丸《金匮》　五劳虚极,赢瘦腹满,不能饮食。食伤、忧伤、饮伤、房室伤、饥伤、劳伤、经络营卫气伤,内有干血,肌肤甲错,两目暗黑,此丸主之。

大黄十分,蒸　黄芩二两　甘草三两　桃仁一升　杏仁一升　芍药四两　干地黄十两　蛴螬一升　干漆一两　虻虫一升　水蛭百枚　䗪虫半升

上十二味,为末,炼蜜为丸,小豆大。酒饮服五丸,日三服。血

干则结而不散,非草木之品所能下,必用食血之虫以化之。此方专治瘀血成劳之症。瘀不除则正气永无复理,故去病即所以补虚也。

治梦泄精方《千金》

韭子一升

上为末。酒服方寸匕,日三服。立效。

羌活补髓丸《千金》 疗髓虚脑痛不安,胆腑中寒。

羌活 川芎 当归各三两 桂心二两 人参四两 酥一升 大麻仁二升,熬,研脂 枣肉一斤、研脂 牛髓 羊髓各一升

上十味,先筛前五味为散,后用枣肉、麻仁打匀,再下二髓及酥,重汤煮之,为丸,桐子大。酒服三十丸,日三服。

肘后獭肝散《金匮》附方 治冷劳,又主鬼疰,一门相染。

獭肝一具,炙干,末之

上水服方寸匕,日三服。

骨蒸方《千金》 疗虚热骨蒸,羸瘦烦闷,短气喘息,两鼻孔张,日西即发。

龙胆 黄连 栝蒌各一两 栀子二七枚,擘 芒硝半两 青葙子 苦参 大黄 黄芩 芍药各半两

上十味,捣筛为末,炼蜜和丸,如梧子大。饮服十丸,日二服,以知为度。此为纯寒之剂,实热者宜之。

救急疗瘦疾方《外台》

炙甘草三两

上一味,小便煮服。用小便奇。此方亦治咽痛。

口干方《外台》 疗脾热胁痛,热满不歇,目赤不止,口唇干裂。

石膏一斤,碎,棉裹 生地汁 赤蜜各一升 淡竹叶五升,切

上四味,水一斗五升,先煮竹叶,取七升,去滓,煮石膏,取一升五合,去滓,纳地黄汁,煮二三沸,下蜜煎三升。细服。

传尸劳方《外台》

獭肝一具,破,干炙 鳖甲一枚,炙 野狸头一枚,炙 紫菀四分

汉防已一两半　蜀漆洗　麦门　甘草炙,各一两

上药,捣筛已成,炼烊羊肾脂二分,合蜜一分烊,令和丸,桐子大。每服十丸,加至十五丸,日再。其药合和,分一分悬门额上,一分著头边,一分系臂上。先服头边,次服臂上,次服门上。大验。

秦艽鳖甲散《宝鉴》　治骨蒸壮热,肌肉消瘦,舌红颊赤,气粗,困倦,盗汗。

鳖甲　柴胡　地骨皮各一两　秦艽　知母　当归各五钱

上为末,每半两入乌梅一枚、青蒿五叶,同煎。临卧,空心温服。

秦艽扶羸汤《直指》　治肺痿骨蒸,劳嗽声嗄,自汗体倦。

鳖甲　秦艽　当归　人参各一钱半　柴胡二钱　地骨皮　紫菀　半夏　甘草各一钱

上九味,加姜、枣煎服。

十味煎《外台》　治凡病在胸膈上者,宜饱服而在夜。肺既居上,则病在上,昼宜服丸,夜宜合桑白皮汁等服。

桑白皮一升　地骨皮三升

二味以水七升,煮取三升,去渣,澄清　生地汁五升　麦冬汁二升　生姜汁一升　竹沥　生葛根汁各三升　白蜜一升　牛酥三合　大枣一升

上十味,先煎生地以下,葛根以上,和煎减半,则纳桑皮等和煎之。三分减一,则纳酥、蜜、枣等药搅之,勿停手,如稠饴状。每服核桃大一枚,含之。滋润肺经,此为第一。姜汁宜用少许。

百花煎《类方奇要》　治吐血、咳嗽。补肺。

生地汁　藕汁　黄牛乳各一升　胡桃十枚,研细　黄明胶炙燥末,半两,阿胶尤佳　生姜汁半斤　干柿五枚,研细　大枣二十一枚,煮去皮、核,研烂　清酒一斤　秦艽半两,末,秦艽味太苦,当用薄荷或苏子汁　杏仁三两,研细

上药煎减半,入好蜜四两,慢火养成,入磁器。服一匙,米饮调下,日三。方内姜汁太多,宜减去大半。

人参蛤蚧散《宝鉴》　治二三年间,肺逆喘嗽,咯吐脓血,满面生疮,遍身黄肿。

蛤蚧一对,全者,河水浸五宿,逐日换水,洗去腥气,酥炙黄　杏仁五两　甘草炙,三两　人参　茯苓　贝母　知母　桑白皮各二两

上为细末,磁器内盛。每日如茶点服。神效。

金锁固精丸　治梦遗滑精。

芡实　莲须　蒺藜各二两　龙骨一两,酥炙　牡蛎煅,四两

上以莲子粉糊丸。服,盐汤送下。

金锁丹《本事方》　治梦泄遗精,关锁不固。

茴香　葫芦巴　破故纸炒　白龙骨各一两　木香一两五钱　胡桃三十个,研膏　羊肾三对,切开用盐擦,炙热,捣膏

上为末,和二膏研匀,酒浸煮熟,丸桐子大。每服三五十丸,盐汤下。

金锁正元丹《局方》　治真气不足,元脏虚损,四肢倦怠,百节酸疼,精神昏困,手足多冷,心忪盗汗,饮食减少,小便滑数,遗精白浊。

五倍子　茯苓各八两　补骨脂十两,微炒　紫巴戟去心　葫芦巴炒　苁蓉洗净,各一斤　朱砂别研　龙骨各三两

上为细末,入研令匀,酒糊为丸,如桐子大。每服十五丸至二十丸,空心食前温酒或盐汤下。

犀角紫河车丸《宝鉴》　治传尸劳,三月必平复,其余劳症即消。数服神效。

紫河车一具,米泔浸一宿,洗净焙干　鳖甲酥炙　桔梗　胡黄连　白芍　败鼓皮心醋炙　大黄　贝母　龙胆草　黄药子　知母各二钱半　芒硝　犀角镑　朱砂各二钱,研

上为末,蜜丸桐子大,朱砂为衣。空心温酒服二十丸。如膈热,食后服。重病不过一料。

小建中汤《金匮》、**黄芪建中汤**《金匮》、**炙甘草汤**《金匮》附方、**大建中汤**、**八味地黄丸**《金匮》、**人参养荣汤**《局方》、**琼玉膏**、**生地黄煎**《外台》、**四物二连汤**《元戎》。以上九方俱见通治。

消　证附强中

《灵》《素》

《灵·师传篇》:胃中热,则消谷,令人悬心善饥。

《素·气厥论》:心移寒于肺,肺消,肺消者,饮一溲二,死不治。

《阴阳别论》:二阳之病发心脾,有不得隐曲,女子不月;其传为风消,其传为息贲,死不治。

《气厥论》:心移热于肺,传为膈消。

《金匮》

厥阴之为病,消渴,气上冲心,心中疼热,饥而不欲食,食即吐蛔,下之不肯止。此症不可误认蛔厥。

《病源》

夫消渴者,渴不止,小便多是也。其病变多发痈疽,此坐热气留于经络,血气壅涩,故成痈脓。

内消病者,不渴而小便多是也。利多不得润养五脏,脏衰,则生诸病。由肾盛之时,恣意快情,致使虚耗,故不渴而小便多也。

强中病者,茎长兴盛不痿,精液自出,由少服五石,热住于肾中,下焦虚。少壮之时,血气尚丰,能制于五石,及至年衰,血气减少,肾虚不复能制精液。若精液竭,则诸病生矣。

消证方

文蛤散《金匮》　渴欲饮水不止者主之。《伤寒论》治心烦,肉上粟起,意欲饮水,反不渴者。

文蛤五两

上一味,杵为散。以沸汤五合,和服方寸匕。欲饮而不渴,乃胸中有水而口燥也。

消渴方《千金》

栝蒌根　生姜各五两　麦冬　芦根切,各二升　茅根切,三升

上五味,㕮咀,以水一斗,煮取三升。分三服。此清胃之主方。

茯神汤《千金》　泄热止渴。治胃腑实热,引饮常渴者。

茯神二两　栝蒌根五两　生麦冬五两　萎蕤四两　知母四两
生地黄六两　小麦二升　大枣二十枚　淡竹叶切,三升

上九味,以水三斗,煮小麦、竹叶取九升,去渣下药,煮取四升。分四服。不问早晚,但渴即进,通治渴患热者。

黄连丸治渴方《千金》

黄连一斤　生地黄一斤

上二味,绞地黄汁浸黄连,出,曝燥,复纳汁中,令汁尽,干捣末,蜜丸桐子大。服二十丸,日三,食前后无拘。亦可为散,酒服方寸匕。此治胃中有伏火之方。制法神妙。《本事方》用冬瓜汁收入黄连内为丸,即以冬瓜汁煎大麦仁汤下,亦仿此义,则知多吃冬瓜亦妙也。

桑根汤《千金翼》　主日饮一石水方。

桑根白皮切,五升,入地三尺者良,炙令黄黑。

上一味,水煮,以味浓为度。适寒温,任性饮。戒食盐。

神效散《本事方》　治渴疾饮水不止。

白浮石　蛤粉　蝉蜕各等分

上细末。用鲫鱼胆七个,调三钱服,不拘时候。神效。

猪肾荠苨汤《千金》　强中之病,茎长兴盛,不交精液自出。消

渴之后即作痈疽,皆由肾热。凡如此等,宜服。

　　猪肾_{一具}　大豆_{一升}　茅苊_{三两}　人参　石膏_{各三两}　茯神

磁石_{绵裹}　知母　葛根　黄芩　甘草　栝蒌根_{各二两}

　　合一剂,病势渐歇即止。

　　肾气丸_{见通治}、**白虎人参汤**、**口干裂方**_{见虚劳}。

兰台轨范 卷三

伤 寒

《素问》

《素·热论篇》:帝曰:今夫热病者,皆伤寒之类也。或愈或死,其死皆以六七日之间,其愈皆以十日以上者,何也? 岐伯对曰:巨阳者,诸阳之属也。其脉连于风府,故为诸阳主气也。人之伤于寒也,则为病热,热虽盛不死;其两感于寒而病者,必不免于死。帝曰:愿闻其故。岐伯曰:伤寒一日,巨阳受之,故头项痛,腰脊强;二日,阳明受之,阳明主肉,其脉侠鼻,络于目,故身热,目疼而鼻干,不得卧也;三日,少阳受之,少阳主胆,其脉循胁,络于耳,故胸胁痛而耳聋。三阳经络皆受其病,而未入于脏者,故可汗而已。四日,太阴受之,太阴脉布胃中,络于嗌,故腹满而嗌干;五日,少阴受之,少阴脉贯肾,络于肺,系舌本,故口燥舌干而渴;六日,厥阴受之,厥阴脉循阴器,而络于肝,故烦满而囊缩。三阴三阳,五脏六腑皆受病,营卫不行,五脏不通,则死矣。阴脉皆连五脏,故曰入脏,非风寒直入脏中也。其不两感于寒者:七日,巨阳病衰,头痛少愈;八日,阳明病衰,身热少愈;九日,少阳病衰,耳聋微闻;十日,太阴病衰,腹减如故,则思饮食;十一日,少阴病衰,渴止不满,舌干已而嚏;十二日,厥阴病衰,囊纵,少腹微下,大气皆去,病日已矣。帝曰:治之奈何? 岐伯曰:治之各通其脏脉,病日衰已矣。其未满三日者,可汗而已;其满三日者,可泄而已。

《水热穴论》:帝曰:人伤于寒,而传为热,何也? 岐伯曰:夫寒甚，则生热也。

两感 《素·热论》：帝曰：其病两感于寒者，其脉应与其病形何如？岐伯曰：两感于寒者，病一日，则巨阳与少阴俱病，则头痛、口干而烦满；二日，则阳明与太阴俱病，则腹满、身热、不欲食、谵言；三日，则少阳与厥阴俱病，则耳聋、囊缩而厥阴。水浆不入，不知人，六日死。帝曰：五脏已伤，六腑不通，营卫不行，如是之后，三日乃死，何也？岐伯曰：阳明者，十二经脉之长也，其血气盛，故不知人；三日，其气尽，故死。两感则表里同病。

温病暑病 《素·热论》：凡病伤寒而成温者，先夏至日者为病温，后夏至日者为病暑。暑当与汗皆出，勿止。

阴阳交 《素·评热病论》：帝问曰：有病温者，汗出辄复热，而脉躁疾，不为汗衰，狂言不能食，病为何？岐伯曰：病名阴阳交，交者，死也。帝曰：愿闻其说。岐伯曰：人所以汗出者，皆生于谷，谷生于精。今邪气交争于骨肉而得汗者，是邪却而精胜也。精胜，则当能食而不复热。复热者，邪气也。汗出者，精气也。今汗出而辄复热者，是邪胜也。不能食者，精无俾也。病而留者，其寿可立而倾也。且夫《热论》曰：汗出而脉尚躁盛者，死。今脉不与汗相应，此不胜其病也，其死明矣。狂言者，是失志，失志者，死。今见三死，不见一生，虽愈必死也。

遗证 《素·热论》：帝曰：热病已愈，时有所遗者，何也？岐伯曰：诸遗者，热盛而强食之，故有所遗也。若此者，皆病已衰，而热有所藏，因其谷气相薄，两热相合，故有所遗也。帝曰：善！治遗奈何？岐伯曰：视其虚实，调其逆从，可使必已矣。帝曰：病热当何禁之？岐伯曰：病热少愈，食肉则复，多食则遗，此其禁也。

《难经》

伤寒有几,其脉有变不? 然。伤寒有五:有中风,有伤寒,有湿温,有热病,有温病,其所苦各不同。中风之脉,阳浮而滑,阴濡而弱;湿温之脉,阳濡而弱,阴小而急;伤寒之脉,阴阳俱盛而紧涩;热病之脉,阴阳俱浮,浮之而滑,沉之散涩;温病之脉,行在诸经,不知何经之动也,各随其经所在而取之。伤寒有汗出而愈,下之而死者;有汗出而死,下之而愈者,何也? 然。阳虚阴盛,汗出而愈,下之即死;阳盛阴虚,汗出而死,下之而愈。

阳虚阴盛者,风伤卫而汗自泄,寒气在内而未出也。阳盛阴虚者,身热汗闭,燥火内结,津液干枯,阴气欲竭也。此以有邪处为虚,无邪处为盛。

《伤寒论》六经脉证

太阳病,脉浮,头项强痛而恶寒。尺寸俱浮者,太阳受病也。其脉上连风府,故头项痛,腰脊强。发热,汗出,恶风,脉缓者,名曰中风。恶寒,体痛,呕逆,脉阴阳俱紧者,名曰伤寒。发热恶寒者,发于阳也,无热恶寒者,发于阴也。发于阳者,七日愈。发于阴者,六日愈,以阳数七,阴数六也。阳明中风,口苦咽干,腹满,微喘,发热,恶寒,脉浮而紧。恶寒未离太阳。阳明病,若能食,名中风;不能食,名中寒。尺寸俱长者,阳明受病也。其脉侠鼻,络于目,故身热目痛,鼻干不能卧。阳明外证,身热,汗自出,不恶寒,反恶热也。邪气已离太阳,故大恶寒。阳明脉大。以上皆阳明之经病。有太阳阳明,有正阳阳明,有少阳阳明。此三条皆传腑之证。太阳阳明者,脾约是也。少阳阳明者,发汗,利小便已,胃中燥烦实,大便难是也。阳明之为病,胃家实也。此正阳阳明。阳明居中,土也。万物所归,无所复传。始虽恶寒,二日自止,此为阳明病也。少阳之为病,口苦,咽干,目眩也。尺寸俱弦者,少阳受病也。其脉循胁,络于耳,故胸胁痛而耳聋。少阳中风,两耳无所闻,目赤,胸中满而烦者,不可吐下,吐下则悸而惊。伤寒脉弦细,头痛发热者,属少阳。头痛发热与太阳同,而脉之弦细独异。三阳合病,脉浮大,上关上,但欲睡眠,目合则汗。内热已极。伤寒六七日,无大热。外热轻则内热重。其人躁烦者,此为阳去阴入也。若热轻而不烦躁,则病欲退矣。伤寒三日,三阳为尽,三阴当受邪,其人反能食而不呕,此为三阴不受邪也。太阴之为病,腹满而吐,食不下,自利益甚,时腹自痛。尺寸俱沉细者,太阴受病也,其脉布胃中,终于嗌,故腹满而嗌干。伤寒脉浮而缓,手足自温者,系在太阴。同一太阴病,而有沉细浮缓之殊。盖沉细乃太阴病脉,浮缓乃太阴本脉也。自利不渴者,属太阴,以脏有寒故也,当温之,宜服四逆辈。少阴自利而渴,热入下焦也。此自利而不渴,寒入中焦也。少阴之为病,脉微细,但欲寐也。卫气行于阳则寤,行于阴则寐。少阴病,欲吐不吐,心烦,但欲寐,五六日自利而渴者,属少阴也。尺寸俱沉者,少阴受病也,以其脉贯肾,终于肺,系舌本,故口燥舌干而渴。厥阴之为病,消渴,气上冲心,心中疼热,饥而不欲食,食则吐蛔,下之,利不止。尺寸俱微缓者,厥阴受病也。以其脉循阴器,络于肝,故烦满而囊缩。厥阴中风,脉微浮为欲愈,不浮为未愈。

伤寒传足不传手经脉此本陶节庵最为明晰

足太阳脉,起于目内眦,从颈下后项,连风府,行身之后,终于足。其外证头痛项强,腰脊痛,骨节痛,恶心,发热恶寒。标病宜发汗,但太多则亡阳,筋惕瞤肉。小便不利者,当利。自利者,不可利。利之,引热入膀胱,其人如狂。不可下,下之为结胸。足阳明脉,起于鼻颏,络于目,循面下人迎,入缺盆,下膈,属胃,行身之前,终于足之厉兑穴。故其症目痛鼻干,不得眠,头颏痛,身热微恶寒。无汗者属标病,宜解肌。身热发渴汗出,属本病,宜清热解肌。若恶热自汗,发渴,去衣被,发斑,发黄,发狂,大便秘,腹满,此正阳明胃腑病也,宜下之。

足少阳脉,起自目锐眦,上抵头,循角,络耳中,循胸胁,行身之侧,终于足。故头角痛,目眩,耳聋,胁痛,心下痞,寒热往来,呕而口苦,胆热也。此经无标本,只有小柴胡一汤和解,随证加减。有三禁:汗之犯太阳、下之犯阳明、利之犯少阴。脉弦数者,是本经证。

足太阴为三阴经首,其脉始于足大指,上行至腹,络于喉,连舌本,行身之前也。故腹满自利,咽干呕吐。腹满,邪入脾也;呕吐,脾气不和也;自利,挟热下利也;咽干,脾脉连喉也。头不疼,阴脉至颈而还也。身微热,手足温,表邪解,而传入里也,身目俱黄。标病,宜平热。腹满硬痛,渴而喉干,小便赤,大便难,本病,虽宜下,然当分寒热施治。

足少阴脉,始于足心,上行贯脊循喉,络舌本,下注心胸,行身之后也。其病手足乍冷乍温,身不热者,标病;二便不通,舌干口燥者,本病。此经本热而标寒也,宜急下以存肾水。虽自利,此是饮汤水所致,不可疑为寒也。初病大热,至此变为厥冷者,是热深厥亦深也,急下之。至阴又难拘定法,因分直中者寒症,传经者热症。大抵六经中,惟此难辨。有直中真阴者,有夹阴中寒者,有夹阴伤寒者,有虚阳伏阴者,有阴极发躁者,有漏底伤寒者。前二症,身不热,厥冷,全似少阴传经而冷者;后四症,身热面赤,又全似阳,大要口燥舌干,渴而谵语,大便实者,传经热症也,足冷呕吐,泻利不渴,或恶寒腹痛者,直中真寒症也。

足厥阴脉,始于足大指,上循阴器,抵小腹,循胁,上口唇,与督脉会于巅顶,行身之侧也。其症烦懑囊拳,消渴舌卷,谵语,大便不通,而头疼,手足乍冷乍温者,此是阳经传来热邪,本病,宜急下;若发热恶寒,状如疟疾,此是热邪在经,标病,宜和解。若不呕,便清,当有大汗至而自愈。头疼者,以督脉会于巅顶故也。大抵热深厥亦深,则舌卷囊缩。肝主筋也。阴寒冷极,亦卷缩,须以口渴不渴,足冷不冷,脉沉实沉细别之。厥阴属热者甚多,后人皆指为极寒,概用温热,误人无算。熟读《伤寒论》自知。

伤寒六经治法方

诸方精义俱详余所著《伤寒类方》中,不更赘。

桂枝汤俱本《伤寒论》 治太阳中风,头疼发热,汗出恶风。

桂枝三两,去皮 芍药三两 甘草二两,炙 生姜三两 大枣十二枚,擘

上五味,哎咀,以水七升,微火煮取三升,去滓。适寒温,服一升,服已须臾,啜热稀粥一升余,以助药力,温覆令一时许,通身漐漐微似有汗者,益佳,不可令如水流漓,病必不除。若一服汗出病差,停后服,不必尽剂。若不汗,更服,依前法。又不汗,后服当小促其间,半日许令三服尽。若病重者,一日一夜服,周时观之。服一剂尽,病证犹在者,更作服。若汗不出者,乃服至二三剂。禁生冷、黏滑、肉、面、五辛、酒酪、臭恶等物。此服外感风寒之药,服法俱当如此。

麻黄汤 治太阳中寒,头身俱痛,发热无汗,恶风而喘。

麻黄三两,去节 桂枝二两,去皮 甘草一两,炙 杏仁七十个,汤泡去皮、尖

上四味,以水九升,先煮麻黄减二升,去上沫,纳诸药,煮取二升半,去滓。温服八合,覆取微似汗,不须啜粥。余如桂枝法将息。

桂枝麻黄各半汤 治伤寒向愈,脉微缓,恶寒身痒。

桂枝一两十六铢,去皮 芍药酒洗 生姜切 甘草炙 麻黄各一两,去节 大枣四枚,擘 杏仁二十四个,汤浸去皮、尖及两仁者

上七味,以水五升,先煮麻黄一二沸,去上沫,纳诸药,煮取一升八合,去滓。温服六合,令微汗则愈。

桂枝加葛根汤 治太阳病,项背强,反汗出恶风。

葛根四两 芍药二两 甘草二两 生姜三两,切 大枣十二枚,擘
桂枝三两,去皮

上六味,以水一斗,先煮葛根减二升,去上沫,纳诸药,煮取三
升,去滓。温服一升,覆取微似汗,不须啜粥,余如桂枝法。本方无麻
黄。若加麻黄,则为葛根汤矣。成无己本误加。

葛根汤 治太阳病,项背强几几,无汗恶风者。又治太阳阳明
合病,自下利者。

葛根四两 麻黄三两,去节 桂枝二两,去皮 芍药二两,切 甘
草二两,炙 生姜三两,切 大枣十二枚,擘

上七味,㕮咀,以水一斗,先煮麻黄、葛根减二升,去沫,纳诸药。
煮取三升,去滓。温服一升。覆取微似汗,不须啜粥,余如桂枝法
将息及禁忌。

葛根黄芩黄连汤 治太阳症误下,利遂不止,喘而汗出者,此
主之。

葛根半斤 甘草炙 黄芩各二两 黄连三两

上四味,以水八升,先煮葛根减二升,入诸药,煮取二升去滓。
分温再服。

桂枝加芍药汤 治太阳误下,腹满时痛,属太阴也,此主之。
大实痛者,加大黄一两,即桂枝加大黄汤。

桂枝三两 芍药六两,酒洗 甘草二两,炙 生姜三两,切 大枣
十二枚,擘

上五味,㕮咀,以水七升,微火煮取三升,去滓。适寒温,服一
升。此即桂枝汤加芍药一倍,即另成一方,而以之治太阴证,分两轻重之所关
如此。太阴病必腹满。

大青龙汤 治太阳中风,脉浮紧,恶寒发热,身疼,不汗出而烦
躁者。

麻黄六两，去节　桂枝二两，去皮　甘草二两，炙　杏仁四十粒，去皮、尖　生姜三两，切　大枣十二枚，擘　石膏如鸡子大，碎

上七味，以水九升，先煮麻黄减二升，去上沫，纳诸药，煮取三升，去滓。温服一升，取微似汗。汗出多者，温粉扑之，一服汗者，停后服。汗多亡阳遂虚，恶风，烦躁，不得眠也。此风、寒两伤之方。

按：载大青龙，何以不载小青龙？盖小青龙治伤寒不解，心下有水气之症，非伤寒正方也。

桂枝加桂汤　治烧针令其汗，针处被寒，核起微赤，必发奔豚，灸其核上各一壮，与此汤。

即桂枝汤加桂二两。

小柴胡汤　治少阳中风，往来寒热，胸胁苦满，心烦喜呕，腹痛心悸，头汗出，舌上苔白。及妇人热入血室等症。

柴胡半斤　黄芩　人参　甘草各三两　半夏半升，洗　生姜三两，切　大枣十二枚，擘

上七味，水一斗二升，煮取六升，去滓，再煎取三升。温服一升，日三服。若胸中烦而不呕，去半夏、人参，加栝蒌实一枚；若渴者，去半夏加人参，合前成四两半，加栝蒌根四两；若腹中痛者，去黄芩，加芍药三两；若胁下痞硬，去大枣，加牡蛎四两；若心下悸，小便不利者，去黄芩，加茯苓四两；若不渴，外有微热者，去人参，加桂三两，温覆取微汗愈；若咳者，去人参、大枣、生姜，加五味子半升、干姜二两。此方加减法须细审。

大柴胡汤　治伤寒十余日，柴胡证仍在，呕而心下急，心中痞硬而利，热结在里，往来寒热等症。

柴胡半斤　黄芩三两　芍药三两　半夏半升，洗　生姜五两，切　枳实四枚，炙　大枣十二枚，擘　大黄二两

上八味，以水一斗二升，煮取六升，去滓，再煎。温服一升，日三服。

大承气汤 治伤寒十余日,吐下后不解,晡时发潮热,独语如见鬼状,寻衣摸床,胃中有燥屎也,此下之。

大黄四两,酒洗　厚朴半斤,去皮,炙　枳实五枚,炙　芒硝三合

上四味,以水一斗,先煮二物,取五升,去滓,纳大黄,煮取二升,去滓,纳芒硝,更上微火一两沸。分温再服,得下,余勿服。胃中非存燥屎之所,此言胃中者,指足阳明言,即所谓胃中实是也。乃肠胃之总名。

小承气汤 治汗多,微发热,不恶寒,或小便数而大便硬,谵语者,与此汤微和胃气。

大黄四两　厚朴二两,去皮,炙　枳实三枚,炙

上三味,以水四升,煮取一升二合,去滓。分温三服。初服汤,当更衣,不尔者,尽饮之。若更衣者,勿服之。

调胃承气汤 治胃气不和,不恶寒,但热,腹微满而烦,与此汤。

大黄四两,去皮,清酒浸　甘草二两,炙　芒硝半斤

上三味,㕮咀,以水三升,先煮大黄、甘草,取一升,去滓,纳芒硝,更上火微煮令沸。少少温服。不恶寒,乃外邪已尽,方可下。此仲景之要法。

桃核承气汤 治太阳病不解,热结膀胱,其人如狂。血自下,下者愈。其外不解者,尚未可攻,宜先与桂枝解外,外解已,但小腹急结,此主之。

桃仁五十个,去皮、尖　桂枝二两,去皮　大黄四两　芒硝　甘草炙,各二两

上五味,以水七升,煮取二升半,去滓,纳芒硝,更上火微沸,下火。先令温服五合,日三服,当微利。

抵当汤 治伤寒六七日,少腹硬,小便自利,其人如狂,喜忘,大便黑,此有蓄血。

水蛭熬　虻虫各三十个,去翅、足,熬　桃仁三十个,去皮、尖　大黄三两,酒浸

上四味,为末,以水五升,煮取三升,去滓。温服一升,不下,再服。

抵当丸 治伤寒有热,少腹满,应小便不利,今反利者,为有血也,当下之。不可余药。

水蛭二十个 虻虫二十五个 桃仁二十个,去皮、尖 大黄三两

上四味,杵,分为四丸,以水一升煮一丸。取七合服之。晬时当下血,若不下者,更服。

大陷胸汤 治表未解,而医反下之,胃虚而阳气内陷,心下有硬,舌上燥渴,小有潮热,心下至少腹痛不可近。

大黄六两,去皮 芒硝一升 甘遂一钱匕

上三味,以水六升,先煮大黄,取二升,去滓,纳芒硝煮一两沸,纳甘遂末。温服一升。得快利,止后服。结胸,乃水饮为患,《伤寒论》云此为水结,故用甘遂。

大陷胸丸 治病发于阳,而反下之,热入因作结胸;病发于阴,而反下之,因作痞。所以成结胸者,以下之太早故也。

大黄半斤 葶苈子熬 芒硝 杏仁去皮、尖,熬黑,各半斤

上四味,捣筛二味,纳杏仁、芒硝,合研如脂,和散。取如弹丸一枚,别捣甘遂末一钱匕,白蜜二合,水二升,煮取一升。温顿服之,一宿乃下。如不下,更服,取下为效。

小陷胸汤 治病在心下,按之则痛,脉浮滑者。

黄连一两 半夏半升,洗 栝蒌实大者,一个

上三味,以水六升,先煮栝蒌实,取三升,去滓,纳诸药,煮取二升,去滓。分温三服。

白虎汤 治脉滑而厥,里有热也。又治三阳合病,腹满身重,谵语,遗尿,汗自出者。

知母六两 石膏一斤,碎 甘草二两 粳米六合

上四味,以水一斗,煮米熟汤成,去滓。温服一升,日三服。阳

极于内,发散则路远,故从小便去之。

麻黄附子细辛汤　治少阴始得病,反发热,脉沉者。

麻黄去节　细辛各二两　附子一枚,泡去皮,破八片

上三味,以水一斗,先煮麻黄减二升,去上沫,纳药,煮取三升,去滓。温服一升,日三服。

四逆散　治少阴传经热邪,四逆,或咳,或悸,或小便不利,或腹中痛,或泄痢下重者。

甘草炙　枳实破,水渍,炙干　柴胡　芍药各十分

上四味,捣筛。白饮和服方寸匕,日三服。咳者,加五味子、干姜各五分,并主下痢;悸者,加桂枝五分;小便不利者,加茯苓五分;腹中痛者,加附子一枚,炮令坼;泄痢下重者,先以水五升,煮薤白三升,煮取三升,去滓,以散三方寸匕,纳汤中,煮取一升半。分温再服。热邪入深,乃见四逆,误认为寒,贻害匪细。薤白能治下重,以能泄大肠之气也。

四逆汤　治脉沉体痛,温温欲吐,下利清谷,手足厥冷,内寒外热,脉微欲绝等症。

甘草二两,炙　干姜一两半　附子一枚,生用,去皮,破八片

上三味,㕮咀,以水三升,煮取一升二合,去滓。分温再服。强人可大附子一枚,干姜三两。四逆汤不可轻用,一症不具即当细审,必诸症皆全,方可决用无疑。

四逆加人参汤　治利后亡血。

本方加人参。

通脉四逆汤　治下痢清谷,脉绝,汗出而厥。

本方加干姜一倍。

通脉四逆加猪胆汁汤　治汗出而厥,脉绝,拘急。

本方加猪胆汁。

当归四逆汤　治手足厥冷,脉细欲绝,脉浮革,因而肠鸣者。

当归　桂枝　芍药_{各三两}　细辛_{二两}　大枣_{二十五枚}　甘草
通草_{各二两}

上七味，以水八升，煮取三升，去滓。温服一升，日三服。此四逆症，乃从太阳误下所致，非厥阴、少阴之四逆也，故仍以桂枝汤为主。

理中丸及汤　治霍乱，头痛、发热、身体痛，寒多不用水者，理中汤；若大病瘥后喜睡，久不了了，胃上有寒者，用理中丸。

人参　甘草_炙　白术　干姜_{各三两}

上四味，捣筛为末，蜜丸，如鸡子黄大。以沸汤数合和一丸，研碎，温服之。日三服、夜二服。腹中未热，益至三四丸，然不及汤。汤法：以四物依两数切，用水八升，煮取三升，去滓。温服一升，日三服。

四逆乃温下焦、中焦之法；理中为温上焦、中焦之法。各有部位也。

附子泻心汤　治心下痞而复恶寒汗出。

大黄_{二两}　黄连　黄芩_{各一两}　附子_{一枚，泡去皮，破，别煮取汁}

上四味，切三味，以麻沸汤二升渍之须臾，绞去滓，纳附子汁。分温再服。治上焦用生药，故渍而不煎。附子能回阳止汗。

栀子豉汤　治汗、吐、下后，虚烦不得眠。及大下之后，身热未去，心中结痛，或微烦者。

栀子_{十四枚，擘}　香豉_{四合，绵裹}

上二味，以水四升，先煮栀子得二升半，纳豉煮取一升半，去滓。分为二服，温进一服。得吐者，止后服。邪在至高之分，以此吐之。所谓在上者，因而越之也。此吐方之最和平者。

真武汤　治太阳汗出不解，仍发热，心悸，头眩，身瞤动，振振欲倒地者。又治少阴至四五日，小便不利，四肢沉重，疼痛，自下痢，此为有水气。

茯苓　芍药　生姜_{各三两，切}　白术_{二两}　附子_{一枚，炮去皮，破八片}

上五味,以水八升,煮取三升,去滓。温服七合,日三服。此治水逆之正方。若咳者,加五味半升,细辛、干姜各一两;若小便利者,去茯苓;若下痢者,去芍药,加干姜二两;若呕者,去附子,加生姜,足前成半斤。

大黄黄连泻心汤　治伤寒脉浮紧,而复下之,紧反入里,则作痞,按之自濡,但气痞耳,此主之。

大黄二两　黄连一两

上二味,以麻沸汤二升渍之须臾,绞去滓。分温再服。凡治下焦之补剂,当多煎,以熟为主;治上焦之泻剂,当不煎,以生为主。此亦治至高之热邪,故亦用生药。

白通汤　治少阴下痢。

葱白四茎　干姜一两　附子一枚,生用,去皮,破八片

上三味,以水三升,煮取一升,去滓。分温再服。此为寒痢。

白通加猪胆汁方　治服白通汤,利不止,汗出,而厥逆无脉,干呕而烦。服汤后,脉暴出者,死。微续者,生。

即白通汤煎成,纳人尿五合、猪胆汁一合。分温再服。

猪肤汤　少阴病,下痢,咽痛,胸满,心烦者,此主之。

猪肤一斤

上一味,以水一斗,煮取五升,去滓,加白蜜一升、白粉五合,熬香,和令相得。温分六服。引少阴之虚火下达。

甘草汤　桔梗汤　治少阴咽痛,先与甘草汤。不瘥,与桔梗汤。

甘草二两

上一味,以水二升,煮减半,去滓。温服七合,日二服。

桔梗汤:加桔梗一两,煎法同。此方治少阴在上之火。

瓜蒂散　治太阳病,胸中痞硬,气上冲胸,不得息,此胸中有寒也。又,或手足厥冷,脉乍紧,心中烦满不能食,病在胸中,并当

吐之。

瓜蒂熬　赤小豆各一分

上二味,各别捣筛为散已,合治之,取一钱匕,以香豉一合,用热汤七合,煮作稀糜,去滓,取汁和散,温顿服之。不吐者,少少加。得快吐,乃止。诸亡血虚家,不可与之。

麻黄升麻汤　治伤寒六七日,大下后,厥逆,寸脉沉迟,下部脉不至,咽喉不利,吐脓血,泄痢,为难治,主之。

麻黄二两半,去节　升麻　当归各一两一分　知母　黄芩　萎蕤各十八铢　石膏碎,绵裹　白术　干姜　芍药　天冬去心　桂枝　茯苓　甘草炙,各六铢

上十四味,以水一斗,先煮麻黄一两沸,去上沫,纳诸药,煮取三升,去滓。分温三服,令汗出愈。

旋覆代赭汤　治伤寒汗出吐下后,心下痞硬,噫气不除,此主之。

旋覆花三两　人参二两　生姜五两,切　半夏半升,洗　代赭石一两　大枣十二枚,擘　甘草三两,炙

上七味,以水一斗,煮取六升,去滓,再煎取三升。温服一升,日三服。

苦酒汤　治少阴病,咽中生疮,声不出者。

半夏洗,破,十四枚　鸡子一枚,去黄,纳苦酒,著壳中

上二味,纳半夏,著苦酒中,以鸡子壳置刀环中,安火上,令三沸,去滓。少含咽之。不差,更作三剂服之。制法奇。

枳实栀子豉汤　治大病瘥后劳复。

枳实三枚,炙　栀子十四枚,擘　豉一升,绵裹

上三味,以清浆水七升,空煮取四升,纳枳实、栀子,煮取二升,下豉,更煮五六沸,去滓。温分再服。覆令微似汗。

若有宿食者,加大黄如博棋子大五六枚。大病后劳复,庸医必作

虚治,乃纯用降气清火之品,当细参之。

竹叶石膏汤 治伤寒解后,虚羸少气,气逆欲吐者。方见通治。壮火食气,故少气者多属火症。

烧裈散 治阴阳易病,其人身重,少气,少腹里急,阴中拘挛,热上冲胸,头重不举,眼中生花,膝胫拘急。

上取妇人中裈近阴处,剪,烧灰。以水和服方寸匕,日三服。小便即利,阴头微肿则愈。妇人病,取男子裈裆烧灰。

猪胆导法 以猪胆汁加醋,纳谷道中。

蜜煎导法 以蜜煎老,捏作指大一条,纳谷道中,以手按之。

上二方,俱治伤寒大发汗,小便利,津液内竭,大便虽硬,不可攻之,用此法。

治男子新病起房内复者方《千金》

取女人月经赤帛,烧服方寸匕。亦治阴卵肿缩入腹,绞痛欲死。

治交接劳复阴卵肿缩腹中绞痛便欲死方《千金》

取所交接妇人衣服,以覆男子,立愈。

竹皮汤《外台》 治交接劳复,卵肿腹痛,便绝欲死。

青竹皮一升

上一味,水三升,煮五六沸,绞汁顿服,立愈。此方范汪亦治大便后劳复。

疗食劳方《外台》

杏仁五十枚

上一味,以酢二升,煎取服之,取汗则差。

治结胸灸法《本事方》

巴豆十四枚 黄连七寸,连皮用

上捣细末,用津唾和成膏,填入脐心,以艾灸其上。腹中有声,其病去矣。不拘壮数,以病退为度。才灸了便以温汤浸手帕拭之,恐生疮也。此法最稳。凡胸中病,俱可依此法外治。

鹊石散《本事方》 治伤寒发狂,弃衣奔走,逾墙上屋。

黄连 寒水石各等分

上为细末。每服二钱,浓煎甘草汁调服。

鳖甲散《活人书》 治伤寒八九日不瘥,名曰坏证,伤寒不能治者,宜此疗之。

升麻 前胡去芦 乌梅去核 枳实麸炒,去麸 犀角镑 黄芩各半两 生地黄切,两合 甘草一分,炙 鳖甲去裙,米醋炙赤黄,杵碎,用半两

上锉如麻豆大,每服抄五钱匕,水一盏半,煎至八分,去滓,温服。

升麻鳖甲汤《金匮》 阳毒之为病,面赤斑斑如锦文,咽喉痛,唾脓血。五日可治,七日不可治。此汤主之。

升麻二两 当归一两 蜀椒炒去汗,一两 甘草二两 鳖甲手指大一片,炙 雄黄半两,研

上六味,以水四升,煮取一升,顿服之。老小再服取汗。

升麻鳖甲去雄黄蜀椒方 阴毒之为病,面目青,身痛如被杖,咽喉痛。五日可治,七日不可治。

升麻鳖甲汤去雄黄、蜀椒主之。

《肘后》《千金方》:阳毒用升麻汤,无鳖甲,有桂;阴毒用甘草汤,即本方无雄黄。《活人》:阳毒升麻汤,用犀角、射干、黄芩、人参,无当归、蜀椒、鳖甲、雄黄。蜀椒,辛热之品,阳毒用,而阴毒反去之,疑误。《活人书》加犀角等四味颇切当。

栀子仁汤《活人书》 治阳毒,伤寒壮热,百节疼痛。

栀子仁一两 柴胡一两半 升麻 黄芩各二两 赤芍一两 大青一两 石膏二两 知母一两 甘草半两,炙 杏仁二两,汤浸去皮、尖及双仁者,麸炒微黄

上捣为粗末,每服抄四钱,以水一盏,入生姜半分、豉一百粒,

煎至六分,去滓。不计时候,温服。

还阳汤《本事方》　治阴毒,面色青,四肢逆冷,心躁腹痛。

用硫黄末新汲水调下二钱,良久,或寒一起,或热一起,更看紧慢,再服一二钱。则为汗出,瘥。

萎蕤汤《活人书》　治风温,兼疗冬温及春月中风伤寒,发热头眩痛,喉咽干,舌强,胸内痛,痞满,腰背强。

萎蕤三分　石膏一两,杵碎　白薇　麻黄汤泡,焙干,秤　川芎　葛根生者可用,二两尤妙　大羌活去芦　甘草炙　杏仁去皮、尖、双仁,捶碎,各半两　青木香一分,冬一两,始春用半两,妙

上锉,如麻豆大,每服五钱,水一盏半,煎一盏。日三四服。此清散之剂,可治时疫。

白虎加苍术汤《本事方》　治湿温多汗。

知母五两　甘草二两,炙　石膏一斤　苍术　粳米各三两

上为末,每服四钱,水一盏半,煎至七分,去滓。取汁温服。

黑膏《活人书》　治温毒发斑。

好豉一升　生地黄半斤,切

上二味,以猪膏二斤,合露之,煎令三分减一,绞去滓,用雄黄、麝香如大豆者,纳中,绞和,尽服之。毒便从皮中出则愈。

凡外感之症,治之得宜,六七日间无不愈者,过期不愈,皆治之不得其法,所以或传经,或变病,种种现症不可穷极,以致治法千端,聚讼不息。故仲景《伤寒论》治伤寒之正方不过数首,余皆误治之变症,故取治杂病之方,随症救疗也。

按:伤寒为外感之总名,传变出入,千头万绪,仲景《伤寒论》一字不可遗漏。今止举六经本症,及六经主方数首,以存大略。不可以此而废全书也。能将伤寒全书,熟读而精通之,则凡为外感之病,游刃有余矣。故此集外感之方,选录甚少,意有在也。

百合病

《金匮》

论曰:百合病者,百脉一宗,悉知其病也。意欲食复不能食,常默然,欲卧不能卧,欲行不能行,饮食或有美时,或有不用闻食臭时,如寒无寒,如热无热,口苦小便赤,诸药不能治,得药则剧吐痢,如有神灵者,身形如和,其脉微数。每溺时头痛者,六十日乃愈;若溺时头不痛,淅然者,四十日愈;若溺快然,但头眩者,二十日愈。其证或未病而预见,或病四五日而出,或病二十日,或一月微见者,各随证治之。

百合病,见于阴者,以阳法救之;见于阳者,以阴法救之。见阳攻阴,复发其汗,此为逆;见阴攻阳,乃复下之,此亦为逆。此等症,病后得之者甚多,医者不知,多方误治,以致病气日深,不可救疗,始终无一人能识之者,遍地皆然也。

百脉一宗悉病,盖肺朝百脉,故以百合治肺为主药。

百合病方

百合知母汤《金匮》 百合病发汗后者,主之。

百合七枚,擘 知母三两,切

上先以水洗百合,渍一宿,当白沫出,去其水,更以泉水二升,煎取一升,去滓;别以泉水二升,煎知母,取一升,去滓。后合和煎取一升五合。分温再服。

滑石代赭汤《金匮》 百合病下之后者,主之。

百合七枚,擘 滑石三两,碎,绵裹 代赭石如弹丸大一枚,碎,绵裹

上先以水洗百合,渍一宿,当白沫出,去其水。更以泉水二升,煎取一升,去滓;别以泉水二升煎滑石、代赭取一升,去滓。后合和

重煎。取一升五合,分温服。

百合鸡子汤《金匮》　百合病吐之后者,主之。

百合七枚,擘　鸡子黄一枚

上先以水洗百合,渍一宿,当白沫出,去其水,更以泉水二升,煎取一升,去滓。纳鸡子黄搅匀,煎五分。温服。

百合地黄汤《金匮》　百合病不经吐、下利、发汗,病形如初者,主之。

百合七枚,擘　生地黄汁一升

上先以水洗百合,渍一宿,当白沫出,去其水,更以泉水二升,煎取一升,去滓。纳地黄汁,煎取一升五合。分温再服。中病勿更服,大便当如漆。

百合洗方《金匮》　百合病一月不解,变成渴者主之。

百合一升

以水一斗,渍之一宿,以洗身。洗已,食煮饼,勿以盐豉也。

栝蒌牡蛎散《金匮》　百合病渴不瘥者,主之。

栝蒌根　牡蛎熬,等分

上为细末。饮服方寸匕,日三服。

百合滑石散《金匮》　百合病变发热者,一作发寒热。主之。

百合一两,炙　滑石三两

上为散。饮服方寸匕,日三服。当微利者,止服,热则除。

感冒方附

九味羌活汤张元素方　四时发散。

羌活　防风　川芎　白芷　细辛　苍术　黄芩　甘草　生地

上加生姜三片、葱白三茎,水煎服。此外感之总方,惟生地不若易当归为佳。此方之分两当因病之轻重加减,故不为一定之数。

败毒散《活人书》　治伤寒,瘟疫,风湿,风眩,拘蜷,风痰,头痛,目眩,四肢痛,憎寒壮热,项强睛疼。

羌活　独活　前胡　柴胡　川芎　枳壳　白茯苓　桔梗　人
参各一两　甘草五钱

上为细末,每服二钱,水一盏,入生姜三片,煎七分。温服,或
沸汤点服。烦热口渴,加黄芩。

参苏饮《易简》　治感冒风寒,头痛发热,憎寒,咳嗽,涕唾黏稠,
胸膈满闷,脉弱无汗。

人参　苏叶　干葛　前胡　陈皮　枳壳　茯苓　半夏各八分
桔梗　木香　甘草各五分　生姜五片　大枣一枚

上十三味,水煎。热服取汁。

以上三方,乃感冒风寒之总法。其病止在皮毛肌肉之中,未入经络,故不
能传变,大致驱散太阳、阳明之风寒足矣。其有食者,则兼用消食之品可也。
此等症四时皆有,南方最多。

寒　热

《灵》《素》

《灵·口问篇》:帝曰:人之振寒者,何气使然?岐伯曰:寒气客
于皮肤,阴气盛,阳气虚,故为振寒寒栗。

《素·逆调论》:黄帝问曰:人身非常温也,非常热也,为之热而
烦满者,何也?岐伯对曰:阴气少而阳气胜,故热而烦满也。帝曰:
人身非衣寒也,中非有寒气也,寒从中生者何?岐伯曰:是人多痹
气也。阳气少,阴气多,故身寒如从水中出。帝曰:人有四肢热,逢
风寒如炙如火者,何也?岐伯曰:是人者,阴气虚,阳气盛。四肢
者,阳也。两阳相得,而阴气虚少,少水不能灭盛火,而阳独治,独
治者,不能生长也,独胜而止耳。逢风寒如炙如火者,是人当肉烁
也。帝曰:人有身寒,汤火不能热,厚衣不能温,然不冻栗,是为何

病？岐伯曰：是人者，素肾气胜，以水为事，太阳气衰，肾脂枯不长，一水不能胜两火。肾者，水也，而生于骨，肾不生，则髓不能满，故寒甚至骨也。所以不能冻栗者，肝一阳也，心二阳也，肾孤脏也，一水不能胜二火，故不能冻栗，病名曰骨痹，是人当挛节也。帝曰：人之肉苛者，虽近于衣絮，犹尚苛也，是为何疾？岐伯曰：营气虚，卫气实也。营气虚，则不仁，卫气虚，则不用，营卫俱虚，则不仁且不用，肉如故也。人身与志不相有，曰死。

　　移热移寒　《素·气厥论》：黄帝问曰：五脏六腑，寒热相移者何？岐伯曰：肾移寒于脾，痈肿，少气。脾移寒于肝，痈肿，筋挛。肝移寒于心，狂，隔中。心移寒于肺，肺消，肺消者，饮一溲二，死不治。肺移寒于肾，为涌水，涌水者，按腹不坚，水气客于大肠，疾行则鸣，濯濯如囊裹浆，水之病也。脾移热于肝，则为惊衄。肝移热于心则死。心移热于肺，传为鬲消。肺移热于肾，传为柔痓。肾移热于脾，传为虚，肠澼，死不可治。胞移热于膀胱，则癃溺血。膀胱移热于小肠，鬲肠不便，上为口糜。小肠移热于大肠，为虙瘕，为沉。大肠移热于胃，善食而瘦，又谓之食㑊。胃移热于胆，亦曰食㑊。胆移热于脑，则辛頞鼻渊，鼻渊者，浊下不止也。传为衄衊瞑目，故得之气厥也。

《难经》

　　寒热之病，候之如何也？然：皮寒热者，皮不可近席，毛发焦，鼻槁，不得汗；肌寒热者，皮肤痛，唇口槁，无汗；骨寒热者，病无所安，汗注不休，齿槁痛。阳维为病，苦寒热。

《伤寒论》

　　病人身大热，反欲得衣者，热在皮肤，寒在骨髓也；身大寒反不欲近衣者，寒在皮肤，热在骨髓也。

此种寒热,既非感冒,亦非伤寒。其深浅有皮肤骨髓之殊,其久暂有岁月之异。轻者有似感冒,重者即变骨蒸。所以《内经》以后,诸书寒热,自有方论,不入伤寒等法,大段以清营中之热为主,其或有风、有痰、有积、有瘀者,则随症消息之可也。

寒热方

四时加减柴胡汤《金匮》 治五脏寒热。

柴胡 白术各八分 大腹槟榔四枚,并皮、子用 陈皮五分 生姜五分 桔梗七分

以上冬三月,柴胡稍多;春三月,减白术,增枳实;夏三月,又增甘草,仍用枳实、白术;秋三月,同冬三月,惟陈皮稍多。

上各㕮咀,分为三帖。一帖以水三升,煮取二升,分温三服。如人行四五里进一服。渣再合煎一服。治寒热,总不能外柴胡。寒热久者,必有积滞。分,读去声,二钱半为一分。

天行热病方《外台》 疗天行,三日外至七日不歇,内热令人更相染着,主大青消毒汤。

大青四两 香豉八合,熬,绵裹 干葛 栀子各四两 生地一升,切 芒硝三两

上六味,切,以水五升,煮取二升半,去滓,下芒硝,分三服。一方有石膏八两。忌芜荑、热面、酒、蒜等物。此方专清阳明之热。

苦参汤《千金》 疗天行热病,五六日以上宜服。

苦参三两 黄芩二两 生地黄八两

上三味,切,以水八升,煮取二升,去滓,温服半升,日再服。忌芜荑。

凝雪汤《外台》 疗天行毒病,七八日热积胸中,烦乱欲死。

芫花一升

上一味,以水三升,煮取一升半,渍故布,薄胸上,不过再三薄,

热则除。当温四肢,护厥逆也。

按:《本草》:芫花,能治蛊毒,消胸中痰水。

大黄汤《外台》 疗天行,五六日不解,头痛壮热,四肢烦疼,不得饮食。

大黄胃 黄连心、肝 黄柏肾 栀子肺,各半两,擘

上四味,以水八升,煮六七沸,纳豉一升、葱白七茎,煮取三升,去滓。分三服。此许推然方,神良。又疗伤寒,已五六日,头痛壮热,四肢烦疼,取汗。并宜老小。忌猪肉、冷水。此三黄汤之变,能除六经之热。

桃叶熏身法《外台》

水一石,煮桃叶取七斗,以荐席自围,衣被盖上,安桃汤于床箦下,取热自熏。停少时,当雨汗,汗遍去汤,待歇速粉之。并灸大椎则愈。

按:寒热之因,千变万殊。有属外感,有属内伤,而外感内伤之中,又各不同。其外有属痰饮,有属瘀血,有属积聚,有属败症,不可胜举。其治法,各详于本病条下,当细审之。此只录时行热病之数方耳。

霍 乱附转筋

《伤寒论》

问曰:病有霍乱者何? 答曰:呕吐而利,名曰霍乱。问曰:病发热、头痛、身疼、恶寒、吐利者,此属何病? 答曰:此名霍乱。自吐下,又利止,复更发热也。

伤寒其脉微涩者,本是霍乱,今是伤寒,却四五日,至阴经上,转入阴必利。本呕下利者,不可治也。欲似大便,而反失气,仍不利者,属阳明也,便必硬,十三日愈,所以然者,经尽故也。下利后,当便硬,硬则能食者愈。今反不能食,到后经中颇能食,复过一经

能食,过之一日当愈,不愈者,不属阳明也。吐利发汗,脉平,小烦者,以新虚不胜谷气也。此霍乱是伤寒变症,与霍乱本症微别。

《病源》

霍乱者,由人温凉不调,阴阳清浊二气有相干乱之时,其乱在于肠胃之间者,因遇饮食而变,发则心腹绞痛。其有先心痛者,则先吐;先腹痛者,则先利;心腹并痛者,则吐利俱发。挟风而实者,身发热,头痛体疼而复吐利;虚者,但吐利、心腹刺痛而已。亦有饮酒食肉,腥脍,生冷过度,因居处不节,或露卧湿地,或当风取凉,而风冷之气归于三焦,传于脾胃,脾胃得冷则不磨,不磨则水谷不消化,亦令清浊二气相干,脾胃虚弱,便为吐利。水谷不消,则心腹胀满,皆成霍乱。

霍乱脉大可治,微细不可治。霍乱吐下,脉微迟,气息劣,口不欲言者,不可治。此霍乱之正病,言之最详。干霍乱者,是冷气搏于肠胃,致饮食不消,但腹满烦乱,绞痛短气,其肠胃先挟实,故不吐利,名为干霍乱也。

霍乱而转筋者,由冷气入于筋故也。冷入于足之三阴三阳,则脚转筋;入于手之三阴三阳,则手转筋。随冷所入之筋,筋则转。转者,皆由邪冷之气,击动其筋而移转也。

按:转筋之病,《金匮》有鸡屎白散一方,附脚气条下。而转筋之症不一,有平时常转筋者,有霍乱而转筋者,并有转筋入腹者,当用木瓜、吴茱萸等药,及外治汤熨之法,以备选择。

霍乱转筋方

五苓散　霍乱,头痛发热,热多欲饮水者主之。寒多不用水者,理中丸主之。二方俱《伤寒论》,见通治。

理中丸　此是寒霍乱之方,百不得一者也。误用者,害不旋踵。

加减法：若脐上筑者，肾气动也，去术，加桂四两；吐多，去术，加生姜三两；下多者，还用术；悸者，加茯苓二两；渴欲得水者，加术，足前成四两半；腹中痛者，加人参，足前成四两半；寒者，加干姜，成四两半；腹满者，去术，加附子一枚。服汤后，如食顷，饮热粥一升许，微自温，勿发揭衣被。

霍乱转筋入腹方《千金》

作极咸汤，于糟中暖渍之则瘥。

又方

以醋煮青布擒脚膝，冷复易之。

又方《千金翼》　治霍乱转筋。两臂及脚、胸、胁诸转筋并主之。

香薷一把

水煮令极浓，服二三升，即瘥。青木香亦佳。

广济高良姜汤《外台》　治霍乱吐痢，转筋入腹。

高良姜四两　桂心四两

上二味，以水七升，煮取二升，去滓。分三服。此亦治寒霍乱之方。

霍乱转筋入腹方《外台》

木瓜子、根皮，合煎汤服之。

茱萸汤《外台》　疗霍乱转筋不止。

吴茱萸一升　甘草　干姜各二两，泡　蓼子一把　乱发一两，烧　桂心二两

上六味，以水七升，煮取二升三合，去滓。分温三服。

灸法《外台》　以手拘所患脚大拇指，灸当脚心急筋上七壮；又灸当足大拇指聚筋上七壮；又灸足大拇指下约中一壮；又灸涌泉。入腹者，灸脐左二寸，十四壮；又灸股中大筋上去阴一寸；转筋四逆者，灸两乳根黑际，各一壮；转筋欲死者，灸脐上一寸，十四壮。

藿香正气散《局方》、**益元散**河间、**苏合香丸**《局方》、**香薷饮**《局

方》。俱见通治。

痉

《金匮》

太阳病,发热无汗,反恶寒者,名曰刚痉。一作痓,余同。太阳病,发热汗出,而不恶寒,名曰柔痉。太阳病,发热,脉沉而细者,名曰痉,为难治。太阳病,发汗太多,因致痉。夫风病,下之则痉,复发汗,必拘急。疮家虽身疼痛,不可发汗,汗出则痉。病者身热足寒,颈项强急,恶寒,时头热,面赤目赤,独头动摇,卒口噤,背反张者,痉病也。若发其汗者,寒湿相得,其表益虚,即恶寒甚。发其汗已,其脉如蛇。暴腹胀大者,为欲解,脉如故;反伏弦者痉。夫痉脉,按之紧如弦,直上下行。痉病有灸疮,难治。太阳病,其症备,身体强几几,然脉反沉迟,此为痉。太阳病,无汗,而小便反多,气上冲胸,口噤不得语,欲作刚痉。痉为病,胸满口噤,卧不著席,脚挛急,必介齿。

痉　方

栝蒌桂枝汤《金匮》　太阳病,其症备,身体强几几,然脉反沉迟,此汤主之。

栝蒌根二两　桂枝　芍药各三两　甘草二两　生姜三两　大枣十二枚

上六味,以水九升,煮取三升。分温三服。取微汗,汗不出,食顷啜热粥法。

麻黄加独活防风汤《金匮》　治刚痉。

麻黄　桂枝各一两　芍药三两　甘草半两　独活　防风各一两

上六味,每服一两,水煎。

　　痉病乃伤寒坏症,小儿得之犹有愈者,其余则百难疗一。其实者,或有因下而得生,虚者竟无治法。《金匮》诸方,见效绝少。

　　葛根汤《金匮》、**大承气汤**《金匮》、**桂枝加葛汤**有汗用,见伤寒门、**小续命汤**见中风门。

癃闭利淋

《灵》《素》

　　《灵·本输篇》:三焦手少阳之脉,入络膀胱,约下焦,实则闭癃,虚则遗溺。

　　《五味篇》:酸走筋,多食之,令人癃。

　　《素·宣明五气论》:膀胱不利为癃,不约为遗溺。

　　《气厥论》:胞移热于膀胱,则癃,溺血。

　　《骨空论》:督脉为病,癃痔遗溺。

《金匮》

　　淋之为病,小便如粟状,小腹弦急,痛引脐中。淋家不可发汗,发汗则必便血。热在下焦者,则尿血,亦令淋秘不通。小便不利者,有水气,其人若渴。

《病源》

　　石淋　淋而出石也,肾主水,水结,则化为石。

　　气淋　肾虚膀胱热,气胀所为也。

　　膏淋　淋而有肥状似膏,故谓之膏淋,亦曰肉淋。此肾虚不能制于肥液,故与小便俱出也。

　　劳淋　谓劳伤肾气而生热成淋也。

　　血淋　热淋之甚者,则尿血。心主血,血之行身,通遍经络,循环脏腑,劳甚则散,失其常经,溢渗入胞而成血淋也。

胞转 其病状,脐下急痛,小便不通是也。或因小便应下而强忍之,或为寒热所迫,此二者,俱合水气还上,气迫于胞,使胞屈别不得充张,外水应入不得入,内溲应出不得出,外内相壅塞,故令不通。病至四五日,乃有致死者。饱食讫,应小便而忍之,或饱食讫而走马,或小便急因疾走,或忍尿入房,皆令胞转,或胞落并致死。数便为癃,绝不便为胞转。

尿床 小便,乃水液之余,从膀胱入于胞,夜卧则阳气衰伏,不能制于阴,所以阴气独发,于眠睡不觉尿出也。

癃闭利淋方

栝蒌瞿麦丸《金匮》 小便不利者,有水气,其人若渴,此主之。

栝蒌根二两 茯苓三两 薯蓣三两 附子一枚,炮 瞿麦一两

上五味,末之,炼蜜丸,梧子大。饮服三丸,日三服。不知,增至七八丸,以小便利,腹中温为止。

滑石白鱼散《金匮》 主小便不利。

滑石二分 乱发二分,烧 白鱼二分

上三味,杵为散。饮服半钱匕,日三服。

茯苓戎盐汤《金匮》 小便不利主之。

茯苓半斤 白术二两 戎盐一枚,弹丸大

上三味,以水五升,煮取三升。分温三服。

猪苓汤《金匮》 脉浮发热,渴欲饮水,小便不利者,主之。

猪苓去皮 茯苓 阿胶 滑石 泽泻各一两

上五味,以水四升,先煮四味,取二升,去滓,内胶烊消。温服七合,日三服。此蓄饮之症。

治诸种淋方《千金》

葵根八两 茅根 石首鱼头口各三两,宜用头中骨 甘草一两

通草二两　贝子五合　天麻根五两

上七味，㕮咀，以水一斗二升，煮取五升。分五服，日三、夜二。亦主石淋。治石淋尤切。

石苇散《千金》　治血淋。

石苇　当归　蒲黄　芍药

上四味，各等分，治下筛。酒服方寸匕，日三。

胞转方《千金翼》　治丈夫、女人胞转，不得小便八九日者。

滑石一斤　寒水石一两，碎　葵子一升

上三味，以水一斗，煮取五升，尽服即利。

疗小便难方《本事方》　治便难小腹胀。不急治杀人。

用葱白三斤

细锉，炒令热，以帕子裹，分作二处，更替运脐下即通。

石苇散《局方》　治膀胱有热，淋沥不宣，或尿如豆汁，或便出砂石并治之。

木通锉，二两　石苇二两，去毛　滑石　白术　瞿麦　芍药　葵子各三两　当归　甘草炙　王不留行各一两

上为细末。每服二钱，小麦汤调下，食前，日二三服。

藕蜜汤《养老书》　治老人淋病，小便不利，痛闷之极。

藕汁五合　白蜜五合　生地黄汁一升

上相合，微火煎之，令如饧。空心含半匙，渐渐下饮食。忌热食、炙肉。此方亦治血淋。

治石淋方《千金翼》

车前子二升

绢袋贮，以水八升，煮取三升。空腹顿服之。须臾当下石子。宿勿食。服之良。

治热淋方《千金翼》

白茅根四斤

以水一斗五升,煮取五升。每服一升,日三、夜一。

四汁饮 治热淋,小便赤涩疼痛。

葡萄取自然汁　生藕取汁　生地取汁　白蜜各五合

上和匀,先把一盏银器盛石器内,慢火熬沸。不拘时温服。

牛膝膏 治死血作淋。

桃仁去皮、尖　归尾各一两　牛膝四两,酒浸一宿　赤芍　生地各一两半

水十钟,微火煎至二碗,入麝香少许。分四次空心服。如夏月,用凉水换此膏,不坏。

八正散《宝鉴》 治诸淋。

瞿麦　栀子　萹蓄　大黄　滑石　木通　车前子　甘草各一钱

加灯芯一钱,煎服。

治小便失禁方《千金》

以水三升,煮鸡肠取一升。分三服。

家韭子丸 治遗溺,及阳气衰败,白浊遗精。

家韭子炒,六两　麝茸四两,酥炙　肉苁蓉酒浸　牛膝酒浸　熟地　当归各二两　菟丝子酒浸　巴戟各一两半　杜仲　石斛　桂心　干姜各一两

上为末,酒糊丸,桐子大。每服五十丸,加至百丸,食前盐汤温酒任下。小儿遗尿者,多因胞寒,亦阳气不足也,别作小丸服。

夜多小便方《千金翼》 治膀胱冷,故小便至夜独多。

鸡肠五具,治如食法　羊肾一具,去脂并令干　赤石脂六两　龙骨三两　肉苁蓉四两　川连五两　桂心二两

上七味,为末。每服方寸匕,日二服。五日中作羊肾炙一剂,十日外作羊肾臛,香味如常,食饱与之。

猪肚丸　治小便频数。

猪肚一个,莲子一升同煮,一同去皮、心,焙干为末　舶上茴香五钱
破故纸一两,盐水炒　川楝子酒炒,去核,一两　母丁香三两

加桑螵蛸一两尤效。

蜜丸,梧子大。每服五十丸,空心温酒送下。

缩泉丸　治脬气不足,小便频多。

乌药　益智仁各等分

上二味,为末,酒煮山药糊丸,如梧子大。每服五十丸,空心盐
汤送下。一方有覆盆子。

治尿床《千金》

取鸡膍胵一具,并肠烧末,酒服。男雌女雄。

威喜丸见通治、**蒲灰散**见水肿、**龙脑鸡苏丸**治五淋血崩,见通治。

兰台轨范　卷四

湿

《金匮》

太阳病,关节疼痛而烦,脉沉而细者,此名湿痹。湿痹之候,小便不利,大便反快,但当利其小便。湿家之为病,一身尽疼,发热,身色如熏黄也。此黄与黄疸各别。湿家,其人但头汗出,背强欲得被覆向火。若下之早,则哕,或胸满,小便不利。

舌上如苔者,以丹田有热,胸上有寒,渴欲得饮而不能饮,则口燥烦也。湿家下之,额上汗出,微喘,小便利者,死;若下利不止者,亦死。

风湿相搏,一身尽疼痛,法当汗出而解,值天阴雨不止,医云:此可发汗。汗之病,不愈者,何也?盖发其汗,汗大出者,但风气去,湿气在,是故不愈也。若治风湿者,发其汗,但微微欲出汗者,风湿俱去也。湿家病,身疼发热,面黄而喘,头痛鼻塞而烦,其脉大,自能饮食,腹中和无病,病在头中寒湿,故鼻塞,纳药鼻中则愈。纳鼻之药《金匮》未载,俟广求其法以补之,亦不过牙皂、瓜蒂之类。

湿　方

麻黄加术汤《金匮》　湿家心烦疼,可与麻黄加术汤,发其汗为宜,慎不可以火攻之。

麻黄三两,去节　桂枝二两,去皮　甘草一两,炙　杏仁七十个,去皮、尖　白术四两上五味,以水九升,先煮麻黄减二升,去上沫,纳诸药,煮取二升半,去滓。温服八合,覆取微似汗。<small>此湿家发汗之主方。</small>

防己黄芪汤<small>《金匮》</small>　风湿脉浮,身重汗出恶风者,此汤主之。

防己<small>一两</small>　甘草<small>半两,炒</small>　白术<small>七钱半</small>　黄芪<small>一两一分,去芦。恶风,黄芪主之。</small>

上锉麻豆大,每抄五钱匕,生姜四片、大枣一枚、水盏半,煎八分,去滓。温服,良久再服。喘者,加麻黄半两;胃中不和者,加芍药三分;气上冲者,加桂枝三分;下有陈寒者,加细辛三分。服后当如虫行皮中,从腰下如冰,后坐被上,又以一被绕腰下,温令微汗差。

麻黄杏仁薏苡甘草汤<small>《金匮》</small>　病者一身尽疼,发热,日晡所剧者,名风湿。此病伤于汗出当风,或久伤取冷所致也。

麻黄<small>半两,去节,汤泡</small>　甘草<small>一两,炙</small>　薏苡仁<small>半两</small>　杏仁<small>十个,去皮、尖,炒</small>

上锉麻豆大,每服四钱,水一盏半,煮八分,去滓。温服。有微汗,避风。

桂枝附子汤<small>《金匮》</small>　伤寒八九日,风湿相搏,身体疼烦,不能自转侧,不呕不渴,脉浮虚而涩者,桂枝附子汤主之;若大便坚,小便自利者,去桂加白术汤主之。

桂枝<small>四两,去皮</small>　生姜<small>三两,切</small>　附子<small>三枚,泡,去皮,破八片</small>　甘草<small>二两,炙</small>　大枣<small>十二枚,擘</small>

上五味,以水六升,煮取二升,去滓。分温三服。

白术附子汤<small>《金匮》</small>

白术<small>二两</small>　附子<small>一枚半,泡,去皮</small>　甘草<small>一两,炙</small>　生姜<small>一两半,切</small>　大枣<small>六枚</small>

上五味,以水三升,煮取一升,去滓。分温三服,一服觉身痹,半日许再服,三服都尽,其人如冒状,勿怪,即是术、附并走皮中,逐水气未得除故耳。

甘草附子汤《金匮》 风湿相搏,骨节疼烦,掣痛不得屈伸,近之则痛剧,汗出短气,小便不利,恶风不欲去衣,或身微肿者,此汤主之。

甘草二两,炙　附子二枚,泡,去皮　白术二两　桂枝四两,去皮

上四味,以水六升,煮取三升,去滓。温服一升,日三服。

初服得微汗则解。能食汗出复烦者,服五合。恐一升多者,服六七合为妙。此风湿而兼寒者。

二妙散丹溪 治筋骨疼痛,因湿热者。如有气,加气药;如血虚,加血药;如痛甚,以姜汁热辣服之。

黄柏炒　苍术炒,去皮

上为末,生姜研。沸汤调服。如表实气实者,少酒佐之。

在表之湿当散之,在里之湿当燥之,诸方之义,不外乎此。

黑地黄丸　方见通治。

暍

《金匮》

太阳中暍,发热恶寒,身重而疼痛,其脉弦细芤迟;小便已,洒洒然毛耸,手足逆冷;小有劳,身即热,口开,前板齿燥。若发其汗,则恶寒甚;加温针,则发热甚;若下之,则淋甚。

此中暍乃中时行之热气,与猝然中暑,病象如霍乱者不同,当别之。

暍　方

白虎人参汤《金匮》 太阳中热者,暍是也。汗出恶寒,身热而渴,此汤主之。

知母六两　石膏一斤,碎　甘草二两　粳米六合　人参三两

上五味,以水一斗,煮米熟汤成,去滓。温服一升,日三服。热入里则外恶寒,清里热则恶寒自解。然亦须详审有表无表,方为精密。况凡属

汗出多之病，无不恶寒者，以其恶寒汗出。而误认为寒，用大顺散等热剂则立危矣。

一物瓜蒂散《金匮》　太阳中暍，身热疼重，而脉微弱，此以夏月伤冷水，水行皮中所致也。

瓜蒂二十个

上锉，以水一斗，煮取五合，去滓顿服。此方服之当吐。

香薷饮《局方》　治暑热乘凉饮冷，阳气为阴邪所遏，头痛、发热、恶寒、烦躁、口渴、腹满、吐泻者。

香薷一斤　厚朴姜汁炒　白扁豆炒，各半斤

上水煎，浸冷服。此治时行暑病之主方，其分两则五钱至一两止。

十味香薷饮

即前方加人参、甘草、黄芪、木瓜、陈皮、白术、茯苓。

黄连香薷饮

即香薷饮加黄连四两，姜汁同炒黄色。

枇杷散《局方》　治中暑伏热，烦渴引饮，呕逆呕心，头目眩晕。

枇杷叶　陈皮　丁香　厚朴各五钱　白茅根　麦冬　木瓜甘草炙，各一两　香茹七钱半

上为末，每二钱，姜三片。煎汤调服，温服亦可。如烦躁，井水调下。小儿三岁以下，服五分，量大小加减。

蟾酥丸秘方

茅术　雄黄各一两　辰砂五钱　麝香一钱　丁香　牙皂各三钱　蟾酥五钱

上用火酒化蟾酥，打丸，如凤仙子大，辰砂为衣。放舌底化下，重者二三丸。

千金丹秘方　即人马平安散

麝香　冰片各二钱　朱砂五钱　雄黄　硼砂　硝各一两　金箔一百张，或加牛黄

上七味，为末。或水服二三分，或嗅少许于鼻内。

又刮痧法

用薄钱蘸香油,刮胸背及臂股弯,令色紫,疹起为度。或用妇人缚发油绳蘸油刮亦可。

紫金锭、苏合丸《局方》、**藿香正气散**《局方》、**生脉饮、六一散**。以上俱见通治。

痎 疟

《素问》

《疟论》:黄帝问曰:夫痎疟皆生于风,其蓄作有时者,何也? 岐伯曰:疟之始发也,先起于毫毛,伸欠乃作,寒栗鼓颔,腰脊俱痛;寒去则内外皆热,头痛如破,渴欲冷饮。帝曰:何气使然? 岐伯曰:阴阳上下交争,虚实更作,阴阳相移也。阳并于阴,则阴实而阳虚,阳明虚,则寒栗鼓颔也;巨阳虚,则腰背头项痛;三阳俱虚,则阴气胜,阴气胜,则骨寒而痛,寒生于内,故中外皆寒。阳盛则外热,阴虚则内热。外内皆热,则喘而渴,故欲冷饮也。此皆得之夏伤于暑,热气盛,藏于皮肤之内,肠胃之外,此营气之所舍也。此令人汗孔疏,腠理开,因得秋气,汗出遇风,及得之以浴,水气舍于皮肤之内,与卫气并居。卫气者,昼日行于阳,夜行于阴,此气得阳而外出,得阴而内薄,内外相薄,是以日作。帝曰:其间日作者,何也? 岐伯曰:其气之舍深,内薄于阴,阳气独发,阴邪内著,阴与阳争不得出,是以间日而作也。帝曰:其作日晏与日早者,何气使然? 岐伯曰:邪气客于风府,循膂而下,卫气一日一夜大会于风府,其明日日下一节,故其作也晏,此先客于脊背也。每至于风府,则腠理开,腠理开,则邪气入,邪气入,则病作,以此日作,稍稍益晏也。其出于风府,日下一节,二十五日,下至骶骨;二十六日,入于脊内,注于伏膂之脉,其气上行,九日出于缺盆之中。其气日高,故作日益早。其间日发者,由邪气内薄于五脏,横连募原,其道远,其气深,其行迟,不能与卫气俱行,不得皆出,故间日乃作也。帝曰:夫子言卫气每至于风府,腠理乃发,发则邪气入,入则病作。今卫气日下一节,其气之发也,不当风府,其日作者,奈何? 岐伯曰:此邪气客于头项,循膂而下者也,故虚实不同,邪中异所,则不得当其风府也。故邪中于头项者,气至头项而病中于背,气至背;而病中于腰脊者,气至腰脊而病中于手足者,气至手足而病;卫气之所在,与邪气相合,则病作。故风无常府,卫气之所发,必开其腠理,邪气之所合,则其府也。帝曰:善! 夫风之与疟也,相似同类;而风独常在,疟得有时而休者,何也? 岐伯曰:风气留其处,故常在;疟气随经络沉以内薄,故卫气应乃作。帝曰:疟先寒而后热者,何也? 岐伯曰:夏伤于大暑,其汗大出,腠理开发,因遇夏气凄怆之水寒,藏于腠理皮肤之中,秋伤于风,则病成矣。夫寒者,阴气也;风者,阳气也。先伤于寒,而后伤于风,故先寒而后热,病以时作,名曰寒疟。帝曰:先热而后寒者,何也? 岐伯曰:此先伤于风,而后伤于寒,故先热而后寒,亦以时作,名曰温疟。其但热而不寒者,阴气先绝,阳气独发,则少气烦冤,手足热而欲呕,名曰瘅疟。《内经》之文亦论其理如此,其实病变不同,不可执一而论。此等极多,不独论疟为然,故学者当以意会也。岐伯曰:疟之且发也,阴阳之且移也,必从四末始也。阳已伤,阴从之,故先其时坚束其处,令邪气不得入,阴气不得出,审候见之,在孙络盛坚而血者,皆取之,此真往而未得并者也。帝曰:时有间二日或至数日发,或渴或不渴,其故何也? 岐伯曰:其间日者,邪气与卫气客于六腑,而有时相失,不能相得,故休数日乃作也。

其以秋病者,寒甚;以冬病者,寒不甚;以春病者,恶风;以夏病者,多汗。

《刺疟篇》:疟脉缓大虚,便宜用药,不宜用针。凡治疟,先发如食顷,乃可以治,过之则失时也。诸疟而脉不见,刺十指间出血,血去必已;先视身之赤如小豆者,尽取之。疟疾药当在未来时前服。刺疟之法,简易可学,不必习针法,皆能之,亦治疟之要诀也。

风疟 《素·生气通天论》:魄汗未尽,形弱而气烁,穴俞以闭,发为风疟。又云:夏伤于暑,秋为痎疟。二日一发者为痎疟。痎与疟同。

似疟 《素·至真要大论》:帝曰:火热,复恶寒发热,有如疟状,或一日发,或间数日发,其故何也?岐伯曰:胜复之气,会合之时,有多少也。阴气多而阳气少,则其发日远;阳气多而阴气少,则其发日近。此胜复相搏,盛衰之节,疟亦同法。疟亦同法,则非疟可知。

《金匮》

师曰:疟脉自弦,弦数者多热,弦迟者多寒。弦小紧者,下之差;弦迟者,可温之;弦紧者,可发汗、针灸也;浮大者,可吐之;弦数者,风发也,以饮食消息止之。

但热不寒者,邪气内藏于心,外舍分肉之间,令人消烁肌肉。

牡疟 疟多寒者,名曰牡疟。似当作牝字,诸本皆作牡,存考。

痎疟方

鳖甲煎丸《金匮》 病疟,以月一日发,当以十五日愈;设不差,当月尽解;如其不差,当云何?师曰:此结为癥瘕,名曰疟母,急治之,宜此方。

鳖甲十一分,炙　乌扇三分,烧　黄芩三分　柴胡六分　鼠妇三分,熬　干姜三分　大黄三分　芍药五分　桂枝三分　葶苈一分,熬　石苇三分,去毛　厚朴三分　牡丹五分,去心　瞿麦二分　紫葳三分　半夏一分　人参一分　䗪虫五分,熬　阿胶三分　蜂窠四分,炙　赤硝十二分　蜣螂六分,熬　桃仁二分

上二十三味,为末。取煅灶下灰一斗,清酒一斛五斗,浸灰,候

酒尽一半,着鳖甲于中,煮令泛烂如胶漆,绞取汁,纳诸药煎,为丸,如梧子大。空心服七丸,日三服。

白虎加桂枝汤《金匮》　温疟者,其脉如平,身无寒,但热,骨节烦疼,时呕,此汤主之。

知母六两　甘草二两,炙　石膏一斤　粳米二合　桂枝三两,去皮

上锉,每五钱,水一盏半,煮至八分,去滓温服。汗出愈。《内经》以先热后寒为温疟,但热不寒为瘅疟。

蜀漆散《金匮》　疟多寒者,名曰牡疟,此汤主之。牡,宜作牝。

蜀漆洗去腥　云母烧二日夜　龙骨等分

上三味,杵为散。未发前,以浆水服半钱匕。温疟加蜀漆半分,临发时服一钱匕。

柴胡去半夏加栝蒌汤《金匮》　治疟病发渴者,亦治劳疟。

柴胡八两　人参　黄芩　甘草各三两　栝蒌根四两　生姜二两
大枣十二枚

上七味,以水一斗二升,煮取六升,去滓,煎取三升。温服一升,日二服。

柴胡桂姜汤《金匮》　治疟寒多微有热,或但寒不热。

柴胡半斤　桂枝三两,去皮　干姜二两　栝蒌根四两　黄芩三两
牡蛎三两,熬　甘草二两,炙

上七味,以水一斗二升,煮取六升,去滓,再煎取三升,温服一升,日三服。初服微烦,复服汗出便愈。

蜀漆丸《千金》　主痎疟,连年不差。服三七日定差方。

蜀漆　知母　白薇　地骨皮　麦门冬去心　升麻各五分　恒山一两半　石膏二两,研　香豉一合　萎蕤　乌梅肉　鳖甲　甘草各一两,炙

上十三味,捣筛为末,炼蜜和丸,如桐子大。空腹饮服十丸,日再,加至二三十丸。此方治三日疟为宜。

陵鲤汤《千金》　主疟疾。江南瘴疟方。

陵鲤甲_{四十枚,炙}　乌贼鱼骨　附子_{泡,去皮,各一两}　恒山_{三两}

上四味,咬咀,以酒三升,渍一宿。未发前,稍稍啜之,勿绝吐之,并涂五心。一日断食。过时久乃食。_{用生药探吐法。}

疗疟病医不能救者方《千金翼》　外治截疟法。

以绳量病人脚围,绕足跟及五指一匝讫,截断绳,取所量绳置项上,著反向背上,当绳头处中脊骨上灸三十壮则定。候看,复恶寒,急灸三十壮则定,候至过发一炊久,候之,虽饮勿与食,尽日。此神验。男左足,女右足。

疗疟常山汤《外台》　吐法。

常山_{三两}

上一味,切,以浆水三升,浸经一宿,煎取一升。欲发前,顿服之。后微吐差止。忌生葱、生菜。

牡蛎汤《外台》　治牡疟。

牡蛎_{四两}　麻黄_{四两,去节}　甘草_{二两}　蜀漆_{二两}

上四味,以水八升,先煮蜀漆、麻黄,去上沫,得六升,纳诸药,煮取二升。温服一升,若吐,则勿更服。

清脾汤《济生》　治热多阳疟。

青皮　厚朴　柴胡　黄芩　半夏　甘草　茯苓　白术　草果_{煨,各等分}

上九味,加姜三片,水煎服。

常山饮《局方》　治痰疟。

常山_{火酒炒}　知母　贝母　草果　槟榔_{各一钱}　乌梅_{三个}

上六味,加姜、枣煎。疟未发时,面东温服。

乌梅饮子　疗温疟、劳疟。

乌梅_{七个}　桃柳心_{各七茎}　葱白_{七茎}　豆豉_{一合}　甘草_{四分}　柴胡_{四分}　知母_{四分}　大黄_{三分}

上八味,各细锉,以童子小便两茶碗,宿浸,明旦早煎三二沸,去滓顿服，差。未差，更作服，三服永差。忌海藻、菘菜。

集验疟必从四肢始疗方

先其时一日顷，用细索绳紧束其手足十指，过发时乃解之。此即《内经》之法。

四兽汤《易简》　治食疟、诸疟。和胃消痰。

半夏　人参　茯苓　白术　橘红　草果　生姜　乌梅　大枣

甘草各等分

上以盐少许，腌食顷，湿纸厚裹，慢火煨香热。每服四钱，温服。

小柴胡汤见伤寒。

治疟之法，不外诸方，惟三日疟，则煎剂不能取效。宜病日用煎方以驱邪，余两日，用温补以扶元气，又加避风静养，则庶几矣。

痢

《素问》

《通评虚实论》：帝曰：肠澼便血，何如？岐伯曰：身热则死，寒则生。帝曰：肠澼下白沫，何如？岐伯曰：脉沉则生，脉浮则死。帝曰：肠澼下脓，何如？岐伯曰：脉悬绝则死，滑大则生。帝曰：肠澼之属，身不热，脉不悬绝，何如？岐伯曰：滑大者曰生，悬涩者曰死，以脏期之。

《气厥论》：肾移热于脾，传为虚，肠澼，死不可治。

《大奇论》：肾脉小搏沉，为肠澼，下血，血温身热者死。心肝澼，亦下血。二脏同病者，可治。其脉小沉涩，为肠澼，其身热者死。

《太阴阳明论》：犯贼风虚邪，阳受之；饮食不节，起居不时者，阴受之。阳受之，则入六腑；阴受之，则入五脏。入六腑，则身热，不时卧，上为喘呼；入五脏，则䐜满闭塞，下为飧泄，久为肠澼。此俗所谓肠红病也。

《金匮》

六腑气绝于外者，手足寒，上气脚缩。五脏气绝于内者，痢不禁，下甚者，手足不仁。下痢脉沉弦者，下重；脉大者，为未止；脉微弱数者，为欲自止，虽发热不死。下痢，手足厥冷，无脉者，灸之不温，若脉不还，反微喘者死。少阴负趺阳者，为顺也。下痢有微热而渴，脉弱者，今自愈。下痢渴者自愈，以阳气复而寒邪去也。下痢脉数，有微热汗出，今自愈；设脉紧，为未解。下痢脉数而渴者，今自愈，设不差，必清脓血，以有热故也。下痢气者，当利其小便。下痢清谷，不可攻其表，汗出必胀满。下痢脉沉而迟，其人面少赤，身有微热，下痢清谷者，必郁冒汗出而解，病人必微厥。所以然者，其面戴阳，下虚故也。下痢后脉绝，手足厥冷，晬时脉还，手足温者生，脉不还者死。下痢腹胀满，身体疼痛者，先温其里，乃攻其表。

以上诸证皆属阴寒之痢，非暑毒之痢也。治法大相悬殊。

《病源》

痢而赤白者，是热乘于血，血渗于肠内则赤也；冷气入肠，搏肠间，津液凝滞则白也；冷热相交，故赤白相杂。重者，状如脓涕，而血杂之；轻者，白脓上有赤脉薄血，状如鱼脂脑，世谓鱼脑痢也。

血痢者，热毒折于血，入大肠故也。

休息痢者，胃脘有停饮，因痢积久，或冷气，或热气乘之，气动于饮，则饮动而肠虚受之，故为痢也。

痢如膏，由脏腑虚，冷气入于大肠成痢，冷气积肠，又虚滑，脂凝如膏也。

蛊蛀痢，毒气侵于脏腑，如病蛊蛀之状，痢血杂脓，瘀黑有片如鸡肝，与血俱下是也。

杂痢谓痢色无定，或水谷，或脓血，或青，或黄，或赤，或白，变杂无常,或杂色相兼而痢也。挟热则黄赤,热甚则变脓血也。冷则白,冷甚则青黑。皆由饮食不节,冷热不调,胃气虚,故变易。

痢　方

桃花汤《金匮》　下痢便脓血者,此汤主之。

赤石脂一斤,一半锉,一半筛末　干姜一两　粳米一升

上三味,以水七升,煮米令熟,去滓。温服七合,纳赤石脂末方寸匕,日三服。若一服愈,余勿服。此治下焦滑脱之痢。

白头翁汤《金匮》　热痢下重者,此汤主之。

白头翁　黄连　黄柏　秦皮各三两

上四味,以水七升,煮取二升,去滓。温服一升,不愈再服。

紫参汤《金匮》　下痢腹痛,此汤主之。

紫参半斤　甘草三两

上二味,以水五升,先煮紫参,纳甘草煮取一升半。分温三服。紫参,疑即烛上染红色者。

诃梨勒散《金匮》　治气痢。

诃梨勒十枚,煨

上一味,为散。粥饮和,顿服。

甘草泻心汤《伤寒论》　伤寒中风,医反下之,其人下痢日数行,谷不化,腹中雷鸣,心中痞硬而满,干呕心烦不得安,此汤主之。

甘草四两,炙　黄芩　干姜各三两　半夏半升　黄连一两　大枣十二枚

上六味,以水一斗,煮取六升,去滓,再煎取三升。温服一外,日三服。此治上焦不和之痢。

黄芩汤《伤寒论》　太阳与少阳合病,自下痢者,与黄芩汤;若呕者,黄芩加半夏生姜汤。若伤寒本自寒下,医复吐下之,寒格更逆吐下,若食入口即吐,干姜黄连黄芩人参汤主之。

黄芩三两　甘草　芍药各二两　大枣十二枚

上四味,以水一斗,煮取三升,去滓。温服一升,日再、夜一服。此热痢之主方。

黄芩加半夏生姜汤《伤寒论》

即前方加半夏半升、生姜三两。

煎服法同。

干姜黄连黄芩人参汤《伤寒论》

干姜 黄连 黄芩 人参各三两

上四味,以水六升,煮取二升。分温再服。泻心汤以下四方,皆以黄芩为主,而因证加减。此痢疾之正方也。

赤石脂禹余粮汤《伤寒论》 伤寒服汤药,下痢不止,心下痞硬,服泻心汤已,复以他药下之,痢不止,医以理中汤与之,痢益甚。理中者,理中焦,此痢在下焦,此汤主之。

赤石脂碎 禹余粮碎,各一斤

以上二味,以水六升,煮取二升,去滓,三服。下焦乃大肠之底也。

雄黄丸

《夷坚甲志》云:昔虞丞相自渠州被召,途中冒暑得疾,泄泻连月,梦壁间有韵语方一纸,读之数遍,其词曰:毒暑在脾,湿气连脚,不泄则痢,不痢则疟,独炼雄黄,蒸饼和药,甘草作汤,服之安乐,别作治疗,医家大错。如方制药,服之遂愈。此方治暑毒痢。

柴胡加芒硝汤《伤寒论》 治伤寒,胸满而呕,日晡所发潮热,已而微痢。先以小柴胡解外,后以此主之。

即柴胡汤方加芒硝二两。

上先煮柴胡汤,去滓,纳芒硝。分温再服,不解更作。

瓜蒌散 治五色痢,久不愈者。

瓜蒌一个,以炭火煨存性,盖地上出火毒

上研细。温酒服尽。

疗热毒痢血片脐下绞刺痛方《外台》

升麻 地榆 茜草 黄连各六分 犀角四分 生地八分 栀子

薤白　香豉各二合

上九味,水六升,煮取一升五合。分温三服,日再。此血痢之主方。

主赤白痢方《外台》

黄连二两　阿胶四片

上二味,以酒二升,合黄连煎十五沸,去滓,然后纳阿胶令烊。温服三升。此治血热之痢。

疗五疳蒸下痢方《外台》

苦参　青葙　甘草炙,各三两

上三味,以水四升,煮取二升半。分三灌即愈。凡蒸,但服地黄汁即差。此兼治虫。

薤白汤《活人书》　伤寒下痢如烂肉汁,赤白带下,伏气腹痛诸热毒,并皆治之。

豉半斤,绵裹　薤白一把　栀子七枚,大者破之

上锉如麻豆大,以水二升半,先煮栀子十沸,下薤白,煎至二升许,下豉,煎取一升二合,去滓。每服一汤盏。

诃梨勒丸《局方》　治肠胃积寒,久痢纯白,或有青黑,日夜无度。

肉豆蔻去皮　木香　干姜泡,各二十两　缩砂仁　诃梨勒皮川乌头泡,去皮、脐　白矾煅,各二十分　龙骨洗　赤石脂各八十两

上为末,用粟米饭为丸,如梧子大。每服二十丸至三十丸,温粟米饮下,食前服。甚者可倍加丸数。此温涩之剂。

葛根汤、葛根黄芩黄连汤、当归四逆汤、大承气汤、小承气汤、四逆散、四逆汤、白通加猪胆汁汤、白通汤、四逆加人参汤、通脉四逆汤、猪肤汤、阳毒升麻汤以上十三方俱见伤寒门。**生姜泻心汤**见呕吐门。**乌梅丸**方见虫门。**威喜丸**方见通治,此方《和剂》名感应丸。

癫　狂　痫

《灵》《素》

《灵·癫狂篇》：狂始生，先自悲也，喜忘，苦怒，善恐者，得之忧饥。狂始发，少卧不饥，自高贤也，自辩智也，自尊贵也，善骂詈，日夜不休。狂言，惊，喜笑，好歌乐，妄行不休者，得之大恐。狂目妄见，耳妄闻，善呼者，少气之所生也。狂者多食，善见鬼神，善笑而不发于外者，得之有所大喜。

骨癫　《灵·癫狂篇》：骨癫疾者，顑齿诸俞分肉皆满而骨居，汗出烦悗。呕多沃沫，气下泄，不治。

筋癫疾　《灵·癫狂篇》：筋癫疾者，身倦挛急。呕多沃沫，气下泄，不治。

脉癫疾　《灵·癫狂篇》：脉癫疾者，暴仆，四肢之脉皆胀而纵，脉满，尽刺之出血。呕多沃沫，气下泄，不治。

《素·生气通天论》：阴不胜其阳，则脉流薄疾，并乃狂。

《宣明五气论》：五邪所乱，邪入于阳则狂。

《调经论》：血并于阴，气并于阳，故为惊狂。

《至真要大论》：诸躁狂越，皆属于火。

《通评虚实论》：帝曰：癫疾何如？岐伯曰：脉搏大滑，久自已；脉小坚急，死不治。帝曰：癫疾之脉，虚实何如？岐伯曰：虚则可治，实则死。

《阳明脉解篇》：岐伯曰：四肢者，诸阳之本，阳盛则四肢实，实则能登高也。帝曰：其弃衣而走者，何也？岐伯曰：热盛于身，故弃衣欲走也。帝曰：其妄言骂詈，不避亲疏而歌者，何也？岐伯曰：阳盛则使人妄言骂詈，不避亲疏，而不欲食，不欲食故妄走也。

阳厥怒狂　《素·病能论》：帝曰：有病怒狂者，此病安生？岐伯曰:阳气者,因暴折而难决,故善怒也,病名曰阳厥。帝曰:治之奈何? 岐伯曰:夺其食即已,使之服以生铁落为饮。夫生铁落饮者,下气疾也。

胎病　《素·奇病论》:帝曰:人生而有病癫疾者,病名曰何?安所得之? 岐伯曰:病名为胎病,此得之在母腹中时,其母有所大惊,气上而不下,精气并居,故令子发为癫疾也。

《难经》

癫疾始发,意不乐,僵仆直视。其脉三部阴阳俱盛是也。

重阳者狂,重阴者癫。

《病源》

风癫　风癫者,由气血虚,邪入于阴经故也。又,人在胎,其母卒大惊,精气并居,令子发癫。其发则仆地,吐涎沫,无所觉是也。此俗名羊头疯。

五癫　五癫者:一曰阳癫,发如死人,遗尿,食顷乃解;二曰阴癫,初生小时,脐疮未愈,数洗浴,因此得之;三曰风癫,发时眼目相引,牵纵反强,羊鸣,食顷方解;四曰湿癫,眉头痛,身重,坐热沐头,湿结,脑肺未止得之;五曰马癫,发作时时,反目口噤,手足相引,身体皆然。

鬼魅　凡人有为鬼物所魅,则好悲而心自动,或心乱如醉,狂言惊怖,向壁悲啼,梦寤喜魇,或与鬼神交通,病苦乍寒乍热,心腹满,短气,不能饮食,此魅之所持也。

十岁以上为癫,十岁以下为痫,大体不外三种:风、惊、食是也。

《千金》

惊痫　痫分心、肝、脾、肺、肾、膈、肠之病,及马、牛、羊、猪、犬、鸡之别。其象各有所似。

癫狂方

生铁落为饮《素问》

生铁落，即炉冶间锤落之铁屑。用水研浸，可以为饮。其属金，其气寒而重，最能坠热开结，平水火之邪，故可以下气疾，除狂怒也。凡药中用铁精、铁华粉、针砂、铁锈水之类，皆同此义。此治狂怒之方，以镇肝为主。

桂枝去芍药加蜀漆龙骨牡蛎救逆汤《伤寒论》 治伤寒脉浮，医以火迫劫之，亡阳，必惊狂，起卧不安者。

即桂枝汤去芍药，加蜀漆三两洗去腥 牡蛎五两，熬 龙骨四两。

上七味，以水一斗，煮取二升，先煮蜀漆，纳诸药，煮取三升，去渣。温服一升。

柴胡加龙骨牡蛎汤《伤寒论》 治伤寒下之，惊烦，小便不利，谵语，身重，不能转侧，此汤主之。

柴胡 龙骨 人参 茯苓 铅丹 黄芩 桂枝各一两半 半夏二合 大黄二两 牡蛎一两，生 生姜一两半 大枣六枚

上十二味，以水八升，煮取四升，纳大黄，更煮，去滓。温服一升。

治癫狂百病《千金翼》

大麻子四升，上好者

以水六升，煮令芽生，去滓，煎取二升。空服顿服。或多言语，勿怪，但使人摩手足。煮法奇。

莨菪子散《外台》 治五癫。

猪卵一具，阴干一百日 莨菪子三斤 牛黄八分 鲤鱼胆五分 桂心一两，研

上五味，以清酒一升，渍莨菪子，暴令干，尽酒止，捣合下筛。酒服五分，日再，当如醉，不知稍增。

抱胆丸《类方》 治一切癫痫、风狂，或因惊恐怖畏所致，及妇人

产后血虚,惊气入心,并室女经脉通行,惊邪蕴结。

水银　朱砂_{细研,各二两}　黑铅_{一两半}　乳香_{一两}

上将黑铅入铫内,下水银结成砂子,次下朱砂、乳香,乘热用柳木槌研匀,丸鸡豆大。每服一丸,井花水吞下。病者得卧,切莫惊动,觉来即安。再服一丸除根。

琥珀寿星丸《局方》　治心胆被惊,神不守舍,或痰迷心窍,恍惚健忘,妄言妄见。

天南星_{一斤,掘坑深二尺,用炭火五升于坑内烧红,取出炭,扫净,用好酒一斤浇,将天南星趁热下坑内,用盆急盖讫,泥壅合,经一宿取出,再焙干为末}　琥珀_{四两,另研}　朱砂_{一两,研飞,一半为衣}

上和猪心血三个,生姜汁打面糊,搅令稠黏,将心血和入药末,丸如桐子大。每服五十丸,煎人参汤下,日三。

控涎丹《类方》　治诸痫久不愈,顽涎聚散无时,变生诸症。

川乌_{用生}　半夏_{汤洗}　白僵蚕_{炒,各半两,生姜汁浸一宿}　铁粉_{三钱,研}　全蝎　甘遂_{各二钱半,面裹煨}

上为细末,生姜自然汁为丸,如绿豆大,朱砂为衣。每服十五丸,食后生姜汤下。忌食甘草。

独效苦丁香散　治忽患心疾,癫狂不止,得之惊忧,痰气上犯心包,当治其源。

以苦丁香,即瓜蒂半两为末。每服一钱,井花水调满盏投之。得大吐,熟睡,勿令人惊起。

甘遂散《类方》　治癫狂及妇女心风血邪。

甘遂末_{一钱}

用猪心取三管血三条,和甘遂多少和之,将心批作二片,入药在内合之,绵缚,外用皮纸裹湿,慢火煨熟。勿令焦,取药,细研碾,入辰砂末一钱,和匀,令作四丸。每服一丸,将所煨猪心煎汤化下,再服用别猪心。过半日,大便下恶物,后服调和胃气丸。此病乍作乍醒者苏,不食迷痴者不治。

苦参丸《外台》 治狂邪发恶,或披头大叫,欲杀人,不避水火。以苦参为末,蜜丸,桐子大。每服十丸,薄荷汤下。

礞石滚痰丸《养生主论》、**苏合香丸**《局方》、**至宝丹**以上三方俱见通治。

按:癫痫一症,其轻者不拘何方可愈,重者必用煅炼秘方,仅能有效。

痰 饮

《金匮》

问:夫饮有四,何谓也?师曰:有痰饮,有悬饮,有溢饮,有支饮。问曰:何以异?师曰:其人素盛,今瘦,水走肠间,沥沥有声,谓之痰饮;饮后水流在胁下,咳唾引痛,谓之悬饮;饮水流行,归于四肢,当汗出而不汗出,身体疼重,谓之溢饮;咳逆倚息,气短不得卧,其形如肿,谓之支饮。水在心,心下坚筑,短气,恶水不得饮;水在肺,吐涎沫,欲饮水;水在脾,少气身重;水在肝,胁下支满,嚏而痛;水在肾,心下悸。夫心下有留饮,其人背寒,冷如手大,留饮者,胁下痛引缺盆,咳嗽则辄已。胸中有留饮,其人短气而渴,四肢历节痛,脉沉者,有留饮。膈上病痰,满喘咳吐,发则寒热,背痛腰疼,目泣自出,其人振振身瞤剧,必有伏饮。夫病人饮水多,必暴喘满,凡食少饮多,水停心下,甚者则悸,微者短气。脉双弦者,寒也。皆大下后喜虚;脉偏弦者,饮也。病痰饮者,当以温药和之。温药和之,治饮总诀。夫有支饮家,久咳数岁,其脉弱者,可治;实大数者,死。其脉虚者,必苦冒,其人本有支饮在胸中故也,治属饮家。夫短气有微饮,当从小便去之。病溢饮者,当发其汗。水在中,当利小便。水在四肢,当发汗,此亦总诀。呕家本渴,渴者为欲解,今反不渴,心下有支饮故也。假令瘦人,脐下有悸,吐涎沫而癫眩,此水也。先渴后呕,为水停心下,此属饮家。

全部《内经》无一痰字,然世间痰饮之病最多,惟仲景大创厥论,而后万世治痰之法始备。

《病源》

癖饮　由饮水多,水停聚两胁之间,遇寒气相搏,则结聚成块,在胁下弦亘起,按之作水声。_{饮成形者为癖。}

酒癖　因大饮酒后,渴而引饮无度,酒与饮停滞在胁肋下,结聚成癖,时时作痛。其状,胁下气急而痛。

膈痰　谓痰水结于胸膈之上,又犯大寒,使阳气不行,令痰水结聚不散,而阴气逆上,上与风痰相结,上冲于头,即令头痛。可数岁不已,久之脑痛,故云鬲痰头痛。若手足寒冷至节即死。

痰饮方

苓桂甘术汤《金匮》　心下有痰饮,胸胁支满,目眩,此方主之。短气有微饮,当从小便去之,此主之。肾气丸亦主之。

茯苓_{四两}　桂枝　白术_{各三两}　甘草_{一两}

上四味,以水六升,煮取三升。分温三服,小便则利。

甘遂半夏汤《金匮》　病者脉伏,其人欲自利,利反快。虽利,心下续坚满,此为留饮,欲去故也,此汤主之。

甘遂_{大者,三枚}　半夏_{十二枚}　芍药_{五枚}　甘草_{如指大一枚,炙。一本无}

上四味,以水二升,煮取半升,去滓,以蜜半升和药汁,煎取八合。顿服之。_{甘遂、甘草同用,下饮尤速。}

十枣汤《金匮》　脉沉而弦者,悬饮内痛,此方主之。咳家其脉弦,为有水,此主之。又,支饮家,咳烦,胸中痛者,不卒死,至一百日,或一岁,亦宜此汤。

芫花_熬　甘遂　大戟_{各等分}

上三味,捣筛,以水一升五合,先煮肥大枣十枚,取八合,去滓,纳药末。强人服一钱匕,羸人服半钱,平旦温服之。不下者,明日更加半钱,得快之后,糜粥自养。此以散作汤法。

小青龙汤《金匮》 治心下有水气,干呕,发热,或咳,或利,少腹满而喘。

麻黄去节 芍药各三两 五味子半升 干姜 甘草炙 细辛桂枝去皮,各三两 半夏半升,汤洗

上八味,以水一斗,先煮麻黄,减二升,去上沫,纳诸药,煮取三升,去滓。温服一升。若微利者,去麻黄,加芫花如鸡子大,熬令赤色;渴者,去半夏,加栝蒌根三两:噎者,去麻黄,加附子一枚,泡;小便不利,少腹满,去麻黄,加茯苓四两;喘者,去麻黄,加杏仁半升,去皮、尖。

木防己汤《金匮》 膈间支饮,其人喘满,心下痞坚,面色黧黑,其脉沉紧,得之数十日,医吐下之不愈,此汤主之。虚者即愈,实者三日复发,复与不愈者,宜此汤去石膏加茯苓芒硝汤主之。

木防己三两 石膏十二枚,鸡子大 桂枝二两 人参四两

上四味,以水六升,煮取二升。分温再服。

木防己去石膏加茯苓芒硝汤《金匮》

即前方去石膏,加茯苓四两、芒硝三合。

上五味,以水六升,先煮四味,取二升,去滓,纳芒硝,再微煎。分温再服。微利则愈。

泽泻汤《金匮》 治心下有支饮,其人苦冒眩。

泽泻五两 白术二两

上二味,以水二升,煮取一升。分温再服。此亦从小便去之法也。

小半夏汤《金匮》 呕家本渴,渴者为欲解,今反不渴,心下有支饮故也,此汤主之。

半夏半升　生姜半斤

上二味,以水七升,煮取一升半。分温再服。此专呕之方。

小半夏加茯苓汤　治卒呕吐,心下痞,膈间有水,眩悸者,此汤主之。

即前方加茯苓三两,一法四两。

煎法同。加茯苓而眩悸愈,知茯苓治水之力大矣。

葶苈大枣泻肺汤《金匮》　治支饮不得息。

葶苈熬令黄色,捣丸,如弹子大　大枣十二枚

上先以水三升,煮枣取二升,去枣,纳葶苈,煮取一升,顿服。不得息,肺病,所以专治肺。

桂苓五味甘草汤《金匮》　咳逆倚息,不得卧,服小青龙汤已,多唾口燥,寸脉沉,尺脉微,手足厥逆,气从小腹上冲胸咽,手足痹,其面翕热如醉状,因复下流阴股,小便难,时复冒者,与此汤治其气冲。

茯苓四两　桂枝四两,去皮　甘草炙,三两　五味子半升

上四味,以水八升,煮取三升,去滓。分温三服。此方五味子不与干姜同服,因服小青龙汤之后,发泄已甚而气冲,故专于敛肺也。

苓甘五味姜辛汤《金匮》　冲气即低,而反更咳,胸满者,用桂苓五味甘草汤,去桂,加姜、辛,以治其咳满。

茯苓四两　甘草　干姜　细辛各三两　五味半升

上五味,以水八升,煮取三升,去滓。温服半升,日三。

苓甘五味姜辛半夏汤《金匮》　咳满即止,而更复渴,冲气复发者,以细辛、干姜为热药也。服之当遂渴,而渴反止者,为支饮也。支饮者,法当冒,冒者必呕,呕者复纳半夏以去其水。

茯苓四两　甘草　细辛　干姜各二两　五味　半夏各半升

上六味,以水八升,煮取三升,去滓。温服半升,日三。

苓甘五味加姜辛半夏杏仁汤《金匮》　水去呕止,其人形肿者,加杏仁主之;其证应纳麻黄,以其人遂痹,故不纳之。若逆而纳之

者,必厥。所以然者,以其人血虚,麻黄发其阳故也。

即前方加杏仁半升,去皮、尖。煎服法同。

苓甘五味加姜辛半夏杏仁大黄汤《金匮》 若面热如醉,此为胃热,上冲熏其面,加大黄以利之。

即前方再加大黄三两,煎服法同。

以上五方,因症加减,精义当细参。

厚朴大黄汤《金匮》 支饮胸满者主之。

厚朴一尺 大黄六两 枳实四枚

上三味,以水五升,煮取二升。分温再服。专治胸满。

痰饮头痛往来寒热方《千金翼》

常山一两 云母粉二两

上二味,捣筛为散。热汤服方寸匕,吐之止,吐不尽更服。

赤石脂散《千金翼》 痰饮吐水无时,其源为冷饮过度,脾胃气羸,饮食入胃变冷水,反吐不停。

赤石脂三斤

上一味,为散。服方寸匕,酒饮并可下,渐加三匕,尽三斤。终身不吐水,又不下利。补五脏,令人肥健。有人患饮,诸药不差,服此一斤即愈。《本事方》云:此方试之神效。

前胡丸 治心头痰积宿水,呕逆不下食。

前胡 白术 甘草各五分,炙 麦冬去心,六分 旋覆花 豆蔻各三分 人参六分 枳实炙 大黄各四分

上九味,为末,蜜丸桐子大。空腹酒下二十丸,渐加至三十丸。忌桃、李、鱼、蒜等物。

范汪大甘遂丸《外台》 治留水久澼。

芫花熬 甘遂 葶苈熬 大黄 苦参 大戟 芒硝 贝母 桂心各一两 杏仁三十枚 巴豆三十枚,去皮、心,熬 乌喙三分,炮令拆

上十二味,为末,其巴豆、杏仁捣如膏,蜜丸如豆大。服二丸,

日三。不知稍加，以意将息之。忌芦笋、猪肉、生葱。

矾石汤《外台》　治胸中痰澼，头痛，不欲食，及饮酒则阻痰。

矾石一两

以水二升，煮取一升，纳蜜半升。顿服之，须臾未吐，饮少热汤。

金珠化痰丸《局方》　治胸膈烦闷，涕唾稠黏，痰实咳嗽，咽嗌不利。

辰砂研飞，二两　生白龙脑研细，半两　皂荚子炒黄色　白矾光明者，于铁石器内熬汁尽，冷研　铅白花细研　天竺黄研，各一两　金箔二十片，为片　半夏汤洗七次，用生姜一两，去皮，同捣细，作饼，炙微黄色，四两

上以半夏、皂荚子为末，与诸药研匀，生姜汁煮面糊丸，如桐子大。每服十丸至十五丸，生姜汤下，食后临卧服。此方制半夏之法颇妙，治上膈之痰最宜。

葛花解醒汤东垣　治酒伤而成饮癖。

莲花青皮三分，去瓤　木香五分　橘皮去白　白茯苓　人参　猪苓各一钱五分　神曲炒　泽泻　干姜　白术各二钱　白豆蔻仁　葛花　砂仁各五钱

上为细末，和匀。每服三钱，白汤调下。但得微汗，酒病去矣。不可恃此过饮，频服取汗，以损天年。

大青龙汤《金匮》，见伤寒、**防己椒目葶苈大黄丸**《金匮》，见水肿、**五苓散**《金匮》、**二陈汤**《和剂》、**肾气丸**、**青州白丸**、**六君子汤**、**二肾散**以上六方俱见通治、**小青龙加石膏汤**见咳嗽。

痰饮之证，十居三四，患之者无不胃疼，呕逆，乃普天下医家无人能知之者，人立一说，治无一效，言之慨然。

咳 嗽附肺胀

《灵》《素》

《灵枢·玉版篇》：咳脱形，身热，脉小以疾，是逆也。不过十五日而死矣。脉小以疾，决死之法，尽此四字。

《素问·咳论》：帝曰：肺之令人咳，何也？岐伯曰：五脏六腑，皆令人咳，非独肺也。皮毛者，肺之合也。皮毛先受邪气，邪气以从其合也。其寒饮食入胃，从肺脉上至于肺，则肺寒，肺寒则外内合邪，因而客之，则为肺咳。五脏各以其时受病，非其时，各传以与之。肺咳之状，咳而喘息有音，甚则唾血；心咳之状，咳则心痛，喉中介介如梗状，甚则咽痛喉痹；肝咳之状，咳则两胁下痛，甚则不可以转，转则两胠下满；脾咳之状，咳则右胠下痛，阴阴引肩背，甚则不可以动，动则咳剧；肾咳之状，咳则腰背相引而痛，甚则咳涎。五脏之久咳，乃移于六腑。脾咳不已，则胃受之。胃咳之状，咳而呕，呕甚则长虫出；肝咳不已，则胆受之。胆咳之状，咳呕胆汁；肺咳不已，则大肠受之，大肠咳状，咳而遗矢；心咳不已，则小肠受之。小肠咳状，咳而失气，气与咳俱失；肾咳不已，则膀胱受之，膀胱咳状，咳而遗溺；久咳不已，则三焦受之。三焦咳状，咳而腹满，不欲食饮。此皆聚于胃，关于肺，使人多涕唾而面浮肿气逆也。

《生气通天论》：秋伤于湿，上逆而咳。

《脏气法时论》：肾病者，腹大胫肿，喘咳身重。

《示从容论》：喘咳者，是水气并阳明也。

《金匮》

久咳数岁，其脉弱者，可治。其脉虚者，必苦冒，其人本有支饮在胸中故也，治属饮家。上气，喘而躁者，属肺胀，欲作风水，发汗则愈。

《外台》

十咳：一曰风咳，欲语，因咳，言不得终也；二曰寒咳，饮冷，食寒，因之而咳也；三曰支饮，心下坚满，咳引四肢痛，脉反迟也；四曰肝咳，咳而引胁下痛也；五曰心咳，咳而咳血，引手少阴也；六曰脾咳，咳而涎出，续续不止，下引少腹也；七曰肺咳，咳引颈项，吐涎沫也；八曰肾咳，耳聋无所闻，引腰并脐中也；九曰胆咳，咳引头痛，口苦也；十曰厥阴咳，咳引舌本也。

咳嗽方

射干麻黄汤《金匮》 咳而上气，喉中作水鸡声，此汤主之。

射干十三枚，一法三两 麻黄 生姜各四两 紫菀 款冬花各三两 五味子半升 细辛三两 半夏八枚，一法半升 大枣七枚

上九味，以水一斗二升，先煮麻黄两沸，去上沫，纳诸药，煮取三升。分温三服。

皂荚丸《金匮》 咳逆上气，时时唾浊，但坐不得眠，此方主之。

皂荚八两，刮去皮，酥炙

上一味，末之，蜜丸梧子大。以枣膏和汤服三丸，日三、夜一服。稠痰黏肺，不能清涤，非此不可。

厚朴麻黄汤《金匮》 咳而脉浮者，此主之。

厚朴五两 麻黄四两 石膏如鸡子大 杏仁 半夏各半升 干姜 细辛各二两 小麦一升 五味子半升

上九味，以水一斗二升，先煮小麦熟，去滓，纳诸药，煮取三升。温服一升，日三。脉浮，风邪在表。

泽漆汤《金匮》 咳而脉沉者，此主之。

半夏半升 紫参五两，一作紫菀 泽漆三斤，以东流水五斗，煮取一

斗五升　生姜　白前_{各五两}　甘草　人参　黄芩　桂枝_{各三两}

上九味,咬咀,纳泽漆汁中,煮取五升。温服五合,至夜尽。_{脉沉,伏饮在里。}

越婢加半夏汤《金匮》　咳而上气,此为肺胀,其人喘,目如脱状,脉浮大者,主之。

麻黄_{六两}　石膏_{半斤}　生姜_{三两}　大枣_{十五枚}　甘草_{二两}　半夏_{半升}

上六味,以水六升,先煮麻黄,去上沫,纳诸药,煮取三升。分温三服。_{肺胀之喘最多,知者绝少。}

小青龙加石膏汤《金匮》　肺胀,咳而上气,烦躁而喘,脉浮者,心下有水,此主之。

即小青龙加石膏二两。煎法同。_{小青龙汤方见痰饮。}

杏仁煎《外台》　主气嗽。

杏仁_{一斤,去皮、尖}　糖_{一合,疑是饴糖}　酥_{一合}　生姜汁_{一合}　蜜_{五合}　贝母_{八合,另研末}　苏子_{一升,水研绞汁七合}

上七味,先捣杏仁如泥,纳后六味,合煎如饴糖。取如枣大含咽之,日三。但漱发,细细含之。_{苏子绞汁始有力。}

十味丸《外台》　治久咳有声,成肺痈者。

麻黄_{去节}　白前_{各二两}　桑皮_{六两}　射干_{四两}　白薇_{三两}　百部_{五两}　地黄_{六两}　地骨皮_{五两}　橘皮_{三两}

上为末,蜜丸桐子大。桑皮汤下十丸,日再服,稍加至十五丸。

疗上气方《外台》

葶苈_{五合,熬紫色为泥}　桑白皮　大枣_{二十枚}

上三味,以水四升,煮取一升,去滓,纳葶苈子泥如枣大,煮三分减一。以快利为度。

鲤鱼汤《外台》　治上气。

杏仁_熬　贝母　桂枝_{各三两}　人参　甘草_炙　厚朴_炙　麻黄_去

节　茯苓　胡麻　白前各二两　生姜六两　半夏五两,洗　鲤鱼五斤

上以水二斗,煮鱼得一斗二升,去鱼纳药,煎取二升二合。分四服。

按:此方治咳嗽有水声,身浮肿最妙。

观音应梦散《夷坚志》　治老人虚咳。

人参一寸　胡桃二枚,不去皮

上二味,以枣二枚、姜五片,水煎服。

补肺阿胶散钱乙　止嗽生津。

阿胶一两半　马兜铃焙　恶实炒　甘草炙,各一两　杏仁七钱

上加糯米一合,水煎服。

按:此方治小儿天哮最效。

清音丸《统旨》　治咳嗽失音。

桔梗　诃子各一两　甘草五分　硼砂三钱　青黛三钱　冰片三分

上为末,蜜丸龙眼大。噙化一丸。

葶苈丸　治肺气咳嗽,面且浮肿,喘促不安,小便赤色。

甜葶苈隔纸炒　贝母煅黄色　木通各一两　杏仁　防己各二两

上为末,枣肉为丸,桐子大。桑白皮煎汤下五十丸。

苏子煎　治上气咳嗽。

苏子　生姜汁　生地汁　白蜜　杏仁各一升

上捣苏子,以地黄汁、姜汁浇之,以绢绞取汁,更捣,以汁浇之,绞令味尽,去滓。熬令杏仁微黄黑如脂,又以汁浇之,绢绞。往来六七度,令味尽,去滓,纳蜜合和,置瓦器中,于汤上煎之,令如饴。每服方寸匕,日三、夜一。此治久嗽。

苏子降气汤《局方》　治虚阳上攻,气不升降,上盛下虚,痰涎壅盛,胸膈噎塞,并久年肺气至效。

苏子　半夏各二钱半　前胡　甘草炙　厚朴　陈皮各八分　当

归七钱　沉香七分　姜三片

上水煎，不拘时服。

若虚冷人，加肉桂五分、黄芪一钱。

治久嗽上气心胸烦热吐脓血方

苏子　鹿角胶炒　杏仁炒，各三两　姜汁一合　白蜜一盏　生地汁一合

上将前三味捣，令熟，入姜汁、地黄汁、蜜相和，慢火熬成膏，磁器中密封之。每服半匙许，温粥饮调下，日三四服。

此治寒嗽。诸病之中，惟咳嗽之病因各殊而最难治愈，治之稍误，即贻害无穷。余以此证考求四十余年，而后稍能措手，故所载之方至详至悉，学者当于此潜心参考，勿轻视也。

麦冬汤《金匮》，见哮喘、**小青龙汤、葶苈大枣泻肺汤、桂苓五味甘草汤、桂苓五味去桂加姜辛汤、又去桂加姜辛半夏汤、又去桂加姜辛半夏杏仁汤、又去桂加姜辛半夏杏仁大黄汤**以上七方皆《金匮》治痰饮之方，俱载痰饮门、**麻黄附子细辛汤**仲景方，见《伤寒》、**乌梅丸**《金匮》，见虫门、**金珠化痰丸**见痰饮、**人参蛤蚧散**《宝鉴》，见虚劳。

疝

《灵》《素》

《灵·经脉篇》：肝所生病，为狐疝。

足厥阴病，丈夫㿗疝，妇人少腹肿。

《素·骨空论》：任脉为病，男子内结七疝。督脉为病，从少腹上冲心而痛，不得前后，为冲疝。

《阴阳别论》：三阳为病，发热寒，其传为癫疝。

《脉要精微论》：诊得心脉而急，病名心疝，少腹当有形也。

《病源》

七疝　七疝者，厥疝、症疝、寒疝、气疝、盘疝、胕疝、狼疝，此名七疝也。厥逆心痛足寒，诸饮食吐不下，名曰厥疝也；腹中气乍满，心下尽痛，气积如臂，名曰症疝也；寒饮食积胁下腹中尽痛，名曰寒疝也；腹中乍满乍减而痛，名曰气疝也；腹中痛在脐旁，名曰盘疝也；腹中脐下有积聚，名曰胕疝也；小腹与阴相引而痛，大便难，名曰狼疝也。凡七疝，皆由血气虚弱，饮食，寒湿不调理之所生。

饥疝　阴气在内，寒气客于足阳明、手少阳之络，令食竟必饥，心为之痛，名曰饥疝。

《外台》

痛达背膂，名尸疝；心下坚痛，不可手迫，名石疝；脐下结痛，女子月事不时，名血疝；少腹胀满，引膀胱急痛，名脉疝；寒气积于内，上冲心，如刀锥所刺，四肢逆冷，或唇口变青，名心疝；癫疝，坚大如斗。诸疝惟癫疝最大而坚，冲起犯心，即能杀人，非硫黄不治。

疝　方

乌头桂枝汤《金匮》　治寒疝，腹中痛，逆冷，手足不仁，若身疼痛，灸刺诸药不能治者。

乌头大者，五枚，熬去皮，不必吹咀

以水二升，煎减半，去滓，以桂枝汤五合解之。又一煎法。令得一升后，初服二合，不知，即服三合，又不知，复加至五合。其知者，如醉状，得中者为中病。

蜘蛛散《金匮》　阴狐疝气者，偏有小大，时时上下，此方主之。

蜘蛛十四枚，熬焦　桂枝半两

上为散。取八分一匕，饮和服，日再服，蜜丸亦可。俗名偏坠。

大乌头煎方《金匮》 腹满,脉弦而紧,弦则卫气不行,即恶寒;紧则不欲食,邪正相搏,即为寒疝,绕脐痛苦。发则白津出,手足厥冷,其脉沉紧者,此主之。

乌头大者,五枚,熬,去皮,不必吹咀

水二升,煮取一升,去滓,纳蜜二升,煎令水气尽,又一煎法。取二升。强人服七合,弱人服五合。不知,明日更服,不可一日再服,沉寒入里,非大热之药不治。

洗阴肿核痛《千金翼》 治丈夫阴肿,大如斗,核中痛者。

雄黄一两,末 矾石二两,研 甘草一尺,生

上以水一斗,煮二升。洗之,神良。

麝香大戟丸《局方》 治阴癫肿胀,或小肠气痛。

葫芦巴四两 麝香一钱 大戟半两,炒黄 茴香 川楝子各二两,以好酒二升,葱白七根,长三四寸,同煮软,去核,取肉,和丸 木香 诃子酒浸蒸 附子泡 槟榔各一两,不见火

上九味,为丸,如桐子大。或酒或姜汤下五十丸。此方通治疝气。他如荔枝核、青盐、牵牛等俱可加入,不必因一二味之殊另名一方。

济生橘核丸 治四种癫病,卵核肿胀,偏有大小,或坚硬如石,痛引脐腹,甚则肤囊肿胀成疮,时出黄水,或痈肿溃烂。

橘核炒 海藻 昆布 海带各泡 川楝肉炒 桃仁麸炒,各一两制厚朴 木通 枳实麸炒 延胡索炒 桂心 木香各一两

上为细末,酒丸,桐子大。每服七十丸,酒盐汤下。此软坚之药。

川楝子丸 治疝气,及一切下部之疾。肿痛缩小虽多年,服此药,永去病根。

川楝子净肉,一斤,分四处,四两用面一合,斑蝥四十九个,同麸炒黄色,去麸,斑蝥不用;四两用面一合,巴豆四十九粒,同麸炒黄色,去麸,巴豆不用;四两用麸一合,巴戟一两,同麸炒黄色,去麸,巴戟不用;四两用盐一两、茴香一合,同炒黄色,去盐及茴香不用 木香一两,不见火 破故纸一两,炒香

为度

上为末，酒糊丸，如桐子大。每五十丸，盐汤下，甚者日进三两服，空心食前服。

硇砂丸《本事方》　有人货疝气药，日数千文，有一国医，多金得之，用之良验。

木香　沉香　巴豆肉各一两　青皮二两　铜青半两，研　硇砂一分，研

上二香、青皮三味，细锉，同巴豆慢火炒，令紫色为度。去巴豆，为末，入青、砂二味，研匀，蒸饼和丸，如桐子大。每服七丸至九丸，盐汤吞下，日二三服，空心食前服。

按：此方法既有理，而用铜青更奇，此等所谓海上方也。

蝉蜕散　治胕囊肿，小儿坐地为蚓或蚁吹著。

蝉蜕半两

水一碗，煎汤洗，再温再洗。仍与五苓散加灯芯煎服。或用石灰汤洗。

当归生姜羊肉汤见通治、**撞气阿魏丸**见呕吐。

兰台轨范　卷五

喘

《素问》

《经脉别论》：夜行则喘，出于肾，淫气病肺；有所堕恐，喘出于肝，淫气害脾；有所惊恐，喘出于肺，淫气伤心；渡水跌仆，喘出于肾与骨；当是之时，勇者气行则已，怯者则著而为病也。

《阳明脉解篇》：阳明厥，则喘而悗，悗则恶人。帝曰：或喘而死，或喘而生者，何也？岐伯曰：厥逆连脏则死，连经则生。

《脉要精微论》：肝脉搏坚而长，因血在胁下，令人喘逆。

《逆调论》：肾者水脏，主津液，主卧与喘也。此句又为喘之总诀。

《生气通天论》：因于暑，汗烦则喘喝，静则多言。

《阴阳别论》：阴争于内，阳扰于外，魄汗未藏，四逆而起，起则熏肺，使人喘鸣。

《水热穴论》：水病者，下为胕肿，大腹，上为喘呼，不得卧者，标本俱病。故肺为喘呼，肾为水肿，肺为逆，不得卧。

《金匮》

上气，面浮肿，肩息，其脉浮大，不治。又加痢，尤甚。

喘　方

麦冬汤《金匮》　火逆上气，咽喉不利，止逆下气，此主之。

麦冬七升　半夏一升　人参　甘草各二两　粳米三合　大枣十

二枚

上六味，以水一斗二升，煮取六升。温服一升，日三、夜一服。此即竹叶石膏汤去竹叶、石膏，加大枣也。专清肺胃之火。若火逆甚，仍用竹叶、石膏为妙。

桂枝加厚朴杏子汤《伤寒论》　喘家主之。

于桂枝汤内加厚朴二两、杏仁五十个去皮、尖。余依前法。

麻黄杏仁甘草石膏汤《伤寒论》　发汗后，不可更行桂枝汤。汗出而喘，无大热者，此汤主之。

麻黄四两，去节　杏仁五十个，去皮、尖　甘草二两，炙　石膏半斤，碎，绵裹

上四味，以水七升，先煮麻黄减二升，去上沫，纳诸药，煮取二升，去滓。温服一升。即越婢汤加杏仁，去姜、枣。

定喘汤振生方　治肺寒膈热哮喘。

麻黄　款冬花　半夏　桑皮各三钱　苏子二钱　杏仁一钱五分　白果二十一枚，碎炒　黄芩　甘草各一钱

上以水煎。徐徐服。

皱肺丸　治喘。

款冬花　知母　秦艽　百部去心　紫菀　贝母　阿胶　糯米炒，各一两　杏仁另研，四两

上为末，将羊肺一具，先以水灌洗，看容得水多少，即更添些，煮杏仁令沸，滤过，灌入肺中，系定，以糯米泔煮熟，研烂成膏，搜和前药末，杵数千下，丸梧子大。每服五十丸，食前桑白皮煎汤下。

清燥救肺汤　治膹郁喘呕。

桑叶三钱，经霜者　石膏二钱半，炒　甘草一钱　胡麻仁一钱，炒研　阿胶八分　人参七分　麦冬一钱二分　杏仁七分，去皮、尖，炒黄　枇杷叶一片，去毛，蜜炙

上九味，以水一碗，煎六分。频频二三次，滚热服。

小青龙加石膏汤、越婢加半夏汤俱见咳嗽。

按：此二方为喘之主方，其余众方亦不能外此，即有他法，必有别因，当随症增减也。

麻黄汤见《伤寒》、**资生肾气丸、泻白散**钱乙、**黑锡丸**俱见通治。

按：黑锡丸镇纳元气，为治喘必备之药，当蓄在平时，非一时所能骤合也。

臌胀水肿

《灵》《素》

《灵·胀论》：黄帝问曰：愿闻胀之舍。岐伯曰：夫胀者，皆在于脏腑之外。四字总括明透。排脏腑而郭胸胁，胀皮肤，故命曰胀。帝曰：未解其意。岐伯曰：夫胸腹，脏腑之郭也。膻中者，心主之宫城也。胃者，太仓也。咽喉、小肠者，传送也。胃之五窍者，闾里门户也。廉泉、玉英者，津液之道也。故五脏六腑者，各有畔界，其病各有形状，营气循脉，卫气逆为脉胀。卫气并脉循分，为肤胀。

《水胀篇》：黄帝问于岐伯曰：水与肤胀、臌胀、肠覃、石瘕、石水，何以别之？岐伯答曰：水始起也，目窠上微肿，如新卧起之状。其颈脉动，时咳，阴股间寒，足胫肿，腹乃大，其水已成矣。以手按其腹，随手而起，如裹水之状，此其候也。黄帝曰：肤胀何以候之？岐伯曰：肤胀者，寒气客于皮肤之间，𡊏𡊏然不坚，腹大，身尽肿，皮厚，按其腹，窅而不起，腹色不变，此其候也。臌胀何如？岐伯曰：腹胀，身皆大，大与肤胀等也。色苍黄，腹筋起，此其候也。肠覃何如？岐伯曰：寒气客于肠外，与卫气相搏，气不得荣，因有所系，癖而内著，恶气乃起，瘜肉内生。其始生也，大如鸡卵，稍以益大。至其成，如怀子之状，久者离岁，按之则坚，推之则移，月事以时下，此其候也。石瘕何如？岐伯曰：石瘕生于胞中，寒气客于子门，子门闭塞，气不得通，恶血当泻不泻，衃则留止，日以益大，状如怀子，月事不以时下，皆生于女子，可导而下。

《阴阳别论》云:阴阳结邪,多阴少阳,曰石水,少腹肿。

《邪气脏腑病形篇》:督脉微大,为石水,起脐以下,至小腹,垂垂然。上至胃脘,死不治。

水为有形之物,故按之即起。肤胀为无形之气,故按之不起。肠覃乃肠外恶气所结,故月事仍下。石瘕乃胞中恶血所凝,故月事不行。各有定理也。至石水则在少腹之中,水结不散之症。若臌胀,则非气非水,脏腑皮肉俱坚肿,邪盛正衰,难为治矣。

《素·腹中论》:黄帝问曰:有病心腹满,旦食则不暮食,此为何病?岐伯对曰:名为臌胀。帝曰:治之奈何?岐伯曰:治之以鸡矢醴,一剂知,二剂已。

《水热穴论》:黄帝问曰:少阴何以主肾,肾何以主水?岐伯对曰:肾者,至阴也。至阴者,盛水也;肺者,太阴也。少阴者,冬脉也。故其本在肾,其末在肺,皆聚水也。

肾者,胃之关也。关门不利,故聚水而从其类也。故凡水病,下为跗肿、大腹,上为喘呼,不得卧者,标本俱病。

《气厥论》:肺移寒于肾,为涌水。涌水者,按腹不坚,水气客于大肠,疾行则鸣濯濯,如囊裹浆,水之病也。

《阴阳应象大论》:浊气在上,则生䐜胀。

《金匮》

师曰:病有风水,有皮水,有正水,有石水,有黄汗。风水,其脉自浮,外证骨节疼痛,恶风;皮水,其脉亦浮,外证跗肿,按之没指,不恶风,其腹如鼓,不渴,当发其汗;正水,其脉沉迟,外证自喘;石水,其脉自沉,外证腹满不喘;黄汗,其脉沉迟,身发热,胸满,四肢头面肿,久不愈,必致痈脓。

脉浮而洪,浮则为风,洪则为气。风气相搏,风强为隐疹,身体为痒,痒为泄风,久为痂癞;气强则为水,难以俯仰。风气相击,身体洪肿,汗出乃愈。恶风则虚,此为风水;不恶风者,小便通利,上焦有寒,其口多涎,此为黄汗。

寸口脉沉滑者,中有水气,面目肿大,有热,名曰风水;视人之目裹上微拥,如蚕新卧起状,其颈脉动,时时咳,按其手足上陷而不起者,风水。

太阳病,脉浮而紧,法当骨节疼痛,反不疼,身体反重而酸,其人不渴,汗出即愈,此为风水。恶寒者,此为极虚,发汗得之。渴而不恶寒者,此为皮水。身肿而冷,状如周痹。胸中窒,不能食,反聚痛,暮躁不得眠,此为黄汗。痛在骨节。咳而喘,不渴者,此为肺胀,其状如肿,发汗即愈。然诸病此者,渴而下利,小便数者,皆不可发汗。

里水者,一身面目黄肿,其脉沉,小便不利,故令病水。假如小便自利,此亡津液,故令渴也,越婢加白术汤主之。

少阴脉紧而沉,紧则为痛,沉则为水。小便即难,脉得诸沉,当责有水,身体肿重。水病脉出者死。

夫水病人,目下有卧蚕,面目鲜泽,脉伏。其人消渴,病水腹,大小便不利,其脉沉绝者,有水,可下之。

问曰:病下利后,渴饮水,小便不利,腹满因肿者,何也？答曰:此法当病水,若小便自利及汗出者,自当愈。

心水者,其身重而少气,不得卧,烦而躁,其人阴肿。

肝水者,其腹大不能自转侧,胁下腹痛,时时津液微生,小便续通。

肺水者,其身肿,小便难,时时鸭溏。

脾水者,其腹大,四肢苦重,津液不生,但苦少气,小便难。

肾水者,其腹大,脐肿,腰痛,不得溺,阴下湿如牛鼻上汗,其足逆冷,面反瘦。

师曰:诸有水者,腰以下肿,当利小便;腰以上肿,当发汗乃愈。

师曰:寸口脉沉而迟,沉则为水,迟则为寒,寒水相搏,跌阳脉伏,水谷不化。脾气衰则鹜溏,胃气衰则身肿;少阳脉卑,少阴脉细,男子则小便不利,妇人则经水不通,经为血,血不利则为水,名血分。

师曰:寸口脉迟而涩,迟则为寒,涩为血不足;趺阳脉微而迟,微则为气,迟则为寒,寒气不足,则手足逆冷,手足逆冷,则营卫不利,营卫不利,则腹满胁鸣相遂;气转膀胱,营卫俱劳;阳气不通,即身冷,阴气不通,即骨疼;阳前通则恶寒,阴前通则痹不仁。阴阳相得,其气乃行,大气一转,其气乃散,实则失气,虚则遗溺,名曰气分。

气分,非水病,但此病无所附,因血分而类及之也。然《金匮》云:气分,心下坚大如盘,水饮所作,则气分似为水在气中之病。

《病源》

水分候　水分者,言肾气虚弱,不能制水,令水气分散,流布四肢,故云水分。但四肢皮肤虚肿,聂聂而动者,名水分也。

燥水候　燥水,谓水气溢于皮肤,因令肿满,以指画肉上,则隐隐成文字者,名曰燥水也。

水肿之病,千头万绪,虽在形体,而实内连脏腑。不但难愈,即愈最易复病,复即更难再愈。所以《内经》针水病之穴多至百外,而调养亦须百日。反不若臌胀之证,一愈可以不发。治此症者,非医者能审定病症,神而明之,病者能随时省察,潜心调摄,鲜有获全者。

臌胀水肿方

此卷载水肿之方最备,但病情不同,各有所宜,当细辨之。

鸡矢醴方《素问》　治心腹满,旦食不暮食。

羯鸡矢八合,研,炒焦　无灰酒三碗

上共煎干至一半许,用布滤取汁,五更热饮,则腹鸣,辰巳时行二三次,皆黑水也。次日觉足面渐有皱纹,又饮一次,则渐皱至膝上而病愈矣。

防己茯苓汤《金匮》 皮水为病,四肢肿,水气在皮肤中,四肢聂聂动者,主之。

防己 黄芪 桂枝各三两 甘草二两 茯苓六两

上五味,以水六升,煮取二升。分温三服。

甘草麻黄汤《金匮》 里水主之。

甘草二两 麻黄四两

上二味,以水五升,先煮麻黄,去上沫,纳甘草,煮取三升。温服一升,重覆出汗,不汗再服,慎风寒。

麻黄附子汤《金匮》 水之为病,其脉沉小,属少阴。浮者为风,无水虚胀者,为气。水,发其汗即已。脉沉者,宜麻黄附子汤;浮者,宜杏子汤。《金匮》注云:杏子汤未见,恐是麻黄杏仁甘草石膏汤。

麻黄三两 甘草二两 附子一枚,炮

上三味,以水七升,先煮麻黄,去上沫,纳诸药,煮取二升半。温服八分,日三服。发汗为治水要诀,此乃发肾水之汗也。

桂枝去芍药加麻黄细辛附子汤《金匮》 气分,心下坚大如盘,边如旋杯,水饮所作,此方主之。

桂枝 生姜各三两 甘草二两 大枣十二枚 麻黄 细辛各二两 附子一枚,炮

上七味,以水七升,先煮麻黄,去上沫,纳诸药,煮取二升。分温三服。当汗出,如虫行皮中,即愈。

枳术汤《金匮》 心下坚,大如盘,边如旋杯,水饮所作,此方主之。

枳实七枚 白术二两

上二味,以水五升,煮取三升。分温三服。腹中软即散。

蒲灰散《金匮》 治小便不利。

蒲灰七分 滑石三分

上二味,杵为散。饮服方寸匕,日三服。

己椒苈黄丸《金匮》 腹满,口舌干燥,此肠间有水气,此方主之。

防己 椒目 葶苈_熬 大黄各一两

上四味,末之,蜜丸,如桐子大。先食饮服一丸,日三服,稍增,口中有津液。渴者,加芒硝半两。此治肠间之水,外症不必有水象也。

牡蛎泽泻散《伤寒论》 大病差后,从腰以下有水气者,牡蛎泽泻散主之。

牡蛎_熬 泽泻 栝蒌根 蜀漆_{洗去腥} 葶苈_熬 商陆根_熬 海藻_{洗去咸,各等分}

上七味,异捣,下筛为散,更入臼中治之。白饮和服方寸匕,小便利,止后服,日三。

大腹水肿方《千金》 治气息不通,命在旦夕者。

牛黄二分 椒目三分 昆布 海藻各十分 牵牛子 桂心各八分 葶苈六分

上七味,为末,别捣葶苈如膏,合和丸,如桐子。饮服十丸,日二,稍加,小便利为度。贞观九年,汉阳王患水,医所不治,余处此方,日夜尿一二斗,五六日即差。

麻豆汤《千金翼》 治遍身肿,小便涩。

麻黄二升,_{熬研} 乌豆一斗,以水四斗,煮取汁一斗 桑根白皮切,五升

上三味,以豆汁纳药,煮取六升。一服一升,日二服,三日令尽。豆不多不能取效。

十水丸《千金翼》

第一之水,先从面目肿遍一身,名曰青水,其根在肝,大戟主之;第二之水,先从心肿,名曰赤水,其根在心,葶苈主之;第三之水,先从腹肿,名曰黄水,其根在脾,甘遂主之;第四之水,先从脚

肿,上气而咳,名曰白水,其根在肺,藁本主之;第五之水,先从足趺
肿,名曰黑水,其根在肾,连翘主之;第六之水,先从面至足肿,名曰
元水,其根在胆,芫花主之;第七之水,先从四肢起,腹满大,身尽
肿,名曰风水,其根在胃,泽泻主之;第八之水,先四肢小肿,其腹独
大,名曰石水,其根在膀胱,桑根白皮主之;第九之水,先从小肠满,
名曰暴水,其根在小肠,巴豆主之;第十之水,乍盛乍虚,乍来乍去,
名曰气水,其根在大肠,赤小豆主之。

上十药,病皆等分,与病状同者则倍之。白蜜和。先食服一丸
如小豆,日三,欲下病者,服三丸。弱者,当以意节之。十水之名,《病
源》亦详载其状,今立此十方,想当时本有此分别也,姑存之。

舟车神祐方河间　治水肿水胀,形气俱实者。

黑牵牛四两　大黄二两,酒浸　甘遂一两,面裹煨　橘红　大戟面
裹煨　芫花醋炒　青皮炒,各一两　木香五钱　槟榔五钱　轻粉一钱

上为末,水丸。每服五分,五更滚水下。大便利三次为度,若
一二次不通利,次日渐加至一钱。若服后大便利四五次,或形气不
支,则减其服,三分二分俱可,或隔一二三日服一次。以愈为度,甚
者忌盐酱百日。

大圣浚川丸《类方》

大黄　牵牛　郁李仁各一两　木香　芒硝各三钱　甘遂半钱
上为末,蜜丸,桐子大。量人虚实服之。此下水之峻剂。

木香散《类方》　治单腹胀。

木香　青皮　白术　姜黄　豆蔻各半两　阿魏　荜澄茄各一两
上为末,醋丸如豆大。每服二十丸,姜汤送下。

葶苈丸《外台》　治水肿及脚,并虚肿。

葶苈子半两　牵牛子半两,生熟各半　泽漆叶　海藻洗去盐,炙
昆布如上炙　桑根白皮炙　甘遂熬　椒目　郁李仁各三分　桂心
一分

上为末,蜜丸,桐子大。一服十五丸,日再,加至二十丸。

疗水病洪肿气胀不消食方《外台》

香薷五十斤纳釜中,以水淹之,出香薷上数寸,煮浓汁去滓,煎令可,丸桐子大。服五丸,日三。小便多为度。又一丸法。

疗患气兼水身面肿垂死方《外台》

桑白皮　茯苓　郁李仁各四两　橘皮二两　海藻三两,洗　赤小豆一升

上六味,以水八升,煮二升半。分三服。

五香散《局方》　升降诸气,宣利三焦,疏导壅滞,发散邪热。治阴阳之气郁结不消,诸热蕴毒,肿痛结核,中脘不快,心腹胀满。

木香　丁香　沉香　乳香　藿香等分

上为粗末,每服三钱,水一盏半,煎八分,去滓。食后温服。此方治气分亦宜。

五皮散《局方》　治风湿客于脾经,气血凝滞,以致面目虚浮,四肢肿满,心腹膨胀,上气促急。兼治水水、妊娠胎水。

五加皮　地骨皮　生姜皮　大腹皮　茯苓皮等分

上五味,每三钱,水煎热服。一方加白术、磨沉香、木香。

治蛊胀方杂抄方

大麦粉五钱

敷药《类方》　治腹满坚硬如石,阴囊肿大。先用甘草嚼,后用此。

大戟　芫花　甘遂　海藻各等分

上为末,用醋调面和,覆贴肿处,仍以软绵裹住。

沉香琥珀丸　治水肿,一切急难症,小便不通。

琥珀　杏仁　紫苏　赤茯苓　泽泻各五钱　葶苈　郁李仁去皮、尖　沉香各一两半　陈皮　防己各七钱半

上为末,蜜丸,如梧子大,以麝香为衣。每服二十五丸,加至五十丸,空心人参汤送下。量虚实加减之。

调荣饮 治瘀血流滞,血化为水,四肢浮肿,皮血赤纹,名血分。

蓬术 川芎 当归 元胡索 槟榔 陈皮 赤芍 桑皮_炒 大腹皮 赤茯苓 葶苈 瞿麦_{各一钱} 大黄_{一钱五分} 细辛 官桂 甘草_{炙,各五分}

上以姜、枣水煎服。_{血分之病,《金匮》有病无方,此为至当。}

乌鲤鱼汤《类方》 治水气,四肢浮肿。

乌鲤鱼_{一尾} 赤小豆 桑皮 白术 陈皮_{各三钱} 葱白五根

上以水三碗,同煮,不可入盐。先吃鱼,后服药,不拘时。

小胃丹丹溪

芫花醋炒,过一宿,瓦器内不住手搅,炒令黑,不可焦,一两半 甘遂面裹,长流水浸半月,煮,晒干,一两半 大黄纸裹煨,勿令焦,焙干,切,以酒浸,炒熟焙干,一两半 大戟长流水煮一时,再用水洗,晒干,五钱 黄柏三两,炒

上为末,以白术膏丸,如萝卜子大。临卧津液吞下,或白汤下。取膈上湿痰积热,以意消息之。欲利空心服。一方加木香、槟榔各半两。此即十枣汤加大黄、黄柏。

煨肾散 治肾家水肿。

甘遂_{三钱} 獖猪腰子_{一个}

上细批破,少盐椒淹透,掺药末上,荷叶包裹,煨烧熟。温酒嚼服之。

禹余粮丸 治十种水气,脚膝肿,上气喘满,小便不利,但是水气悉皆治之。许学士及丹溪皆云:此治膨胀之要药。即针砂丸,又名蛇含石丸。

蛇含石大者,三两,以新铁铫盛,入炭火中烧。石与铫子一般红,用钳取蛇黄,倾入醋中候冷,研极细末,听用 禹余粮三两 真针砂五两,以水淘净,炒干,入余粮一处,用米醋二升,就铫内煮醋干为度,后用铫并药入炭火中,烧红钳出,倾药净砖地上,候冷研细 以三物为主,其次量人虚实,入下

项：治水多是取转，惟此三物，既非大戟、甘遂、芫花之比，又有下项药扶持，故虚人老人皆可用　羌活　木香　茯苓　川芎　牛膝　桂心　白豆蔻　大茴香　蓬术　附子　干姜　青皮　三棱　白蒺藜　当归各半两，酒浸一宿

　　上为末，入前药拌匀，以汤浸蒸饼，搽去水和药，再杵为丸，梧子大。食前温酒白汤任下三十丸至五十丸。最忌盐，一毫不可入口，否则发疾愈甚。但试服药，即于小便内旋去，不动脏腑病。日三服，兼以温和调补气血药助之。真神方也。此方兼治有形之积块。

　　越婢汤《金匮》、**越婢加术汤**方见风门、**五苓散**见通治、**甘草干姜茯苓白术汤**《金匮》，即肾著汤，见腰痛、**十枣汤**见痰饮、**防己黄芪汤**《金匮》，见湿门。

肺　痿附肺痈

《金匮》

　　问曰：热在上焦者，因咳为肺痿。肺痿之病，从何得之？师曰：或从汗出，或从呕吐，或从消渴，小便利数，或从便难，又被快药下利，重亡津液，故得之。曰：寸口脉数，其人嗽，口中反有浊唾涎沫者何？师曰：为肺痿之病。若口中辟辟燥，咳即胸中隐隐痛，脉反滑数，此为肺痈。咳唾脓血，脉数虚者为肺痿，数实者为肺痈。

　　问曰：病咳逆，脉之何以知此为肺痈？当有脓血，吐之则死。其脉何类？师曰：寸口脉微而数，微则为风，数则为热；微则汗出，数则恶寒。风中于卫，呼气不入；热过于营，吸而不出；风伤皮毛，热伤血脉；风舍于肺，其人则咳，口干喘满，咽燥不渴，多唾浊沫，时时振寒。热之所过，血为之凝滞，蓄结痈脓，吐如米粥。始萌可救，脓成则死。肺痈之疾成脓，亦有愈者，全在用药变化，汉时治法或未全耳。上气，面浮肿，肩息，其脉浮大，不治；又加痢，尤甚。上气，喘而燥者，属肺胀，欲作风水，发汗则愈。

肺痿方

甘草干姜汤《金匮》 肺痿,吐涎沫而不咳者,其人不渴,必遗尿,小便数。所以然者,以上虚不能制下故也。此为肺中冷,必眩,多涎唾,甘草干姜汤以温之。若服汤已,渴者,属消渴。

甘草四两,炙 干姜二两,炮

上二味,以水三升,煮取一升五合,去滓。分温再服。此乃治肺冷之方,非肺痿通用之方也,不得误用。

桂枝去芍药加皂荚汤《千金》 治肺痿吐涎沫。

桂枝 生姜各三两 甘草二两,炙 枣十五枚 皂荚一枚,去皮、子,炙焦

上五味,以水七升,煮取三升。分三服。肺症,生姜不可轻用。

苇茎汤《千金》 治咳有微热,烦满,胸心甲错,是为肺痈。

苇茎二升 薏苡仁半升 桃仁五十枚 瓜瓣半升

上四味,以水一斗,煮苇茎得五升,去滓,纳诸药,煮取二升。服一升,再服,当吐如脓。此方最稳。

桔梗白散《外台》 治咳而胸满振寒,脉数,咽干不渴,时出浊唾,腥臭久久,吐脓如米粥者,为肺痈。

桔梗 贝母各三分 巴豆一分,去皮,熬令如脂

上三味,为散。强人服半钱匕,羸者减之。病在膈上者吐脓血,膈下者泻出,若下多不止,饮冷水一杯则定。

肺痿全属内症,肺痈乃系外科,轻者煎药可愈,重者脓血已聚,必得清火消毒、提脓、保肺等药,方能挽回,否则不治。所以《金匮》云:始萌可救,脓成则死也。

甘草汤治肺痿,见伤寒、**炙甘草汤**见通治、**葶苈大枣泻肺汤**方见痰饮、**十味丸**方见咳嗽。

诸　血

《灵》《素》

《灵·玉版篇》：呕血,胸满引背,脉小而疾,是逆也。衄而不止,脉大,是逆也。

《热病篇》：咳而衄,汗不出,出不至足者,死。

血枯　《素·腹中论》：帝曰：有病胸胁支满者,妨于食,病至则先闻腥臊臭,出清液,先吐血,四肢清,目眩,时时前后血,病名为何？何以得之？岐伯曰：病名血枯。此得之年少时,有所大脱血；若醉入房中,气竭肝伤,故月事少不来也。

溺血　《素·气厥论》：胞移热于膀胱,则癃溺血。

《痿论》：悲哀太甚,则胞络绝,胞络绝,则阳气内动,发则心下崩,数溲血。

《金匮》

夫吐血,咳逆上气,其脉数而有热,不得卧者,死。

夫酒客咳者,必至吐血,此因极饮过度所致也。

师曰：尺脉浮,目睛晕黄,衄未止,晕黄去,目睛慧了,知衄今止。又曰：从春至夏衄者太阳,从秋至冬衄者阳明。衄家不可汗,汗出必额上陷,脉紧急,直视不能眴,不得眠。

病人面无血色,无寒热；脉沉弦者,衄；浮弱,手按之绝者,下血；烦咳者,必吐血。亡血不可发其表,汗出即寒栗而振。

瘀血　病人胸满,唇痿,舌青,口燥,但欲嗽水,不欲咽,无寒热,脉微大来迟,腹不满,其人言我满,为有瘀血。病者如热状,烦满,口干燥而渴,其脉反无热,此为阴伏,是瘀血也,当下之。

《病源》

吐血有三种：一曰内衄，二曰肺疽，三曰伤胃。内衄者，出血如鼻衄，但不从鼻孔出，是近心肺间津出，还流入胃内，出如豆汁，或如衄血，凝停胃里，因即满闷便吐，或去数升，乃至一斛是也。肺疽者，言饮酒之后，毒满便吐，吐已后有一合二合，或半升一升是也。伤胃者，是饮食大饱之后，胃内冷不能消化，则便烦闷，强呕吐之，所食之物与气共上冲蹙，因伤损胃口，便吐血，色鲜正赤是也。此三种皆是吐血，与咳血迥别。凡吐血之后，体恒俺俺然，心里烦躁闷乱，纷纷颠倒不安。寸口脉微而弱，血气俱虚，则吐血。关上脉微而芤，亦吐血。脉细沉者生，喘咳上气浮大者死，久不差，面色黄黑，无复血气，时寒时热。此三者乃吐血症，若嗽血属肺，又是一症，多难治。

舌血　心脏有热，则舌上出血。

九窍出血　营卫大虚，脏腑伤损，血脉流散，脉数，不得卧者死。

汗血　肝藏血，心之液为汗。肝心俱伤于邪，则汗血。

《外台》

便血　先血后便为远血，先便后血为近血。

诸血方

血枯方《素问》

以四乌鲗骨一芦茹，二物并合之，丸以雀卵，大如小豆。以五丸为后饭，饮以鲍鱼汁，利肠中及伤肝也。后饭，先药后饭也。乌鲗，即乌贼，治妇女赤白漏下，令人有子。芦茹，即茜草，能益精通经。雀卵，即麻雀卵，补精血治阴痿。鲍鱼，即淡干鱼，石首为胜，能通血脉，益阴气。

柏叶汤《金匮》　治吐血不止。

柏叶　干姜各三两　艾三把

上三味，以水五升，取马通汁一升，合煮取一升。分温再服。

泻心汤《金匮》 治心气不足,吐血衄血,此汤主之。

大黄二两 黄连 黄芩各一两

上三味,以水三升,煮取一升。顿服之。

滋血润肠汤《统旨》 治血枯及死血在膈,饮食不下,大便燥。

当归三钱 白芍煨 生地各一钱半 红花 桃仁炒 大黄酒煨

枳壳各一钱 韭汁酒半盏

上八味,以水一钟半,煎七分。食前服。

治吐血百治不瘥疗十十瘥神验不传方《千金》

地黄汁半升 大黄生末一方寸匕

上二味,煎地黄汁三沸,纳大黄末,调和。空腹服之,日三即瘥。用大黄极少,不过引生地下达耳。

犀角地黄汤《千金》 治伤寒及温病,应发汗而不汗之,内蓄血者,及鼻衄吐血不尽,内余瘀血,大便黑,面黄,消瘀血。

犀角一两 生地黄八两 芍药三两 丹皮二两

上四味,㕮咀,以水九升,煮取三升。分三服。

喜妄如狂者,加大黄二两,黄芩三两。其人脉大来迟,腹不满,自言满者,为无热,但依方,二味不必加。

犀角地黄汤 主脉浮客脉芤相合,血积胸中,热之甚,血在上焦,此汤主之。

犀角 大黄各一钱 黄芩三钱 黄连二钱 生地四钱

上五味,水煎。食后服。

四生丸《类方》 治吐血衄血,血热妄行。

生荷叶 生艾叶 侧柏叶 生地等分

上捣烂,丸如鸡子大。每服一丸,水煎,去滓服。以丸煎汤亦一法。

白芨枇杷丸戴氏 治咯血。

白芨一两 枇杷叶去毛,蜜炙 藕节各五钱

上为细末,另以阿胶五钱,蛤粉炒用,生地汁调之,火上顿化,入前药为丸,如龙眼大。每服一丸。此治肺血之方。

枇杷、藕节只宜作汤,为丸非法。

皮肤血汗方《圣济》

郁李仁去皮,研,一钱

以鹅梨捣汁调下。

汗血方《经验方》

用人中白,新瓦焙干,入麝香少许。温酒调服,立效。

诸窍出血方《圣惠方》

头发　败棕　陈莲蓬并烧灰,等分

上三味,每服三钱,木香汤下。

疗舌上出血如孔钻者《千金》

煎香薷饮汁服。

疗舌血不止《千金》

用槐花炒为末,掺上。蒲黄灰亦可掺。

紫霜丸　治舌上出血,窍如针孔。

紫金砂即露蜂房顶上实处,研,一两　芦荟三两　贝母四钱

上为细末,蜜丸,樱桃大。每服一丸,煎化服。吐血、衄血用温酒化服。

疗齿龈出血《外台》

竹茹四两

醋浸一宿,含之。

疗酒醉牙齿涌血《外台》

烧钉赤烓血孔中,即止。此烙法也。

雄黄麝香散　治牙龈肿烂出血。

雄黄　血竭　白矾枯,各一钱半　麝香一字　铜绿　轻粉　黄连　黄丹炒,各一钱

上共为末,研匀。敷患处。

治牙缝出血《类方》

以纸纴子,蘸干蟾酥少许,于血处按之,立止。

黄连散　治齿缝间出血,吃食不得。

黄连　白龙骨　牙硝各一两　白矾一分　龙脑一钱

上为细末。每用少许敷牙根上。

疗满口齿血出

枸杞子为末,煎汤漱之,然后吞下,立止。

根亦可。一方用子汁含满口,更后吃。

治牙宣方

用棉花核烧灰擦。

疗鼻沥血三升气欲绝方《千金》

龙骨末一枣核许,微以气吹入鼻中,即断。更出者,更吹之。

茅花汤《活人书》　治鼻衄。

茅花,每服三钱,煎服不拘时。

地黄散《元戎》　治鼻衄久不愈。

生地　熟地　地骨皮　枸杞子

上等分,焙干为末。蜜汤调下。

疗淋血方《外台》

苎麻根十枚,水五升,煮取二升服。神验。

疗小便出血方《外台》

龙骨末二方寸匕,酒一升服之,日三。

瞿麦散《奇效方》　治血淋、尿血。

瞿麦穗　赤芍　车前子　白茅根　赤茯苓　桑白皮　石苇去
毛　生干地黄　阿胶炒　滑石　黄芩　甘草炙,各二钱

上为细末。每服二钱,入血余烧灰二钱,调服。

神效方　治血淋。

海螵蛸　生干地黄　赤茯苓_{等分}

上为细末。每服一钱，用柏叶、车前子煎汤下。

发灰散　治血淋，小便出血如尿。

用乱发烧灰，入麝香少许。每服一钱，用米醋温汤调下。

玉屑散　治尿血，并五淋砂石疼痛不可忍受者。

黄芪　人参_{等分}

上为末，用萝卜大者切一指厚，三指大，四五片，蜜腌少时，蘸蜜炙干，复蘸复炙，尽蜜二两为度，勿令焦，至熟。蘸黄芪、人参末吃，不拘时，仍以盐汤送下。_{制法奇}

鹿角胶丸《济生》　治房劳伤，小便尿血。

鹿角胶_{半两}　没药_{另研}　油头发绳_{各三钱}

上为末，茅根汁打面糊丸桐子大。每服五十丸，盐汤下。

黄土汤《金匮》　治下血，先便后血，此远血也。

甘草　干地黄　白术　附子_炮　阿胶　黄芩_{各三两}　灶中黄土_{半斤}

上七味，以水八升，煮取三升。分温三服。

赤小豆当归散《金匮》　治下血，先血后便，此近血也。

赤小豆_{三升，浸令芽出，晒干}　当归_{三两}

上二味，杵散。浆水服方寸匕，日三服。

牛角䚡灰散《外台》　治卒下血。

黄牛角䚡一具，烧赤色为细末。煮豉汁和二钱服。重者日三。

猪脏丸　治大人小儿大便下血日久，多食易饥，腹不痛，里不急。

先用海螵蛸炙黄去皮，白者为末，木贼草煎汤调下，三日后效。后用黄连二两、嫩猪脏二尺，去肥。

上以黄连塞满猪脏，扎两头，煮十分烂，研细，添糕糊丸，梧子大。每服三五十丸，食前米饮送下。_{此方治妇人血崩亦良。}

又猪脏丸　治痔漏下血。

猪脏一条,洗净捏干　**槐花**炒为末,填入脏内,两头扎定,石器内米醋煮烂

上捣和丸,如梧子大。每服五十丸,食前当归汤下。

抵当汤、**抵当丸**俱见瘀血、**桃核承气汤**治热结膀胱,小肠急结者。以上三方俱见伤寒、**大黄䗪虫丸**、**百花煎**、**人参蛤蚧散**以上三方俱见虚劳、**琼玉膏**、**龙胆鸡苏丸**、**千金地黄汤**治亡血、**脱血**、**鼻唇色白无力者方**以上三方俱见通治。

噎膈呕吐附关格

《灵》《素》

《灵·根结篇》:太阴为开,厥阴为阖,少阴为枢。故开折,则仓廪无所输,膈洞,膈洞者,取之太阴,视有余不足。

《上膈篇》:黄帝曰:气为上膈者,食饮入而还出,余已知之矣。虫为下膈,下膈名虫,似属虫为患,当以治虫之法治之。下膈者,食晬时乃出,余未得其意,愿卒闻之。岐伯曰:喜怒不适,食饮不节,寒温不时,则寒汁流于肠中,流于肠中则虫寒,虫寒则积聚守于下管,则肠胃充郭,卫气不营,邪气居之。人食则虫上食,虫上食则下管虚,下管虚则邪气胜之。积聚已留,留则痈成,痈成则下管约。其痈在管内者,即而痛深;其痈在外者,则痈外而痛浮,痈上皮热。

《五味篇》:苦走骨,多食之,令人变呕。苦入于胃,五谷之气皆不能胜苦;苦入下脘,三焦之道,皆闭而不通,故变呕。

《四时气篇》:善呕,呕有苦,长太息,心中憺憺,恐人将捕之,邪在胆,逆在胃。胆液泄,则口苦;胃气逆,则呕苦,故曰呕。

《经脉篇》:足太阴病,舌本强,食则呕,胃脘痛,腹胀,善噫。足厥阴所生,病者胸满呕逆。

《素·阴阳别论》:一阳发病,少气,善咳,善泄,其传为膈。三

阳结谓之膈。

《至真要大论》：诸呕吐，皆属于热。

关格 《六节脏象论》：人迎一盛，病在少阳；二盛，病在太阳；三盛，病在阳明；四盛以上，为格阳。寸口一盛，病在厥阴；二盛，病在少阴；三盛，病在太阴；四盛以上，为格阴。人迎与寸口俱盛，四格以上，为关格。关格之脉赢，不能极于天地之精气，则死矣。此指关格之脉，非病名也。

《金匮》

呕家有痈脓，不可治呕，脓尽自愈。先呕却渴者，此为欲解；先渴却呕者，为水停心下，此属饮家；呕家本渴，今反不渴者，以心下有支饮故也。

问曰：病人脉数，数为热，当消谷引食，而反呕者，何也？师曰：以发其汗，令阳微膈气虚，脉乃数。数为客热，不能消谷，胃中虚故也。

跌阳脉浮而涩，浮则为虚，虚则伤脾，脾伤则不磨，朝食暮吐，暮食朝吐，宿谷不化，名曰胃反。脉紧而涩，其病难治。病人欲吐者，不可下之。呕而脉弱，小便复利，身有微热，见厥者，难治。

《伤寒论》

脉，上微头小者，则汗出；下微本大者，则为关格不通，不得尿。头无汗可治，有汗者死。寸口脉浮而大，浮则虚，大为实。在尺为关，在寸为格。关则不得小便，格则吐逆。跌阳脉伏而涩，伏则吐逆，水谷不化，涩则食不得入，名曰关格。此乃关格之病。

按：关格之证，《内经》《伤寒论》所指不同。《内经》所云是不治之症，《伤寒论》所云则卒暴之疾，当于通便止呕方法随宜施治可也。

《千金》

走哺 下焦热,气逆不续,呕吐不禁。

《外台》

五噎 夫五噎,谓一曰气噎,二曰忧噎,三曰食噎,四曰劳噎,五曰思噎。虽有五名,皆由阴阳不和,三焦膈绝,津液不行,忧恚嗔怒所生,谓之五噎。噎者,噎塞不通也。

气噎 阴阳不和,寒气填于胸膈,故气噎不通,令人喘悸,胸背痛也。

卒食噎 由脏冷而不理,津液少而不能传行饮食也。

噎膈呕吐方

茱萸汤《金匮》 呕而胸满者,此汤主之。干呕,吐涎沫,头痛,此亦主之。

茱萸一升 人参三两 生姜六两 大枣十二枚

上四味,以水五升,煮取三升。温服七合,日三服。

生姜泻心汤《伤寒论》 治胃中不和,心下痞硬,干噫食臭,胁下有水气,腹中雷鸣,下利。

生姜四两 甘草炙 人参 黄芩各三钱 半夏 干姜各一两 大枣十二枚

上七味,以水一斗,煮取六升,去渣,煎取三升。温服一升,日三服。生姜、干姜同用,取辛以开之。

半夏泻心汤《金匮》 呕而肠鸣,心下痞者,此汤主之。

半夏半斤,洗 黄芩 干姜 人参各三两 黄连一两 大枣十二枚 甘草三两,炙

上七味,以水一斗,煮取六升,去滓,再煎取三升。温服一升,

日二服。

黄芩加半夏生姜汤《金匮》 干呕而利者，此汤主之。

黄芩三两 甘草炙 芍药各二两 半夏半斤 生姜三两 大枣十二枚

上六味，以水一斗，煮取三升，去渣。温服一升，日再、夜一。

猪苓散《金匮》 呕吐而病在膈上，后思水者解，急与之。思水者，此汤主之。

猪苓 茯苓 白术各等分

上三味，杵为散。饮服方寸匕，日三服。伤饮恶饮，此乃常理，若胸中有水则津液下流，反口干思水，但不能多饮耳。

大半夏汤《金匮》 反胃呕吐者，此汤主之。

半夏三升，洗完用 人参三两 白蜜一升

上三味，以水一斗二升，和蜜扬之二百四十遍，煮药取二升半。温服一升，余分再服。其妙在用甘澜水。

大黄甘草汤《金匮》 食已即吐者，此汤主之。

大黄四两 甘草一两

上二味，以水三升，煮取一升。分温再服。此治上焦之吐。

茯苓泽泻汤《金匮》 胃反，吐而渴，欲饮水者，此汤主之。

茯苓半斤 泽泻四两 甘草三两 桂枝二两 白术三两 生姜四两

上六味，以水一斗，煮取三升，纳泽泻，再煮取二升半。温服八合，日三服。此治蓄饮之吐。纳泽泻再煮，似先煮五味，后煮泽泻。

文蛤汤《金匮》 吐后渴饮，得水而贪饮者，此汤主之。兼主微风，脉紧，头痛。

文蛤五两 麻黄 甘草 生姜各三两 石膏五两 杏仁五十个 大枣十二枚

上七味，以水六升，煮取二升。温服一升，汗出愈。文蛤亦入煎剂。

生姜半夏汤《金匮》 病人胸中似喘不喘,似呕不呕,似哕不哕,心中愦愦然无奈者,此汤主之。

半夏半斤 生姜汁一斤

上二味,以水七升,煮取二升,纳生姜汁煮取一升半。小冷,分四服,日三、夜一服,止,停后服。此治寒饮之症,纳汁再煮,似先煮半夏。

半夏干姜散《金匮》 干呕吐逆,吐涎沫,此主之。

半夏 干姜各等分

上二味,杵为散,取方寸匕,浆水一升半,煎取七合。顿服之。此治胃寒之吐。

葛根加半夏汤《伤寒论》 太阳阳明合病,不下利,但呕者,主之。

葛根四两 麻黄三两,去节,汤泡去黄汁,焙干 生姜三两 甘草二两,炙 芍药二两 桂枝二两,去皮 大枣十二枚 半夏半斤,泡

上八味,以水一斗,先煮葛根、麻黄,减二升,去上沫,纳诸药,煮取三升,去渣。温服一升,覆取微似汗。

橘皮汤《金匮》 干呕哕,若手足厥者,此汤主之。

橘皮四两 生姜半斤

上二味,以水七升,煮取三升。温服一升,下咽即愈。此治胃气不通之吐。

橘皮竹茹汤《金匮》 哕逆者,此汤主之。

橘皮二升 竹茹二升 大枣三十枚 生姜半斤 甘草五两 人参一两

上六味,以水一斗,煮取三升。温服一升,日三服。

黄连汤《伤寒论》 伤寒,胸中有热,胃中有邪气,腹中痛,欲呕吐者,主之。

黄连 甘草炙 干姜 桂枝去皮,各三两 人参二两 半夏半斤 大枣十二枚

上七味,以水一斗,煮取六升,去渣。温服一升,日三、夜一服。

邪气,寒气也,故寒热并用。

昆布丸 治五噎咽塞,食饮不下。

昆布_洗 麦冬 天冬 诃梨勒 木通 大黄 朴硝_{各一两五钱}
郁李仁 桂心 百合_{各一两} 羚羊角 杏仁 苏子 射干_{各半两}
柴胡 陈皮 槟榔_{各二钱五分}

上药,蜜丸,桐子大。热酒下,每服三卜丸,不拘时。

关格不通方《千金翼》

芒硝_{五两} 芍药 杏仁_{各四两} 枳实_{一两,炙} 大黄_{半斤} 地黄
二两

上药,以水七升,煮取三升。分三服。

千金理诸噎方

常食干粳米饭,即不噎。

又方《奇方》

炭末细罗,丸如弹子大。含少许,细细咽津即下。

中风客热哕方《千金翼》

竹茹_{四两} 生米_{五合}

上二味,以水六升,煮米熟。服之。

呕哕方《千金翼》

芦根_{五两}

以水五升,煮取三升。分三服,兼服小儿尿一二合,良。

消谷丸《千金翼》 主数年不能饮食。

小麦蘗 七月七日曲_{各一升} 干姜 乌梅_{各四两}

上四味,捣筛为末,炼蜜丸,如桐子大。空腹酒服十五丸,日
再,稍加至三十丸。其寒在胸中,及反胃翻心皆瘥。

卒哕《千金翼》

男哕,女人丁壮气盛者,嘘其肺俞。女子,男子嘘之。

广济槟榔散《外台》 疗吐酸水,每食则变作酸水吐出。

槟榔_{十六分} 人参_{六分} 茯苓_{八分} 橘皮_{六分} 荜拨_{六分}

上五味,捣筛为散。平晨空服,生姜五六两合皮捣,绞取汁。温纳散方寸匕,搅调顿服之,日一服,渐加至一匕半。纯姜汁服末药,断难入口,只宜取姜汁一滴拌药,别饮送下为妥。

崔氏方《外台》　疗食则吐,或朝食夜吐,名曰胃反。或气噎不小饮食,数年羸削,惟饮水亦同此方。

半夏六两　人参六两　生姜一两　橘皮二两　牛涎一升　春杵头糠一升,绵裹　厚朴二两,炙　羚羊角三两,削

上以水八升,煮取三升。分温三服,顿服。

深师治噎方《外台》

羚羊角　前胡　甘草　人参　橘皮各二两

上五味,以水六升,煮取三升。分四服。

反胃方《本事方》

驴水即驴小便

日服二合,后食微吐一半,晡时又服二合,人定时食粥,吐出便定。

丁香柿蒂汤严氏　治寒呃。

丁香　柿蒂各二钱　人参一钱　生姜五片

煎服。

治冷呃方

刀豆子炙存性

酒服钱许。

撞气阿魏丸《局方》　治五种噎疾,九般心痛,痃癖气块,冷气攻刺,及脾胃停寒,胸满膨胀,呕吐酸水,丈夫小肠气痛,妇人气血等疾。

茴香炒香　陈皮去白　青皮　川芎　丁香皮　蓬莪术泡　甘草泡,各一两　缩砂仁　肉桂去粗皮,各半两　生姜四两,盐腌炒黑　白芷泡,半两　胡椒二钱半　阿魏二钱半,醋浸一宿,以麸为丸

上为末,用阿魏丸鸡头大,每药丸一斤,用朱砂七钱为衣。

丈夫气痛,炒盐汤下一粒至二粒。

妇人血气,醋汤下,常服一粒,烂嚼,茶、酒任下。此方纯用通气温热之药,有火者不宜服。

此卷所载方论种种各殊,然皆系呕吐、反胃、水饮、虫积等症,非真膈病也。膈病乃胃口枯槁之症,百无一治,论中虽有格脉格症,而其形象俱未详载,必临症多乃能识其真耳。

旋覆代赭汤、四逆汤、小柴胡汤以上诸方俱见伤寒、**小半夏汤**方见痰饮、**竹叶石膏汤**加生姜,见通治。

泄 泻

《灵》《素》

《灵·论疾诊尺篇》:飧泄,脉小者,手足寒,难已;飧泄,脉小,手足温,泄易已。

《玉版篇》:其腹大胀,四末清,脱形,泄甚,逆也。诸病暴注下迫,皆属于热。

《素·阴阳应象大论》:清气在下,则生飧泄;春伤于风,夏生飧泄;湿胜则濡泻。

《脉要精微论》:久风为飧泄。

《平人气象论》:泄而脱血,难治。

《玉机真藏论》:泄而脉大,难治。

《难经》

泄凡有五,其名不同。有胃泄,有脾泄,有大肠泄,有小肠泄,有大瘕泄,名曰后重。胃泄者,饮食不化,色黄;脾泄者,腹胀满,泄注,食即呕吐逆;大肠泄者,食已窘迫,大便色白,肠鸣切痛;小肠泄者,溲而便脓血,少腹痛逆;大瘕泄者,里急后重,数至圊而不能便,茎中痛。此五泄之要法也。

泄泻方

温脾汤《本事方》　主治痼冷在肠胃间，泄泻腹痛，宜先取去，然后调治，不可谓虚以养病也。

厚朴　干姜　甘草　桂心　附子各二两　大黄四钱

上六味，㕮咀，取一两，水二钟，煎六分。顿服。不可谓虚以养病，此千古之要诀，后人反是。

诃梨勒丸《济生》　治大肠虚冷，泄泻不止，腹胁引痛，饮食不化。

诃梨勒面裹煨　附子炮　肉豆蔻面裹煨　木香　吴茱萸炒　龙骨生用　白茯苓　荜拨等分

上为末，牛姜汁煮面糊丸，如梧子大。每服七十丸，空心，米饮下。

香茸丸　治饮酒多，遂成酒泄，骨立不能食，但再饮一二盏，泄作几年矣。

嫩鹿茸酥炙黄　肉豆蔻煨，各一两　生麝香另研，一钱

上为末，陈米饭为丸，如梧子大。每服五十丸，空心，米饮下。

固肠丸《得效》　治脏腑滑泄，昼夜无度。

吴茱萸　御粟壳　黄连各等分

上为末，醋糊丸，如桐子大。每服三十丸，空心，米饮下。

附子理中丸《局方》　治脾胃冷弱，心腹疼痛，呕吐泻痢，霍乱转筋，体冷微汗，手足厥冷，心下逆冷满闷，腹中雷鸣，饮食不进，及一切沉寒痼冷，并皆治之。

人参一两　附子泡，一枚　干姜炮　甘草炙，各一两　白术土炒，二两

上为末，蜜丸，每药一两，作十丸。每服一丸，以水一盏化开，煎至七分，稍热食前服。

　　四君子汤《局方》、**六君子汤**、**归脾汤**、**平胃散**、**补中益气汤**、**枳实丸**消痞积，止泄泻、**泻黄散**、**五苓散**、**四神丸**、**藿香正气散**《局方》，以上十方见通治、**四逆散**治少阴泄泻、**大承气汤**、**小承气汤**、**调胃承气汤**、**败毒散**、**葛根汤**、**葛根黄芩黄连汤**以上七方俱见伤寒、**厚朴七物汤**方见腹痛门。

　　按：泄泻乃一时寒暖不调，水谷不化，或冒暑伤湿等症，当择清淡消散之品一二剂即愈。今所集方内多脾胃虚寒久病之方，随症酌用可也。

兰台轨范　卷六

积聚症瘕

《灵》《素》

《灵·百病始生篇》：黄帝问于岐伯曰：夫百病之始生也，皆生于风雨、寒暑、清湿、喜怒。喜怒不节，则伤脏；风雨，则伤上；清湿，则伤下。三部之气，所伤异类，愿闻其会。岐伯曰：三部之气各不同，或起于阴，或起于阳，请言其方。喜怒不节，则伤脏，脏伤，则病起于阴也；清湿袭虚，则病起于下；风雨袭虚，则病起于上，是谓三部。至于其淫泆，不可胜数。

黄帝曰：积之始生，至其已成，奈何？岐伯曰：积之始生，得寒乃生，四字乃成积之总诀。厥乃成积也。黄帝曰：其成积奈何？岐伯曰：厥气生足悗，悗生胫寒，胫寒，则血气凝涩，血气凝涩，则寒气上入于肠胃，入于肠胃，则䐜胀，䐜胀，则肠外之汁沫迫聚不得散，日以成积。猝然多饮食，则肠满，起居不节，用力过度，则络脉伤。阳络伤，则血外溢，血外溢，则衄血；阴络伤，则血内溢，血内溢，则后血。衄为阳经之血，宜凉。后血为阴经之血，宜温。肠胃之络伤，则血溢于肠外，肠外有寒，汁沫与血相搏，则并合凝聚，不得散而积成矣。凡积未有不因血而成者。猝然外中于寒，若内伤于忧怒，则气上逆，气上逆，则六输不通，湿气不行，凝血蕴里而不散，津液涩渗著而不去，而积皆成矣。

《六元正纪大论》：大积大聚，其可犯也，衰其大半而止，过则死。

《骨空论》：任脉为病，男子内结七疝，女子带下瘕聚。

息积　《素·奇病论》：帝曰：病胁下满，气逆，二三岁不已，是为何病？岐伯曰：病名曰息积，此不妨于食，不可灸刺，积为导引服药，药不能独治也。积最宜外治。

伏梁　《灵·邪气脏腑病形篇》：心脉微缓，为伏梁，在心下，上下行，时唾血。

《素·腹中论》：帝曰：人有身体髀股胻皆肿，环脐而痛，是为何病？岐伯曰：病名伏梁，此风根也。其气溢于大肠而著于肓，肓之源在脐下，故环脐而痛也，不可动之，动之为水溺涩之病。

《难经》

病有积有聚，何以别之？然：积者，阴气也；聚者，阳气也。故阴沉而伏，阳浮而动。气之所积，名曰积；气之所聚，名曰聚。故积者五脏所生；聚者，六腑所成也。积者，阴气也，其始发有常处，其痛不离其部，上下有所终始，左右有所穷处；聚者，阳气也，其始发无根本，上下无所留止，其痛无常处，故以是别知积聚也。

五脏之积，各有名乎？从何月何日得之？然：肝之积，名曰肥气，在左胁下如覆杯，有头足；心之积，名曰伏梁，起脐上，大如臂，上至心下；脾之积，名曰痞气，在胃脘，腹大如盘；肺之积，名曰息贲，在右胁下，覆大如杯；肾之积，名曰贲豚，发于少腹，上至心下，若豚状，或上或下无时。

《金匮》

师曰：病有奔豚，有吐脓，有恐怖，有火邪，此四部病，皆从惊发得之。师曰：奔豚病从少腹起，上冲咽喉，发作欲死，复还止，皆从惊恐得之。夫瘦人绕脐痛，必有风冷，谷气不行，而反下之，其气必冲，不冲，心下则痞。问曰：病有积，有聚，有馨气，何谓也？师曰：积

者,脏病也,终不移;聚者,腑病也,发作有时,展转痛移,为可治;癥
气者,胁下痛,按之则愈,复发为癥气。积聚皆有形,癥气则无形而有气
耳。病者腹满,按之不痛,为虚。痛者为实,可下之。舌黄未下行,
下之黄自去。腹满时减,复如故,此为寒,当与温药。脉紧如转索
无常者,有宿食也。薤不可共牛肉作羹,食之成瘕病,韭亦然。醋
合酪食之,令人血瘕。

《病源》

症瘕　皆由寒温不调,饮食不化,与脏气相搏结所生也。其病
不动者,直名为症。若病虽有结症而可推移者,名为症瘕。瘕者,
假也,谓虚假可动也。

鳖症　谓腹内有症结,如鳖之形状。有食鳖触冷不消生症者;
有食诸杂物得冷不消,变化而作者。

虱症　人有多虱,而性好啮之,所啮既多,脏腑虚弱,不能消之,
变化生症。患者见虱,必啮之,不能禁止,时从下部出,亦能毙人。

米症　人有好哑米,转久弥嗜哑之,若不得米,则胸中清水出,
米不消化,遂生症结。其人常思米,不能饮食,久则毙。腹内有人
声,有人腹内忽有人声,或学人语而相答,此乃不幸,致生灾变,非
关经络脏腑、冷热虚实所为也。服雷丸可愈。

发症　有人因饮食内误有头发,随食成症。胸喉间如有虫,上
下来去者是也。

蛟龙病　三月八日,蛟龙子生在芹菜上,人食芹菜,入腹变成
蛇龙,其病之状,发则如癫。

鱼瘕　有人胃气虚弱者,食生鱼,因为冷气所搏,不能消之。
结成鱼瘕,揣之有形,状如鱼也。

蛇瘕　人有食蛇不消,因腹内生蛇瘕也。亦有蛇之精液,误入

饮食内食之,其状常若饥,而食则不下喉,食至胸内即吐出。其病在腹,摸揣亦有蛇状,谓蛇瘕也。

酒瘕 人有饮酒多而食谷少,积久渐瘦,遂常思酒,不得则吐,多睡,不能复食,是胃中有虫使之然,名为酒瘕也。

腹内有毛 人因饮食内误有毛,随食入腹,则渐渐羸瘦。但此病不能说别证状,常自言因食毛以知之。

积聚症瘕方

奔豚汤《金匮》 奔豚,气上冲胸,腹痛,往来寒热,此主之。

甘草　川芎　当归各二两　半夏四两　黄芩二两　生葛五两
芍药二两　生姜四两　甘李根白皮一升

上九味,以水二斗,煮取五升。温服一升,日三、夜一服。

茯苓桂枝甘草大枣汤《金匮》 发汗后脐下悸者,欲作奔豚,此汤主之。

桂枝四两　茯苓半斤　甘草二两,炙　大枣十五枚

上四味,以甘澜水一斗,先煮茯苓,减二升,纳诸药,煮取三升,去滓。温服一升,日三服。

桂枝加桂汤《金匮》 发汗后,烧针令其汗,针处被寒,核起而赤者,必发奔豚。气从少腹上至心,灸其核上各一壮,与此汤。此灸法不循穴道亦甚易。

即桂枝汤加桂二两。

备急丸《金匮》 治寒气冷食稽留胃中,心腹满痛,大便不通。

大黄　干姜各二两　巴豆一两,去皮,研如脂

上先捣大黄、干姜为末,纳巴豆合捣千杵,和蜜丸,如豆大,藏密器中,勿泄气候用。每服三四丸,暖水或酒下。

又主中恶,心腹胀满,卒痛如锥刺,气急口噤如卒死者,捧头起,灌令下咽,须臾当差。不差,更与三丸,当腹中鸣,即吐利便差。

若口噤者,须化从鼻孔用苇管吹入,自下于咽。此温下之法。

口噤不能服药者又是一法。

贪食食多不消心腹坚满痛治之方《千金》

盐一升　水三升

上二味,煮令盐消。分三服,当吐出食便差。

蛟龙病方《金匮》　治春秋二时,龙精带入芹菜中,人偶食之为病。发时手背腹满,痛不可忍。

硬糖二三升

日两度服之,吐出如蜥蜴三五枚,差。

疗犬肉伤《金匮》　治食犬肉不消,心下坚,或腹胀,口干大渴,心急发热,妄语如狂,或洞下。

杏仁一斤,合皮熟研用。

沸汤三升,和汁分三服。利下肉片,大验。

疗食鲙伤《金匮》　治鲙食之,在心胸间不化,吐复不出,速下除之,久成症病。

橘皮一两　大黄二两　朴硝二两

上三味,以水一大升,煮至小升。顿服即消。

疗鲙症《金匮》　治食鲙多不消,结为症病。

马鞭草,捣汁饮之。或以姜叶汁饮之一升,亦消。又可服药吐之。

疗虱症《千金》　由啮虱在腹,生长为虱瘕。按此病发,服水银。

故篦子一枚　故梳子一枚

上二味,各破为两分,先取一分;烧灰末之,又取一分,以水五升,煮取一升。顿服前末尽,少时病出。无所忌。

疗十年疢癖方《千金翼》

桃仁去皮、尖、双仁,煮熟　豉干泡去皮,熬,捣筛,各六升　蜀椒去目、闭口者,生,捣筛,三两　干姜捣筛,三两上四味,先捣桃仁如膏,合捣千杵,如干,可入少蜜,和捣令可,丸如酸枣大。空腹酒服三丸,日三。仍用熨法。

椒熨方《千金翼》

取新盆一口,受一斗者,钻底上作三十余孔,孔上布椒三合,椒上布盐,盐上安纸两重,上布冷灰一升,冷灰上安热灰一升,热灰上安热炭火如鸡子大,常令盆热,底安薄毡,其口以板盖上,以手捉,勿令落,仰卧安于腹上,逐病上及痛处,自捉遣移熨之,冷气及症结,皆从下部中作气出,七日一易盐、椒,满三七日,百病差,乃止。

破癖汤《千金翼》

白术　枳实炙　柴胡各三两

上以水五升,煮取二升。分三服,日三。

备急熨症方《千金翼》

吴茱萸三升

以酒和煮。热布裹熨之。

广济疗鳖瘕《外台》

白马尿一升五合

温服之,令尽,差。

广济疗米症《外台》　其疾常欲食米,若不得米,则胸中出清水。

鸡屎一升　白米五合

捣散。用水一升,顿服。

疗米症羸瘦至死《外台》

葱白两虎口,切　乌梅三十枚,碎

上二味,以水三升,宿渍乌梅,使得极浓。清晨啖葱白,随饮乌梅汁,尽倾之,心腹烦欲吐,即令出之。三晨疗之,当吐出米症,差。无所忌。

广济疗发症《外台》　人因食误食发,即胸间有如虫上下,惟欲饮油。

油一斤

以香泽煎之,大锸气贮之,安病人头边,以口鼻临油上,勿令得饮,及传之鼻面,令有香气。当叫唤取饮,不得与之,必疲极眠睡,其发当从口出,饮油,人专守视之,并石灰一裹,见症出,以灰粉手捉症抽出,须臾抽尽,即是发也。奇法。

积块丸　治症瘕积聚,癖块虫积。

京三棱　莪术各用醋煨　自然铜　蛇含石各烧研,各二两　雄黄　蜈蚣各一钱二分,焙研　木香一钱半　铁花粉用粳米醋炒,一钱　辰砂　沉香各八分　冰片五分　芦荟　天竺黄　阿魏　全蝎焙干,各四钱

上为末,用雄猪胆汁丸如桐子大。每服七八分。诸虫皆效。

治食索粉积方

用紫苏煎浓汁,加杏仁泥服之,即散。

易简红丸　破症消瘕。

蓬术　三棱　橘皮　青皮　胡椒　干姜　阿魏　矾红

上水泛为丸。每服六十丸,姜汤下。

又小儿脾胃之症,极有神效。

大七气汤　治一切症瘕。

三棱　莪术各煨,切　青皮　陈皮去白　木香　藿香　肉桂　益智仁　甘草各七钱五分

上㕮咀。每服五钱,水二盏,煎至一盏。食前服。

半硫圆丸《局方》　除冷积,温脾胃,一切痃癖,大便冷闭。

硫黄明净好者,研令极细,用柳木槌子研过　半夏汤洗七次,焙干为末

上等分,以生姜自然汁同熬,入干蒸饼末搅和匀,入臼内杵数百下,丸如桐子大。每服空心,温酒或生姜汤下十五丸至二十丸,妇人醋汤下。

发症饮油方《夏子奇病方》

雄黄半两

上为末。水调服之,虫自出。

食发成瘕方

猪脂二升　酒三升

上以水煮三沸。温服,日三。

酒鳖气鳖血鳖方《直指方》　治平时嗜酒,血入于酒,为酒鳖;任气血凝于气,为气鳖;虚劳瘤冷,败血杂痰,为血鳖。或附胁背,或隐肠腹,须急治之。

生硫黄末,以老酒调下,时时服之。此味人多畏之,不敢轻服。其实性甚和缓,目睹有人服数斤,全无所害,惟肌肤色黄而已。

蛇症方《千金翼》

白马尾,切细酒服,初服五分一匕,次服三分一匕,更服二分一匕。不可顿服,杀人。

蛟龙病方

《唐明皇杂录》云:有黄门奉使交广回,太医周顾曰:此人腹中有蛟龙。上惊问。对曰:臣驰马大庾岭,热困且渴,遂饮涧水,竟腹中坚痞如石。周遂以石硝、雄黄煮服之,立吐一物,长数寸,大如指,视之,鳞甲皆具,此疾遂愈。

蛇瘕危氏方　治面光发热如火炙。

蒜汁一碗饮之,吐出如蛇即愈。

腹内蛇症方《易简》　误食菜中蛇精成蛇瘕,或食蛇肉成瘕,腹中常饥,食物即吐。

以赤足蜈蚣一条,炙,研末,酒服。

血瘕方甄氏

鳖甲　大黄　琥珀等分

上三味,作散。酒服二钱,少时恶血即下,若妇人小肠中血下尽,即休服也。

虫瘕　喜食血。

用极旧木梳,煅灰,服。

妇人狐瘕方《外台》　因月水来,或悲或惊,或逢疾风暴雨被湿,致成狐瘕,精神恍惚,令人月水不通,胸胁腰背痛引阴中,小便难,嗜食,欲吐,如有孕状。其瘕手足成形者,杀人;未成者,可治。

用新鼠一枚,以新絮裹之,黄泥固住,入地坑中,桑薪烧其上,一日夜取出,去絮,入桂心末六铢,为末。酒服二方寸匕,不过一二服,当自下。

瓜蒂散《金匮》、**大承气汤**、**小承气汤**、**调胃承气汤**以上四方俱见伤寒、**保和丸**丹溪、**枳术丸**洁古、**皂矾平胃散**、**感应丸**上四方见通治、**撞气阿魏丸**方见呕吐、**蛇含石丸**即禹余粮丸,见臌胀。

虫附狐惑

《灵枢》

《上膈篇》:虫为下膈。其详备载膈症门。

虫瘕蛟蛔　《厥病篇》:肠中有虫瘕及蛟蛔,皆不可取以小针,心肠痛恢,作痛肿聚,往来上下行,痛有休止,腹热喜渴,涎出者,是蛟蛔也。以手聚按而坚持之,无令得移,以大针刺之,久持之,虫不动,乃出针也。

《金匮》

蛔虫之为病,令人吐涎,心痛发作有时,毒药不止。蛔厥者,当吐蛔,令病者静而复时烦,此为脏寒,蛔上入膈,故烦。须臾复止,得食而呕,又烦者,蛔闻食臭出,其人当自吐蛔。

狐惑之为病,状如伤寒,默默欲眠,目不得闭,卧起不安。蚀于喉为螶惑,蚀于阴为狐,不欲饮食,恶闻食臭,其面目乍赤乍黑乍白。此皆伤寒余毒所结,湿热生虫也。

《病源》

九虫者,一曰伏虫,长四分;二曰蛔虫,长一尺;三曰白虫,长一寸;四曰肉虫,状如烂杏;五曰肺虫,状如蚕;六曰胃虫,状如虾蟆;七曰弱虫,状如瓜瓣;八曰赤虫,状如生肉;九曰蛲虫,至细微,形如菜虫。伏虫,群虫之主也。蛔虫贯心则杀人。白虫相生,子孙转大,长至四五尺,亦能杀人。肉虫令人烦满。肺虫令人咳嗽。胃虫令人呕逆吐,喜哕。弱虫,又名膈虫,令人多唾。赤虫令人肠鸣。蛲虫居胴肠,多则为痔,极则为癞,因人疮处以生诸痈疽、癣瘘、病疥、龋虫,无所不为。人亦不必尽有,有亦不必尽多,或偏无者,此诸虫依肠胃之间,若脏腑气实则不为害。若虚则能侵蚀,随其虫之动,而能变成诸患也。

凡虫毒有数种,皆是变感之气。人有故造作之,多取虫蛇之类,以器皿盛贮,任其自相啖击,惟有一物独在者,即为之蛊,便能变感,随逐酒食,为人患祸,患祸于他,则蛊主吉利。所以不羁之徒,畜事之。

齿匿 是虫食齿至龈,脓烂汁臭,如屯之收,故谓之齿匿。

虫 方

甘草粉蜜汤《金匮》 蛔虫之为病,令人吐涎,心痛发作有时,毒药不止,此汤主之。

甘草二两 粉一两 蜜四两

上以水三升,煮甘草取二升,去滓,纳粉、蜜搅令和,煎如薄粥。温服一升,差,即止。

乌梅丸 治病者,静而时烦,因脏寒蛔上入其膈,为蛔厥,当吐蛔。

乌梅三百个　黄连一斤　黄柏六两　干姜十两　附子六枚,炮

蜀椒四两,熬,去汗　桂枝六两　细辛六两　人参六两　当归四两

上十味,异捣筛,合治之,以苦酒渍乌梅一宿,去核,蒸之五升米下,饭熟捣成泥,和药令相得,纳臼中,与蜜杵二千下,丸如梧桐子大。先食饮服十丸,日三服,稍加至二十丸。禁生冷、滑物、臭食等。

疗蛔虫攻心腹痛《千金》

用石榴根捣取汁。平旦服,亦可水煎。

疗虫蚀下部《千金》

胡粉　雄黄

上二味,各等分为末,著谷道中。亦治小儿。

疗伤寒䘌病《千金》

取生鸡子,小头叩出白,入漆一合,熟和搅令极调,当沫出,更纳著壳中,仰吞之,食顷或半日乃吐下虫,剧者再服。虫尽热除,病愈。

追虫丸《八阵》　治一切虫积。

黑牵牛取头末　槟榔各八两　雷丸醋炙　南木香各二两,为末

茵陈二两　大皂角　苦楝皮各一两

上煎浓汁,水为丸,绿豆大。大人每服四钱;小儿三钱,或二钱,或一钱半。量人虚实,用砂糖水吞下,待追去恶毒虫积二三次,方以粥补之。

按:浓煎汁,水为丸,原本如此,必有误字,竟将水泛丸可也。

下虫丸　追虫取积。

苦楝皮根皮为上,树皮次之,去面上粗皮

上为末,面糊丸弹子大。如欲服药宜戒午饭,晡时预食油煎鸡

卵饼一二个,待上床时,白滚汤化下一丸,至五更,取下异虫为效。

疗寸白虫

榧子　槟榔　芜荑各等分

上为末。每二钱,温酒调服。先吃烧牛肉脯,后服食,水泻永除。

又方

榧子四十九粒,去皮

以月上旬平旦,空心服七枚,日服尽,虫消成水,永瘥。

又云:食实七枚,七日满,虫化为水。

疗湿䘌虫《千金翼》　此症多是热病后,或久下不止,或有客热结在腹中,或遇暑湿凉气者,多生此病。病亦有燥䘌,不甚泄痢,而下部疮痒,不问燥湿,久则杀人。为病诊,齿无色,舌上尽白,甚者满口有疮,四肢沉重,喜眠,如此者,为虫下食其肛,肛烂,尽见五脏,即死矣。

黄连　生姜切,各十两　艾叶八两　苦参四两

上四味,㕮咀,以水一斗,煮取三升。为三服,日三。

疗蛔虫　病由劳热伤心,有虫名蛔,虫长一尺,贯心则死。

雷丸熬　橘皮　桃仁各五分　狼牙六分　贯众三枚　芜荑　青葙子　干漆熬,各四分　乱发如鸡子,烧　僵蚕二十枚,熬

上十味,捣筛,蜜丸。以饮及酒空腹服二七丸,日再服。

疗百虫方《外台》

石榴皮东引者,一握,去疮皮　槟榔七枚

上以水二升,煎减半。顿服。欲服时,先嚼鹿脯咽汁,即进之,每月一、二、三日,吃药必差,以虫头向上。月三五以后不效,以虫头向下也。服药前一日,莫食。其虫吃药之后,或利出,或内消,皆瘥。忌食生脍、白酒、诸冷物一月余。

鹤虱散《外台》 疗蛔虫心痛。

鹤虱二分，末 温酢一盏

和服之，虫当出。

胡粉丸《外台》 疗心痛不可忍，似蛔虫者。

生胡麻一合 胡粉半合，熬，捣

上二味，先以猪肉脯一片，空腹唵咽汁勿咽肉，后取胡粉和胡麻搜作丸，以少清酒使成。顿服尽。十岁以上增减。忌生冷、猪血、鱼、鸡、蒜、醋等七日。若是蛔虫，吐水者是也。

甘草泻心汤《金匮》 治狐惑之为病，状如伤寒，默默欲眠，目不闭，卧起不安。蚀于喉为惑，蚀于阴为狐，不欲饮食，恶闻食臭，其面目乍赤、乍黑、乍白，蚀于上部，则声喝，此汤主之；蚀于下部，则咽干，苦参汤洗之；蚀于肛者，雄黄熏之。

甘草四两 黄芩 人参 干姜各三两 黄连一两 大枣十二枚

半夏半升

上七味，水一斗，煮取六升，去滓，再煎。温服一升，日三服。

苦参汤《金匮》

苦参一升 水一斗

煎取七升，去渣。熏洗，日三。

雄黄《金匮》

雄黄一味为末，筒瓦二枚合之。烧，向肛门熏之。

赤小豆当归散《金匮》 病者脉数，无热微烦，默默但欲卧，汗出。初得之三四日，目赤如鸠眼，七八日，目四眦黑。若能食者，脓已成也，此汤主之。

赤小豆三升，浸令芽出，曝干 当归

上二味，杵为散。浆水服方寸匕，日三服。

疗心痛欲死《外台》

浓捣地黄汁,和面作冷淘,不用盐。服一顿,虫即出。

芜荑散　治虫咬心痛,欲验之,大痛不可忍,或吐青黄绿水涎沫,或吐虫,发有休止。

芜荑　雷丸各半两　干漆碎研炒烟尽,一两

上共为末。每服三钱,调和服。

诸　痛头、心、胃、腰、腹

《灵》《素》

《灵·终始篇》:病痛者,阴也。痛而以手按之不得者,阴也。

《素·举痛论》:视其五色,黄赤为热,白为寒,青黑为痛。

《调经论》:实者,外坚充满,不可按之,按之则痛;虚者,聂辟气不足,按之则气足以温之,故快然而不痛。

《阴阳应象大论》:气伤痛,形伤肿。故先痛而后肿者,气伤形也;先肿而后痛者,形伤气也。

《痹论》:痛者,寒气多也,有寒,故痛也。

头　痛

《灵》《素》

《灵·经脉篇》:足太阳膀胱脉,动则病冲头痛,目似脱,项似拔,脊痛,腰似折,髀不可以曲,腘如结,踹如裂,是为踝厥。督脉之别名曰长强。挟脊上项,散头上下,当肩胛左右,别走太阳,入贯膂。实则脊强,虚则头重。足少阳胆脉,是主骨所生病者,头痛、颔痛。

《厥病篇》:真头痛,头痛甚,脑尽痛,手足寒至节,死不治。

《素·奇病论》:帝曰:人有病头痛,以数岁不已,此安得之?名为何病？岐伯曰：当有所犯大寒，内至骨髓。髓者，以脑为主。脑逆，故令头痛，齿亦痛，病名曰厥逆。

《病源》

鬲痰风厥头痛　风痰相结，上冲于头，即令头痛。或数岁不已，即连脑痛，手足寒至节，即死。真头痛亦必有痰。

《千金》

卒头痛，头痛如破，非中冷，又非中风，是胸膈中痰，厥气上冲，名为厥头痛，吐之即差。

头痛方

头痛方《千金翼》
葶苈子捣末，以汤淋取汁。洗头，良。

又方《千金翼》
吴茱萸三升
以水五升，煮取三升。以绵拭发根，良。

厥头痛吐方《外台》　治痰厥头痛。
但单煮茗作饮二三升许，须臾适吐，吐毕又饮，能如是数过，剧者，须吐胆汁乃止，不损人。

石膏散《宝鉴》
川芎　石膏　白芷各等分
上为末。每服四钱，热茶清调下。此治风火头痛之方。

透顶散《本事方》　治偏正头风夹脑风，并一切头风，不问远年近日。
细辛三茎　瓜蒂七分　丁香三粒　糯米七粒　脑子　麝香各一黑豆大

上将脑、麝研细,将前四味另研细,然后合研令匀,封好。患人在左右搐一大豆许,良久出涎一升许,即安。

痛风饼子《圣惠》

五倍子　全蝎　土狗各八分

上为末,醋丸作如钱大饼子。发时再用醋润透,顶太阳穴上灸热贴之,仍用帕子缚之,啜浓茶,睡觉自愈。

止痛太阳丹《奇效》

天南星　川芎等分

上为末,同莲须、葱白捣烂作饼。贴太阳痛处。

气攻头痛方《奇效》

蓖麻子　乳香等分

上捣烂作饼。贴太阳穴上,如痛止,急去,顶上解开头发出气,即去药。

治头痛方《奇效》

用大蒜一颗,去皮研取汁。令病人仰卧,以铜箸点少许滴鼻中,急令搐入脑,眼中泪出,差。

玉液汤《济生》　治眉棱骨痛。

半夏六钱,汤泡七次,切片

作一服,加生姜十片,水煎去渣,纳沉香末少许,服。

羚犀汤《济生》　治暗风头旋,眼黑昏眩,倦怠,痰涎壅塞,骨节疼痛。

羚羊角屑　旋覆花　紫菀　石膏　甘草炙,各一两　细辛半两
前胡七钱半　犀角屑二钱半

上药,每服三钱,加生姜三片、大枣一枚,水煎服。

秘方贴头风热病

大黄　朴硝等分

上为末,用井底泥捏作饼,贴两太阳穴。头风皆属寒,此独为热,不可不备。

清震汤《保命》 治头面疙瘩,憎寒拘急,发热,状如伤寒。即雷头风。

升麻 苍术各四钱 荷叶全者,一个

水煎。食后服。杨梅毒入头亦有此病,当用治毒之方治之。

治头内如虫蛀响 此名天白蚁。

用茶子末吹鼻中。此奇病不可不知。

玉真丸《本事方》 治肾气不足,气逆上行,头痛不可忍,谓之肾厥。其脉举之则弦,按之则石坚。

硫黄二两 石膏煅通赤、研 半夏柴汤洗,各一两 硝石一钱五分

上为细末,研匀,生姜汁糊丸,如梧子大,阴干。每服二十丸,或姜汤,或米饮下,更灸关元穴百壮。

茶调散《局方》 治诸风上攻,头目昏重,偏正头痛,鼻塞身重,及妇人血风攻疰,太阳穴疼。

白芷 甘草 羌活各二两 荆芥去梗 川芎各四钱 细辛去芦,一两 防风一两半 薄荷叶不见火,八两

上为细末。每服二钱,食后,茶清调下。常服清头目。

头风摩散方见风门。

头风有偏正之殊,其病皆在少阳、阳明之络,以毫针刺痛处数穴立效。其外有疮毒入头,名杨梅头痛,此乃外科之症,另有治法。

心胃痛

《灵枢》

《厥论篇》:厥心痛,与背相控,善瘛,如从后触其心,伛偻者,肾心痛也;厥心痛,痛如以锥针刺其心,心痛甚者,脾心痛也;厥心痛,

色苍苍如死状,终日不得太息,肝心痛也;厥心痛,卧若徒居心痛间,动作痛益甚,色不变,肺心痛也;真心痛,手足清至节,心痛甚,旦发夕死,夕发旦死。

《千金》

胸痹,令人心中坚痞急痛,肌中苦痹绞痛如刺,不能卧俯仰,胸前皮皆痛,手不得犯,短气咳唾引痛,咽塞痒燥,时欲呕吐,烦闷,自汗出,或引背痛,不治,数日死。

《外台》

九种心痛　一虫,二注,三气,四悸,五食,六饮,七冷,八热,九去来痛。

恶注心痛　中恶心痛,心腹绞刺,奄奄欲绝。

近人患心胃痛者甚多,十人之中必有二三,皆系痰饮留于心下,久成饮囊,发作轻重疏数虽各不同,而病因一辙,治法以涤痰降气为主。凡病竟有时代之不同,如近三十年中咳嗽吐血者十人而五,余少时此病绝少,亦不可解也。

心胃痛方

栝蒌薤白白酒汤《金匮》　胸痹之病,喘息咳唾,胸背痛,短气,寸口脉沉而迟,关上小紧数,此汤主之。

栝蒌一枚,捣　薤白半斤　白酒七升

上三味,同煮,取三升。分温再服。

栝蒌薤白半夏汤《金匮》　胸痹,不得卧,心痛彻背者,此汤主之。

即前方加半夏半升。

枳实薤白桂枝汤《金匮》　胸痹,心中痞气,气结在胸,胸满,胁下逆抢心,此汤主之,人参汤亦主之。

枳实四枚　厚朴四两　薤白半斤　桂枝一两　栝蒌一枚,捣上五味,以水五升,先煮枳实、厚朴,取二升,去渣,纳诸药,煮数沸。分温三服。

人参汤《金匮》即理中汤。

茯苓杏仁甘草汤《金匮》　胸痹,胸中气塞,短气,此汤主之,橘枳姜汤亦主之。

茯苓三两　杏仁五十枚　甘草一两

上三味,以水一斗,煮取五升。温服一升,日三,不差更服。

橘皮枳实生姜汤《金匮》

橘皮一升　枳实三两　生姜半斤

上三味,以水五升,煮取二升。分温再服。

薏苡仁附子散《金匮》　胸痹缓急者,此主之。

薏苡仁十五两　大附子十枚,泡

上二味,杵为散。服方寸匕,日三服。

桂枝生姜枳实汤《金匮》　心中痞,诸逆心悬痛,此汤主之。

桂枝　生姜各三两　枳实五枚

上三味,以水六升,煮取三升。分温三服。

赤石脂丸《金匮》　心痛彻背者,背痛彻心者,此主之。

蜀椒一两　乌头一分,泡　附子半两　干姜一两　赤石脂一两

上五味,末之,蜜丸如梧子大。先食服一丸,日三服,不知再加。此治大寒之症。

九痛丸《金匮》　治九种心痛。

附子三两,炮　狼牙一两,炙香　巴豆一两,去皮、心,熬研如脂　人参　干姜　茱萸各一两

上六味,末之,炼蜜丸,如梧子大。酒下,强人初服三丸,日三服;弱者二丸。兼治卒中恶,腹胀痛,口不能言。又治连年积冷,流注,心胸痛,并冷气上冲,落马堕车血疾等,皆主之。忌口如常法。

大建中汤《金匮》 心胸中大寒痛,呕不能饮食,腹中寒,上冲皮起,出见有头足,上下痛不可触近,此主之。

蜀椒二合,去汗 干姜四两 人参二两

以水四升,煮取二升,去渣,纳胶饴一升,微火煎取一升半。分温再服,如一炊顷,可饮粥二升,后更服,当一日食糜,温覆之。

疗胸痹心痛方《千金》

灸膻中百壮,穴在鸠尾上一寸。此灸神效。百壮,灸疮愈,再灸,非一日满百壮也。

熨背法《千金翼》 治胸痹心背疼痛,气闷。

乌头 细辛 附子 羌活 蜀椒 桂心各一两 川芎一两三钱半

上共为散,以少醋拌绵裹,微火炙令暖。以熨背上。

疗心痛方《外台》

生油半合

温服,瘥。此乃治虫痛之方。

海蛤丸丹溪 治痰饮心痛。

海蛤烧灰为末,过数日火毒散用 瓜蒌仁研

上以海蛤入瓜蒌内,干湿得所为丸。每服五十丸。

失笑散《经验》 治妇人心痛气刺不可忍。

五灵脂 蒲黄等分

每用二钱,醋熬膏,入水煎服。此方治瘀血犯心。

鹤虱散《外台》、**胡粉丸**《外台》、**疗心痛如虫啮方**《外台》、**芜荑散**以上四方俱见虫门、**平胃散**见通治、**半夏泻心汤**见噎膈呕吐。

腰　痛

《灵枢》

《经脉篇》：肝，足厥阴也，是动则为腰痛，不可以俯仰。

《终始篇》：刺诸痛者，其脉皆实。从腰以上者，手太阴阳明皆主之；从腰以下者，足太阴阳明皆主之。病在腰者，取之腘。

《病源》

肾主腰脚，肾经虚损，风冷乘之，故腰痛也。又邪客于足少阴之络，令人腰痛引小腹，不可以仰息。诊其尺脉沉，主腰背痛。尺寸俱浮，直上直下，此为督脉腰强痛。

风湿腰痛　劳伤肾气，经络既虚，或因卧湿当风，风湿乘虚搏于肾，肾经与血气相击而腰痛。

肾着腰痛　肾主腰脚。肾经虚，则受风冷，内有积水，风水相搏，浸积于肾，肾气内着，不能宣通，故令腰痛。其痛状，身重腰冷，腹重如带五千钱，如坐于水，形状如水，不渴，小便自利，饮食如故。久久变为水病，肾湿故也。

背偻　肝主筋而藏血。血为阴，气为阳。阳气，精则养神，柔则养筋。阴阳和同，则血气调适，共相荣养也，邪不能伤。若虚，则受风，风寒搏于背膂之筋，冷则挛急，故令背偻。

胁痛　邪气客于足少阳之络，令人胁痛，咳汗出。阴气击于肝，寒气客于脉中，则血泣脉急，引胁与小腹。诊其脉弦而急，胁下如刀刺，状如飞尸，至困不死。胁痛属足少阳，不属足厥阴。

腰痛方

甘姜苓术汤《金匮》 肾着之病,其人身体重,腰中冷,如坐水中,形如水状,反不渴,小便自利,饮食如故,病属下焦。身劳汗出,衣里冷湿,久久得之。腰以下冷痛,腹重如带五千钱。

甘草　白术各二两　干姜　茯苓各四两

上四味,以水五升,煮取三升。分温三服,腰中即温。

青娥丸《局方》 治肾虚为风冷所乘,或处湿地,或坠堕损伤,或因风寒,皆令腰间似有物垂坠也,悉主之。

胡桃二十个,去壳皮　破故纸酒炒,六两　蒜四两,熬膏　杜仲姜汁炒,十六两

上共为末,丸如桐子大。温酒下,妇人淡醋汤下三十丸。

加味小柴胡汤《良方》 治伤寒胁痛。

柴胡二钱　半夏一钱半　黄芩二钱　人参一钱五分　牡蛎粉一钱　枳壳一钱　甘草一钱

上作一服,加姜五片、红枣二枚。煎服。

摩腰膏丹溪 治老人腰痛,妇人白带。

附子尖　乌头尖　南星各二钱半　朱砂　雄黄　樟脑　丁香各一钱半　干姜一钱　麝香大者,五粒

上共为末,蜜丸龙眼大。每一丸,用生姜汁化开,加厚粥火上烘热,放掌上摩腰中,候药尽贴腰上,即烘绵衣缚定,腰热如火,间二日用一丸。此法近有人专用此治形体之病,凡病人、老人颇有效验,其术甚行;又,此方加入倭硫黄、人参、鹿茸、沉香、水安息等大补之品,摩虚损及老人更妙。又一法,以麻油、黄蜡为丸,如胡桃大,烘热摩腰上,俟腰上热,然后扎好,一丸可用数十次,腹中痛亦可摩。

疗腰痛方《良方》

杜仲　肉苁蓉　破故纸　人参　当归　秋石　川巴戟　鹿角

```

霜各等分

上为末，用猪腰子一个，洗净，淡盐汤泡过，劈开两边，中间勿断，细花开，用前药渗入，另用稀绢一块包裹绵扎，外用小罐入酒少许，纸封，毋令走泄药气。煮熟取食之，饮醇酒三杯立愈。

**又方**《奇效》

胡桃仁　补骨脂　杜仲各四两

上二作二帖，每帖用水二盏。煎服。

**麋茸丸**《本事》　治肾虚腰痛。

麋茸一两，鹿角亦可　菟丝子末一两　舶上茴香半两

上为末，用羊肾一对，酒煮烂，去膜。研和丸桐子大，如羊肾少，入酒糊佐之。每服三五十丸，温酒或盐汤下。

**药棋子**《本事方》　治腰腿痛，气滞。

牵牛子不拘多少，用新瓦入火煿得通红，便将牵牛子顿在瓦上，自然半生半熟，不得拨动，取末一两，入细研硫黄一钱，同研匀，分三分。每用白面一匙，水和擀开，切作棋子大。五更初，以水一盏煮热，连汤温送下，如住即已，未住，隔日再作。予常有此疾，每发止一服痛止。

**二神丸**《本事方》、**左金丸**俱见通治。

**按**：腰痛属虚者固多，而因风寒痰湿，气阻血凝者亦不少，一味蛮补必成痼疾，不可不审。

# 腹　痛

## 《金匮》

趺阳脉微弦，法当腹满，不满者，必便难，两胠疼痛，此虚寒从下上也，当以温药服之。病者腹满，按之不痛为虚，痛者为实，可下之。舌黄者，下之黄自去。
```

腹满时减，复如故，此为寒，当与温药。夫中寒家喜欠，其人清涕出，发热色和者，善嚏。中寒，其人下利，以里虚也，欲嚏不能，此人肚中寒。夫瘦人绕脐痛，必有风冷，谷气不行，而反下之，其气必冲，不冲者，心下则痞。

《伤寒论》

病人不大便五六日，绕脐痛，烦躁，发作有时者，此有燥尿，故使不大便也。太阴之为病，腹满而吐，食不下，自利益甚，时腹自痛。若下之，必胸中结硬。伤寒五六日，腹中痛，苦转气不趣少腹者，此欲自利也。

腹痛方

厚朴七物汤《金匮》 病腹满，发热十日，脉浮而数，饮食如故，此汤主之。

厚朴半斤 甘草 大黄各三两 大枣十枚 枳实五枚 桂枝二两 生姜五两

上七味，以水一斗，煮取四升。温服八合，日三服。呕者，加半夏五合；下利，去大黄；寒多者，加生姜至半斤。

附子粳米汤《金匮》 腹中寒气，雷鸣切痛，胸胁逆满，呕吐，此汤主之。

附子一枚，炮 半夏半升 甘草一两 大枣十枚 粳米半升

上五味，以水八升，煮米熟汤成，去滓。温服一升，日三服。

蒸脐法 亦可随病所在蒸之，外科寒症，亦能蒸散。

丁香 木香 半夏 南星 川乌 归身 肉桂 麝香 冰片 乳香 大黄 硝 山甲 雄黄 蟾窠 白蔻

上为粗末。放面圈内，上用铜皮一片，多钻细眼，用艾火灸铜皮上，每日十余火，满三百六十火，病除。药味亦可因症加减，其药

用烧酒、姜汁等拌湿。

厚朴三物汤《金匮》 痛而闭者,此汤主之。

厚朴八两 大黄四两 枳实五枚

上三味,以水一斗二升,先煮二味,取五升,纳大黄煮取三升。温服一服,以利为度。

大黄附子汤《金匮》 胁下偏痛,发热,其脉紧弦,此寒也,以温药下之,宜此汤。

大黄三两 附子三枚,泡 细辛二两

以水五升,煮取二升。分温三服。强人煮取二升半,分温三服,服后如人行四五里,进一服。

黄连汤见呕吐、**小建中汤**见虚劳、**桂枝加大黄汤、大柴胡汤、小柴胡汤、大承气汤、桂枝加芍汤、理中汤、四逆汤**以上俱见伤寒、**苏合丸**见通治。

脚 气附转筋

《千金》

考诸经方,有脚气之论,古人少有此疾。脚气之名,《金匮》已载,但患者少耳。自永嘉南渡,衣缨士人,多有遭者,有支法存仰道人等,并留意经方,偏善斯术,多获全济。又宋齐之间,释门深师,述二公等诸家旧方,为二十卷,其脚弱一方近百余首。魏周之代,盖无此病,所以姚公集验,殊不殷勤,徐王撰录,未以为意,特以三方鼎峙,风教未一,霜露不均,寒暑不等,关西河北,不识此疾。自圣唐开辟,无外南极之地,作镇于彼,往者皆遭。近来中国士大夫,亦有患者,良由今代风气混同所致耳。此病先从脚起,因即胫肿,时人号为脚气。深师云:脚弱者,即其义也。

问:风毒中人,随处皆得,作病何偏着于脚? 答曰:人有五脏,心肺经络所起在手十指；余三脏经络所起在足十趾。地之寒暑风湿，皆作蒸气，足常履之，所以风毒之中人，必先中脚。久而不差，遍及四肢腹背头项。经云：次传间传是也。

凡脚气皆感风毒所致，治脚气必兼风，此乃要诀。人多不即觉，会因他病一度始发，或奄然大闷，经两三日乃觉，庸医不识，作余病治，莫不尽毙。始起甚微，饮食如故，惟卒起脚屈弱不能动，为异耳。黄帝云：缓风湿痹是也。

有脚气未觉，而头项臂膊已有所苦；诸处未知，而心腹五内已有所困，或呕食臭，腹痛下利，二便不通，冲悸不欲见光，精神昏愦，迷忘错乱，壮热头痛，身体酷冷，疼痛转筋，顽痹缓纵，百节挛急，小腹不仁等症，皆脚气状貌。亦云风毒脚气之候，妇人亦尔，又有产后取凉，多中此毒，其热闷掣疭，惊悸心烦，呕吐气上，皆其候也。但又觉脐下冷痞，愊愊然不快，小便淋沥，即是其候。顽弱名缓风，疼痛为湿痹。

热者，治以冷药；冷者，疗以热药，以意消息之。诸病皆然。心下急，气喘不停，自汗脉促，呕吐不止者，死。凡脚气皆由气实而死，终无一人服药致虚而殂，故不得大补，亦不可大泻。凡治脚气大段相同。脚气，其人黑瘦者，易治；肥大肉厚赤白者，难治。瘦人肉硬，肥人肉软也。外症亦同。脚气有肿者，有不肿者，其小腹顽痹不仁者，脚多不肿。小腹顽痹，不过三五日，即令人呕吐，名脚气入心，如此者难治，以肾水克心火也。初得肺弱，便速灸之，服竹沥汤；灸讫，服八风散，无不瘥者。若但灸不服药，但服药不灸，后必更发。

脚气当灸之穴

初灸风市，次伏兔，次犊鼻，次膝两眼，次三里，次上廉，次下廉，次绝骨。

《病源》

脚气疼不仁 由风湿毒气与血气相搏,故疼。邪在肤腠,则血气涩,而皮肤厚,搔之如隔衣,故不仁。

脚气痹挛 风毒搏于经,风湿乘于血,故令痹挛也。

脚气心腹胀急 风湿毒气从脚上入于内,与脏气相搏,结聚不散,故心腹胀急。

脚气肿满 由风湿毒气搏于肾经,则肾气不能宣通水液,使传于小肠,反溃于皮肤,故肿满也。

脚气惊悸 由温湿挟风毒,初客肤腠,后经脏腑,与神气相搏,则心惊悸也。

《灵枢》

脚气转筋 《灵枢·四时气篇》:转筋于阳,治其阳;转筋于阴,治其阴。

《本输篇》:转筋者,立而取之,可令遂已。

脚气方

矾石汤《金匮》 治脚气冲心。

矾石二两

以浆水一斗五升,煎。浸脚,良。

第一竹沥汤《千金》 治两脚痹弱,或转筋皮肉不仁,腹胀起如肿,按之不陷,心中恶不欲食,或患冷方。

竹沥五升 甘草 秦艽 葛根 黄芩 麻黄 防己 细辛 桂心 干姜各一两 防风 升麻各一两半 茯苓二两 附子二枚 杏仁五十枚

上十五味,以水七升,合竹沥煮取三升。分三服,取汗。此脚气主方,多治风之药。

乌麻酒《千金》 治风虚气满,脚疼痹挛,弱不能行。

乌麻五升

微熬,捣,酒渍一宿,随所能饮之,尽更作。

茱萸木瓜汤 治脚气冲心,闷乱不识人,手足脉欲绝。

吴茱萸半两 木瓜一两 槟榔二两 生姜五片

水煎服。

苏子粥《养老书》 治老人脚气毒闷,身体不仁,行履不能。

紫苏子五合,熬,研细,以水搅取汁 粳米四合,净洗淘

上煮作粥,临熟下苏汁调之。空心食之,日一服。亦温中。

杉木汤《本事方》 唐柳柳州云:元和十二年二月,得脚气,夜半痞绝,胁有块大如石,且死,咽塞不知人三日。荥阳郑洵美传杉木汤,服半日,食顷,大下三次,气通块散。

用杉木节一大片,橘叶一斤,无叶以皮代之,大腹槟榔七个,合捣碎之,童子小便三大升,共煮一升半。分二服,若一服得快利,停后服。

槟榔散《活人书》 治脚肿。

橘叶一大握 沙木一握 小便一盏 酒半盏,同以上药煎

上煎数沸,调槟榔末二钱。食后服。即前方变法。

木瓜散《活人书》 治脚气。

大腹皮一枚 紫苏一分 干木瓜一分 甘草一分,炙 木香一分
羌活一分

上细锉为散,分作三服,每用白水一盏,煎至半盏,去滓。通口服。

鸡屎白散《金匮》 转筋之为病,其人臂脚直,脉上下行,微弦,转筋入腹者。

鸡屎白一味为散,取方寸匕,以水六合和。温服。

疗转筋方《外台》

以盐一升　水一升半

作汤。洗渍，良。

延效疗转筋《外台》　并治浑身转筋。

暖水稍热，于浴斛中坐浸须臾，便差，如汤沃雪。

转筋灸法《外台》

转筋在两臂及胸胁者，灸手掌白肉际七壮；在十指者，灸手踝骨上七壮；在胫骨者，灸膝下廉筋上三壮。

又法，灸涌泉七壮，亦可灸大都七壮。穴在足大拇趾本节内侧白肉际。

腹肠转筋者，灸脐上一寸十四壮。

乌头汤见风痹、**麻豆汤**见水肿、**大活络丹**、**崔氏八味丸**即肾气丸，俱见通治。

中医典籍丛刊

徐灵胎医书全集

（下）

清·徐灵胎 撰

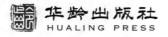
华龄出版社
HUALING PRESS

目　录

下　册

全集七　洄溪医案

全集十　洄溪脉学

全集十一　脉诀启悟注释

全集十四　舌鉴总论

兰台轨范　卷七

疫疠鬼疰

《素问》

《遗篇·刺法论》：黄帝曰：余闻五疫之至，皆相染易，无问大小，病状相似，不施救疗，如何可得不相移易者？岐伯曰：不相染者，正气存内，邪不可干，避其毒气，天牝从来，天牝，《内经》注云：鼻也，空虚能受天地出气，故曰天牝。欲其来往出入。复得其性，气出于脑，即不邪干。气出于脑，即先想心如日。欲将入于疫室，先想青气自肝而出，左行于东，化作林木；次想白气自肺而出，右行于西，化作戈甲；次想赤气自心而出，南行于上，化作焰明；次想黑气自肾而出，北行于下，化作水；次想黄气自脾而出，存于中央，化作土。五气护身已毕，以想头上如北斗之煌煌然，后可入于疫室。又一法，于春分之日，日未出而吐之。又一法，于雨水日后，三浴以药泄汗。

《病源》

一岁之内，节气不和，寒暑乖候，或有暴风疾雨，雾露不散，则民多疾疫。病无长少，率皆相似，如有鬼疠之气，故云疫疠。

中恶　精神衰弱，为鬼神之气卒中之。卒然心腹刺痛，闷乱欲死。凡卒中恶，腹大而满者，诊其脉紧大而浮者，死；紧细而浮者，生。又中恶吐血数升，脉沉数细者，死；浮炎如疾者，生。脉大段如此，亦不可泥。卒然吐血多者，多系中恶，莫作吐血治。

尸厥　阴阳逆也，其状如死，犹微有息而不恒，脉尚动而形无知也。脉沉大而滑，身温而汗，此为入腑，气复自愈。若唇青身冷，此为入脏，即死。

鬼击 谓鬼疠之气击著于人也。得之无渐，如人以刀矛持刺状，胸胁腹内绞急切痛，不可抑按，或吐血，或鼻中出血，或下血。一名为鬼排，重者，死。

卒魇 魂魄外游，为他邪所执，欲还未得，忌火照之，照则神魂遂不复入，乃死。若在灯光前魇者，是本由明出，不忌火。

三尸诸虫 其虫与人俱生，而此虫忌血，能与鬼灵相通，常接引外邪，为人患害。其发作之状，或沉沉默默，不知所苦，而无处不恶，或腹痛胀急，或磈块踊起，或挛引腰脊，或精神杂错。变状多端，其病大同小异，但以一方治之者，故名诸尸也。

尸注 是五尸内之尸注，而挟外鬼邪之气，流注身体，令人无处不恶，每节气改变，辄至大恶。积月累年，渐就顿滞，以至于死，死后复易旁人，乃至灭门，以其尸病注易旁人，故谓尸注。

丧尸 人有年命衰弱，至于丧死之处，心意有所畏恶，其身内尸虫，性既忌恶，便更接引外邪，共为疹病。其发亦心腹刺痛，胀满气急，但逢丧处其病则发，故谓之丧尸。

尸气 人有触值死尸，或临尸，其尸气入腹内，与尸虫相接成病。其发亦心腹刺痛，胀满气急，但闻尸气则发，故谓之尸气。

诸注 谓邪气居住人身内，故名为注。又注易旁人也，乃有三十六种，九十九种，而方皆不显其名。所载有风、鬼、转、生、死、邪、气、寒、热、冷、蛊、毒、恶、忤、遁、走、温、丧、哭、殃、食、水、骨、血、温、痹、劳、微、泄、石、产、土、饮，以上诸注，皆正气虚而邪气传绵也，与诸尸病相近。

又有九种注：一曰风注，二曰寒注，三曰气注，四曰生注，五曰凉注，六曰酒注，七曰食注，八曰水注，九曰尸注。

疫疠方

小金丹方《素问》

辰砂二两　水磨雄黄一两　叶子雌黄一两　紫金半两　愚按：以金箔同药研之，可为细末。

同入合中，外固，了地一尺，筑地实，不用炉，不须药制，用火二十斤煅之也，七日终，常令火不绝。候冷，七日取，次日出合子，合子，即磁罐之属。取出顺日研之，顺日研之，谓左旋也。三日，炼白沙蜜为丸，如梧子大。每日望东吸日华气一口，冰水下一丸，和气咽之，服十粒，无疫干也。

还魂汤《金匮》　救卒死、客忤死。

麻黄三两，去节，一方四两　杏仁去皮、尖，七十个　甘草一两，炙，《千金》用桂心二两

上三味，水八升，煮取三升，去渣。分令咽之，通治诸感忤。《千金方》云：此方主卒忤，鬼击，飞尸，诸奄忽气绝复觉，或已无脉，口噤拗不开，去齿下汤。汤入口不下者，分病人发左右，足踏肩引之。药下，复增取一升，须臾立苏。

又方

韭根一把　乌梅二十七个　吴茱萸半升，炒

上三味，以水一斗煮之，以病人栉纳中三沸。栉浮者，生；沉者，死。煮取三升，去滓。分饮之。

外台走马汤《金匮》附方　治中恶心腹痛，腹胀，大便不通，并通治飞尸鬼击。

巴豆二枚，去皮、心，熬　杏仁二枚

上二味，以绵缠，捶令碎。热汤二合，捻取自然汁，饮之当下，老少量之。

雄黄粉《千金翼》　治卒中鬼击，及刀兵所伤，血漏腹中不出，烦满欲绝。

雄黄一味为粉。以酒服一刀圭,日三。血化为水。

治瘟方《外台》 瘟疫转相染著至灭门,延及外人,无收尸者。

赤小豆　鬼箭羽　鬼臼　雄黄研　丹砂各二两

上五味,捣末,蜜丸,如小豆大。服一丸,可与病人同床。

辟瘟杀鬼丸《外台》

虎头骨五两,炙　朱砂一两半,研　鬼臼一两　雄黄一两半,研　皂荚一两,炙　雌黄一两半,研　芜荑一两

上七味,捣筛,以蜡蜜和弹丸大,绛囊盛。系臂,男左女右。家中置屋四角,月朔望夜半,中庭烧一丸。忌生血物。

八毒赤丸《宝鉴》 治鬼疰病。

雄黄　矾石　朱砂　附子炮　藜芦　丹皮　巴豆各一两　蜈蚣一条

上为末,蜜丸,小豆大。每服五七丸,冷水送下,无时。矾石,或作磐石。

紫金锭、苏合丸二方俱见通治。

诸　疸附黄汗

《素问》

《平人气象论》:溺黄赤,安卧者,黄疸;已食如饥者,胃疸;目黄者,曰黄疸。

《金匮》

趺阳脉紧而数,数则为热,热则消谷,紧则为寒,食即为满。脉紧而数,则有热兼有寒,故用药亦当寒热兼顾,古方可考也。尺脉浮为伤肾,趺阳紧为伤脾。风寒相搏,食谷即眩,谷气不消,胃中苦浊,浊气下流,小便不通,阴被其寒,热流膀胱,身体尽黄,名曰谷疸。额

上黑,微汗出,手足中热,薄暮即发,膀胱急,小便不利,名曰女劳疸。腹如水状,不治。心中懊恼而热,不能食,时欲吐,名曰酒疸。

夫病酒黄疸,必小便不利,其候心中热,足下热,是其证也。酒疸,心中热欲吐者,吐之愈。酒疸下之,久久为黑疸,目青面黑,心中如啖蒜齑状,大便正黑,皮肤爪之不仁,脉浮弱,虽黑微黄,故知之。黄家,从湿得之。一身尽发热,面黄,肚热,热在里,当下之。黄疸之病,当以十八日为期,治之十日以上瘥,反剧,为难治。疸而渴者,其疸难治;疸而不渴者,其疸可治。发于阴部,其人必呕;阳部,其人振寒而发热也。黄汗之病,两胫自冷,假令发热,此属历节;食已汗出,又身常暮卧盗汗出者,此荣气也;若汗出已,反发热者,久久其身必甲错;发热不止者,必生恶疮。若身重汗出已,辄轻者,久久必身瞤,瞤即胸中痛,又从腰以上必汗出,下无汗,腰髋弛痛,如有物在皮中状,剧者不能食,身疼痛,烦躁,小便不利,此为黄汗。

《病源》

黄病　黄病者,一身尽疼,发热,而色洞黄,七八日后,壮热,口里有血,当下之,法如豚肝状。其人少腹内急。若其人眼睛涩疼,鼻骨疼,两膊及项强腰背急,即是患黄,多大便涩,但令得小便快,即不虑死。不用大便多,多即心腹胀不存。此由寒湿在表,则热蓄于脾胃,腠理不开,瘀热与宿谷相搏,烦郁不消,则大小便不通,故身体面目皆变黄也。利小便为治黄总诀。

急黄　脾黄有热,谷气郁蒸,因为热毒所加,故猝然发黄,心满气喘,命在顷刻,故云急黄也。

劳黄　脾脏中风,风与瘀热相搏,故令身体发黄,额上黑,微汗出,手足中热,薄暮发,膀胱急,四肢烦,小便自利,名为劳黄。

脑黄　热邪在骨髓,脑为髓海,故热气从骨髓流入于脑,则身体发黄,头痛眉疼。

阴黄 阳气伏,阴气盛,热毒加之,故但身面色黄,头痛而不发热,名为阴黄。

癖黄 气水饮停滞,结聚成癖。因热气相搏,则郁蒸不散,故胁下满痛,而身发黄,名为癖黄。

噤黄 心脾有瘀热。心主于舌,脾之络脉,出于舌下,若身面发黄,舌下大脉起青黑色,舌噤不能语,名为噤黄。

五色黄 凡人著五种黄,其人冥漠不知东西者,看其左手脉,名手肝脉,两筋中其脉如有如无。又看近手屈肘前臂上,当有三歧脉,中央者,名为手肝脉,两厢者,名歧脉。看时若肝脉全无,两厢坏,其人九死一生。若中央脉近掌三指道有如不绝,其人必不死。

酒疸 虚劳之人,饮酒多,进谷少,则胃内生热。因大醉当风入水,则身目发黄,心中懊恼,足胫满,小便黄,面发赤斑。

谷疸 谷疸之状,食毕头眩,心忪怫郁不安而发黄,由失饥大食,胃气冲熏所致。

女劳疸 其状身目皆黄,发热恶寒,小腹满急,小便难。由大劳大热而交接,即入水所致也。

黑疸 黑疸之状,小腹满,身体尽黄,额上反黑,足下热,大便黑是也。诸疸久久多变为黑疸。

黄汗 黄汗之为病,身体洪肿,发热汗出不渴,状如风水,汗染衣,正黄如柏汁,其脉自沉。此由脾胃有热,汗出而入水中浴,若水入汗孔中,得成黄汗也。

诸疸方

茵陈蒿汤《金匮》 谷疸之为病,寒热不食,食即头眩,心胸不安,久久发黄,为谷疸,此汤主之。

茵陈蒿六两　栀子十四枚　大黄二两

上三味,以水一斗,先煮茵陈,减六升,纳二味,煮取三升,去澤。分温三服。小便当利,尿如皂角汁状,色正赤,一宿腹减,黄从小便去也。

硝石矾石散《金匮》　黄家,日晡所发热,而反恶寒,此为女劳得之。膀胱急,少腹满,身尽黄,额上黑,足下热,因作黑疸。其腹胀如水状,大便必黑,时溏,此女劳之病,非水也。腹满者,难治。此方主之。

硝石　矾石烧,等分

上二味,为散。以大麦粥汁和服方寸匕,日三服。病随大小便去,小便正黄,大便正黑,是候也。

栀子大黄汤《金匮》　酒黄疸,心中懊恼,或热痛,此方主之。

栀子十四枚　大黄一两　枳实五枚　豉一升

上四味,以水六升,煮取二升。分温三服。

桂枝加黄芪汤《金匮》　诸病黄家,但利其小便。假令脉浮,当以汗解之,此方主之。亦主治黄汗。

桂枝　芍药　甘草各二两　生姜三两　大枣十二枚　黄芪二两

上六味,以水八升,煮取三升。温服一升,须臾饮热稀粥一升余,以助药力。温覆取微汗,不汗更服。

猪膏发煎《金匮》　诸黄主之。

猪膏半斤　乱发如鸡子大,三枚

上二味,和膏中煎之,发消药成。分再服,病从小便出。

茵陈五苓散《金匮》　黄疸主之。

茵陈蒿末一钱　五苓散五分

上二味,和。先食饮方寸匕,日三服。此利小便之法。

大黄硝石汤《金匮》　黄疸,腹满,小便不利而赤,自汗出,此为表和里实,当下之。

大黄　黄柏　硝石各四两　栀子十五枚

上四味,以水六升,煮取二升,去渣,纳硝,更煮取一升。顿服。

黄疸变成满者最多，此方乃下法也。

麻黄醇酒汤《千金》 治黄疸。

麻黄三两

以美清酒五升，煮取二升半。顿服尽。冬月用酒，春月用水。

黄疸方《千金翼》 治身目皆黄，皮肉曲尘出。

茵陈一把 栀子二十四枚 石膏一斤

以水五升，煮二升，取二升半，去渣，以猛火烧石膏令赤，投汤中，沸定。服一升，覆取汗，周身以粉粉之，不汗更服。烧石膏之义甚精妙。

赤苓散《千金翼》 主黑疸，身皮大便皆黑。

赤小豆三十枚 茯苓六铢，切 雄黄一铢 瓜丁四铢 女菱六铢 甘草二铢，炙

以水三升，煮豆、茯苓，取八合，捣四味为散。和半钱匕服之。须臾当吐，吐则愈。亦主一切黄。

寒水石散《千金翼》 主肉疸，饮少，小便多，白如泔色，此病得之从酒。

寒水石 白石脂 栝蒌各五分 知母 菟丝子 桂心各三分

捣筛为散。麦粥服五分匕，日三服。五日知，十日差。此方不常用，聊备一格。

女劳疸《千金翼》 治黄疸之为病，日晡所发热，恶寒，少腹急，体黄额黑，大便黑，溏泄，足下热，此为女劳也。腹满者，难疗。

滑石研 石膏研，各五两

为散。麦粥汁服方寸匕，日三。小便极利，差。

牛胆煎《千金翼》 酒疸，身黄曲尘出，此主之。

牛胆一枚 大黄八两 芫花一升，熬 莞花半斤，熬 瓜丁三两

上五味，以酒一升，切四味，渍之一宿，煮减半，去渣，纳牛胆微火煎令可丸，丸如豆大。服一丸，日移六七尺，不知，更服一丸，膈上吐，膈下利，或不吐利而愈。

救急三十种黄方《外台》

用鸡子一颗,并壳烧灰研,酢一合,又温之,总和顿服。身体眼暗极黄者,不过三颗,鼻中虫出,神效。

疗黄疸方《外台》

取生小麦苗,捣绞取汁。饮六七合,昼夜三四,饮三四日便愈。无小麦苗,矿麦苗亦得。

近效瓜蒂散《外台》 疗黄疸。

瓜蒂二十七枚 赤小豆七枚 生秫米二十七枚 丁香二十七枚

上四味,捣筛。重者取如大豆二枚,各著一枚鼻孔中,痛缩鼻须臾,鼻中沥清黄水,或从口中出升余则愈。病轻者小豆大则可,不愈,间日复,频用效。或使人以竹筒极力吹鼻中,无不死者。嗅鼻出黄水,唐以前即有此法。或用束腰葫芦内白膜研细,加麝少许,吹鼻,亦能出水。

麻黄连轺赤小豆汤《伤寒论》 治伤寒瘀热在里,身必发黄,此主之。

麻黄二两,去节 连轺二两 赤小豆一升 杏仁四十粒 甘草二两 生梓白皮一升 生姜二两 大枣十二枚

上以潦水一斗,先煮麻黄去沫,纳诸药,煮取三升。分温三服。此方治伤寒余邪未尽之黄,与诸症微别。

黄芪芍药桂枝苦酒汤《金匮》 黄汗之为病,身体肿,发热汗出而渴,状如风水,汗沾衣,色正黄如蘗汁,脉自沉,以汗出入水中浴,水从汗孔入得之,此汤主之。

黄芪五两 芍药三两 桂枝三两

上三味,以苦酒一升,水七升,相和煮取三升。温服一升,当心烦,服至六七日乃解。若心烦不止者,以苦酒阻故也。一方以美生醯代苦酒,此病在表不在里。

《金匮》等书,治疸病之方最多,然用之或效或不效,非若他症之每发必中者,何也?盖疸之重者,有囊在腹中包裹黄水,药不能入,非决破其囊,或提其

黄水出净,必不除根。此等病,当求屡试屡验和平轻淡之单方治之。专恃古方,竟有全然不应者。

小建中汤见通治、**瓜蒂汤**方见喝门。

情志卧梦

《灵》《素》

《灵·大惑论》:五脏六腑之精气,皆上注于目,而为之精。精之窠为眼,骨之精为瞳子,筋之精为黑眼,血之精为络,其窠气之精为白眼,肌肉之精为约束,裹撷筋骨血气之精,而与脉并为系,上属于脑,后出于项中。故邪中于项,因逢其身之虚,其入深,则随眼系以入于脑,则脑转,脑转则引目系急,目系急则目眩以转矣。邪同其精,其精所中,不相比也。则精散,精散则视歧,视歧见两物。目者,五脏六腑之精也,营卫魂魄之所常营,神气之所生也。故神劳则魂魄散,志意乱。是故瞳子黑眼法于阴,白眼、赤脉法于阳也,故阴阳合传而精明也。目者,心使也,心者,神之舍也,故精神乱而不转,卒然见非常处,精神魂魄,散不相得,故曰惑也。

《素·举痛论》:帝曰:余知百病生于气也。怒则气上,喜则气缓,悲则气消,恐则气下,寒则气收,炅则气泄,惊则气乱,劳则气耗,思则气结。

《阴阳应象大论》:东方生风,在声为呼,在变动为握,在志为怒。怒伤肝,悲胜怒。所胜,即五行生克之理。南方生热,在声为笑,在变动为忧,在志为喜。喜伤心,恐胜喜。中央生湿,在声为歌,在变动为哕,在志为思。思伤脾,怒胜思。西方生燥,在声为哭,在变动为咳,在志为忧。忧伤肺,喜胜忧。北方生寒,在声为呻,在变动为栗,在志为恐。恐伤肾,思胜恐。

《调经论》:神有余则笑不休,神不足则悲;血有余则怒,不足则恐。血并于阴,气并于阳,故为惊狂;血并于阳,气并于阴,乃为炅中;血并于上,气并于下,心烦悗善怒;血并于下,气并于上,乱而善忘。以上情志。

不卧多卧　《灵·邪客篇》:黄帝问于伯高曰:夫邪气之客人也,或令人目不瞑,不卧出者,何气使然? 伯高曰:五谷入于胃也,其糟粕、津液、宗气,分为三隧。故宗气积于胸中,出于喉咙,以贯心脉而行呼吸焉。营气者,泌其津液,注之于脉,化以为血,以营四末,内注五脏六腑,以应刻数焉。卫气者,出其悍气之慓疾,而先行于四末分肉皮肤之间而不休者也,昼日行于阳,夜行于阴,常从足少阴之分,间行于五脏六腑。今厥气客于五脏六腑,则卫气独卫其外,行于阳,不得入于阴。行于阳则阳气盛,阳气盛则阳跷陷;不得入于阴,阴虚,故目不瞑。黄帝曰:善。治之奈何? 伯高曰:补其不足,泻其有余,调其虚实,以通其道而去其邪,饮以半夏汤一剂,阴阳已通,其卧立至。

《大惑论》:黄帝曰:人之多卧者,何气使然? 岐伯曰:此人肠胃大而皮肤湿,而分肉不解焉。善食,人多善卧,往往如此。黄帝曰:卒然多卧者,何气使然? 岐伯曰:邪气留于上焦,闭而不通,已食若饮汤,卫气留久于阴而不行,故卒然多卧焉。

不夜瞑不昼瞑　《灵·营卫生会篇》:黄帝曰:老人之不夜瞑者,何气使然? 少壮之人不昼瞑者,何气使然? 岐伯答曰:壮者之气血盛,其肌肉滑,气道通,营卫之行,不失其常,故昼精而夜瞑。老者之气血衰,其肌肉枯,气道涩,五脏之气相搏,其营气衰少,而卫气内伐,故昼不精夜不瞑。

《寒热病篇》:阳气盛则瞋目,阴气盛则瞑目。

不得卧　《素·逆调论》:不得卧而息有音者,是阳明之逆也,足三阳者下行,今逆而上行,故息有音也。阳明者,胃脉也,胃者,六腑之海,其气亦下行,阳明逆,不得从其道,故不得卧也。《下经》曰:胃不和则卧不安,此之谓也。夫起居如故,而息有音者,此肺之络脉逆也。络脉不得随经上下，故留经而不行，络脉之病人也微，故起居如故，而息有音也。夫不得卧，卧则喘者，是水气之客也。夫水者，循津液而流也。肾者，水脏，主津液，立卧与喘也。以上卧。按风邪入于阴经亦多卧。

《灵·淫邪发梦篇》：阴气盛则梦涉大水而恐惧，阳盛则梦大火燔焫，阴阳俱盛则梦相杀。上盛则梦飞，下盛则梦堕，甚饥则梦取，甚饱则梦予。肝气盛则梦怒，肺气盛则梦恐惧、哭泣、飞扬，心气盛则梦喜笑恐畏，脾气盛则梦歌乐、身体重不举，肾气盛则梦腰脊两解不属。

《素·脉要精微论》：短虫多则梦聚众，长虫多则梦相击毁伤。以上梦。

情志卧梦方

半夏秫米汤《灵枢》

以流水千里以外者八升，扬之万遍，取其清五升，煮之。炊以苇薪火，沸，置秫米一升，治半夏五合，徐炊令竭为一升半，去其滓。饮汁一小杯，日三，稍增，以知为度。故其病新发者，覆杯则卧，汗出已矣。久者，三饮而已也。汉时一斗，仅今二升，余亲见古铜量一枚，较准如此。

半夏麻黄丸《金匮》 心下悸者，此主之。

半夏 麻黄等分

上二味，末之，炼蜜丸小豆大。饮服三丸，日三。此治饮在心下者。

桂枝救逆汤《金匮》 火邪者，主之。

桂枝三两，去皮 甘草二两，炙 生姜三两 牡蛎五两，熬 龙骨四两 蜀漆三两，洗去腥 大枣十二枚

上七味，末之，以水一斗二升，先煮蜀漆，减二升，纳诸药，煮取三升，去滓。温服。

黄连阿胶汤《伤寒论》　治少阴病,心中烦,不得卧。

黄连四两　黄芩一两　芍药二两　阿胶三两　鸡子黄二枚

上五味,以水六升,先煮三物,取二升,去渣,纳阿胶烊尽,少冷,纳鸡子黄搅和。连服七合。此治肾气冲心之不得卧,故清心火以纳肾气。

酸枣仁汤《金匮》　治虚劳虚烦,不得眠。

酸枣仁二升　甘草一两　知母　茯苓　川芎各二两

上五味,以水八升,先煮酸枣仁,取六升,纳诸药煮取三升。分温三服。同一心烦不眠,而用药迥别,何医者之多不审也? 此方《外台》有加干姜者,亦可采取。

温胆汤《千金》　治大病后虚烦不得眠,此胆寒故也,宜服。

半夏　竹茹　枳实各二两　橘皮三两　生姜四两　甘草一两

上六味,㕮咀,以水八升,煮取二升。分三服。又一不眠之症。方中一味生姜,已足散胆中之寒,庸医则必以热药温胆,须知胆为清虚之腑,无用热补之理也。

治多忘《千金》

菖蒲二分　茯苓　茯神　人参各五分　远志七分

上五味,治下筛。酒服方寸匕,日二、夜一。五日后知,神良。

枕中方《千金》　治好忘。

龟甲炙　龙骨　远志去心　菖蒲等分

上四味,治下筛。酒服方寸匕,日三。常服令人大聪。

镇心省睡益智方《千金翼》

远志五十两,去心　益智子　菖蒲各八两

上三味,为末。以醇糯米酒服方寸匕,一百日有效。秘不令人知。

疗虚烦不可攻方《外台》

青竹茹二升

以水四升,煮取三升,去渣。分温五服。

栀子豉汤见伤寒、**补心丸**、**天王补心丹**《道藏》、**镇心丸**以上三方俱见通治。

五窍病 耳、目、鼻、口、齿

《灵枢》

《灵·脉度篇》：五脏不和，则七窍不通。

耳

《灵》《素》

《灵·蹶气篇》：精脱者，耳聋；液脱者，耳数鸣。

《素·缪刺论》：邪客于手阳明之络，令人耳聋，时不闻音，刺手大指、次指爪甲上，去端如韭叶许，各一痏，立闻；不已，刺中指爪甲上，与肉交者，立闻；其不时闻者，不可刺也。此乃邪气入络，卒然所得之症，故可刺。耳聋，刺手阳明，不已，刺其通脉出耳前者。

《病源》

耳聤耵聍耳　津液为风热所乘，结鞕成丸塞耳。

耳　方

补肾治五聋方《千金翼》　治劳聋、气聋、风聋、虚聋、毒聋，如此久聋，耳中作声。

蓖麻仁五分　杏仁去皮、尖　桃仁去皮、尖　蜡八分　菖蒲　磁石各一两　巴豆仁一分，去皮、心，熬　石盐三分　附子炮　通草各半两　薰陆香一分　松脂二两半

上十二味，先捣诸草、石等令细，别捣诸仁如脂，加松脂及蜡，

合捣数千杵,可丸乃止。取如枣核大,绵裹塞耳,一日四五度,出之转捻,不过三四度,日一易之。

苁蓉丸《济生》　治肾虚耳聋,或风邪入于经络,耳内虚鸣。

肉苁蓉　山萸肉　石龙芮一名胡椒菜　石菖蒲　菟丝子　羌活　鹿茸　石斛　磁石　附子各一两　全蝎七个,去毒　麝香半字,旋入

上为末,炼蜜丸,梧子大。每服百丸,空心酒下,或盐汤下。

麝香佛手散《奇效》　治五般耳出水者。

麝香少许　人牙煅过存性,出火毒,以人牙换石首鱼齿,亦良

上为细末。每用少许,吹耳内,即干。及治小儿痘疮出现靥者,酒调一字服之,即出。

磁石猪肾羹《养老书》　治老人久患耳聋,养肾脏,坚骨气。

磁石一斤,杵碎,水淘去赤汁,绵裹　猪肾一对,去脂膜,细切

上以水五升,煮磁石,取二升,去磁石,投肾调和,以葱、豉、姜、椒作羹。空腹食之,作粥及入酒并得。

通耳法《济生》

磁石用紧者,如豆大一块　穿山甲烧存性,末为,一字

上用新绵纸裹了塞耳,口中衔少许铁,觉耳内如风雨即愈。一方用斑蝥一个,巴豆一粒,研细,绵裹塞耳,痛取出。

按:此症如有火者,服清火药,肾虚者,服补肾药。随症施治,无定方也。

目

《灵》《素》

《灵·论疾诊尺篇》:诊目痛,赤脉从上下者,太阳病;从下上者,阳明病;从外走者,少阳病。

《蹶气篇》:气脱者,目不明。

《素·解精微论》:夫风之中目也,阳气内守于精,是火气燔目,

故见风则泣下也。

目　方

七宝散《千金翼》　主目翳经年不愈方。

琥珀　珠子　珊瑚　决明子　紫贝　石胆　马珂各一分　朱砂二分　蕤仁五钱

上为细末。敷目中如小豆大，日三。大良。

去翳方《千金翼》

贝子十枚，烧灰

上为末。取如胡豆著翳上，日再，正仰卧，令人敷之，如炊一石米久，乃拭之。有息肉者，加珍珠如贝子等分，研如粉。

补肝丸《千金翼》　主明目。

地肤子　蓝子　蒺藜子　车前子　瓜子　菟丝子　芜蔚子各二两　黄连一两半　青葙子一合　大黄二两　决明子　细辛　萤火虫各五合　桂心五分

上十四味，捣筛，炼蜜和丸，如桐子大。饮服下十五丸，可加至二十丸。慎生冷、油、蒜等物。眼暗神方也。

磁朱丸倪微德《原机启微集》　治神水宽大渐散，昏如雾露中行，渐睹空中有黑花，睹物成二体，及内障神水淡绿色、淡白色，及治耳鸣及聋。

磁石二两　辰砂一两　神曲三两，生

上三味，更以神曲一两，水和作饼，煮浮入前药，炼蜜丸。每服十丸，加至三十丸，空心米汤下。

石斛夜光丸　治神水宽大渐散，昏如雾露空中有黑花，睹物成二，神水淡绿、淡白色者。

天门冬二两　菟丝子七钱　人参　茯苓各二两　甘菊　山药枸杞　石斛　杏仁各七钱　草决明八钱　麦冬　熟地　生地各一两

肉苁蓉　青葙子　羚羊角_镑　蒺藜　川芎　甘草_炙　黄连　防风　枳壳　乌犀_{镑,各五钱}　牛膝_{七钱半}

上二十四味,为细末,炼蜜丸,如桐子大,每服三十五丸,温酒盐汤送下。眼科药不外此诸味。

羚羊角散《局方》　治风热毒,上冲眼目,暴发赤肿,或生疮疼痛,隐涩羞明。

羚羊角_镑　车前子　甘草　黄芩　川升麻_{各二两}　决明子_{二十四枚}　龙胆草_{去芦}　山栀仁_{各五两}

上为细末。每服一钱,食后温熟水调下,日进三服。小儿可服五分。

蝉花散《局方》　治肝经蕴热,风毒上攻,眼目翳膜遮睛,赤肿疼痛,昏暗视物不明,隐涩难开,多生眵眼,内外障眼。

草决明_炒　甘菊花　川芎_{不见火}　蝉蜕_{洗去土}　山栀子　谷精草　防风_{不见火}　黄芩_{去土}　蔓荆子　木贼草　羌活_{不见火}　荆芥　密蒙花　白蒺藜_{炒去刺}　甘草_{各等分}

上为末。每服二钱,用茶清调服,或用荆芥汤入茶少许调服亦得,食后及临卧时服。此去翳通治方。

洗眼药《养老书》

胆矾_{一两,煅令白,去火毒用}　滑石_{一两,研}　秦皮_{半两}　腻粉_{二钱}

上四味,每用一字,汤泡候温,闭目洗两眦头,以冷为度。胆矾入目极痛,煅用颇宜。

按:五窍之病,惟目病最多,所以另有专科,此集略述内治数方,以备拣取。至于全体治法,则当广求眼科诸书而探讨之。风火时眼煎方,即于丸散中择对症之药,酌用可也。

鼻

《灵》《素》

《灵·忧恚无言篇》：人之鼻洞涕出不收者，颃颡不开，分气失也。

《素·五脏别论篇》：五气入鼻，藏于心肺；心肺有病，而鼻为之不利也。

辛頞鼻渊　《素·气厥论》：胆移热于脑，则辛頞鼻渊。鼻渊者，浊涕下不止也，传为衄衊瞑目，衊，污血也。故得之气厥也。

鼻　方

通草散《千金翼》　治鼻中息肉。

通草半两　矾石一两，烧　真珠一铢

上三味，下筛，捻裹绵如枣核。取药如小豆，著绵头纳鼻中，日三次。真珠能去一切息肉。

䶩鼻方《千金翼》　治鼻中息肉，不得息。

矾石烧　藜芦各半两　瓜蒂二十七枚　附子半两，炮

上四味，各捣下筛，合和。以竹管取药如小豆大，纳孔中吹之，以绵絮塞鼻中，日再，以愈为度。吹不如吸。

消鼻痔方

苦丁香　甘遂各二钱　青黛　草乌尖　枯矾各二分半

上为细末。麻油搜令硬不可烂，旋丸如鼻孔大小，用药纳鼻内，令至痔肉上，每日一次。

凌霄花散《百一选方》　治酒齄鼻。

凌霄花　山栀等分

上为末。每服二钱，食后茶汤调下。

苍耳散　治鼻流涕不止,名曰鼻渊。

辛夷仁半两　苍耳子炒,二钱半　香白芷一两　薄荷五分

上为末。每服二钱,用葱茶汤食后调服。

治鼻渊方《本事方》

山栀子不拘多少,烧存性

末之。搐入鼻中,立愈。

又方　藿香为末,用猪胆汁或牛胆汁丸。每服一钱。

按:鼻病,惟鼻渊最重,当博求效方,不得徒恃外治法也。

又方　丝瓜连根处藤,炙为末,酒服。此治鼻中有虫者。

鼻中息肉

硇砂　雄黄　巴豆炭　制信　提硝　珠　冰片　硼砂　苦丁香

以上俱可选用,耳痔及诸息肉皆同。

口　齿

《灵》《素》

口苦　《灵·邪气脏腑病形论》:胆病者,善太息,口苦,呕宿汁,心下澹澹,恐人将捕之,嗌中吤吤然,数唾。

齿痛　《灵·杂病篇》:齿痛不恶清饮,取足阳明;恶清饮,取手阳明。

重舌　《灵·终始篇》:重舌刺舌柱,以铍针也。

喑　《灵·忧恚无言篇》:人卒然无音者,寒气客于厌,则厌不能发,发不能下,至其开阖不致,故无音。肝脉惊暴有所惊骇,脉不至,若喑,不治自已。惊骇而喑者,与有娠之喑,皆不必治。

口糜　《素·气厥论》:膀胱移热于小肠,鬲肠不便,上为口糜。

齿寒　《素·缪刺论》:邪客于足阳明之经,令人䶎龂,上齿寒。

《病源》

龂齿者,睡眠而齿相磨切也。此由血气虚,风邪客于牙车筋脉之间,故因睡眠气息喘而邪动,引其筋脉,故上下齿相磨切有声,谓之龂齿。

滞颐 脾冷不能收摄涎唾,渍于颐也。

口齿方

口甘方《素问》 有病口甘者,此五气之溢也,名曰脾瘅。夫五味入口,藏于胃,脾为之行其精气,津液在脾,故令口甘也,此肥美之所发也,此人必数食甘美而多肥者也。肥者令人内热,甘者令人中满,故其气上溢,转为消渴,治之以兰,除陈气也。兰草性味甘寒,能利水道、辟不祥,除胸中痰癖,其气清香,能生津、止渴、润肌肉,故可除陈积蓄热之气。

口苦方《素问》 有病口苦者,病名胆瘅。夫肝者,中之将也,取决于胆,咽之为使。此人者,数谋虑不决,故胆虚气上溢,而口为之苦。治之以胆募俞。数谋虑不决,肝胆俱劳,劳则必虚,虚则气不固,故胆气上溢而口苦。胆募在肋,本经之日月也,胆俞在背,足太阳之穴也。经又云:口苦取阳陵泉,亦胆经之穴,在委中之外廉。

疗口疮《千金》 治口疮久不差,入胸中并生疮,三年以上不瘥者。

浓煎蔷薇根汁含之,又稍稍咽之,日三、夜一。冬用根,夏用茎叶。冬青叶汤亦可漱。

推颊车法《千金》 治失欠颊车蹉,开张不合。

一人以手指牵其颐,以渐推之,则复入矣。推当疾出其指,恐误啮伤人指也。外涂南星末。

口气臭秽方《千金》

常以月旦日未出时,从东壁取步七步,回头向垣立,含水噀壁七遍,口即美香。此名禁法。

口中臭方《千金》

细辛　豆蔻

含之,甚良。

口香去臭方《千金》

井花水三升

漱口,吐厕中,良。

治紧唇方《千金》

取蛇皮拭净,烧为灰,敷之。

又方　灸虎口,男左女右。

涂唇方《千金》　治唇黑肿痛,痒不可忍。

烧乱发及蜂房六畜毛作灰,猪脂和敷之。亦治沈唇。

刺舌法《千金》　治舌卒肿满口,溢如吹猪胞,气息不得通,须臾不治,杀人。

刺舌两边大脉血出,勿使刺着舌下中央脉,血出不止杀人。如上治不愈,或血出数升,则烧铁算令赤,熨疮数过,以绝血也。

疗舌肿方《千金》　治舌肿起如猪胞。

釜下墨末,以酢厚敷舌上下,脱去,更敷,须臾即消。若先决出血汁,竟敷之弥佳。凡此患,人皆不识,或错治益困,杀人甚急。但看其舌下自有噤虫形状,或如蝼蛄,或如蚕子,细看之有头尾,其头少白,烧铁钉烙头上,使热,即自消。

疗舌肿方《千金》　治舌上有黑孔,大如筋,出血如涌泉,此心脏病。

戎盐　黄芩　黄柏　大黄各五两　人参　桂心　甘草各二两

上七味,蜜丸梧子大。以饮服十丸,日三。亦烧铁箅烙之。

疗重舌《千金》 并治舌上生疮涎出。

以蒲黄末,敷之。不过三度,差。

疗舌胀方《千金》

用雄鸡冠血,盏盛浸舌,咽下,即缩。

疗舌肿胀《本事方》 治心脾壅热,生木舌肿胀。

元参 升麻 大黄 犀角 甘草各等分

上为细末,每服三钱,水一盏,煎至五分。温服,不拘时。

治失音《养老书》

皂角一挺,刮去黑皮并子 萝卜一个,切作片

上以水二碗,同煎至半碗。服之,不过三服,便语,吃却萝卜更妙。此方乃去喉间之痰涎也。

疗马喉痹《千金》 治喉痹深肿连颊,吐气数者,名马喉痹。

马鞭草根一握,一名杜牛膝

勿中风,截去两头,捣取汁。服之。

琥珀犀角膏 治咽喉。

真琥珀研 犀角屑,生用,各一钱 人参 枣仁 茯苓 辰砂研,各二钱 片脑研,一钱

上为末,研匀,蜜为膏,以磁器收贮。候其疾作,每服一弹子大,以麦冬浓煎汤化下,一日连进五服。此治阴火上炎之喉痛。

喉肿刺法《千金翼》 治咽痛不得息,若毒气哽咽,毒攻咽喉。

刺手小指爪文中出血,即愈。遂左右刺出血,神秘立愈。一法刺两手少商穴出血,其穴在大指内廉,去爪甲如韭叶。

口旁恶疮方《千金翼》

乱发灰 故絮灰 黄连末 干姜末等分

上四味,合和为散。以粉疮上,不过三遍。

敷面靥方《千金》　治黚黯乌靥,令洁白。

马珂二两　白附子　鹰屎白　珊瑚各一两

上四味,研成粉,和匀。用人乳调,每夜取敷面,明旦温浆水洗之。

又方《千金》　李子仁为末,和鸡子白敷一宿,即落。一方用白附子末,酒和敷之,即落。

止牙痛方

蟾酥七分　朱砂　雄黄各三分　甘草一分

上研极细,以飞面为丸,如菜子大。丝绵裹包,塞在痛处。

治牙痛仙方

以羊前蹄膝合盘骨,以酥涂,炙黄为末,入细辛末一钱、雄黄末五分,共三味,研极细末。擦患处,立愈。

治牙疼方《千金翼》

苍耳子五升

上一味,以水一斗,煮取五升。热含之,疼则吐,吐复含,不过三剂,愈。无子,茎、叶皆得用之。

如神散《局方》　治风牙、虫牙,攻疰疼痛,牙龈动摇,连颊浮肿。

露蜂房微炙　川椒去目及闭口,微炒出汗

上为末。每用一钱,水一盏,入盐少许,同煎八分,乘热漱之,冷即吐,一服立效。二味炙灰为末,擦亦效。

细辛散《局方》　治风虫牙疼,牙龈宣烂,牙齿动摇,腮颔浮肿。

红椒　缩砂去壳　鹤虱　牙皂　荜拨各半两　荆芥　细辛各一两　白芷　川乌各二两

上为细末。每用少许,于痛处擦之,有涎吐出,不得咽,少时用温水漱口,频频擦之,立有神效。治风寒牙疼之症。

按:牙疼有数种,寒热风火虫虚,治各不同,非对症则不愈,故有效有不效。至于喉痹一症,病变各殊,此属外科,病变无穷,兹偶录一二方,未及万一。若欲专治此症,非广求博识不可。

杂　病

《灵》《素》

《灵·口问篇》:黄帝曰:人之欠者,何气使然?岐伯答曰:卫气昼日行于阳,夜半则行于阴。阴者主夜,夜者卧。阳者主上,阴者主下,故阴气积于下,阳气未尽,阳引而上,阴引而下,阴阳相引,故数欠。阳气尽,阴气盛,则目瞑;阴气尽而阳气盛,则寤矣。

黄帝曰:人之哕者,干呕为哕,或云即嗳气。何气使然?岐伯曰:谷入于胃,胃气上注于肺。今有故寒气与新谷气,俱还入于胃,新故相乱,真邪相攻,气并相逆,复出于胃,故为哕。

黄帝曰:人之唏者,何气使然?岐伯曰:此阴气盛而阳气虚,阴气疾而阳气徐,阴气盛而阳气绝,故为唏。

黄帝曰:人之振寒者,何气使然?岐伯曰:寒气客于皮肤,阴气盛,阳气虚,故为振寒寒栗。

黄帝曰:人之噫者,噫,呃逆也。何气使然?岐伯曰:寒气客于胃,厥逆从下上散,复出于胃,故为噫。

黄帝曰:人之嚏者,何气使然?岐伯曰:阳气和利,满于心,出于鼻,故为嚏。

黄帝曰:人之亸者,何气使然?岐伯曰:胃不实则诸脉虚,诸脉虚则筋脉懈惰,筋脉懈惰则行阴用力,气不能复,故为亸。

黄帝曰:人之哀而泣涕出者,何气使然?岐伯曰:心者,五脏六腑之主也;目者,宗脉之所聚也,上液之道也;口鼻者,气之门户也。故悲哀愁忧则心动,心动则五脏六腑皆摇,摇则宗脉感,宗脉感则液道开,液道开故泣涕出焉。液者,所以灌精濡空窍者也,故上液之道开则泣,泣不止则液竭,液竭则精不灌,精不灌则目无所见矣。

黄帝曰:人之太息者,何气使然?岐伯曰:忧思则心系急,心系急则气道约,约则不利,故太息以伸出之。

黄帝曰:人之涎下者,何气使然?岐伯曰:饮食者皆入于胃,胃中有热则虫动,虫动则胃缓,胃缓则廉泉开,故涎下。

黄帝曰:人之耳中鸣者,何气使然?岐伯曰:耳者,宗脉之所聚也,故胃中空则宗脉虚,虚则下溜,脉有所竭者,故耳鸣。

黄帝曰:人之自啮舌者,何气使然?此厥逆走上,脉气辈至也。少阴气至则啮舌,少阳气至则啮颊,阳明气至则啮唇矣。凡此十二邪者,皆奇邪之走空窍者也,故邪之所在,皆为不足。经气为外邪所据,则正气不能复归,故为不足。当引本经之正气,以逐邪出外。所谓正气者,即本经之气,故能御邪。此指针法言之,庸医不知,竟用补药于邪气所留之经,则是补住其邪矣,害忍言哉!故上气不足,脑为之不满,耳为之苦鸣,头为之苦倾,目为之眩。中气不足,溲便为之变,肠为之苦鸣。下气不足,则乃为痿厥心悗。

《五味篇》:酸走筋,多食之,令人癃。咸走血,多食之,令人渴。辛走气,多食之,令人洞心。苦走骨,多食之,令人变呕。甘走肉,多食之,令人闷心。

《师传篇》:岐伯曰:入国问俗,入家问讳,上堂问礼,临病人问所便。此句为万世辨症之秘诀。黄帝曰:便病人奈何?岐伯曰:夫中热消瘅则便寒,寒中之属则便热。胃中热则消谷,令人悬心善饥,脐以上皮热;肠中热则出黄如糜,脐以下皮寒。按寒字,当作热字。胃中寒则腹胀,肠中寒则肠鸣飧泄。凡胀满,宜温药。飧泄亦同。胃中寒,肠中热,则胀而且泄;胃中热,肠中寒,则疾饥,小腹痛胀。黄帝曰:胃欲寒饮,肠欲热饮。

《百病始生篇》:阳络伤,则血外溢,血外溢则衄血;阴络伤,则血内溢,血内溢则后血。肠胃之络伤,则血溢于肠外,肠外有寒汁沫与血相搏则并合凝聚不得散而积成矣。

《邪客篇》：黄帝问于岐伯曰：人有八虚，各何以候？岐伯答曰：以候五脏。黄帝曰：候之奈何？岐伯曰：肺心有邪，其气留于两肘；肝有邪，其气留于两腋；脾有邪，其气留于两髀；肾有邪，其气留于两腘。凡此八虚者，皆机关之室，真气之所过，血络之所游，邪气恶血，固不得住留，住留则伤经络，骨节机关不得屈伸，故拘挛也。

《大惑论》：黄帝曰：人之善饥而不嗜食者，何气使然？岐伯曰：精气并于脾，热气留于胃，胃热则消谷，谷消故善饥。胃气逆上，则胃脘寒，故不嗜食。

《素·宣明五气论》：五味所入：酸入肝，辛入肺，苦入心，咸入肾，甘入脾，是谓五入。

五气所病：心为噫，肺为咳，肝为语，脾为吞，肾为欠、为嚏，胃为气逆、为哕、为恐，大肠、小肠为泄，下焦溢为水，膀胱不利为癃，不纳为遗溺，胆为怒，是为五病。

五精所并：精气并于心则喜，并于肺则悲，并于肝则忧，并于脾则畏，并于肾则恐，是为五并，虚而相并者也。

五脏所恶：心恶热，肺恶寒，肝恶风，脾恶湿，肾恶燥，是为五恶。

五脏化液：心为汗，肺为涕，肝为泪，脾为涎，肾为唾，是为五液。

五味所禁：辛走气，气病无多食辛；咸走血，血病无多食咸；苦走骨，骨病无多食苦；甘走肉，肉病无多食甘；酸走筋，筋病无多食酸，是为五禁，无令多食。

五病所发：阴病发于骨，阳病发于血，阴病发于肉，阳病发于冬，阴病发于夏，是为五发。

五邪所乱：邪入于阳则狂，邪入于阴则痹，搏阳则为癫疾，搏阴则为喑,阳入之阴则静,阴出之阳则怒,是为五乱。

五邪所见:春得秋脉,夏得冬脉,长夏得春脉,秋得夏脉,冬得长夏脉,名曰阴出之阳,病善怒,不治,是谓五邪皆同命,死不治。

五脏所藏:心藏神,肺藏魄,肝藏魂,脾藏意,肾藏志,是为五脏所藏。

五脏所主:心主脉,肺主皮,肝主筋,脾主肉,肾主骨,是谓五主。

五劳所伤:久视伤血,久卧伤气,久坐伤肉,久立伤骨,久行伤筋,是谓五劳所伤。

五脉应象:肝脉弦,心脉钩,脾脉代,肺脉毛,肾脉石,是谓五脏之脉。

《至真要大论》:大要曰:君一臣二,奇之制也;君二臣四,偶之制也;君二臣三,奇之制也;君三臣六,偶之制也。故曰:近者奇之,远者偶之。汗者不以奇,下者不以偶。补上治上,制以缓,补下治下,制以急,急则气味厚,缓则气味薄,适其至所,此之谓也。是故平气之道,近而奇偶,制小其服也;远而奇偶,制大其服也;大则数少,小则数多;多则九之,少则二之,奇之不去则偶之,是谓重方;偶之不去,则反佐以取之,所谓寒热温凉,反从其病也。

岐伯曰:辛甘发散为阳,酸苦涌泄为阴,咸味涌泄为阴,淡味渗泄为阳。六者或收或散,或缓或急,或燥或润,或软或坚,以所利而行之,调其气使其平也。

岐伯曰:有毒无毒,所治无主,适大小为制也。帝曰:请言其制。岐伯曰:君一臣二,制之小也;君一臣三佐五,制之中也;君一臣三佐九,制之大也。寒者热之,热者寒之,微者逆之,甚者从之,坚者削之,客者除之,劳者温之,结者散之,留者攻之,燥者濡之,急者缓之,散者收之,损者益之,逸者行之,惊者平之,上者下之,摩者浴之,薄者劫之,开者发之,适事为故。

帝曰:反治何谓? 岐伯曰:热因寒用,寒因热用,塞因塞用,通因通用,必伏其所主,而先其所因,其始则同,其终则异,可使破积,可使溃坚,可使气和,可使必已。

岐伯曰:主病之谓君,佐君之谓臣,应臣之谓使,非上下三品之谓也。

岐伯曰:诸寒之而热者取之阴,热之而寒者取之阳,所谓求其属也。帝曰:善。服寒而反热,服热而反寒,此其故何也? 岐伯曰:治其王气,是以反也。

五味入胃,各归所喜,故酸先入肝,苦先入心,甘先入脾,辛先入肺,咸先入肾,久而增气,物化之常也。气增而久,夭之由也。

《阴阳应象大论》:因其轻而扬之,因其重而减之,因其衰而彰之。形不足者,温之以气;精不足者,补之以味。其高者,因而越之;其下者,引而竭之;中满者,泻之于内;其有邪者,渍形以为汗。

《五常政大论》:岐伯曰:大毒治病,十去其六;常毒治病,十去其七;小毒治病,十去其八;无毒治病,十去其九。谷肉果菜,食养尽之,无使过之,伤其正也。不尽,行复如法,必先岁气,无伐天和。

《至真要大论》:帝曰:愿闻病机何如? 岐伯曰:诸风掉眩,皆属于肝;诸寒收引,皆属于肾;诸气膹郁,皆属于肺;诸湿肿满,皆属于脾;诸热瞀瘛,皆属于火;诸痛痒疮,皆属于心;诸厥固泄,皆属于下;诸痿喘呕,皆属于上;诸禁鼓栗,如丧神守,皆属于火;诸痉项强,皆属于湿;诸逆冲上,皆属于火;诸胀腹大,皆属于热;诸燥狂越,皆属于火;诸暴强直,皆属于风;诸病有声,鼓之如鼓,皆属于热;诸病胕肿,疼酸惊骇,皆属于火;诸转反戾,水液浑浊,皆属于热;诸病水液,澄澈清冷,皆属于寒;诸呕吐酸,暴注下迫,皆属于热。

《生气通天论》:阳因而上,卫外者也。因于寒,欲如转枢,起居如惊,神气乃浮;因于暑,汗,烦则喘渴,静则多言,体若燔炭,汗出而散;因于湿,首如裹,湿热不攘,大筋软短,小筋弛长,软短为拘,弛长为痿;因于气,为肿,四维相代,阳气乃竭。

阳气者,烦劳则张,精绝,辟积于夏,使人煎厥。目盲不可以视,耳闭不可以听,溃溃乎若坏都,汩汩乎不可止。阳气者,大怒则形气绝,而血"菀于上,使人薄厥,有伤于筋"。纵,其若不容,汗出偏沮,使人偏枯。汗出见湿,乃生痤痱。膏粱之变,足生大丁,受如持虚。劳汗当风,寒薄为皶,郁乃痤。阳气者,精则养神,柔则养筋。开阖不得,寒气从之,乃生大偻;陷脉为瘘,留连肉腠,俞气化薄,传为善畏,及为惊骇;营气不从,逆于肉理,乃生痈肿;魄汗未尽,形弱而气烁,穴俞以闭,发为风疟。故风者,百病之始也。清静则肉腠闭拒,虽有大风苛毒,弗之能害,此因时之序也。

春伤于风,邪气留连,乃为洞泄;夏伤于暑,秋为痎疟;秋伤于湿,上逆而咳,发为痿厥;冬伤于寒,春必温病。四时之气,更伤五脏。

《通评虚实论》:黄帝问曰:何为虚实? 岐伯曰:邪气盛则实,精气夺则虚。

《刺志论》:气盛身寒,得之伤寒;气虚身热,得之伤暑。谷入多而气少者,得之有所脱血,湿居下也;谷入少而气多者,邪在胃及与肺也。

《玉机真脏论》:黄帝曰:余闻虚实以决死生,愿闻其情? 岐伯曰:五实死,五虚死。帝曰:愿闻五实五虚。岐伯曰:脉盛,皮热,腹胀,前后不通,闷瞀,此谓五实;脉细,皮寒,气少,泄利前后,饮食不入,此谓五虚。帝曰:其时有生者,何也? 岐伯曰:浆粥入胃,泄注止,则虚者活;身汗得后利,则实者活。此其候也。

《脏气法时论》：肝苦急，急食甘以缓之；肝欲散，急食辛以散之，用辛补之，酸泻之。心苦缓，急食酸以收之；心欲软，急食咸以软之，用咸补之，甘泻之。脾苦湿，急食苦以燥之；脾欲缓，急食甘以缓之，用苦泻之，甘补之。肺苦气上逆，急食苦以泄之；肺欲收，急食酸以收之，用酸补之，辛泻之。肾苦燥，急食辛以润之，开腠理，致津液通气也；肾欲坚，急食苦以坚之，用苦补之，咸泻之。

夫邪之客于身也，以胜相加，至其所生而愈，至其所不胜而甚，至于所生而持，自得其位而起。必先定五脏之脉，乃言问甚之时，死生之期也。

毒药攻邪，五谷为养，五果为助，五畜为益，五菜为充，气味合而服之，以补精益气。

以上皆辨病治病之总诀，能精通其理，方能识症择方。

解㑊　《素·玉机真脏论》：冬脉太过，则令人解㑊，脊脉痛而少气，不欲言。

《刺疟论》：足少阳之疟，令人身体解㑊，寒不甚，热不甚，恶见人，见人心惕惕然，热多，汗出甚。

食㑊　《素·气厥论》：大肠移热于胃，善食而瘦，又谓之食㑊。胃移热于胆，亦曰食㑊。

膈洞　《灵·根结篇》：太阴为开，开折则食廪无所输膈洞，故开折者，气不足而生病。

《邪气脏腑病形篇》：肾脉微缓为洞，洞者，食不化，下嗌还出。

重强　《素·玉机真脏论》：脾脉不及，则令人九窍不通，名曰重强。

龋齿　《灵·论疾诊尺篇》：诊龋齿痛，按其阳之来有过者热，在左左热，在右右热，有上上热，在下下热。

《缪刺论》：齿龋，刺手阳明，不已，刺其脉，入齿中者，立已。手阳明之脉,贯颊入于齿中,故当刺商阳穴,不已,则刺其痛脉之入齿中者。

按:《甲乙经》注:手阳明脉,商阳、二间、三间、合谷、阳溪、偏历、温溜七穴,主齿痛。

《金匮》

趺厥 其人但能前,不能却,刺腨入二寸,此太阳经伤也。

所载杂病,其方俱散见于各证条内,兹不复赘,按病施治,无遗法矣。

兰台轨范　卷八

妇　人

《素问》

《六元正纪大论》：黄帝问曰：妇人重身，毒之何如？岐伯曰：有故无殒，亦无殒也。帝曰：愿闻其故。岐伯曰：大积大聚，其可犯也。衰其大半而止，过者死。

《腹中论》：帝曰：何以知怀子之且生也？岐伯曰：身有病而无邪脉也。

《奇病论》：黄帝问曰：人有重身，九月而喑，此何为也？岐伯曰：胞之络脉绝也。帝曰：何以言之？岐伯曰：胞络者，系于肾，少阴之脉贯肾系舌本，故不能言。帝曰：治之奈何？岐伯曰：无治也，当十月复。

《平人气象论》：妇人手少阴脉动甚者，妊子也。

《难经》

妊之为病，其内苦结，女子为瘕聚。

左者为肾，右者为命门。命门者，诸精神之所舍，原气之所系也：男子以藏精，女子以系胞。

《金匮》

问曰：新产妇人有三病：一者病痉，二者病郁冒，三者大便难，何谓也？曰：新产血虚，多汗出，喜中风，故令病痉；亡血复汗，寒多，故多郁冒；亡津液，胃燥，故大便难。产妇郁冒，其脉微弱，呕不能食，大便反坚，但头汗出。所以然者，血虚而厥，厥而必冒。冒家欲解，必大汗出。以血虚下厥，孤阳上出，故头汗出。所以产妇喜汗出者，亡阴血虚，阳气独盛，故当汗出，阴阳乃复。大便坚，呕不能食，小柴胡汤主之。_{虽当汗出，不宜太过。}师曰：产妇腹痛，法当以枳实芍药散，假令不愈者，此为腹中有瘀血着脐下，宜下瘀血汤主之，亦主经水不利。

产后七八日，无太阳证，少腹坚痛，此恶露不尽，不大便，烦躁发热，切脉微实，再倍发热，日晡时烦躁者，不食，食则谵语，至夜即愈，宜大承气汤主之。热在里，结在膀胱也。

妇人伤寒发热，经水适来，昼日明了，暮则谵语，如见鬼状者，此为热入血室。治之无犯胃气及上二焦，必自愈。

妇人中风，发热恶寒，经水适来，得之七八日，热除，脉迟，身凉和，胸胁满，如结胸状，谵语者，此为热入血室也。当刺期门，随其实而取之。_{期门二穴，在乳头直下四寸第二肋端，此等刺法，最易学也。}

妇人之病，因虚积冷结气，为诸经水断绝，至有历年，血寒积结胞门。寒伤经络，凝坚在上，呕吐涎唾，久成肺痈，形体损分；在中盘结，绕脐寒疝，或两胁疼痛，与脏相连，或结热中，痛在关元，脉数无疮，肌若鱼鳞，时著男子，非止女身；在下未多经候不匀，令阴掣痛，少腹恶寒，或引腰脊，下根气冲，气冲急痛，膝胫疼烦，奄忽眩冒，状如厥癫，或有忧惨，悲伤多嗔，此皆带下，非有鬼神。久则羸瘦，脉虚多寒，三十六病，千变万端。审脉阴阳，虚实紧弦，行其针药，治危得安。其虽同病，脉各异源，子当辨记，勿谓不然。

问曰：妇人年五十所，病下利数十日不止，暮即发热，小腹里急，腹满，手掌烦热，唇口干燥，何也？师曰：此病属带下，何以故？曾经半产，瘀血在少腹不去。何以知之？其证唇口干燥，故知之。当以温经汤主之。

妇人陷经漏下黑，不解，胶姜汤主之。方无考，校本云：宜是胶艾汤。

妇人怀娠六七月，脉弦发热，其胎愈胀，腹痛恶寒者，少腹如扇。形容恶寒之盛。所以然者，子脏开故也，当附子汤温之。方无考。

妇人伤胎怀身，腹满不得小便，从腰以下重，如有水气状，怀身七月，太阴当养不养，此心气实，当刺泻劳宫、关元，小便微利则愈。

《病源》

妊娠数堕胎候　血气虚损，子脏为风冷所居，则气血不足，故不能养胎，所以致胎数堕。候妊娠而恒腰痛者，喜堕胎也。

按：堕胎皆由于血热。

两胎一死一生候　阳施阴化，精盛有余者，则成两胎。其两胎而一死者，候其胎上冷，是胎已死也。

妊娠过年不产　由挟寒冷，宿血在胞而有胎，则冷血相搏，令胎不长，产不以时。若其胎在胞，日月虽多，其胎翳小，转动劳赢，是挟于病，必过时乃产。

胞转　脐下急痛，小便不通是也。其病由不同，胞转及胞落，并致死。

带下三十六疾　诸方说，三十六疾者，是十二症、九痛、七害、五伤、三固是也。

十二症者，是所下之物，一如膏，二如青血，三如紫汁，四如赤皮，五如脓痂，六如豆汁，七如葵根羹，八如凝血，九如青血，血似水，十如米汁，十一如月浣，十二经度不应期也。

九痛者，一阴中伤痛，二阴中淋痛，三小便即痛，四寒冷痛，五月水来腹痛，六气满并痛，七汁出阴中，如虫啮痛，八胁下皮痛，九腰痛。

七害者，一害食，二害气，三害冷，四害劳，五害房，六害妊，七害睡。

五伤者,一窍孔痛,二中寒热痛,三小腹急牢痛,四脏不仁,五子门不正引肾痛。

三固者,一月水闭塞不通。其余二固,文缺不载。

与鬼交　脏腑虚,神守弱,鬼气得病之也。其状不欲见人,独言笑,悲泣,脉来迟伏,或如鸟啄。

恶阻　心中溃闷,头眩,四肢烦痛,懈惰不欲执作,恶闻食气,欲啖食咸酸果食,多睡少起,乃至三四月以上,大剧者,不能自胜举也。此由妇人元本虚羸,血气不足,肾气又弱,兼当风食冷太过,心下有痰水挟之而有妊也。

子满　此由脾胃虚弱,有停水而挟以妊娠也。水渍于胞,则令胎坏。惟将产之月,而脚微肿,则其产易,盖胞藏水血多也。初妊娠者,则反坏胎。

胎漏　此由冲、任脉虚,不能约制太阳、少阴之经血也,亦名胞阻。漏血尽,则人毙也。

鬼胎　正虚则妖魅精入脏,状如怀娠。

胎疸　其母脏气热,熏蒸于胎。

血分　是经血先断,而后成水病。以其月水壅塞不通,经血分而为水,故曰血分。

胞络伤损　子脏虚冷,气下冲则阴挺出,谓之下脱。亦有因产用力偃气而阴脱者。

阴臭　由子脏有寒,寒搏于津液,蕴积,气冲于阴,故变臭也。此亦由内热所致。

子脏开　由子脏宿虚,因产冷气乘之,血气得冷,不得相荣,故令开也。

妇人方

桂枝茯苓丸《金匮》 治妇人宿有症病,经断未及三月,而得漏下不止,胎动在脐上者,为症瘕害。妊娠六月动者,前三月经水利时胎也。下血者,后断三月衃也。所以血不止者,其症不去故也,当下其症,此主之。

桂枝 丹皮 茯苓 桃仁去皮、尖,熬 芍药各等分

上五味,末之,炼蜜丸,如兔屎大。每日食前服一丸,不知,加至三丸。

当归芍药散《金匮》 治妇人怀娠腹中疙痛。

当归三两 芍药一斤 茯苓四两 白术四两 泽泻半斤 芎劳三两

上杵为散。取方寸匕,酒和,日三服。

干姜人参半夏丸《金匮》 治妊娠呕吐不止。

干姜 人参各一两 半夏二两

上三味,末之,生姜汁糊丸,如梧子大。饮服十丸,日三。

葵子茯苓散《金匮》 治妊娠有水气,身重,小便不利,洒淅恶寒,起即头眩。

葵子一斤 茯苓三两

上二味,杵为散。饮服方寸匕,日三服。小便利则愈。

当归贝母苦参丸《金匮》 治妊娠小便难,饮食如故。

当归 贝母 苦参各等分

上三味,末之,蜜丸如小豆大。饮服三丸,加至十丸。

当归散《金匮》 妇人妊娠宜常服。

当归 黄芩 芍药 芎劳各一斤 白术半斤

上五味,杵为散。酒服方寸匕,日再服。妊娠常服,即易产,胎无苦疾,产后百病悉主之。

白术散《金匮》 妊娠养胎。

白术 芎䓖 蜀椒三分,去汗 牡蛎

上四味,杵为散。酒服一钱匕,日三服,夜一服。但苦痛,加芍药;心下毒痛,倍加芎䓖;心烦吐痛,不能饮食,加细辛一两,半夏大者二十枚,服之后,更以酸浆水服之;若呕,以醋浆水服之,复不解者,小麦汁服之;以后渴者,大麦粥服之。病虽愈,服之勿置。原本无分量。

枳实芍药散《金匮》 治产后腹痛,烦满不得卧。

枳实烧令黑,勿太过 芍药等分

上二味,杵为散。服方寸匕,日三服。并主痈脓,以麦粥下之。假令腹痛不愈,此为腹中有瘀血着脐下,宜下瘀血汤主之。亦主经水不利。

下瘀血汤《金匮》

大黄三两 桃仁二十枚 䗪虫二十枚,去足,熬

末之,蜜和丸四丸。以酒一升,煎一丸,取八合,顿服之。新血下如豚肝。以丸作煎又一法。按新字当作瘀字。

竹叶汤《金匮》 治产后中风,发热,面正赤,喘而头痛。

竹叶一把 葛根三两 防风 桂枝 桔梗 人参 甘草各一两 附子一枚,泡 大枣十五枚 生姜五两

上十味,水一斗,煮取二升半。分温三服,温覆取汗出。颈项强,用大附子一枚,破之如豆,入前药扬去沫;呕者,加半夏半升,洗。

竹皮大丸《金匮》 治妇人乳中虚,烦乱,呕逆,安中益气。

生竹茹二分 石膏二分 桂枝一分 甘草七分 白薇一分

上五味,末之,枣肉丸,如弹子大。饮服一丸,日三、夜二。有热,倍白薇;烦喘者,加柏实一分。

白头翁加甘草阿胶汤《金匮》 治产后下痢虚极。

白头翁 甘草 阿胶各二两 秦皮三两 黄连二两 柏皮三两

上六味,水七升,煮二升半,纳胶令消。分温三服。

半夏厚朴汤《金匮》 治妇人咽中有如炙脔。

半夏一升　厚朴三两　茯苓四两　生姜五两　干苏叶二两

上五味,水七升,煮取四升。分温四服,日三、夜一。

甘麦大枣汤《金匮》 治妇人脏燥,悲伤欲哭,像如神灵所作,数欠伸,此主之。

甘草三两　小麦一升　大枣十枚

上三味,水六升,煮取三升。分温三服。亦补脾气。

温经汤《金匮》 主妇人曾经半产,瘀血在少腹不去,其证唇口干燥。

吴茱萸三两　当归二两　芎䓖二两　芍药二两　人参二两　桂枝二两　阿胶二两　丹皮二两　生姜三两　甘草二两　半夏一升　麦冬一升,去心

水一斗,煮取三升。分温三服。亦主妇人少腹寒,久不受胎,兼治崩中去血,或月水来过多,及至期不来。调经总方。

土瓜根散《金匮》 治带下经水不利,少腹满痛,经一月再见。

土瓜根　芍药　桂枝　䗪虫各三两

上四味,杵为散。酒服方寸匕,日三服。此治瘀血伏留在冲脉之方。

旋覆花汤《金匮》 寸口脉弦而大,弦则为减,大则为芤,减则为寒,芤则为虚,寒虚相搏,此名曰革。妇人则半产漏下,此汤主之。

旋覆花三两　葱十四茎　新绛少许

水三升,煮取一升。顿服。

大黄甘遂汤《金匮》 治妇人少腹满,如敦状,小便微难而不渴,此为水与血俱结在血室也,此主之。

大黄四两　甘遂二两　阿胶二两

上三味,以水三升,煮取一升。顿服。其血当下。

矾石丸《金匮》 治经水闭不利,脏坚癖不止,中有干血,下白物。

矾石三分,烧　杏仁一分

上二味,末之,炼蜜丸枣核大。纳脏中,剧者,再纳之。

红蓝花酒《金匮》　治妇人六十二种风,腹中血气刺痛。

红蓝花一两　酒一大升

煎减半。顿服一半,未止再服。

蛇床子散《金匮》　治妇人阴寒,温阴中坐药。

蛇床子一味

末之,以白粉少许,和合相得,如枣大。绵裹纳之,自然温。

狼牙汤《金匮》　治妇人阴中生疮蚀烂者。

狼牙三两　水四升

煮取半升。以绵缠箸如茧,绞汤沥阴中,日四遍。

三物黄芩汤《千金》　治妇人在草蓐自发露得风,四肢苦烦热头痛者,与小柴胡汤。头不痛,但烦者,此汤主之。

黄芩一两　苦参二两　地黄四两

上三味,水六升,煮取二升。温服一升。多吐下虫。

当归建中汤《千金》　治产后虚羸不足,腹中刺痛不止,吸吸少气,或苦少腹中拘急痛引腰背,不能食饮,产后一月日得。服四五剂为善,令人强壮方。

当归四两　桂枝三两　芍药六两　生姜三两　甘草二两　大枣十二枚

上六味,水一斗,煮取三升。分温三服,一日令尽。

若大虚者,加饴糖六两,汤成纳之火上,暖令饴消;若去血过多,崩伤内衄不止,加地黄六两,阿胶二两。

佛手散《本事方》　又名芎归汤。调经。

芎䓖二两　当归三两

上为细末。每服二钱,水一盏,酒二分,煎七分。温服。

回生丹　此催生之圣药。

锦纹大黄一斤,为末　苏木三两,打碎,用河水五碗煎汁三碗,听用　大黑豆三升,水浸,取壳,用绢袋盛,壳同豆煮熟,去豆不用,将壳晒干,其汁留用　红花三两,炒黄色,入好酒三四碗,煎三滚,去渣取汁　米醋九斤,陈者更佳

将大黄末入净锅,下米醋三斤,文火熬之,以长木箸不住手搅之成膏,再加醋三斤熬之,又加醋三斤,次第加毕。然后下黑豆汁三碗,再熬。次下苏木汁,次下红花汁,熬成大黄膏,取入瓦盆盛之。大黄锅巴亦铲下,入后药同磨。

人参　当归酒洗　芎䓖　香附醋炒　延胡索酒炒　苍术米泔浸,炒　蒲黄隔纸炒　茯苓　桃仁各一两,去皮、尖,油　牛膝五钱,酒洗　甘草炙　地榆酒洗　川羌活　橘红　白芍各五钱,酒炒　木瓜　青皮各三钱,去瓤,炒　乳香　没药各二钱　益母草三两　木香四钱　白术三钱,米泔浸,炒　乌药二两五钱,去皮　良姜四钱　马鞭草五钱　秋葵子三钱　熟地一两,酒浸,九次蒸晒,如法制就　山棱五钱,醋浸透,纸裹煨　五灵脂五钱,醋煮化,焙干细研　山萸肉五钱,酒浸,蒸捣

上三十味,并前黑豆壳共晒为末,入石臼内,大黄膏拌匀,再下熟蜜一斤,共捣千杵为丸,重二钱七八分,阴干,不可火烘,烁蜡为壳护之,用时去蜡。

开骨散　临产妇交骨不开。

当归五钱　龟板三钱,醋炙,研　芎䓖二钱　妇人发一团

水煎服。

夺命散　产后。

没药　血竭等分

上研为细末。才产下,用童便细酒半杯,煎一二沸,调下二钱,良久再服。其恶血下行,便不冲上,免生百疾。

下死胎方《本事方》

桂木三钱　麝香当门子一粒

同研。温酒服。须臾,如手推下。比之用水银等药,此不致损

元气也。

交加散《本事方》　治妇人营卫不通,经脉不调,腹中撮痛,气多血少,结聚为瘕,产后中风。

生地黄五两,研取汁　生姜五两,研取汁

上交互用汁浸一夕,各炒黄,渍汁尽为度,末之。寻常腹痛,酒调下三钱,尤不可缺。

护胎方《本事方》　治妊娠时气身热,令子不落。

伏龙肝为末,水调涂脐下二寸,干则易,差即止。

又取井中泥涂心下,干则易。

海蛤散《本事方》　治妇人伤寒血结胸膈,揉而痛不可抚近。

海蛤　滑石　甘草各一两　芒硝半两

上为末。每服二钱,鸡子清调下。

小柴胡加地黄汤《本事方》　治妇人、室女伤寒发热,或发寒热,经水适来,或适断,昼则明了,夜则谵语,如见鬼状。亦治产后恶露方来,忽而断绝。

柴胡一两一分　人参　黄芩　甘草　生地黄各半两

上为末。每用五钱,水二盏,生姜五片、枣二枚,煎至八分,去渣。服。此即热入血室。

乌鸡煎丸《局方》　治妇人胎前、产后诸般疾患,并皆治之。

乌雄鸡一只　人参　白术　石床　丹皮　黄芪　乌药　草果

延胡索　地黄熟干者洗焙　木香　琥珀　肉豆蔻各半两　陈皮

红花　川乌泡　海桐皮　芍药白者　附子泡,去皮、脐　肉桂去粗皮

蓬莪术各三两　苍术米泔浸,切焙,一两半

上细锉,用乌雄鸡一只,汤挦去毛及肠肚,将上药安放鸡腹中,用新瓦瓶好酒一斗,同煮令干,去鸡骨,以油单纸盛,焙干为细末,炼蜜丸,如梧子大。每服三十丸。

猪蹄汤《局方》　治乳妇气少血衰,脉涩不行,绝无乳汁。

猪蹄一只　木通五两

上将猪蹄洗净，依食法事治。次用水一斗，同木通浸煮得四五升。取汁饮，如乳不下，再服为妙。

紫石英丸《局方》　治妇人久冷无子，及数经堕胎，经水不调，崩漏带下，三十六病，积聚症瘕，少腹急重，小便白浊。

乌贼鱼骨烧灰　甘草炙　柏子仁微炒，别研　山蓣各一两半　辛蒆仁　肉桂去粗皮　卷柏　石斛　干熟地黄　芎䓖　牡蒙　禹余粮醋淬七次，研，各二两　人参　续断　细辛　桑寄生　牛膝　厚朴姜汁炙　吴茱萸　当归炒　川乌泡，去皮、脐　干姜泡　丹皮各一两一分　天门冬去心　紫石英细研飞，各三两

上为细末，炼蜜丸，如梧子大。每服三十丸，温酒或米汤饮下，空心，食前，日二服。

催生丹《局方》　治产妇产育艰难，或逆或横，并宜服之。

母丁香末，一钱　麝香别研，一字　兔脑髓腊月者，去皮，捣如泥　乳香别研极细，一分

上拌匀，以兔脑和丸如鸡豆大，阴干，用油纸密封贴。温水服一丸，即时产下，随男左、女右，手握丸药出是验。

小调经散《局方》　治产后败血循经流入四肢，腐烂如水，服此，血行肿消则愈。

没药　琥珀　桂心　白芍　当归各一钱　细辛　麝香各五分

上为末。姜汁、酒各少许，调服。此方治血分病最良。

二味参苏饮　治产后瘀血入肺，咳嗽喘急。

人参一两　紫苏二两，疑是苏木

作一剂，水煎服。若既愈，当用六君子汤，以补脾胃；若口鼻黑气起，急用此药加附子五钱，亦有得生者。

紫苏饮严氏　治子悬腹痛，或临产惊恐气结，连日不安，或大小便不利。

当归 甘草 大腹皮黑豆浸水泡 人参 芎䓖 橘皮各七分
白芍炒,五分 紫苏一钱

姜、葱引,水煎服。

紫散《元和纪用经》 止血崩。

香附子炒黑,存性

为末。热酒调方寸匕,再服立定。生用为末安胎。

秦桂丸《杂抄方》 治妇人无子。

秦艽 桂心 杜仲 防风 厚朴各三钱 附子生用 茯苓各一
两五钱 白薇 干姜 沙参 牛膝 半夏各五钱 人参一两 细辛
一两一钱

上十四味,为末,炼蜜丸,如绿豆大。每服三十丸,空心,米饮
任下。未效,再加数丸,已觉有孕,便不可服。

求嗣方《杂抄方》 壬子日合药,别日不用,名助阳丹。

细辛五钱 牛膝二两 茯苓一两 没药四钱 吴茱萸 白蔹
白芨 秦艽 乳香 防风 当归去芦,各三钱 肉桂 厚朴 石菖
蒲 附子各二钱 人参一钱

以上二方,治胞寒无子者,阴虚血少者,非宜。

黄龙汤《活人书》 妊娠寒热头疼,嘿嘿不欲饮食,胁下痛,呕逆
痰气,及产后伤风,热入胞宫,寒热如疟,并经水适断,病后劳复,余
热不解。

柴胡一两 黄芩 人参 甘草各一分半,炙

上四味,每服五钱,水一盏半,煎一盏,去渣。温服。

桂枝汤《金匮》 妇人得平脉,阴脉小弱,其人渴,不能食,无寒
热,名妊娠,桂枝汤主之。于法六十日当有此证,设有医治逆者,却
一月,加吐下者,则绝之。见伤寒。

小柴胡汤《金匮》 妇人中风七八日,续来寒热,发作有时,经水
适断,此为热入血室。其血必结,故使如疟状。见伤寒。

大承气汤《金匮》 产后七八日,无太阳症,少腹坚痛,恶露不尽,不大便,烦躁发热,切脉微实。再倍,发热,日晡时烦躁者,不食,食即谵语,至夜即愈,热在里,结在膀胱也。见伤寒。

小青龙汤《金匮》 妇人吐涎沫,医反下之,心下即痞,当先治其吐涎沫,此主之。见痰饮。涎沫止,乃治痞,泻心汤主之。见血门。

芎归胶艾汤《金匮》 治陷经漏下黑不解。见通治。

猪发膏煎《金匮》 胃气下泄,阴吹而正喧,此谷气之实也。见疸门。

肾气丸《金匮》 治妇人饮食如故,烦热不得卧,而反倚息者,此名转胞,不得溺也。以胞系了戾,故致此病,但利小便,则愈。即崔氏八味丸。见通治。

当归生姜羊肉汤《金匮》 治产后腹中疞痛,并治腹中寒疝,虚劳不足。见通治。

按:妇人一切外感内伤等症,与男子同,无庸另立治法。惟经、带、胎、产、症、瘕等疾,病变多端,必从调经、种子等法,探本索源而后可施用。今因《金匮要略》有治妇人方论一卷,故亦略载妇人常用之方数十首,至其全体,仍当取唐宋以来专门之书详考之。

小 儿

此卷方论,俱从钱氏《直诀》选出,其外有小儿常患之症而方未备者,更考他书补入。治小儿之法大端略具,其所选之方药一概全录,不必更将他卷查阅,以便业幼科者,专取此书诵习可也。

脉 法

脉弦急,气不和,脉沉缓,伤食,脉促结,虚惊,脉浮,为风,脉沉细,为寒,脉乱,不治。

《全幼心鉴》云:小儿一岁以前,看虎口食指寅、卯、辰三关以验其病。寅、卯、辰,即风、气、命三关也。脉纹从寅关起,不至卯关者,易治。

若连卯关者,难治。若寅侵卯,卯侵过辰者,十不救一,其脉纹见有五色,如因惊必青,泄痢必紫,当以类而推之。一岁后,则可用一指转侧,辨其三部脉弦急浮沉。四五岁后,脉七八至而细数者为平。九至者伤,十至者困,六至五至者为虚为寒,弦紧为风痫,弦急为客忤。

面部症

左腮为肝,右腮为肺,额上为心,鼻为脾,颏为肾。若色赤者,热也,宜随症治之。

目部症

目内色赤者,心实热;淡红者,心虚热。青者,肝实热;淡青者,肝虚热。黄者,脾实热;微黄者,脾虚热。白而混者,肺实热。目无睛光者,肾虚也。

五脏虚实寒热

心主惊,实则叫哭发热,饮水而搐;虚则卧而悸动不安。

视其睡,口中气温,或合面睡,及上窜咬牙,皆心热也。

心气实,则喜仰卧。

肝主风,实则目直大叫,呵欠项急,顿闷;虚则咬牙多欠。

肝热,则手寻衣领,及乱捻物,壮热饮水,喘闷目赤发扬。

肝有风,则目连札。得心热,则发搐,或筋脉牵系而直视。

风甚,则身反张,强直不搐,心不受热也。当补肾治肝。

脾主困,实则困睡,身热饮水;虚则吐泻生风,面白腹痛,口中气冷,不思饮食,或吐清水。呵欠多睡者,脾气虚而欲发惊也。

肺主喘,实则闷乱喘促,有饮水者,有不饮水者;虚则哽气,长出气。肺热,则手掐眉目鼻面。肺盛,复感风寒,则胸满气急,喘嗽上气。肺脏怯,则唇白闷乱,气粗喘促,哽气者难治,肺虚甚也。

肾主虚，无实也。惟疮疹肾实，则变黑陷。若胎禀虚怯，神气不足，目无睛光，面白颅解，此皆难育，虽育不寿，或更加色欲，变症百出，愈难救疗。或目畏明，下窜者，盖骨重而身缩也。咬牙者，肾水虚而不能制心火也。

变　蒸

小儿在母腹中，乃生骨气，五脏六腑，成而未全。自生之后，即长骨脉、五脏六腑之神智也。变者，易也。自内而长，自下而上，又身热，故已生之日后，三十二日一变。变每毕，即情性有异于前何者？长生腑脏智意故也。何为三十二日？长骨添精神，人有三百六十五骨，除手足中四十五碎骨外，有三百二十。自生下，骨一日十段而上之，十日百段，三十二日，计三百二十段为一遍，亦曰一蒸。骨之余气，自脑分入龈中，作三十二齿。而齿牙有不及三十二数者，由变不足其常也。或二十八日即至，长二十八齿，以下仿此。但不过三十二之数也。凡一周遍乃发虚热诸病，如是十周则小蒸毕也，计三百二十日，生骨气乃全而未壮也。

急惊风症治

小儿急惊，因闻大声，或惊而发搐，搐止如故，此热生于心。身热面赤，引饮，口中气热，二便黄赤，甚则发搐。盖热甚生风，阳盛而阴虚也。宜利惊丸除其痰热，不可用巴豆之药。

慢惊风症治

小儿慢惊，因病后或吐泻，或药饵伤损脾胃，而肢体逆冷，口鼻气微，手足瘛疭，昏睡露睛，此脾虚生风，无阳之症也。

小儿初生，壮热吐呗，身体强直，手足抽掣，目反直视，是胎惊风症也。

发搐症治

惊痫发搐,男则目左视无声,右视有声;女则右视无声,左视有声,相胜故也。

欲验逆顺,男则握拳,拇指叉入食指中为顺,于外为逆。女则叉入食指为逆,于外为顺。仍参咙乳,不能类以治其母,后仿此。

若伤风发搐,口中气热,呵欠顿闷,手足动摇。

若饮食发搐,身温多睡,或吐不思食。

百日内发搐,真者不过二三次,必死;假者频发,不死。真者,内生惊痫;假者,外伤风冷,血气未实,不能胜任,故发搐。

癫痫症治

凡治五痫,皆随脏治之,每脏各有一兽之形,并用五色丸治之。发而重者死,病甚者亦死。若反折上窜,其声如犬,症属肝也;若目瞪,吐舌,其声如羊,症属心也;若目直腹痛,其声如牛,症属脾也;若惊跳反折手纵,其声如鸡,症属肝也;若肢体如尸,口吐涎沫,其声如猪,症属肾也。

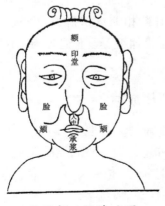

附面部三指诊症图

小儿半岁之间有病,以名、中、食三指曲按额前眉上发际之下。若三指俱热,感受风邪,鼻塞气粗;三指俱冷,感受食寒,脏冷吐泻。若食、中二指热,上热下冷;名、中二指热,夹惊之候;食指热,胸膈气满,乳食不消。

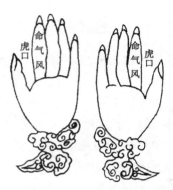

附虎口三关脉症图

《水镜诀》云:阴阳运合,男女成形,已分九窍四肢,乃生五脏六腑,部位各分,逆顺难明。若凭寸口之浮沉,必至横亡。于孩子须明虎口,辨别三关,消详用药,必无差误。未至三岁,看虎口三关,若脉见风关,尚易治;交气关,则难治;交命关,为死症。又当辨其色,如兽惊,三关必青;水惊,三关必赤;人惊,三关必黑。若紫色,主泻痢;黄色,是雷惊;三关脉通度,乃极惊之症,必死。有纹或青或红,如线直者,是母食伤脾;左右一样者,是惊、积齐发。纹有三条,白主肺伤风痰或齁鮯声,青主伤寒及嗽,红主泄泻。有黑相兼主下痢,红多白痢,黑多赤痢。有紫相兼虎口脉乱,乃气不和也。盖脉纹见有五色,由其病甚,色能加变,至于纯黑者,不可得而治矣。

五脏疮疹症治

小儿在胎,食五脏血秽,伏于命门。若遇天行时热,或乳食所伤,或惊恐所触,则其毒当出。初起之候,面燥腮赤,目胞亦赤,呵欠顿闷,乍凉乍热,咳嗽嚏喷,手足梢冷,惊悸多睡。宜究其何脏所发,察其何因所起,令乳母亦须节饮食、慎风寒。

五脏各有一症,肝脏水疱,青色而小;肺脏脓疱,色白而大;心脏斑,色赤而小;脾脏疹,小次斑,故色赤黄浅也。先发脓疱后发疹子者,顺;先疹子后斑者,顺。反此为逆。惟肾无候,但见㿠冷耳冷是也。若寒水来侮,故黑陷而耳㿠反热为逆也。急用百祥丸、牛李膏,各三服,不愈者死。

如发潮热三日以上,出不甚多,而热不止者,未尽也。潮热随出,如早食潮热不已,为水疱之类也。一发便出尽者,重;疮夹疹者,半轻半重也;出稀者,轻;里外微红者,轻;外黑里赤者,微重;外白里黑者,大重也;疮端里黑点如针孔者,势最剧也;青干紫陷,昏睡汗出,烦躁热渴,腹胀啼喘,二便不通者,困也。有大热,利小便,解热毒。若紫黑干陷,或寒战咬牙,或身黄肿紫者,急以百祥丸下之。复恶寒不已,身冷出汗,耳㿠反热者,死症也。此肾气大旺,脾虚不能制故耳。下后身热气温,饮水者,可治,以脾土胜,肾寒去而温热也。不黑者,不可下,下则内虚归肾。大抵疮疹属阳,在春夏为顺,秋冬为逆。冬月肾旺,盛寒病多,归肾变黑。又当辨春脓疱、夏黑陷、秋斑子、冬疹子者,十活四五,黑者,十难救一。

身热烦渴,腹满而喘,便涩面赤,闷乱大吐,此当利小便,不瘥者,宣风散下之。若能食而痂头焦起,或未焦而喘实,亦可下之。若五七日痂不焦,是内热也,宣风散导之,生犀汁解之。

斑疹作搐,为脾虚,而肝则乘心火妄动,风热相搏也。当泻心肝,补脾土。疮黑而忽便脓血,并痂皮者,乃脾气实,肾邪退而病安也。及泻而乳食不化者,脾虚不能制肾,故为难治。

此即近世痘疮之症,其病与斑疹同列,并无起胀成浆收靥等说。大抵宋时之疮形,治法不过如此。近日愈变愈重,与斑疹绝不相类,治亦迥别。因知天下之病,随时随地变化无穷,所以《内经》有五运六气、异法方宜等论。为医者,苟不能知天运之转移及五方之体性,终有偏执之处,不可以称上工也。

痘疮无人可免,自种痘之法起,而小儿方有避险之路,此天意好生,有神人出焉,造良法以救人也。然人往往以种痘仍有死者,疑而不敢种,不知乃苗之不善,非法之不善也。况即有死者,不过百中之一,较之天行恶痘,十死八九者,其安危相去何如也?至于治痘之书,自宋至今,不下数十种,莫不和平切近。孰意迩年以来,崇奉怪书。不论小儿之强弱,痘症之虚实,概以大黄数两、石膏数斤为一剂,使儿真火消尽,元气大伤,绝其起胀成浆之路。因向其父母云:此症或不能起胀,或不能成浆而死。至期果死。其父母以为神目,不知此实医者致之死地也。或幸不死,则信为大黄、石膏之功,而此二味,遂为不桃之药矣。又方中多用蜂房、蝎子、蛴螬、蚯蚓、蚌汁等恶物,成升成碗,灌入儿腹,以增其毒,而烂其胃,宛转就死,尤可痛心。夫近日时医,治精壮男妇之病,见用清火之药一二钱,群以为此寒凉之品,断不可服,必当用附、桂、参、术。独于数月之小儿,反用大寒大毒之药,成两成斤,俾死者接踵而不悔,何耶?医者不足责,为父母而目睹其子之服此毒药,以致惨死,毫无疑怨,则何心也?

丹 瘤

丹瘤之症,因热毒客于腠理,搏于血气,发于皮肤,当以白玉散涂之。

伤风兼变症治二

伤风兼肝,则发搐顿闷;兼心,则惊不安;兼肺,则喘嗽哽气;兼脾,则困睡;兼肾,则目畏明。各随补其母。

诸经发热症治三

潮热者,时间发热,过时即退,来日依时而发,此欲发惊也。壮热者,常热不已,甚则发惊痫也。风热者,身热而口中气热,乃风邪所感也。温热者,肢体微热也。发热而不欲饮水者,胃气虚热也;发热而饮水作渴,喜冷饮食者,胃气实热也。

吐泻症治

若吐乳泻黄,伤热乳也;吐乳泻青,伤冷乳也,皆当下之。

吐泻昏倦,睡不露睛者,胃实热也;吐痰涎及绿水者,胃虚冷也。

初生下吐,因秽恶下咽故也。凡初生急须拭净口中,否则啼声一发,秽物咽下,致生诸病。拭去秽物,出痘必稀。

五脏内外疳症主治

凡小儿疳在内,目肿腹胀,泻痢青白,体瘦羸弱;疳在外,鼻下赤烂,频揉鼻耳,或肢体生疮。鼻疮,用兰香散,诸疮用白粉散。肝疳,一名筋疳,白膜遮睛,或泻血面瘦。心疳,面黄颊赤,身体壮热。脾疳,一名肥疳,体黄瘦削,皮肤干涩而有疮疥,腹大嗜土。肾疳,一名骨疳,肢体瘦削,遍生疮疥,喜卧湿地。肺疳,一名气疳,喘嗽气促,口鼻生疮。若患潮热,当先补肝,后泻心。而妄以硝、黄诸药利之,若患癖,当消磨;而误以巴豆、硼砂下之,及伤寒误下,皆能成疳。其初病者,为热疳;久病者,为冷疳。冷热相兼者,津液短少者,皆因大病脾胃亏损,内亡津液所致。当固脾胃为主,早为施治,则不变败症也。

腹痛肿胀诸症

小儿腹痛体瘦,面色㿠白,目无睛光,口中气冷,不思饮食,或呕利撮口,此脾土虚而寒水所侮也。若口中气温,面色黄白,目无睛光,或多睡恶食,或大便酸臭,此积病也。若腹胀而闷乱喘满者,实也;若不闷乱喘满者,脾虚也。误下之,以致目疱、腮面、四肢浮肿,肚腹愈胀,因下而喘,脾气益虚也。脾虚不能胜肾水,随肺气行于四肢,如水状,若侵浮于肺,即大喘也。若肾热传于膀胱,热甚逆于脾肺,脾胃虚而不能制肾水,流走四肢,而身面皆肿。若土胜,则刑于肺,故令喘也。若口吐涎沫,或吐清水,面㿠白,心腹痛有时者,虫痛也。与痫相似,但目不斜,手不搐也,安虫散主之。若腹中有癖不食,但饮乳是也。盖小儿病此,良由乳食不消,伏于腹中,乍冷乍热,饮水过多,即荡涤肠胃,亡失津液,脾胃虚弱,不能传化水谷,以致四肢羸瘦,肚腹渐大而成疳矣。

五脏杂症主治

喜汗者,厚衣卧而额汗出也。盗汗者,肌肉虚而睡中汗出也。胃虚汗者,上至项,下至脐也。六阳虚汗者,上至头,下至项,难治。

夜啼者,小儿筋骨血脉未成而多哭,脾脏冷而痛也,当与温中药,或火花膏主之。若虚怯为冷所乘,则唇青。惊啼者,邪气乘心也,当以安神丸主之。

若浴后拭脐不干,风入作疮,令儿撮口甚者,是脾虚也。若频撮口,是气不和也。

弄舌热者,脾脏微热。令舌络牵紧,时时舒热,或饮水者,脾胃虚而津液少也。兼面黄肌瘦,五心烦热者,疳积也。大病未已而弄舌者,凶。

解颅者,生下囟门不合也。长必多愁少哭,目白精多,面色㿠白,或体消瘦,皆肾虚也。

胎肥者,生下丰厚,目睛粉红,大便干难,时出涎水。

胎热者,生下有血色,时叫哭,身热淡黄,目睛多赤,大便色黄,急欲食乳,并用浴体法主之。

胎怯者,生下面白,肌肉瘦弱,大便白水,身无血色,哽气多哕,亦用浴体法。

急欲乳不能食者,此风邪由脐而蕴热心脾,致舌厚唇燥,不能吮乳也。

龟胸龟背者,由儿生下风客于脊,入于骨髓,致成龟背。若肺热胀满,攻于胸膈,即成龟胸,并用龟尿,点其骨节自愈。取尿法,用青莲叶,安龟在上,用镜照之,其尿自出。

失音,吐泻或大便后,虽有声而不能言,又能咽物者,非失音,此肾怯不能上接于阳也。凡口噤不止,则失音语迟。

　　若大病后身目皆黄者,黄病也。身病背强,大小便涩,一身尽黄,小便黄赤,此黄疸也。泻者,难治。若百日,或半年,不因病而身黄者,胃热胎疸也。若淡黄兼白者,胃怯也。

　　长大不行,行则脚软;齿久不生,生则不固;发久不生,生则不黑。皆胎弱。

小儿方

泻青丸　治肝经实热,急惊搐搦。

羌活壬乙同归一治,故用羌活　大黄泻诸实热　芎劳入手足厥阴,辛以缓肝　山栀仁泻心火,实则泻其子　龙胆草炒,益肝胆气,止惊　当归入足厥阴,以其同藏血也　防风各等分

上为末,炼蜜丸,芡实大。每服半丸,竹叶汤入砂糖化下。

导赤散　治小肠实热,小便秘赤。

生地黄心与小肠之药　木通利小肠之热,故钱氏用以导赤　甘草生,泻心火,各等分

上为末。每服一钱,入淡竹叶凉心经,水煎。

生犀散　治心经虚热。

地骨皮　赤芍药　柴胡　干葛各一两　甘草五钱　犀角二钱,镑,主风热惊痫,镇肝除心热。丹溪云:犀角,痘后用以散余毒,无毒而血虚者,非宜

上为末。每服一二钱,水煎。

泻黄散　治脾胃实热。

藿香叶入手足太阴经,助脾开胃止呕　甘草各七钱五分　石膏五钱,泻胃火　山栀仁一两,治胃中热气　防风三两

上用蜜酒微炒为末。每服一二钱,水煎。

五味异功散　治脾胃虚弱,吐泻不食。

人参　茯苓　白术　甘草炒　陈皮各等分

上为末。每服三钱,姜、枣水煎。

益黄散　治脾土虚寒,呕吐泄泻。

陈皮　青皮下食,入太阴之仓　丁香各二钱,去脾胃中寒　诃子肉五钱,能开胃消食止痢　甘草炙,三钱

上为末,每服一二钱,水煎。

泻白散　治肺经实热,咳嗽痰喘。

桑根白皮炒,泻肺气之有余,有余者,邪有余也　地骨皮各一两　甘草炙,五钱

上为末。每服一二钱,入粳米百粒,水煎。

阿胶散　治肺虚咳嗽,口干作渴。

明阿胶一两,麸炒能补气不足　甘草炙,一钱　马兜铃五钱,主肺热咳嗽,清肺补肺　糯米一两　杏仁七粒,去皮、尖,下喘,用治气也　鼠粘子二钱五分

上为末。每服二钱,水煎。

地黄丸　治肾虚解颅,或行迟语迟等症。

熟地黄八钱,酒洗,益肾水真阴,补血虚　山茱萸肉补肾添精　干山药凉肾,泻阴中之火,治足少阴无汗之骨蒸　白茯苓各三钱,入壬癸　牡丹皮　泽泻各三钱

上地黄杵膏,余为末,加炼蜜丸,如桐子大。每服二三十丸,空心白汤送下。

四君子汤　治脾气虚弱,饮食不化,肠鸣泄泻,或呕哕吐逆。

人参　白茯苓　白术　甘草炙,各五分

水煎服。

四物汤　治肝经血虚发热,日晡益甚,或烦躁不寐。

当归　熟地黄各二钱　白芍药一钱　芎劳五分

上作二剂。水煎服。

八珍汤　治气血俱虚,或因失血过多,或因克伐元气,以致内

热发热,肢体瘦瘁。

即四物、四君子二汤合服。

十全大补汤　治气血虚热,或因病后恶寒发热,或自汗盗汗,食少体倦,或发热作渴,头痛眩晕等症。即八珍汤加黄芪、肉桂。

六君子汤　治脾胃虚弱,体瘦面黄,或久患疟疾,不思乳食,或呕吐泄泻,饮食不化,或时患饮食停滞,或母有前症,致儿为患。

人参　白术　茯苓各二钱　陈皮　半夏　甘草炙,各一钱

上每服二三钱。姜、枣水煎。

补中益气汤　治中气不足,困睡发热,或元气虚弱,感冒风寒诸症,或乳母劳役发热,致儿为患。

黄芪炙　人参　白术炒　甘草炙　当归　陈皮各五分　升麻柴胡各二分

上八味,加姜、枣,水煎。

香砂助胃膏　治胃寒吐泻,乳食不化。

人参　白术炒　白茯苓各五钱　甘草炙　丁香各一钱,去胃中寒　砂仁四十粒,下气消食　白豆蔻十四粒,宽胃暖脾胃,进食　肉豆蔻四个,煨,温中补脾,下气运化,非比香附、陈皮之骏泄也　干山药一两

上为末,炼蜜丸,芡实大。每服二三丸,米饮磨化。

肥儿丸　治食积五疳、颈项结核、发稀成穗、发热作渴等症。

黄连炒　神曲炒　木香各一两五钱　槟榔二十个,破滞气　肉豆蔻二两,泡　使君子酒浸　麦芽炒,各四两

上为末,面糊丸,如麻子大。每服三五十丸,米饮下。良久用五味异功散一服,以助胃气。

九味芦荟丸　治肝脾疳积,体瘦热渴,大便不利,或瘰疬结核、耳内生疮等症。

芦荟　胡黄连　黄连　木香　芜荑炒　青皮　白雷丸　鹤虱草各一两　麝香三钱

上为末,蒸饼糊丸,如麻子大。每服一二钱,空心白汤下。

木香丸 治冷疳。

木香 青黛 槟榔 肉豆蔻 麝香各一钱半 续随子一两,去油
虾蟆三个,烧存性

上为末,蜜丸如绿豆大。每服三五丸,煎薄荷汤下。

胡黄连丸 治热疳。

胡黄连 黄连各五钱 朱砂二钱,另研

上为末,填入猪胆内,以线扎悬挂铫中,淡浆水煮数沸,取出研入
芦荟、麝香各二钱,饭和丸,如麻子大。每服一二十丸,米汤饮下。

如圣丸 治冷热疳泻。

使君子取肉,一两 胡黄连 川黄连 白芜荑炒,各二两五钱
麝香五分,另研 干虾蟆五个,酒煮,杵膏

上为末,以虾蟆膏杵丸,麻子大。每服一二十丸,煎人参汤下。

兰香散 治鼻疳赤烂。

兰香叶二钱,烧灰 铜青 轻粉各五分

为末,干贴。

白粉散 治诸疳疮。

海螵蛸三分 白芨二分 轻粉一分

上为末。先用浆水洗,拭干,贴。

蟾蜍丸 治无辜疳症。一服虚热退,二服烦渴止,三服泻
痢愈。

蟾蜍一枚,夏月沟渠中取腹大、不跳、不鸣、身多瘰者

先取粪蛆一勺,置桶中,以尿浸之,却将蟾蜍跌死,投与蛆食一
昼夜,用布袋盛蛆,置急流中一宿,取出瓦上焙干,为末,入麝香一
字,粳米饭丸麻子大。每服二三十丸,米饮下。其效如神。

芜荑散 治虫动口内流涎。

白芜荑 干漆炒,各等分

上为末。每服五六分,米饮下。

安虫散　治虫动心痛。

胡粉炒黄　槟榔　川楝子　鹤虱各三钱　枯白矾二钱五分

上为末。每服五六分,痛时米饮调下。

白玉散　治丹瘤。

白土二钱五分　寒水石五钱

为末。用米醋或新水调涂。

柳华散　治热毒口疮。

黄柏炒　蒲黄　青黛　人中白煅,各等分

为末敷。

仙方活命饮　治一切疮毒,未成内消,已成即溃,此消毒排脓止痛之圣药也。若脓出而肿痛不止者,元气虚也,当补之。

穿山甲　白芷　防风　没药　甘草　赤芍药　归尾　乳香花粉　贝母各一钱　金银花　陈皮各三钱　皂角刺二钱

上每服二三钱,酒、水各半煎。

消积丸　治食积,大便酸臭,发热。

丁香九粒　缩砂十二粒　巴豆二粒,去皮、心、膜　乌梅肉三个

上为末,面糊丸黍米大。每服五七丸,温水下。

保和丸　治食积。

山楂二两　神曲二两　半夏　茯苓各一两　陈皮　连翘　萝卜子各五钱

上为末,粥糊丸,如桐子大。每服一二十丸,白汤下。

四神丸　治脾肾禀虚,泄泻不食,或乳母患此,致儿为患。

肉豆蔻二两　补骨脂四两　五味子二两　吴茱萸一两

上为末,用水二碗,生姜八两、红枣一百枚,煮熟,用枣肉和末丸,如麻子大。每服二三十丸,空心食前白汤下。子母并服。

五苓散　治霍乱吐泻,燥渴饮水,小便不利。

泽泻五钱　猪苓　官桂　赤茯苓　白术各三钱

上为末。每服一二钱，白汤调下。

白虎汤　治伤暑烦躁，身热痰盛，头痛，口燥大渴。

知母一两五钱　石膏四两　白粳米八钱　甘草炙，五钱

上为末。每服一二钱，水煎。

地黄清肺饮　治肺疳咳嗽，痰唾稠黏。

阿胶一钱，面炒　鼠粘子二分，炒　马兜铃　甘草各五分，炙　杏仁七枚，去皮、尖　糯米十粒，炒

上每服一钱，水煎。此方似脱地黄一味，否则即前阿胶散方矣。

参苏饮　治感冒风寒，或腹胀少食，泄泻呕吐，或手足并冷，喘促痰涎。

人参　紫苏　陈皮　半夏　茯苓　枳壳麸炒　桔梗炒　前胡　干葛　甘草炒，各五分　木香三分

为末。每服一二钱，水煎。

小柴胡汤　治伤寒温热，患身热恶风，头痛项强，四肢烦疼，寒热往来，呕吐痰实，及治中暑病疟。

柴胡八钱　半夏汤泡　黄芩　人参各三分　甘草炙，二钱

上每服一二钱。姜、枣水煎。

加味逍遥散　治乳母肝脾气血虚弱发热，致儿为患。

当归　白术　茯苓　芍药炒黄，各一钱　柴胡　牡丹皮　山栀炒　甘草炒，各五分

水煎服。

龙胆泻肝汤　治肝经湿热，或囊痈便毒，小便涩滞。

龙胆草酒炒，五分　车前子炒　木通　归尾　泽泻　甘草　黄芩　生地　山栀各三分

水煎服。

茵陈汤　治身热鼻干，汗出，二便赤涩，湿热发黄。

茵陈六钱　栀子二个　大黄二钱

每服一钱，水煎。

黄连香薷饮

香薷四两　厚朴二两　黄连一两

每服一二钱，将朴、连同生姜炒令紫色，入香薷，水、酒各一盏，煎。冷服。

金匮加减肾气丸　治脾肾虚，腰重脚轻，小便不利，或肚腹肿胀，四肢浮肿，喘急痰盛，已成蛊者。此症多因脾胃虚弱，治失其宜，元气复伤而变者，非此药不救。

白茯苓三两　附子泡，五钱　川牛膝　肉桂　泽泻　车前子　山茱肉　山药　牡丹皮各一两　熟地黄四两，捣碎，酒拌，杵膏

上为末，和地黄膏，加炼蜜杵丸，如桐子大。每服一二十丸，空心米汤下。

五色丸　治五痫。

朱砂　真珠各五钱　水银　雄黄各一钱　黑铅三两，同水银结成砂

上为末，炼蜜丸，麻子大。每服三四丸，煎银花、薄荷汤下。

断痫丹　治痫差后变症不止。

黄芪蜜炙　钩藤钩　细辛　甘草炙，各五钱　蛇蜕三寸，酒炙　蝉蜕去土，四个　牛黄一字，另研

上为末，煮枣肉为丸，麻子大。每服五七丸，人参煎汤下。

褊银丸　治风涎膈热，及乳食不消，腹胀喘促。

巴豆　水银各五钱　京墨八钱，火烧醋淬，研　黑铅二钱半，水银煎　麝香五分，另研

上为末，陈米粥丸，如绿豆大。每服二三丸，煎薄荷汤下。

利惊丸　治急惊。

天竺黄二钱　轻粉　青黛各一钱　黑牵牛炒，五钱

上为末,蜜丸,豌豆大。每岁服一丸,薄荷汤化下。

小续命汤　治中风不省人事,涎鸣失音,肢体反张,或时厥冷。

麻黄去节　人参　黄芩　芎劳　芍药　甘草炒　杏仁去皮、尖,研　汉防己　官桂各五钱　防风七钱五分　附子泡,去皮、脐,二钱

上各另为末,和匀。每服一钱,姜、枣水煎。有热减桂、附。

钩藤钩饮　治吐利脾胃亏损,虚风慢惊。

钩藤钩三分　蝉蜕　防风炒　人参　麻黄　白僵蚕炒　天麻　蝎尾去毒炒,各五钱　甘草炙　芎劳各二钱五分　麝香一钱,另研

为末。每服一二钱,水煎。

大青膏　治伤风吐泻,身温气热惊搐。

天麻　青黛各一钱　白附子　干蝎去毒　乌梢蛇肉,酒浸,焙　朱砂　天竺黄二钱　麝香二分

上为末,生蜜和膏。每服一豆粒许,月中儿用半粒,薄荷汤化下。

百祥丸　治痘疮黑陷,及嗽而吐青绿水。

红芽大戟阴干,浆水煮软去骨,复入原汁中煮

上焙干为末,水丸,粟米大。每服十丸,赤芝麻汤送下。

牛李膏　治痘疮黑陷。

牛李子一味,杵汁,石器内熬膏。每服皂子大,煎杏胶汤化下。

雄黄散　治痘后牙龈生疳蚀疮。

雄黄一钱　铜绿二钱

同研细。量疮大小,干糁其上。

归脾汤　治乳母脾经气郁,致儿为患。

人参　白术　茯苓　黄芪　龙眼肉各二钱　远志一钱　酸枣仁　木香　甘草炙,三分

上姜、枣水煎服。加柴胡、山栀,名加味归脾汤。

越鞠丸　治乳母六郁,传儿为患,或胸满吐酸、齿痛疮疥等症。

苍术　神曲_炒　香附子　山楂　山栀_炒　芎䓖　麦芽_{炒,各}等分

上为末,水调神曲糊丸,桐子大。每服二三十丸,白滚汤下。子、母并服。

安神丸　治邪热惊啼,心肝壮热,面黄颊赤。

麦门冬_{去心,焙}　牙硝　白茯苓　干山药　寒水石　甘草_{各五}钱　朱砂_{一两}　龙脑_{二分半}

上为末,炼蜜丸,芡实大。每服半丸,砂糖水化下。

花火膏　治夜啼。

灯花一颗,涂乳上,令儿吮之。

蝉蜕钩藤散　治肚疼惊啼。

钩藤　天麻　茯苓　芎䓖　白芍药_{各二钱}　甘草　蝉蜕_{各一钱}

每服一钱,灯心汤下。

羚羊角丸　治行迟。

羚羊角_镑　虎胫骨_{醋炙黄}　生地黄_焙　酸枣仁　白茯苓_{各五钱}　肉桂　防风　当归　黄芪_{各二钱五分}

上为末,炼蜜丸。每服一皂子大,白汤化下。

止汗散　治睡而自汗。

故蒲扇一把,烧存性,研为末。每服三钱,温酒调下。

当归六黄汤　治血虚不足,虚火内动,盗汗不止。

当归　熟地黄　黄芪_炒　黄柏_{以下俱炒黑}　黄芩　黄连　生地黄_{各等分}

每服二钱,水煎服。

团参汤　治心血虚热,自汗盗汗。

人参　当归_{各等分}

上用猪心一片。每服三钱,水煎服。

参附汤　治禀赋不足,上气喘急,自汗盗汗,或病久阳气脱陷,

急宜服之。

人参五钱　附子泡,一两

每服一钱,姜水煎。

人参养荣汤　治脾胃俱虚,发热恶寒,肢体瘦倦,食少作泻,或久病虚损,口干食少,咳而下痢,惊热自汗。

白芍药一钱五分　人参　陈皮　黄芪蜜炙　桂心　当归　白术炒　甘草炙,各一钱　熟地黄　五味子杵,炒,各七分　远志五分

每服二三钱。姜、枣水煎。

浴体法　治胎肥、胎热、胎怯。

乌蛇肉酒浸,焙　白矾　青黛各三钱　天麻二钱　蝎尾去毒　朱砂各五分　麝香二分半

上为末。桃枝一握,水煎浴之,勿浴背。

神效当归膏　治跌扑汤火等疮,不问已溃未溃。

当归　黄蜡　生地黄各一两　麻油六两

上先将当归、生地黄入油,煎黑去渣,入蜡熔化,候冷搅匀,即成膏矣。

以上皆《直诀》所载之方,以下诸方皆取别本附入者。

保命散《秘方》　治一切急惊慢惊,痰涎涌塞,手足抽搐,目直神昏,夜啼昼倦,吐乳泻白,种种恶症。

珍珠　牛黄各三分　琥珀五分　胆星　白附子　蝉蜕炙　天虫　茯苓　皂角　防风　茯神各二钱　天竺黄研　橘红　甘草　薄荷　朱砂各一钱　天麻三钱　全蝎十个,酒洗,焙　礞石三钱,煅　冰片　麝香各三分

上为末,和匀,每服一二分。或用神曲糊丸,麻子大。每服一二十丸,量儿大小加减,钩藤一钱、薄荷三分泡汤下。

凡小儿有病,即宜少与乳食。若似惊风,即宜断乳,如欲食,与米汤一勺。必欲食乳,须先将乳挤空,然后以空乳令吮,否则乳下

喉中,即成顽痰,虽神丹无效,俟少安渐与乳可也。

治疳积方

不落水鸡肝,酒洗,同黄蜡一钱,炖熟。去蜡吃。

治赤痛方

寒水石　黄柏　黄连　大黄　铅粉　枯矾　白墡粉　冰片
青黛

上药随举几味,研麻油调涂。

治痘出眼中方

取田鸡胆点之,愈。

治癞方　不拘头面遍身痛痒,黄水出,俱效。

黄连一两　蛇床子五钱　五倍子一两　轻粉三钱　黄柏五钱
枯矾五钱　川椒二钱　冰片一钱

同研,麻油调涂。

治骨蒸方

银柴胡八分　鲜骨皮一钱,酒洗　真青蒿八分　川连五分　犀角
五分　丹皮五分　甘草三分　元参一钱　竹叶二十片　芦根一两

水煎服。

治遗尿方《幼幼新书》

鸡膍胵一具,炙　桑螵蛸三枚,炒　甘草三分,炙　黄芪　牡蛎各
五钱,煨

为粗末。每用一钱,水一盏,煎去渣,服。

治牙疳方

人中白一钱　枯矾三分　红褐子一钱,烧存珍　鸡肫皮二钱,煅
霜梅八分,煅　雄黄五分　硼砂五分　铜青三分

上为末。煎浓茶调搽,吐出涎。

治吐乳方《幼幼新书》

莲子心七枚,焙　丁香三粒　人参三分

上同研。乳汁浸,令儿吮食。

治螳螂子方 即妒乳也。

青黛一钱 元明粉三钱 硼砂一钱 薄荷五分 冰片一分

上同研细。擦口内两颐,吐出涎,一日用四五次。

自古无螳螂子之病,凡小儿变蒸之候,每有口内微肿,恶乳之时,名曰妒乳,不治自愈。其或不能坐视,则用此方涂口,亦易愈。近日海滨妖妇,造割螳螂子之法,以骗人取利,强者幸愈,弱者俱死。惟松江苏州,最受其害。盖小儿两颐内外,皮有两层,中空处,有脂膜一块,人人皆然,割去复生,妖妇以此惑人。人见果有如螳螂子者,遂相信不疑,死而不悔,深可怜悯。除苏松之外,天下并无有生螳螂子而死者,断不可为其所愚而受害也。

损小 儿股内无力,因跌而起,一足不伸,臀左右大小不同,腰脊歪斜,脊骨高起,俱属不治,或久而成毒,亦成废人。

全集七

洄溪医案

序

　　袁简斋太史作《灵胎先生传》云：欲采其奇方异术，以垂医鉴而活苍生。因仓卒不可得，仅载连耕石汪令闻数条，而语焉未详，余甚惜之。今夏吕君慎庵以《洄溪医案》钞本一卷寄赠，云得之徐氏及门金君复村者。余读之如获鸿宝，虽秘本而方药不甚详，然其穿穴膏肓，神施鬼设之技，足以垂医鉴而活苍生。爰为编次，窃附管窥，用俟高明，梓以传世，余殷望焉。

　　　　　　　　　咸丰五年岁次乙卯十月海昌后学王士雄

洄溪医案

中　风

葑门金姓，早立门首，卒遇恶风，口眼㖞邪，噤不能言，医用人参、桂、附诸品，此近日时医治风证不祧之方也。趣余视之，其形如尸，面赤气粗，目瞪脉大，处以祛风消痰清火之剂。其家许以重资，留数日。余曰：我非行道之人，可货取也。固请。余曰：与其误药以死，莫若服此三剂，醒而能食，不服药可也。后月余，至余家拜谢。问之，果服三剂而起，竟不敢服他药。惟腿膝未健，手臂犹麻，为立膏方而全愈。此正《内经》所谓虚邪贼风也。以辛热刚燥治之固非，以补阴滋腻治之亦谬，治以辛凉，佐以甘温，《内经》有明训也。

运使王公叙揆，自长芦罢官归里，每向余言，手足麻木而痰多。余谓公体本丰腴，又善饮啖，痰流经脉，宜撙节为妙。一日忽昏厥遗尿，口噤手拳，痰声如锯，皆属危证，医者进参、附、熟地等药，煎成未服。余诊其脉，洪大有力，面赤气粗，此乃痰火充实，诸窍皆闭，服参附立毙矣。以小续命汤去桂、附，加生军一钱，为末，假称他药纳之，恐旁人之疑骇也。戚党莫不哗然，太夫人素信余，力主服余药，三剂而有声，五剂而能言，然后以消痰养血之药调之，一月后步履如初。

张由巷刘松岑，素好饮，后结酒友数人，终年聚饮，余戒之不止。时年才四十，除夕向酒店沽酒，秤银手振，秤坠而身亦仆地，口噤不知人，急扶归。岁朝遣人邀余，与以至宝丹数粒，嘱其勿服他药，恐医者知其酒客，又新纳宠，必用温补也。初五至其家，竟未服药,诊其脉弦滑洪大,半身不遂,口强流涎,乃湿痰注经传腑之证。余用豁痰驱湿之品,调之月余而起。一手一足,不能如旧,言语始终艰涩。初无子,病愈后,连举子女皆成立,至七十三岁而卒。谁谓中风之人不能永年耶? 凡病在经络筋骨,此为形体之病,能延岁月,不能除根。若求全愈,过用重剂,必致伤生。富贵之人闻此等说,不但不信,且触其怒,于是谄谀之人,群进温补,无不死者,终无一人悔悟也。

西门外汪姓,新正出门,遇友于途,一揖而仆,口噤目闭,四肢瘫痪,舁归不省人事,医亦用人参、熟地等药。其母前年曾抱危疾,余为之治愈,故信余,求救。余曰:此所谓虚邪贼风也,以小续命汤加减。医者骇,谓壮年得此,必大虚之证,岂可用猛剂? 其母排众议而服之。隔日再往,手揽余衣,两足踏地,欲作叩头势。余曰,欲谢余乎? 亟点首,余止之。复作垂涕感恩状,余慰之,且谓其母曰:风毒深入,舌本坚硬,病虽愈,言语不能骤出,毋惊恐而误投温补也。果月余而后能言,百日乃痊。

东山席以万,年六十余,患风痹,时医总投温补,幸不至如近日之重用参、附,病尚未剧。余诊之,脉洪而气旺,此元气强实之体,而痰火充盛耳。清火消痰以治标,养血顺气以治本。然经络之痰,无全愈之理,于寿命无伤,十年可延也。以平淡之方,随时增损,调养数载,年七十余始卒。此所谓人实证实,养正驱邪,以调和之,自可永年。重药伤正,速之死耳。

叔子静素无疾,一日,余集亲友小酌,叔亦在座吃饭,至第二碗仅半,头忽垂,箸亦落。同座问曰:醉耶? 不应。又问骨硬耶? 亦不应。细视之,目闭而口流涎,群起扶之别座,则颈已歪,脉已绝,痰声起,不知人矣。亟取至宝丹灌之,始不受,再灌而咽下。少顷开目,问扶者曰:此何地也? 因告之故。曰:我欲归。扶之坐舆内以归,处以驱风消痰安神之品,明日已能起,惟软弱无力耳。以后亦不复发。此总名卒中,亦有食厥,亦有痰厥,亦有气厥,病因不同,如药不预备,则一时气不能纳,经络闭塞,周时而死。如更以参、附等药助火助痰,则无一生者。及其死也,则以为病本不治,非温补之误,举世皆然也。

雄按:《资生经》云:有人忽觉心腹中热之甚。或曰:此中风之候,与治风药而风不作。夷陵某太守夏间忽患热甚,乃以水洒地,设簟卧其上,令人扇之,次日忽患中风而卒。人但咎其卧水簟而用扇也。暨见一澧阳老妇,见证与太守同,因服小续命汤而愈。合而观之,乃知中风由心腹中多大热而作也。徐氏之论,正与此合。《易》曰:风自火出。谚云:热极生风。何世人之不悟耶?若可用参、附等药者,乃脱证治法,不可误施于闭证也。

恶 风

湖州副总戎穆公廷弼,气体极壮,忽患牙紧不开,不能饮食,绝粒者五日矣。延余治之,晋接如常,惟呼饥耳。余启视其齿,上下止开一细缝,抚其两颊,皮坚如革,细审病情,莫解其故。因问曰:此为恶风所吹,公曾受恶风否?曰:无之。既而恍然曰:诚哉!二十年前曾随围口外卧帐房中,夜半怪风大作,帐房拔去,猝死者三人,我其一也。灌以热水,二人生而一人死。我初醒,口不能言者二日,岂至今复发乎?余曰:然。乃戏曰:凡治皮之工,皮坚则消之。我今欲用药消公之颊皮也。乃以蜈蚣头、蝎子尾及朴硝、硼砂、冰、麝等药擦其内,又以大黄、牙皂、川乌、桂心等药涂其外,如有痰涎则吐出。明晨余卧未起,公启户曰:真神仙也,早已食粥数碗矣。遂进以驱风养血膏而愈。盖邪之中人,深则伏于脏腑骨脉之中,精气旺则不发。至血气既衰,或有所感,虽数十年之久亦有复发者,不论内外之证尽然,亦所当知也。

雄按:皮肤顽痹,非外治不为功,此因其坚如革,故多用毒烈之品也。

周　痹

乌程王姓患周痹证,遍身疼痛,四肢瘫痪,日夕叫号,饮食大减,自问必死,欲就余一决。家人垂泪送至舟中,余视之曰:此历节也。病在筋节,非煎丸所能愈,须用外治。乃遵古法,敷之,拓之,蒸之,熏之,旬日而疼痛稍减,手足可动,乃遣归,月余而病愈。大凡营卫脏腑之病,服药可至病所,经络筋节,俱属有形,煎丸之力,如太轻则不能攻邪,太重则恐伤其正,必用气厚力重之药,敷、拓、蒸、熏之法,深入病所,提邪外出,古之所以独重针灸之法。医者不知,先服风药不验,即用温补,使邪气久留,即不死亦为废人,在在皆然,岂不冤哉!

雄按:风药耗营液,温补实隧络,皆能助邪益痛。若轻淡清通之剂,正宜频服,不可徒恃外治也。

痱

新郭沈又高续娶少艾,未免不节,忽患气喘厥逆,语涩神昏,手足不举。医者以中风法治之,病益甚。余诊之曰:此《内经》所谓痱证也。少阴虚而精气不续,与大概偏中风、中风、痰厥、风厥等病绝不相类。刘河间所立地黄饮子,正为此而设,何医者反忌之耶? 一剂而喘逆定,神气清,声音出,四肢震动;三剂而病除八九,调以养精益气之品而愈。余所见类中而宜温补者,止此一人识之,以见余并非禁用补药,但必对证乃可施治耳。

雄按:古云真中属实,类中多虚,其实不然。若其人素禀阳盛,过啖肥甘,积热酿痰,壅塞隧络,多患类中。治宜化痰清热,流利机关,自始至终,忌投补滞。徐氏谓宜于温补者不多见,洵阅历之言也。

伤　寒

苏州柴行倪姓,伤寒失下,昏不知人,气喘舌焦,已办后事矣。余时欲往扬州,泊舟桐泾桥河内,适当其门,晚欲登舟,其子哀泣求治。余曰:此乃大承气汤证也,不必加减,书方与之。戒之曰:一剂不下则更服,下即止。遂至扬月余而返,其人已强健如故矣。古方之神效如此。凡古方与病及证俱对者,不必加减;若病同而证稍有异,则随证加减,其理甚明,而人不能用。若不当下者反下之,遂成结胸,以致闻者遂以下为戒。颠倒若此,总由不肯以仲景《伤寒论》潜心体认耳。

刖足伤寒

嘉善黄姓,外感而兼郁热,乱投药石,继用补剂,邪留经络,无从而出,下注于足,两胫红肿大痛,气逆冲心,呼号不寐。余曰:此所谓刖足伤寒也,足将落矣。急用外治之法,熏之、蒸之,以提毒散瘀,又用丸散内消其痰火,并化其毒涎,从大便出,而以辛凉之煎剂,托其未透之邪,三日而安。大凡风寒留于经络,无从发泄,往往变为痈肿,上为发颐,中为肺痈、肝痈、痞积,下为肠痈、便毒,外则散为斑疹疮疡,留于关节则为痿痹拘挛,注于足胫则为刖足矣。此等证俱载于《内经》诸书,自内外科各分一门,此等证遂无人知之矣。

外感停食

淮安大商杨秀伦,年七十四,外感停食。医者以年高素封,非补不纳。遂致闻饭气则呕,见人饮食辄叱曰:此等臭物,亏汝等如何吃下?不食不寐者匝月,惟以参汤续命而已。慕名来聘,余诊之曰:此病可治,但我所立方必不服,不服则必死。若徇君等意以立方亦死,不如竟不立也。群问:当用何药?余曰:非生大黄不可。众果大骇,有一人曰:姑俟先生定方,再商其意。盖谓千里而至,不可不周全情面,俟药成而私弃之可也。余觉其意,煎成,亲至病人所强服,旁人竟惶恐无措,止服其半,是夜即气平得寝,并不泻。明日全服一剂,下宿垢少许,身益和。第三日清晨,余卧书室中未起,闻外哗传曰:老太爷在堂中扫地。余披衣起询,告者曰:老太爷久卧思起,欲亲来谢先生。出堂中,因果壳盈积,乃自用帚掠开,以便步履。旋入余卧所,久谈。早膳至,病者观食,自向碗内撮数粒嚼之。且曰:何以不臭?从此饮食渐进,精神如旧,群以为奇。余曰:伤食恶食,人所共知,去宿食则食自进,老少同法。今之医者,以老人停食不可消,止宜补中气以待其自消,此等乱道,世反奉为金针,误人不知其几也。余之得有声淮扬者以此。

时 证

　　西塘倪福征患时证,神昏脉数,不食不寝,医者谓其虚,投以六味等药,此方乃浙中医家,不论何病,必用之方也。遂粒米不得下咽,而烦热益甚,诸人束手。余诊之曰:热邪留于胃也。凡外感之邪,久必归阳明,邪重而有食,则结成燥矢,三承气主之;邪轻而无食,则凝为热痰,三泻心汤主之。乃以泻心汤加减,及消痰开胃之药,两剂而安。诸人以为神奇,不知此乃浅近之理,《伤寒论》具在,细读自明也。若更误治,则无生理矣。

　　雄按:韩尧年年甫逾冠,体素丰而善饮,春间偶患血溢,广服六味等药。初夏患身热痞胀,医投泻心、陷胸等药,遂胀及少腹,且拒按,大便旁流,小溲不行,烦热益甚,汤饮不能下咽,谵语唇焦。改用承气、紫雪,亦如水投石。延余视之,黄苔满厚而不甚燥,脉滑数而按之虚软,不过湿热阻气,升降不调耳。以枳桔汤加白前、紫解、射干、马兜铃、杏仁、厚朴、黄芩,用芦根汤煎。一剂谵语止,小溲行;二剂旁流止,胸渐舒;三剂可进稀糜;六剂胸腹皆舒,粥食渐加。改投清养法，又旬日得解燥矢而愈。诸人亦以为神奇，其实不过按证设法耳。

又按：今夏衣贾戴七患暑湿，余以清解法治之，热退知饥。家人谓其积劳多虚，遽以补食啖之。三日后，二便皆闭，四肢肿痛，气逆冲心，呼号不寐。又乞余往视，乃余邪得食而炽，壅塞胃府，腑气实，则经气亦不通，而机关不利也。以苇茎汤去薏苡，加蒌仁、枳实、栀子、蕤子、黄芩、桔梗，煎调元明粉，外用葱白杵烂，和蜜涂之。小溲先通，大便随行，三日而愈。

游　魂

郡中蒋氏子患时证，身热不凉，神昏谵语，脉无伦次。余诊之曰：此游魂证也。虽服药必招其魂，因访招魂之法。有邻翁谓曰：我闻虔祷灶神，则能自言。父如其言，病者果言曰：我因看戏小台倒，几被压受惊，复往城隍庙中散步，魂落庙中，当以肩舆抬我归。如言往招。明日延余再诊，病者又言：我魂方至房门，为父亲冲散，今日魂卧被上，又为母亲叠被掉落，今不知所向矣，咆哮不已。余慰之曰：无忧也，我今还汝。因用安神镇魄之药，加猪心尖、辰砂，绛帛包裹，悬药罐中煎服。戒曰：服药得寝，勿惊醒之，熟寐即神合。果一剂而安，调理而愈，问之俱不知也。

失　魂

平湖张振西，壁邻失火受惊，越数日而病发，无大寒热，烦闷不食，昏倦不寐。余视之，颇作寒暄语，而神不接。余曰：此失魂之证，不但风寒深入，而神志亦伤，不能速愈，亦不可用重剂，以煎方祛邪，以丸散安神，乃可渐复。时正岁除，酌与半月之药而归。至新正元宵，始知身在卧室间，问前所为，俱不知也。至二月身已健，同其弟元若来谢，候余山中。且曰：我昨晚脑后起一瘰，微痛。余视之，惊曰：此玉枕疽也。大险之证，此地乏药，急同之归，外提内托，诸法并用，其弟不能久留先归。明晨我子大惊呼余曰：张君危矣。余起视之，头大如斗，唇厚寸余，目止细缝，自顶及肩，脓泡数千，惟神不昏愦，毒未攻心，尚可施救。急遣舟招其弟。余先以护心药灌之，毋令毒气攻内，乃用煎剂从内托出，外用软坚消肿解毒提脓之药敷之，一日而出毒水斗余，至晚肿渐消，皮皱。明日舌口转动能食，竟不成疽，疮口仅如钱大，数日结痂。其弟闻信而至，已愈八九矣。凡病有邪留而无出路，必发肿毒，患者甚多，而医者则鲜能治之也。

扬州吴运台夫人患消证，昼夜食粥数十碗，气逆火炎，通夕不寐。余诊之，六脉细数不伦，神不清爽。余曰：此似祟脉，必有他故。其家未信。忽一日仆妇晨起入候，见床上一女盛妆危坐，以为夫人也，谛视则无有，因以告夫人，曰：此女常卧我床内，以此不能成寐，而烦渴欲饮耳。服余药未甚效。一夕夜将半，病者大呼曰：速请三舅爷来，切不可启门，启门则我魂必走出。三舅爷者，即其弟唐君悔生也。卧室辽隔，呼之不能闻，女仆私启门邀之，魂即随出，遍历厅堂廊庑，及平昔足未经行者，遇唐君趋至，魂坚执其辫，仍返房，见己身卧床上，唐君抚之，魂遂归附于身。问所寓目皆不爽，细考所见之女，乃运台聘室也，未成婚而卒，卒之时，嘱其父母，谓吴郎必显贵，我死须恳其血食我，而葬我于祖墓，运台服官后，未暇办，故为祟。运台谓余曰：君言有为祟者，考果验，真神人也。将何以慰之？余曰：鬼有所归，乃不为厉，公当迎柩厝墓，立位而祀之可也。运台依余言以行，然后服药有效，而病根永除矣。

祟　病

同里朱翁元亮，侨居郡城，岁初其媳往郡拜贺其舅，舟过娄门，见城上蛇王庙，俗云烧香能免生疮肿，因往谒焉。归即狂言昏冒，舌动如蛇，称蛇王使二女仆一男仆来迎。延余诊视，以至宝丹一丸遣老妪灌之。病者言此系毒药,必不可服,含药喷妪,妪亦仆,不省人事,舌伸颈转,亦作蛇形。另易一人灌药讫,病者言一女使被烧死矣。凡鬼皆以朱砂为火也。次日煎药内用鬼箭羽,病者又言一男使又被射死矣,鬼以鬼箭为矢也。从此渐安,调以消痰安神之品,月余而愈。此亦客忤之类也,非金石及通灵之药不能奏效。

林家巷周宅看门人之妻,缢死遇救得苏,余适寓周氏,随众往看,急以紫金锭捣烂,水灌之而醒。明日又缢亦遇救,余仍以前药灌之。因询其求死之故,则曰:我患心疼甚,有老妪劝我将绳系颈,则痛除矣,故从之,非求死也。余曰:此妪今安在?则曰:在床里。视之无有。则曰:相公来,已去矣。余曰:此缢死鬼,汝痛亦由彼作祟,今后若来,汝即嚼余药喷之。妇依余言,妪至,曰:尔口中何物,欲害我耶?詈骂而去。其自述如此,盖紫金锭之辟邪神效若此。

同学李鸣古,性诚笃而能文,八分书为一时冠,家贫不得志,遂得奇疾。日夜有人骂之,闻声而不见其形,其骂语恶毒不堪,遂恼恨终日,不寝不食,多方晓之不喻也。其世叔何小山先生甚怜之,同余往诊。李曰:我无病,惟有人骂我耳。余曰:此即病也。不信。小山喻之曰:子之学问人品,人人钦服,岂有骂汝之人耶?李变色泣下曰:他人劝我犹可,世叔亦来劝我,则不情甚矣。昨日在间壁骂我一日,即世叔也,何今日反来面谀耶?小山云:我昨在某处竟日,安得来此?且汝间壁是谁家,我何以入?愈辩愈疑,惟垂首浩叹而已。卒以忧死。

瘟 疫

雍正十年,昆山瘟疫大行,因上年海啸,近海流民数万,皆死于昆,埋之城下,至夏暑蒸尸气,触之成病,死者数千人。汪翁天成亦染此症,身热神昏,闷乱烦躁,脉数无定。余以清凉芳烈,如鲜菖

蒲、泽兰叶、薄荷、青蒿、芦根、茅根等药,兼用辟邪解毒丸散进之,
渐知人事。因自述其昏晕时所历之境,虽言之凿凿,终虚妄不足载
也。余始至昆时,惧应酬不令人知,会翁已愈,余将归矣。不妨施
济,语出而求治者二十七家,检其所服,皆香燥升提之药,与证相
反。余仍用前法疗之,归后有叶生为记姓氏,愈者二十四,死者止
三人,又皆为他医所误者,因知死者皆枉。凡治病不可不知运气之
转移,去岁因水湿得病,湿甚之极,必兼燥化,《内经》言之甚明,况
因证用药,变化随机,岂可执定往年所治祛风逐湿之方,而以治瘟
邪燥火之证耶!

　　雄按:风湿之邪,一经化热,即宜清解。温升之药,咸在禁例。喻氏论
疫,主以解毒趁矣,而独表彰败毒散一方,不知此方虽名败毒,而群集升散之
品,凡温邪燥火之证,犯之即死,用者审之。

暑

　　同学赵子云居太湖之滨,患暑痢甚危,留治三日而愈。时值亢
旱,人忙而舟亦绝少,余欲归不能。惟邻家有一舟,适有病人气方
绝,欲往震泽买棺,乞借一日不许。有一老妪指余曰:此即治赵某
病愈之人也。今此妇少年恋生甚,故气不即断,盍求一诊。余许
之,脉绝而心尚温,皮色未变,此暑邪闭塞诸窍,未即死也。为处清
暑通气方,病家以情不能却,借舟以归。越数日,子云之子来,询
之,一剂而有声,二剂能转侧,三剂起矣。

　　余寓郡中林家巷,时值盛夏,优人某之母,忽呕吐厥僵,其形如
尸,而齿噤不开,已办后事矣。居停之仆,纵优求救于余。余因近
邻往诊,以箸启其齿,咬箸不能出。余曰:此暑邪闭塞诸窍耳。以
紫金锭二粒水磨灌之得下,再服清暑通气之方。明日,余泛舟游虎
阜,其室临河,一老妪坐窗口榻上,仿佛病者。归访之,是夜黄昏即
能言,更服煎剂而全愈。此等治法,极浅极易,而知者绝少。盖邪

逆上诸窍皆闭,非芳香通灵之药,不能即令通达,徒以煎剂灌之,即使中病,亦不能入于经窍,况又误用相反之药,岂能起死回生乎?

芦墟迮耕石,暑热坏证,脉微欲绝,遗尿谵语,寻衣摸床,此阳越之证,将大汗出而脱。急以参、附加童便饮之,少苏而未识人也。余以事往郡,戒其家曰:如醒而能言,则来载我。越三日来请,亟往果生矣。医者谓前药以效,仍用前方煎成未饮。余至曰:阳已回,火复炽,阴欲竭矣,附子入咽即危。命以西瓜啖之,病者大喜,连日啖数枚,更饮以清暑养胃而愈。后来谢述昏迷所见,有一黑人立其前欲啖之,即寒冷入骨,一小儿以扇驱之,曰:汝不怕霹雳耶?黑人曰:熬尔三霹雳,奈我何?小儿曰:再加十个西瓜何如?黑人惶恐而退。余曰:附子古名霹雳散,果服三剂,非西瓜则伏暑何由退,其言皆有证据,亦奇事也。

雄按:袁简斋太史作《灵胎先生传》载此案云:先投一剂。须臾目瞑能言,再饮以汤,竟跃然起。故张柳吟先生,以为再饮之汤,当是白虎汤。今原案以西瓜啖之,因西瓜有天生白虎汤之名。而袁氏遂下一汤字,致启后人之疑,序事不可不慎,此类是矣。

毛履和之子介堂,暑病热极,大汗不止,脉微肢冷,面赤气短,医者仍作热证治。余曰:此即刻亡阳矣,急进参、附以回其阳。其祖有难色。余曰:辱在相好,故不忍坐视,亦岂有不自信而尝试之理?死则愿甘偿命!乃勉饮之。一剂而汗止,身温得寐,更易以方,不十日而起。同时东山许心一之孙伦五,病形无异,余亦以参、附进,举室皆疑骇,其外舅席际飞笃信余,力主用之,亦一剂而复。但此证乃热病所变,因热甚汗出而阳亡,苟非脉微足冷,汗出舌润,则仍是热证,误用即死,死者甚多,伤心惨目。此等方非有实见,不可试也。

雄按:舌润二字,最宜切记。

阊门内香店某姓患暑热之证,服药既误,而楼小向西,楼下又香燥之气,熏烁津液,厥不知人,舌焦目裂。其家去店三里,欲从烈日中抬归以待毙。余曰:此证固危,然服药得法,或尚有生机,若更暴于烈日之中,必死于道矣。先进以至宝丹,随以黄连香薷饮,兼竹叶石膏汤加芦根,诸清凉滋润之品,徐徐灌之。一夕而目赤退,有声,神气复而能转侧;二日而身和,能食稀粥。乃归家调养而痊。

雄按:此证已津液受烁,舌焦目裂矣,则用至宝丹,不如用紫雪,而香薷亦可议也。

常熟席湘北患暑热证,已十余日,身如炽炭,手不可近,烦躁昏沉,聚诸汗药,终无点汗。余曰:热极津枯,汗何从生?处以滋润清芳之品,三剂头先有汗,渐及手臂,继及遍身而热解。盖发汗有二法:湿邪则用香燥之药,发汗即以去湿;燥病则用滋润之药,滋水即以作汗。其理易知,而医者茫然,可慨也。

洞庭后山席姓者,暑邪内结,厥逆如尸,惟身未冷,脉尚微存,所谓尸厥也。余谓其父曰:邪气充塞,逼魂于外,通其诸窍,魂自返耳。先以紫金锭磨服,后用西瓜、芦根、萝卜、甘蔗打汁,时时灌之,一日两夜,纳二大碗而渐苏。问之,则曰:我坐新庙前大石上三日,见某家老妪,某家童子,忽闻香气扑鼻,渐知身在室中,有一人卧床上,我与之相并,乃能开目视物矣。新庙者,前山往后山必由之路,果有大石,询两家老妪、童子俱实有其事。此类甚多,不能尽述,其理固然,非好言怪也。

阊门龚孝维患热病,忽手足拘挛,呻吟不断,瞀乱昏迷,延余诊视,脉微而躁,肤冷汗出,阳将脱矣。急处以参附方。亲戚满座,谓大暑之时,热病方剧,力屏不用。其兄素信余,违众服之,身稍安。明日更进一剂,渐苏能言,余乃处以消暑养阴之方而愈。

郡中友人蒋奕兰,气体壮健,暑月于亲戚家祝寿,吃汤饼过多,回至阊门,又触臭秽,痧暑夹食,身热闷乱,延医治之,告以故,勉用轻药一剂,亦未能中病也。况食未消而暑未退,岂能一剂而愈?明日复诊曰:服清理而不愈,则必虚矣。即用参、附,是夕烦躁发昏,四肢厥冷。复延名医治之,曰:此虚极矣。更重用参、附,明日热冒昏厥而毙。余往唁之,伤心惨目,因念如此死者,遍地皆然,此风何时得息?又伤亲故多遭此祸,归而作《慎疾刍言》,刻印万册,广送诸人,冀世人之或悟也。

雄按:《慎疾刍言》今罕流传,海丰张柳吟先生加以按语,改题曰《医砭》,欲以砭庸流之陋习也。余已刊入丛书。

暑邪热呃

东山席士俊者,暑月感冒,邪留上焦,神昏呃逆,医者以为坏证不治,进以参、附等药,呃益甚。余曰:此热呃也,呃在上焦。令食西瓜,群医大哗。病者闻余言即欲食,食之呃渐止,进以清降之药,二剂而诸病渐愈。

又有戚沈君伦者,年七十,时邪内陷而呃逆,是时余有扬州之行,乃嘱相好尤君在泾曰:此热呃也,君以枇杷叶、鲜芦根等清降之品饮之必愈。尤君依余治之亦瘥。盖呃逆本有二因:由于虚寒,逆从脐下而起,其根在肾,为难治;由于热者,逆止在胸臆间,其根在胃,为易治。轻重悬绝。世人谓之冷呃,而概从寒治,无不死者,死之后,则云凡呃逆者,俱为绝证。不知无病之人,先冷物,后热物,冷热相争,亦可呃逆,不治自愈,人所共见,何不思也!

疟

洞庭姜锡常长郎佩芳,体素弱而患久疟,时余应山前叶氏之招,便道往晤,佩芳出诊,色夭脉微,而动易汗出。余骇曰:汝今夕当大汗出而亡阳矣,急进参、附,或可挽回。其父子犹未全信,姑以西洋参三钱,偕附子饮之,仍回叶宅。夜二鼓叩门声甚急,启门而锡常以肩舆来迎,至则汗出如膏,两目直视,气有出无入,犹赖服过参、附,阳未遽脱。适余偶带人参钱许,同附子、童便灌入,天明而汗止阳回,始知人事。然犹闻声即晕,倦卧不能起者两月,而后起坐。上工治未病,此之谓也。如此危急之证,不但误治必死,即治之稍迟,亦不及挽回。养生者,医理不可不知也。

痢

崇明施姓,迁居郡之盘门,其子患暑毒血痢,昼夜百余行,痛苦欲绝。嘉定张雨亭,其姻戚也,力恳余诊之。余曰:此热毒蕴结,治之以黄连、阿胶等药,一服而去十之七八矣。明日再往,神清气爽,面有喜色。余有事归家,约隔日重来。归后遇风潮,连日行舟断绝,三日后乃得往诊。病者怒目视余,问以安否,厉声而对曰:用得好药,病益重矣。余心疑之,问其父,曾服他人药否?隐而不言。余甚疑之,辞出。有二医者入门,因托雨亭访其故,其父因余不至,延郡中名医,仍进以人参、干姜等药。绐病者曰:视汝脉者此地名医,而药则用徐先生方也。及服而痛愈剧,痢益增,故恨余入骨耳,岂不冤哉!又闻服药之后,口干如出火,欲啖西瓜。医者云:痢疾吃西瓜必死。欲求凉水,尤禁不与。因绐其童取井水漱口,夺盆中水饮其半,号呼两日而死。近日治暑痢者,皆用《伤寒论》中治阴寒入脏之寒痢法,以理中汤加减,无不腐脏惨死,甚至有七窍流血者,而医家、病家视为一定治法,死者接踵,全不知悔,最可哀也。

东山叶宝伦,患五色痢,每日百余次,余悉治痢之法治之,五六日痢如故。私窃怪之,为抚其腹,腹内有块,大小各一,俨若葫芦形。余重揉之,大者破裂有声,暴下五色浓垢斗许,置烈日中,光彩眩目,以后痢顿减,饮食渐进。再揉其小者,不可执持,亦不能消,痢亦不全止。令其不必专力治之,惟以开胃消积之品,稍稍调之,三四月而后块消痢止。大抵积滞之物,久则成囊成癖,凡病皆然。

古人原有此说,但元气已虚,不可骤消,惟养其胃气,使正足自能驱邪,但各有法度,不可并邪亦补之耳。

疟痢

东山姜锡常,气体素弱,又患疟痢,每日一次,寒如冰而热如炭,随下血痢百余次,委顿无生理。因平日相契,不忍委之,朝夕诊视,为分途而治之,寒御其寒,热清其热,痢止其痢,俱用清和切病之品,以时消息,而最重者在保其胃气,无使生机又绝。经云:食养尽之,无使过之伤其正也。诸证以次渐减而愈。或谓如此大虚,何以不用峻补? 余曰:寒热未止,必有外邪,血痢未清,必有内邪,峻补则邪留不去,如此虚人,可使邪气日增乎? 去邪毋伤正,使生机渐达,乃为良策。锡常亦深会此意,而医理渐明,嗣后小病皆自治之,所谓三折肱者也。

畏寒

洞庭卜夫人患寒疾,有名医进以参、附,日以为常,十年以来,服附子数十斤,而寒愈剧,初冬即四面环火,棉衣几重,寒栗如故。余曰:此热邪并于内,逼阴于外。《内经》云:热深厥亦深。又云:热极生寒。当散其热,使达于外。用芦根数两,煎清凉疏散之药饮之,三剂而去火,十剂而减衣,常服养阴之品而身温。逾年,附毒积中者尽发,周身如火烧,服寒凉得少减,既又遍体及头、面、口、鼻俱生热疮,下体俱腐烂,脓血淋漓。余以外科治热毒之法治之,一年乃复。以后年弥高而反恶热,与前相反。如不知其理,而更进以热药,则热并于内,寒并于外,阴阳离绝而死,死之后,人亦终以为阳虚而死也。

畏 风

嘉善许阁学竹君夫人抱疾,医过用散剂以虚其表,继用补剂以固其邪,风入营中,畏风如矢,闭户深藏者数月,与天光不相接,见微风则发寒热而晕,延余视。余至卧室,见窗槅皆重布遮蔽,又张帷于床前,暖帐之外,周以擅单。诊其脉,微软无阳。余曰:先为药误而避风太过,阳气不接,卫气不闭,非照以阳光不可,且晒日中,药乃效。阁学谓见日必有风,奈何? 曰:姑去其瓦,令日光下射晒之何如? 如法行之,三日而能启窗户,十日可见风,诸病渐愈。明年阁学挈眷赴都,舟停河下,邀余定常服方,是日大风,临水窗候脉,余甚畏风,而夫人不觉也。盖卫气固,则反乐于见风,此自然而然,不可勉强也。

雄按:论证论治,可与戴人颉颃。

痰

嘉兴朱宗周,以阳盛阴亏之体,又兼痰凝气逆,医者以温补治之,胸膈痞塞,而阳道痿。群医谓脾肾两亏,将恐无治,就余于山中。余视其体丰而气旺,阳升而不降,诸窍皆闭,笑谓之曰:此为肝肾双实证。先用清润之品,加石膏以降其逆气;后以消痰开胃之药,涤其中宫;更以滋肾强阴之味,镇其元气。阳事即通,五月以后,妾即怀孕,得一女。又一年,复得一子。惟觉周身火太旺,更以养阴清火膏丸为常馔,一或间断,则火旺随发,委顿如往日之情形矣。而世人乃以热药治阳痿,岂不谬哉!

雄按:今秋藩库吏孙位申,积劳善怒,陡然自汗凛寒,腕疼咳逆,呕吐苦水。延余诊之,脉弦软而滑,形瘦面黧,苔黄不渴,溲赤便难。以二陈去甘草,加沙参、竹茹、枇杷叶、竹叶、黄连、蒌仁为剂。渠云:阳痿已匝月矣,恐不可服此凉药。余曰:此阳气上升,为痰所阻,而不能下降耳。一服逆平痛定,呕罢汗止，即能安谷。原方加人参，旬日阳事即通，诸恙若失。

苏州府治东首杨姓，年三十余，以狎游私用父千金，父庭责之，体虚而兼郁怒，先似伤寒，后渐神昏身重。医者以为纯虚之证，惟事峻补，每日用人参三钱，痰火愈结，身强如尸，举家以为万无生理。余入视时，俱环而泣。余诊毕，及按其体，遍身皆生痰核，大小以千计，余不觉大笑，泣者尽骇。余曰：诸人之泣，以其将死耶？试往府中借大板重打四十，亦不死也。其父闻之颇不信，曰：如果能起，现今吃人参费千金矣，当更以千金为寿。余曰：此可动他人，余无此例也，各尽其道而已。立清火安神极平淡之方，佐以末药一服。三日而能言，五日而能坐，一月而行动如常。其时牡丹方开，其戚友为设饮花前以贺，余适至，戏之曰：君服人参千金而几死，服余末药而愈，药本可不偿乎？其母舅在旁曰：必当偿先生，明示几何？余曰：增病之药值千金，去病之药自宜倍之。病者有惊惶色，余曰：无恐，不过八文钱买萝卜子为末耳。尚有服剩者，群取视之，果卜子也。相与大笑，其周身结核，皆补住痰邪所凝成者，半载方消。邪之不可留如此，幸而结在肤膜，若入脏则死已久矣。

雄按：今夏刘午亭，年六十三岁，久患痰喘自汗，群医皆以为虚，补剂备施，竟无效。徐月岩嘱其浼余视之，汗如雨下。扇不停挥，睛凸囟高，面浮颈大，胸前痞塞，脉滑而长，妻女哀求，虑其暴脱。余曰：将塞死矣，何脱之云？与导痰汤加旋覆、海石、泽泻、白前，一饮而减，七日后囟门始平，匝月而愈。

继有顾某，年五十六岁，肥白多痰，因啖莲子匝月，渐觉不饥。喘逆自汗无眠，以为虚也。屡补之后，气逆欲死。速余视之，苔黄溲赤，脉滑不调，以清肺涤痰治之而愈，旋以茯苓饮善其后。

痰　喘

松江王孝贤夫人，素有血证，时发时止，发则微嗽，又因感冒变成痰喘，不能着枕，日夜俯几而坐，竟不能支持矣。是时有常州名医法丹书,调治无效,延余至。余曰:此小青龙证也。法曰:我固知之,但体弱而素有血证,麻、桂等药可用乎? 余曰:急则治标,若更喘数日则立毙矣。且治其新病,愈后再治其本病可也。法曰:诚然。然病家焉能知之? 治本病而死,死而无怨,如用麻、桂而死,则不咎病本无治,而恨麻、桂杀人矣。我乃行道之人,不能任其咎,君不以医名,我不与闻,君独任之可也。余曰:然,服之有害,我自当之,但求先生不阻之耳。遂与服,饮毕而气平就枕,终夕得安。然后以消痰润肺养阴开胃之方依次调之,体乃复旧。法翁颇有学识,并非时俗之医,然能知而不能行者。盖欲涉世行道,万一不中,则谤声随之。余则不欲以此求名,故毅然用之也。凡举世一有利害关心,即不能大行我志,天下事尽然,岂独医也哉!

雄按:风寒外束,饮邪内伏,动而为喘嗽者,不能舍小青龙为治。案中云感冒是感冒风寒,设非风寒之邪,麻、桂不可擅用,读者宜有会心也。

痰喘亡阴

苏州沈母患寒热痰喘,浼其婿毛君延余诊视。先有一名医在座,执笔沉吟曰:大汗不止,阳将亡矣,奈何? 非参、附、熟地、干姜不可,书方而去。余至不与通姓名,俟其去乃入。诊脉洪大,手足不冷,喘汗淋漓。余顾毛君曰:急买浮麦半合、大枣七枚,煮汤饮之可也。如法服而汗顿止,乃为立消痰降火之方二剂而安。盖亡阳亡阴,相似而实不同,一则脉微,汗冷如膏,手足厥逆而舌润;一则脉洪,汗热不粘,手足温和而舌干。但亡阴不止,阳从汗出,元气散脱,即为亡阳。然当亡阴之时,阳气方炽,不可即用阳药,宜收敛其阳气,不可不知也。亡阴之药宜凉,亡阳之药宜热,一或相反,无不立毙。标本先后之间,辨在毫发,乃举世更无知者,故动辄相反也。

雄按:吴馥斋令姊体属阴亏,归沈氏后,余久不诊,上年闻其久嗽,服大剂滋补而能食肌充,以为愈矣。今夏延诊云:嗽犹不愈。及往视,面浮色赤,脉滑不调,舌绛而干,非肉不饱。曰:此痰火为患也。不可以音嘶胁痛,遂疑为损怯之未传。予清肺化痰药为丸噙化,使其廓清上膈,果胶痰渐吐,各恙乃安。其形复瘦,始予养阴善后。病者云:前进补时,体颇渐丰,而腰间疼胀,略一抚摩,嗽即不已,自疑为痰。而医者谓为极虚所致,补益加峻,酿为遍体之痰也。

观察毛公裕,年届八旬,素有痰喘病,因劳大发,俯几不能卧者七日,举家惊惶,延余视之。余曰:此上实下虚之证。用清肺消痰饮,送下人参小块一钱,二剂而愈。毛翁曰:徐君学问之深,固不必言,但人参切块之法,此则聪明人以此炫奇耳。后岁余,病复作,照前方加人参煎入,而喘逆愈甚。后延余视,述用去年方而病有加。余曰:莫非以参和入药中耶? 曰然。余曰:宜其增病也。仍以参作块服之,亦二剂而愈。盖下虚固当补,但痰火在上,补必增盛,惟作块则参性未发,而清肺之药,已得力过腹中,而人参性始发,病自获痊。此等法古人亦有用者,人自不知耳,于是群相叹服。

雄按:痰喘碍眠,亦有不兼虚者。黄者华年逾五旬,自去冬因劳患喘,迄今春两旬不能卧,顾某作下喘治,病益甚。又旬日,迓余视之,脉弦滑,苔满布舌边绛,乃冬温薄肺,失于清解耳。予轻清肃化药治之而痊。至参不入煎,欲其下达,与丸药噙化,欲其上恋,皆有妙义,用药者勿以一煎方为了事也。又有虚不在阴分者,余治方啸山今秋患痰喘汗多,医进清降药数剂,遂便溏肢冷,不食碍眠,气逆脘疼,面红汗冷。余诊之,脉弦软无神,苔白不渴,乃寒痰上实,肾阳下虚也。以真武汤去生姜,加干姜、五味、人参、厚朴、杏仁,一剂知,二剂已。又治顾某,体肥白,脉沉弱,痰喘易汗,不渴痰多,啜粥即呕,以六君去甘草,加厚朴、杏仁、姜汁、川连,盖中虚痰滑也,投七日果愈。

饮 癖

洞庭席载岳,素胁下留饮,发则大痛呕吐,先清水后黄水,再后吐黑水而兼以血,哀苦万状,不能支矣。愈则复发,余按其腹有块在左胁下,所谓饮囊也。非消此则病根不除,法当外治,因合蒸药一料,用面作围,放药在内,上盖铜皮,以艾火蒸之,日十余次,蒸至三百六十火而止,依法治三月而毕,块尽消,其病永除,年至七十七而卒。此病极多,而医者俱不知,虽轻重不一,而蒸法为要。

雄按:今夏江阴沙沛生鲢尹,患胸下痞闷,腹中聚块,卧则脬间有气下行至指,而惕然惊瘰。余谓气郁饮停,治以通降。适渠将赴都,自虑体弱,有医者迎合其意,投以大剂温补,初若相安,旬日后神呆不语,目眩不饥,便闭不眠,寒热时作,复延余诊。按其心下,则濯濯有声,环脐左右,块已累累,溺赤苔黄,脉弦而急,幸其家深信有年,旁无掣肘。凡通气涤饮清络舒肝之剂,调理三月,各恙皆瘳。

翻　胃

嘉兴朱亭立,曾任广信太守,向病呕吐,时发时愈,是时吐不止,粒米不下者三日,医以膈证回绝,其友人来邀诊。余曰:此翻胃证,非膈证也。膈乃胃腑干枯,翻胃乃痰火上逆,轻重悬殊,以半夏泻心汤加减治之,渐能进食,寻复旧,从此遂成知己。每因饮食无节,时时小发,且不善饭,如是数年,非余方不服,甚相安也。后余便道过其家,谓余曰:我遇武林名医,谓我体虚,非参、附不可。今服其方,觉强旺加餐。余谓此乃助火以腐食,元气必耗,将有热毒之害。亭立笑而腹非之,似有恨不早遇此医之意。不两月遣人连夜来迎,即登舟,抵暮入其寝室,见床前血污满地,骇问故,亭立已不能言,惟垂泪引过,作泣别之态而已。盖血涌斗余,无药可施矣,天明而逝。十年幸活,殒于一朝,天下之服热剂而隐受其害者,何可胜数也!

雄按:服温补药而强旺加餐,病家必以为对证矣,而孰知隐受其害哉!更有至死而犹不悟者,目击甚多,可为叹息!

娄门范昭,素患翻胃,粒米不能入咽者月余,胸中如有物蠢动。余曰:此虫膈也,积血所成。举家未信,余处以开膈末药,佐以硫黄,三剂后,吐出瘀血半瓯,随吐虫二十余枚,长者径尺,短者二寸,色微紫。其肠俱空,乃药入而虫积食之,皆洞肠而死者。举家惊喜,以为病愈。余曰:未也。姑以粥与之,连进二碗,全然不呕,更觉宽适,顷之粥停不下,不能再食。余曰:胃腑已为虫蚀,无藏食之地,无救也。辞不复用药,不旬日而卒。

呃

郡中陆某患呃逆,不过偶尔胃中不和,挟痰挟气,世俗所谓冷呃也,不治自愈。非若病后呃逆,有虚实寒热之殊,关于生死也。陆乃膏粱之人,从未患此,遂大惧,延医调治。医者亦大骇云:此必大虚之体,所以无病见此。即用人参、白术等药,痰火凝结而胃络塞,呃遂不止,病者自问必死,举家惊惶。余诊视之,不觉狂笑。其昆仲在旁,怪而问故。余曰:不意近日诸名医冒昧至此,此非病也,一剂即愈矣。以泻心汤加旋覆花、枇杷叶,果一剂而呃止。越一月,呃又发,仍用前日诸医治之,数日而死。其老仆素相熟,偶遇于他所,问其主人安否?因述其故。余曰:前几死,我以一剂救之,何以蹈覆辙?曰:众论纷纷,谓补药一定不错,直至临死时欲来敦请,已无及矣。呜呼! 岂非命耶!

雄按:吴雨峰大令,年七十一岁,今秋患感发热,而兼左胁偏痛,舌色干紫无苔,稍呷汤饮,小溲即行,不食不便,脉洪且数。余知其平素津虚脾约,气滞痰凝,连予轻肃宣濡之剂,热渐缓,胁渐舒,而舌色不润,仍不喜饮,溲赤便闭,呃逆频来,举家惶惶。余曰:无恐也,便行即止矣。逾二日,连得畅解,脉静身凉,舌色有津,呃仍不减,人皆谓高年病后之虚呃,议用镇补。余曰:此气为痰阻,升降失调,得食不舒,平时无嚏,是其征也。授以枳桔汤加蒌、薤、菖、茹、橘、半、柴胡,果一剂知,二剂已。

癃

学宫后金汝玉,忽患小便不通,医以通利导之,水愈聚而溺管益塞,腹胀欲裂,水气冲心即死,再饮汤药,必不能下,而反增其水。余曰:此因溺管闭极,不能稍通也。以发肿药涂之,使溺器大肿,随以消肿之药解之,一肿一消,溺管稍宽,再以汤药洗少腹而挤之,蓄溺涌出而全通矣。此无法中之法也。

木渎某,小便闭七日,腹胀如鼓,伛偻不能立,冲心在顷刻矣。就余山中求治,余以鲜车前根捣烂敷其腹,用诸利水药内服,又煎利水通气药,使坐汤中,令人揉挤之,未几溺迸出,洒及揉者之面,溺出斗余,其所坐木桶几满,腹宽身直,徜徉而去。

雄按:内外治法皆妙。

水　肿

洞庭席君际飞,形体壮实,喜饮喜啖,患水肿病,先从足起,遂及遍身,腰满腹胀,服利水之药稍快,旋即复肿,用针针之,水从针孔出,则稍宽,针眼闭则复肿。《内经》有刺水病之法,其穴有五十七,又须调养百日,且服闭药,而此法失传,所以十难疗一。余所治皆愈而复发,遂至不救。虽因病者不能守法,亦由医治法不全耳。惟皮水、风水,则一时之骤病,驱风利水,无不立愈,病固各不同也。

消

常熟汪东山夫人患消证,夜尤甚,每夜必以米二升,煮薄粥二十碗,而溲便不异常人,此乃为火所烁也。先延郡中叶天士,治以乌梅、木瓜等药,敛其胃气,消证少瘥,而烦闷羸瘦,饮食无味。余谓此热痰凝结,未有出路耳。以清火消痰,兼和中开胃调之,病情屡易,随证易方,半年而愈。

虫　痛

苏州黄四房女,年十二,患腹痛,愈医愈甚。余偶至其家,昏厥一夕方苏,舌俱咬破,流血盈口,唇白而目犹直视,脉参错无常。余曰:此虫痛也。贯心则死,非煎药所能愈,合化虫丸与之,痛稍缓,忽复更痛,吐出虫二十余条,长者径尺,紫色,余长短不齐,淡红色,亦有白者。自此而大痛不复作,小痛未除,盖其巢未去也。复以杀虫之药,兼安胃补脾之方调之,而虫根遂绝。盖此证甚多,医者既不能知,惟认为寒与食,即以为虫,又无杀虫之方。在精力强旺者,久能自化;其不足者,变为丁奚、劳怯、痞膨等证,至死而人不能知,亦可哀也。余治此证不一,姑举其最剧者以明治法。

常州蒋公讳斌之孙患心腹痛,上及于头,时作时止,医药罔效,向余求治。余曰:此虫病也。以杀虫之药,虫即退辟,或在周身皮肤之中,或在头中,按之如有蠕动往来之象。余用杀虫之药为末,调如糊,到处敷上,而以热物熨之,虫又逃之他处,随逃随敷,渐次平安,而根终不除,遂授方令归。越二年书来,云虫根终未尽,但不甚为害耳,此真奇疾也。

怔　忡

淮安巨商程某,母患怔忡,日服参、术峻补,病益甚,闻声即晕,持厚聘邀余。余以老母有恙坚持不往,不得已,来就医诊视。见二女仆从背后抱持,二女仆遍体敲摩,呼太太无恐,吾侪俱在也,犹惊惕不已。余以消痰之药去其涎,以安神之药养其血,以重坠补精之药纳其气,稍得寝。半月余,惊恐全失,开船放炮,亦不为动,船挤喧嚷,欢然不厌。盖心为火脏,肾为水脏,肾气挟痰以冲心,水能克火,则心振荡不能自主,使各安其位,则不但不相克,而且相济,自然之理也。

长兴赵某，以经营过劳其心，患怔忡证，医者议论不一，远来就余。余以消痰补心之品治其上，滋肾纳气之药治其下，数日而安。此与程母病同，而法稍异。一则身体多痰，误服补剂，水溢而火受克之证；一则心血虚耗，相火不宁，侵犯天君之证，不得混淆也。

亢　阳

姻戚殷之晋，年近八旬，素有肠红证，病大发，饮食不进，小腹高起，阴囊肿亮，昏不知人。余因新年贺岁候之，正办后事。余诊其脉，洪大有力。先以灶灰、石灰作布袋，置阴囊于上，袋湿而囊肿消；饮以知母、黄柏泻肾之品。越三日，余饮于周氏，周与至戚相近半里，忽有叩门声，启视之，则其子扶病者至。在座无不惊喜，同问余曰：何以用伐肾之药而愈？余曰：此所谓欲女子而不得也。众以为戏言，翁曰：君真神人也。我向者馆谷京师，患亦相似，主人以为无生理也，遂送我归，归旬日即痊。今妻妾尽亡，独处十余年，贫不能蓄妾，又耻为苟且之事，故病至此，既不可以告人，亦无人能知之者。言毕凄然泪下，又阅五年而卒。盖人之气禀各殊，亢阳之害，与纵欲同，非通于六经之理，与岐黄之奥者，不足与言也。

雄按：纵欲固伤阴，而亢阳亦烁阴，知、柏泻肾者，泻肾火之有余，而保其不足之水也。

吐　血

平望镇张瑞五，素有血证，岁辛丑，余营葬先君，托其买砖、灰等物，乡城往返，因劳悴而大病发，握手泣别，谓难再会矣。余是时始合琼玉膏未试也，赠以数两而去，自此不通音问者三四载。一日镇有延余者，出其前所服方。问：何人所写？则曰：张瑞五。曰：今何在？曰：即在馆桥之右。即往候之，精神强健，与昔迥异。因述服琼玉膏后，血不复吐，嗽亦渐止，因涉猎方书，试之颇有效，以此助馆谷所不足耳。余遂导以行医之要，惟存心救人，小心敬慎，择清淡切病之品，俾其病势稍减，即无大功，亦不贻害。若欺世徇人，止知求利，乱投重剂，一或有误，无从挽回，病者纵不知，我心何忍！瑞五深以为然，后其道大行，遂成一镇名家，年至七十余而卒。琼玉膏为治血证第一效方，然合法颇难，其时不用人参，只用参须，生地则以浙中所出鲜生地，打自然汁熬之，不用干地黄，治血证舍此无有无弊者。

雄按：行医要诀，尽此数语。所谓以约失之者鲜，学者勿以为浅论也。

洞庭吴伦宗夫人，席翁士俊女也，向患血证，每发，余以清和之药调之，相安者数年。郡中名医有与席翁相好者，因他姓延请至山，适遇病发，邀之诊视，见余前方，谓翁曰：此阳虚失血，此公自命通博，乃阴阳不辨耶！立温补方加鹿茸二钱，连服六剂，血上冒，连吐十余碗，一身之血尽脱，脉微目闭，面青唇白，奄奄待毙，急延余治。余曰：今脏腑经络俱空，非可以轻剂治。亟以鲜生地十斤，绞汁煎浓，略加人参末，徐徐进之，历一昼夜尽生地汁，稍知人事，手足得展动，唇与面红白稍分。更进阿胶、三七诸养阴之品，调摄月余，血气渐复。夫血脱补阳，乃指大脱之后，阴尽而阳无所附，肢冷汗出，则先用参、附以回其阳，而后补其阴，或现种种虚寒之证，亦当气血兼补。岂有素体阴虚之人，又遇气升火旺之时，偶尔见红，反用大热升发之剂，以扰其阳而烁其阴乎！此乃道听途说之人，闻有此法，而不能深思其理，误人不浅也！

嘉兴王蔚南，久患血证，左胁中有气逆冲喉旁，血来有声如沸。戊子冬，忽大吐数升，面色白而带青，脉微声哑，气喘不得卧，危在旦夕。余以阿胶、三七等药，保其阴而止其血，然后以降火纳气之品,止其冲逆,复以补血消痰、健脾安胃之方,上下分治,始令能卧,继令能食,数日之后,方能安卧。大凡脱血之后,断不可重用人参升气助火,亦不可多用滋腻以助痰滞胃。要知补血之道,不过令其阴阳相和,饮食渐进,则元气自复,非补剂入腹即变为气血也。若以重剂塞其胃口,则永无生路矣! 况更用温热重剂,助阳烁阴而速之死乎!

洞庭张姓,素有血证,是年为女办妆,过费心力,其女方登轿,张忽血冒升余,昏不知人。医者浓煎参汤服之,命悬一息,邀余诊视。六脉似有如无,血已脱尽,急加阿胶、三七,少和人参以进,脉乃渐复,目开能言,手足展动,然后纯用补血之剂以填之,月余而起。盖人生不外气血两端,血脱则气亦脱,用人参以接其气,气稍接,即当用血药,否则孤阳独旺,而阴愈亏,先后主客之分,不可不辨也。

瘀留经络

乌镇莫秀东患奇病,痛始于背,达于胸胁,昼则饮食如常,暮则痛发,呼号彻夜,邻里惨闻,医治五年,家资荡尽,秀东欲自缢。其母曰:汝有子女之累,尚须冀念,不如我死,免闻哀号之声。欲赴水,其戚怜之,引来就医。余曰:此瘀血留经络也。因谓余子曦曰:此怪病也。广求治法以疗之,非但济人,正可造就己之学问。因留于家,用针、灸、熨、拓、煎、丸之法,无所不备,其痛渐轻亦渐短,一月而愈,其人感谢不置。余曰:我方欲谢子耳。凡病深者,须尽我之技而后奏功。今人必欲一剂见效,三剂不验,则易他医。子独始终相信,我之知己也,能无感乎?

肠　红

淮安程春谷，素有肠红证，一日更衣，忽下血斗余，晕倒不知人，急灌以人参一两、附子五钱而苏。遂日服人参五钱、附子三钱，而杂以他药，参、附偶间断，则手足如冰，语言无力，医者亦守而不变，仅能支持。急棹来招余，则自述其全赖参、附以得生之故。诊其六脉，极洪大而时伏，面赤有油光，舌红而不润，目不交睫者旬余矣。余曰：病可立愈，但我方君不可视也。春谷曰：我以命托君，止求效耳，方何必视。余用茅草根四两作汤，兼清凉平淡之药数品，与参、附正相反。诸戚友俱骇。春谷弟风衣明理见道之士也，谓其诸郎曰：尔父千里招徐君，信之至，徐君慨然力保无虞，任之至，安得有误耶。服一剂，是夕稍得寝，二剂手足温，三剂起坐不眩。然后示之以方，春谷骇叹，诸人请申其说。余曰：血脱扶阳，乃一时急救之法，脱血乃亡阴也。阳气既复，即当补阴。而更益其阳，则阴血愈亏。更有阳亢之病。其四肢冷者，《内经》所谓热深厥亦深也。不得卧者，《内经》所谓阳胜则不得入于阴，阴虚故目不瞑也。白茅根交春透发，能引阳气达于四肢，又能养血清火，用之使平日所服参、附之力，皆达于外，自能手足温而卧矣。于是始相折服。凡治血脱证俱同此。

雄按：论治既明，而茅根功用，尤为发人所未发。

血　痢

洞庭葛允诚患血痢五年，日夜百余次，约去血数石，骨瘦如柴，饮食不进，举家以为必无生理。余友姜君锡常次子萼芳，从余学医于山中，病者即萼芳妻弟也。锡常怜之，令同萼芳寄膳余家，朝夕诊视。余先用滋补之剂以养其血脉，复用开胃之药以滋其化源，稍健而能食。久痢至五载，大肠之内必生漏管，遂以填补之品塞其空窍，痢日减，饭日增，不半年而每食饭必六七碗，至冬病全愈。丰肥强壮，归至家，亲戚俱不相识认，无不叹以为奇。

崩

徽州盐商汪姓，始富终贫，其夫人年四十六，以忧劳患崩证，服参、附诸药而病益剧。延余治之。处以养血清火之剂，而病稍衰，盖此病本难除根也。越三年夫卒，欲往武林依其亲戚，过吴江求方，且泣曰：我遇先生而得生，今远去，病发必死耳。余为立长服方，且赠以应用丸散而去。阅十数年，郡中有洋客请治其室人，一白头老妪出拜，余惊问，曰：我即汪某妻也。服先生所赠方药，至五十二而崩证绝，今已六十余，强健逾昔，我婿迎我于此，病者即我女也。不但求治我女，必欲面谢，故相屈耳。盖崩证往往在五十岁以前天癸将绝之时，而冲任有火，不能摄纳，横决为害，至五十以后，天癸自绝，有不药而愈者，亦有气旺血热过时，而仍有此证者，当因时消息，总不外填阴补血之法。不知者以温热峻补，气愈旺而阴愈耗，祸不旋踵也。此极易治之病，而往往不治，盖未能深考其理，而误杀之耳。

瘀血冲厥

东山水利同知，借余水利书，余往索。出署，突有一人拦舆喊救命，谓我非告状，欲求神丹夺命耳。其家即对公署，因往视病者，死已三日，方欲入棺，面唇目忽动，按其心口尚温，误传余能起死回生，故泥首哀求。余辞之不获，乃绐之曰：余舟中有神丹可救。因随之舟中，与黑神丸二粒，教以水化灌之，非能必其效也。随即归家。后复至山中，其人已生。盖此乃瘀血冲心，厥而不返，黑神丸以陈墨为主,而以消瘀镇心之药佐之,为产后安神定魄去瘀生新之要品,医者苟不预备,一时何以奏效乎?

胎中毒火

南门陈昂发夫人怀娠三月,胎气上逆,舌肿如蛋,色紫黑,粒米不能下,医者束手,延余治。余曰:此胎中有毒火冲心,舌为心苗,故毒聚于舌,肿塞满口,则饮食绝矣。乃用珠黄散及解毒软坚之药,屡涂其舌,肿渐消而纳食。复用清凉通气之方,消息治之。或谓解毒清火,与胎有害。余曰:不然。胎气旺甚,愈凉愈安,但热毒伤阴,当滋养其气血耳。乃专服余药,孪生二子。后询其得病之故,乃曾听邪人之言,服不经之药,几致伤生,可为戒也。

子　利

兰溪潘开子表弟,其夫人怀娠患痢,昼夜百余次,延余视。余以黄芩汤加减,兼养胎药饮之,利遂减,饮食得进,而每日尚数十次,服药无效。余曰:此不必治,名曰子利,非产后则不愈,但既产,恐有变证耳。病家不信,更延他医,易一方,则利必增剧,始守余言,止服安胎药少许,后生产果甚易,而母气大衰,虚象百出。适余从浙中来,便道过其门,复以产后法消息治之,病痊而利亦止。盖病有不必治而自愈,强求其愈,必反致害,此类甚多,不可不知也。

雄按:此所谓利,即是泄泻。古人名曰利下,非今之痢也。痢疾古名滞下,若胎前久痢不愈,产后其能免乎?

试　胎

余往候族兄龙友,坐谈之际,有老妪惶遽来曰:无救矣。余骇问故。龙友曰:我侄妇产二日不下,稳婆已回绝矣。问:何在? 曰:

即在前巷。余曰：试往诊之。龙友大喜，即同往。浆水已涸，疲极不能出声，稳婆犹令用力逆下。余曰：无恐，此试胎也。尚未产，勿强之，扶令安卧，一月后始产，产必顺，且生男。稳婆闻之微哂，作不然之态，且曰：此何人？说此大话，我收生数十年，从未见有如此而可生者。其家亦半信半疑。余乃处以养血安胎之方，一饮而胎气安和，全无产意。越一月，果生一男，而产极易。众以为神，龙友请申其说。曰：凡胎旺而母有风寒劳碌等感动，则胎坠下如欲生之象，安之即愈，不知而以为真产，强之用力，则胎浆破，而胎不能安矣。余诊其胎脉甚旺，而月份未足，故知不产，今已动摇其胎，将来产时必易脱，故知易产。左脉甚旺，故知男胎，此极浅近之理，人自不知耳。

产后风热

西濠陆炳若夫人，产后感风热，瘀血未尽。医者执产后属虚寒之说，用干姜、熟地治之，且云必无生理，汗出而身热于炭，唇燥舌紫，仍用前药。余是日偶步田间看菜花，近炳若之居，趋迎求诊。余曰：生产血枯火炽，又兼风热，复加以刚燥滋腻之品，益火塞窍，以此死者，我见甚多。非石膏则阳明之盛火不解，遵仲景法，用竹皮、石膏等药。余归而他医至，笑且非之，谓自古无产后用石膏之理，盖生平未见仲景方也。其母素信余，立主服之，一剂而苏。明日炳若复求诊。余曰：更服一剂，病已去矣，无庸易方。如言而愈。医者群以为怪，不知此乃古人定法，惟服姜、桂则必死。

产后血臌

苏州顾某继室，产后恶露不出，遂成血臌，医者束手。顾君之兄掌夫，余戚也，延余治之。余曰：此瘀血凝结，非桃仁等所能下，古法有抵当汤,今一时不及备,以唐人法,用肉桂、黄连、人参、大黄、五灵脂成剂,下其瘀血。群医无不大笑,谓寒热补泻并相犯之药合而成方,此怪人也。其家因平日相信,与服。明日掌夫告余曰:病不可治矣。病者见鬼,窃饮所服药,乃大呼曰:我不能食鬼之所吐也。先生可无治矣。余往验之,药本气味最烈之品,尝之与水无二,怪之。仍以前方煎成,亲往饮之,病者不肯饮,以威迫之,惧而饮,是夕下瘀血升余,而腹渐平,思食。余以事暂归,隔日复往,其门首挂榜烧楮,余疑有他故,入门见者皆有喜色。询之,则曰:先生去之夕,病者梦其前夫人怒曰:汝据余之室,夺余之财,虐余之女,余欲伤汝命,今为某所治,余将为大蛇以杀汝。即变为大蛇,大惊而醒,故特延僧修忏耳。盖前夫人以产后血臌亡,病状如一,而医者治不中病,遂致不起。盖一病有一病治法,学不可不博也。

产后肠痈

洞庭某妇,产后小腹痛甚,恶露不止,奄奄垂毙。余诊之曰:恶露如此多,何以其痛反剧?更询其所行之物,又如脓象。余曰:此乃子宫受伤,腐烂成痈也。宜令名手稳婆探之,果然。遂用棉作条,裹入生肌收口之药,而内服解毒消瘀之方,应手而愈。凡产后停瘀,每多外证,如此甚多,不可不知也。

恶　痘

吴超士家僮已弱冠,随超士往戏馆观剧,因寒热作而先归,夜半呻吟不绝。至明旦往视,则匿于床下,口称群鬼欲杀之。拽出视之,细点如麸。余曰:此恶痘也。色紫暗,急以升麻、羌活、生地等药,煎汤灌之。三日而痘形出,遍体无毫孔,头面结聚重叠,始终用滋养气血之品,不用时下恶药一味。二十余日始结痂,焦黑成片,大如手掌,形如缸片。剥去之后,非复本来面目,见者俱不相识。可知痘证之必死者绝少,皆医以寒凉克伐之药误之也。

毛履和之女患痘,医者曰:此闷痘也,五日而毙。举家扼腕,适余至,曰:先生亦治痘否? 余曰:医者不肯治之痘则治。曰:已回绝矣。因入视,遍体大热,神昏不语,细点如鱼子,隐在肉中。余急以升麻羌活汤为主,而佐以养血透肌药饮之,三日而痘形显。前医群骇,告之以故,则又大笑曰:升麻、羌活等药,岂入痘科? 不知升麻汤乃痘证初起之主方,而医者不知也,继以养血解毒补气之品;其结痂也,额如覆釜,身如树皮,发连痂脱,三年始生。时医见此等证,必用大黄、石膏及恶毒之物,虚其里而增其毒,五日而死之言必验。病家亦以为医者断期如神,孰知非其识之高,乃其药之灵也。呜呼! 惨哉!

余同学沈冠云之女,痘密黑陷而无浆,医者束手,冠云告以故。余曰:姑处以补托之法,用地黄、归身、黄芪、人参等药。闻者咸笑,一服而浆来,至明日以参贵停服。余曰:精力不充,毒发未尽,未尽必生痘毒。后果臂湾生二毒,复为治之而安。

余长孙女种痘,点密而色深赤,种痘之医束手。余用清发之药,并时含紫雪,赤色稍衰。将就寝,复往视,忽变灰白色而咬牙。余惊曰:证变虚寒矣,此所谓亢害承制也。即用人参、鹿茸等药托之,至三鼓而疮色复红,形渐高起,仍用清火养血之方而浆成。盖病变无常,顷刻转易,故凡属危险之证,医者当时时消息,不可片刻离也。但不明理之医,则偏僻固执,又方法绝少,不能肆应不穷耳。

流　注

苏州一小儿甫九龄,颇聪慧,而患流注,肩背腰胁十余处,百端医治无效。余视之曰:此惟大活络丹能愈。服至三十余丸,未破者消,已破者收口,更服补气血之药而愈。盖流注一证,由风寒入膜所致,膜在皮中,旁通四达,初无定处,所以随处作患,此真脉络之病。故古人制大活络丹以治之,其余煎丸,皆非正治。所谓一病有一病之法,药不对证,总难取效也。

本邑刘近曾夫人患虚痰流注,色㿠脉虚,发无定处,病极危险,非旦夕可奏功,余辞不能治。郡中一医以百金包好,因留在家治之。闻余有不能治之说,笑曰:我医好后,更请徐君质之,当无言可对耳。月余,刘君之兄元谷招余诊,近曾出曰:流注之疾,虽向愈而未收口,托在相好,肯一观否?余因视之,肩后疮孔大如钱,内膜干空,与皮不连,气促脉微。诊毕而出,近曾求方,余笑不答,书"危在顷刻"四字。刘不信,少顷内呼,刘父子入,已气绝矣。群执包好之医,欲加无礼。余晓之曰:此病本不治,非药误也。但不知生死,为无目耳,乃释之。盖流注之证,其类不同,大段皆津液枯而痰流膜内之证,当内外交治,而祛邪补虚,亦另有切病方药,蛮补无益也。

嘉善张卓舟,未弱冠,患流注五年,自胁及腰腿,连生七八孔,寒热不食,仅存人形,历年共服人参二三千金,万无生理。父母先亡,只有嗣母,其伯悉收其田产文契,专待其毙而取之。其从兄汪千造余家哀恳,余颇怜之,破格往视,半身几成枯骨,此乃虚痰流注。医者不能治其经络之痰,徒费重赀而无一中病者,则药之误,而非病之真无治也。余用大活络丹为主,而外敷拔管生肌之药。医者闻之大笑曰:活络丹辛暴之药,岂可入口?盖彼惟知俗本所载乌头、蚯蚓之活络丹,而不知古方五十余味之大活络丹也。盖流注之痰,全在于络,故非活络丹不效。以后脓稀肉长,管退筋舒,渐能起立,不二年而肌肉丰肥,强健反逾于常。呜呼!不知对病施药,徒事蛮补,举世尽然,枉死者不知其几也。

雄按:大活络丹治虚痰流注,深为合法,而外科不知也。若实痰,则控涎丹最妙。

肠　痈

长兴朱季舫少子啸虎官，性极聪敏，年九岁，腹痛脚缩，抱膝而卧，背脊突出一疖，昼夜哀号。遍延内外科诊视，或云损证，或云宿食，或云发毒，当刺突出之骨以出脓血。其西席茅岂宿力荐余治，往登其堂，名医满座，岂宿偕余诊视，余曰：此缩脚肠痈也，幸未成脓，四日可消。闻者大笑。时季舫为滦州牧，其夫人孔氏，名族之女，独信余言。余先饮以养血通气之方，并护心丸，痛遂大减，诸医谓偶中耳。明日进消瘀逐毒丸散，谓曰：服此又当微痛，无恐。其夜痛果稍加，诸医闻之哗然，曰：果应我辈之言也。明早又进和营顺气之剂，痛止八九，而脚伸脊平。果四日而能步，诸医以次辞去。中有俞姓者，儒士也，虚心问故。余谓杂药乱投，气血伤矣。先和其气血，自得稍安，继则攻其所聚之邪，安能无痛？既乃滋养而通利之，则脏腑俱安矣。

南濠徐氏女，经停数月，寒热减食，肌肉消烁，小腹之右，下达环跳，隐痛微肿，医者或作怯弱，或作血痹，俱云不治。余诊其脉，洪数而滑，寒热无次，谓其父曰：此瘀血为痈，已成脓矣，必自破，破后必有变证，宜急治。与以外科托毒方并丸散，即返山中。越二日，天未明，叩门甚急，启视则徐之戚也。云脓已大溃，而人将脱矣。即登其舟往视，脓出升余，脉微肤冷，阳随阴脱。余不及处方，急以参、附二味，煎汤灌之，气渐续而身渐温。然后以补血养气之品，兼托脓长肉之药，内外兼治，两月而漏口方满，精神渐复，月事以时。大凡瘀血久留，必致成痈。产后留瘀，及室女停经，外证极多。而医者俱不能知，至脓成之后，方觅外科施治，而外科又不得其法，以致枉死者，比比然也。

腿　痈

横泾钱某之女，素有痞块，从腹入少腹，又从少腹入环跳之下大腿外廉，变成大痈，脓水淋漓成管，管中有饭粒流出，真不可解，日渐狼狈，诸医束手。其父泣而告余曰：寒俭之家，服人参已费百金，而毫无效验，惟有立而视其死耳。余曰：人参不可长继，祛脓填漏，外科自有正方也。乃为合治漏之药，内服外敷，所服末药，亦有从疮口流出者，继乃渐少，胃气亦开，肌肉内生，数月之后，痂结筋舒。前此从未生育，期年怀孕生子。凡治病各有对证方药，非可以泛治之方，图侥幸也。

臂　疽

长兴周某之子，臂生疽，经年脓水不干，变为多骨。所食米粒，间有从疽中出者，奄奄待毙。余为内托外敷，所服药末，亦从疮口出，继而脓渐减少，所出碎骨，皆脓结成，出尽之后，肌肉日长，口收痂结而愈。

项　疽

郡中朱姓患项疽，大痛彻心，时时出血。延医施治，漫肿滋甚，神思昏迷，束手待毙，延余视。急用围药裹住根盘，敷以止血散，饮以护心丸，痛缓血止，神安得寝。明日前医来，告以故。医谓同一金黄散，我用无效，彼用神验，此命运不同，非药异也。彼盖不知围药每病各殊耳。疮口已定，乃大托其脓，兼以消痰开胃之品，饮食渐进，坐卧皆安，两月而愈。凡治痈疽之法，在视其人之肥瘠，瘦弱之躯，尤忌见血；疮口若大，则肌肉难生，所以最重围药。其方甚多，不可不广求而预备也。

同学沈自求,丧子,忧愁郁结,疽发于项,调治无效。项三倍疮口,环颈长尺余,阔三寸,惟近咽喉处二寸未连,而枕骨直下之筋未断,血流不止。余辞不治,坚恳不已。先进护心丸二粒,令毒不内攻。又敷止血散止其血,外用围药厚涂束其根,更以珠黄等药,时时敷疮口上,其膏药长一尺三寸。再以黄芪四两煎汤,煎药服之。势定而饮食稍进,数日血止脓成,肌与腐肉方有界限。疮口太大,皮肉不能合,以生肌等药,并参末厚涂而封之,月余口乃合。病家欲备人参斤许以待用。余曰:无庸也。诸痛痒疮,皆属于火;脓流肉腐,皆伤于阴。凡属外证,总以清火养阴为主,而加开胃健脾之药,人参止用钱许,数剂即止。此从古一定之法,其用温补,乃后世讹传之术,无不阴受其害。余凡治大证,无不神效,时人多不之信也。

苏州章倚文夫人,体质本弱,平时饮食绝少,忽患项毒,平漫不肿,痛辄应心。医者谓大虚之证,投以峻补,毒伏神昏,奄奄一息,延余视之。余曰:毒无补理。疮口不高,则以围药束之,饮以清凉养血之品,托毒于外,兼服护心丸,痛定而疮根渐收。余暂归,转托一医代治。医者强作解释,曰:围药不过金黄散之类,无益也,去之。用药亦意为改易,以炫己能,疮遂散大,血出不止,痛复甚而神疲。余再至,大骇,询之,乃知其故。医者乃不复生议论,于是仍用前法,脓成食进,而后得安。盖外科病不治者绝少,皆由医之不得其道,所以动手辄误,病变日增,而药无一验,即束手无策矣。

对　口

白龙桥吴时臣,年七十余矣,患对口痛欲绝。余视其外无围药,疮内反有插药五条,乃三品一条枪,此古方蚀顽肉之恶药,而近日医者,误以为必用之品,所以痛极昏迷。余悉拔去,掺以珠黄解毒散,其痛立除而神安。复用围药裹住其根,使疮头高而脓易出。或谓七旬之人,精力已衰,宜用温补。余曰:外证俱属火,苟非现证虚寒,从无用热药之理。进清凉开胃之剂,胃气开则肌肉自生,调养月余而愈,精神较胜前矣。

平湖徐抡斋,阴毒对口,颈项漫肿而色紫,有头如痘者百余,神烦志乱,医者束手,就治于余。余曰:此乃阴毒,兼似有祟。其家为述患病之后,鬼声绕屋,鬼火不断。余曰:且敷药试之。色稍鲜,肿亦稍消。明晨视之,色转淡红,其如痘者,俱出微脓,而低软中聚一头,亦不甚大,势已消其十之三,神亦渐清,而思饮食。病虽属阴,亦不可用热药以增邪火,惟和血通气,使营卫充盈,使血中一点真阳透出,则阴邪自退。若用热补,则反助毒火,而生机益绝。故治外科之阴证,非若伤寒之阴证,为外感寒邪,可专用桂、附以驱之也。今之号外科者,惟拾内科之绪论,以为热可御寒,则贻害不小矣。

发　背

洞庭吴姓,从徐州经纪返棹,背起粟粒,深紫色而痛应心,周围肌肉皆不仁,知非轻证,未至家而就余治。余辞不能,再三恳求,姑用围药束之。稍定,病者谓我尚未到家,当归处分家事,求借一廛,如果不治,死无余憾。归二日而复来,其疮不甚大,顶微高而坚黑,当用刀挑破,方可上药。以洋刀点之,洋刀坚利非凡,竟不能入,用力挑之,刀头折,乃用金针四面刺之,以泄毒气。内托外敷,其方屡变,然后脓从四旁出,顽盖自落,约深半寸,脊背隐露,其尖亦腐去,急以生肌散填补之,内服峻补之剂,两月而肉满皮完。此九死一生之证,不早为外束内托,则焦骨攻脏,无生理矣。

周庄陆姓,疽发背,周径尺余,一背尽肿,头以百计,毒气内攻,沉闷昏迷。医者以平塌无顶,用桂、附托之。余曰:此疮止宜收小,若欲加高,则根盘如此之大,而更加高,则背驮栲栳矣。此乃火毒,用热药必死。乃以束根提毒之药敷之,一夕而疮头俱平,皮肤亦润,止有大头如杯,高起于大椎骨之下,大三寸许,尚不思饮食,惟求食西瓜,医吓以入口即死。余令纵其所食,一日之内,连吃大西瓜两个。明日知饥,欲求肉饭,食肉四两,饭半碗,明日更加。始终用托毒清火之剂,而脓成口敛。余嘱曰:此疽初起盈背,背中脂膜皆空,非填补里膜,必有他变。有庸医献媚曰:病已全愈,为此说者,图厚谢也,我力能保之。病家利其省费,从之。至来年二月,忽旧疤中一细眼流血不止,放血斗余,两日而卒。盖其前一背尽肿,其中之脂膜俱化成脓,从大口出尽。庸医安知治法,贪利误人。富贵之家,往往最信此等人,可不省察耶。

对心发

郡中唐廷发,偶过余寓,时方暑,谓背上昨晚起一小瘰,搔之甚痒,先生肯一看否?余视之,骇曰:此对心发也。唐不甚信,曰:姑与我药。余曰:君未信余言,一服药而毒大发,反疑我误君矣。含笑而去,明日已大如酒杯而痛甚,乃求医治。余曰:此非朝夕换方不可。我不能久留君寓,奈何?因就医余家,旦暮易法,其中变迁不一,卒至收口。其收口前十日,忽头痛身热,神昏谵语,疮口黑陷,六脉参差。余适出门,两日归而大骇,疑为疮证变重,几无可药。细询其仆,乃贪凉当风而卧,疮口对风,膏药又落,风贯疮中,即所谓破伤风也。乃从外感治法,随用风药得汗而解,身凉神清,疮口复起,仍前治法而痊。若不审其故,又不明破伤风治法,则必无效,惟有相视莫解而已。

肺　痈

苏州钱君复庵,咳血不止,诸医以血证治之,病益剧。余往诊,见其吐血满地,细审之,中似有脓而腥臭者。余曰:此肺痈也,脓已成矣。《金匮》云:脓成则死,然有生者。余遂多方治之,钱亦始终相信,一月而愈。盖余平日因此证甚多,集唐人以来治肺痈之法,用甘凉之药以清其火,滋润之药以养其血,滑降之药以祛其痰,芳香之药以通其气,更以珠黄之药解其毒,金石之药填其空,兼数法而行之,屡试必效。今治钱君亦兼此数法而痊,强健逾旧。几二十年,至乾隆三十年,家业日隆,因迁居大造,途中相值,邀余视其新居,坐谈良久。辞出,见其右额有豆大黑点,问之,钱对曰:昨此处生一瘰,颇痒,无他苦也。余谛审之曰:此毒发于内,治之失宜,可以伤命,非轻疾也。钱笑而腹非之。余曰:本当为君竭力,但君未信,若一用药而毒大发,则反以为病由药作,故不敢。但多年相好,不可不尽言,如五六日病势增重,当来相闻,勿为人误。越五日,遣人邀余山中往,则见其额肿目闭,哀号竟夕,方悔信余之不早。细视皮中有物,乃三品一条枪也。拔去五条。嗟乎! 此乃腐烂死肌之恶药,好肉用上其痛应心,况额上皮内即骨,横插皮中,所以痛极。余既不能久留,又坏证难治,力辞归山。易以他医,面目俱腐而卒。嗟乎! 前何相信之深,后何不信之至,岂非命乎!

乳　疖

东洞庭刘某夫人患乳疖,医者既不能消散成功,之后又用刀向乳头上寸余出毒,疮口向上,脓反下注,乳囊皆腐,寒热不食,将成乳劳,内外二科聚议无定,群以为不治矣。延余诊之,曰:此非恶证,治不如法耳,尚可愈也,但须百日耳。其家戚族皆少年喜事,闻余言欲塞群医之口,向病家曰:我辈公恳先生留山中百日,必求收功而后已。如欲归家,备快舟以迎送。余初不允,继勉承之,多方治之,至九十日而未见功。盖病者柔弱畏痛,既不敢于乳下别出一头,而脓水从上注下,颇难出尽,故有传囊之患。忽生一法,用药袋一个,放乳头之下,用帛束敷之,使脓不能下注,外以热茶壶熨之,使药气乘热入内;又服生肌托脓之丸散,于是脓从上泛,厚而且多,七日而脓尽生肌,果百日而全愈。后以此法治他证,无不神效。可知医之为术,全赖心思转变,刻舟求剑,终无一验也。

下　疳

濮院沈维德患下疳,前阴连根烂尽,溺从骨缝中出,沥灌肾囊中,哀号痛楚,肛门亦复烂深半寸,载至余家,止求得生为幸。余亦从未见此病,姑勉为治之。内服不过解毒养血之剂,而敷药则每用必痛,屡易其方,至不痛而后已。两月后结痂能行,惟阴茎仅留根耳。余偶阅秘本,有再长灵根一方,内用胎狗一个,适余家狗生三子,取其一,泥裹煨燥,合药敷之。逾二年,忽生一子,举族大哗,谓人道已无,焉能生子?盖维德颇有家资,应继者怀觊觎之心也。其岳徐君密询之,沈曰:我服药后阳道已长,生子何疑?徐君乃集其族人共验之,阳道果全,但累生如有节而无总皮。再期又生一子,众始寂然。远近传之,以为奇事,今犹有述之以为异闻者。

附　再长灵根方

五十日复生效。

煅乳石三钱五分　琥珀七分　朱砂六分　人参一钱　真珠七分
牛黄四分　真水粉五分　胎狗一个　雄黄六分

用灵仙、首乌、大力子、蓼草汁煮一昼夜,炒如银色。

上为末,每服三厘,日进四服,卧又一服,俱以土茯苓半斤,阴阳水十二碗,煎五碗,连送五服,七日验。

雄按:煮一昼夜而炒如银色之药品,即上文煅乳石等九味也。详玩文义,似宜移右字于用字之上方顺。第胎狗煨燥必黑,全狗分两,又必数倍于诸药,同煮同炒,不知何以能如银色。是必煨时不令黑也。

筋　瘤

苏州一小童,背上肿大如覆碗,俯不能仰,群谓驼疾也。或戏余曰:君能治奇疾,若愈此,则我辈服矣。其父母以余为果能治也,亦力求焉。余实不知其中何物,姑以腐药涂上,数日皮开肉烂,视其肉,如蚯蚓者盘结数条,细审之,乃背上之筋所聚也。余颇悔轻举,急以舒筋收口丸散,外敷内服,筋渐散,创渐平,肤完而身直矣。此筋瘤之一种也。哄传以余为能治驼疾,从此求治驼者云集,余俱谢不能,此乃幸而偶中,古人并无此治法。癸未入都,尚有人询及者,余谢无此事而已,存此以识异。

雄按:洄溪神于外科,读其所评《外科正宗》等书,已见一斑。是编列案仅十余条,然各大证治法略备,洵痈疽家赤文绿字之书也,可不奉为圭臬哉!

附　刻许辛木农部札

惠书久不报,阙然于怀,承示医书二种奉缴,弟于此事茫然,《洄溪案》仅校出误字数处,即转寄吴葆山舍亲。葆山医学,与王君孟英在伯仲之间,亦极赞此书手眼通灵,即过录一本,奉为鸿宝,又校正数字,属转达左右,早付手民,以广其传,功德不细也。内有脱简,弟意得原本补之,大妙。无则于章末旁注一阙字,从郭公夏五之例,何如?覆蒋中堂书,与医案无异,似宜附刻,与秦司寇书,则皆寒暄语,可删耳。《疡科选粹》批点,确是徐氏手笔,足与所批《正宗》相辅而行，已过录珍藏矣。

又

　　来书谓中多时俗口头语，弟意名医手笔既未可辄改，又此等书取其活人而已，不当以诗文例绳之，正如药物牛溲、马勃止期有用，非若佳花美卉，有一残缺便须摘去也。原本不分卷，亦可仍之，页多则当分，页不满百，可无分也。

　　此书原本传写多误，光煜与钱警石泰吉、广文许辛木楣农部两先生，商榷再四，始行付梓。兹摘录农部札如上，阙简已从原本校补，此外不敢增损一字，以见光煜于此，盖慎之又慎云。

海昌蒋光煜附识

全集八

慎疾刍言

序　一

　　尝读《小仓山房文集》，有徐灵胎先生传，知先生名大椿，字灵胎，吴江人，隐于洄溪，晚号洄溪老人。凡星经水利，音律武艺，靡不通贯，尤精医术。及读先生所著《难经》《医学源流论》，恨未能尽读先生著作。今夏六月，福建学政彭咏莪母舅，知孚习医三载矣，因由闽中寄《慎疾刍言》一卷，嘱咐重刊。原本多鲁鱼之误，遂加校雠而梓之。按是书系先生六十余岁所作，阅历既深，言皆老当。观引首数言，更见先生之心。有大不得已于言者，故不自觉其言之太过，而惟恐不痛切，不畅悉，不能令人惕目惊心，以致民命不长，异端不熄，斯道不传。在先生不得不尽言以开其悟，而凡病者、医者，皆不可不慎也。

　　　　　　　　　　道光戊申仲夏长洲谢嘉孚蓉初氏序

序　二

　　余弱冠时，家多疾病，先世所藏医书颇多，因随时翻阅，不过欲稍识方药而已。循习渐久，乃上追《灵》《素》根源，下沿汉唐支派，如是者十余年，乃注《难经》；又十余年而注《本草》，又十余年而作《医学源流论》；又五年而著《伤寒类方》。五十年中，批阅之书约千余卷，泛览之书约万余卷。每过几时，必悔从前疏漏，盖学以年进也。乃世之医者，全废古书，随心自造，以致人多枉死，目击心伤。数年前曾作《刍言》一册，欲以醒世，而鲜克听从。窃思生长圣朝，毫无益于此世，而半生攻苦，虽有著述几种，皆统谈医学，无惊心动魄之语，足令人豁然开悟，因复抠心挖骨，即《刍言》原本，更加痛快剖析。实因悲悯填胸，不能自已，愿览者谅其苦心，虚怀体察。以之治人，则敬慎可以寡过；以之治己，则明哲可以保身。冀遇信从之有人，庶绵斯道于一线。

　　　　　　　　　乾隆丁亥秋七月巧日洄溪徐灵胎识

慎疾刍言

补 剂

学问之道，必由浅入深，从未有浅近不知，而专求怪僻者。况医法一误，必至伤生害命，尤不可不慎也。

夫所谓浅近者，如伤风则防风、荆芥，感寒则苏叶、葱头，咳嗽则苏子、杏仁，伤食则山楂、神曲，伤暑则香薷、广藿，疟疾则柴胡汤加减，痢疾则黄芩汤加减，妇人则四物汤加减，小儿则异功散加减，此皆历圣相传之定法，千古不能易也。至于危险疑难之证，此非此等药所能愈，必博考群方，深明经络，实指此病何名，古人以何方主治，而随症加减。今则以古圣之法为卑鄙不足道，又不能指出病名，惟以阳虚阴虚，肝气肾弱等套语概之，专用温补，以致外邪入里，驯至不救。间有稍驯谨之人，起病时仍用切近之药，一二剂未**即有效**，即转而改用温补，不思病之中人，愈必有渐，不可因无速**效**，而即换方也。况所服之方，或未尽善，不思即于前方损益万妥，**而遽求变法**，又不肯先用轻淡之剂，探测病情，专取性雄力厚之品，大反**前辙**，必至害不旋踵，总由胸无定见之故。当思人之有病，不外风、寒、暑、湿、燥、火为外因，喜、怒、忧、思、悲、恐、惊为内因，此十三因，试问何因是当补者？

大凡人非老死即病死，其无病而虚死者，千不得一。况病去则虚者亦生，病留则实者亦死。若果元气欲脱，虽浸其身于参、附之中，亦何所用？乃谬举《内经》曰：邪之所凑，其气必虚。气虚固当补矣，所凑之邪，不当去耶？盖邪气补住，则永不复出，重则即死，轻则迁延变病，或有幸而愈者，乃病轻而元气渐复，非药之功也。

余少时见问疾者，闻医家已用补药，则相庆病者已愈。今则病势方张,正群然议进参、附、熟地,岂不可骇!其始也,医者先以虚脱吓人,而后以补药媚人。浙江则六味、八味汤,所人参、麦冬等药;江南则理中汤加附、桂、熟地、鹿茸等药。于是人人习闻,以为我等不怕病死,只怕虚死,加以服补而死,犹恨补之不早,补之不重,并自恨服人参无力,以致不救。医者虚脱之言,真有先见之明,毫无疑悔。若服他药而死,则亲戚朋友,群诟病家之重财不重命,死者亦目不能瞑,医者之罪,竟不胜诛矣。所以病人向医者述病,必自谓极虚,而旁人代为述病,亦共指为极虚,惟恐医者稍用攻削之剂,以致不起。或有稍识病之医,即欲对证拟方,迫于此等危言,亦战战兢兢,择至补之药,以顺其意,既可取容,更可免谤,势使然也。此风之起,不过三十余年,今则更甚,不知何时而可挽回也。

用 药

医道起于神农之著《本草》,以一药治一病。但一病有数证,统名为病,如疟痢之类;分明为症,如疟而呕吐、头痛,痢而寒热、胀痛之类。后之圣人,取药之对证者,合几味而成方,故治病必先有药,而后有方。方成之后,再审其配合之法,与古何方相似,则云以某方加减,并非医者先有一六味、八味、理中等汤,横于胸中,而硬派人服之也。至其辨症用药之法,如有人风寒痰食合而成病,必审其风居几分,寒居几分,痰、食居几分,而药则随其邪之多寡,以为增减,或一方不能兼治,则先治其最急者,所以无一味虚设之药,无一分不斟酌之分两也。况医之为道,全在自考,如服我之药,而病情不减,或反增重,则必深自痛惩,广求必效之法而后已,则学问自能日进。若不论何病,总以几味温补投之,愈则以为己功,死则以为病本不治,毫无转计,此则误尽天下,而终身不自知也。又其所名陈方者,用柴胡一味,即名柴胡汤,用大黄一味,即名承气汤,于古人制方之义,全然不知,随其口之所指而已。其医也,则袭几句阴阳虚实、五行生克笼统套语,以为用温补之地;而文人学士,又最易欺,见有阴阳五行等说,即以为有本之学,深信不疑。其人亦自诩为得医学之捷径,将千古圣人穷思极想所制对证之方数千首,皆不必问,而已称名医矣。

夫医者欲行其道,相习成风,犹无足怪。独是闲居涉猎之人,亦俱蹈袭此等谬说,与医者同声合气,知亲友有病,即往帮助医者,用危言拿住本家,使之不得不用温补贵重之药,以明关切,因而致死。死则以为用此等药,原未尝云病者服之必效,不过如此门第之家,于理不该服价贱之药耳。若已生疾,又有人亦以此法毙之,真属可悯。

数十年前,亦有涉猎医学者,颇能辨别药性,博览经方。今乃相率而入于魔道,其始起于赵养葵、张景岳辈,全不知古圣制方之义,私心自用,著书成家,彼亦不知流弊至于此极也。我知天心仁爱,其转移必不久矣。

中 风

中风,北人多属寒,宜散寒;南人多属火,宜清火。而祛风消痰,则南北尽同。古方自仲景侯氏黑散、风引汤而外,则续命汤为主方。续命汤共有数首,不外驱风,其随证加减,皆有精义。从未有纯用温热滋补,不放风寒痰火一毫外出,以致重病必死,轻病则使之不死不生,惟日服人参以破其家而恋其命,最可伤也。又有稍变其说者,用地黄引子,以为得阴阳兼补之法,亦大谬也。此方乃治少阴气厥不至,舌喑足痿,名曰痱证。乃纯虚无邪,有似中风,与风寒痰火之中风正相反,刘河间之书可考也。乃以此方治有邪之中风,其害相等。

余每年见中风之证,不下数十人,遵古治法,十愈八九;服温补之药者,百无一愈;未甚服补药者,尚可挽回,其不能全愈,或真不治者,不过十之一二耳。奈何一患此证,遂甘心永为废人,旁人亦视为必不起之证,医者亦惟令多服重价之药,使之直得一死而可无遗憾,岂不怪哉! 愿天下之中风者,断勿以可愈之身,自投于必死之地也。

咳　嗽

咳嗽由于风寒入肺,肺为娇脏,一味误投,即能受害。若用熟地、麦冬、萸肉、五味等滋腻酸敛之品,补住外邪,必至咯血失音,喉癣肛痈,喘急寒热,近者半年,远者三年无有不死。盖其服此等药之日,即其绝命之日也。间有见机而停药者,或能多延岁月。我见以千计,故今之吐血而成痨者,大半皆因咳嗽而误服补药所致也。

或云五味子,乃仲景治嗽必用之药,不知古方之用五味必合干姜,一散一收,以治寒嗽之证,非治风火之嗽也。况加以熟地、麦冬,则受祸尤烈。又嗽药中多用桔梗,桔梗升提,甘桔汤中用之,以载甘草上行,治少阴之喉痛,与治嗽宜清降之法非宜,服者往往令人气逆痰升,不得著枕。

凡用药当深知其性,而屡试屡验,方可对病施治,无得冒昧也。

吐　血

五十年前,吐血者绝少,今则年多一年,其证本皆可愈,而多不治者,药误之也。盖血证因伤风咳嗽而起者十之七八,因虚劳伤损而起者十之一二。乃医者概以熟地、人参、麦冬、五味等滋补酸敛之药,将风火痰瘀,俱收拾肺管,令其咳嗽不止,元气震动,津液化痰,不死何待? 凡风寒补住必成痨病,无人不知,今竟无一人知之矣。

盖吐血而嗽者,当清肺降气,略进补阴之品。其不嗽者,乃喉中之络破,故血从络出,并不必服药;其甚者,只取补络之药,以填损处,自可除根,即不服药,亦能自愈,历试不爽。乃病者进以不服药之说,则虽或面从,背后必非笑随之。进以熟地、麦冬、人参、五味等药,则甘心就死。前者死矣,后者复然,岂非命乎!

中　暑

暑字之名义，与寒字相反，乃天行热毒之病也。其证脉微少气，烦渴燥热，甚则手足反冷，若汗出不止，用人参白虎汤主之。如或身热腹痛，胀满呕吐，泻痢厥冷，则名热霍乱，人参断不可用，当用香薷饮、藿香正气散主之，皆治暑之正法也。若《伤寒论》中又有寒霍乱一证，此乃寒邪入阴，用理中汤主之，此治寒霍乱之法也，与暑热之霍乱绝不相干。

乃后之医书，于热霍乱门中，附入寒霍乱一方，名大顺散，用肉桂、干姜，即理中汤之变法，其方下亦注明治夏月伤冷饮之证，其说甚明。乃昏昧之人耳闻有此方，竟以之治暑热之霍乱，以示奇异。其死也，宛转呼号，唇焦目裂，七窍见血。热归于内，则手足反冷，而脉微欲绝，所谓热深厥亦深也。手足冷，谓之厥。厥者，逆也。乃病者、医者不知此理，以为服热药而更冷，其为阴证无疑，故目睹其惨死而无所悔，以后复治他人，热药更加重矣。与治暑热痢者之用四逆汤，其害正同。举世尽以为必当如此，虽言不信也。

痢　疾

病有数种，误治则生死立判。凡脾气不实，饮食不化，昼夜无度，无红白积者，此为脾泻。其方不一，当随证施治。

若伤寒传入阴经，下利清谷，脉微厥冷，此为纯阴之危证，非参、附、干姜不治，患此者绝少。若夫夏秋之月，暑邪入腑，脓血无度，此名滞下，全属暑热之毒，蒸肠烂胃，与阴寒之痢，判若水火。仲景以黄芩汤为主而因证加减，此千古不易之法。今乃以暑毒热痢，俱用附、桂、姜、茸，始则目赤舌焦，号痛欲绝，其色或变如豆汁，或如败肝，热深厥深，手足逆冷。不知其为热厥，反信为真寒，益加姜、附，以致胃烂肠裂，哀号宛转，如受炮烙之刑而死。我见甚多，惟有对之流涕。更有用六味汤及参、芪等补药者,于久痢虚乏之人,或有幸中。若邪气未清,非成痼疾,即至不救。

盖治痢之方甚多,博考古书自能穷其变化,何得以不入痢证之药,每投必误也。

阴　证

六淫之邪,不但暑、燥、火属热,即风、寒、湿亦变为热。经云:热病者,皆伤寒之类也。又云:人之伤于寒也,则为热病。故外感总以散热为治。惟直中阴经之伤寒,必现脉紧便清,畏寒倦卧,不喜饮,舌无苔,种种寒象,当用温散,此千不得一者也。

何近日之医,举天下寒热杂感病势稍重者,皆指为阴证,即用参、附、姜、桂,服后而热更甚,并不疑为热药之故,即用熟地、麦冬等,以为补阴配阳之法,竟忘其为外感矣。更知阴证无发热之理,间有寒极似阳而外现热证者,其内证必现种种寒象,然亦当驱散其寒,如麻黄附子细辛汤之类,亦并无补寒之法也。乃以温热之邪,硬派作阴证,而全用温补,真千古之奇闻也。

又有以梦泄房劳之后而得外感者,为阴证,更属笑谈。夫邪果入阴经,即无房劳等事,亦属阴证。如邪不入阴经,则自有本证治法,与阴何干?若云外邪乘虚入肾,则尤当急驱肾中之邪,岂可留邪烁肾?又有用热药之后,其热势益增,忽转而改用大寒,乃是以药试病矣。

要知一病有一病之方,岂无对病和平之药?乃始投之火,即转而投之水,何也?然其死也,病家不咎热药之误,而咎寒药之误,何也?盖人之死也,必渐冷,服热药而反冷,则信以为非药之故,若服寒药而冷,则明明以药使之冷矣。故热药之杀人不觉,而寒药之杀人显然,所以医者宁可用补用热,虽死而犹可免咎也。

老　人

能长年者，必有独盛之处，阳独盛者，当补其阴，阴独盛者，当补其阳。然阴盛者十之一二，阳盛者十之八九。而阳之太盛者，不独当补阴，并宜清火以保其阴，故老人无不头热耳聋，面赤便燥，现种种阳证。乃医者为老人立方，不论有病无病，总以补阳为上，热盛生风，必生类中等病，是召疾也。

若偶有风寒痰湿等因，尤当急逐其邪。盖老年气血不甚流利，岂堪补住其邪，以与气血为难？故治老人之有外感者，总与壮年一例。或实见其有虚弱之处，则用轻淡之品，而量为补托。

若无病而调养，则当审其阴阳之偏胜，而损益使平。盖千年之木，往往自焚，阴尽火炎，万物尽然也。故治老人者，断勿用辛热之药，竭其阴气，助其亢阳，使之面红目赤，气寒痰壅，脉洪肤燥，当耆艾之年，而加以焚如之惨也。

妇　人

妇人怀孕中一点真阳，日吸母血以养，故阳日旺而阴日衰。凡半产滑胎，皆火盛阴衰，不能全其形体之故也。近人有胎前宜凉之说，颇为近理。至于产后，则阴血尽脱，孤阳独立，脏腑如焚，经脉如沸，故仲景专以养血消瘀为主，而石膏、竹茹亦不禁用。余每遵之，无不立效。及近人造为产后宜温之邪说，以姜、桂为主药。夫果阴阳俱脱，脉迟畏寒，血水淋漓，面青舌白，姜、桂亦有用时。乃血干火燥，纯现热证，亦用热药，则经枯脉绝，顷刻而毙，我见以百计。更有恶露未净，身热气塞，烦躁不寐，心烦腹痛，皆由败血为患，亦用姜、桂助其火而坚其瘀，重则即死，轻则变成蓐劳，世之所谓女科名家，一例如此。

盖胎产乃天地生育之机，绝少死证，其死皆药误也。造为此等邪说者，九死不足以蔽其辜。

小 儿

小儿之疾,热与痰二端而已。盖纯阳之体,日抱怀中,衣服加暖,又襁褓之类皆用火烘,内外俱热。热则生风,风火相煽,乳食不歇,则必生痰。痰得火炼,则坚如胶漆,而乳仍不断,则新旧之痰日积,必至胀闷啼哭。又强之食乳以止其啼,从此胸高气塞,目瞪手搐,即指为惊风,其实非惊,乃饱胀欲死耳。此时告其父母,令减衣停乳,则必大愠,谓虚羸若此,反令其冻馁,无不唾骂。医者亦不明此理,非用刚燥之药,即用参、芪滋补,至痰结气凝之后,则无可救疗。余见极多,教之适其寒温,停其乳食,以清米饮养其胃气,稍用消痰顺气之药调之。能听从者,十愈八九;其有不明此理,反目为狂言者,百无一生。

至于痘科,尤属怪诞。痘为小儿之所必不免,非恶疾也。当天气温和之时,死者绝少。若大寒大暑,其元气虚而稠密者,间有不治。其始欲透发,其后欲浆满,皆赖精血为之。乃未发以前,即用大黄、石膏数两,以遏其生发之机,而败其元气。既而即用蚯蚓数十,蛴螬数个及一切大寒大毒之品,如蜈蚣、蝎子、鸡头、猪尾之类,又将地丁、银花等粗粝之品数两,煎汁而灌之,增其毒而倒其胃。此等恶物,即令医者自服之,亦必胃绝胀裂而死,况孩提乎!凡用此等药者,必预决此儿死于何日,十不失一,其父母反称其眼力不爽,孰知其即死于彼所用之药也。或有其元气充实,幸而不死者,遂以为非此等大药不能挽回,而人人传布,奉为神方矣。更可异者,强壮之年,医者黄芩、麦芽俱不敢用,以为克伐,孩提之子,则石膏、大黄成两成斤,毫无顾虑,忍心害理,至此而极。无奈呼天抢地以告人,而人不信也。

又有造为蟛螂子之说者,割开颐内,取出血痰。此法起于明末海滨妖妇骗财之法,惟苏、松二处盛行,割死者甚众。盖小儿有痰火者,吃乳数日,必有一二日颐肿厌食,名曰妒乳。用薄荷、朴硝为末,搽一二次即愈,即不治亦愈。至所割出之痰块,或大或小,人因信之,不知颐内空虚之处,人人有此,割则复生,并非病也。不然,何以普天下之小儿,从未有患螳螂子而死者,独苏、松有此病耶?此亦一害,故并及之。

外 科

治外症,始起欲其不大,将成欲其不痛。大则伤肌烂肤,腐骨穿筋,难于收口。痛则冲心犯胃,耗血亡津,恶证丛生矣。故始起之时,最重围药,束其根盘,截其余毒,则顶自高而脓易成。继则护心托毒治其内,化腐提脓治其外,自然转危为安。乃始则不能束毒使小,又无护心定痛之方,惟外用五灰、三品,内服附、桂热毒等药,必至腐肠烂肉。更轻用刀针,割肉断筋,以致呼号瞀乱,神散魂飞,宛转求死,仁人之所不忍见也。况痛疽用刀太早,最难生肌收口。凡毒药、刀针,只宜施于顽肉老皮,余者自有提头呼脓之法。至于恶肉,自有消腐化水之方,故能使患者绝无痛苦,收功速而精神易复。乃此等良法,一切不问,岂传授之不真,抑或别有他念也。更可骇者,疮疡之证,最重忌口,一切鲜毒,毫不可犯,无书不载。乃近人反令病者专服毒物,以为以毒攻毒。夫解毒尚恐无效,岂可反增其毒,种种谬误,不可殚述。间有患外证之人,若用安稳治法,全不以为妙;用毒药、刀针者,血肉淋漓,痛死复活,反以为手段高强,佩服深挚,而遍处荐引。因知疾痛生死,皆有定数,非人所能自主,而医者与病人以苦楚,亦病者有以召之也。

治 法

凡病只服煎药而愈者,惟外感之证为然,其余诸证,则必用丸、散、膏、丹、针灸、砭镰、浸洗、熨拓、蒸提、按摩等法,因病施治。乃今之医者,既乏资本,又惜工夫,古方不考,手法无传,写一通治煎方,其技已毕。而病家不辞远涉,不惜重聘,亦只求得一煎方,已大满其愿。古昔圣人,穷思极想,制造治病诸法,全不一问,如此而欲愈大证痼疾,无是理也。所以今人患轻浅之病,犹有服煎药而愈者,若久病大证,不过迁延岁月,必无愈理也。

故为医者,必广求治法,以应病者之求,至常用之药,一时不能即合者,亦当预为修制,以待急用。所谓工欲善其事,必先利其器,奈何欲施救人之术,而全无救人之具也。

制　剂

古时权量甚轻,古一两,今二钱零;古一升,今二合;古一剂,今之三服。又,古之医者,皆自采鲜药,如生地、半夏之类,其重比干者数倍。故古方虽重,其实无过今之一两左右者。惟《千金》《外台》间有重剂,此乃治强实大证,亦不轻用也。若宋、元以来,每总制一剂,方下必注云:每服或三钱,或五钱,亦无过一两外者,此煎剂之法也。末药则用一钱匕,丸药则如桐子大者十丸,加至二三十丸。

试将古方细细考之,有如今日二三两至七八两之煎剂乎?皆由医者不明古制,以为权量与今无异,又自疑为太重,为之说曰:今人气薄,当略为减轻。不知已重于古方数倍矣!所以药价日贵,而受害愈速也。又有方中熟地用三四两,余药只用一二钱者,亦从无此轻重悬殊之法。要知药气入胃,不过借此调和气血,非药入口,即变为气血,所以不在多也。又有病人粒米不入,反用腻膈酸苦腥臭之药,大碗浓煎灌之,即使中病尚难运化,况与病相反之药,填塞胃中,即不药死,亦必灌死,小儿尤甚。又不论人之贫富,人参总为不祧之品,人情无不贪生,必竭蹶措处,孰知反以此而丧身,其贫者送终无具,妻子飘零,是杀其身而并破其家也。

吾少时见前辈老医,必审贫富而后用药,尤见居心长厚。况是时参价,犹贱于今日二十倍,尚如此谨慎,即此等存心,今人已不逮昔人远矣。

煎药服药法

煎药之法各殊:有先煎主药一味,后入余药者;有先煎众味,后煎一味者;有用一味煎汤,以煎药者;有先分煎,后并煎者;有宜多煎者;补药皆然。有宜少煎者;散药皆然。有宜多水者;有宜少水者;有不煎而泡渍者;有煎而露一宿者;有宜用猛火者;有宜用缓火者。各有妙义,不可移易。

今则不论何药,惟知猛火多煎,将芳香之气散尽,仅存浓厚之质,如煎烧酒者,将糟久煮,则酒气全无矣,岂能和营达卫乎?须将古人所定煎法,细细推究,而各当其宜,则收效尤捷,其服药亦有益。古方一剂,必分三服,一日服三次,并有日服三次,夜服三次者。盖药味入口,即行于经络,驱邪养正,性过即已,岂容间断。

今人则每日服一次,病久药暂,此一曝十寒之道也。又有寒热不得其宜,早暮不合其时,或与饮食相杂,或服药时即劳动冒风,不惟无益,反能有害。至于伤寒及外症、痘症,病势一日屡变,今早用一剂,明晚更用一剂,中间间隔两昼一夜,经络已传,病势益增矣。又,散发之剂,必暖覆令汗出,使邪从汗出,若不使出汗,则外邪岂能内消?此皆浅易之理,医家、病家皆所宜知也。又,恶毒之药,不宜轻用。

昔神农遍尝诸药而成《本草》,故能深知其性。今之医者,于不常用之药,亦宜细辨其气味,方不至于误用。若耳闻有此药,并未一尝,又不细审古人用法,而辄以大剂灌之。病者服之,苦楚万状,并有因而死者,而己亦茫然不知其何故。若能每味亲尝,断不敢冒昧试人矣,此亦不可不知也。

延　医

疾病为生死相关,一或有误,追悔无及,故延医治病,乃以性命相托也。何可不加意慎择,如无的确可信之人,宁可不服药以待命。乃世人独忽于此，惟以耳为目，不考其实学何如，治效何若，闻人称说，即延请施治，服药无效，毫不转念，甚而日重一日，惟咎己病之难痊，不咎医者之贻误。孰知药果中病，即不能速愈，必无不见效之理，不但服后奏功，当服时已有可征者。如热病服凉药，寒病服热药之类，闻其气已馨香可爱，入于口即和顺安适。如不中病之药，则闻其气必厌恶，入于肠必懊恼。

《内经》云：临病人问所便，此真诀也。今人则信任一人，即至死不悔，其故莫解，想必冥冥之中，有定数也。又有与此相反者，偶听人言，即求一试，药未尽剂，又易一医，或一日而请数人，各自立说，茫无主张，此时即有高明之人，岂能违众力争，以遭谤忌，亦惟随人唯诺而已。要知病之传变，各有定期；方之更换，各有次第。药石乱投，终归不治。二者事异而害同，惟能不务虚名，专求实效，审察精详，见机明决，庶几不以性命为儿戏矣。

秘　方

古圣设立方药，专以治病，凡中病而效者，即为秘方，并无别有奇药也。若无病而服药，久则必有偏胜之害。或有气血衰弱，借药滋补，亦必择和平纯粹之品，审体气之所偏，而稍为资助。如世所谓秘方奇术，大热大补之剂，乃昔人所造以欺人者。若其方偶与其人相合，或有小效，终归大害；其不相合者，无不伤生。

更有一等怪方，乃富贵人贿医所造者。余曾遇一贵公子，向余求长生方，余应之曰：公试觅一长生之人示我，我乃能造长生之方；若长生者无一人，则天下无长生之方矣。其人有愠色，是时适有老医在其家，因复向老医求得之。乃傲余曰：长生方某先生已与我矣，公何独吝也？余视其方，乃聚天下血肉温补之药，故难其制法，使耳目一新者。余私谓老医曰：先生之长生方，从何传授？老医曰：子无见哂，子非入世行道之人耳。凡富贵之人，何求不得，惟惧不能长生纵欲耳。故每遇名医，必求此方。若长生方不知，何以得其道，我非有意欺彼，其如欲应酬于世，自不得不然耳。后果得厚酬。余因知天下所传秘方，皆此类也。此即文成五利之余术，万勿以为真可长生也，速死则有之耳。识此，以醒世之求长生而觅秘方者。

诡　诞

医药为人命所关，较他事尤宜敬慎。今乃炫奇立异，竟视为儿戏矣。其创始之人，不过欲骇愚人之耳目，继而互相效尤，竟以为行道之捷径。而病家则以为名医异人之处在此，将古人精思妙法，反全然不考，其弊何所底止。今略举数端于下：

人中黄　肠胃热毒偶有用入丸散者。今入煎药，是以粪汁灌入，而倒其胃矣。

人中白　飞净入末药。若煎服，是以溺汁灌入矣。

鹿茸、麋茸　俱入丸药，外症、痘症偶入煎药。又，古方以治血寒久痢。今人以治热毒时痢，腐肠而死。

河车、脐带　补肾丸药偶用。今人煎剂，腥秽不堪。又，脐带必用数条，肆中以羊肠、龟肠代之。

蚌水　大寒伤胃。前人有用一二匙治阳明热毒，今人用一碗、半碗以治小儿，死者八九。

蚯蚓　痘症用一二条，酒冲，已属不典，今用三四十条，大毒大寒，服者多死。

蜈蚣、蛴螬即桑虫、**蝎子、胡蜂**　皆极毒之物，用者多死，间有不死者，幸耳。

石决明　眼科磨光盐水煮，入末药。今亦以此法入一切煎剂，何义？

白螺壳　此收湿掺药，亦入煎剂，其味何在？

鸡子黄　此少阴不寐引经之药。今无病不用。

燕窠、海参、淡菜、鹿筋、牛筋、鱼肚、鹿尾　皆食品，不入药剂，必须洗浸极净，加以姜、椒、葱、酒，方可入口。今与熟地、麦冬、附、桂同煎，则腥臭欲呕。

醋炒半夏、醋煅赭石、麻油炒半夏 皆能伤肺,令人声哑而死。

橘白、橘内筋、荷叶边、枇杷核、楂核、扁豆壳 皆方书所弃。今偏取之以示异。

更有宜炒者,反用生;宜切者,反用囫囵,此类不可枚举。

以上各种,其性之和平者,服之虽无大害,亦有小损。至诸不常用及腥毒之物,病家皆不能炮制,必至臭秽恶劣。试使立方之人,取而自尝之,亦必伸舌攒眉,呕吐哕逆。入腹之后,必至胀痛瞀乱,求死不得。然后深悔从前服我药之人,不知如何能耐此苦楚,恨尝之不早,枉令人受此荼毒也。抑思人之求治,不过欲全其命耳。若以从未经验之方,任意试之,服后又不考其人之生死,而屡用之,则终身无改悔之日矣。嗟呼!死者已矣,孰知其父母妻子之悲号惨戚,有令人不忍见者乎!念及此,能不读书考古,以求万稳万全之法者,非人情也。

以上所指,皆近时之弊。若后世此风渐改,必不信世间有如此医法,反以我言为太过者,岂知并无一语虚妄者乎!又有疑我为专用寒凉攻伐者,不知此乃为误用温补者戒,非谓温补概不可用也。

愿世之为医者,真诚敬慎,勿用非法之方。世之求治者,明察知几,勿服怪诞之药,则两得之矣。

宗 传

一切道术,必有本源。未有目不睹汉、唐以前之书,徒记时尚之药数种而可为医者。今将学医必读之书并读法开列于下,果能专心体察,则胸有定见。然后将后世之书遍观博览,自能辨其是非,取其长而去其短矣。

《灵枢经》 此明经络、脏腑之所以生成,疾病之由所侵犯。针灸家不可不详考,方脉家略明大义可也。

《素问》 此明受病之源,及治病之法,千变万化,无能出其范围。如不能全读，择其精要切实者，熟记可也。

《伤寒论》 此一切外感之总诀，非独治伤寒也。明于此，则六淫之病，无不通贯矣。

《金匮》 此一切杂病之祖方，其诸大症，已无不备，能通其理，天下无难治之病矣。

《神农本草》 《神农本草经》止三百六十种，自陶弘景以后，药味日增，用法益广。至明·李时珍《纲目》而大备，其书以《本经》为主，而以诸家之说附之。读者字字考验，则能知古人制方之妙义，而用之不穷矣。

《外台秘要》《千金方》 二书汇集唐以前之经方、秘方及妇科、儿科、外科，无所不备，博大深微。必明乎《灵》《素》、仲景之书，方能知所审择，不至泛滥而无所适从矣。

妇科、儿科 妇人除经、带、胎、产之外，与男子同；小儿除惊、痫、痧、痘而外，与老、壮同。所以古人并无专科。后人不能通贯医理，只习经、产、惊、痘等方药，乃有专科。若读前所列之书，则已无所不能，更取后世所著《妇人良方》《幼幼新书》等，参观可也。

外科 其方亦具《千金》《外台》，后世方愈多而法愈备。如《窦氏全书》《疡科选粹》，俱可采取。惟恶毒之药，及轻用刀针，断宜切戒。

《御纂医宗金鉴》 源本《灵》《素》，推崇《伤寒论》《金匮要略》，以为宗旨。后乃博采众论，严其去取，不尚新奇，全无偏执，又无科不备，真能阐明圣学，垂训后人，足征圣朝仁民之术，无所不周。习医者，即不能全读古书，只研究此书，足以名世，何乃不此崇信，而反从于近世杜撰无稽之说也。

全集九

内经诠释

内经诠释

上古天真论

法于阴阳，天之阴阳，无极生太极，太极生两仪，两仪生四象。人之阴阳，法阴阳以养身，法阴阳以治病。**和于术数，**立法制方，和于医术之数。**食饮有节，**适寒热温凉之节，以调胃气。**起居有常，**起居常慎，则天真之气得养。**不妄作劳，**劳逸适中，则氤氲之气常充。**故能形与神俱，而尽终其天年。**形神俱全，则尽善以终养天年。**度百岁乃去。**度百岁则世事可去，非谓天年必尽也，故曰乃去。

今时之人不然也，今人不知，故不能然。**以酒为浆，**酒性纯阳，阴虚得之，则蒸热致损。酒质纯浆，阳虚得之，则助湿致虚。**以妄为常，**起居无节。**醉以入房，**湿热伤精。**以欲竭其精，**不知节欲，则阴涸阳弛，而精气竭。**以耗散其真，**不知节劳，则液耗血亡，而真气散。**不知持满，**精失其守则空虚。**不时御神，**神失其昌则暗昧。**务快其心，**快心纵欲。**逆于生乐。**以逆养生之乐。

虚邪贼风，虚之所在邪必凑之，贼风乃害物之风。**避之有时，**避之莫如养气，有时谓调养神气之时。**恬淡虚无，**恬淡以养神，虚无以养志。**真气从之，**神志得养，则真气内从。**病安从来。**真气内从则营卫和，腠理密，邪勿复干而无病。

女子七岁，女子属阴抱阳，故以七为纪。**肾气盛，**七岁而肾气始盛。**齿更发长。**齿乃骨之余，肾主骨，肾盛则齿更；发乃血之余，肾资血，血充发长。**二七而天癸至，**癸水属肾，天一之真气生之，故曰天癸。**任脉通，**任为经脉之水，任脉主胞胎。**太冲脉盛，**冲为经脉之冲要，冲为血海。**月事以时下，**经气至，经脉通，经血盛而时下。时下者，三旬一至，象月之盈亏也。**故有子。**经血既下，则经气清和，故能受精媾血而有子。**三七肾气平均，**

平均者,无偏胜之谓。精血日以滋长。**故真牙生而长极**。真牙,牙之最后生者,至此而余骨始全。**四七筋骨坚**,髓血充盈,筋骨强健。**发长极**,血旺则发长,女子精血时下,不能上荣,故无须。**身体壮盛**。血盈气充。**五七阳明脉衰**,经气减。**面始焦**,阳明之脉行于面,经气衰,色渐苍。**发始堕**。血亦减。**六七三阳脉衰于上**,三阳,太阳、阳明、少阳也,其气衰。**面皆焦**,三阳之脉皆上头面,脉气衰,面色苍。**发始白**。血衰不能上荣。**七七任脉虚**,血乏。**太冲脉衰少**,经枯。**天癸竭**,水涸。**地道不通**,经断。**故形坏而无子也**。血气枯涸,不复怀孕。

　　男子八岁,男子属阳负阴,故以八为纪。**肾气实**,男子八岁而肾气始实,坎中满也。**发长齿更**。血充则发长,肾实则齿更。**二八肾气盛**,肾气盛,则肾水始充。**天癸至**,天癸,肾水也。水为精血之源,而生于真一之气。气盛水充,则精血自化,男女皆有,并称天癸。但男阳女阴,故主精、主血有别。**精气溢泻**,精气满溢,泻乃蓄泄有权之谓。**阴阳和**,男女媾精。**故能有子**。万物化生。**三八肾气平均**,精血日滋。**筋骨劲强**,髓充血,血荣筋,血旺髓充,则骨自健而筋自强。**故真牙生而长极**。真牙生,骨长极。**四八筋骨隆盛**,精血盛,则筋骨隆。**肌肉满壮**。气血内充,形体丰盛。**五八肾气衰**,血随气减。**发堕齿枯**。血少髓枯。**六八阳气衰竭于上**,阳气衰上。**面焦**,血气俱耗。**发鬓颁白**。血不滋荣。**七八肝气衰**,生阳日少。**筋不能动**,阳痿。**天癸竭**,水涸。**精少**,髓虚。**形体皆极**。血气衰耗,形体疲坏。**肾气衰**,精竭。**八八则齿发去**。精血并衰,齿发皆去。

　　肾者生水,肾为水脏,火寓于中。**受五脏六腑之精而藏之**,五脏为阴,六腑为阳,阳化阴施,则脏腑之津液皆化为精,肾则受而藏之。**故五脏盛**,精气满。**乃能泻**。精藏于肾,宣泄于肝,乃能生子。

　　男不过尽八八,禀厚者逾期。**女不过尽七七**,禀弱者不及期,**能却老而全形**,禀厚养丰。**身年虽寿**,安享期颐天卓之丰。**能生子也**。精血不衰,人力之挽。

四气调神论

春三月，春旺于木，令温气生。此谓发陈。令气生发，物始陈容。天地俱生，清阳施化，人气应生。万物以荣，春回寒谷，物色滋荣。夜卧早起，以缓春阳。广步于庭，涵春和以养气。被发缓形，越清阳以缓形。以使志生，精神膏而志慧。生而勿杀，滋肾水以木荣。予而勿夺，培土化宣通肝郁。赏而勿罚，滋气血疏利伏邪。此春气之应，春气生化，当应时以养之。养生之道也。气春生之气，以奉夏长之道。逆之则伤肝，肝为乙木，于令主春。不应时养之，则令气逆而伤肝。胆为甲木，胆藏肝内，相为表里。不言胆，而胆在其中。夏为寒变，逆春令伤肝，则春失其生，夏失其长，木不生火，而心气不振，故为寒变。奉长者少。木失其养，则肝不生心，而夏火无以受气，故曰奉长者少。

夏三月，夏旺于火，令热气长。此谓蕃秀。物大蕃滋，茂盛华秀。天地气交，湿热交蒸，人气应长。万物华实，物茂而华，将以成实。夜卧早起，避热就凉。无厌于日，心无厌怠，则阳气光明。使志无怒，志无躁怒，则神气得守。使气得泄，气无障闭，则表里交通。若所爱在外，夏令气长，则心阳外达。此夏气之应，夏气应长，当应时以养之。养长之道也。养夏长之气，以奉生，土生金之道。逆之则伤心，心为丁火，于令主夏，不应时养之，则令气逆而伤心。小肠为丙火，相为表里。不言小肠，而小肠在其中。秋为痎疟，逆夏令伤心，则夏失其长，而火不生土，土不生金，至秋肝受风邪，传之肝胆，而为痎疟。痎乃疟之间日者。奉收者少，夏失其养，则火不生土，而肺金无以受气，故曰奉收者少。冬至重病。冬令水旺，火土交衰，则聚阴邪而为重病。

秋三月，秋旺于金，令凉气收。此谓容平。令气清肃，物容平定。天气以急，清肃之令，天气向收。地气以明，湿热渐解，地气明肃。早卧早起，避秋凉而缓清阳。与鸡俱兴，舒清阳以养秋气。使志安宁，勿扰神志。以缓秋刑，舒泰清阳，以避肃杀。收敛神气，神敛气宁，以坚意志。使秋气平，令和气平。无外其志，内观静养，以宁神志。使肺气清，肃清肺气，邪勿能干。**此秋气之应**,秋令气收,当应时以养之。**养收之道也**。养秋收之气,以奉养藏之道。**逆之则伤肺**,肺为辛金,于令主秋,不顺时养之,则令气逆而伤肺。大肠为庚金,相为表里。不言大肠,而大肠在其中。**冬为飧泄**,肺失其收,则大肠之气亦不能藏,少火下泄,乃为飧泄。飧泄,食不化也。**奉藏者少**。肺失其养,则金不生水,而肾脏无以受气,故曰奉藏者少。

冬三月,冬旺于水,令寒气藏。**此谓闭藏**。令寒气闭,万物蛰藏。**水冰地坼**,水冷冰凝,地燥气裂。**无扰乎阳**,一阳初萌,勿扰以泄。**早卧晚起**,避冷尚暖。**必待日光**,离照当空,阴霾自灭。**使志若伏若匿**,令气收藏,志惟内养。**若有私意**,意密深藏,勿露勿泄。**若己有得**,意在必得,与令气直。**去寒就温**,涵养少火。**无泄皮肤**,阳密气固,勿令阴液外泄。**使气亟夺**,养气内藏,勿使数夺。**此冬气之应**,冬令气藏,当应时以养之。**养藏之道也**。养冬藏之气,以应春生之道。**逆之则伤肾**,肾为癸水,于令主冬,不依时养之,则令气逆而伤肾。膀胱为壬水,相为表里。不言膀胱,而膀胱在其中。**春为痿厥**,肾失其养,则不能生水,而肝病筋痿厥逆。**奉生者少**。肾失闭藏,则春木无以受气,故曰奉生者少。

逆春气则少阳不生,逆春令伤肝,则少阳之气不生。**肿气内变**;肝气不生,则木痿火衰而变病。**逆夏气则太阳不长**,逆夏令伤心,则太阳之气不长。**心气内洞**;心气不振,则火土不藏而为洞泄。**逆秋气则太阴不收**,逆秋令伤肺,则太阴之气不收。**肺气焦满**;肺气不降,则心火刑之而为肺胀,息贲,故焦满也。**逆冬气则少阴不藏**,逆冬令伤肾,则少阴之气不藏。**肾气独沉**。肾气不旺,则少火不振而独沉。

夫四时阴阳者,四时之气,本于阴阳。**万物之根本也**,阴阳之气为万物之根本。**所以圣人春夏养阳**,阳从阴化,养阳即所以养阴。**秋冬养阴**,阴从阳生,养阴即所以养阳。**以从其根**,阳中有阴,阴中有阳,从其根,即阴阳互根之义。**故与万物浮沉于生长之门**。四时变化而生万物,浮沉生长即物换时新,而具生生不息之理。

生气通天论

阳气者，若天与日，阳之在人，犹日之在天。失其所则折寿而不彰，人非阳运，则卫外不固。故天运当以日光明，天非日丽，则阴晦不彰。是故阳因而上，阳呼于上。卫外者也。阳卫于外。

欲如运枢，呼吸阴阳，运行营卫，如枢之机，周流不息。起居如惊，如惊，谓轻率躁扰。神气乃浮；神浮，则营卫不密。因于露风，露风，袭清阳之气。乃生寒热；营卫乖和，而寒热生。因于寒，寒伤于表。体若燔炭，寒郁热炽。汗出而散；邪从汗解，热亦得泄。因于暑，暑伤于气。汗，气泄则汗多。烦则喘喝，心胞阳郁，动则喘而喝，喝有声。静则多言；静则暑热内扰，神明失指而多言。因于湿，湿伤肤腠。首如裹；湿遏清阳，首如物裹。湿热不攘，湿热之邪留恋不去。大筋软短，热伤筋，缩而软短。小筋弛长，湿伤筋，纵而弛长。软短为拘，软短即拘挛之类。弛长为痿。弛长即痿废之属。

阳气者，精则养神，阳气化精，而神得其养。柔则养筋。阳气化液，而筋得其柔。

阴者，藏精而守为也；阴主藏精，则营得其守。阳者，卫外而为固也。阳主捍外，则卫得其固。

阴气者，静则神藏，静以养阴，则神藏而内守。躁则消亡。躁扰其阴，则神消而外亡。

凡阴阳之要，阳从阴化，阴从阳生。阳密乃固，阳不妄泄而闭密，则生气得强以内固。阴平阳秘，阴气和平，阳乃秘密。精神乃治。精气充足，神旺而治。

四时之气，寒热温凉。更伤五脏。邪居五内，脏气更伤。是以春伤于风，风邪入肺。邪气留连，邪留动中。乃为洞泄；风气入肺，克制脾土，而洞泄。夏伤于暑，暑伤心包。秋为痎疟；心包伏暑热，得秋凉之气，而寒热有期，为痎疟。秋为于湿，湿本长夏之气，至秋肺气不化，则伤脾土。上逆而咳，上干于肺，则气逆而咳。发为痿厥；久咳相乘，则筋缓阳虚，而为痿厥。冬伤于寒，寒伤经络，热伏脏腑。春必病温。伏热蕴蓄，春发温病。

金匮真言论

春胜长夏，春旺于木，木旺克土。长夏胜冬，长夏旺土，土旺克水。冬胜夏，冬旺于水，水旺克火。夏胜秋，夏旺于火，火旺克金。秋胜春。秋旺于金，金旺克木。

故春气者，病在头；春属肝，春阳上升，而阳会于头也。夏气者，病在脏；夏属心，阳冗阴微，而阴营于脏也。秋气者，病在肩背；秋属肺，肺系肩背也。冬气者，病在四肢。四肢为诸阳之本，阳为心气，寒为贼邪，冬令严寒，最为易犯。

故春善病鼽衄，春气上升，鼻流清水，谓之鼽。鼻流鲜血。谓之衄。仲夏善病胸胁，仲夏属心，心脉循胸出胁。长夏善病洞泄寒中，长夏属土，土败火衰，故谓寒中洞泄。秋善病风疟，秋凉束热，故病寒热风疟。冬善病痹厥。冬令严寒，病痹与厥。

夫精者，身之本也，精乃人身之根本。故藏于精者，春不病温。精藏于肾，春木滋荣，故不病温。夏暑汗不出者，夏令疏泄汗不出，则暑邪内伏。秋成风疟。秋凉气收，蒸暑召风，而寒热有期为风疟。

平旦至日中，平旦主清阳之气。日中乃阳盛之时。天之阳，应人之阳。阳中之阳也；象离。日中至黄昏，阴气初动。天之阳，阳气将晦。阳中之阴也；为阳中有阴。合夜至鸡鸣，阴气全盛。天之阴，应人之阴。阴中之阴也；象坎。鸡鸣至平旦，阳气初萌。天之阴，阴精初化。阴中之阳也。为阴中有阳。故人亦应之。人天一理。

夫言人之阴阳，应天之阴阳。则外为阳，卫于外者为阳。内为阴；营于内者为阴。言人身之阴阳，阴阳为人身之本。则背为阳，阳盛于背。腹为阴；阴盛于腹。言人身之脏腑中阴阳，人身之阴阳，为脏腑之本。则脏者为阴，脏皆为阴。腑者为阳，腑皆为阳。肝、心、脾、肺、肾，为五脏。五脏皆为阴，阴营于脏也。胆、胃、大肠、小肠、膀胱、三焦，为六腑。六腑皆为阳。阳行于腑也。故背为阳，阳行于背。阳中之阳，心也；心属火，居上焦，以阳居阳，故为阳中之阳。背为阴，背为胸中之腑。阳中之阴，肺也，肺属金，位上焦，以阴居阳，故为阳中之阴。腹为阴，阴行于腹。阴中之阴，肾也；肾属水，居下焦，以阴居阴，故为阴中之阴。腹为阴，阴营于腹。阴中之阳，肝也；肝属木，位下焦，以阳居阴，故为阴中之阳。腹为阴，阴营于腹。阴中之至阴，脾也。脾属土，位中焦，以太阴居阴，故为阴中之至阴。

东方青色，青色象于东方。入通于肝，肝色青。开窍于目，目为肝窍。藏精于肝，藏精于肝，肝之精谓魂。其病发惊骇；本性摇动，故主惊骇。其味酸，木曲直作酸。其类草木，肝属木。其畜鸡，鸡属巽，肝为巽木也。其谷麦，麦充五谷，其主东方。其应四时，木虽旺春，而四时生气，皆肝主之。上为岁星，岁星应木。是以春气在头也，春气升浮，故在头。其音角，角为木之音。其数八，八为木之成数。是以知病之在筋也，肝主筋。其臭臊。臊气入肝。

南方赤色，赤色象于南方。入通于心，心色赤。开窍于耳，耳为心之寄窍。藏精于心，精藏于心，心之精为神。故病在五脏；心为脏主，故脏病关心也。其味苦，火炎上作苦。其类火，心属火。其畜羊，羊为心畜。其谷黍，黍为心谷。其应四时，火旺夏而应四时者，五行无火不生也。上为荧惑星，荧惑星应火。是以知病之在脉也，心主脉。其音征，征为火之音。其数七，七为火之成数。其臭焦。焦气入心。

中央黄色，黄色象于中央。入通于脾，脾色黄。开窍于口，口为脾窍。藏精于脾，精藏于脾，脾之精谓意。故病在舌本；脾脉连舌本，散舌下。其味甘，土稼穑作甘。其类土，脾属土，其畜牛，牛为脾畜。其谷稷，稷为脾谷。其应四时，土旺长夏，灌四旁而应四季。上为镇星，镇星应土。是以知病之在肉也，脾主肌肉。其音宫，宫为土之音。其数五，五为土之生数。其臭香。香气入脾。

西方白色，白色象于西方。入通于肺，肺色白。开窍于鼻，鼻为肺窍。藏精于肺，精藏于肺，肺之精谓魄。故病在背；肺系胸中，背为胸中之腑。其味辛，金从革作辛。其类金，肺属金。其畜马，马为肺畜。其谷稻，稻为肺谷。其应四时，金旺于秋，而应四时者，金能生水以滋荣于脏也。上为太白星，太白星应金。是以知病之在皮毛也，肺主皮毛。其音商，商为肺之音。其数九，九为金之成数。其臭腥。腥气入肺。

北方黑色，黑色象于北方。入通于肾，肾色黑。开窍于二阴，二阴为肾之窍。藏精于肾，精藏于肾，肾之精为志。故病在溪；肾病深沉，溪乃肉之小会，邪之所伏也。其味咸，水润下作咸。其类水，肾属水。其畜彘，彘为肾畜。其谷豆，豆为肾谷。其应四时，水旺于冬，而应四时者，水旺木荣，而生化无穷也。上为辰星，辰星应水。是以知病之在骨也，肾主骨。其音羽，羽为肾之音。其数六，六为水之成数。其臭腐。腐气入肾。

阴阳应象大论

治病必求于本。病生于阴阳，阴阳为病之本。故积阳为天，积阳以成天。积阴为地，积阴以成地。阴静阳躁，阴主静，阳主躁。阳生阴长，天气以阳生阴长。阳杀阴藏。地气以阳杀阴藏。阳化气，清阳化气。阴成形。浊阴成形。寒极生热，阴极则阳生。热极生寒。阳极则阴生。寒气生浊，浊阴生于寒气。热气生清。清阳生于热气。清气在下则生飧泄，清阳下降，则完谷不化而为飧泄。浊气在上则生䐜胀。浊阴上窒，则胸中不能化气而为䐜胀。

故清阳为天，清阳上浮为天，浊阴为地。浊阴下凝为地。地气上为云，地气升腾而为云。天气下为雨；天气下降而为雨。雨出地气，雨自天降，而通地气。云出天气，云自地升，而通天气。故清阳出上窍，清阳之气出于上窍。浊阴出下窍；浊阴之气出于下窍。清阳出腠理，清阳之气发于腠理。浊阴走五脏；浊阴之气走于五脏。清阳实四肢，清阳之气实于四肢。浊阴归六腑。浊阴之气归于六腑。

水为阴，水寒而静为阴。火为阳，火热而燥为阳。阳为气，燥、焦、香、腥、腐为气为阳。阴为味，酸、苦、甘、辛、咸、淡为味为阴。味归形，味养归于形躯。形归气，形充归于元气。气归精，真气归于精化。精归化，元气归于精化。精食气,精化于气。形食味,形养于味。化生精,精生于气化。气生形;元气生长形躯。味伤形,形体伤于五味。气伤精,元精伤于气化。精化为气,元气生于精化。气伤于味。脏气伤于五味。

阴味出下窍,诸味为阴,故出下窍。阳气出上窍。诸气为阳,故出上窍。味厚者为阴,味为阴,厚者为纯阴。薄为阴之阳;味薄为阴中之阳。气厚者为阳,气为阳,厚者为纯阳。薄为阳之阴。气薄为阳中之阴。味厚则泄,味厚则泄利。薄则通。味薄则通气。气薄则发泄,气薄则发散。厚则发热。气厚则发热。壮火之气衰,火壮则元气衰。少火之气旺。少火则元气壮。壮火食气,气生壮火,火壮而气反衰。气食少火,少火食气,少火而滋正壮。壮火散气,壮火食气,故火壮而气自散。少火生气。少火资气,故火少而气自生。气味,气为阳,味为阴。辛甘发散为阳,发散辛甘为阳。酸苦涌泄为阴。涌泄酸苦为阴。

阴胜则阳病,水胜则火灭。阳胜则阴病。火胜则水涸。阳胜则热,热为阳盛。阴胜则寒。寒为阴盛。重寒则热,阴极则阳生。重热则寒。阳极则阴生。寒伤形,寒邪伤形。热伤气;热邪伤气。气伤痛,气伤,则血不行而为痛。形伤肿。形伤,则气不化而为肿。

风胜则动,风摇未疾故动。热胜则肿,热伤肌肉,则为臃肿。燥胜则干,燥胜,则五液皆干。寒胜则浮,寒胜,则阳气不化而为痞满虚浮。湿胜则濡泄。湿胜,则土不运化而为泄泻。

天有四时五行,以生长收藏,四时:春夏秋冬;五行:水火木金土,以主春生、夏长、秋收、冬藏之令。以生寒暑燥湿风;以生冬寒、夏暑、秋燥、春风之邪。人有五脏化五气,五脏:肝、心、脾、肺、肾;五气:臊、焦、香、腥、腐。以生喜怒悲忧恐。心志喜,肝志怒,肺志悲,脾志忧,肾志恐。故喜怒伤气,喜则气缓,怒则气上。寒暑伤形。寒邪入肾而形伤,暑邪入心而伤气。暴怒伤阴,大怒,则形气绝而血菀于上。暴喜伤阳。大喜,则阳气缓散而令人暴亡。

东方生风,风气生于东方。风生木,风鼓则木荣。木生酸,酸为木味。**酸生肝**,酸从木化,故生肝。**肝生筋**,肝主筋。**筋生心**,木生火。**肝主目**。目为肝窍。**在天为风**,风鼓于天。**在地为木**,木繁于地。**在体为筋**,筋络于体。**在脏为肝**,肝属木,为脏。**在色为苍**,苍为肝之色。**在音为角**,角为肝之音。**在声为呼**,呼为肝之声。**在变动为握**,握之、搦之乃木之变动。**在窍为目**,肝窍于目。**在味为酸**,酸味于目。**在志为怒**。怒为肝志。**怒伤肝**,怒则气逆而肝自伤。**悲胜怒**;悲为肺志,能胜肝怒。**风伤筋**,风为肝邪乃自伤其筋。**燥胜风**;燥为肺气,能生肝风。**酸伤筋**,酸过其节,筋乃自伤。**辛胜酸**。辛为金味,能胜木酸。

　南方生热,热气生于南方。**热生火**,热为火气。**火生苦**,苦为火味。**苦生心**,苦从火化,故生心。**心生血**,心为生血之主。**血生脾**,火生土,脾又统血之主。**心主舌**。舌为心之苗。**在天为热**,热气化于天。**在地为火**,火气化于地。**在体为脉**,脉系于心,故心主脉。**在脏为心**,心为五脏之主。**在色为赤**,赤为心之色。**在音为徵**,徵为火之音。**在声为笑**,笑为心之声。**在变动为忧**,忧为心之变动。**在窍为舌**,心窍于舌底。**在味为苦**,苦为火味。**在志为喜**。喜为心志。**喜伤心**,过喜,则心气缓而心自伤。**恐胜喜**;恐为肾志,能胜心喜。**热伤气**,热则气泄,而气乃伤。**寒胜热**;寒为水气,能胜火热。**苦伤气**,苦能泄气,而气乃伤。**咸胜苦**。咸为水味,能胜火苦。

　中央生湿,湿气生于中央。**湿生土**,湿为土之气。**土生甘**,甘为土之味。**甘生脾**,甘味能养脾。**脾生肉**,脾主肌肉。**肉生肺**,土生金。**脾主口**。口为脾窍。**在天为湿**,湿化于天。**在地为土**,土凝为地。**在体为肉**,肉长于脾。**在脏为脾**,脾属土,为脏。**在色为黄**,黄为脾之色。**在音为宫**,宫为脾之音。**在声为歌**,脾主歌。**在变动为哕**,哕为脾病,是土变动。**在窍为口**,口为脾之窍。**在味为甘**,甘为土味。**在志为思**。思为脾之志。**思伤脾**,思虑过度则伤脾。**怒胜思**;怒为肝志,能胜脾思。**湿伤肉**,脾主肉,恶湿,湿胜则肉乃伤。**风胜湿**;风为木气,能胜土湿。**甘伤肉**,甘助湿热而伤肉。**酸胜甘**。酸为木味,能胜土甘。

西方生燥，燥气生于西方。燥生金，燥为金气。金生辛，辛为金味。辛生肺，辛味生肺。肺生皮毛，肺主皮毛。皮毛生肾，金生水。肺主鼻。鼻为肺窍。在天为燥，燥从金化。在地为金，金象坚凝。在体为皮毛，肺为皮毛之主。在脏为肺，肺属金，为脏。在色为白，白为肺之色。在音为商，商为肺之音。在声为哭，哭为肺之声。在变动为咳，咳为肺之变动。在窍为鼻，鼻为肺窍。在味为辛，辛为金味。在志为忧。忧伏于中，悲发于外，皆关肺志。忧伤肺，愁忧则伤肺。喜胜忧；喜为心志，能胜肺忧。热伤皮毛，火热刑金。寒胜热；寒水能胜火热。辛伤皮毛，皮毛伤于辛味。苦胜辛。苦从火化，能胜金辛。

北方生寒，寒气生于北方。寒生水，水生于寒气。水生咸，咸味生肾。肾生骨髓，骨髓生于肾水。髓生肝，水生木。肾主耳。耳为肾窍。在天为寒，寒化于天。在地为水，水化于地。在体为骨，肾主骨。在脏为肾，肾属水，为脏。在色为黑，肾色黑。在音为羽，羽为肾之音。在声为呻，呻为肾之声。在变动为栗，栗为肾之变动。在窍为耳，耳为肾窍。在味为咸，咸为润水之味。在志为恐。恐为肾志。恐伤肾，恐则气下而伤肾。思胜恐；思为脾志，能胜肾恐。寒伤血，寒则血脉凝泣而伤。燥胜寒；燥为肾水之母气，故胜寒咸。咸伤血，血液伤于咸味。甘胜咸。甘为土味，能胜水咸。

阴在内，阴血营于内。阳之守也；阴血为卫，阳之营守。阳在外，阳气卫于外。阴之使也。阳气为营，阴之役使。

天不足西北，天倾西北。故西北方阴也，阴主暗晦。而人右耳目，耳目在上法天。不如左明也。阴血内充，则耳目聪明。阳根于右，故不如左明。地不满东南，地陷东南。故东南方阳也，阳主健旺。而人左手足，手足在下法地。不如右强也。阳气壮旺，则手足雄健。阴根于左，故不如右强。

天气通于肺，肺受无形之天气，天食人以五气也。地气通于嗌，嗌受有形之地气，地食人之五味也。风气通于肝，风为木气，故通于肝。雷气通于心，雷为火震，故通于心。谷气通于脾，山谷之气通于脾。雨气通于肾。雨露之气通于肾。六经为川，六经之气，如川之流而不息。肠胃为海，肠胃之气如海，而无物不容。九窍为水注之气。九窍之气如水之流注。

故天之邪气感，风、寒、暑、湿、燥、火，天之邪也。则害人五脏；肝、心、脾、肺、肾，各以其类召邪而为病害。水谷之寒热感，水谷之邪，或寒或热。则害于六腑；肠胃之邪，害人六腑。地之湿气感，湿为土邪，贯于四时。则害皮肉筋脉。肺、脾、肝、心四脏之气，各受湿邪而为害。

善诊者，察色按脉，能合色脉，可以万全。先别阴阳，阴惨阳舒。审清浊，而知部分；色清而明显，病在阳分；色浊而暗晦，病在阴分。视喘息，喘粗气热，为有余，喘促气寒，为不足；息高者，心肺有余，息弱者，肝肾不足。听声音，而知所苦；声大而缓者，病在脾；声轻而细者，病在肺；声调而直者，病在肝；声和而美者，病在心；声沉而深者，病在肾。观权衡规矩，而知病所主；权衡阴阳之轻重，规矩阴阳之深浅，而知病所生以治。按尺寸，尺为阴，寸为阳。观浮沉滑涩，而知病所生以治。浮表，沉里，滑为有余，涩为不足。察脉之阴阳、表里、有余、不足，而知病所生以治。

故因其轻而扬之，轻浮之邪，即发扬以使之解，勿致传变而患深也。因其重而减之，沉重之邪，衰减其半，而正气来复，则余邪自解也。因其衰而彰之。衰弱之症，当调其正气，以彰明之。形不足者，温之以气；温之以气，无不足之形。精不足者，补之以味。补之以味，无不足之精。其高者，因而越之；在上之邪，涌吐以发越之。其下者，引而竭之；在下之邪，或渗，或通，皆引而竭之之法。中满者，泻之于内；泻之，则中满消。其有邪者，渍形以为汗；渍形为汗，则有邪者，从汗而解。其在皮者，汗而发之；汗而发之，以去在皮之邪。其慓悍者，按而收之；按而收之，以愈慓悍之疾。其实者，散而泻之。散而泻之，以去表里实邪。审其阴阳，病之在阴、在阳。以别柔刚，阴病为柔，阳病为刚。阳病治阴，从阴引阳。阴病治阳，从阳引阴。定其血气，定诸经之血气。各守其乡；无乘并之患。血实宜决之，决之，则破其瘀而血实去。气虚宜制引之。制引之，谓调其虚实而气自复。

阴阳离合论

阳予之正，阳予正气。阴为之主。阴为主持。

是故三阳之离合也，离则分行，合则配治。太阳为开，敷布阳气谓之开。阳明为阖，受持阳气谓之合。少阳为枢。转输阳气谓之极。

三阴之离合也，离则为三，合则为一。太阴为开，敷化阴气谓之开。厥阴为阖，受纳阴气谓之合。少阴为枢。转输阴气谓之枢。

阴阳别论

脉有阴阳，脉之见于尺寸者，有阴脉，有阳脉。知阳者知阴，知阳脉者，方知阴脉。知阴者知阳，知阴脉者，方知阳脉。凡阳有五，五行中各具阳和之脉。五五二十有五。五行中各有五行之脉，是五五二十有五也。所谓阴者，真脏也，真脏之脉，与胃脘阳和之脉正相反，所谓阴也。见则为败，真阴脉来见，为脏气败。败必死也；脏气既败，何赖不死？所谓阳者，胃脘之阳也。阳和之脉，是胃脘之真阳来见，所谓阳也。别于阳者，知病处也；别于阳和之脉，则一部不和，便知病之所生处。别于阴者，知死生之期。别于真脏之阴脉，知其死于相克，愈以相生。

二阳之病发心脾，心脾之病波及二阳，乃手足阳明胃大肠也。有不得隐曲，心脾病则化源绝，而隐曲之疾，有不得以言语形容也。女子不月。心脾为经血之源，故心脾病，则女子不月。二阳结谓之消，阳邪结于肠胃，则为善消水谷之病。三阳结谓之膈，邪结小肠，膀胱则失其传化出物而为膈。三阴结谓之水，脾肺结邪，水停不化而为水。一阴一阳结谓之喉痹。手心主肝、胆、三焦，皆能火动生风，风火结痰，其喉为痹。

阴搏阳别谓之有子，阴脉中别有阳和之脉，是阴中有阳，怀子之象。阴虚阳搏谓之崩。阴脉虚，阳脉搏足阴虚，阴陷为崩中。

灵兰秘典论

心者,君主之官焉,心为一身之主,脏腑百骸皆听命于心,故为君主。神明出焉。心藏神,而主神明之用。

肺者,相传之官,肺位最高,而为相传。治节出焉。分布营卫,而主一身之治节。

肝者,将军之官,肝性急,志怒,故为将军。谋虑出焉。肝属厥阴,潜阳未萌而主谋虑。

胆者,中正之官,刚毅果决,故主中正。决断出焉。耿直不疑,故主决断。

膻中者,臣使之官,膻中,即心包,代君行令,而为臣使。喜乐出焉。膻中气化,则阳舒阴泰而为喜乐。

脾胃者,仓廪之官,脾胃纳受水谷,故为仓廪。五味出焉。脾胃调和,则口能知五味。

大肠者,传道之官,大肠传送糟粕,故为传道。变化出焉。变化腐秽而出。

小肠者,受盛之官,小肠纳受既化之水谷,而为受盛。化物出焉。传化糟粕而出于大肠。

肾者,作强之官,肾藏精血,而拱作强。伎巧出焉。肾为水脏,水体内明,故出伎巧。

三焦者,决渎之官,三焦化水,故为决渎。水道出焉。水由气化,而水道出。

膀胱者,州都之官,膀胱为积水之器,都会之处,故曰州都。津液藏焉,津液,即水液,而藏于膀胱。气化则能出焉。水液由气化而入,亦由气化而出。

六节脏象论

五日谓之候，五日为一候。三候谓之气，三候之日为一气。六气谓之时，六气为一季之时。四时谓之岁。合四季之时为一岁。

求其至也，求其气至之时。皆归始春，春为岁气之始。未至而至，气之未应至而至。此谓太过，气之有余，而为太过。则薄所不胜，而乘所胜也，太过，则薄侮所不胜，而乘贼其所胜。命曰气淫。气淫者，淫溢太过而为虐也。至而不至，气之应至而不至。此谓不及，气之不足，而为不及。则所胜妄行，而所生受病，所胜者，无所畏而妄行；所生者，为妄行所克而受病。所不胜薄之也，所不胜者薄贼之。命曰气迫。气迫者，乘其不及而众迫之也。所谓求其至者，求其气之将至。气至之时也。四时之气，应至而至之时。

变至则病，变常之气至，则人受之而为病。所胜则微，所胜有微邪。所不胜则甚，所不胜为贼邪。因而重感于邪，则死矣。重感于邪，为伤之又伤，故主死。故非其时则微，非变气得令之时，为害则微。当其时则甚也。当变气得令之时，为害则甚。

天食人以五气，天以五气食人，如风气入肝，暑气入心，湿气入脾，燥气入肺，寒气入肾，以养臊、焦、香、腥、腐之脏气。地食人以五味，地以五味食人，酸、苦、甘、辛、咸之五味，以养五脏气。五气入鼻，鼻受五气。藏于心肺，心为营血，统运之主，肺掌卫气，分布之权。上使五色修明，五气得养，则五色神藏而明润。音声能彰；五色内充，则声音响亮。五味入口，口受五味。藏于肠胃，味有所藏，以养五气，五气得养，而气从之。气和而生，气和则生化。津液相成，津液成于气化。神乃自生。神气乃自然而生。

心者，生之本，心为生化之本，为戊土之母，火土合德，自然生化，故为生之本。而己土之母，实基于命门。神之变也；主神明而变见。其华在面，面为心之华。其充在血脉，心主血脉。为阳中之太阳，心为离火旺于夏，故为阳中之太阳。通于夏气。夏气通于心。

肺者,气之本,肺为主气之本。魄之处也;魄为气之精。其华在毛,毛为肺之华。其充在皮,肺主皮。为阳中之太阴,肺为辛金旺于秋,故为阳中之太阴。通于秋气。秋气通于肺。

肾者,主蛰,封藏之本,肾主藏精,闭蛰封藏是其本。精之处也;精藏于肾。其华在发,发为肾之华。其充在骨,肾主骨髓。为阴中之少阴,肾为癸水旺于冬,故为阴中之少阴。通于冬气。冬气通于肾。

肝者,罢极之本,肝藏血,主筋,故为疲极之本。魂之居也;魂为血之精。其华在爪,爪为肝之华。其充在筋,肝主筋。以生血气,肝主生气。为阳中之少阳,肝为乙木,本属厥阴,旺于初春,而胆藏肝内,故亦为阳中之少阳。通于春气。春气通于肝。

脾、胃、大肠、小肠、三焦、膀胱者,仓廪之本,脾主健运,胃司纳腐,大肠主传道,小肠主受盛,三焦主决渎,膀胱主藏津液,皆受谷气转运,故为仓廪之本。营之居也,营出中焦。名曰器,贮运水谷如器。能化糟粕,变化水谷为糟粕。转味而入出者也;纳水谷而入,变糟粕而出。其华在唇四白,唇四白为脾胃之华。其充在肌,脾胃之精华充于肌肉。此至阴之类,脾为己土,胃为戊土。而大肠属庚金,膀胱属壬水,小肠属丙火,三焦附之。火、土、水、金不同,要皆以脾胃为主,故为至阴之类。通于土气。土主中央脾胃。凡十一脏,取决于胆也。胆为中正之官,脏腑皆取决于此。

五脏生成篇

心之合脉也,心主脉。其荣色也,色荣于心,色为心之华。其主肾也。肾为心之主,水能制火也。肺之合皮也,肺主皮。其荣毛也,毛荣于肺,毛为肺之华。其主心也。心为肺之主,火能制金也。肝之合筋也,肝主筋。其荣爪也,爪荣于肝,爪为肝之华。其主肺也。肺为肝之主,金能制木也。脾之合肉也,脾主肉。其荣唇也,唇荣于脾,唇为脾之华。其主肝也。肝为脾之主,木能制土也。肾之合骨也,肾主骨,其荣发也,发荣于肾,发为肾之华。其主脾也。脾为肾之主,土能制水也。

五脏之气,败色见,气败则色亦败。青如草滋者死,如草滋之色深。

黄如枳实者死，如枳实之少润。黑如炱者死，如炱煤之多垢。赤如衃血者死，如衃血之腐败。白如枯骨者死，如枯骨之勿泽。此五色之见死也；五色勿润，皆主于死。青如翠羽者生，如翠羽之光泽。赤如鸡冠者生，如鸡冠之红润。黄如蟹腹者生，如蟹腹之润泽。白如豕膏者生，如豕膏之精莹。黑如乌羽者生，如乌羽之光亮。此五色之见生也。五色润泽，皆主于生。

诸脉者，皆属于目；目为诸脉之荣系。诸髓者，皆属于脑；脑为诸髓之海。诸筋者，皆属于节；筋皆会于手足肢节。诸血者，皆属于心；心为营血之主。诸气者，皆属于肺。肺为诸气之主。故人卧则血归于肝，肝为藏血之脏。肝受血而能视，肝窍于目，目受血而能视。足受血而能步，血旺髓充，则骨健筋强，而步履轻捷。掌受血而能握，血荣于筋，则筋脉柔润而能握。指受血而能摄。血充于络，则手指雄壮而能摄。卧出而风吹之，卧出，则腠理开而风邪易入。血凝于肤者为痹，血凝于肤，则肤顽而为痹。凝于脉者为泣，血凝于脉，则脉涩而亦为泣。凝于足者为厥。血凝于足，则足痹而为厥。

能合脉色，辨色切脉，勘合病情。可以万全。万举万全，治无一失。

五脏别论

脑、髓、骨、脉、胆、女子胞，皆藏于阴，而象于地。名曰奇恒之腑。奇恒异于常腑。胃、大肠、小肠、三焦、膀胱，其气象天，受五脏浊气。名曰传化之腑。传化糟粕，别于奇恒。魄门为五脏使，魄门，肛门也。水谷不得久藏。传送而出。

所谓五脏者，心、肝、脾、肺、肾。藏精气而不泻也，五脏主藏精气。故满而不能实。精气神化，用于无迹。六腑者，胃、大肠、小肠、三焦、膀胱、胆。传化物而不藏，五腑，皆主传化，惟胆为清净之腑，无出无入。故实而不能满也。水谷糟粕，化于有象。所以然者，揆度其所以。水谷入口，口受水谷入胃。则胃实而肠虚；水谷未化。食下，则肠实而胃虚。水谷已化。

胃者，水谷之海，胃为水谷之海。六腑之大源也。六腑之源本于胃。五味入口，口受五味。藏于胃，味有所藏。以养五脏气；气养于味。气口亦太阴也，气口，亦太阴脾气所发。是以五脏六腑之气味，皆出于胃，脏腑之气，皆养于味，而出于胃。变见于气口。气口、脉口，即寸口。故五气入鼻，鼻受五气。藏于心肺，气藏于心，肺而呼出焉。心肺有病，而鼻为之不利也。鼻窍于肺，心即居于肺下。

移精变气论

得神者昌，神得其守则昌。失神者亡。神失其守则亡。

汤液醪醴论

开鬼门，开发玄府，以出外着之邪。洁净府，利水攻积，以逐内停之湿。五阳已布，五阳之气，宣布经中。疏涤五脏。五脏之邪，疏涤馨尽。

玉版要论

至数之要，数之至要，出乎神。迫近于微。迫切近理，入乎微。脉短气绝死；经脏之气俱绝，故死。病温虚甚死。阴不藏精，虚甚则死。

诊要经终论

太阳之脉，手太阳小肠、足太阳膀胱。其终也，戴眼，反折，太阳经绝，则身反张，而目上视。瘛疭。手足抽搐。其色黑，黑色外见，则经气垂绝。绝汗乃出，阴阳离。出则死矣。阴阳脱。

少阳终者，手少阳三焦、足少阳胆。耳聋，少阳脉气入耳。百节皆纵，少阳经绝，而节先死。目环绝系，目系绝，则目环转而视。绝系一日半死；目系既绝，精神已脱，乃死于日半。其死也，色先青，青色外见，则胆气垂绝。白乃死矣。白为金色，克木而死。

阳明终者，手阳明大肠、足阳明胃。口目动作，阳明经脉，环口目，土败木贼，故动作。善惊，妄言，土败魂离。色黄，黄色外见，则土气垂绝。
其上下经盛，上下，兼指手足盛，则余焰将倾。不仁，则终矣。不仁，则肉
先死。

少阴终者，手少阴心、足少阴肾。面黑，黑色外见，则肾气垂绝。齿长
而垢，肾水枯竭。腹胀闭，少阴经脉，循腹里，肾气绝，则腹胀闭。上下不
通而终矣。心肾隔绝而死。

太阴终者，手太阴肺、足太阴脾。腹胀闭，脾主健运，肺主通调，二经
气绝，故胀闭不通。不得息，升降难。善噫、善呕，暂通其气。呕则逆，呕
则气逆。逆则面赤，气逆则火炎。不逆则上下不通，不逆则上下痞塞。
不通则面黑，皮毛焦而终矣。面黑，则肾先绝，皮毛焦则肺亦绝而死。

厥阴终者，手厥阴心包、足厥阴肝。中热嗌干，火炎于内。善溺心
烦，火升水降。甚则舌卷、囊上缩而终矣。经绝血枯，则筋脉挛急而死。

脉要精微论

五脏者，中之守也。五脏为中气之守。仓廪不藏者，脏气不能完
固。是门户不要也；滑泄、洞泄。水泉不止者，溲溺遗失。是膀胱不藏
也。胕气失守。得守者生，得守则二便调和。失守者死。失守则二便
不禁。

头者，精明之府，精明皆会于头。头倾视深，头不能举，而目视深。
精神将夺矣。精气将绝，则精明之神用遂夺。

背者，胸中之府，背为胸中之府。背曲肩随，形体废弛。府将坏
矣。府中阳气将坏。

腰者，肾之府，腰为肾脏之府。转摇不能，转身摇动不能。肾将惫
矣。肾中元气将败。

膝者，筋之府，膝为筋络之府。屈伸不能，屈曲伸缩不能。行则偻
俯。附物。筋将败矣。筋败，则百节皆纵，而筋不约束收持。

骨者，髓之府，骨为膏髓之府。不能久立，久立伤骨。行则振动。
掉摇。骨将惫矣。骨中膏髓将惫。

得强则生，得强则健旺而生。失强则死。失强则痿废而死。微妙在脉，脉可知人生死。不可不察。细心体认。

知内者，按而纪之；欲知其内，当重按而纪之。知外者，终而始之。欲知其外，必终始于诊法。

征其脉小，脉小，为邪气微。色不夺者，色不夺，为正未衰。新病也；新病，为邪尚浅。征其脉不夺，脉不夺，为血气尚充。其色夺者，色夺，为元神先坏。此久病也。久病，为正气伤残，邪气深痼。

诸浮不躁者，脉静不躁。皆在阳，是为足三阳受邪。则为热；浮为阳，病在阳，则为重阳而为身热。其有躁者在手。脉来浮躁，手之三阳受邪也。诸细而沉者，沉为阴，细为阳。皆在阴，手之三阴经受病。则为骨痛；骨痛，为阴寒袭人。其有静者在足。阴脉不躁，乃足之三阴经受邪。阳气有余，阳有余，则阴不足。为身热无汗；阳有余则身热，阴不足则无汗。阴气有余，阴有余则阳不足。为多汗身寒。阳不足则多汗，阴有余则身寒。

平人气象论

平人之常气禀于胃，平人之元气，常禀受于胃。胃者，平人之常气也；常气，即阳和之元气，而为胃气之所发。人无胃气曰逆，无胃气，则生道已逆。逆者死。无胃则死。

春胃微弦曰平，弦为春脉，微弦为有胃气。弦多胃少曰肝病，胃少，则弦多而肝有病。但弦无胃曰死。无胃则弦急，弦劲皆主死。胃而有毛曰秋病，毛为肺脉，以有胃气，故至秋而始病。毛甚曰今病。毛甚胃少，则肺乏生源，而木反侮金，今即病矣。脏真散于肝，肝欲散，脏真之气舒散于肝。肝藏筋膜之气也。肝主筋，筋膜之气藏于肝。

夏胃微钩曰平，钩为夏脉，微钩为有胃气。钩多胃少曰心病，胃少，则钩多而心有病。但钩无胃曰死。但钩无胃，则洪大躁疾而绝，无冲和之气故主死。胃而有石曰冬病，石为肾脉，以有胃气，故至冬而始病。石甚曰今病。石甚胃少，则火被水乘，今即病矣。脏真通于心，心主神明，脏真之气宣通于心。心藏血脉之气也。心主血，血脉之气藏于心。

长夏胃微软弱曰平，长夏属土，软弱为脾脉，微软弱为有胃气。弱多胃少曰脾病，胃少，则弱多而脾有病。但代无胃曰死。代为脾脉，无胃则死。软弱有石曰冬病，石为肾脉，见于长夏，则水逢土旺，故肾先泄而病于冬。弱甚曰今病。弱甚胃少，脾即病矣。脏真濡润于脾，脾为肺母，脏真之气濡于脾。脾藏肌肉之气也。脾主肌肉，肌肉之气藏于脾。

秋胃微毛曰平，毛为肺脉，微毛为有胃气。毛多胃少曰肺病，胃少，则毛多而肺有病。但毛无胃曰死。但毛无胃，则毛甚而绝，无冲和之气故死。胃而有弦曰春病，弦为春脉，见于秋令，则肝先泄气而病于春。弦甚曰今病。弦多胃少，肝即病矣。脏真高于肺，肺位至高，主气，脏真之气高拱于肺。以行营卫阴阳也。肺主分布，营阴卫阳皆由肺气以行。

冬胃微石曰平，微石，为肾之胃气脉。石多胃少曰肾病，胃少，则石多而肾有病。但石无胃曰死。但石无胃，肾之真脏脉也，故死。石而有钩曰夏病，钩为心脉，见于冬令，则心先泄气而病于夏。钩甚曰今病。钩甚胃少，心即病矣。脏真下于肾，肾主蛰藏，脏真之气下蛰于肾。肾藏骨髓之气也。肾主骨髓，骨髓之气藏于肾。

妇人手少阴脉动甚者，妊子也。少阴主血脉，动为阴中伏阳，妊子之象。

玉机真脏论

春脉者，肝也，春脉应肝。东方木也，肝属木。万物之所以始生也；春阳发动，万物始生。故其气来软弱，软弱有神，为胃气脉。轻虚而滑，流利冲和。端直以长，长则气治。故曰弦。弦如琴弦之端直。

夏脉者，心也，夏脉应心。南方火也，心属火。万物之所以盛长也；夏气长发，万物盛满。故其气来盛去衰，来盛去衰，洪脉之象。故曰钩。钩，即是洪，指下屈曲旁出，故曰钩。

秋脉者，肺也，秋脉应肺。西方金也，肺属金。万物之所以收成也;秋令清肃,万物收成。故其气来轻虚以浮,如羽毛之轻滑而浮。来急去散,毛脉之象。故曰浮。浮为秋令之肺脉。

　　冬脉者,肾也,冬脉应肾。北方水也,肾属水。万物之所以合藏也;冬令严寒,万物蛰藏。故其气来沉以搏,脉沉以搏,冬水之象。故曰营。营守于中,肾气蛰藏也。

　　脾脉者,土也,脾为坤土,旺于四季。孤脏以贯四旁者也。肾以一脏,贯肝、心、肺、肾,故曰孤脏。

　　五脏受气于其所生,受病气于其所生。传之于其所胜,传病气于其所胜。气舍于其所生,脏气舍于其所生。死于其所不胜。所不胜贼害之故死。肝受气于心,肝受病气于心。传之于脾,传病气于脾。气舍于肾,生气舍于肾。至肺而死;肝受肺克而死。心受气于脾,心受病气于脾。传之于肺,传病气于肺。气舍于肝,生气舍于肝。至肾而死;受肾克而死。脾受气于肺,脾受病气于肺。传之于肾,传病气于肾。气舍于心,生气舍于心。至肝而死;遇肝克而死。肺气受于肾,肺受病气于肾。传之于肝,传病气于肝。气舍于脾,生气舍于脾。至心而死;逢心克而死。肾受气于肝,肾受病气于肝。传之于心,传病气于心。气舍于肺,生气舍于肺。至脾而死。遭脾克而死。

　　五脏者,皆禀于胃,脏气皆禀受于胃。胃者五脏之本也;胃为五脏之本。脏气者,不能自致于手太阴,脏气不得独见于脉。必因于胃气,因于冲和之胃气而后发。乃至于手太阴也。手太阴,即两手六部。故五脏各以其时,春、夏、长夏、秋、冬。自为而至于手太阴也。自为而致不因胃气,即真脏脉。

　　形气相得,无偏胜之谓。谓之可治;血气相保,故可治。色泽以浮,色润泽而勿深晦。谓之易已;气血相营,故易已。脉从四时,脉气从顺四时。谓之可治;脉合时宜,故可治。脉弱以滑,脉弱有神,往来流利。是有胃气。即为胃气,冲和之脉。

　　形气相失,形不与气相保。谓之难治;阴阳偏胜,故难治。色夭不泽,色不润泽而沉夭。谓之难已;色随气衰,故难已。脉实而坚,脉少冲和而坚实。谓之益甚；脉坚实是邪盛脏伤，故益甚。脉逆四时，脉与时违。为不可治。失阴阳之序，故不可治。

脉盛，心实。皮热，肺实。腹胀，脾实。前后不通，肾实。闷瞀，肝实。此谓五实；五脏邪实。脉细，心虚，皮寒，肺虚。气少，肝虚。泄利前后，肾虚。饮食不入，脾虚。此谓五虚。五脏虚邪。

浆粥入胃，胃气犹存。注泄止，胃气已固。则虚者活；虚回可以生全。身汗得后利，邪从利分。则实者活。实邪去而正气自安。

决死生篇

必先度其形之肥瘦，肥人多湿，瘦人多火。以调其气之虚实。邪气盛则实，正气夺则虚。实则泻之，泻其实，则邪可去而正自安。虚则补之。补其虚，则正可回而邪自却。

形盛脉细，形与脉不能相得。少气不足以息者，危；气少不能接续则病危。形瘦脉大，脉与形体适相失。胸中多气者，死。气多，则阳逆而亢，故死。形气相得者，生；形与气相保则生。参伍不调者，病。参差不调匀则病。

察九候独小者，病；小为不足。独大者，病；大为有余。独疾者，病；疾为阳盛。独迟者，病；迟为阳虚。独热者，病；热为阳邪。独寒者，病；寒为阴邪。独陷下者，病。陷下为虚浮之邪。

必先知经脉，经常无病之脉。然后知病脉。脏腑受病之脉。形肉已脱，大肉已去。九候虽调，犹死；肉脱则气不独存。七诊虽见，大、小、疾、迟、热、寒、陷下之七诊，皆为病脉。九候皆从者，不死。九候从，则气血调，故不死。

经脉别论

夜行则喘出于肾，肾受气于夜，故夜行则喘。淫气病肺；肾气摇饶而上干于肺。有所堕恐，堕伤肾，恐伤筋。喘出于肝，肝为疲极之本。淫气害脾；木来乘土。有所惊恐，惊则气乱于心，恐则气下于肾。喘出于肺，气乱则肺气不降,气下则肾气不纳,皆能病肺,而为喘。**淫气伤心**;心气索然,而受淫气。**度水跌仆**,度水则伤湿,跌仆则伤肾、伤骨。**喘出于肾与骨**;骨主于肾,而湿通于肾也。**勇者气行则已**,气壮,则气行而病可已。**怯者则着而为病也。**气怯,则邪着而乃为病。

饮食饱甚,胃气有伤。**汗出于胃**;胃液涌出。**惊而夺精**,惊则气乱而夺精。**汗出于心**;心液妄泄。**持重远行**,持重伤肾,远行伤筋。**汗出于肾**;肾液外泄。**疾走恐惧**,疾走气迫,则魂魄不附而恐惧。**汗出于肝**;肝液越出。**摇体劳苦**,勤力劳倦则伤脾。**汗出于脾**。脾液漏泄。

食气入胃,胃气纳谷。**散精于肝**,水谷之精气散于肝。**淫气于筋**;精气淫溢于筋。**食气入胃**,食饮入胃。**浊气归心**,浊气即营气,故归于心。**淫精于脉**,精气摇溢于脉。**脉气流经**,脉气流于经隧。**经气归于肺**,经脉之气尽归于肺。**肺朝百脉**,肺为百脉之朝宗。**输精于皮毛**。输水谷之精气于皮毛。**毛脉合精**,毛脉之气,合而化精微。**行气于玄府**,精微之清气,即卫气,而行于玄府。玄府,乃汗孔也。**府精神明**,府精之气敷化神明,**留于四藏**,四藏,头角、耳目、口齿、胸中也。**气归于权衡**,气无偏胜,归于权衡。**权衡以平**,权衡气化,得其和平。**气口成寸**,平其气口,分其尺寸。**以决死生**。以决病之死生。

饮入于胃,水谷入胃。**游溢精气**,精气四溢。**上输于脾**,脾气敷化,中焦如沤。**脾气散精**,脾输精气四达。**上归于肺**,肺气分布,中焦如雾。**通调水道**,水由气化。**下输膀胱**,渗入膀胱,下焦如渎。**水精四布**,水精布散四气。**五经并行**。经气润泽,流行不息。

脏气法时论

肝主春,春旺于木。**足厥阴、少阳主治**,足厥阴肝为乙木,足少阳胆为甲木。**其曰甲乙**,甲为阳木,乙为阴木。**肝苦急**,肝志怒,苦急。**急食甘以缓之**。缓之使其和平。

心主夏,夏旺于火。**手少阴、太阳主治**,手少阴心为丁火,手太阳小肠为丙火。其曰丙丁，丙为阳火，丁为阴火。心苦缓，心志喜，苦缓。急食酸以收之。收之以化神用。

脾主长夏，长夏旺于土。足太阴、阳明主治，足太阴胆为己土，足阳明胃为戊土。其曰戊己，戊为阳土，己为阴土。脾苦湿，脾喜燥，苦湿。急食苦以燥之。燥之使其健运。

肺主秋，秋旺于金。手太阴、阳明主治，手太阴肺为辛金，手阳明大肠为庚金。其曰庚辛，庚为阳金，辛为阴金。肺苦气上逆，肺行降下之令，而苦上逆。急食苦以泄之。泄之使其通调。

肾主冬，冬旺于水。足少阴、太阳主治，足少阴肾为癸水，足太阳膀胱为壬水。其曰壬癸，壬为阳水，癸为阴水。肾苦燥，肾喜润，苦燥。急苦辛以润之。辛润以使其润泽。

开腠理，以辛散之。致津液，通气也。致津液，以通其气。病在肝，肝属木。愈于夏，夏属火，能克肺金，而肝病愈。夏不愈，火不得令，则金仍克水，而肝病不愈。甚于秋，秋金克木，而肝病甚。秋不死，金不能令，则肝病不死。持于冬，冬水生木，而肝病可以持久。起于春，自得其令而起。禁当风；风气通于肝。肝病者，愈在丙丁，丙丁火克庚辛金，则金不克水，故肝病可愈。丙丁不愈，火不得令不能克金，则木仍受制，而肝病不愈。加于庚辛，庚辛金克甲乙木，而肝病甚。庚辛不死，金不得令则肝病不死。持于壬癸，赖水生木，而肝病可持久。起于甲乙；自得其令而起。肝病者，平旦慧，平旦，寅卯之时。当水旺，而肝病慧。下晡甚，下晡，申酉时，当金旺，而肝病甚。夜半静；夜半，属子时，当水旺。而肝病静。肝欲散，木喜条达。急食辛以散之，散之，以遂其条达之性。用辛补之，顺其性为补。酸泻之。反其性为泻。

病在心，心属火。愈在长夏，长夏属土，能克肾水，而心病愈。长夏不愈，土不得令则水仍克火，而心病不愈。甚于冬，冬水克火，而心病甚。冬不死，水不克火，故心病不死。持于春，赖木生火，而心病可持久。起于夏，自得其令而起。禁温食、热衣；心为火脏，而畏热也。心病者，愈在戊己，土能克水，而心病愈。戊己不愈，土不克水，则水仍制火，而心病不愈。加于壬癸，水克火，而心病甚。壬癸不死，水不克火，而心病不死。持于甲乙，木能生火，而心病可持久。起于丙丁；自得令而起。心病者，日中慧，日中，正午时。当火旺，而心病慧。夜半甚，夜半水旺，而心病甚。平旦静；平旦木旺，生扶而心病静。心欲软，心欲柔软。争食咸以软之，软之，以复其性。用咸补之，济其性为补。甘泻。缓其火为泻。

　　病在脾，脾属土。愈在秋，秋金克木，而土病愈。秋不愈，金不克木，而脾病不愈。甚于春，春木克土，而脾病甚。春不死，木不克土，故脾病不死。持于夏，夏火生土，而脾病可持久。起于长夏，自得令而起。禁湿食、饱食，湿食伤脾，饱食伤胃。湿地、濡衣。湿能病脾，濡衣亦湿也。脾病者，愈在庚辛，金能克木，而脾病愈。庚辛不愈，金不克木，故脾病不愈。加于甲乙，木克土，而脾病甚。甲乙不死，木不克土，则脾病不死。持于丙丁，水土，而脾病可持久。起于戊己；自得令而起。脾病者，日昳慧，日昳，戊也。时当土旺，而脾病慧。日出甚，日出，卯也。木旺克土，而脾病甚。下晡静；下晡静，金旺克木，而脾病静。脾欲缓，土德冲和之义。急食甘以缓之，缓之以复其性。用苦泻之，反其所喜为泻。甘补之。从其所欲为补。

　　病在肺，肺属金。愈在冬，冬水克火，而肺病愈。冬不愈，水不制火，而肺病不愈。甚于夏，夏火克金，而肺病甚。夏不死，火不克金，故肺病不死。持于长夏，土生金，而肺病可持久。起于秋，自得令而起。禁寒饮食、寒衣；形寒饮冷则伤肺。肺病者，愈在壬癸，水克火，而肺病可愈。壬癸不愈，水不克火，而肺病不愈。加于丙丁，火克金，而肺病加。丙丁不死，火不克金，故肺病不死。持于戊己，土生金，而肺病可持久。起于庚辛；自得令而起。肺病者，下晡慧，下晡金旺，而肺病慧。日中甚，日中火旺，而肺病甚。夜半静；夜半水旺，而肺病静。肺欲收，肺以收敛为德。急食酸以收之，收之以顺其德。用酸补之，顺其欲为补。辛泻之。反其欲为泻。

　　病在肾，肾属水。愈在春，木克土，而肾病可愈。春不愈，木不克土，而肾病不愈。甚于长夏，土克水，而肾病甚。长夏不死，土不克水，而肾病不死。持于秋，金能克水，而肾病可持久。起于冬，自得令而起。禁犯焠热食、温炙衣；肾恶燥。肾病者，愈在甲乙，木克土，而肾病可愈。甲乙不愈，木不克土，而肾病不愈。甚于戊己，土克水，而肾病甚。戊己不死，土不克水，故肾病不死。持于庚辛，金生水，而肾病可持久。起于壬癸；自得令而起。肾病者，夜半慧，水旺。四季甚，土旺。下晡静；金旺。肾欲坚，水以坚静为德。急食苦以坚之，坚之以顺其欲。用苦补之，苦坚甚。咸泻之。咸软坚。

夫邪气之客于身也，邪气袭人，谓之客。以胜相加，六淫时胜，病势相加。至其所生而愈，所生，己所生也，赖其平贼而病可愈。至其所不胜而甚，不胜，胜己者克己，而病必甚。至其所生而持，其所以生己，而病持久。自得其位而起。自逢己之旺气，而病可起。必先定五脏之脉，先定病脉，以察脏气之盛衰。乃可言间甚之时，可言病势之或间或盛。死生之期也。以决或生或死之期日。

毒药攻邪，若药不瞑眩，厥疾不瘳。五谷为养，五谷入胃，长元气以养人。五果为助，五果类入，助人津气。五畜为益，五畜殊分，益人血气。五菜为充。五菜润泽，充人肠胃之气。

宣明五气篇

五气所入：五味入于五脏。酸入肝，酸从木化，而入于肝。辛入肺，辛从金化，而入于肺。苦入心，苦从火化，而入于心。咸入肾，咸从水化，而入于肾。甘入脾。甘从土化，而入于脾。

五气所病：五脏之气为病。心为噫，心不受邪，噫而出之。噫，即嗳也。肺为咳，咳为邪搏肺气。肝为语，肝藏魂，肝热则多言多语。脾为吞，脾窍于口，而主健运，故为吞。肾为欠为嚏，肾主纳气，欠则气收引，嚏则阳暴出。胃为气逆，为哕为恐，胃消水谷，气热则逆，气寒则哕，土邪克水则恐。大肠、小肠为泄，二肠主分化传送，肠寒则泄，肠热亦泄。下焦溢为水,下焦之气不化,则邪湿泛溢而为水。**膀胱不利为癃**,膀胱气闭,则水湿不利,为癃。**不约为遗溺**,膀胱气弱,不能约束津液,为遗溺。**胆为恐**。肝主怒,而胆反之,胆为肝府也。

五精所并:五脏之精,乘脏气虚而相并也。**精气并于心则喜**,心藏精,精气并于心,则神气洋溢而多喜。**并于肺则悲**,肺藏魄,精气并于肺,则魄动神伤而多悲。**并于肝则忧**,肝藏魂,精气并于肝,则魂动虑深而多忧。**并于脾则思**,脾藏意,精气并于脾,则意动念切而多思。**并于肾则恐**。肾气居下,精气并下肾,则气下神慑而多恐。

五脏所恶:五脏之所恶。**心恶热**,热伤心。**肺恶寒**,寒伤肺。**肝恶风**,风伤肝。**脾恶湿**,湿伤脾。**肾恶燥**。燥伤肾。

五脏化液:五脏之气所化五液。**心为汗**,汗为心液。**肺为涕**,涕为肺液。**肝为泪**,泪为肝液。**脾为涎**,涎为脾液。**肾为唾**。唾为肾液。

五邪所乱:五内之邪为乱。**邪入于阳则狂**,邪入于阳,阳盛则狂。**邪入于阴则痹**,邪入于阴,阴盛则痹。**搏阳则为巅疾**,邪搏于阳,则阳干于上,为巅顶疾。**搏阴则为喑**,邪搏于阴,则阴闭于下,而喑肺为失音。**阳入之阴则静**,阳入之阴,则阴实而静。**阴出之阳则怒**。阴出之阳,则阳实而怒。

五脏所藏:五脏之所藏。**心藏神**,神藏于心。**肺藏魄**,魄藏于肺。**肝藏魂**,魂藏于肝。**脾藏意**,意藏于脾。**肾藏志**。志藏于肾。

五脏所主:五脏之所主。**心主脉**,脉系于心。**肺主皮**,皮荣于肺。**肝主筋**,筋养于肝。**脾主肉**,肉长于脾。**肾主骨**。骨充于肾。

五劳所伤:过劳五脏各有所伤。**久视伤血**,血损于心。**久卧伤气**,气损于肺。**久坐伤肉**,肉损于脾。**久立伤骨**,骨伤于肾。**久行伤筋**。筋损于肝。

五脉应象:五脏之气,应于脉象。**肝脉弦**,肝应春木,脉来如琴弦之端直。**心脉钩**,心脉本洪,夏火之象,指下屈曲旁出,故谓之钩。**脾脉代**,脾主长夏,湿土旺于四季,脉随气更,有禅代之义。**肺脉毛**,肺主秋金,秋来如毛羽之轻滑而浮。**肾脉石**。肾主冬令,脉来如石之沉水而涩。

血气形志篇

太阳常多血少气，手太阳小肠、足太阳膀胱。少阳常少血多气，手少阳三焦、足少阳胆。阳明常多气多血，手阳明大肠、足阳明胃。少阴常少血多气，手少阴心、足少阴肾。厥阴常多血少气，手厥阴心包络、足厥阴肝。太阳常多气少血。手太阴肺、足太阴脾。

足太阳与少阴为表里，阳为表，阴为里，故阳卫于外，则阴营于中。少阳与厥阴为表里，少阳为枢，厥阴为合。阳明与太阴为表里，阳明为合，太阴为开。是为足阴阳也；阴阳对偶，相为表里。手太阳与少阴为表里，太阳为开，少阴为枢。少阳与心主为表里，少阳为枢，厥阴为阖。阳明与太阴为表里，阳明为合，太阴为开。是为手阴阳也。阳为外卫，阴主内营。

宝命全形篇

夫盐之味咸者，咸味主渗泄。其气令器津泄；喻肾独行，施泄之令。弦绝者，其声嘶败；喻肺败则声嘶。木敷者，其叶发；喻肝胀。病深者，其声哕。病深胃败则哕。

木得金而伐，金克木。火得水而灭，水克火。土得木而达，土栽木荣，乃培土荣木之义。金得火而缺，火克金。水得土而绝。土克水。

通评虚实论

邪气盛则实，实则泻之，邪气去，而正气自安。正气夺则虚。虚则补之，正气胜，而邪气自却。

太阴阳明论

阳者，天气也，主外；阳应天气，而卫于外。阴者，地气也，主内；阴应地气，而营于内。故阳道实，阳气有余。阴道虚。阴气不足。阴道实，阴气有余。阳道虚。阳气不足。喉主天气，喉受无形之天气。咽主地

气；咽纳有形之地气。故**阳受风气**，风为阳邪，故阳受之。**阴受湿气**。湿
为阴邪，故阴受之。**阴气从足上行至头**，足之三阴，从足至头。而下行循臂
至指端；手之三阴，从脏走手。**阳气从手上行至头**，手之三阳，从手走头。
而下行至足。足之三阳，从头走足。**阳病者，上行极而下**；阳病则由上而
下。**阴病者，下行极而上**。阴病则自下而上。**伤于风者**，风为阳邪。**上**
先受之；风从上受。**伤于湿者**，湿为阴邪。**下先受之**。湿从下受。

　　四肢皆禀气于胃，而不得至经，胃阳敷放四末，而不得自至其经。
必因于脾，脾气敷化四达。**乃得禀也**，四肢因脾元敷布，而禀气于胃。**今**
脾病不能为胃行其津液，脾不健运，则胃亦不化，而津液不行。**四肢不得**
禀水谷气，谷气不至于四肢。**气日以衰**，气血日衰。**脉道不利**，脉之隧
道，不能通利。**筋骨肌肉，皆无气以生**，生阳之气日少。**故不用焉**。四肢
不用，病本在脾。

　　脾者土也，治中央，脾为己土，治于中央。**常以四时长四脏**，脾主四
时，长养四脏。**各十八日寄治**，四季之末，寄治各十八日。**不得独主于时**
也。长夏属土，脾不独主于时。

　　足太阴者，三阴也，太阴，为三阴之首，故独曰三阴。**其脉贯胃，属**
脾络嗌，脾脉，贯胃络嗌。**故太阴为之行气于三阴**；脾行阳明之气，入于
三阴。**阳明者，表也**，阳明，为两阳合明之地，故为太阴之表。**五脏六腑之**
海也，胃纳水谷，以滋脏腑，故为脏腑之海。**亦为之行气于三阴**。胃行太
阴之气，入于三阳。

阳明脉解篇

　　厥逆，连脏则死，连脏，乃厥逆之邪内入，所谓有阴无阳，故死。**连经**
则生。连经，则厥逆之邪外出，所谓阴出之阳，故生。

热论篇

　　巨阳者，诸阳之属也，巨阳，即太阳，为诸阳主气之属。**其脉连于风**
府，风府，穴名，太阳一经，上连风府，以通心肺，下合膀胱，以行背脊。**故为**

诸阳主气也。为诸阳主气之总统。人之伤于寒也，寒伤于表。则为病热，邪束为热，热即阳郁也。热虽甚不死；热为邪遏，可从汗解。其两感于寒而病者，色欲伤肾，寒伤太阳；劳倦伤脾，寒伤阳明；疲极伤肝，寒伤少阳，此均两感。必不免于死。表里俱伤，脏腑同病。

若其寒邪传不以次，传经不以次序。与夫专经不传，始终只在一经。表里变易，变易无定，或表或里。则随证脉处治，随脉证之变易，为之处治。吐下汗和，所以处治之道。早暮异法。病之变易，早暮不同，治法亦异。

视其虚实，实则泻之，虚则补之。调其逆从，逆者正治，从者反治。可使必已矣。可使病之必已。

凡病伤寒而成温者，寒郁为热，热自内发。先夏至日为病温；春变为温。后夏至日为病暑，夏变为暑，暑当作热，即热病也。暑当与汗俱出。暑从汗泄。勿止。止之，恐留邪为患。

评热病论篇

有病温者，汗出，汗出，则温邪外泄。辄复热，而脉躁疾，复热，为邪气胜；脉躁，为胃气微。不为汗衰，病热不为汗衰。狂言，失志。不能食，精气无俾。病名阴阳交，阴阳交混。交者死也。邪正不分，乃至于死。

劳风法在肺下。劳倦受邪，治法在于肺下。

邪之所凑，凑邪着也。其气必虚，虚之所在，邪必凑之。邪气留恋，其气亦虚。阴虚者，阳必凑之。阴虚于内，则阳陷于中。

逆调论篇

营气虚则不仁，不仁，则顽痹麻木。卫气虚则不用，不用，则痿弱瘫痪。营卫俱虚，化源已绝。则不仁且不用。瘫废已成。人身与志不相有，曰死。志不帅气，死期已迫。

疟论篇

夫痎疟皆生于风，风令人痎疟，即疟之夜发者。疟之始发也，疟发之始。虚实更作，阳虚则外寒，阳盛则外热；阴虚则内热，阴盛则内寒。阴阳相移也。阴阳之气，互相移易。

疟者，风寒之气不常也，疟邪无定在，与卫气相值则发。非比风寒之邪，定居营卫，寒热不移。病极则复。病极发达，仍复其常。方其盛时必毁，疟发盛时，勿遽治，恐毁伤其正气。因其衰也，事必大昌。因其衰而治之，则邪易去，而正气必获大昌。

刺疟篇

十二疟者，十二经各有其疟。其发各不同时，疟发各有其时，因十二经之阴阳虚实各不相同。察其病形，详察各症病形。以知其何脉之疾也。何脉之病，系属何经。

咳论篇

五脏六腑皆令人咳，脏腑受邪，传肺则咳。非独肺也。非独肺受气。五脏各以其时受病，五脏受邪，各有其时。非其时各传以与之。如肝先受邪，则传以与肺。

肺咳之状，邪系于肺则咳。咳而喘息有音，邪伏肺络，故喘息有音。甚至唾血。阳络伤，则血上溢。唾本属肾，而与肺相通也。

心咳之状，心邪传肺。咳则心痛，邪发心络则心痛。喉中介介如梗状，心气不降则梗。甚则咽肿喉痹。心火结痰则风动，而咽肿喉痹。

肝咳之状，肝邪传肺。咳则两胁下痛，肝肺循于两胁。甚则不可以转，转侧不便，枢机不利也。转则两胠下满。胠，亦胁也。强转则两胁下逆满。

脾咳之状，脾邪传肺。咳则右胠下痛，脾治于右。隐隐引肩背，肺系肩背，脾肺相关也。甚则不可以动，动，移动也。动则咳剧。强动则咳愈剧。

肾咳之状，肾邪传肺。咳则腰背相引而痛，腰为肾府，背为肾系，腰肾咳则故背引痛。甚则咳涎。肾主五液，咳甚，则肾不摄涎也。

五脏之久咳，脏咳不已。乃移于六腑。移为腑咳。

胃咳之状，胃邪传肺。咳而呕，呕则气逆。呕甚则长虫出。呕甚则长虫不能自安而出。

胆咳之状，胆邪传肺。咳呕胆汁。胆汁上溢，则口苦而呕。

大肠咳状，大肠之邪传肺。咳而遗矢。矢，即屎也。

小肠咳状，小肠之邪传肺。咳而失气。咳而气下失。气与咳俱失。气失则咳亦失。

膀胱咳状，膀胱之邪传肺。咳而遗溺。溺，小便也。遗溺虽属膀胱，而蓄泄之权，实操于肾。

久咳不已，久咳伤气。则三焦受之。气伤，则邪气遍满三焦。三焦咳状，三焦之邪传于肺。咳而腹满，三焦之气受伤，咳则大腹逆满。不欲饮食，腹满不欲食，火衰不能生土也。此皆聚于胃。邪气聚于胃。

关于肺，病证关于肺。使人多涕唾，气伤不能气化。而面浮肿气逆也。肺失降下之令，则气逆而面必浮。

举痛论篇

经脉流行不止，经气流行。环周不休。循环无端。

百病生于气也，百病之生，皆关于气。怒则气上，怒则气逆，甚则呕血，食则气逆，故气上矣。喜则气缓，喜则气和志达，营卫通利，故气缓矣。悲则气消，悲则心系急，肺叶布举。而上焦通营卫，散热气在中，故气消矣。恐则气下，恐则精却，却则上焦闭，闭则气还，还则下焦胀，故气下行矣。寒则气收，寒则腠理闭，气不行，故气收矣。炅则气泄，炅则腠理开，营卫通，汗大泄，故气泄矣。惊则气乱，惊则心无所依，神无所归，虑无所定，故气乱矣。劳则气耗，劳则喘急汗出，外内皆越，故气耗矣。思则气结。思则心有所存，神有所归，正气留而不行，故气结矣。

腹中论篇

有病心腹满，心腹胀满。旦食则不能暮食，食化迟难，日不能再食，名为臌胀，中空外急，故胀满如鼓。治之以鸡矢醴。降浊气，以出二阴也。

有病胸胁支满者，妨于食，肝病则支满妨食。病名血枯。血枯，中挟干血也。中气竭，气竭不能化血。肝伤，伤则肝血少藏。故月事衰少不来也。血室既枯，经水亦断。以四乌鲗骨一芦茹，二物浚血，血枯挟干血者，宜之。丸以雀卵，益阳固血，大如小豆。可以久藏。以五丸为后饭，饭后药先。饮以鲍鱼汁，利肠中。鲍鱼气腥，汁降利益肠中。

夫芳草之气美，芳香耗散。石药之气悍。燥悍烁阴。

刺腰痛篇

足太阳脉，令人腰痛，腰为肾府，太阳乃肾之外廓也。引颈脊尻背如重状；足太阳经脉所循。少阳，令人腰痛，少阳属木，主胆。如以针刺其皮中，木失滋荣，盗食母气，而营血不利，故以针刺皮中而痛。循循然不可以俯仰也，少阳之经行于身侧，枢机不利，故循循不可俯仰。不可以顾；顾，回视也。阳明，令人腰痛，阳明经，行身之前，阳明盛则少阴虚，故亦令人腰痛。不可以顾，经脉不利。顾如有见者，善悲；热甚于阳明，则神消而见鬼神，不足则悲。足少阴，令人腰痛，足少阴属肾，肾虚，故腰痛。痛引脊内廉；肾系于脊，故痛引脊内。厥阴之脉，令人腰痛，足厥阴属肝。腰中如张弓弩弦；肝脉，列络三焦病则筋脉牵引，如张弓弦。太阴之脉，令人腰痛，足太阴属脾，土邪克水，故亦令人腰痛。倦怠欲睡；脾主困倦也。会阴之脉，令人腰痛，会阴在两阴之间，即任脉之络。任脉起于少阴，故亦令人腰痛。痛上漯漯然汗出，汗为阴液，外泄，故漯漯不止而痛。汗干令人欲饮，汗干亡阴，故令欲饮。饮已欲走。饮停心下，心气不宁，故欲走也。

风论篇

风者,善行而数变,<small>风性飞扬善鼓,故善行而数变也。</small>其寒也,则衰饮食,<small>寒凝水热,则饮食衰少。</small>其热也,则消肌肉。<small>热伤津液,故肌肉消瘦。</small>故风者,百病之长也,<small>风为百病之长。</small>至其变化,<small>变化多端。</small>乃为他病,<small>病非一定,乃有其他。</small>无常方。<small>风无常方,按经施治。</small>

痹论篇

风、寒、湿三气杂至,<small>风性鼓动,寒性收敛,湿性凝涩。</small>合而为痹也。<small>痹,闭也,邪着气闭,则为痹病。</small>其风气胜者,为行痹,<small>风性善行,流走作痛。</small>寒气胜者,为痛痹,<small>寒性善收,痛有定处不移。</small>湿气胜者,为着痹。<small>湿性阴凝,痛处重着不移。</small>

病久而不去者,<small>病久不去,则邪气深入。</small>内舍于其合也。<small>邪气入深,则内舍于脏。</small>故骨痹不已,<small>在骨之痹不已。</small>内舍于肾;<small>内入而舍于肾脏。</small>筋痹不已,<small>在筋之皮不已。</small>内舍于肝;<small>内而舍于肝脏。</small>脉痹不已,<small>在脉之痹不已。</small>内舍于心;<small>内入而舍于心脏。</small>肌痹不已,<small>在肌之皮不已。</small>内舍于脾;<small>内入而舍于脾脏。</small>皮痹不已,<small>在皮之痹不已。</small>内舍于肺。<small>内入而舍于肺脏。</small>各以其时,<small>五脏各有主时。</small>重感于风、寒、湿之气也。<small>重感则病深。</small>

诸痹不已,<small>诸痹,五痹也。不已,则痹不去。</small>亦益内也。<small>病日内,而邪日深。</small>其入脏者死,<small>入脏,则正气伤残,故死。</small>其留连筋骨间者疼久,<small>留连筋骨,脏气足以拒邪,故但疼久。</small>其留连皮肤间者易已。<small>留连皮肤,则邪浅病微,故易已。</small>

病久入深,<small>病久不去,则邪痹深入。</small>营卫之行涩,<small>营卫气衰,流利不行。</small>经络时疏,<small>经络之气时疏,不能拒邪。</small>故不痛。<small>正气衰微,邪无气敌,故不痛,其病为最重。</small>皮肤不荣,<small>皮肤失其荣润。</small>故为不仁。<small>不仁,则顽木不知痛痒。</small>

凡痹之类,<small>诸痹也。</small>逢寒则急,<small>寒则筋急,气虚亦纵。</small>逢热则纵。

热则筋纵,血虚亦急。

痿论篇

肺热叶焦,<small>火热刑金</small>。则皮毛虚弱急薄,<small>肺失清肃之令,乏分布治节</small>之权。著则生痿躄也。<small>火热着而不移,则手痿足躄皆不用之疾。</small>

大经空虚,<small>经脉空虚</small>。发为肌痹,<small>肌痹,非顽痹,乃肌乏滋荣润泽之</small>谓。传为脉痿。<small>脉痿,不能举动。</small>

入房太甚,<small>纵欲竭精</small>。宗筋弛纵,<small>筋失精荣,则筋纵不能收</small>。发为筋痿。<small>筋脉痿弛,不能为用。</small>

肌肉濡渍,<small>湿热渐渍于肌肉</small>。痹而不仁,<small>肌肉成痹,则顽木而不自知</small>觉。发为肉痿。<small>肉痿,则肌肉痿惫,而不知痛酸。</small>

骨枯髓虚,<small>肾脂枯不长</small>。足不任身,<small>足弱不能胜任其身</small>。发为骨痿。<small>骨痿,则软弱不能起于床。</small>

治痿独取阳明,<small>阳明多气多血</small>。阳明者,五脏六腑之海,<small>广纳水</small>谷,故以海名。主润宗筋,<small>全赖阳明,以润养宗筋</small>。宗筋主束骨而利机关也。<small>宗筋为一身之结束。</small>

冲脉者,经脉之海也,<small>冲为十二经之海</small>。主渗灌溪谷,<small>溪谷,乃肉之</small>会。与阳明合于宗筋,<small>经气会合</small>。阴阳总宗筋之会,<small>阴阳之气,总统会</small>于宗筋。会于气街,<small>气街,穴名</small>。而阳明为之长,<small>长,犹主也</small>。皆属于带脉,而络于督脉。<small>带脉、督脉约束其间</small>。故阳明虚,则宗筋纵,<small>阳明经</small>虚,则宗筋失养,而弛纵。带脉不引,<small>带脉不能收引</small>。故足痿不用也。<small>足</small>胫痿弱,不能为我用。

厥论篇

阳气衰于下,则为寒厥;<small>阳气衰,则阴气胜,为寒厥</small>。阴气衰于下,则为热厥。<small>阴气衰,则阳气胜,为热厥。</small>

阳气起于足五趾之表,<small>足之三阳,起于足五趾之表</small>。阴脉者,集于足下而聚于足心,<small>足之三阴,集膝下,聚足心</small>。故阳气胜,则足下热也。

阳胜阴衰,则阳乘阴位,为足下热。

阴气起于足五趾之里,足之三阴,起足五趾之里。集于膝下而聚于膝上,阴脉集膝下,聚膝上。故阴气胜,则从五趾至膝上寒,阴胜阳衰,则阴气起于下,而令五趾至膝上寒。其寒也,不从外,非寒邪外袭。皆从内也。是内里阳衰。

病能论篇

有病怒狂者,善怒,善狂。食入于阴,阴受气于谷。长气于阳,气长则阳旺。故夺其食则已,夺其食则气衰,而发厥之阳自已。使之服以生铁落为饮。力能坠热下气。

有病身热懈惰,湿热伤筋。汗出如浴,湿热外越。恶风少气,卫虚食气于里也。以泽泻、术各十分,泻湿热,健脾土。麋衔五分。麋衔,即鹿含草,力能壮阳除湿。合以三指撮为后饭。饭从药先,则湿热下泄。

奇病论篇

人有重身,九月而喑,怀妊至九月而失音。胞之络脉绝也。胎气过而络脉不通。胞络者,系于肾,胞脉起于足少阴。少阴之脉,贯肾系舌本,胞脉过,则少阴之气不能上通于舌。故不能言。此失音之故。无治也,不必治。当十月复。生子,而脉气通,音自复。

有病口甘者,脾气上溢。名曰脾瘅。脾气溢,而湿热上甚。肥者令人内热,肥滋湿热,而令人内热。甘者令人中满,甘助中气,而令人中满。故其气上溢,湿热之气上溢,而烁津液。转为消渴。饮水善消而渴不已。治之以兰,兰草,芳香。除陈气也。辟除陈久湿热之气。

刺禁论

肝生于左,肝络两胁,而治于左。肺藏于右,肺位胸中,而治于右。心部于表,心部膻中,而治于表。肾治于里,肾藏脊内,而治于里。脾为之使，脾居腹内，为胃行津液如使。胃为之市，万物所归谓之市。鬲肓之上，鬲肓，乃膈中无肉空处。中有父母，阳气为父，阴血为母，心血肺气，父母之象。七节之旁，脊下第七节。中有小心。小心，即命门，穴中有相火代心，故曰小心。

虚实要论篇

气盛身寒，身寒之时，气壮盛而粗。得之伤寒；寒邪伤形，则气不得伸，而息粗。气虚身热，身热之时，气虚怯而微。得之伤暑。暑邪伤气，则气不能振，而息微。

皮部论篇

其入经也，从阳部注于经；阳气自外布而卫于外，阳邪从外入而注于经。其出者，从阴内注于骨。阴精自内出而营于内，阴邪从内注而注于骨。

骨空论篇

任脉为病，任脉，主一身之承任。男子内结七疝，寒、水、气、血、筋、狐、癞。女子带下瘕聚。带下，赤白带也；假物成形，谓之瘕；聚散无常，谓之聚。

冲脉为病，冲脉为一身之冲要。逆气里急。逆气，为气有余；里急，为血不足。

督脉为病，督脉，总统诸阳，为一身之总督。脊强反折。督脉所经强折，乃经气为病。

水热穴篇

肾者，胃之关也，肾为胃关。关门不利，气化不行。故聚水而从其类也。肾为水脏，水聚而从其类，为水病。

调经论篇

神有余则笑不休，神有余，则神气飞扬，而多笑。**神不足则悲。**神不足，则气惨神慄，而多悲。

气有余则喘咳上气，气有余，则气逆，而喘咳上气。**不足则息利少气。**气不足，则气怯，而息利少气。

血有余则怒，血有余，则肝气盛满，而多怒。**不足则恐。**血不足，则盗食母气，而多恐。

形有余则腹胀，形有余，则脾实，而大腹胀满。**泾溲不利**，少水不能快利。**不足则四肢不用。**形不足，则脾病，而四肢不为我用。

志有余则腹胀飧泄，志有余，则阴盛，而腹胀飧泄。**不足则厥。**志不足，则阳衰，而为厥。

阳虚生外寒，阳受气于上焦，则温皮肤分肉之间。今寒气在外，则上焦不通，上焦不通则寒气独留于外，故寒栗。**阴虚生内热**，有所劳倦，形气衰少，谷气不盛，上焦不行，下脘不通，而胃气热，热气薰胸中，故内热。**阳盛生外热**，上焦不通利，则皮肤致密，腠理闭塞，玄府不通，卫气不得泄越，故外热。**阴盛生内寒。**厥气上逆，寒气积于胸中而不泻，不泻则温气去，寒独留，留则血凝泣，凝泣则脉不通，其脉盛大以涩，故中寒。

标本病传论篇

知标本者，急则治其标，缓则治其本。**万举万当。**举治至当，万无一失。**治反为逆**，治反，则逆其性，而正治之。**治得为从。**治得，则顺其性，而从治之。

天元纪大论篇

有余而往，阳之有余。**不足随之**；阴随不足。**不足而往**，阳之不足。**有余从之。**阴随有余。**知迎知随**，往者随，而来者迎。**气可与期。**可期胜负之气。

甲己之岁，甲己化土。土运统之；土运统甲己。乙庚之岁，乙庚化金。金运统之；金运统乙庚。丙辛之岁，丙辛化水。水运统之；水运统丙辛。丁壬之岁，丁壬化水。木运统之；木运统丁壬。戊癸之岁，戊癸化火。火运统之。火运统戊癸。

子午之岁，岁逢子午。上见少阴；少阴君火司天。丑未之岁，岁逢丑未。上见太阴；太阴湿土司天。寅申之岁，岁逢寅申。上见少阳；少阳相火司天。卯酉之岁，岁逢卯酉。上见阳明；阳明燥金司天。辰戌之岁，岁逢辰戌。上见太阳；太阳寒水司天。巳亥之岁，岁逢巳亥。上见厥阴。厥阴风木司天。

五运行大论篇

厥阴在上，厥阴风木司天。则少阳在下；少阳相火在泉。少阴在上，少阴君火司天。则阳明在下；阳明燥金在泉。太阴在上，太阴湿土司天。则太阳在下；太阳寒水在泉。少阳在上，少阳相火司天。则厥阴在下；厥阴风木在泉。阳明在上，阳明燥金司天。则少阴在下；少阴君火在泉。太阳在上，太阳寒水司天。则太阴在下。太阴湿土在泉。

六微旨大论篇

君火以明，明者以其神，故主神明之用。相火以位。位者以其化，乃主生化之基。

亢则害，火气亢，则必乘其所害。承乃制。水气承，则可制其所偏。

出入废，则神机化灭；出入废，则呼吸不续，而神机之生化绝灭。升降息，则气立孤危。升降息，则上下不通，而氤氲之生气孤危。

气交变大论篇

岁木太过，木气有余。风气流行，风邪流行。脾土受邪，土受木克。冲阳绝者，死不治。冲阳，胃脉也。土败木贼，故不治。

岁火太过，火气有余。炎暑流行，暑邪流行。金肺受邪，金受火克。

太渊绝者,死不治。<small>太渊,肺脉也。金败火刑,故不治。</small>

岁土太过,<small>土气有余。</small>雨湿流行,<small>湿邪流行。</small>肾水受邪,<small>水受土克。</small>太溪绝者,死不治。<small>太溪,肾脉也。水竭土强,故不治。</small>

岁金太过,<small>金气有余。</small>燥气流行,<small>燥邪流行。</small>肝木受邪,<small>木受金克。</small>太冲绝者,死不治。<small>太冲,肝脉也。木败金刑,故不治。</small>

岁水太过,<small>水气有余。</small>寒气流行,<small>寒邪流行。</small>邪害心火,<small>火受水克。</small>神门绝者,死不治。<small>神门,心脉也。火衰水败,故不治。</small>

岁木不及,<small>木气不足。</small>燥乃大行,<small>燥气大行。</small>复则炎暑流火。<small>火来复仇。</small>

岁火不及,<small>火气不足。</small>寒乃大行,<small>寒气大行。</small>复则埃郁。<small>土来复仇。</small>

岁土不及,<small>土气不足。</small>风乃大行,<small>寒气大行。</small>复则收政严峻。<small>金来复仇。</small>

岁金不及,<small>金气不足。</small>炎火乃行,<small>火气大行。</small>复则寒雨暴至。<small>水来复仇。</small>

岁水不及,<small>水气不足。</small>湿乃大行,<small>湿气大行。</small>复则大风暴至。<small>木来复仇。</small>

五常政大论篇

平气何如而名?<small>岁气之和平者。</small>木曰敷和,<small>木遂敷和条达。</small>火曰升明,<small>火遂升发神明。</small>土曰备化,<small>土遂健运生化。</small>金曰审平,<small>金遂分布治节。</small>水曰静顺。<small>水遂润泽封藏。</small>其不及奈何?<small>岁气不及之纪。</small>木曰委和,<small>木化委和。</small>火曰伏明,<small>火化伏明。</small>土曰卑监,<small>土化卑监。</small>金曰从革,<small>金化从革。</small>水曰涸流。<small>水化涸流。</small>太过何谓?<small>岁气太过之纪。</small>木曰发生,<small>木气发生。</small>火曰赫曦,<small>火气赫曦。</small>土曰敦阜,<small>土气敦阜。</small>金曰坚成,<small>金化坚成。</small>水曰流行。<small>水气流行。</small>

阴精所奉,其人寿;<small>阴精上奉,则阳气固密,故寿。</small>阳精所降,其人夭。<small>阳精下降,则阴亦泄,气亦泄,故夭。</small>病在上,上病因于下。取之下;

下取，而上病自愈。病在下，下病因于上。取之上；上取，而下病自愈。病在中，中州有病。旁取之。旁取而中病自愈。

必先岁气，必先司天，运气所主。无伐天和。无伐天道冲和之气。

六元正纪大论篇

岁半之前，岁之前半。天气主之；司天主之。岁半之后，岁之后半。地气主之；在泉主之。上下交互，上下之气交互。气交主之。交互之气主之。盖岁之前半，乃生长之令，故司天主之，非谓绝无在泉也。岁之后半，乃收藏之令，故在泉主之，非谓绝无司天也。可知司天在上，在泉在下，而上下交互，乃气交主之也。

无失天信，无失温凉寒温热之信。无逆气宜。无逆温凉、补泻之宜。热无犯热，犯热则热至。寒无犯寒。犯寒则寒至。发表不远热，发表之药，不远热。攻里不攻寒。攻里之药，不远寒。有故无殒，有病，病当之。亦无殒也。勿伤其正气。

大积大聚，五脏之积，六腑之聚。其可犯也。可犯，谓可以法治也。衰其大半而止，衰其半，则正气未伤。过者死。治之太过，则正气伤残，故死。木郁达之，木性喜条达。达之，谓宣其郁。火郁发之，火性喜发扬。发之，使遂其性。土郁夺之，土性喜通而恶塞。夺之，谓攻其实。金郁泄之，金性喜润而恶壅。泄之，谓泄其邪。水郁折之。水性润下而恶逆流。折之，谓挫其势。然调其气，调其未平之气。过者折之，调之，而气有未平者，又当折之。以其畏也，折之，以其所畏之气。所谓泻之。泻之，乃泻其太过之气。有假其气，假其寒热之气。无禁也。犯寒犯热可无禁。

至真要大论篇

谨察阴阳所在而调之，谨察病之阴阳，而调其虚实。以平为期，以病气之平定为期。正者正治，以寒治热，以热治寒。反者反治。以寒治寒，以热治热。风淫于内，风邪淫于内。治以辛凉，辛凉以撒达其邪。佐以苦甘，苦甘以调和其气。以甘缓之，甘缓，以缓其急。以辛散之；风为木气，散以遂其条达之性。**热淫于内**，热邪淫于内。**治以咸寒**，咸寒，以泻涤其热。**佐以甘苦**，甘苦，以和治其阴。**以酸收之**，酸，以收其余热。**以苦发之**；热为火气，苦发以遂其发扬之性。**湿淫于内**，湿邪淫于内。**治以苦热**，苦热，以燥其湿。**佐以酸淡**，酸淡渗湿，以调其气。**以苦燥之**，苦燥，以泻其湿。**以淡渗之**；湿为土邪，苦燥淡渗，皆所以燥其湿，而强其本。**火淫于内**，火邪淫于内。**治以咸冷**，咸冷，以荡涤其火。**佐以苦辛**，苦辛，泻火以润其阴。**以酸收之**，酸，以收其浮散之火。**以苦发之**；苦，以发其结伏之火。**燥淫于内**，燥邪淫于内。**治以苦温**，苦温，以温润其燥。**佐以甘辛**，甘辛，以辛润其燥。**以苦下之**；燥为金气，苦泄以调其降下之令。**寒淫于内**，寒邪淫于内。**治以甘热**，甘热，以胜其寒淫。**佐以苦辛**，苦辛，以佐治之。**以辛润之**，辛，以润其寒燥。**以苦坚之**。寒为水气，苦，以坚其水脏。

　　君一臣二，数之阳。**奇之制也**；阳数为奇。**君二臣四**，数之阴。**偶之制也**；阴数为偶。**近者奇之**，治近，以数之奇。**远者偶之**；治远，以数偶之。**汗者不以偶**，汗剂，不以阴之偶。**下者不以奇**。下剂，不以阳之奇。**补上治上，制以缓**，和缓之剂，可以治上。**补下治下，制以急**；峻急之剂，可以治下。**急则气味厚**，气味厚，则功力急。**缓则气味薄**。气味薄，则功力缓。**近而奇偶**，治近病，以奇之偶。**制小其服也**；小其服，则功力近。**远而奇偶**，治远病，以奇之偶。**制大其服也**；大其服，则功力远。**大则数少**，数少，则力专。**少则数多**；数多，则力周。**多则九之**，九为奇数之至。**少则二之**。二为偶数之始。**奇之不去，则偶之**，奇之，以且偶也。**是谓重方**；重方，复方也。**偶之不去，则反佐以取之**。偶而反佐，以治病之不相应者。

　　脉至而从，脉至而从，顺四时。**按之不鼓**，按之无鼓搏之形。**诸阳皆然**。乃诸病阳知之脉。

　　春不沉，沉为冬脉，为肝之母气。**夏不弦，冬不涩**，涩为秋脉，为肾之母气。**秋不数**，数为夏脉，为生土、生金之母气。**是谓四塞**。失母气，而生气不能交通，故调之塞。

　　诸风掉眩，风性动摇，故主掉眩。**皆属于肝**；肝属木，生风。**诸寒收引**，寒性主束，故敛收引。**皆属于肾**；肾属水，主寒。**诸风膹郁**，气郁于中，为满闷膹郁。**皆属于肺**；肺属金，主气。**诸湿肿满**，湿性阻滞，胀闷肿满，皆属于脾；脾属土，主湿。**诸热瞀瘛**，热郁伤肝，目瞀筋瘛。**皆属于火**；火性焰，摇而内暗。**诸痛痒疮**，痛痒疮疡。**皆属于心**；心属火，主血。血热，肉腐，故痛痒疮疡。**诸厥固泄**，厥逆固泄。**皆属于下**；皆主下焦水火偏衰，则为厥逆、固闭。**诸痿喘呕**，喘、呕、痿躄。**皆属于上**；上焦，心肺所主。偏热偏寒，则为痿躄、喘、呕。**诸禁鼓栗**，鼓颔战栗。**如丧神守**，神守丧失。**皆属于火**；火郁之象。**诸痉项强**，项强而痉。**皆属于湿**；湿挟风木之化。**诸逆冲上**，气逆上冲。**皆属于火**；火禀炎上之化。**诸胀腹大**，胀满腹大。**皆属于热**；热滞于里，故大腹胀满。**诸躁狂越**，狂越躁扰。**皆属于火**；火盛之象。**诸暴强直**，强直暴烈。**皆属于风**；风木挟燥金之化也。**诸病有声**，有声知鸣。**鼓之如鼓**，鼓击有声。**皆属于热**；热郁滞，湿气搏，有声。**诸病胕肿**，脾病胕肿。**疼酸惊骇**，肝病疼酸，心病惊骇。**皆属于火**；火属湿滞，病关心肝。**诸转反戾**，反张，转筋。**水液浑浊**，气化不清。**皆属于热**；热伤气化，血不荣筋。**诸病水液**，水液不化。**澄澈清冷**，清澈冰冷。**皆属于寒**；寒水之化，病主乎肾。**诸呕吐酸**，呕吐酸水，**暴注下迫**，注泄窘迫。**皆属于热**。热郁于中，气迫于下。

　　寒者热之，以热药治寒病。**热者寒之**，以寒药治热病。**微者逆之**，逆者，谓正治也。**甚者从之**。从之，谓反治也。

　　逆者正治，正治，是逆其性。**从者反治**。反治，乃从其性。

　　热因寒用，热药，用寒药为引。**寒因热用**，寒药，用热药为引。**塞因塞用**，下虚中满，用塞药补虚，以启中州。**通因通用**。热结注泄，用通药泻结，以止旁流。**必伏其所主，而先其所因**，窥病之所主，而先治其所因。**其始则同**，其始，受邪则同。**其终则异**。其终，伤本则异。

　　从内之外者，调其内；调其内，而外自解。**从外之内者，治其外**；治其外，而内自调。**从内之外，而盛于外者**，内病盛于外。先调其内，而后治其外;调其内,以后解其外。从外之内,而盛于内者,外病盛于内。先治其外,而后调其内;治其外,以后调其内。中外不相及,病各为一。则治主病。治其病之所主。

诸寒之而热者取之阴,阴气足,而热自化。诸热之而寒者取之阳。阳气足,而寒自消。所谓求其属也。谓求其主病,阴阳之属。

主病之谓君,药治主病为君。佐君之谓臣,佐君药治病为臣。应臣之为使。应用臣药为使。

调气之方,调气之方法。必别阴阳,分别病之阴阳,定其中外,定其病之或中或外。各守其乡。各守经络、脏腑、气血之乡。内者内治,病在内者,从内调治。外者外治,病在外者,从外调治。微者调之,病微者,调其气。其次平之,病甚者,平其邪。盛者夺之,邪盛者,攻其实。汗之下之,汗之以解其外,下之以攻其内。寒热温凉,春温、夏热、秋凉、冬寒之邪。衰之以属,衰之以病气之属。随其攸利。随病制宜,必取攸利以治之也。

示从容论篇

夫年长则求于腑,年长必多嗜欲,故伤其腑。年少则求之于经,年少必多役使,乃伤其经。年壮则求之于脏。年壮必使内过劳,则伤其脏。

疏五过论篇

不知病情,不能详审病由,何以洞悉病情。治之一过也;治病者之第一过。

不知补泻,不察病之虚实,保无补泻妄投。治之二过也;治病者之第二过。

工不知诊,不精诊切之法,安能细测脉理。治之三过也;治病者之第三过。

病不能医,弗能细辨方药,乌足把握病机。治之四过也;治病者之第四过。

医不能明,不能深明医理,难窥病之渊源。治之五过也。治病者之第五过。

微四失论篇

不知阴阳逆从之理，不审阴阳逆从，焉识病之所主。治之一失也；治病者之第一失。

受师不卒，抛撇师传，专学杜撰。后遗身咎，误人自误，遗其身咎。治之二失也；治病者之第二失。

不适贫贱富贵之居，膏粱、藜藿勿分。不别人之勇怯，勇、壮、怯、弱混治。治之三失也；治病者之第三失。

诊病不问其始，不究病由，忽略以治。卒持寸口，躁率诊脉，药必妄投。治之四失也。治病者之第四失。

阴阳类论

三阳为父，三阳者，太阳也。太阳布一身之阳，有如父之尊。二阳为卫，二阳者，阳明也。阳明守护中宫，有如卫之固守。一阳为纪；一阳者，少阳也。少阳游行三焦，如纲之有纪。

三阴为母，三阴者，太阴也。太阴行胃津液，以滋百脉，有如母之化育。二阴为雌，二阴者，少阴也。少阴主诸阴，为诸阳内守，如诸阳之有雌。一阴为独使。一阴，厥阴也。厥阴者，两阴交尽，一阳初生，为阴中之阳，生生化化，如独使也。

方盛衰论

阳从左，阳根于右，而行于左。阴从右，阴基于左，而行于右。至阴虚，至阴者，脾。脾气虚，土不足也。天气绝；天气者，肺。绝其生源，乃土不生金也。至阳盛，至阳者，火。火壮，则气反衰。地气不足。地气者，中气。壮火食气，故脾胃并衰也。

解精微论篇

水之精为志，水藏于肾，而精即水之凝，志之所立也。**火之精为神**，火统乎心，而精又血之化，神之所用也。**水火相感**，水为阴之主，火为阳之主。遇事触物谓之感，感则阴阳不相持。**神志俱悲**，志动乎意，神伤乎哀，故神志交感则悲。**是以目之水生也**。目窍于肝而能视物。光明者，乃心之血、肺之气也。夫肝主藏魂，而生于肾水，肺主藏魄，而制于心火，故水火相感，则神志俱悲。悲则魄散魂消，水不能藏，而独出于目也。**水流而涕从之**，悲哀伤肺，肺窍于鼻而通于脑，故脑渗为涕。**夫泣不出者**，虽泣无泪也。**神不慈**，志不动，神不伤。**泣安能独来**。泣当作泪，神宁志固则水得所藏，而泪无从来。

全集十

洄溪脉学

洄溪脉学

脉位法天地五行论

人配天地而称三才,人身俨然一小天地也,凡两间之理无所不应。他不具论,即如脉之合于五行者,粲若指掌,请得而陈之。

北方为坎水之位也,南方为离火之位也,东方为震木之位也,西方为兑金之位也,中央为坤土之位也。试南面而立,以观两手之部位:心属火居寸,亦在南也;肾属水居尺,亦在北也;肝属木居左,亦在东也;肺属金居右,亦在西也;脾属土居关,亦在中也。

以五行相生之理言之,天一生水,故先从左尺。肾水生左关肝木,肝木生左寸心火,心火为君主,其位至高不可下,乃分权于相火,相火寓于右肾,肾本水也,而火寓焉。如龙伏海底,有火相随。右尺相火,生右关脾土,脾土生右寸肺金,金复生水。循环无端,此相生之理也。

更以五行相克之理言之,相火居右尺,将来克金,赖对待之左尺,实肾水也。火得水制,则不乘金矣。脾土在右关,将来克水,赖对待之左关,实肝木也。土得木制,则不侮水矣。肺金在右寸,将来克木,赖对待之左寸,实心火也。金得火制,则不贼小矣。右手三部,皆得左手三部制矣。而左手三部,竟无制者独何欤?右寸之肺金,有子肾水,可复母仇。右关之脾土,有子肺金,可复母仇。右尺之相火,有子脾土,可复母仇。是制于人者,仍乃制人。相制而适以相成也,此相克之理也。

人能体天地之道,以保其身,脉何有不调者哉!

提纲论

经曰:调其脉之缓急、大小、滑涩,而法变定矣。盖调六者,足以定诸脉之纲领也。又曰:小大、滑涩、浮沉。《难经》则曰:浮沉、长短、滑涩。仲景曰:弦紧、浮沉、滑涩,此六者名为残贼,能为诸脉作病。滑伯仁曰:提纲之要,不出浮、沉、迟、数、滑、涩之六脉。

夫所谓不出于六者,亦其足统表里、阴阳、虚实、寒热、风冷、湿燥、脏腑、血气之病也。浮为阳为表,诊为风为虚;沉为阴为里,诊为涩为实。迟为在脏,为寒为冷;数为在腑,为热为燥。滑为血有余;涩为气独滞。

此诸说者,词虽稍异,义实相通。若以愚意论之,不出表里、寒热、虚实六者之辨而已。如浮为在表,则散大而芤可类也;沉为在里,则细小而伏可类也。迟者为寒,则徐缓促结之属可类也;数者为热,则洪滑疾促之属可类也。虚者为不足,则短濡微弱之属可类也;实者为有余,则紧弦动革之属可类也。此皆大概,人所易知。然即六者之中,复有相悬之要,则人或不能识,似是而非,误非浅矣。

夫浮为表矣,而凡阴虚者,脉必浮而无力,因真阴脱于下,而孤阳浮于上。是浮不可概言表,而可升散乎?沉为里矣,而凡表邪初感之盛者,阴寒束于皮毛,阳气不能外达,则脉必先沉紧。是沉不可概言里,而可攻下乎?迟为寒矣,而伤寒初退,余热未清,脉多迟滑。是迟不可以概言寒,而可温中乎?数为热矣,而凡虚损之候,阴阳俱亏,气血败乱者,脉必急数,愈数者愈虚,愈虚者愈数。是数不可以概言热,而可寒凉乎?微细类虚矣,而痛极雍闭者,脉多伏匿。是伏不可概言虚,而可骤补乎?洪弦类实矣,而真阴失守者,必关格非常。是弦不可以概言实,而可消之乎?乃知诊法于纲领之中,而复有大纲领者存焉。设不能以四诊相参,而欲孟浪任意,未有不覆人于反掌间者矣。

因形气以定诊论

逐脉审察者，一定之矩也。随人变通者，圆机之用也。比如浮沉、迟数，以定表里、寒热，此影之随形，复何论哉。然而形体各有不同，则脉之来去，因之亦异，又不可执一说以概病情也。何则？肥盛之人，气居于表，六脉常带浮洪；瘦小之人，气敛于中，六脉常带沉数。性急之人，五至方为平脉；性缓之人，四至便作热医。身长之人，下指宜舒；身短之人，下指宜密。北方之人，每见实强；南方人，恒多软弱。少壮之脉多大；衰老之脉多虚。醉后之脉多数；饮后之脉常洪。室女、师尼多濡弱；婴儿之脉常七至。故经曰：形气相得者，生；三五不调者，死。其可不察于此乎？

更有一说焉。肥盛之人，虽曰气居于表，浮洪者是其常也，然使肌肉过于坚厚，则其脉之来也，势将不能直达于皮肤之上，反欲重按乃见，若谨守浮洪易见之说，以轻手取之，则模糊细小，本脉竟不能测；瘦小之人，虽曰气敛于中，沉数者是其常也，然使肌肉过于浅薄，则其脉之来也，势将即呈于皮肤之间，反可浮取而知。性急之人，脉数是其常也，适常从容无事，亦近舒徐；性缓之人，脉迟是其常也，偶值悾惚多冗，亦随急数。北人脉强，是其常也，或累世膏粱，或母系南产，亦未必无软弱之形；南人脉弱，是其常也，或先天禀足，或习耐劳苦，亦间有强实之状。少强脉大，是其常也，夭促者多见虚细；老弱脉虚，是其常也，期颐者更为沉实。室女、尼姑濡弱者，是其常也，或境遇优游，襟怀恬淡，脉亦来定冲和；婴儿气禀纯阳，急数者是其常也，或质弱带寒，脉来亦多迟慢。以此类推，则人身固有一定之形气，而形气之中，又必随人为之转移，方能尽言外之妙也。

审象论

夫证之不齐,莫可端倪而尽,欲以三指洞其机,则戞戞乎难之矣。语云:胸中了了,指下难明。此深心体悉,不肯自欺之言。然脉虽变化无定,而阴阳、表里、寒热、虚实之应于指下者,又自有确乎不易之理。思之思之,鬼神将通之耳。

一曰此类以晰其似。所以明相类之脉,比其类而合之,辨其异而分之,鲜不决之疑矣。如迟之与缓,似乎同也,而迟则一息三至,脉小而衰;缓则一息四至,脉大而徐。沉之与伏,似乎同也,而沉则轻,举则无,重按乃得;伏则重按亦无,推筋乃见。数、紧、滑似乎同也,而数则来往急迫,呼吸六至;紧则左右弹指,状如切绳;滑则往来流利如珠圆。滑、浮、虚、芤似乎同也,浮则举之有余,按之不足;虚则举之迟大,按之则无;芤则浮沉可见,中按则无。濡之与弱,似乎同也,而濡则细软而浮;弱则细微而沉。微之与细,似乎同也,而微则不及于细,若有若无,状类蛛丝;细则稍胜于微,应指极细,状比一线。弦与长似乎同也,而弦则状如弓弦,端直挺然,而不搏指;长如长竿,过于本位,而不搏指。短与动似乎同也,而短为阴脉,无头无尾,其来迟滞;动为阳脉,无头无尾,其来数滑。洪之与实,似乎同也,而洪则状如洪水,盛大满指,重按则稍减;实乃充实,应指有力,举按皆然。牢之与革,似乎同也,而牢则实大而弦,牢守其位;革则虚大浮弦,内虚外急。促、急、涩、代,似乎同也,而促则急促,数时暂止,结为凝结,迟则暂止;涩则迟短涩滞,至则带止,三五不调;代则动而中止,不能自还,止数有常,非暂之比。

一曰对举以明相反之脉。有可因此而悟彼者,令阴阳不乱也。如浮沉者,脉之升降也,以察阴阳,以分表里。浮法天,为轻清;沉法地,为重浊也。迟数者,脉之急慢也,脉以四至为和平,如见五至,必形气壮盛,或闰以太息。五至皆为无疴之象,不及为迟,太过为数。迟阴在脏，数阳在腑。数在上为阳中之阳，在下为阴中之阳；迟在上为阳中之阴，在下为阴中之阴。虚实者，脉之刚柔也，皆以内之有余、不足，故咸以按而知。长短者，脉之盈缩也。长者见于尺寸，有通于三部；短者必见于尺寸。盖必质于中而后知，过于中为长，不及于中为短。滑涩者，脉之通滞也。《千金》曰：滑者血多气少，血多故流利圆滑；涩者气多血少，故难涩而散。洪微者，脉之盛衰也，血热而盛，气随以溢，满指洪大，冲涌有余，故洪为盛；气虚而寒，血随以涩，应脉微渺，欲绝非绝，故微为衰。紧缓者，脉之张弛也，紧为寒伤营血，脉络激搏，若风起水涌，又如切绳转索；缓为风伤卫气，营血不流，脉不能疾速，宛似徐行而怠。数见关上，形如豆大，厥厥动摇，异于他部者动也。深藏于内，不见其形，脉在筋下者伏也。结促者，脉之阴阳也，阳甚则促，促疾而时止；阴甚则结，结徐而时止。至于代、劳、弦、革、芤、濡、细、弱八脉，则又不可以对举也。《三因》尽为偶名，不知既非一阴一阳，宁必过凿乎！经曰：前大后小，前小后大；来疾去徐，来徐去疾；去不盛，来反盛；乍大乍小，乍长乍短，乍数乍疏。是一二脉偶见也，不可不知。

一曰辨兼至者。所以明相互之脉，大抵脉独见为证者鲜，合众脉为证者多。姑举一二，以例其余。如似沉似伏，实大强长之合为牢，极软极细之合为濡之类是也。合众脉之形为一证者，如浮缓为不仁，浮滑为风痰，浮洪大而长为目眩、癫疾之类是也。有二合脉，三四合脉者，然又有一脉独见，而为疾亦多者，如浮为风，又为虚，又为阳，此一脉之证合也。

一曰察平脉。所以见本部之脉，而明无病之候。未能精稔，将有无病妄药之弊矣。足厥阴肝脉沉而弦长，足少阴肾脉沉实而滑，足太阴脾脉中和而缓，足少阳胆脉弦大而浮，足阳明胃脉长大而浮，足太阳膀胱脉洪滑而长；手少阴心脉洪大而散，手太阴肺脉浮涩而短，手厥阴心包络脉浮大而散，手少阳三焦脉洪大而急，手阳明大肠脉浮短而滑,手太阳小肠脉洪大而紧。

一曰准时令者。所以见四时之变,其状各不同,脉与之应也。十二月大寒,至二月春分为初之气,厥阴风木主令。经曰:厥阴之至,其脉弦。春分至四月小满为二之气,少阴君火主令。经曰:少阴之至,其脉钩。小满至六月大暑为三之气,少阳相火主令。经曰:少阳之至,大而浮。大暑至八月秋分为四之气,太阴湿土主令。经曰:太阴之至,其脉沉。秋分至十一月小雪为五之气,阳明燥金主令。经曰:阳明之至,短而涩。小雪至十二月大寒为六之气,太阳寒水主令。经曰:太阳之至,大而长。

一曰察真脏者。所以明不治之脉,与决短期。往而不返,如水之流。止而不扬,如杯之覆。使其在肝,则上而微茫,下而断绝,无根萧索。使其在肾,则解散而去,欲藏无人,去如解索,搏指而来,所藏尽出,来如弹石。在命门右肾,与左肾同,但内藏相火,故其绝也。忽而静中一跃,如虾之游,如鱼之翔,火欲绝而忽焰之象也。使其在膀胱,则泛滥不收,至如泉涌,以其内藏津液,而为州都之官,故绝形如此。

凡此六者,皆脉中至吃紧之处也,况有象可求。学者精勤,则熟能生巧,三指多回春之德矣。若不揣者,乃不揣图形象,弄巧成拙,最为可笑。夫脉理渊微,须心领神会,未可以言求,而可以图示乎?如脉之浮沉、大小、长短、弦微犹可函也。如迟数、结促,又何从描画乎?欲学者岐黄精蕴,而为纸上筌蹄,是但执形象而入愚妄者矣。

冲阳太溪二脉论

夫人身之内,不过阴阳为之根蒂,医者惟明此二字,则病之吉凶,莫不判然矣。故凡伤寒危迫,手脉难明,须察足脉,不知者竞相哗笑,反为愚妄。且更有内室宁死不愿,以为羞耻,是又大可哀矣。

余请陈其说焉。

经曰：治病必求其本。本之为言，根也、源也。世未有无源之流，无根之木。澄其源，而流自清；灌其根，而枝乃茂，自然之理也。故善为医者，必责根本，而本有先天后天之辨。顾先天之本维何？足少阴肾是也，肾应北方之水，水为天一之源。后天之本维何？足阳明胃是也，胃应中宫之土，土为万物之本。

肾何以为先天之本？盖婴儿未成，先结胞胎，其象中空，一茎秀起，形如莲蕊。一茎即脐带，莲蕊即两肾也，而命寓焉。水生木而后肝成，木生火而后心成，火生土而后脾成，土生金而后肺成。五脏既生，六腑随之，四肢乃具，百骸乃全。《仙经》曰：借问如何是玄牝，婴儿初生，先两肾。故肾为脏腑之本，十二脉之根，呼吸之本，三焦之源，而人资之以为始者也。故曰：先天之本在肾。而太溪一穴，在足内踝后五分，跟骨上动脉陷中，此足少阴所注为逾地也。

脾胃何以为后天之本？盖婴儿既生，一日不再食则饥，七日不食则肠胃涸竭而死。经曰：安谷则昌，绝谷则死。犹兵家之有饷道也，饷道一绝，万众立散。胃气一败，百药难施。一有此身，先资谷气，谷气入于胃，洒陈于六腑而气至，调和于五脏而血生，而人资之以为生者也。故曰：后天之本在脾。而冲阳一穴，在足跗上五寸，高骨间动脉，去陷谷二寸，此足阳明所过，为原之地也。脾胃相为夫妇，故列胃之动脉，而脾即在其中矣。古人见肾为先天之本，故著之脉曰：人之有尺，犹树之有根，枝叶虽枯槁，根本将自生。见脾胃为后天之本，故著之脉曰：有胃气则生，无胃气则死。

所以伤寒必诊太溪，以察肾气之盛衰。必诊冲阳，以察胃气之有无。两脉既在，他脉可勿问也。如妇人，则又独重太冲者，太冲应肝，在足趾本节后二寸陷中。盖肝者，东方木也，生物之始。又妇人主血，而肝为血海，此脉不衰，则生生之机，犹可望也。余见按手而不及足者多矣，将欲救人于危殆，盖亦少探本之学乎？

脉无根有两说论

　　天下之医籍多矣，或者各持一论，而读者不能融会，漫无可否，则不见书之益，而徒见书之害矣，又何贵乎博学者！即如脉之无根便有两说：一以尺中为根，脉之有尺，犹树之有根。叔和曰：寸关虽无，尺犹不绝，如此之流，何忧殒灭？盖因其有根也。若肾脉独败，是无根矣，安望其有发生乎？一以沉候为根。经曰：诸浮脉无根者，皆死。是谓有表无里，孤阳不生。夫造化之所以亘万古而不息者，一阴一阳，互为其根也。使阴既绝矣，孤阳岂能独存乎？

　　二说似乎不同，久而虚心讨论，实无二致也。盖尺为肾部，而沉候之六脉，皆肾也。要知两尺之无根，与沉取之无根，总为肾水涸竭，而乏资始之源，宜乎病之重困矣。又王宗正曰：诊脉之法，当从心肺俱浮，肝肾俱沉，脾在中州。则与叔和之守寸、关、尺部位，以候五脏六腑之脉，大相径庭矣。知宗正亦从经文，诸浮脉无根者，皆死之句。悟入，遂谓本乎天者亲上，本乎地者亲下。心肺居于至高之分，故应乎寸；肾肝处乎至阴之位，故应乎关寸；脾胃在中，故应乎关。然能与叔和之法参而用之，正有相成之妙。浅工俗学，此则疑彼者，皆不肯深思古人推本之说，所以除一二师家授受之外，尽属疑膺。许学士之不肯著书以示后来，乃深鉴于此弊也夫！

大　脉

　　大脉者，应指阔大，倍于寻常，不似长脉之但长不大，洪脉之既大且数也。大脉有虚实、阴阳之异。经云：大则病进。是指实大而言。仲景以大则为虚者，乃盛大少力之谓。然又有下利脉大者，为未止，是又以积滞未尽而言，非大则为虚之谓也。有六脉俱大者，阴不足，阳有余也。有偏大于左者，邪盛于经也；偏大于右者，热盛于内也。又有诸脉皆小，中有一部独大者；诸脉皆大，中有一部独小者。便以其部断其病之虚实。且有素禀六阳,或一手偏旺、偏衰者,又不当以病论也。

凡大而数,盛有力,皆为实热。如人迎脉大紧以浮者,其病益甚。在外气口微大,名曰平人。其脉大坚以滑者胀,乳子中风热喘鸣肩息者,脉实大而缓则生,急则死。乳子是指产后以乳哺子而言,非婴儿也。产后脉宜悬小,最忌实大,今证见喘鸣肩息,为邪气暴逆。又须实大而缓,方与证合。若实大急强,为邪盛正衰,去生远矣。此与乳子而病热脉弦小,手足温则生,似乎相左,而实互相发明也。伤寒热病,谵语烦渴,脉来实大,虽则可治,发汗后热不止,脉反实大躁疾者死。温病大热不得汗,脉大数急强者死,细小虚涩者亦死。厥阴病下利脉大,胃虚也,以其强下之也。阴证反大发热,脉虚大无力,乃脉证之变内伤。元气不足,发热脉大而虚,为脉证之常。虚劳脉大为血虚气盛。《金匮》云:男子平人,脉虚为劳。气有余,便是火也。所以瘦人胸中多气而脉大,病久气衰而脉大,总为阴阳离绝之候,孰为大属有余,而可恣行攻伐哉!若脉见乍大乍小,为元神无主,随邪气之鼓动,可不慎而慢投汤液耶!

小　脉

小脉者,六部皆小,而指下显然。不似微脉之微渺依稀,细脉之微细如发,弱脉之软弱不前,短脉之首尾不及也。

夫脉之小弱,虽为元气不足,若小而按之不衰,久按有力,又为实热固结之象。总由正气不支,不能鼓搏热于外,所以隐隐略见滑热之状于内也。设脉小而证见热邪亢盛,则为证见相反之兆。亦有平人六脉皆阴,或一手偏小者。若因病而脉损小,又当随所见部分,而为调适,机用不可不活也。假令小弱见于人迎,卫气衰也;见于气口,肺胃弱也;见于寸口,阳不足也;见于尺内,阴不足也。

凡病后脉见小弱,正气虽虚,邪气亦退,故为向愈。设小而兼之以滑实伏匿,得非实热内蕴之征乎？经云:设其脉口滑小紧以沉者,病益甚在中。又云:温病大热,而脉反细小,手足逆者死。乳子而病热脉悬小,手足温则生,寒则死。此条与乳子风热互发中言脉虽实大,不至急强,脉虽悬小,四肢不逆,可卜胃气之未艾。若脉失冲和,阳竭四末,神丹奚济,非特主产后而言,即妊娠亦不出于是也。婴儿病亦辨飧泄,脉小,手足寒,难已;脉小,手足温,泄易已。腹痛脉细小而迟者,易治;坚大而急者,难治。洞泄食不化,脉微小留连者生;坚急者死。

谛观诸义,则病脉之逆从,可默悟矣。而显微又言前大后小,则头痛目眩;前小后大,则胸满短气。即仲景之来微去大之变词,虚中挟实之旨,和盘托出。

清　脉

清脉者,清轻缓滑,流利有神,往来冲和,至数分明也。不似虚脉之不胜寻按,微脉之微渺依稀,缓脉之阿附徐缓,弱脉之沉细软弱也。

清为气血平调之候。经曰:受气者,清。平人脉清虚和缓,生无险阻之虞。如左手清虚和缓,定主清贵仁慈;若清虚流利者,有刚决权变也;清虚中有一种弦小坚实,其人必机械峻刻。右手清虚和缓,定然富厚安闲;若清虚流利,则富而好福;清虚中有种枯涩少神,其人虽丰,目下必不适意。

寸口清虚,洵为名裔,又主聪慧;尺脉清虚,端获良嗣,亦为寿征;若寸关俱清,而尺中蹇涩,或偏小偏大,皆主晚景不丰,及难子嗣;似清虚而按之滑盛者,此清中带浊,外廉内贪之应也;若有病而脉清楚,虽剧无害。

清虚少神,即宜温补,以助元气;若其人脉素清虚,虽有客邪壮热,脉亦不能鼓盛,不可以为证实脉虚,而失于攻发也。

浊　脉

浊脉者,重浊洪盛,腾涌满指,浮沉滑实有力。不似洪脉之按之软阔,实脉之举按逼逼,滑脉之往来流利,紧脉之转索无常。

浊为禀赋昏浊之象。经云:受谷者,浊。平人脉重浊洪盛,垂老不得安闲。如左手之重弱,定属污下;右手重浊,可卜庸愚。寸口重浊,家世卑微;尺脉重浊,子性鲁莽。若重浊中有种滑利之象,家道富饶;浊而兼得实结之状,或偏盛偏衰,不享安康,又主夭枉;重浊而按之和缓,此浊中之清,外圆内方之应也。

大约力役劳盛之人,动辄劳其筋骨,脉之重浊,势所必然。至于市井之徒,拱手曳裾,脉之重浊者,此非天性使然欤!

若平素不甚重浊,因病鼓盛者,急宜攻发,以开泄其邪;若平素重浊,因病而得蹇涩之脉,此气血凝滞,痰涎胶固之兆,不当以平时涩浊论也。

新病久病

病有新久,证有逆顺。新病谷气犹存,胃脉自应和缓,即或因邪鼓大,因虚减小,然须至数分明,按之有力,不至浊乱。再参语言清爽,饮食知味,胃气无伤,虽剧可治。如脉至浊乱,至数不明,神昏语错,病气不安,此为神色无主。苟非大邪瞑眩,岂宜见此!

经云:脉浮而滑,谓之新病;脉小以涩,谓之久病。故新病而一时形脱者死,不语者亦死,口开眼合手撒喘汗遗尿者,俱不可治。新病虽各部脉脱,中部犹存者,是为胃气,治之必愈。久病而左手关尺软弱,按之有神可卜精血之未艾,他部虽危,治之可生。若尺中弦紧急数,按之搏指,或细小脱绝者,法在不治。

盖缘病久胃气尚衰,又当求其尺脉,为先天之根气也。启东又云:诊得浮脉,要尺内有力,为先天肾水可恃,发表无虞;诊得沉脉,要右关有力,为后天脾胃可凭,攻下无虞。此与前说互相发明,言虽异而理不殊也。

色　诊

夫色者,神也;形者,质也。

假令黄属脾胃。若黄而肥盛,胃中有湿痰也;黄而枯瘤,胃中有火也;黄而色淡,胃气本虚也;黄而色暗,津液大耗也。黄为中央之色,其虚实寒热之机,又当以饮食便溺消息之。

色白属肺。白而浑泽,肺胃之充也;肥白而按之绵软,气虚有痰也;白而消瘦,爪甲鲜赤,气虚有火也;白而天然不泽,爪甲赤淡,肺胃虚寒也;白而微青,或臂多青脉,气虚不能统血也;若兼爪甲色青,则为阴寒之证矣。白为气虚之象,纵有失血发热,皆为虚火,断无实热之理。

苍黑属肝与肾。苍而理粗,筋骨劳勚也;苍而枯槁,营血之涸也;黑而肥泽,骨髓之充也;黑而瘦削,阴火内戕也。苍黑为下焦气旺,虽犯阴寒,亦必蕴为邪热,绝无虚寒之候也。

赤属心,主三焦深赤色坚,素禀多火也。赤而膕坚,营卫之充也;微赤而鲜,气虚有火也;赤而索泽,血虚火旺也。赤为火炎之色,只虑津血枯竭,亦无虚寒之患。大抵火形之人,从未有肥盛多湿者,即有痰嗽,亦燥气耳。

若夫肌之滑涩,以征津液之盛衰;理之疏密,以征营卫之强弱;肉之坚软,以征胃气之虚实;筋之粗细,以征肝血之充馁;骨之大小,以征肾气之勇怯;爪之刚柔,以征胆液之醇清;指之肥瘦,以征经气之荣枯;掌之厚薄,以征脏气之丰欠;尺之寒热,以征表里之阴阳。

五脏脉

欲识五脏诸病,须明五脏脉形。

假如肝得乙木春升之令而生,其脉若草木初生,指下软弱招招,故谓之弦,然必和滑而缓,是为胃气,为肝之平脉。若弦实而滑,如循长竿,弦多胃少之脉也;若弦而急强,按之益劲,但弦无胃气也。加以发热,指下洪盛,则木槁火炎而自焚矣,所谓火生于木。焚木者,原不出乎火也。若微弦而浮,或略带数,又为甲木之象矣;若弦脉见于人迎,肝气自旺也;设反见于气口,又为土败木贼之兆;或左关虽数,而指下小弱不振,是土衰木弱之象,法当培土荣木。设投伐肝之剂,则脾土愈困矣。若弦见于一二部,或一手偏弦,犹为可治;若六脉皆弦而少神气,为邪气混一不分之兆。《灵枢》又云:人迎与寸口气大小等者,病难已。气者,脉气也。凡脉得循脏之气,左右六部皆然者,俱不治也。或肝病证剧,六部绝无弦脉,是脉不应病,亦不可治。举之以为诸脉之例,不独肝脏为然也。

心属丙丁,而应乎夏,其脉若火之燃薪,指下累累,微曲而濡,故谓之钩,然必虚滑流利,是为胃气,为心之平脉。若喘喘连属,其中微曲,钩多胃少之脉也;若瞥瞥虚大,前曲后倨,但钩无胃气也;若虚大浮洪,或微带数,又为丙火之象。故钩脉见于左寸,包络之火自旺也,或并见于右寸,火乘金位之兆;设关之外微曲,又为中宫有物阻滞之兆也。

脾为己土,而应乎四季,虽禀中央湿土,常兼四气之化,而生长万物,故其脉最和缓,指下纡徐,而不疾不迟,故谓之缓,然于和缓之中,又当求其软滑,是谓胃气,为脾之平脉。若缓弱无力,指下如循烂绵,缓多胃少之脉也;若缓而不能自还,代阴无胃气也;若脉虽徐缓,而按之盈实,是胃中宿滞蕴热;若缓而涩滞,指下模糊,按之不前,胃中寒食固结,气道阻塞之故耳;若缓而加之以浮,又为风乘戊土之象矣。设或诸部皆缓,而关部独盛,中宫湿热也;诸部皆缓,寸口独滑,膈上有痰气也;诸部皆缓,两尺独显弦状,岂非肝肾虚寒,不能生土之候乎?

肺本辛金,而应秋气,虽主收敛,而合于皮毛,是以不能沉实,但得浮弱之象于皮毛间,指下轻虚,而重按不散,故谓之毛,然必浮弱而滑,是为胃气,为肺之平脉。若但浮而不滑,指下涩涩然,如循鸡羽,毛多胃少脉也;若人以浮涩为短,为肺之平脉。意谓多气少血,脉不能滑,不知独受营气之先。营行脉中之第一关隘,若肺不伤燥,必无短涩之理。即或秋燥之气,亦肺病耳,非肺气之本燥也。若浮而无力,按之如风吹毛,但毛无胃气也。加以关尺细数,喘嗽失血,阴虚阳扰,虽神丹不能复图也。若毛而微涩,又为庚金气,予不足之象矣。若诸部皆毛,寸口独不毛者,阳虚浊阴用事,兼挟痰气于上也;诸部不毛,气口独毛者,胃虚不能纳食及为泄泻之征也。

肾主癸水,而应乎冬,脉得收藏之令,而见于筋骨之间,按之沉实,而举之流利,谓之曰石,然必沉濡而滑,是为胃气,乃肾之平脉。若指下形如引葛,按之益坚,石多胃少之脉也;若弦细而劲,如循刀刃,按之搏指,但石无胃气也;若按之虽石,举之浮紧,又为太阳壬水受邪之象矣;若诸脉不石,左寸独石者,水气凌心之象;右关独石者,沉寒伤胃之象也。

可知五脉之中,必得缓滑之象,乃为胃气,方为平脉,则胃气之验,不独在于右关也。况《内经》所言四时之脉,亦不出乎弦、钩、毛、石,是知五脏之气,不出五行;四时之气,亦不出乎五行。故其论脉,总不出五行之外也。但当察其五脉之中,偏少冲和之气,即是病脉,或反见他脏之脉,是本脏气衰,他脏之气乘之也。每见医守六部之绳墨,以求脏腑之虚实者,是欲候其人,不识声形笑貌,但认其居处之地也。若得其声形笑貌,虽遇之于殊方逆旅,暗室隔垣,未尝错认以为他人也。犹之此经之脉,见于他部,未尝错认以为他经之病也。

　　至于临病察脉,全在活法推求,如诊富贵人之脉,与贫贱者之脉,迥乎不侔。贵显之脉,常清虚流利;富厚之脉,常和滑有神;贱者之脉,常浊壅多滞;贫者之脉,常蹇涩少神,加以劳勚,则粗硬倍常。至若尝富贵而后贫贱,则营卫枯槁,血气不调,脉必不能流利和滑,久按索然。

　　且富贵之证治与贫贱之证治,亦截然两途。富贵之人恒劳心肾,精血内戕,病脉多虚,总有表里,客邪不胜,大汗大下,全以顾虑元气为主,略兼和营调胃足矣,一切苦寒伤气,皆在切禁。贫贱之人,藜藿充肠,风霜切体,内外未尝温养,筋骸素惯疲劳,脏腑经脉,一皆坚固,即有病苦忧劳,不能便伤神志,一以攻发为主,若参、芪、桂、附等药,咸非是辈所宜。惟尝贵后贱,尝富后贫之人,素享丰腴,不安粗粝,病则中气先郁,非但药之难愈,参、芪亦不能支,反增郁抑之患,在所必至。非特富贵之脉,证与贫贱悬殊,即形体之肥瘠,亦是不同。肥盛之人,肌肉丰厚,胃气沉潜,即受风寒,未得即显表脉,但须辨其声音涕唾,便知有何客邪。设鼻塞声重而屡咳,痰不即应,极力咯之,乃得一线黏痰,甚至咽腭肿胀者,乃风热也,此是肥人外感第一关键。以肥人肌气充盛,风邪急切难入,因其内多痰湿,故伤热最易。惟是酒客湿热,渐渍于肉理,风邪易伤者有之。否则形盛气虚,色白肉松,肌腠不实之故,不可以此胶执也。瘦人肌肉浅薄,胃气外泄,即发热头痛,脉来浮数,多属于火,但以头之时痛时止,热之忽重忽轻,又为阴虚火扰之候也。惟发热头痛,无问昼夜,不分轻重,人迎浮盛者,方是外感之病。亦有表邪兼挟内火者,虽发热头痛,不分昼夜轻重,而烦渴躁扰,卧寐不宁,皆邪火烁阴之候,虽宜辛凉发散,又当顾虑其阴。独形瘦气虚,颜白唇鲜,卫气不固者,最易伤风,却无内火之患矣。

　　矧吾江南之人,元气最薄,脉多不实,且偏属东方,水火最盛,治之稍过,不无热去寒起之虑,而膏粱之人,豢养柔脆,调适尤难。故善治大江以南病者,不难遍行宇内也,但要识其所禀之刚柔,情性之缓急耳。西北之人,惯拒风寒,素食煤火,内外坚固,所以脉多沉实,一切表里诸邪,不伤则已,伤之必重,非大汗大下,峻用重剂,不能克应。滇粤之人,恒受瘴热,惯食槟榔,表里疏豁,所以脉多微数,按之稍实,总有风寒,只宜清解,不得轻用发散,以表药性皆上升,横散触动瘴气,发热漫无止期,不至津枯血竭不已也。

反关脉

凡脉之反关者,皆由脉道阻碍,故易位而见,自不能调畅如平常之脉也。其反关之因,各有不同,而反关之状,亦自不一。有胎息中惊恐颠仆而反关者;有褓襁束缚致损而反关者;有幼时跌扑动经而反关者;有齀龇疳积,伐肝太过,目连扎而左手偏小,有似反关者;有火惊丧志,死绝复苏而反关者;有一手反关者,有两手反关者;有从关邪走至寸而反关者;有反于内侧近大陵而上者;有六部原有如丝,而阳溪、列缺别有一脉大于正位者;有平时正取侧取俱无,覆手取之而得者;有因病而正取无脉,覆手诊之乃得者。总皆阴阳伏匿之象。有伤寒欲作战汗,脉覆而误认反关者。

大抵反关之脉沉细不及,十常八九;强太过者,十无二三。欲求适中之道,卒不易得也。亦有诸部皆细小不振,中有一粒如珠者,此经脉阻结于其处之状。故其脉较平人细小者,为反关之常。较平人反大者,绝少。不可以为指下变异谓之怪脉也。

凡遇反关,殊异平常之脉,须细询其较之平时稍大,即为邪盛;比之平时减小,即为气衰,更以所见诸证细参。

高章纲愫卑损

纲者,诸邪有余之纲领;损者,诸虚积渐之损伤。恐人难于领悟,乃以高章愫卑四字,体贴营卫之盛衰。虽六者并举,而其所主实在纲损二脉也。以其词简义深,未由窥测,喻子独出内照,发明其义,惜乎但知高章为高章取象,落卑为同卑措词,不知高章为纲脉之纪,愫卑为损脉之基耳。

盖高者,自尺内上溢于寸,指下涌涌,既浮且大,而按之不衰,以卫出上焦,行胃上口,至手太阴,故寸口盛满,因以高字名之。

章者,自筋骨外显于关,应指逼逼,既勤且滑,而按之益坚,以营出中焦,亦并胃口而出上焦,故寸口实满,因以章字目之。

纲者,高章兼该之象,故为相搏,搏则邪正较攻,脉来数盛,且以纲字揭之。

愫者,寸口微滑,而按之较弱,举指瞥瞥,似数而仍力微,以气主表,表虚不能胜邪,故有似乎心中怵惕之状,因以愫字喻之。

卑者,诸脉皆不应指,常兼沉涩之形,而按之隐隐,似浮而且涩,难以营气主里,虚则阳气不振,故脉不能显,有似妾妇之卑屑不能自主,故以卑字譬之。

损者,愫卑交参之谓,故为相搏,搏则邪正俱殆,脉转衰微,直以损脉呼之,而损脉之来复,有迟缓沉三者,言阿阿徐缓而按之,实沉为营卫俱和,阴阳相抱之象。

不过借此以显高章等脉,大都高章卑愫卑损之脉,皆从六残贼来。其浮滑之脉,气多上升,而至于高弦紧之脉,邪必外盛,而至于章沉涩之脉。阳常内陷,而至于卑。非阴寒脉沉,不传他经之比。

凡此六者,能为诸脉作病,故为残贼。纵邪气盛满,而汗下克削太过,皆能致虚。虚则脉来愫愫,按之力微,逮所必至。至于高章相搏,未有不数盛者。愫卑相搏,未有不弦劲者。所以沉伏之中，尺内时见弦细搏指，则为损脉，来至必难治也。详高慄之脉，往往见于寸口，章脉每多见于趺阳，卑脉恒于少阴见之。然慄卑之脉，寸口趺阳，未尝不有也。高章之脉，尺内少阴，从未一见耳。观从寸口趺阳少阴诸条皆然。高章慄卑之病，其阴阳死生之大端，端不出大浮数动滑为阳，沉涩弱弦微为阴之总纲。

逆　顺

　　伤寒未得汗，脉浮大为阳易已，沉小为阴难已。伤寒已得汗，脉沉小安静为顺，浮大躁疾者为逆。然有发热头痛而足冷，阳缩尺中迟弱，可用建中和之者；亦有得汗不解，脉浮而大，心下反硬，合用沉气攻之者；更有阴尽复阳，厥愈足温，而浮续浮者。究非深入南阳之室，恶能及之。迨夫温病热病，热邪亢盛虽同，绝无浮紧之脉。观《内经》所云，热病已，得汗而脉尚盛躁，此阴脉之极也死，得其汗而脉静者生；热病脉尚盛躁，而不得汗者，此阳脉之极也死，脉盛躁得汗静者生；他如温病攘攘大热，脉数盛者生，细小者死；热病汗下后脉不衰，反躁疾，名阴阳交者死。历参温热诸病，总以数盛有力为顺，细小无力为逆，得汗后脉不衰，反盛躁，尤逆也；至于时行疫疠，天行大头，咸以脉数盛滑利为顺，沉细虚涩为逆；然湿土之邪内伏，每多左手弦小，右手数盛者，总以辛凉内夺为顺，辛热外散为逆。

　　当知温热时疫，皆热邪内蕴而发，若与表散，如炉冶得鼓铸之力耳。然疫疠虽多，人迎不振，设加之以下利足冷，又未可轻许以治也。故昔人有阴阳俱紧，头痛身热，而下利足冷者死，谓其下虚也；至若温毒发斑谵语发斑等证，总以脉实便闭为可治，脉虚便滑者难治；若斑色紫黑，如果实靥，虽便闭能食，便通即随之而逝矣；其狂妄躁渴，昏不知人，下后加呃逆者，此阳去入阴，终不可救。

　　卒中风，口噤脉缓弱为顺，急实大数者逆；中风不仁，痿躄不遂,脉虚濡缓为顺,坚急疾者逆;中风遗尿盗汗,脉缓弱为顺,数盛者逆;中风便逆阻涩,脉滑实为顺,虚涩者逆;中寒卒倒,脉沉伏为顺,虚大者逆;中暑自汗,喘乏腹满遗尿,脉虚弱为顺,躁疾者逆;暑风卒倒,脉微弱为顺,数大者逆。大抵卒中天地之气,无论中风、中寒、中暑、中暍,总以细小流连为顺,数实坚大为逆,散大涩艰尤非所宜。不独六淫为然,即气厥、痰厥、食厥、蛔厥不外乎此。卒中暴厥,皆真阳素亏,故脉皆宜小弱,不宜数盛;中恶腹满,则宜紧细微滑,不宜虚大急数;中百药毒,则宜浮大数疾,不宜微细虚涩。详中风、中暑一切暴中,俱有喘乏遗尿,如中风、中寒,则为肾气之竭;中暑、中暍,则为热伤气化;痰、食等厥,又为气道壅遏而然。死生逆顺悬殊,可不辨而混治乎?

凡内伤劳倦,气口虚大者,为气虚;弦细或涩者,为血虚。若躁实疾搏,大汗出发热不止者死,以里虚不宜复见表气开泄也。内伤饮食,脉来滑盛有力者,为宿食停胃;涩伏模糊者,为寒冷伤脾,非温消不能克应。霍乱脉伏,为冷食停滞,胃气不行,不可便断为逆,搏大者死。既吐且利,不宜复见实大也。霍乱止而脉代,为元气骤虚,不能接续,不可便断为逆,厥冷迟微者死。阳气本虚,加以暴脱,非温补不能救疗。

噎膈呕吐,脉浮滑大便润者生,痰气阻逆,胃气未艾也;弦数紧涩,涎如鸡清,大便躁急者逆,气血枯竭,痰火郁结也。

腹胀关部浮大有力为顺,虚小无神者逆;水肿,脉浮大软弱为顺,细涩虚小者逆;又沉细滑利者,虽危可治,虚小散涩者不治;膨胀滑实流利为顺,虚微短涩者逆。肿胀之脉,虽有浮沉之不同,总以软滑为顺,短涩为逆。

咳嗽:浮软和滑者易已,沉细数坚者难已;久嗽缓弱为顺,弦急实大者逆;劳嗽骨蒸,虚小缓弱为顺,坚大涩数者逆,弦细数疾者尤逆;上气喘咳,脉虚宁静伏匿为顺,坚强搏指者逆,加泻尤甚;上气喘息,低昂脉浮滑,手足温为顺,脉短涩,四肢寒者逆;上气脉数者死,谓其形损故也。历东上气喘息诸例,皆以软弱缓滑为顺,涩数坚大者逆。盖缘滑为胃气尚存,坚涩则胃气告匮之脉也。

肺痿脉虚数为顺,短涩者逆,数大实者亦不易治;肺痈初起,微数为顺,洪大者逆;已滑缓滑为顺,短涩者逆。气病而见短涩之脉,气血交败,安可望其生乎?

吐血、衄血、下血,脉芤小弱为顺,弦急实大者逆;汗出若衄,沉滑细小为顺,实大坚疾者逆;吐血,沉小为顺,坚强者逆;吐血而咳逆上气,芤软为顺,细数者逆,弦劲者亦为不治。阴血既亡,阳无所附,故脉来芤软,若细数,则阴虚火炎,加以身热不得卧,不久必死。弦劲为胃气乏竭,亦无生理。

蓄血,脉弦大可攻为顺,沉涩者逆;从高顿仆,内有积血,腹胀满,脉坚强可攻为顺,小弱者逆。

金疮出血太多,脉虚微细小为顺,数盛急实者逆;破伤发热头痛,脉浮大滑为顺,沉小涩弱者逆。

肠澼下白沫,脉沉则生,脉浮则死;肠澼下脓血,脉沉小流连,身凉则生,数疾坚大身热者死;久则沉细和滑为顺,浮大弦急者逆,虽沉细小弱,按之无神者不治。肠澼下利,《内经》虽言脉浮身热者死,然初病而兼表邪,常有发热脉浮,可用建中而愈者,非痢久虚阳发露,反见脉浮,身热口噤不食之比。泄泻脉微小为顺,急疾大数者逆。肠澼泄泻,为肠胃受病,不当复见疾大数坚之脉也。

小便淋闭,脉缓滑者易已,涩小者难已。

消脾脉实大,病久可治,脉弦小坚,病久不可治;消渴脉数大软滑为顺,细小浮短者逆。又,沉小滑为顺,实大坚者逆。

头痛目痛,卒视无所见者死。诸阳失守,邪火僭逆于上也,其脉浮滑,为风痰上盛可治,短涩为血虚火逆不治。

心腹痛不得息,沉脉盛迟小为顺,弦长坚实者逆。

症瘕脉沉实者可治,虚弱者死;疝瘕脉弦者生,虚疾者死;心腹积聚,脉实弦和滑为顺,虚弱沉涩者逆。

癫疾脉搏大滑久自已,小坚急死不治;又,癫疾脉虚滑为顺,涩小者逆;狂疾脉大实为顺,沉涩者逆。

痿痹脉虚涩为顺,数急者逆。

蜃蚀阴疮,脉虚小为顺,坚急者逆。

痈疽初起,脉微数缓滑者为顺,沉涩坚劲者逆;未溃洪大为顺,虚涩者逆;溃后虚迟为顺,数实者逆。肠痈软滑微数为顺,沉细虚涩者逆。病疮脉弦强小急,腰脊强疭瘲,皆不可治。溃后被风多此。

痉病脉浮弦为阳,沉紧为阴,若牢细坚劲搏指者不治。

妊娠脉和滑流利,忌虚迟不调;临月脉宜滑数,离经忌虚,小弱牢革,尤非所宜;既产脉宜缓弱,忌急弦紧;带下脉宜小弱,忌急疾;崩漏脉宜微弱,忌实大。乳子而病热脉悬小,手足温则生,寒则死。凡崩漏胎产病久,脉以迟小缓弱为顺,急疾大数者逆。

经　络

夫十二经者,经脉之长度也,其原各从脏腑而发,虽有支别,其实一气贯通,曾无间断,其经皆直行上下,故谓之经;十五络者,经脉之联属也,其端各从经脉而发,头绪散漫不一,非若经脉之如环无端也,以其斜行左右,遂名曰络。奇经为诸经之别贯,经气自为起止,各施前后上下之阴阳血气,不主一脏一腑,随经气之满溢而为病。故脉气之发,诸部皆乖戾不和,是以古圣以奇字称之,非若经气之常升,络气之常降也。所以者何著?缘经起中焦,恒随营气下行极而上,故其诊在寸;络起下焦,恒随营气上行极而下,故其诊在尺。虽经有明伦,而世罕究其旨者。

《通评虚实论》云:经络皆实,寸脉急而尺缓。言经中所受之

邪,既随经而盛于上,络气虽实,当下无下陷之邪,则尺脉不为之热
满矣。次云:络气不足,经气有余。寸口热满,尺部寒涩有余。则
热满是指邪气而言,非经气之充实也。不足则寒涩,络气本虚之验
也。又云:经虚络满者,尺部热满,脉口寒涩。络满亦指邪气,以经
中之邪陷于络,故尺部为之热满也。按《金匮》云:极寒伤经,极热
伤络。盖经受寒邪而发热,络受热邪以传次,溢入于奇经矣。然经
络之脉,虽各有疆界,各有司属,各有交会,而实混然一区,全在大
气鼓运,营血灌入,方无偏胜竭绝之虞。经云:气主煦之,血主濡
之。又言:邪在气,气为是动;邪在血,血为所生病。是十二经脉,
以各以分隶气血之所属也。其经络二字,方书中靡不并举,曷知络
脉皆不离本经之部分。虽十二经外别有阴络、阳络、脾之大络三
种,而为病亦不外本经之血气也。盖络脉之病,虽略亚于本经,然
邪伏幽隐,气难升散,不似经脉之循经上下,易于开发也。且络气
娇柔,不得轻用开泄,而奇经又为十二经之约束。若脏气安和,经
脉调畅,八脉之形无从而见也。即经脉受邪,不致满溢,与奇经亦
无预也。惟是经络之邪热满,势必溢入于奇经。所以越人有沟渠
满溢,诸经不能复拘之喻。试推伤寒之邪,皆从阳维而传次三阳,
从阴维而传次三阴,未尝循十二经次第也,或有脏气内结,邪气外
溢,竟从奇经受病者有之。

　　复问八脉之形象与病苦可得闻乎?答曰:在经有也,吾尝考诸
经中,言冲脉直上直下,而中央牢,病苦逆气里急;督脉直上直下,
而中央浮,病苦脊强不得俯仰;任脉横寸口边丸丸,紧细而长,病苦
少腹切痛,男子内结七疝,女子带下瘕聚。阳维尺外斜,上至寸而
浮,病苦寒热溶溶,不能自收持;阴维尺内斜,上至寸而沉,病苦心
痛,怅然失志。阳跷寸口,左右弹浮而细绵绵,病苦阴缓而阳急;阴
跷尺内,左右弹沉而细绵绵,病苦阳缓而阴急。带脉中部,左右弹
而横滑,病苦腹痛,腰溶溶若坐水中。《内经》所言奇经之脉症

如是。

凡遇五痫七疝,项颈背强,发歇不时,外内无定之证,刚劲不伦,殊异寻常之脉,便于奇经中求之。或问奇经之奇字,昔人咸以奇偶之奇为训,未审孰是?因语之曰:读书须要自立主见,切勿浮游游地随人脚跟。设泥昔人奇偶之说,不当有阴阳维跷之配偶也。坐客皆举手种善,请著玉版,以为奇恒之别鉴。

孕 脉

妇人手少阴脉动甚者,妊子也。

阴搏阳别,谓之有子。

三部脉浮沉正等,无他病而不月者,妊子也。

身有病而无邪脉者,妊子也。

妊脉五月始分男女,左尺脉滑疾而实为男,右尺脉滑疾而实为女。

诸阳脉皆为男,诸阴脉皆为女。

脉辨真象

浮脉属表,而凡阴虚血少,中气亏损者,脉必浮而无力,是浮不可以概言表;沉虽属里,而凡表邪初感之盛者,阴寒束于皮毛,阳气不能外达,脉必先沉紧,是沉不可以概言里。数本为热,而真热者未必急数。故凡虚损之候,阴阳俱虚,气血败乱,则脉必急数,虚甚者,数必甚,是数不可以概言热;迟虽为寒,而凡伤寒初退,余热未清,则脉多迟滑,是迟不可以概言寒。强弦类实,而真阴胃气大亏,及阴阳关格等证,脉必豁大。弦动是强,不可以概言实;微细类虚,凡痛极气闭,营卫壅滞不通者,脉必伏匿,是伏不可以概言虚。

死脉歌

雀啄连来三五啄,屋漏半日一点落。
鱼翔似有又如无,虾游静中忽一跃,
强石硬来寻即散,搭指散乱为解索。

脏腑配天干歌

甲胆乙肝丙小肠,丁心戊胃己脾乡。
庚属大肠辛属肺,壬属膀胱癸肾脏。
三焦阳腑须归丙,包络从阴丁火旁。

气血灌注地支歌

肺寅大卯胃辰宫,脾巳心午小未宫。
膀申肾酉心包戌,亥三子胆丑肝荣。
血气灌注因时刻,脏腑周流营运通。

经络起止歌

原夫脉肺胸中始生,出腋下而行于少商,络食指而接乎阳明。
大肠起自商阳,终迎香于鼻外。
胃历承泣而降,寻厉兑于足经。
脾自足之隐白,趋大包于腋下。
心由极泉而出,注小指之少冲。
小肠兮起端乎少泽,维肩后上络乎听宫。
膀胱穴自睛明,出至阴于足外。
肾兮涌泉发脉,通俞府于前胸。
心包起乳后之火池,络中冲于手中指。
三焦始名指之外侧,从关冲而司竹空。

胆从瞳子髎穴,连窍阴于足之四指。

肝由大敦,而终则期门。

而复始于太阴肺经。

太素脉

脉素圆静,至数分明,谓之清。

脉形散涩,至数闷糊,谓之浊。

质清脉清,富贵而多喜。

质浊脉涩,贫贱而多忧。

质清脉浊,此谓清中之浊,外富而内贫贱,失意处多,得意处少也。

质浊脉清,此谓浊中之清,外贫贱而内富贵,得意处多,失意处少也。

若清不甚清,浊不甚浊,其得失相半而无大得丧也。

富贵而寿,脉清而长。

贫贱而夭,脉浊而促。

清而促者,富贵而夭。

浊而长者,贫贱而寿。

凡人两手清微如脉者,此纯阴脉,主贵而获良嗣。

有两手俱洪大者,此纯阳脉,主寿而且富厚。

全集十一

脉诀启悟注释

脉诀启悟注释

诊　法

脉为血脉，血行脉中，脉为血府。气血之先。言脉非气非血，乃气血之先。先者，气血之元神也。

脉之隧道，言隧道，乃脉之所由。气息应焉。脉随气动。息之出入，脉之至数应焉。

资始于肾，肾主先天，一气之始，而脉即资始于此。资生于胃。胃主后天，水谷之本，而脉即资生于此。

血脉气息，血脉之行，资于气息。上下循环。上下流行，循环不息，昼行阳二十五度，夜行阴二十五度，一昼夜运行五十度，周于身。

十二经中，手足阴阳十二经。皆有动脉，脉行皆动，不独寸、关、尺位。惟手太阴，手太阴肺经，动脉。寸口取决。寸口，该寸、关、尺。两手六部属肺。为脏腑华盖，脏腑有病。无不薰蒸之，故不诊诸经动脉，而独取决于寸口。

脉之大会，肺为百脉之朝宗，而为脉之大会。息之出入。生气出阳入阴，合之为一息。一呼一吸，呼出心肺，吸入肾肝。脾主中州，气息应也。脉来四至。一呼脉再至，一吸脉再至，呼吸之间，脉来四至，是为平脉。闰以太息，呼吸有高低，气息有长短。呼吸间有一息长者，谓之太息。太息之闰，如岁门之闰。脉来五至。闰息之长，脉来五至，亦为平脉。呼吸既定，呼出吸入，往来既定。合为一息。合呼吸往来为一息。日夜一万，日夜息数。三千五百。一日一夜，一万三千五百息。

呼吸之间，一呼脉再至，气行三寸；一吸脉再至，气行三寸。脉行六寸。合呼吸之计，脉行六寸。八百十丈，合日夜一万三千五百息计之，脉行八百一十丈，当五十周于身。日夜为准。一日一夜，脉行无不准此。

凡诊病脉，_{诊脉治病}。平旦为准。_{气血未乱，脉络调匀，乃可诊有过}之脉。虚静凝神，_{虚心静意，聚敛神明}。调息细审。_{调匀诊家之气息，细审病人之脉气}。

诊人之脉，_{诊病人之脉}。令仰其掌。_{令其手掌仰上}。掌后高骨，_{掌后高骨之端}。是名关上。_{即是关脉之端}。审位既确，_{审定关脉的确}。可以布指。_{即可分布三指}。疏密得宜，_{布指疏密，各得其宜}。长短勿失。_{脉之长短，勿失其部}。布指轻重，_{布指诊脉，当分轻重}。各自不同。_{轻重之间，意各不同}。曰举按寻，_{轻取曰举、重取曰按、中取曰寻}。消息从容。_{消息病脉，从容不迫}。关前为阳，_{关脉前半为阳}。关后为阴。_{关脉后半为阴}。阳寸阴尺，_{寸居关脉之上，为阳；尺居关脉之下，为阴；关介乎中，为阴阳之界}。先后推寻。_{先关后寸及尺，推寻脉气以诊病}。

男子之脉，_{男子属阳}。左大为顺；_{阳道左行}。女人之脉，_{女子属阴}。右大为顺。_{阴道右行}。男尺恒虚，_{男以阳为主}。女人恒盛。_{女以阴为主}。阳弱阴强，_{男子尺脉虚，女子尺脉盛}。反此则病。_{反此经常，则为病脉}。

关前一分，_{关前为阳}。人命之主。_{阳为生气，系人性命之主}。左偏紧盛，_{左脉偏见紧盛}。伤寒在表；_{寒邪伤表}。右偏紧盛，_{右脉偏见紧盛}。饮食伤里。_{饮食伤胃}。

神门属肾，_{乃诊肾脉部分}。两在关后。_{关后皆属尺脉}。人无二脉，_{两尺无脉，根蒂已绝}。必死不救。_{尺绝必死，无药可救}。

脉有七诊，_{七种诊法}。曰浮中沉，_{浮候、中候、沉候}。上下左右，_{自尺至寸为上，自寸至尺为下。阴根于左，阳根于右}。七法推寻。_{推寻七种，以明诊法}。又有九候，_{脉有九候}。即浮中沉。_{即浮、中、沉三候}。三部各三，_{寸、关、尺三部，各有三候}。合而为名。_{合三部各有三候，而为九候之名}。每候五十，_{诊法每候五十动而不一止者，是脏气完固，乃为无病之脉}。方合于经。_{方合于经常之脉}。上下来去，_{上者为阳，下者为阴。脉自筋骨至皮肤为来，来者为阳；自皮肤至筋骨为去，去者为阴}。至止六字。_{脉气应指为至，至者为阳；脉来止歇为止，止者为阴。此六字为诊法之要}。阴阳虚实，阴阳反照，虚实殊途。**经中奥旨。**此《脉经》中深奥之旨，诊家之要领也。

　　包络与心，手厥阴心包、手少阴心。**左寸之应**；应诊在左寸。**胆与肝脉，**足少阳胆、足少阴肝。**左关所应**；应诊在左关。**膀肾小肠，**足太阳膀胱、足少阴肾、手太阳小肠。**左尺为应。**应诊在左尺。**胸中及肺，**手太阴肺与胸中。**右寸之应**；应诊在右寸。**胃与脾脉，**足阳明胃、足太阴脾。**应在右关**；应诊在右关。**命门大肠，**手阳明大肠与命门。**应在右尺。**应诊在右尺。

　　尺内两旁，两尺皆应肾。两旁，指尺脉内外言。**则季胁也。**则，法也，言诊法也。季胁，在胁下之嫩骨处，季胁在两肾之旁，故尺亦主之矣。**左外以候小肠膀胱，**外，浮分也。左尺之浮分，以诊手太阳小肠、足太阳膀胱。**内以候真阴肾水。**内，沉分也。左尺之沉分，以诊足少阴肾脏真阴。**右外以候大肠魄门，**右尺之浮分，以诊手阳明大肠。魄门，肛门也。**内以候真阳相火。**右尺之沉分，以诊命门之真阳。**尺附上，**附尺之上为关。**左外以候胆，**左关之浮分，以诊足少阳胆。**内以候肝。**左关之沉分，以诊足厥阴肝。**右外以候胃，**右关之浮分，以诊足阳明胃。**内以候脾。**右关之沉分，以诊足太阴脾。**中附上，**附关之上为寸。**左内以候心，**左寸之沉分，以诊手少阴心。**外以候膻中，**膻中者，心包络之别名。左寸浮分，以诊手厥阴心包络。**右内以候肺，**右寸之沉分，以诊手太阴肺。**外以候胸中。**右寸之浮分，以诊诸阳受气之胸中。**前以候前，**阳明行于前，关前诊两阳明之病。**后以候后。**太阳行于后，关后诊太阳寒水之病。**上竟上者，**脉气竟上。**胸喉中事也。**病在胸、喉。**下竟下者，**脉气竟下。**少腹腰股膝胫足中事也。**病在少腹、腰、股、膝、胫、足中。**推而外之，**推脉气以向外。**内而不外，**诊得沉脉。**有心腹积也。**心腹中有积聚。**推而内之，**推脉气以向内。**外而不内，**脉得浮脉。**身有热也。**脉浮为邪在表，则为身热。**推而上之，**推脉气以向上。**上而不下，**脉气竟上不下。**腰足清也。**下虚而腰足清冷。**推而下之，**推脉气以向下。**下而不上，**脉气竟下不上。**头项痛也。**清阳下陷，故头项作痛。**按之至骨脉气少者，**脉气至沉分减少。**腰脊痛而身有**

痹也。精血空虚，故痛痹绵绵也。

五脏不同，心、肝、脾、肺、肾不同。**各有本脉**。各脏皆有本。**左寸之心**，心脉应左寸。**洪大而散**；心火炎上之象。**右寸之肺**，肺脉应右寸。**浮涩而短**。肺金清肃之象。**肝应左关**，肝脉应左关。**沉而弦长**。肝木生荣之象。**肾应左尺**，肾脉应左尺。**沉石而滑**。肾水蛰藏之象。**右关应脾**，脾脉应右关。**脉象和缓**。脾土中和之象。**右尺命门**，命门应右尺。**沉滑而洪**。真阳所基，封藏之象。

春弦，弦主春令，应肝木之象。**夏洪**，洪主夏令，应心火之象。**秋毛**，毛主秋令，应肺金之象。**冬石**。石主冬令，应肾水之象。**四季之末**，脾脉主四季之末，各十八日主治。**和缓不忒**。和缓为脾脉，为有胃气。**太过实强**，邪气盛，则脉之气实。强，为太过。**病生于外**。邪从外感，则为身热，而病生于外。**不及虚微**，正气夺，则脉气不及为虚微。**病生于内**。内伤正气，则为不及，而病生于内。

脉见侧旁，侧旁见脉，亦寸关尺脉。**名曰侧关**；侧关，不循正位，从尺斜至侧旁。**覆手见脉**，从尺直至后腕。**名曰反关**。反关脉见手背。

三部九候，寸、关、尺三部，各有浮、中、沉三候，是为九候。**肺经动脉**。两手动脉，皆属肺经，以诊脏腑之病，非五脏六腑、十二经所居之地。**五脏六腑**，心、肝、脾、肺、肾为五脏，胆、胃、三焦、大肠、小肠、膀胱为六腑。**各以其时**。各有主令之时。**循序渐进**，循四时次序、气令渐更。**运合自然**。运气主令，合于自然。**应时即至**，时应气亦当至。**躁促为愆**。气至先期为躁，促为病愆。

四时百病，百病生于四时。**胃气为本**。有胃气则生，无胃气则死。**脉贵有神**，按之有力，不失和缓，从容之象，即是有神。**不可不审**。不可不审脉动之象。**三至为迟**，呼吸之间，脉来三至为迟。**迟则为冷**。脉迟为寒，为阳虚阴冷之病。**六至为数**，呼吸之间，脉来六至为数。**数则热症**。脉数为热，为阴虚火热之病。**迟数既明**，既明迟数，为冷热之脉。**浮沉须别**。须别表里在浮沉之脉。**浮沉迟数**，滑表沉里，迟冷数热。**辨内外因**。外因六气，内因七情。**外因于天**，外感天之邪气。**内因于人**。内伤人之正气。

天有阴阳，阴主冷，阳主热。风雨晦冥。风淫末疾，雨淫湿疾。晦冥，谓阴晦之时，阴晦逼人，为阴冷之病。人喜怒忧，喜伤心，怒伤肝，忧伤肺。思悲恐惊。思伤脾，悲亦伤肺，怒伤肾，惊伤胆。老弱不同，老少血气不同。风土各别。风土随宜有别。既明至理，既明脉之至理。还贵圆通。还贵运用圆通。

脉察真脏，胃气不至于手太阴，而真脏之气独见。立判死生。死生之机于此判然。肾脉来弹石，发如夺索，劈劈如弹石，乃肾经绝脉。肝脉来弦劲，急亦劲，如新张弓弦，乃肝经绝脉。心脉来躁疾，形如转豆，至数急疾，乃心经绝脉。脾脉来雀啄，如雀啄食，歇止不常，乃脾经绝脉。肺脉来吹毛，如风吹羽毛，轻豁无根，为肺经绝脉。命门脉来，如鱼之翔，如虾之游。脉不值手，起伏不常。皆为死脉，诊得绝脉，病皆主死。细载于经。吉凶顺逆，详著《脉经》。

奇经八脉，不拘十二经中。冲任督带，冲为血海，为诸脉之冲要；任主胞胎，为诸脉之承任；督行于背，为诸脉之总督；带脉环脐，为诸脉之约束。阴维阳维，阴维为诸阴脉之维系，阳维为诸阳脉之维系。阴跷阳跷。阴跷主诸阴脉之跷捷，阳跷主诸阳脉之跷捷。高章纲为有余，高章为诸阳脉之纲。慄卑损为不足。慄卑为诸阴脉之损。二十八脉，诊病之法。条分于后。分晰条注于后。

脉之体象

浮　脉

浮在皮毛，浮在皮毛之内，轻取脉即应指。如水漂木，喻水中漂木，言脉势在浮分也。举之有余，轻取曰举，举之脉气有余，浮脉之象。按之不足。重取曰按，按之脉气不足，言脉在浮分。按之脉势即减，非虚脉也。

主病

浮为阳、为表，诊为风、为虚

浮脉为阳，浮为阳脉。风邪在表，表受风邪。表无见证，无头痛、发热、恶寒之表。乃为阳盛。症必口燥舌干，脉必浮盛有力。浮虚血虚，脉若虚浮，症必血虚。带数阴虚，浮虚带数，必属阴虚。浮豁散乱，脉若散乱，重按空豁。即是无根。脉既无根，症必难治。

寸关尺

两手六部

右寸脉浮，右寸应肺，主分布卫气。肺受风邪，则浮脉见于右寸。若邪遍卫分，则六脉皆浮。伤风鼻塞；风伤卫气，则肺失分布，而肺窍于鼻，邪壅肺窍，故鼻塞。左寸脉浮，左寸应心，主统营血。寒邪伤之，则浮脉见于左寸。若邪遍营分，则脉必浮而兼紧。伤寒头痛。寒邪伤表，则清阳抑遏而头痛。

左关脉浮，左关应肝胆，受风则脉浮。肝胆风邪；肝属厥阴而藏血，胆属少阳而司腠理。二经受邪，专主寒热、胁痛、痎疟、血泄之症。右关脉浮，右关应脾胃，受风则脉浮。风伤脾胃。胃主纳谷，脾主敷化。胃经受风，则善食而瘦；脾经受风，则不能食而泄。

右尺脉浮，右尺应命、肠，受风则脉浮。风犯命肠；肾命受风，则真气下泄。大肠受风，则肠风下血。左尺脉浮，左尺应肾、膀胱、小肠，受风则脉浮。太阳犯本。肾为太阳之里，膀胱为太阳之腑，小肠应太阳之经。肾脏受风，则囊肿、溺涩；小肠受风，则溺血淋浊；膀胱受风，随经瘀热入里，则小腹急结。小便不利，为热结膀胱；小腹结硬，小便自利，为血结膀胱。

辨虚实

无力表虚，脉浮无力，为表阳虚。有力表实。脉浮有力，为表邪实。欲详里证，详辨病，里脉浮。虚象最切。脉虚里症居多。

辨兼脉

浮紧风寒，浮为风象，紧为寒束。浮缓风湿，浮因风鼓，缓由湿着。浮数风热，浮为风邪，数乃热炽。浮洪风火，浮为风伤，洪为火热。浮涩伤营。浮为风虚，涩伤营血。浮芤失血，失血脉芤，里虚则浮。浮短气亏，短主气亏，亏甚则浮。浮濡气衰。濡主气衰，衰甚则浮。

辨兼象

按浮之为义,浮脉之义。如木之浮水面也。喻其脉在浮分。举之有余,浮脉之象。按之不足,言脉在浮分,按之脉势即减,非虚象也。最合浮脉之义。形容浮脉之象最合。

浮而盛大为洪,洪如洪水,滔滔满指。浮而软大为虚,虚脉浮软,软大而迟。浮而柔细为濡,浮而且细且软,为濡脉。浮而无根为散。浮散无根,乃为散脉。浮而弦大为革,浮而弦大且急,为革脉。浮而中空为芤。芤脉中空,浮沉俱有,中候独空,乃为芤脉。

诊宗脉学

浮脉者,下指即显浮象,按之稍减而不空,举之泛泛而流利,不似虚脉之按之不振,芤脉之寻之中空,濡脉之绵软无力也。

浮为经络肌表之应,良由邪袭三阳经中,鼓搏脉气于外,所以应指浮满。在暴病得之,皆为合脉,然必人迎浮盛,乃为确候。若气口反盛,又为痰气逆满之征,否则其人平素右手偏旺之故。有始病不浮,病久而脉反浮者,此中气亏乏不能内守,反见虚痞之兆。若浮而按之渐衰,不能无假象发现之虞。伤寒以尺寸俱浮,为太阳受病。故凡浮脉主病,皆属于表。但须指下有力,即属有余客邪。其太阳本经、风寒营卫之辨,全以浮缓、浮紧分别而为处治。其有寸关俱浮,尺中迟涩者,南阳谓之阳浮阴弱,营气不足,血少之故。见太阳一经,咸以浮为本脉,一部不逮,虚实悬殊,亦有六脉浮迟,而表热里寒,下利清谷者,虽始病有热可验太阳,其治与少阴之虚阳、发露不异。又有下后仍浮,或兼促、兼弦、兼紧、兼数之类,总由表邪未尽,乃有结胸、咽痛、胁急、头痛之变。端详结胸、脏结及痞之证,皆为下早,表邪内陷所致。究其脉虽变异,必有一部见浮。死生虚实之机,在关上沉细紧小之甚与不甚耳。惟阳明腑热攻脾,脉虽浮大,心下反硬者,急当下之,所谓从证不从脉也。其在三阴,都无浮脉。惟阴尽复阳,厥愈足温而脉浮者,皆为愈证。故太阴例,有手足温,身体重而脉浮者;少阴例,有阳微阴浮者;厥阴例,有脉浮为欲愈,不浮为未愈者。须知阳病浮迟,兼见里证,合从阴治;阴病脉浮,证显阳回,合从阳治。几微消息,当不越于圣度也。

近世惟尚文,浮、中、沉三法,举世共推。虽卓立已见,究其所云,不论脉之浮、沉、迟、数,但以按之无力,重按全无者,便为阴证。曷知按之无力者,乃虚散之脉,与浮何预者哉!逮夫杂证之脉浮者,皆为风象,如类中、风痹之脉浮,喘咳、痞满之脉浮,烦瞑、衄血之脉浮,风水、皮水之脉浮,消瘅、便血之脉浮,泄泻、脓血之脉浮。如上种种,或与证相符,或与证相乖互,咸可治疗。虽《内经》有肠澼下白沫,脉沉则生,脉浮则死之例。然风水乘脾之证,初起多有浮脉,可用升散而愈者。当知阴病见阳脉者生,非若沉细虚微之反见狂妄、躁渴,难于图治也。

沉 脉

沉行筋骨,沉脉在筋骨之间,重取脉乃应手。如水投石,言石投水中,喻其脉在沉分而不浮也。按之有余,按之脉气有余,沉脉之象。举之不足。轻取无有,言脉在沉分而不浮。

主病

沉为阴、为里,诊为湿、为实。

沉脉为阴,沉为阴脉。邪伏在里。病邪伏于躯壳之里。里无伏邪,在里无伏匿之邪。只为气滞。沉为气滞、郁结之脉。若属虚衰,虚衰之症,与里实之疾。兼脉辨治。以沉脉兼象,辨别其虚实为治。

寸关尺

右寸脉沉,沉为气逆。肺病喘咳;肺若气上逆,气逆则痰升而喘咳。左寸脉沉,沉为气伏。暴恚伤营。暴恚气郁,营阴暗伤。

左关脉沉,沉为气郁。肝胆气结;怒伤肝郁,胆气不舒。右关脉沉,沉为在里。中满食滞。中满伤脾,食滞伤胃。

右尺脉沉,沉为在里。寒侵便溏;寒湿在里,大便溏泻。左尺脉沉,沉为气结。气伏溺闭。气不化湿,小便癃闭。

辨虚实

无力里虚,脉沉无力,里气虚衰。有力里实。脉沉有力,里邪实滞。外证未平,恶寒发热之表证未平。治里勿及。从证治里,不可遽专治里。

辨兼脉

沉迟痼冷,沉为里,迟为寒。迟从沉见,则为在脏之阴寒。沉数内热,沉为里,数为热。数从沉见,则为在腑之火热。沉滑痰饮,沉为里,滑为痰。滑从沉见,则为痰饮内滞。沉涩血结,沉为里,涩伤血。涩从沉见有力,则为血结于里。沉为虚衰,沉为里弱,主虚衰。沉牢坚积,沉为里牢,主坚积。沉紧冷疼,沉为里,紧为寒。紧从沉见,则为冷疼。沉缓寒湿,沉为寒,缓为湿。缓从沉见,则为寒湿。沉弦伏饮,沉为里。弦主饮。弦从沉见,则为伏饮。沉细阳衰。沉为里,细主阳衰。细从沉见,则为真阳衰弱。

辨兼象

按沉之为义,沉脉之义。如石之沉水底也。喻其脉在沉分而不浮。

沉而细软为弱脉,沉而且细且软为弱脉。沉而弦劲为牢脉,沉而既弦且紧为牢脉。沉而着骨为伏脉。沉而推筋着骨为伏脉。

诊宗脉学

沉脉者,轻取不应,重按乃得,举指减小,更按益力,纵之不即应指,不似实脉之举指逼逼,伏脉之匿于筋下也。

沉为脏腑筋骨之应,盖缘阳气式微,不能浮运营气于表,脉显阴象而沉者,则按久愈微。若阳气郁伏,不能浮应卫气于外,脉反伏匿而沉者,则按久不衰。阴阳寒热之机,在乎纤微之辨。

伤寒以尺寸俱沉为少阴受病,故于沉脉之中,辨别阴阳为第一义。若始病不发热,无头痛而手足厥冷,脉沉者,此直中阴经之寒证也。若先曾发热,头痛,烦躁不宁,至五七日后而变手足厥冷,躁不得寐而脉沉者,此厥深热深,阳邪陷阴之热证也。亦因始本阳

邪,因汗下太过而脉变脉迟,此热去寒起之虚证也。有太阳证下
早,胸膈痞硬而关上脉小细沉紧者,此表邪内陷阳分之结胸也。若
能食、自利,乃阳邪下陷阴分之脏结矣。有少阴病自利清水,口干
腹胀,不大便而脉沉者,此热邪陷于少阴也。有少阴病始得之,反
发热,脉沉者,麻黄附子细辛汤温之,是少阴而兼太阳,郎所谓之两
感也。此与病发热,头痛,脉反沉,身体痛,当温之,宜四逆汤之法,
似是而实不同。有寸关俱浮而尺中沉迟者,此阳证夹阴之脉也。
若沉而实大数盛动滑有力,皆为阳邪内伏;沉而迟细微弱弦涩少
力,皆属阴寒无疑。有冬时伏邪发于春夏,烦热燥渴而反脉沉涩
者,此少阴无气,毒邪不能发出阳分,乃下虚死证也。

　　凡伤寒温热,时疫感冒,得汗后脉沉者,为愈证,非阳病阴脉之
比。有内外有热而脉沉伏,不数不洪,指下涩小急疾,无论伤寒、杂
病,发于何时,皆为伏热,不可以其脉之沉小而误认阴寒也。至如
肠澼自利而脉沉,寒疝积瘕而脉沉,历节痛痹而脉沉,伏痰留饮而
脉沉,石水正水而脉沉,胸腹结痛而脉沉,霍乱呕吐而脉沉,郁结气
滞而脉沉,咸为应病之脉。若反浮、大、虚、涩,或虽沉而弦细坚疾,
为胃气告匮,未可轻许以治也。

迟　脉

　　迟脉属阴,<small>迟为阴中之阴。</small>象为不及,<small>迟本阳虚不及之象。</small>往来迟
慢,<small>阳气虚衰不能健运营气于脉,故脉来迟慢。</small>一息三至。<small>一呼一吸为一
息,合呼吸之间,脉来三至为迟。</small>

主病

　　迟主脏寒,<small>迟为阳虚,故主脏寒。</small>其病为阴。<small>阴寒之邪,令人为病。</small>
浮属阳虚,<small>迟从浮见,则阳虚于外,脉必浮迟无力。</small>沉为火衰。<small>迟从沉见,
则火衰于里,脉必沉迟细微。</small>

寸关尺

　　右寸脉迟,<small>迟见右寸。</small>肺痿咳沫;<small>肺虚成痿,咳吐涎沫。</small>左寸脉迟,

迟见左寸。**心痛停凝**。心阳气虚,阴气凝结。

　　左关脉迟,迟见左关。**症结挛筋**;症瘕内结,脏寒挛筋。**右关脉迟**,迟见右关。**火虚冷滞**。胃火虚衰,冷物内滞。

　　左尺脉迟,迟见左尺。**溲便不禁**;关门不闭,小便不禁。**右尺脉迟**,迟见右尺。**火衰飧泄**。真火衰微,大便飧泄。

　　辨虚实

　　有力积冷,脉迟有力,冷积于中。**无力虚寒**。脉迟无力,虚寒伤脏。**伤寒传变**,寒化为热,传布经络。**兼滑非寒**。热初传里,脉必迟滑。

　　辨兼脉

　　浮迟表冷,阴寒表盛,浮迟有力。**沉迟里寒**,阴寒里盛,脉必沉迟。**迟滑胀满**,脏寒胀满,迟滑有力。**迟涩血寒**,血结于寒,脉必迟涩。**迟弦饮积**,寒饮冷积,脉必迟弦。**迟结物凝**,冷物凝滞,脉必迟结。**迟细寒湿**,寒湿伤脏,脉必迟细。**迟微阳脱**。真阳虚脱,脉必迟微。

　　辨兼象

　　按迟之为义,脉迟之义。**迟慢而不能中和也**。脉来迟慢,失于中和。**脉以一息四至为平**,一息四至,是为平脉。**迟则一息三至**。一息之间,脉来三至为迟。

　　迟而不流利,则为涩脉;涩滞而不能流利,乃为涩脉。**迟而有歇止,则为结脉**;脉来迟,时一止,是为结脉。**迟而浮大且软,则为虚脉**。脉来浮大迟软,是为虚脉。

　　诊宗脉学

　　迟脉者,呼吸定息不及四至,而举按皆迟,不似涩脉之参伍不调,缓脉之脉势迟缓也。

　　迟为阳气不能鼓运营气之象,故昔人咸以隶之虚寒。而人迎主寒湿外袭,气口主积冷内滞。又以浮迟为表寒,沉迟为里寒,迟涩为血病,迟滑为气病。此论固是,然多有热邪内结,寒气外郁而见气口迟滑作胀者,讵可以脉迟概谓之寒,而不究其滑涩之象,虚实之异哉!详仲景有阳明病脉迟,微恶寒而汗出多者,为表未解;

脉迟,头眩腹满者,不可下。有阳明病脉迟有力,汗出不恶寒,身重喘满,潮热便硬,手足濈然汗出者,为外欲解,可攻其里。又太阳病脉浮,因误下而变迟,膈内拒痛者,为结胸。若此,皆热邪内结之征验也。当知脉迟虽见表证,亦属脏气不充,不能统摄百骸,所以邪气留连不解,即有腹满而头眩脉迟。阳分之患未除,禁不可下。直待里证悉具,然后下之。圣法昭然,岂不详审慎重乎?迟为阳气失职,胸中大气不能敷布之候。详"迟为在脏"一语,可不顾虑脏气之病乎?

数 脉

数脉为阳,_{数为阳盛之脉。}象为太过,_{数为阳热太过象。}一息六至,_{阳气运行过度,则脉来急数而不徐。}往来越度。_{一息六至,越其常度而数脉。}

主病

数主腑热,_{数为阳热,故主腑病。}其病为阳。_{阳热有余之病。}浮虚阴涸,_{浮数阴虚,脉必少力。}沉热火热。_{火热内盛,脉必沉数有力。}气急脉数,_{脉随气行,气急,故脉亦急数。}软数气虚。_{气不能统摄营气,故数则为虚。}

寸关尺

右寸脉数,_{数见右寸。}肺痈喘咳;_{肺热成痈,咳逆气喘。}左寸脉数,_{数见左寸。}火炎口疮。_{心火炎上,口舌生疮。}

左关脉数,_{数见左关。}肝胆火邪;_{肝火胆火,雷电之火。}右关脉数,_{数见右关。}脾胃实热。_{脾火为红炉之火,胃火为实热之火。}

左尺脉数,_{数见左尺。}遗浊淋闭;_{遗精赤白浊,小便淋沥闭涩,皆为阴虚热火。}右尺脉数,_{数见右尺。}燥结便红。_{燥结由阴虚火旺,便红是大肠湿火。}

辨虚实

有力实火,_{火邪内实,脉必数而有力。}无力虚火。_{阴虚有火,脉必数而虚衰。}表证悉罢,_{头疼、发热、恶寒之证悉罢。}火越宜凉。_{火象发越,清}

凉折之。

辨兼脉

浮数表热，浮数主表邪发热。沉数里热，沉数主里有火邪。弦数肝火，弦数主少阳，若无半表里证则为肝火。缓数湿火，缓数主太阴，若无腹满吐利，则为湿火之脉。阳数君火，阳数在寸，为君火盛。阴数相火，阴数在尺，为相火隆。左数阴伤，左手脉数，为阴血伤。右数火亢。右手脉数，为火邪亢。

辨兼象

按数之为义，数脉之义。躁急而不能中和也。脉来急数，失于中和。一呼脉再至，呼出，脉来二至。一吸脉再至，吸入，脉来二至。呼吸定息，合一呼一吸为定息。脉来四至，四至为平脉。闰以太息，闰息之长，谓之太息。脉来五至，太息之闰，五至亦为平脉。数则一息六至。一息六至为数脉。

数而弦急，则为紧脉；弦急有力，转动无娇，为紧脉。数而流利，则为滑脉；流利如珠，为滑脉。数而有止，则为促脉；数而有歇止，为促脉。数而过极，则为疾脉；数而过急，则为疾脉。数如豆粒，则为动脉。数如豆粒，厥厥动摇，为动脉。

诊宗脉学

数脉者，呼吸定息六至以上，而应指急数，不似滑脉之往来流利，动脉之厥厥动摇，疾脉之过于急疾也。

数为阳盛阴亏，热邪流传于经络之象，所以脉道数盛，火性善动而躁急也。故伤寒以烦躁脉数者为传，脉静者为不传，有火无火之分也。即经尽欲解而脉浮数，脉之不芤，其人不虚；不战汗出而解，则知数而按之脉者皆为虚矣。

又，阳明例云：病人脉数，数为热，当消谷引食，而反吐者，以发汗令阳气微，膈内虚，脉乃数也。数为客热，不能消谷，胃中虚寒，故吐也。又胃反而寸口脉微数者，为胸中冷；又脉阳紧阴数，为欲吐，阳浮阴数亦吐。胃反脉数，中气大虚而见假数之象也。

人见脉数,悉以为热,不知亦有胃虚及阴盛格阳者。若数而浮大,按之无力,寸口脉细者,虚也。经曰:脉细而从,按之不鼓,诸阳皆然。病热脉数,按之不鼓甚者,乃阴盛拒阳于外而致病,非热也。形证似寒,按之鼓系于指下者,乃阳盛拒阴而生病,非寒也。丹溪曰:脉数盛大,按之而涩,外有热证者,名曰中寒。盖寒留血脉,外证热而脉亦数也。凡乍病脉数,而按之缓者,为邪退。久病脉数为阴虚之象,瘦人多火,其阴本虚,若形充色泽之人脉数者,湿热郁滞,经络不畅而蕴热,其可责之于阴乎! 若无故脉数,必生痈疽。如数实而吐臭痰者,为肺痈;数虚而咳吐涎沫者,为肺痿。

又,历考数脉诸例,有云数则烦心者,有云滑数心下结热者,皆包络火旺而乘君主之位也。有云细数阴虚者,水不制火,真阴亏损也。有云数为在腑者,阳邪干阳,脏气无预也。有云数则为寒者,少火气衰,壮火食气也。

大抵虚劳失血,咳嗽上气,多有数脉。但以数大软弱者为阳虚,细小弦数者为阴虚,非若伤寒衄血之脉,浮大为邪伏于经,合用发散之比。诸凡失血,脉见细小微数无力者,为顺;脉数有热,及实大弦劲急疾者,为逆。若乍疏乍数,无问何病,皆不治也。

滑　脉

滑脉替替,滑脉应指替替然。往来流利,往来之势,流利圆滑。盘珠之形,如盘中之走珠。荷露之义。如荷叶之承露,形容滑利之象,殆无遗义。

主病

滑为血盛,血盛则脉滑,此言平人无病之脉。主痰主孕。滑主有余,非痰即孕。滑为邪盛,邪盛则脉滑,此言病人有病之脉。百病皆顺。百病脉滑,无论病之轻重,皆为顺利之脉。

寸关尺

右寸脉滑,滑见右寸。哮喘痰嗽;嗽因于痰,痰伏邪郁则哮,气逆痰涌则喘。**左寸脉滑**,滑见左寸。**恍惚怔忡**。痰恋心包则恍惚,痰因火动则怔忡。

左关脉滑,滑见左关。**胆腑邪侵**;痰涎沃胆,悸痫惊惕。**右关脉滑**,滑见右关。**痰滞脾胃**。痰湿内滞,脾胃不调。

左尺脉滑,滑见左尺。**遗精白浊**;痰湿下注,肾膀失职。**右尺脉滑**,滑见右尺。**上利窘迫**。痰滞肠胃,启关无权。

辨虚实

无力虚痰,痰因虚动,脉滑无力。**有力实滞**。痰因实滞,脉滑有力。**六气之痰**,痰生于六气。**七情之变**。痰变于七情。

辨兼脉

浮滑风痰,浮为风,滑为痰。**沉滑痰食**,沉为里,滑为痰,沉滑主痰食,脉必滑而沉分实、大。**滑数痰火**,滑为痰,数为火。**滑短气病**。短主气虚,滑短为气虚痰膈,故主气塞。

滑而浮大,浮大为阳脉,滑浮大是痰火内炽。**尿则阴痛**。痰火炽则肾水伤,故主尿则阴痛。**滑而浮散**,浮散为中气虚,滑而浮散主虚痰内伏。**中风瘫痪**,气虚则外卫不密,风邪易入,痰伏则经络凝滞,而手足不仁,故为右瘫左痪。**滑而冲和**,滑为血有余,冲和为气独治。**怀孕可决**。血盈气调,可卜怀孕。

辨兼象

按滑之为义,滑脉之义。**往来流利而不涩滞也**。往来之脉势流利,与涩脉正相反而不涩滞也。

阳中之阴,此阳中之阴脉。**兼浮者毗于阳**,滑从浮见,则为阳脉。**兼沉者毗于阴**。滑从沉见,则为阴脉。**是以或寒或热**,滑脉主病,从紧则寒,从数则热。**或表或里**,浮见从表,沉见从里。**从无定称**。表里寒热,从无一定之称。**惟衡之以浮沉**,浮沉以权衡之。**辨之以尺寸**,尺寸以辨别之。**始为定断耳**。始可为阴阳、表里、寒热、虚实之定断。

诊宗脉学

滑脉者,举之而浮,按之滑利,不似实脉之逼逼应指,紧脉之往来劲急,动脉之见于一部,疾脉之过于急疾也。仲景曰:翕奄沉名曰滑。滑者,紧之浮名也。言忽浮、忽沉,形容流利之状无以过之。

滑为多血少气之脉,而昔人又以滑大无力,为内伤元气。曷知滑脉虽有浮沉之分,却少无力之象。盖血由气生,若果气虚,则鼓动之力先微,脉何由而滑耶?惟是气虚,不能统摄余火而血热脉滑者,有之。尝考诸《内经》,有脉滑曰病风,缓而滑曰热中,脉浮而滑曰新病,脉盛滑坚者曰病在外,脉弱以滑是为胃气。滑者,阴气有余也。则知滑脉之病,无虚寒之理。他如伤寒、温热、时行等病,总以浮滑而濡者为可治。故先师论脉,首言大、浮、数、动、滑为阳,而杂病以人迎浮滑为风疾,缓滑为中风;气口缓滑为热中;滑数为宿食;尺中弦滑为下焦蓄血。又,呕吐而寸口迟滑为胸中实,下利而关上迟滑为下未尽,厥逆而脉滑为里有实。详此则滑脉之病可不言而喻。

即"经有滑者,阴气有余"一语,是指阴邪搏阳而言,岂以阴气有余,多汗身寒之病,便可目为血多,又以滑大之脉,牵合无力而为内伤元气乎?平人肢体丰盛,而按之绵软,六脉软滑,此痰湿渐渍于中外,终日劳役不知倦怠,若安息,则重着酸疼矣!

夫脉之滑而不甚有力者,皆浮滑、缓滑、濡滑、微滑之类,终非无力之比。滑为血实气盛之脉,悉属有余。妇人身有病而脉滑和者,为孕。临产脉滑疾者,曰离经。若滑而急强擘擘如弹石,谓之肾绝。滑不值手,按之不可得,为太阳气予不足,以其绝无和缓胃气,故经与之短期。

涩　脉

涩脉艰滞,脉气应指艰涩,与滑脉正相反。如刀刮竹,刀刮竹,喻其脉势涩而不能流利也。迟细而短,脉气来艰涩短细,与迟脉迟慢不同。三象俱足。三者之象俱不足之脉,形容涩脉脉气艰涩,非至数迟慢之谓。

主病

涩为血少，血营脉中，故血少则脉涩。气滞伤精。涩主精伤，脉必涩弱无力。涩若气滞，脉必沉涩有力。男子艰嗣，涩为血少精伤，男子艰于嗣育。女子难孕。女人不能怀孕。

寸关尺

右寸脉涩，涩见右寸。伤燥咳沫；肺虚伤燥，咳吐白沫。左寸脉涩，涩见左寸。惊悸伤营。营伤则心血亏少，心神失养而为惊悸。

左关脉涩，涩见左关。血少邪遏；血少则邪不能外达，而抑遏于肝胆。右关脉涩，涩见右关。心痛噎膈。胃脘血槁，则心痛而为噎、为膈。

左尺脉涩，涩见左尺。遗浊艰嗣；遗浊伤精，艰于子嗣。右尺脉涩，涩见右尺。液涸结肠。津液内涸，燥结肠枯。

辨虚实

有力涩滞，涩属邪稽，脉必有力。无力虚衰，涩因虚涸，脉必无力。随部断经，各随部位，以断何经之病。病必久延。百病诊得涩脉，病势必致久延。

辨兼脉

涩数坚大，脉涩坚大而数。为有实热。是实热痼结于里。涩数虚软，脉涩虚软而数。虚火炎灼。是阴虚有火灼烁。

辨兼象

按涩之为义，涩脉之义。脉来不流利。脉势来不能流利而涩。不爽快，脉气应指，不能畅达而涩。涩滞而不能中和。脉气涩滞失于中和。如轻刀刮竹，不能流利。喻其迟慢而艰难也。迟慢艰难，乃喻其脉气涩迟，非至数迟慢之谓。如雨沾沙，不能流利。喻其涩滞而不流也，盖雨沾玉石，则滑而流利。雨沾沙土，则涩而不流也。非若极细极软。言极其细软。

似有若无为微脉，似有若无，欲绝非绝为微脉。浮而且细、且软为濡脉，浮而细软为濡脉。沉而且细、且软为弱脉，沉而细软为弱脉。三者虽皆有似涩脉，微、濡、弱三脉，虽似涩脉。而确乎指下，指下确切辨认。大有分别也。微、濡、弱，各有一定之象，与涩脉大有分别，不可混也。

诊宗脉学

涩脉者，指下涩涩不前。《内经》谓之参伍不调，叔和喻以轻刀刮竹，通真子譬之如雨沾沙，长沙又以泻漆之绝。比拟虽殊，其义则一。不似迟脉之指下缓慢，缓脉之脉象纡徐，濡脉之来去绵软也。

良由津血亏少，不能濡润经络，所以涩涩不调，故经有脉涩曰痹，寸口诸泻亡血，涩则心痛，尺脉涩为解㑊，种种皆阴血消亡，阳气有余，而为身热无汗之病。亦有痰食胶固中外，脉道阻滞而见涩数模糊者，阴受水谷之害也。《金匮》云：寸口脉浮大，按之反涩，尺中亦微而涩，知有宿食。有发热，头痛而见浮涩数盛者，阳中雾露之气也。雾伤皮腠，湿流关节，总皆脉涩，但兼浮数、沉细之不同也。有伤寒阳明腑实不大便而脉涩，但病大热而脉涩，吐下微喘而脉涩，水肿腹大而脉涩，消瘅大渴而脉涩，痰证喘满而脉涩，病在外而脉涩，妇人怀孕而脉涩，皆证脉相反之候。间有因胎病而脉涩者，然在二三月时有之，若四月胎息成形之后必平。虚涩之理，平人无故，脉涩为贫窘之兆。尺中蹇涩，则艰于嗣。《金匮》云：男子脉浮弱而涩，则无子，精气清冷。其有脉塞而鼓如省客左右旁至，如交膝按之不得，如颓土皆乖戾不和，殊异寻常之脉，故《素问》列之大奇。

虚　脉

虚合四形，虚脉合四脉之形为一，乃有二义：虚软、空虚。浮大迟软，合为虚脉，是虚软之虚。及乎寻按，中候、沉候。几不可见。寻按难见，乃空虚之虚。

主病

虚主血虚，脉为血府，血府脉虚，软甚气虚，带数阴虚，虚细阳虚。又主伤暑，暑伤元气，气泄则脉虚。暑属暴病，病暴脉虚，确为伤暑。辨认无

遗。<small>病久脉虚，则非伤暑而为虚衰之候，且暑病、虚病脉空虚则一，而应指强弱有别。</small>

寸关尺

右寸脉虚，<small>虚见右寸。</small>自汗气怯；<small>卫虚，则腠理不密而自汗；肺虚，则治节无权而气怯。</small>左寸脉虚，<small>虚见左寸。</small>惊悸怔忡。<small>心血虚少，则心神失养而惊悸；心虚挟热，则心神不宁而怔忡。</small>

左关脉虚，<small>虚见左关。</small>血不荣筋；<small>肝主筋而藏血，血虚，则筋失所养而不荣。</small>右关脉虚，<small>虚见右关。</small>饮食难化。<small>脾胃虚衰，饮食虽入而难化。</small>

左尺脉虚，<small>虚见左尺。</small>腰膝痿痹；<small>膝腰作痛为痹，不痛而无力为痿。</small>右尺脉虚，<small>虚见右尺。</small>真火衰弱。<small>命门火衰，真气薄弱。</small>

辨兼象

按虚之为义，<small>虚脉之义。</small>空虚不足之象，<small>虚脉空虚。</small>专以软而无力得名者也。<small>虚脉虚软。</small>

虚之异于濡者，<small>虚脉异于濡脉。</small>虚则迟大而无力，<small>虚脉迟大。</small>濡则细小而无力也。<small>濡脉细小。</small>虚之异于芤者，<small>虚脉异于芤脉。</small>虚则愈按愈软，<small>虚脉虚软，按久仍不乏根。</small>芤则重按而仍见也。<small>芤象中空，浮沉俱有，中候独空。</small>

诊宗脉学

虚脉者，指下虚大而软，如循鸡羽之状，中取、重按皆弱而少力，久按仍不乏根，不似芤脉之豁然中空，按久渐出；涩脉软弱无力，举指即来；散脉之散漫无根，重按、久按绝不可得也。

虚为营血不调之候，叔和以迟大而软为虚，每见气虚喘乏，往往有虚大而数者，且言血虚脉虚，独不详仲景脉虚、身热，得之伤暑。东垣云：气口脉大而虚者，为内伤于气，若虚大而时显一涩，为内伤于血。凡血虚之病，非显涩弱，则弦细芤迟。如伤暑，脉虚为气虚，弦细芤迟为血虚。虚劳，脉极虚芤迟，或尺中微细小者，为亡血、失精。男子平人脉虚弱微细者，善盗汗出，则气血之分了然矣。慎斋有云：脉洪大而虚者，防作泻。可知虚脉多脾家气分之病，大则气虚不敛之故。经云：脉气上虚，脉虚是谓重虚。病在中，脉虚难治。仲景有脉虚者，不可吐；腹满脉虚复厥者，不可下；脉阴阳俱虚，热不止者，死。可见病实脉虚，皆不易治。盖虚即是毛，毛为肺之平脉。若极虚而微，如风吹毛之状，极虚而数瞥瞥如羹上肥者，皆为肺绝之兆也。惟癫疾之脉虚，为可治者，以其神出舍空，可行峻补。若实大，为顽痰固结，搜涤不应，所以为难耳。

实　脉

实脉有力，实为充实，应指有力。长大而坚，长大坚满，与虚脉正相反。应指幅幅，坚满之象。三候皆然。浮、中、沉，三候无不皆然。

主　病

邪实脉实，实为邪盛之候。火实壅结。乃火结物戕于里。暴病非热，暴病为邪盛。久病非寒。久病为热结。

寸关尺

右寸脉实，实见右寸。咳逆咽痛；肺热上壅，则咳逆咽痛。左寸脉实，实见左寸。舌强气涌。心火不降，则舌强气涌。

左关脉实，实见左关。火壅胁痛；邪热内壅，则肝胆气结而胁痛。右关脉实，实见右关。胀满疼痛。邪实胀满，则中气壅结为痛。

左尺脉实，实见左尺。溺闭腹满；小便闭涩，则小腹胀满。右尺脉实，实见右尺。相火亢逆。相火内亢，大便燥结。

辨兼脉

实而且紧，实为邪结，紧则寒侵。寒积稽留；寒结成积，稽留于中。实而且滑，实主气壅，滑为痰聚。痰凝见祟；痰迷心窍，则神昧见祟。实而清长，质清脉清，实长主寿。脏气之充；脏气充实，则脉来健旺清长。实而数大，实主热壅，且大且数。腑热之聚。实热内结，阳明腑病。

辨兼象

按实之为义，实脉之义。邪气壅盛，邪热内盛，病气壅结。脉来坚满,而为有余之象也。坚满实大,故为有余之象。

三候皆有力,而且大且长。实大有力,三候无不皆然。非如紧脉之弦急,弦急搏指为紧脉。如切绳而左右弹人手。如切紧绳而弹人手指。洪脉之盛大满指,洪盛满指为洪脉。重按稍减也。脉来洪盛,指下屈曲旁出,按之则脉势稍减,均与实脉有别也。

诊宗脉学

实脉者,重浊滑盛相应,如参舂而按之石坚,不似紧脉之迸急不和,滑脉之往来流利,洪脉之来盛去衰也。

实为中气壅满之象。经云:邪气盛则实。非正气本充之谓。即此一语,可为实脉之总归。夫脉即实矣,谅虚证之必无也。证既实矣,谅假象之必无也。但以邪热亢极,而暴绝者有之。其为病也,实在表,则头痛、身热;实在里,则膜胀。腹满大而实者,热由中发;细而实者,积自内生。

在伤寒,阳明病不大便而脉实,则宜下。下后脉实大或暴微欲绝,热不去者,死。厥阴病下利脉实者,下之,死,病脉逆从可见矣。盖实即是石,石为肾之平脉。若石坚太过,劈劈如弹石状,为肾绝之兆。其消痹、鼓胀、坚积等病,皆以脉实为可治。若泄而脱血,及新产骤虚,久病虚羸而得实大之脉,良不易治也。

长　脉

长脉迢迢,长脉应指迢迢。首尾俱端,脉之首尾俱端直。直上直下,脉之上下均条长。如循长竿。长脉之象与短脉正相反。

主病

长主有余,长脉为阳,主有余之病。气逆火盛。长主气逆,火盛于中。长而清圆,脉长圆浑,气清流利。寿征之诊。长则气治,故主寿征。

寸关尺

右寸脉长,长见右寸。逆满之疴;肺热内盛,胸满气逆。左寸脉长,长见左寸。君火为病。邪热失解,壮火食气。

左关脉长,长见左关。木实之殃;木郁于内,火为殃。右关脉长,长见右关。土郁胀闷。脾土内郁,大腹胀闷。

左尺脉长,长见左尺。奔豚气逆;肾邪上攻,气逆奔豚。右尺脉长,长见右尺。相火专令。相火亢逆,燥逆便难。

辨兼象

按长之为义,长脉之义。首尾相称,首尾脉体俱长。往来端直也。往来条直之象。

心脉长者,心气内充,脉形自长。神强气壮;心气壮盛,神旺气强。肾脉长者,肾气充足,脉道清长。蒂固根深,精充则蒂固,气足则根深。皆言平脉也。此言平人无病之脉。以上主病,言上文主病之脉。皆言病脉也。皆言病人有病之脉。

诊宗脉学

长脉者,指下迢迢而过于本位,三部举按皆然,不似大脉之举之阔,大脉之少力也。

伤寒以尺寸俱长为阳明受病,《内经》又以长则气治,为胃家之平脉。胃为水谷之海,其经多气多血,故显有余之象。然必长而和缓,方为无病之脉。若长而浮盛,又为经邪方盛之兆。亦有病邪向愈而脉长者。仲景云:太阴中风,四肢烦疼,阳脉微,阴脉涩而长者,为欲愈。盖风本阳邪,因土虚木乘,陷于太阴之经而长。脉见于微涩之中,浮热发于诸阳之本,询为欲愈之征,殊非病进之谓。且有阴气不充而脉反上盛者,经言寸口脉中手长者,曰足胫痛是也。此与秦越人遂上鱼为溢,遂入尺为覆,及上部有脉,下部无脉,关格吐逆,不得小便,同脉异证。不可与尺寸俱长之脉,比例而推也。

短　脉

短脉涩小，<small>短脉之象，涩而且小。</small>首尾俱俯，<small>脉之首尾俱俯下。</small>中间突起，<small>中间独突然浮起。</small>不能满部。<small>脉之应指，不能满部条长，此短脉之象，与长脉正相反。</small>

主病

短主不及，<small>短脉主不及之证。</small>为气虚病。<small>皆主元气虚衰之病。</small>

寸关尺

右寸脉短，<small>短见右寸。</small>头痛肺虚；<small>清阳不足，则头痛而肺虚。</small>左寸脉短，<small>短见左寸。</small>心神不足。<small>心气内虚，则心失所养而心神不足。</small>

左关脉短，<small>短见左关。</small>肝气有伤；<small>恼怒过度，则肝气有伤。</small>右关脉短，<small>短见右关。</small>膈气为殃。<small>胃气虚衰，为病在膈。</small>

左尺脉短，<small>短见左尺。</small>少腹必疼；<small>肾气虚衰，少腹疼痛。</small>右尺脉短，<small>短见右尺。</small>真火不隆。<small>命门火衰，大便溏泻。</small>

辨兼脉

按短之为义，<small>短脉之义，</small>两节俯下而中间浮起也。<small>短脉两头俯下，中间独浮。</small>

肺为主气之脏，<small>肺主气。</small>偏与短脉相应，<small>经云：肺脉浮滑而短。</small>则短中自有和缓之象，<small>短而和缓，为肺之平脉。</small>气仍治也。<small>气仍治，则气无病。</small>若短而沉且涩，<small>脉短沉涩。</small>谓气不病可乎。<small>短而沉涩，是气之为病之脉。</small>

盖长脉属肝宜于春，<small>肝主春，而脉应长。</small>短脉属肺宜于秋，<small>肺主秋，而脉应短。</small>故知非其时，<small>非秋令之时。</small>非其部，<small>非肺金之部。</small>即为病脉也。<small>非部非时，倏见短脉，即为有病之脉。</small>

诊宗脉学

短脉者，尺寸俱短而不及本位，不似小脉之三部，皆小弱不振，伏脉之一部，独伏匿不前也。

经云：短则气病。良由胃气厄塞，不能条畅百脉，或因痰气食积阻碍气道,所以脉见短涩之状。亦有阳气不充而脉短者,经谓:寸口脉中手短者,曰头痛是也。仲景云:汗多重发汗,亡阳谵语,脉短者,死;脉自和者,不死。又,少阴脉不至,肾气绝为尸厥。伤寒六七日,大下后寸脉沉而迟,手足厥冷,尺脉短,或下部脉不至,咽喉不利,吐脓血,难治。戴同父云:短脉只当责之于尺寸。若关中见短是上不通,寸为阳绝下不通,尺为阴绝矣。曷知关部从无见短之理。昔人有以六部分隶而言者,殊失短脉之义。

洪 脉

洪脉极大,洪脉极其盛大满指。状如洪水,如洪水之势,其来涌涌然。来盛去衰,洪脉之气,来盛而去不盛。滔滔满指。应指盛满而滔滔,按之脉势则减,此洪脉之象。

主病

洪脉盛满,邪热满溢经腑之象。气盛火亢。主火气亢盛于中之病。如见虚洪,洪从虚见。火浮水涸。水源枯涸,则虚火炎上。

寸关尺

右寸脉洪,洪见右寸。胸满气逆;邪热烁肺,气逆胸满。左寸脉洪,洪见左寸。心烦舌破。心火炎灼,舌破心烦。

左关脉洪,洪见左关。肝木太过;木旺肝强,气逆火盛。右关脉洪,洪见右关。胃热胀闷。胃炎消渴,脾热胀闷。

左尺脉洪,洪见左尺。水枯溺涩;火旺水枯,小便涩少。右尺脉洪,洪见右尺。龙火燔灼。龙火亢甚,大便闭结。

辨兼象

按洪脉,即大脉也。大脉阔大,与洪脉盛满相近。洪如洪水之洪,言如洪水泛滥,应指来涌涌然。喻其盛满之象。脉来指上盛满,是为洪脉。

洪脉者,洪脉之象。只是根脚阔大,洪脉之来,应指盛满而且阔大,更有涌涌之势。却非坚硬。按之脉势减少,非实大之比。若使大而坚硬,使阔大,而按之且又坚硬。则为实脉,而非洪脉矣。实脉坚实,洪脉盛满,不可混也。

诊宗脉学

洪脉者,既大且数,指下累累如连珠,如循琅玕而按之稍减,不似实脉举按逼逼,滑脉之软滑流利,大脉之大而宁静也。

昔人以洪为夏脉,《内经》以钩为夏脉。遂有钩即是洪之说,以其数大而濡,按之指下屈曲旁出,固可谓之曰钩。火性虚炎,所以来盛去衰,按之不实。然痰食瘀积,阻碍脉道,关部尝屈曲而出,此与夏脉微钩,似同而实不类也。洪为火气燔灼之候,仲景有服桂枝汤大汗出,大烦渴不解,脉洪,为温病。温病乃冬时伏气所发,发于春者为温病,发于夏者为热病。其邪伏藏于内而发出于表,脉多浮洪而混混不清,每多盛于右手,亦有动滑不常者。越人所谓行在诸经,不知何经之动也。当此不行内夺反与解表,不至热交营度不已也。若温热时行,证显烦渴昏热,脉反沉细小弱者,阳病阴脉也。有阳热亢极而足冷尺弱者,为下虚之症,皆不可治。又,屡下,而热势不解,脉洪不减,谓之坏病,多不可救。洪为阳气满溢,阴气垂绝之脉,故蔼蔼如车盖者,为阳结。脉浮而洪,身汗如油,为肺绝。即杂病脉洪,皆火气尤甚之兆。若病后久虚,虚劳失血,泄泻脱元而见洪盛之脉,尤非所宜。惟惛浊下贱,脉多洪实,又不当以实热论也。

微　脉

微脉模糊,微脉应指模糊,微脉之象。极细极软,细软之极,微脉之体。似有若无,微渺之极,微脉之势。欲绝非绝。微隐难显似若无,欲绝非绝,形容微脉之精神殆尽。

主病

微为亡阳,阳亡,则阴独盛而脉微。气血大衰。气血大衰,真阳垂绝之象。参附急救,人参、附子急救其元阳。庶可挽回。庶可挽回于万一。

寸关尺

右寸脉微，微见右寸。虚汗喘促；肺气虚衰，喘促多汗。左寸脉微，微见左寸。神虚惊悸。神气大虚，惊悸少寐。

左关脉微，微见左关。肝虚寒挛；肝阳虚衰，筋脉寒挛。右关脉微，微见右关。胃虚冷逆。胃阳虚衰，阴冷呃逆。

左尺脉微，微见左尺。髓竭精伤；肾脏虚寒，精髓衰竭。右尺脉微，微见右尺。阳亡命绝。元阳内亡，命气垂绝。

辨兼象

按微之为义，微脉之义。极细极软而微渺，微脉微隐，渺小之极。几不可见之候也。微脉难寻，几几不可寻见之脉。似有若无，似有之间，有若如无。欲绝非绝，极微而欲绝，渺小而又非绝。八字真为微脉传神。形容微脉之精，微极殚其精神。

猝病以元气暴虚，暴虚，则形神犹未离其驱壳。犹或可挽。神存，则元气或可挽救。久病以日渐消磨，日渐消磨，则形神已脱。元气将绝，元气已脱，则神亦垂亡。多不可治。勉与治疗，多难克效。

诊宗脉学

微脉者，似有若无，欲绝非绝，而按之稍有模糊之象，不似弱脉之小弱分明，细脉之纤细有力也。

微为阳气衰微之脉。经言：寸口诸微亡阳。言诸微者，则轻取之微，重按之微，寸口之微，尺中之微，皆属阳气虚衰。故所见诸症，在上则为恶寒、多汗、少气之患；在下则有失精、脱泻、少食之虞，总之与血无预。所以萦萦如蜘蛛丝者，仲景谓阳气之衰。尝见中风卒倒而脉微，暑风卒倒而脉微，皆为气虚之象，其脉多见沉缓。若中寒卒倒而脉微，为阴邪暴逆，所以微细欲绝也。而伤寒尺寸俱微缓，为厥阴受病。病邪传至此经，不特正气之虚，邪亦向衰之际，是以俱虚，不似少阴之脉微细，但欲寐耳。详二经之脉同一微也，而有阴尽复阳，阳去入阴之义。即太阳经病之脉微，而有发热恶寒,热多寒少。脉微,为无阳者,有面有热色,邪未欲解而脉微者,有阴阳俱停,邪气不传而脉反微者。若以微为虚衰,不行攻发,何以通邪气之滞耶! 必热除身安而脉微,方可为欲愈之机。若太阳证具而见足冷尺微,又为下焦虚寒之验,可不建其中气,而行正发汗之例乎!

紧 脉

紧脉有力,紧脉应指有力。左右弹人,左右弹人手指。如绞转索,转索之喻,如切转索之妖娇,是紧脉之势。如切紧绳。切绳之喻,如切紧绳之绷急,乃紧脉之形。

主病

紧主寒邪,寒令脉紧,故紧则为寒。亦主诸痛。寒性阴凝,故主诸痛。诸寒收引,寒邪敛束,故主收引。皆属于肾。肾应太阳寒水之经。

寸关尺

右寸脉紧,紧见右寸。伤寒喘嗽;寒伤于表,则气郁于里,故喘急而咳嗽。左寸脉紧,紧见左寸。心痛满急。寒犯心包,则心系急而心痛满急。

左关脉紧,紧见左关。外伤寒邪;寒伤于表,人迎浮紧。右关脉紧,紧见右关。内伤冷食。冷食内伤,气口紧盛。

左尺脉紧,紧见左尺。奔豚疝疾;寒伤厥少,奔豚疝逆。右尺脉紧,紧见右尺。小腹急痛。寒束下焦,小腹急痛。

辨兼脉

浮紧伤寒,浮主表,紧为寒。紧从浮见,则为寒伤于表,脉浮紧有力。沉紧伤寒。沉为里,紧为寒。沉紧则为冷食伤里,脉必沉紧坚实。急而紧者,脉紧且急。是为遁尸。遁尸,鬼疰也。数而紧者,脉紧且数。当主鬼击。鬼击,神伤也。

辨兼象

按紧之为义,紧脉之义。脉来绷急,而兼绞转之形也。绞转是紧脉之势,绷急是紧脉之形。

古称热则筋纵,_{热主疏泄,热伤筋,故筋纵。}寒则筋急。_{寒主收敛,}寒伤筋,故筋急。盖热郁于内,_{热邪内郁于胸。}寒束于外,_{寒邪外束于表。}故紧急绞转之形著于脉也。_{寒热相绞,脉必紧急而多绞转之形。}往来有力,_{往来之势有力。}左右弹人手,_{左右弹人手指。}则妖娇刚劲之概可掬。_{妖娇是绞转之紧,刚劲是绷急之紧,形容紧脉之象殆尽。}

诊宗脉学

紧脉者,状如转索,按之虽实而不坚,不似弦脉之端直如弦,牢脉之强直搏指也。

紧为诸寒收引之象。亦有热因寒束而烦热疼痛拘急者,如太阳寒伤营证是也。然必人迎浮紧,乃为表证之的候。若气口盛坚,又为内伤饮食之兆。《金匮》所谓脉紧头痛,风寒,腹中有宿食也。仲景又云:曾为人所难,紧脉从何而来? 假令亡汗,若吐,以肺里寒,故令脉紧也;假令咳者,坐饮冷水,故令脉紧也;假令下利,以胃中寒冷,故令脉紧也。详此三下转语,可谓曲尽紧脉为病之变端。而少阴经中,又为病人脉阴阳俱紧,反汗出者,亡阳也。此属少阴,法当咽痛而复吐利,是谓紧反入里之征验。又,少阴病脉紧,至七八日下利,脉暴微,手足反温,脉紧反去,为欲解也。虽烦下利,必自愈,此即紧去人安之互辞。辨不可下脉证中,则有脉来阴阳俱紧,恶寒发热,则脉欲厥。厥者,脉初来大渐渐小,更来渐渐大是其候也,此亦紧反入里之互辞。因误下而阳邪内陷,欲出不出,有似厥逆进退之象,故言欲厥。脉虽变而紧状亦然,非营卫离散,乍大乍小之比。而脉法中复有寸口脉微,尺脉紧,其人虚损多汗,知阴常在,绝不见阳之例。可见紧之所在,皆阳气不到之处,故有是象。夫脉按之紧如弦直,上下行者,痉。若伏坚者,为阴痉。总皆经脉拘急,故有此脉。若脉至如转索,而强急不和,是但紧无胃气也。岂堪此汗下乎?

缓 脉

缓脉四至,缓脉应手四至。宽缓和匀,脉气宽缓,至数和匀。微风轻飐,如微风之轻飐。初春杨柳,如初春之杨柳,意思欣欣,悠悠扬扬可见。微脉之义。在脉气和缓,非至数迟慢之比。

主病

缓为胃气,和缓之脉,是为胃气。亦主湿邪。缓亦主湿,脉气却少柔和。胃气非病,胃气冲和,非主病之脉,所以和缓从容。湿以证验。湿症脉缓有力,方可断其为病。更取兼脉,缓脉中兼见他脉之象。断病无遗。详别兼脉断病,始无遗漏之义。

寸关尺

右寸浮缓,浮缓见右寸。风邪所伤;风从肺受,必伤卫气。左寸涩缓,涩缓见左寸。少阴血虚。涩伤血,缓伤经。缓从涩见,主伤血而经虚。

左关浮缓,浮缓见左关。肝风内鼓;肝虚生风,风从内召。右关沉缓,沉缓见右关。土弱湿侵。土虚不能制湿,则湿从内侵。

左尺缓涩,缓涩见左尺。精室内虚;肾气虚馁,精官不足。右尺缓细,缓细见右尺。真阳衰弱。命门火衰,真阳气弱。

辨兼脉

浮缓伤风,浮为风,风令脉缓,缓从浮见,故主伤风外受。沉缓寒湿,沉为阴、为里,缓为湿、为寒,缓从沉见,故主寒湿内伤。缓大风虚,缓为风,大为虚,缓从大见,故主虚而中风。缓细湿痹,缓为湿,细亦为湿,缓从细见,故主湿着为痹。缓涩脾薄,涩伤脾,缓为脾家本脉,缓中见涩,故主脾气薄弱。缓弱气虚。弱为阳陷,缓主气虚,缓从弱见,则阳气乘虚而下陷。

辨兼象

按缓脉,以宽舒和缓为义,脉体宽舒,脉气和缓,为缓脉之体象!与紧脉正相反也。紧脉相反,与缓脉两相对照。

缓而和匀,相缓之象。不浮不沉,中候见脉。不大不小,言其形。

不疾不徐，言其势。意思欣欣，微风轻飔之象。悠悠扬扬，初春嫩柳之象。难以名状者，难以色名状其脉象。真胃气脉也。真是冲和胃气之象。有胃气则生，有胃气则生，阳日长，故主生。无胃气则死。无胃气则死，阴日积，故主死。缓之于脉，大矣哉！缓之于脉，在人生大有关系也。

诊宗脉学

缓脉者，从容和缓，不疾不徐，似迟而实，未为迟。不似濡脉之指下绵软，虚脉之瞥瞥虚大，微脉之微细模糊，弱脉之细软无力也。仲景云：阳脉浮大而濡，阴脉浮大而濡，阴脉与阳脉同等者，名曰缓也。

伤寒以尺寸俱微缓者，为厥阴受病。厥阴为阴尽复阳之界，故凡病后得之，咸为相宜。其太阳病，发热，头痛，自汗，脉浮缓者，为风伤卫证，以其自汗，体疏，脉自不能紧盛也。缓为脾家之本脉，然必和缓有神，为脾气之充。若缓弱不振，为脾气不足，缓而滑利，则胃气冲和。

昔人以浮缓为伤风，沉缓为寒湿，缓大为风虚，缓细为湿痹。又以浮缓为风中于阳，沉缓为湿中于阴。盖湿脉自缓，得风以播之，则兼浮缓，寒以束之，则兼沉缓。若中于阴，则沉细微缓，以厥阴内藏风木之气，故脉虽沉而有微缓之象也。

芤　脉

芤乃草名，芤脉之象，宛如芤草。绝类慈葱，又类慈葱之中空。浮沉俱有，浮候、沉候见脉。中候独空。浮沉皆有，中候空虚，故有芤草、慈葱之喻。

主病

芤脉中空，血营脉中，亡血则脉空。主失血症。如吐、衄、崩、漏，一切诸失血症。

寸关尺

右寸脉芤，芤见右寸。相传阴亡；相传，肺金也。咳血、衄血，经久则相传亡阴。左寸脉芤，芤见左寸。心主丧血。心主，心包也。丧，失也。失血则心主亡阴。

左关脉芤，芤见左关。肝血不藏；呕吐亡阴，则肝不藏血。右关脉芤，芤见右关。脾血不摄。脾不统摄，崩下亡阴。左尺脉芤，芤见左尺。精漏亡阴；精伤漏泄，肾不藏阴。右尺脉芤，芤见右尺。便红为咎。大便下血，亡阴为咎。

辨兼象

按芤之为义，芤脉之义。浮俱有中，浮候、沉候，俱见脉。中候独空之象也。中候独见空虚。

假令以指候葱，如候葱皮之两边有，中央空。浮候之着上面之葱皮，举指浮候，即见葱象。中候之正当葱中空处，寻之中候，正当芤脉之中空。沉候之又着下面之葱皮。重按，芤脉沉分，仍不乏根。

诊宗脉学

芤脉者，浮大弦软，按之中空，中按虽不应指，细推仍有胃气。纵指却显弦大，按之减小中空，不似虚脉瞥瞥虚大，按之豁然无力也。

芤为血气不能濡润经脉，故虚大而芤，然其中必显弦象。留三点以为绝类慈葱，殊失弦大而按之减小中空之义。盖虚则阳气失职，芤则经络中空，所以有虚濡无力，弦大中空之异。仲景云：脉弦而大，弦则为减，大则为芤。减则为寒，芤则为虚。虚寒相搏，此名为革。革则胃气告匮而弦强搏指，按之无根，非芤脉中空之比。按太阳病有脉浮而紧，按之反芤，本虚战汗而解者，暑病有弦细芤迟，血分受伤者，芤为失血之本。《脉经》云：脉至如搏，血温身热者，死。详如搏二字，即是弦大而按之则减也。又云：脉来悬钩浮为常脉，言浮而中空，按之旁至，似乎微曲之状。虽有瘀积阻滞，而指下柔和，是知尚有胃气，故为失血之常脉。若弦强搏指，而血温身热，为真阳槁竭，必死无疑。凡血脱脉芤而有一部独弦，或带结促涩滞者，此为阳气不到，中挟阴邪之兆，是即瘀血所结处也。所以芤脉须辨一部两部，或一手两手而与攻补，方为合法。

弦　脉

弦如琴弦，弦脉如琴之弦。轻虚而滑，应指轻虚微滑。端直以长，端然条直而长。指下挺然。挺然，如琴弦之挺直，指下滑利、轻虚，形容弦脉之象毕肖。

主病

弦为肝风，弦主肝木，生风之脉。亦主气郁，郁结伤气，脉必弦而兼涩。主痛主饮，饮脉多弦，弦主诸痛。主疟主痢。疟脉自弦，弦亦主痢。

寸关尺

右寸脉弦，弦见右寸。胸及头痛；饮停胸膈，疼痛及头。左寸脉弦，弦见左寸。心中必痛。饮犯心包，心膈作痛。

左关脉弦，弦见左关。痎疟症瘕；症瘕内结，发为痎疟。右关脉弦，弦见右关。土虚停饮。土虚木乘，停饮腹痛。

左尺脉弦，弦见左尺。饮聚疝瘕；饮留气聚，疝瘕腹痛。右尺脉弦，弦见右尺。腹痛下痢。饮停下利，腹痛里急。

辨兼脉

浮弦支饮，支饮溢于四肢。沉弦悬饮，悬饮清于胸胁。弦数多热，挟热则弦从数见。弦迟多寒，挟寒则弦见迟中。弦大劳伤，弦则为劳，大则为劳，弦从大见，故主劳伤。弦细拘急。弦主肝风，细主湿伏，弦从细见，故主伤筋而拘急。

阳弦头疼，阳弦在上，故主头痛。阴弦腹痛。阴弦在下，故主腹痛。单弦饮癖，脉见单弦，专主饮结成癖。双弦寒痼。脉若双弦，又主土败，而寒饮痼结于中。

辨兼象

按弦之为义，弦脉之义。如琴弦之挺直而略带长也。此弦脉之象。

弦脉与长脉，谓弦、长二脉。皆主春令。春令之脉，弦长并主之。但弦为初春之象，弦主初春之令。阳中之阴，为阳中之阴脉。天气犹寒，寒邪尚未尽化。**故如琴弦之端直而挺然**，如琴弦之端然挺直。**稍带一分之紧急也**。稍带一分紧急，是弦脉之体，乃主初春。

长为暮春之象，长主暮春之令。**纯属于阳**，是纯阳之象。**绝无寒意**，寒令已化温和。**故如木干之迢直以长**，如木干迢直、长，长脉之体。**纯是发生气象也**。春令温和，万物发生，而脉应之，故主暮春。

诊宗脉学

弦脉者，端直以长，举之应指，按之不移，不似紧脉之状如转索，革脉之劲如弓弦也。

弦为风木主令之脉，故凡病脉弦，皆阳中伏阴之象。虚证误用寒凉，两尺脉必变弦。胃虚冷食停滞，气口多见弦脉。伤寒以尺寸俱弦，为少阳受病。少阳为枢，为阴阳之交界。如弦而兼浮、兼细，为少阳之本脉；弦而兼数、兼缓，即有入腑转阴之两途。若弦而兼之以沉、涩、微、弱，得不谓之阴乎！经言：寸口脉弦者，胁下拘急而痛，令人啬啬恶寒。又，伤寒脉弦细，头痛发热者，属少阳，此阳弦头痛也，痛必见于太阳；阳脉涩，阴脉弦，法当腹中急痛，此阴弦腹痛也，痛必见于少腹，皆少阳部分耳。少阴病欲吐不吐，始得之手足寒，脉弦迟者，此胸中实，当吐之；若膈上有寒饮，干呕者，不可吐，急温之。详此又不当以兼沉、兼涩，概谓之阴，弦迟为胸中实也。

审证合脉，治法在人，贵在心手之灵耳。历诊诸病之脉，属邪盛而见弦者，十常二三；属正虚而见弦者，十常六七；其余他脉之中，兼见弦象者，尤复不少。在伤寒表邪全盛之时，中有一部见弦，或兼迟、兼涩，便是夹阴之候。客邪虽盛，急需温散，汗下猛剂，咸非所宜。即非时感冒，亦宜体此。至于表有动气、怔忡、寒疝、脚气，种种宿病而挟外感之邪，于浮紧数大之中，委曲搜求，弦象必隐于内。多有表邪脉紧，于紧脉之中按之渐渐减少，纵之不甚鼓指，便当脉弦例治。于浮脉之中按之敛直，滑脉之中按之搏指，并当弦脉类看。于沉脉之中按之引引，涩脉之中按之切切，皆阴邪内伏，阳气消沉,不能调和百脉,而显弦直之状,良非客邪紧盛之比。

迨夫伤寒坏病,弦脉居多;虚劳内伤,弦常过半,所以南阳为六残贼之首推也。他如病疟寒饮,一切杂病皆有弦脉。按《金匮》云:疟脉自弦,弦数多热,迟弦多寒。弦小坚者,下之差;弦迟者,可温之;弦紧者,可发汗、针灸也;浮大者,可吐之;弦数者,风发也,以饮食消息主之。

饮脉皆弦,双弦者,寒也;偏弦者,饮也;弦数者,有寒饮;沉弦者,悬饮内痛。他如腹痛、鼓胀、胃反、胸痹、症瘕、畜血、中喝、伤风、霍乱、滞下、中气郁结、寒热、痞满等病,种种皆有弦脉,总由中气少权,土败木贼所致。但以弦少弦多,以证胃气之强弱;弦实弦虚,以证邪气之虚实;浮弦沉弦,以证表里之阴阳;寸弦尺弦,以证病气之升沉。无论所患何证,兼见何脉,但以和缓有神,不乏胃气,咸为可治。若弦而劲细,如循刀刃;弦而强直,如新张弓弦,如循长竿,如按横格,皆但弦无胃气也。所以,虚劳之脉,多寸口数大,尺中弦细搏指者,是皆为损脉。卢扁复生,奚益哉!

革　脉

革大弦急,革脉大,而且又弦急。浮取即得,举之浮候,脉即应指。按之乃空,按之则豁然空中。浑如鼓革。如鼓革之外面绷急,而内按即觉空虚,形容革脉之象始肖。

主病
革主表寒,革脉,主表有寒邪极盛。亦属中虚。又属内之血气亦大虚。

寸关尺
右寸脉革,革脉右寸。金衰气壅;肺金虚衰,逆气上壅。左寸脉革,革见左寸。心血虚痛。心血大虚,心膈疼痛。

左关脉革,革见左关。疝瘕为祟;疝气症结,瘕聚为祟。右关脉革,革见右关。土虚木疼。土虚木贼,大腹疼急。

左尺脉革，革见左尺。精空可必；阴阳邪迫，精血空虚。右尺脉革，革见右尺。女人半产。男伤精极，女半产漏。

辨兼象

按革之为义，革脉之义。如鼓革之象，宛如满鼓之皮革。浮举之而弦大，举之浮候，即见弦大。绷急之象也。指下绷急于外。沉按之而豁然，重按则豁然无脉。中空之象也。中空之象显于内。以表有寒邪，寒邪表盛。故弦急之象外见；弦急之象见于外。中亏气血，气血内虚。故中空之象内显。中空之象显于内。男子亡血失精，男子主精血内亡。女人半产漏下。女子主小产崩漏。

诊宗脉学

革脉者，弦大而数，浮取强盛，重按即空，如鼓皮之状，不似紧脉之按之劈劈，弦脉之按之不移，牢脉之按之益坚也。

婴宁生曰：革乃变革之象，虽失常度，而按之中空，未为真脏。故仲景厥阴例中，有下利，阳明脉浮革者，主以当归四逆汤。得非风行木末，扰动根株之候乎！又云：妇人则半产漏下，男子则亡血失精。《金匮》半产漏下，主以旋覆花汤，得非血室伤惫，中有瘀结未尽之治乎！其男子亡血失精，独无主治，云歧补以十全大补，得非极劳伤精，填补其空之谓乎！是以长沙直以寒虚相搏例之，惟其寒，故柔和之象失焉；惟其虚，故中空之象见焉。岂以革浮属表，可不顾肾气之内惫乎！

牢　脉

牢在沉分，牢脉之体，其应指直在沉分。大者弦实。牢脉之象，既沉且大而又弦实。浮中二候，浮候、中候。了不可得。牢应沉分，浮中二候未可即得，有坚牢固实之象。

主病

牢主坚积，牢乃坚固，主积坚气实之病。病在于阴。坚积之成，盖由于阴寒而血气凝结。

寸关尺

右寸脉牢，_{牢见右寸。}息贲为疾；_{息贲逆满，肺之积聚。}左寸脉牢，_{牢见左寸。}伏梁为病。_{伏梁内结，心之积聚。}

左关脉牢，_{牢见左关。}肝结血积；_{肥气结核，肝之积聚。}右关脉牢，_{牢见右关。}阴寒痞癖。_{痞癖于中，脾之积聚。}

左尺脉牢，_{牢见左尺。}奔豚气逆；_{奔豚上冲，肾之积聚。}右尺脉牢，_{牢见右尺。}阴凝积结。_{冷积坚凝，滞下窘迫。}

辨兼象

按牢之为义，_{牢脉之义。}坚牢固实之象，_{坚实之象，真有牢固之义。}似沉似伏，_{宛似沉伏之象。}牢之位也。_{是牢脉之部位。}实大弦长，_{重按实大，而且弦长。}牢之体也。_{是牢脉之体象。}牢脉所主，_{言牢脉所主之病。}以其在沉分也，_{沉分主病，为阴为寒。}故悉属阴寒。_{悉属阴寒、凝结为病。}以其形弦实也，_{牢脉之形，既弦且实。}故咸为坚积，_{咸为坚积。而随处为病也。}

诊宗脉学

牢脉者，弦大而长，举之减小，按之实强，纵之不移，不似实脉之滑实流利，伏脉之匿伏涩难，革脉之按之中空也。

叔和云：牢则病气牢固，在虚证绝无此脉。惟湿痉拘急、寒疝、暴逆、坚积内伏，乃有是脉。历考诸方，不出辛热开结，甘温助阳之治，庶有克敌之功。虽然固垒在前，攻守非细，设更加之以食填中土，大气不得流转，变故在于须臾，可不为之密察乎！若以牢为内实，不问所以，而妄行迅扫，能无实实虚虚之咎哉！大抵牢为坚积内着，胃气竭绝，故诸家以为危殆之象云。

濡　脉

濡脉细软，濡脉应指细软。见于浮分，浮分即见脉象。举之乃得，轻手取之即得。按之即无。重按即无。浮濡细软，乃濡脉之象。

主病

濡主阴虚，阴虚则脉必濡浮，应指微数无力。髓竭精伤。肾脏虚衰，精髓竭绝。病因新暴，新病、暴病，咸非合脉。势必垂亡。势非虚脱，必无濡浮之象。此无根之脉，故主垂亡。

寸关尺

右寸脉濡，濡见右寸。腠虚自汗；腠理不密，自汗常泄。左寸脉濡，濡见左寸。健忘惊悸。心血亏少，惊悸健忘。

左关脉濡，濡见左关。血虚筋挛；肝血虚少，筋脉挛急。右关脉濡，濡见右关。脾虚湿侵。脾气虚衰，湿反侮土。

左尺脉濡，濡见左尺。精血枯损；肾脏虚衰，精枯血损。右尺脉濡，濡见右尺。火败命乖。命门火衰，真气垂败。

辨兼象

按濡之为义，濡脉之义。即软之象也。濡脉乃濡软之象。必在浮分见其细软，浮而细软，是为濡脉。若中候沉候，中、沉二候。不可得而见也。中候、沉候，渐渐减少而至于不见。

濡脉之浮软，言濡脉浮软。与虚脉相类，其浮软类于虚脉。但虚脉形大，而濡脉形小也；虚脉软大而虚，濡脉细软而浮。濡脉之细小，言濡脉细小。与弱脉相类，其细小类于弱脉。但弱在沉分，而濡在浮分也；濡脉浮软，弱脉沉细。濡脉之无根，濡脉即无根之脉。与散脉相类，其无根类于散脉。但散脉从散大，而按之绝无，散脉散大，按之则绝无。濡脉从细小，而渐至不见也。濡脉细小，而按则渐渐至于不见。

诊宗脉学

濡脉者，浮软少力，应指虚细，如絮浮水面，轻手乍来，重手乍去,不似虚脉之虚大无力,微脉之微细如丝,弱脉之沉细软弱也。

濡为胃气不充之脉,故内伤虚劳,泄泻少食,自汗喘乏,精伤痿弱之人,脉虽濡软乏力,犹堪峻补、峻温。不似阴虚脱血,纯显细数、弦强,欲求濡弱,绝不可得也。盖濡脉浮软与虚脉相类,但虚则浮大,而濡则浮细也;濡脉之软弱与弱脉相类,但弱在沉分,而濡在浮分也;濡脉之濡微与微脉相类,但微则欲绝,而濡则力微也;濡脉之无根与散脉相类,但散则从大,而按之绝无,濡则从小,而渐至无力也。夫从小而渐至无力,气虽未充血犹未散;从大而按之绝无,则气无所统,血已伤残。阴阳离散,将何恃而可望其生乎!以此言之,则濡之与散不啻霄壤矣。

弱 脉

弱脉细小,弱脉应指细小。见于沉分,沉分始见细弱,为弱脉,举之则无。轻取浮分则无脉。

主病

弱主阳衰,阳气衰弱与里。真气衰弱。真阳衰弱,不能鼓运脉气于外,故浮分无脉,而沉候始见也。弱为阳陷,阳气下陷,脉不能外达,而沉弱见于寸口。久病非剧。病久元衰,脉应柔弱,故非危剧之候也。

寸关尺

右寸脉弱,弱见右寸。自汗短气;肺虚阳弱,自汗气短。左寸脉弱,弱见左寸。惊悸健忘。心气虚馁,健忘惊悸。

左关脉弱,弱见左关。木枯筋挛;肝木失荣,筋脉挛急。右关脉弱,弱见右关。水谷成疴。脾胃气衰,水谷为病。

左尺脉弱,弱见左尺。涸流可征;肾虚水涸,泉源并竭。右尺脉弱,弱见右尺。阳衰可验。命门气亏,真火弱衰。

辨兼象

按弱之为义,弱脉之义。沉而细小之候也。沉而细小,是为弱脉。

按之乃得，按之弱脉，始能应指。举之无有，举之指下全然无脉。何其彰
明详尽也。形容弱脉之象，为详尽彰明之至。夫浮以候阳，浮分主候，阳
弱在沉分，故弱主阳虚。阳主气分，阳气化，则阳为气之主。浮取之而全
无，弱脉浮分全无。则阳气衰微，阳气虚衰，元气微弱。确然可征；弱为
阳虚之象，确然无疑。沉以候阴，沉分主候阴，濡在浮分，故濡主阴虚。阴
主血分，阴资血，则阴为血之主。沉取之而无脉，濡脉沉分全无。则阴虚
水涸，肾阴虚乏，则真水枯涸。与弱脉正相反也。弱主阳虚气陷，濡主阴
虚水涸。二脉虽相反，而义实两相对照。

诊宗脉学

弱脉者，沉细软而按之乃得，举之如无，不似微脉之按之欲绝，
濡脉之按之若无，细脉之浮沉皆细也。

弱为阳气衰微之候。夫浮以候阳，今浮取如无，阳衰之明验
也。故伤寒首言弱为阴脉，即阳经见之，亦属阳气之衰。经言：寸
口脉弱而迟，虚满不能食；寸口脉弱而缓，食卒不下，气填膈上。上
二条，一属胃虚，一属脾虚，故皆主乎饮食。又，形作伤寒，其脉不
弦紧而弱。太阳中暍，身热疼痛，而脉微弱。可见脉弱无阳，必无实
热之理。只宜辨析真阳之虚，胃气之虚，及夏月伤冷水，水行皮中所
致耳。在阴经见之，虽为合脉，然阳气衰微已极，非峻温、峻补，良难
春回寒谷也。惟血痹虚劳，久嗽失血，新产及老人久虚，脉宜微弱。
然必弱而和滑，可卜胃气之未艾。若少壮暴病而得弱脉，咸非所宜。
即血证、虚证，脉弱而兼之以涩，为血气交败，其能荣爨下之薪乎！

散　脉

散脉浮乱，散脉，指下散乱。有表无里，浮散之象。中候渐空，中候
渐渐空豁。按之则绝矣。按之则绝然无脉。

主病

散主肾败，肾气一败，则脉自散乱。见则危殆。脉即散乱。则病必

危亡。

寸关尺

右寸脉散，<small>散见右寸。</small>自汗淋漓；<small>肺气耗散，自汗淋漓。</small>左寸脉散，<small>散见左寸。</small>怔忡不寐。<small>心虚怔忡，神耗不寐。</small>

左关脉散，<small>散见左关。</small>溢饮之疴；<small>饮溢魂离，疴疾竞起。</small>右关脉散，<small>散见右关。</small>胀满蛊疾。<small>鼓胀逆满，深则为蛊。</small>

左尺散乱，<small>散见左尺。</small>北方水竭；<small>肾气垂散，真水涸竭。</small>右尺脉散，<small>散见右尺。</small>阳消命绝。<small>真阳消散，命气垂绝。</small>

辨兼脉

按散之为义，<small>散脉之义。</small>自有渐无之象，<small>自有渐无，为无根之脉。</small>亦散乱不整之象，<small>散乱不齐，为浮散之脉。</small>当浮候之，<small>轻手取其浮分。</small>俨然大而成其为脉也。<small>大而浮散，俨然成其为散脉。</small>及中候之，<small>略重寻其中候。</small>顿觉无力，<small>顿然觉其脉势消散。</small>而减其十分之七八矣，<small>散脉至中候，则十中顿减七八。</small>至沉候之，<small>重按散脉沉候。</small>杳然不可得而见也。<small>散脉沉候，杳然绝不见脉。</small>

古人以代散为必死者，<small>代脉、散脉，见则必死。</small>盖散为肾败之征，<small>肾散，则脉气散乱为散脉。</small>代为脾绝之征。<small>脾绝，则脉之来去止歇有常为代脉。</small>肾脉本沉，<small>沉石而滑。</small>而散脉按之不可得见，<small>散脉，散乱不整，按之则绝然无脉。</small>是先天资始之本绝也；<small>脉气资始于肾，肾绝则脉亦绝，散脉乃垂绝之象。</small>脾脉主信，<small>脾信有期。</small>而代脉歇止，<small>脉气资生于脾，脾绝则止有常数，代脉乃垂亡之候。</small>不愆其期，<small>不愆，歇止之期。</small>是后天资生之本绝也。<small>资生本绝，则后天之气垂亡。</small>故二脉独见，<small>独见散脉、代脉。</small>均为危殆之候，<small>独见已为危殆。</small>而二脉交见，<small>兼见代、散二脉。</small>尤为必死之符。<small>二脉交见，尤为必死。</small>

诊宗脉学

散脉者，举之浮散，按之则无，来去不明，漫无根蒂，不似虚脉之重按虽虚，而不至于散漫也。

散为元气将散之象，故伤寒咳逆上气，其脉散者，死，谓其形损故也。可知散脉为必死之候,然形象不一,或如吹毛,或如散叶,或如悬瓮,或如羹上肥,或如火薪,然皆真散脉,见之必死,非虚大之比。经曰:代散则死。若病后大邪去而热退身安,泄利止而浆粥入胃,或有可生者,又不当以概论也。

古代人以代散为必死者,盖散为肾败之应,代为脾绝之兆。肾脉本沉,而散脉按之则不得见,是先天资始之根本绝也;脾脉本缓,而代脉歇止不愆其期,是后天资生之根本败也。故独见代脉、散脉,均为危亡之候,而二脉交见,必死无疑矣。

细　脉

细直而软,细脉应指,细软条直。累累萦萦,累累形其直,萦萦状其细。状如丝绵,如丝绵之细软。较显于微。细脉如线,应指显然,非微脉微渺模糊之比。

主病

细主气衰,气衰脉细,脉必细软无力。亦主湿侵。湿郁脉细,脉必细而有神。诸虚劳损,虚损劳伤之病。细则为甚。脉细则气血衰残,为病最甚。

寸关尺

右寸脉细,细见右寸。咳呕气怯;湿郁咳呕,肺虚气怯。左寸脉细,细见左寸。怔忡不寐。心虚有火,则怔忡。心虚血少,则不寐。

左关脉细,细见左关。肝阴枯竭;肝枯木痿,阴竭血伤。右关脉细,细见右关。胃虚胀满。脾胃阳虚,脏寒胀满。

左尺脉细,细见左尺。遗滑堪忧;肾气不摄,遗精滑精。右尺脉细,细见右尺。下元冷惫。真火衰微,精室冷惫。

辨兼象

按细之为义,细脉之义。细也,小也,是细脉之形。状如丝也。是细脉之象。

细脉与微脉,二脉不同。俱为阳气衰残之残候。阳气衰残,则脉来细微。**夫气主煦之**，是阳气为煦育之主。**非行温补**，气不足者，温之以气，谓非峻温、峻补。**何以复其散失之元乎！**元气散失，非大温、大补不能收摄。

诊宗脉学

细脉者，往来如发而指下显然，不似微脉之模糊微渺也。

细为阳气衰弱之候。伤寒以尺寸俱沉细，为太阴受病。太阴职司敷化之权，今为热邪所传，营行之气不能条畅百脉，所以尺寸皆沉细。不独太阴为然，即少阴之脉，亦多沉细。故仲景有少阴病，脉沉细数不可发汗之禁。此皆外阴内阳，非若严冬卒中暴寒，盛夏暑气卒倒，内外皆阴之比。《内经》细脉诸条，如细则少气，脉来细而附骨者，积也。尺寒脉细，谓之后泄、头痛。脉细而缓，为中湿，总总皆阴邪之征验。所以胃虚少食，冷涎泛逆，便泄腹痛，湿痹脚软，自汗失精，皆有细脉。但以兼浮、兼沉，在尺、在寸，分别而为裁决。如平人脉来细弱，皆忧思过度，内戕真元所致。若形盛脉细，少气不足以息，及病热脉细，神昏不能自恃，皆脉不应病之候，不可以寻常虚细论也。

伏 脉

伏脉隐伏，伏为隐伏之脉。**更下于沉**，较沉脉更觉深沉。**推筋着骨**，推至筋骨之间。**始得其形**。始得伏脉之形，在深沉之分，有深深下沉之势。

主病

伏脉为阴，伏为伏匿之象，故为阴脉。**受病入深**。受病直在深沉之分。**阴遏阳伏**，阴邪外郁，则阳气内伏。**获汗为珍**。获汗则阳舒阴泰，而脉自复。

寸关尺

右寸脉伏，伏见右寸。**邪伤卫征**；肺邪深入，肺气郁伏。**左寸脉伏**，伏见左寸。**邪伤营征**。邪遏心包，心营涩伏。

左关脉伏，_{伏见左关}。肝血在腹；_{邪遏胆腑，肝血瘀伏}。右关脉伏，_{伏见右关}。寒凝水蓄。_{脾胃阳衰，寒膈胀满}。

左尺脉伏，_{伏见左尺}。疝瘕结核；_{寒气入深，症瘕疝疾}。右尺脉伏，_{伏见右尺}。火衰阳伏。_{少火气衰，真阳郁伏}。

辨兼象

按伏之为义，_{伏脉之义}。隐伏而不见之象也。_{伏脉深沉，有深深伏匿之势}。浮中二候，_{浮候、中候}。绝无影响。_{寻举并无脉象}。虽至沉候，_{按至沉候}。亦难即见，_{虽沉候，亦未见脉}。必推筋至骨，_{必推至筋骨之间}。方始得见。_{直至筋骨间，方始见脉}。

其主病，多在沉阴之分，_{病在沉阴，则邪气郁伏}。隐深之处。_{邪伏幽隐，则病势隐深}。伤寒以一手脉伏为单伏，_{单伏主阴阳偏}。两手脉伏为双伏，_{双伏为邪深固}。不可以阳证见阴脉为例也。_{伏为邪气伏匿，非阳证见阴脉之比}。火邪内郁，_{火邪郁伏于里}。不得发越，_{不得发阳于外}。乃阳极似阴。_{阳邪亢极，反见伏阴之象}。故脉伏者，_{诊得伏脉}。必有大汗而解。_{汗由气化，则邪从汗解，则阴寒内伏}。而外复感寒邪，_{内寒感召，则外内皆寒}。阴气壮盛，_{阴寒盛于内外}。阳气衰微，_{阳气衰于下中}。四肢厥逆，_{阳不外敷，则手足逆冷}。六脉沉伏，_{阳衰阴盛，则脉不能鼓}。须投姜附，_{壮阳，散寒}。及灸关元，_{救阳，消阴}。阳乃复回，_{阳回，则厥自愈}。脉乃复出也。_{阳回气布，则脉道自出而病自愈}。

诊宗脉学

伏脉者，隐于筋下，轻取不得，重按涩难，委曲求之，附着于骨。而有三部皆伏，一部独伏之异，不似短脉之尺寸短缩，而中部显然，沉脉之三部皆沉，而按之即得也。

伏脉之病，最为叵测。长沙有阳脉不出，脾不上下，身冷肤硬；少阴脉不至，令身不仁，此为尸厥等例。详伏为阴阳潜伏之候，有邪伏幽隐，而脉伏不出者，虽与短脉之象有别，而气血涩滞之义则一。故关格吐逆，不得小便之脉，非偏大倍常，即偏小隐伏。越人所谓上部有脉,下部无脉是也。至血郁气结、久痛,及疝瘕、留饮水气、宿食、霍乱、吐利等,脉每多沉伏,皆经脉阻滞,营卫不通之故。所以妊娠恶阻,常有伏匿之脉,此又脉证之变耳。在伤寒失于表散,邪气不得发越,而六脉俱伏者,急宜发汗,而脉自复。

刘元宾曰:伏脉不可发汗,谓其非表脉也。而洁古人言,当以麻黄附子细辛汤发之。临病适宜,各有权度,不可执一。若六七日烦躁不宁,邪正交并而脉伏者,又为战汗之兆。如久旱将雨,六合阴晦,雨后庶物咸苏也。不可以伏为阴,误辛热,顷刻昆仑飞焰矣。

动　脉

动无头尾,<small>动脉应指,无头无尾。</small>厥厥动摇,<small>厥厥然,有动摇之势。</small>其形如豆,<small>脉形圆活,宛如豆粒。</small>必兼滑数。<small>动脉之中,且滑且数,有动而搏指之意,形容动脉之体象悉肖。</small>

主病

动脉主痛,<small>动为阴阳相搏,故主疼痛。</small>亦主于惊。<small>动则气乱,故又主于惊。</small>阳动则汗出,<small>阳动则心液不收,而自汗常出。</small>阴动则发热。<small>阴动则阳陷阴中,而发热不休。</small>

寸关尺

右寸脉动,<small>动见右寸。</small>自汗喘促;<small>肺气不收,喘促自汗。</small>左寸脉动,<small>动见左寸。</small>惊悸烦乱。<small>心虚挟热,烦乱惊悸。</small>

左关脉动,<small>动见左关。</small>拘挛掣痛;<small>血燥生风,拘挛掣痛。</small>右关脉动,<small>动见右关。</small>脾虚疼热。<small>脾虚火动,疼甚于中。</small>

左尺脉动,<small>动见左尺。</small>失精亡髓;<small>肾虚火旺,精髓消亡。</small>右尺脉动,<small>动见右尺。</small>火迅龙飞。<small>龙火亢逆,液燥肠枯。</small>

辨兼象

按动之为义,<small>动脉之义。</small>以厥厥动摇,<small>动脉之形势可掬。</small>急数有力得名。<small>动脉之至数可辨。</small>两头俯下,<small>动脉之形体可见。</small>中间突起。<small>动脉之形象显然。</small>极与短脉相类,<small>短脉与动脉虽相似。</small>但短脉为阴,<small>短为阴</small>

脉。不数、不硬、不滑也。短脉濡软，故为阴脉。动脉为阳，动为阳脉。且数、且硬、且滑也。动脉滑数，故为阳脉。妇人手少阴脉动甚者，妊子也。动为阴中有阳之象，故主妊子。

诊宗脉学

动脉者，厥厥动摇，指下滑数如珠，见于关上，不似滑脉之诸部皆滑数流利也。

动为阴阳相搏之候。阳动则汗出，阴动则发热，是指人迎气口而言。然多有阴虚发热之脉，动于尺内；阳虚自汗之脉，动于寸口者。所谓虚者则动，邪之所凑，其气必虚也。《金匮》有云：脉动而弱，动则为惊，弱则为悸，因其虚而旺气乘之。惟伤寒以大、浮、数、动、滑为阳，是专主邪热相搏而言，非虚劳体痛、便溺、崩淋脉动之比，而妇人尺脉动甚，为有子之象。经云：阴搏阳别，谓之有子。又云：妇人手少阴脉动甚者，妊子也。以肾藏精，心主血，故二处脉动，皆为有子。辨之之法，昔人皆以左大顺男，右大顺女为言。然妊娠之脉，往往有素禀一手偏大、偏小者，莫若以寸动为男，尺动为女，最为有据。

促　脉

促为急促，促脉应指急促。数时一止，脉来急数中，时见一歇止。如趋而蹶，如趋走之失足，暂羁一蹶。进则必死。止歇之数渐增，则其病至于必死。

主病

促因火亢，促主火亢，则气运乖违。亦主物停。物停于中，则阻碍气道。

寸关尺

右寸脉促，促见右寸。肺鸣咯咯；肺虚火炽，咯咯痰鸣。左寸脉促，促见左寸。心火炎炎。心虚火灼，惊悸神消。

左关脉促，促见左关。血燥生殃；肝郁血燥，生热生风。右关脉促，促见右关。**脾宫食伤**。食结伤脾，热迫胃气。

左尺脉促，促见左尺。**遗精滑脱**；肾虚热迫，滑泄遗精。右尺脉促，促见右尺。**灼热亡阳**。相火炎灼，肾燥亡阳。

辨兼象

按促之为义，促脉之义。**急数之中**，言其脉至急数。**时见一歇止**，急数中时见一止。**为阳盛之象**，阳盛则促，阳虚则脉亦促。**如蹶之趋**，如失足之趋步暂躄。**徐疾不常**，歇止中徐徐不常，非代脉可比。**深得其旨**。深得促脉之旨。

夫人身之气血，血气在人身。**贯注于经脉之间者**，贯注经络。**刻刻流行**，刻刻营运，灌溉百骸。**绵绵不息**，周流不息，循环无端。**凡一昼夜当五十营**，营卫运行，凡一昼夜当五十度周于身。**或脏气乖违**，脏气有乖，违于常度。**则稽留凝泣**，经气稽留，则络气凝泣。**阻其运行之机**，阻遏运行之机关。**因而歇止者为轻**。此歇止因于阻遏者，为病轻。**若真元衰惫**，命门气衰。**阳弛阴涸**，营卫乖和。**失其揆度之常**，失其运行之常度。**因而歇止者为重**。此歇止因真元衰惫者，为病重。

诊宗脉学

促脉者，往来数疾，中忽一止复来，不似结脉之迟缓中有歇止也。

促为阳邪内陷之象。经云：寸口脉中手上击者，曰肩背痛。观上击二字，则脉来搏指，热盛于经之义朗然心目矣。而仲景太阳例，有下之后，脉促胸满者；有下之，利遂不止而脉促者；有下之脉促，不结胸者；有脉促，手足厥冷者。上四条，一为表邪未尽，一为并入阳明，一为邪去欲解，一为传次厥阴。总以促为阳盛，里不服邪之明验。虽症见厥逆，只宜用灸以通阳，不宜四逆以回阳，明非虚寒之理，具见言外。所以温热发斑、瘀血发狂，及痰凝滞、暴怒气逆，皆令脉促。设中虚无碍，必无歇止之脉也。

结　脉

结为凝结，结脉应指迟涩。缓时一止，脉来迟缓中，时见一歇止。徐行而怠，如徐行之足怠，偶羁一步。颇得其旨。迟涩中一止复来，颇得结脉之旨。

主病

结属阴寒，结主阴寒阻结。亦因凝积。亦因积滞内凝。

寸关尺

右寸脉结，结见右寸。肺虚寒凝；肺气虚衰，寒邪凝结。左寸脉结，结见左寸。心寒疼甚。寒犯心包，心膈疼甚。

左关脉结，结见左关。疝瘕凝结；寒疝急痛，瘕聚为殃。右关脉结，结见右关。痰积食停。痰积内结，食滞内停。

左尺脉结，结见左尺。痿躄之疴；手痿难举，足躄不用。右尺脉结，结见右尺。阴寒为甚。真火食微，阴寒内甚。

辨兼象

按结之为义，结脉之义。结而不散，阴寒凝结之象。迟滞中时见一止也。迟涩中见歇止，与促脉正相反。古人譬之徐行而怠，如徐行之足怠。偶羁一步，如徐行时偶羁一步。可为结脉传神。形容结脉之象入神。

凡热则流行，湿热之性主流行。寒则停凝。阴寒之性主停凝。喻少火气衰，命门之火衰微。则中气虚寒，中州之气虚寒。失其乾健之运，失其健运之权。则气血痰食互相阻滞，互相阻得其中气。运行之机不利而成结也。运行之机关不利，而成结脉。结甚则积甚，结甚，则积亦甚。结微则气微。结微，则气亦微。浮结者，外有痛积；痛结积于外。伏结者，内有积聚。积聚结于内。乃知结而有力者，脉结有力。方为积聚；积聚见有余之脉。结而无力者，结脉无力。是真气衰弱。乃真元之气衰弱。违其运化之常，运化失常，脉乃歇止。惟一味温补为正治。温补真元，以助气化，乃为正治也。

诊宗脉学

结脉者，指下迟缓，中频见歇止，而少顷复来，不似代脉之动止不能自还也。

结为阴邪固结之象。越人云：结甚则积甚，结微则气微。言结而少力，为正气本衰，虽有积聚，脉结亦不甚也。而仲景有伤寒汗下不解，脉结代，心动悸者；有太阳病身黄，脉沉结，小腹硬满，小便不利为无血者。一为津衰邪积，一为热结膀胱，皆虚中伏邪之候。

凡寒饮、死血、吐利、腹痛、癫痫、虫积等，气郁不调之病，多有结脉暴见。即宜辛温扶正，略兼散结开痰，脉结自退。常见二三十至内，有一至连续不上，每次皆然，而指下虚微，不似急促之状，此元气骤脱之故，峻用温补自复。如补益不应，终见危殆。若久病见此，尤非合脉。夫脉之歇止不常，虽详指下有力、无力，结之频与不频，若十余至或二三十至一歇，而纵指续续，重按频见，前后至数不齐者，皆经脉窒碍，阴阳偏阻所致。盖阳盛则促，阴盛则结，所以仲景皆为病脉。

代　脉

代脉禅代，代脉有禅代之义。止有常数，歇止之数有常期。不能自还，歇止之间，不能即来。良久复动。脉代良久，方始复至。

主病

代脉主脏衰，代脉主脏气衰残。危恶之候。病势危恶则脉代。脾土败坏，代为脾土败绝之诊。吐利为咎。上吐下利为咎。中寒不食，中败，寒凝不食。腹痛难救。土败木贼，则疼甚难救。二动一止，脉来二至，见一歇止。三四日死。死期已迫。四动一止，脉来四至见一止。六七日死。死期预决。次第推求，以次第其止数推求之。不失经旨。不失《内经》诊切之旨。

辨兼象

按代为禅代之义，代脉为禅代，即交替之义。如四时之禅代，四时二十四节,交替如禅代。不愆其期也。不愆令节,交替之期。结促之止,结、促二脉歇止。止无常数。歇止之数无常期。代脉之止,代之一脉歇止。止有定期。止数有一定之期。结促之止,结促歇止。一止即来。暂时一止,脉即复来。代脉之止,代脉歇止。良久方至。代止良久,方始复动。《内经》以代脉一见,诊得代脉。为脏气衰微,脏之真气衰微。脾气脱绝之诊。脾之元气脱绝。故肾气不能至,肾脏气衰,脉不能至。则四十动一止,脉来四十至见一止。肝气不能至,肝脏气衰,脉不能至。则三十动一止。脉来三十至见一止。脾气不能至,脾脏气衰,脉不能至。则二十动一止。脉来二十至见一止。心气不能至,心脏气衰,脉不能至。则十动一止。脉来十至见一止。肺气不能至,肺脏气衰,脉不能至。则四五动一止。脉来四五至见一止。至数愈促,脉来歇止渐增者。死期愈迫矣。死期愈近可决。

诊宗脉学

代脉者,动而中止,不能自还,良久复动,名曰代阴,不似促脉之虽见歇止而复来有力也。

代为元气不续之象。经云:代则气衰,在病后见之,未为死候。若血气骤损,元神不续,或七情太过,或颠仆重伤,或风家、痛家,脉见止代,只为病脉。伤寒家有心悸脉代者;腹痛心疼,有结涩止代不匀者。凡有痛之脉止歇,乃气血阻滞而然,不可以为准则也。若不因痛而脉见止代,是一脏无气,他脏代之,真危亡之兆也。即因痛脉代亦数,须与数不匀者,犹或可生。若不满数至一代,每次皆如数而止,此必难治。经谓五十动不一代者,以为常也。以知五脏之期与之短期者,乍疏乍数也。又云:数动一代者,病在阳之脉也。此则阳气竭尽,无余之脉耳。所以或如雀啄,或如屋漏,或如弦绝,皆真代脉,见之生理绝矣。惟妊娠恶阻,呕逆最剧者,恒见代脉。谷入既少,气血尽并于胎息,是以脉气不能接续,然在二三月时有之。若至四月胎已成形,当无歇止之脉矣。

疾　脉

疾为疾急，疾脉指下疾急。数之至极，至数急数之急。七至八至，脉来七八至上下。脉流薄疾。脉气薄疾数之至极，躁急之形显然可见。

主病

疾为阳极，疾脉主阳气亢极。阴气欲竭。乃真阴之气欲绝。脉号离经，离于经常之脉。虚魂将绝。神消，魂魄将绝。渐进渐疾，躁疾之至数转甚。旦夕损灭。势必损灭于旦夕。

辨兼象

按六至以上，六至为数以上。脉有两称：两种名目可称。或名曰疾，急疾之疾，脉七八至。或名曰极，急极之极，脉八九至。总是急速之形，脉之至数急速。数之甚者也。极急极数之甚。必至喘促声嘶，肺绝喘促，则金破声嘶。仅呼吸于胸中数寸之间，仅能呼出心与肺。而不能达于根蒂。不能吸入肾与肝。真阴极于下，真阴之气涸竭于下。孤阳浮于上，孤阳之气浮越于上。而气之短已极矣。有升无降，气短已极。夫人之生死由于气，人之生死，关于元气。气之聚散由乎血。元气之聚散，关乎精血。凡残喘之尚延者，残喘之尚延刻日。只凭此一线之气未绝耳。一线之气未绝，故残喘暂可苟延。若一息八至之候，一息八至以上，脉名曰极。则气已欲脱，元气将已欲脱。而犹冀夫草木生之，元气欲脱，草木莫可维何。何怪乎不相及也。草木之味，不能相及以救之。

诊宗脉学

疾脉者，呼吸之间，脉七八至，虽急疾而不实大，不似洪脉之既大且数，却无躁疾之形也。

疾脉有阴阳、寒热、真假之异。如疾而按之益坚，乃亢阳无制，真阴垂绝之候。若疾而按之不鼓，又为阴邪暴疟，虚阳发露之征。尝考先辈治案，有伤寒面赤、目赤、烦渴引饮而不能咽，东垣以姜、附、人参汗之而愈。又，伤寒蓄热内盛，阳厥极深，脉疾至七八至以上,人皆误认阴毒守真,以黄连解毒治之而安,斯皆证治之明验也。

　　凡温病大热燥渴,初时脉小,至五六日后,脉来躁疾大,颧发赤者,死,谓其阴绝也。躁及皆为火象,《内经》有云:其有躁者,在手言手少阴、厥阴,二经俱属于火也。阴毒身如被杖,六脉沉细而疾,灸之不温者,死,谓其阳绝也。然亦有热毒入于阴分,而为阴毒者,脉必疾盛有力,不似阴寒之毒虽疾而弦细乏力也。虚劳喘促,声嘶,脉来数疾,名曰行尸,《金匮》谓之厥阳独行,此真阴竭于下,孤阳浮于上也。惟疾而不躁,按之稍缓,方为热证之正脉。

　　脉法所谓疾而洪大者,不治。疾而沉细,腹中痛,疾而不大不小,虽因可治,其有大小者,难治也。至若脉至如喘,脉至如数,得暴厥、暴惊者,待其气复自平,迨夫脉至浮合,浮合如数,一息十至以上,较之六数、七疾、八极更甚,得非虚阳外骛之兆乎!

全集十二

六经病解

六经病解

太阳病解

一

仲景六经各有提纲一条,犹大将建旗鼓,使人知所向,故必择本经至当之脉证标之。学者须从其提纲以审病之所在。然提纲只是正面,读者又要看出底板,细玩其四旁,参透其隐曲,则良法美意,始得了然。

以太阳提纲,脉浮,头项强痛,恶风,八字是太阳受病之正面。读者要认三阳之脉俱浮,三阳俱有头痛证。六经受寒,俱各恶寒,惟头项强痛是太阳所独也。盖太阳为诸阳主气,头为诸阳之会,项为太阳之会故也。如脉浮,恶寒,发热,而头不痛,项不强,便知非太阳病。如但头痛,而不项强,亦非太阳定局。如项强痛,反不恶寒,脉不沉,不可谓非太阳病,或温邪内发,或吐后内倾,或湿流关节,或病关少阴,法当救里者也,因当浮不浮,当恶不恶,故谓之反。所谓看出底板,以此前辈以一日太阳,七日复传之说拘之,故至今不识仲景所称太阳病。

太阳又有身痛,身重,腰痛,骨节疼痛,鼻鸣,干呕,呕逆烦躁,胸满背强,咳渴汗出,恶风无汗而喘等症。仲景以其或然或否,不可拘定,故散见诸节,而不入提纲。

又,太阳为巨阳,阳病必发热,提纲亦不言及者,以始受病或未发热故也。其精神如此,故诊者于头痛,项强,必须理会,此等兼证,更细审其恶风恶寒之病情,有汗无汗之病机,已发热未发热之病势,以探其表病之虚实,是从旁细看法也。即于此定有汗为桂枝证,无汗为麻黄证,无汗烦躁大青龙证,干呕发热而渴小青龙证,项背强几葛根汤证。用之恰当,效如桴鼓。前辈以桂枝主风伤卫,麻黄主寒伤营,大青龙主中风见寒、伤寒见风。分三纲之说拘之,所以埋没仲景心法,而又败毁仲景正法。

二

脉浮只讲得脉体之正面,诊者当于浮中,审其强弱,迟数,紧缓,滑涩,弦芤。故太阳一证,有但浮、浮弱、浮缓、浮迟、浮数等脉,散见于诸条。或阳浮,或阴弱,或阴阳俱紧,或阴阳俱浮,或尺中迟,或尺中脉微,或寸缓、关浮、尺弱,必体认以消息其里之虚实,是从中索隐法也。

若谓脉紧是伤寒,脉缓是中风,脉紧有汗是中风见寒,脉缓无汗是伤寒见风。夫既有伤寒中风之别,更有伤寒中风之混,使人无下手处矣。

凡见脉浮,迟浮弱者,用桂枝;浮紧,浮数者,用麻黄。不必于风寒而凿分,但从脉之虚实而施治,是仲景治法,亦是定法。

三

仲景书只宗阴阳大法,不拘阴阳之经络也。夫阴阳数之可千,推之可万。以心为阳中之太阳,故更称巨阳以尊之。又,中身之上,名曰广明;太阳之前,名曰阳明。广明,亦君主之尊称,广明居阳明之上,故六经分位,首太阳,次阳明。又,腰以上为阳,膀胱位列下焦之极底,其经名为足太阳。以手足阴阳论,实阴中之少阳耳;以六腑为阳论,与小肠之太阳,同为受盛之器,不得混膈膜之上,为父之太阳也。

四

今伤寒书,皆以膀胱为太阳,故有传足不传手之谬。不知太阳为巨阳,为君、为父、为经、为阳中之最尊。惟心为阳中之阳,故六经分位,首太阳,次阳明。膀胱位列下焦州都之官,必待气化而后出,不过与小肠同为受盛之器。此为经络之通行,非阴阳之大会。仲景以心为太阳,故得统一身之气血,内有五脏六腑之经隧。若膀胱者,何得外司营卫,而为诸阳主气哉?其与肾为表里,是足经相络之一义也。且表里亦何尝之有?如太阳与少阳并病,刺肺俞、肝俞,岂非以肝居胆外,为少阳之表;肺居心外,为太阳之表耶?

五

少阴病,一身手足尽热。以热在膀胱,必便血。夫热在膀胱,乃仍称少阴病,是膀胱属腰以下之阴,得为少阴之府,不得为六经之太阳,故不称太阳病。又,太阳不解,热结膀胱,其人如狂。以太阳随经瘀热在里,是热在下焦,下血乃愈。

盖太阳为最高,故太阳病以头项强痛提纲,此又热结下焦,乃太阳阳邪下陷之变症也。要知膀胱为太阳之根柢,非主表之太阳;为太阳之经隧,非太阳之都会;为太阳主血之里,非诸阳主气之太阳也。

六

伤寒最多心病,以心当太阳之位也。心为君主,寒为贼邪,君火不足,寒气得以伤之,所以名为火病。今之伤寒家反以太阳为寒水之经,因有以寒召寒之说。不审寒邪犯君主之治,水来克火之义也。夫人伤于寒热,虽盛不死者,以热之所在,为邪之所留,热之所在,乃心火之所主也。服桂枝而反烦,解半日许而复烦。大青龙之烦躁,小青龙之水气,十枣汤之心下痞硬,白虎、五苓之烦渴心烦,皆心病也。若妄治后,人手冒心,恍惚心乱,心下逆满,往往关心,是心病为太阳主治也。

然心为一身之主,六经皆能病及,故阳明有愦愦惕惕懊恼等症,少阳有烦悸支结等症,太阴之暴烦,少阴之心中温温欲吐,厥阴之气上冲心,心中疼痛,皆心病也。何前辈有伤足不伤手之说?夫心主营,肺主卫,风寒来伤营卫,即是手经矣。且大肠接胃,俱称阳明;小肠通膀胱,俱称太阳。伤则俱伤,何分手足!如大便硬,是大肠病,岂专指胃?言小便不利,亦是小肠病,岂独指膀胱?且汗为心液,如汗多亡阳,岂止坎中之阳,不干膻中之阳?不明仲景六经,故有传经之妄。

七

人知太阳之经行于背,而不知背为太阳之主;知太阳主表,而不知太阳之所根;知膀胱为太阳之里,而不知心肺为太阳之里。因不明《内经》之阴阳,所以不知太阳之地面。《内经》以背为阳,腹为阴,五脏以心肺为阳,而属于背,故仲景以心中胸中属三阳。脾肾为阴,而属于腹,故仲景以腹中之证属三阴。营卫行于表,而发源于心肺,故太阳病则营卫病,营卫病则心肺病矣。

心病则恶寒,肺病则发热;心病则烦,肺病则喘。芍药止烦,麻黄发散热,杏仁除喘,桂枝疗寒。所以和营,正所以宁心;是以调卫,正所以保肺。麻、桂二方,便是调和内外表里两解之剂矣。如大青龙用石膏以治烦躁,小青龙用五味、干姜除咳呕,皆以表剂中即兼治里。后人妄谓仲景方,治表不治里,弗思耳。

八

太阳主表,为心君之藩篱,犹京师之有边关也。风寒初感,先入太阳之界,惟以汗为急务,得汗而解,犹边关之有备也。必发汗而解,是君主之令行也。若发汗而汗不出,与发汗而仍不解,是君主之令不行也。

夫汗为心液,本水之气,在伤寒为天时寒水之气,在人身为皮肤寒湿之气,在发汗为君主阳和之气。阳和内发,寒邪外散矣,故治太阳伤寒,以发汗为第一义;若君火不足,则胃液之输于心下者,不能入心为汗,又不能下输膀胱,所以心下有水气也,故利水是太阳之第二义。若君火太盛,有烦躁、消渴等症,恐不戢而自焚,故清火是太阳伤寒之反治法;若君火衰微,不足以自守,风寒内侵于脏腑,必扶阳以御之,故温补又是太阳伤寒之从治法。其他救弊诸法,种种不同,大法不外乎是。

九

发汗、利水,是治太阳两大法门。发汗分形层之次第,利水定三焦之高下,皆所以化太阳之气也。

发汗有五法:麻黄汤,汗在皮肤,是发散外感之寒邪;桂枝汤,汗在经络,是疏通血脉之精气;葛根汤,汗在肌肉,是升腾津液之清气;大青龙,汗在胸中,是解散内扰之阳气;小青龙,汗在心下,是驱逐内蓄之水气。

其治水有三法:干呕而咳,水入即吐,是水气在上焦,在上者,汗而发之,小青龙、五苓散是也;心下痞硬满而痛,是水气在中焦,中满者,泻之于内,十枣汤、大陷胸是也;热入膀胱,小便不利,是水气在下焦,在下者,引而竭之,桂枝汤去桂加茯苓白术汤是也。

十

太阳之根,即是少阴。紧则为寒,本少阴脉。太阳病而脉紧者,必无汗,虽太阳卫外而为固,亦少阴紧藏精而为守,故不得有汗也。

人但知其表实,而不知其里亦实,故可用麻黄汤而无患。若脉阴阳俱紧,而反汗出者,是阳不固而阴不守,此亡阳而阴独存矣。曰此属少阴者,是指太阳转属少阴,而非少阴本病。

十一

太阳阳虚不能主外,内伤真阴之气,便露出少阴板底;少阴阴虚不能主内,外伤太阳之气,便假借太阳之面目。所以太阳病而脉反沉,用四逆以急救其里;少阴病而反发热,用麻、辛以微解其表。此表里轻重两解法也。

伤寒一日,太阳受之,即见烦躁,是阳气外发之机。六七日乃阴阳自和之际,反见烦躁,是阳邪内陷之兆。所谓阳去入阴者,指阳邪下陷言,非专指阴经也。或入太阳之府,而热结膀胱;或入阳明之府,而胃中干燥;或入少阳之府,而胁下硬满;或入太阴,而暴烦下利;或入少阴,而口舌干烦;或入厥阴,而心中疼热,皆入阴之谓。后人以传经惑之,因不知其入阴转属之义矣。

阳明病解

一

按阳明提纲以里证为主,虽有表证,仲景意不在表,为有诸中而形诸外也。或兼经病,仲景意不在经,而根于胃也。太阴、阳明同处中州,而太阴为开,阳明为阖。故阳明必以阖病为主,不大便,故阖也;不小便,亦阖也;不能食,食难用饱,初欲食,反不能食,皆阖也;自汗盗汗,表开而里阖也;反无汗,内外皆阖也。种种阖病,或然或否,故提纲独以胃实为主。胃实,不是竟指大便燥硬,只对下利言,下利是胃家不实矣。故汗出解后,胃中不和,而下利者,不称阳明病,如胃中虚而不下利者,便属阳明。即初后汗溏,水谷不别,虽死而不下利者,总为阳明病也。

盖阳明、太阴,同为仓廪之官,而所司各别。胃司纳,故阳明主实;脾司输,故太阴主利。是二经所由分也。

二

按阳明为传化之府,当更实更虚。食入则胃实而肠虚,食下则肠实而胃虚。若但实不虚,斯为阳明之病根矣。胃实非即阳明病,而阳明之为病,悉从胃家实得来,故以胃实为总纲也。

然致病之由,有实于未病之先者;有实于得病之后者;有风寒外束,热不得越而实者;有妄吐汗下,重亡津液而实者;有从本轻热盛而实者;有从他经转属而成实者。此只举病根在实,勿得即以为胃实可下之证。

三

身热汗自出,不恶寒反恶热,是阳明表证之提纲。故有胃中虚冷,亦得称阳明病者,因其表证如此也。

然于胃冷假热之外,此为内热达外之表,非中风伤寒之表。此时表寒已散,故不恶寒。里实闭结,故反恶热。只因有胃家实之病根,即见此身热自汗之外证,不恶寒反恶热之病情。然此但言病机发见,非即可下之证,必谵语,潮热,烦躁,腹痛,诸症兼见,才可下耳。

四

太阳总纲以正面,阳明总纲以底板。其阳明之表,正面未尝不与太阳同,而病情异。如阳明病,脉迟汗出多,微恶寒者,是阳明之桂枝证。阳明病,脉浮无汗而喘者,是阳明之麻黄证。本论云,病得之一日,不发热而恶寒者,即此是也。后人见太阳已得此脉证,便道阳明不应有此脉证,故有病在太阳将入阳明之说。不知仲景书多,有本条不见而他条见者。若“始虽恶寒”与“反无汗”等句是也。以阳明表证,本自汗出,不恶寒,故加“虽”“反”字耳。有本经未宣,而他条发见者。若太阳之“头项强痛”,少阳之“脉弦细”者是也。若头痛而项不强,脉大而不弦细,便是阳明之表矣。

太阳行身之后,阳明行身之前,所受风寒,俱在营卫之表。太阳营卫有虚实,阳明营卫亦有虚实。虚则桂枝汤,实则麻黄汤,是仲景治表邪之定局也。仲景之方,因证而设,非因经而设,是仲景治法。后人以方妄分经络,非惟阳明不敢用,即太阳亦弃之矣。

五

阳明之表有二:有外邪初伤之表,有内热达外之表。阳明外邪之表,其证微恶寒,汗出多,或无汗而喘,只在一二日间,此因风寒外来,故仲景亦用麻、桂二汤汗之。内热之表,在一二日后,其证身热汗自出,不恶寒,反恶热,此因内热外发,故仲景制栀豉汤因势吐之。

后人认不出阳明表证,不敢用麻、桂,二三日后,又不用栀豉,必待热深热极,始以白虎、承气投之。不知仲景治阳明之初法,废仲景之吐法。

六

六经伤寒,惟阳明轻,以阳明为水谷之海,谷气足以胜邪。又十二经脉之长,血气足以御邪。两阳合病,阳气足以胜寒,其受邪一日,恶寒与太阳同,一日便不恶寒,反恶热。故《内经》曰:二日阳明受之。以阳明之证在二日见,非为阳明之病在太阳交也。仲景曰:阳明三日脉大。要知阳明伤寒,只在一二日,即寒去热生。三日脉大,便是阳明病热,非复前日之寒矣。

七

阳明之恶寒,二日自止,固与他经不同,其恶寒微,又不若他经之甚。阳明在肌肉中,蒸蒸发热,但热无寒,与太阳翕翕发热,寒束于皮毛之上者不同。阳明自汗,亦异于太阳中风。自汗而出之不利,有热搏之意,故其状曰:漐漐。太阳自汗多,有波澜摇动之状,故名之曰:濈濈。

太阳脉浮紧,热必不解;阳明脉浮而紧,必潮热。太阳脉但浮者,必无汗;阳明脉但浮,必盗汗出。二经表证、表脉如此。

八

今伤寒书,以头痛分三阳。阳明之头痛在额,理固然也。然阳明主里,头痛非其本证。《内经》曰:伤寒一日,巨阳受之。以其脉连风府,故头项痛。七日,太阳病衰,头痛稍愈。二日,阳明受之,其脉挟鼻络于目,故身热,目痛鼻干,不得卧。是《内经》以头痛属太阳,不属阳明矣。

仲景有阳明头痛二条:一曰阳明病,反无汗,而小便利,二三日呕而咳,手足厥者,必然头痛。若不呕不咳,手足不厥者,头不痛。此头痛在二三日,而不在得病之一日,且因于呕咳,而不因于初感。

一曰伤风不大便六七日,头痛身热者,与承气汤。此头痛反在太阳病衰时,而因于不大便,即《内经》所谓䐜胀而头痛也。其中风伤寒诸条,俱不及头痛,则阳明头痛,又与太阳迥别矣。

九

本论云,阳明病,脉浮而紧,咽燥口苦,腹满而喘,发热汗出,不恶寒,反恶热,身重。此处当直接栀子豉汤主之。若发汗三段,因不用此方,而妄治所致,仍当栀子豉汤主之。仲景但于结句一见,是省文法也。后人竟认栀子豉汤为汗下后救逆之剂,否则未汗下前,仲景又何法以治之乎?要知口燥咽干,腹满而喘,是阳明里证;发热汗出,不恶寒,反恶热,是阳明表证。因阳明之热,自内达表,则里证为重,故此条以里证主表证之前,任栀子以清里热,而表热自解。用香豉以泄腹满,而身重自除。

后人不寻阳明之表,而徒以热论之,目痛鼻干,不得卧当之,不得仲景阳明治表之法,妄用痘科中葛根升麻汤以主之。又不知目痛鼻干为阳盛阴虚,法当滋阴清火,而反发阳明之汗,上而鼻衄;下而便难,是引贼破家矣。

夫热病论只发明阳明经病之一端,仲景立阳明一经,实该内外证治之全法。要知是风寒之表,用麻、桂而括。如内热之表,即荆芥、薄荷,皆足以亡津液而成胃实,在用者何如耳。

十

治阳明内热之表有三法:热在上焦,用栀豉汤吐之,上焦得通,津液得下,胃家不实矣;热在中焦,用白虎汤清之,胃火得清,胃家不实矣;热陷下焦,用猪苓汤利之,火从下泄,胃家不实矣。

要知阳明之治表热,即是预治其里,三方皆润剂,所以存津液,而不令实也。若因循葛根升麻之谬,不察仲景治阳明之表矣。

十一

太阳以心胸为里,故用辛甘发散,助心胸之阳,而开元府之表,不得用苦寒以伤上焦之阳也,所以宜汗不宜吐。

阳明以心胸为表,当用酸苦涌泄,引胃脘之阳,而开胸中之表,不当用温散,以伤中宫之津液也,故法当吐,不当汗。

阳明当吐,而反行汗下、温针等法,以致心中愦愦怵惕懊恼,烦躁谵语,舌苔等证,然乃不离阴阳之表。太阳当汗反吐,便见自汗出,不恶寒,饥不能食,朝食暮吐,不欲近衣,欲食冷食等证。此为太阳转属阳明之表,皆是栀豉汤证。盖阳明以胃实为里,不但发热恶寒,汗出身重,目痛鼻干,谓之表。一切虚烦虚热,如舌苔,喘满,口苦咽干,不得卧,消渴,小便不利,凡在胃之外者,悉属阳明之表,但除胃口之热,便解胃家之实,此栀豉汤为阳明解表之圣剂矣。

十二

按伤寒脉浮,自汗出,微恶寒,是阳明表证。心烦,小便数,脚挛急,是阳明里之表证。斯时用栀子豉汤吐之,则胃阳得升,恶寒自罢,心烦得止,汗自不出矣。上焦得通,津液得下,小便自利,其脚即伸。反用桂枝攻表,所以亡阳,其咽中干,烦躁吐逆,是栀子生姜豉汤证。只因亡阳而厥,急当回阳,是改用甘草干姜汤。复之后,更作芍药甘草以和阴,少与调胃承气以和里。皆因先时失用栀豉,故如此挽回耳。

十三

本论云,病如桂枝证,则便不凿定为太阳中风证,凡恶风恶寒,发热而自汗出者,无论太阳、阳明、中风、伤寒,皆是桂枝证矣。

太阳病,头痛项强。而此云头不痛,项不强,便非太阳证。《内经》曰：邪中于肤，则入阳明。此云胸中痞硬，气上冲咽喉，不得息，是阳明受病无疑也。虽外证象桂枝，而病在胸中，不在营卫，便不是桂枝证，故立瓜蒂散。所以在上者，因而越之也。

本阳明府，仲景不冠以阳明者，以不关胃实，未见不恶寒之病情耳。

十四

上越、中清、下夺，是治阳明三大法；发汗、利小便，是阳明两大禁。

然风寒初入阳明之表，即用麻黄、桂枝发汗者，以急于除热而存津液，与急下之法同。若脉浮，烦渴，小便不利，用猪苓汤利小便者，亦以分理而存津液。又曰，汗多者，不可与猪苓汤。要知发汗、利小便，是治阳明权巧法门。

十五

阳明之病在实热，宜无温补法矣，而食谷欲呕者，是胃口虚寒，故不主内热也。然胃气虽虚，胃中犹实，仍不失为阳明病，与吴茱萸汤，散胃口之寒，上焦得通，津液得下，胃气因和，则温补又是阳明之从治法。若胃口虚热者，当用白虎加参，是阳明凉补法也。二义又是治阳明权巧法门。

十六

本论云，伤寒三日，三阳为尽，三阴当受邪，其人反能食不呕，此为三阴不受邪矣。盖阳明为三阴之表，故三阴皆看阳明之转旋。三阴之不受邪，借胃以藩蔽其外也。胃和则能食不呕，故邪解而不至三阴。

胃阳虚，然后邪始入也，故太阴受邪，腹满而吐，食不下；少阴受邪,欲吐不吐;厥阴受邪,饥不能食,食即吐蛔。若胃阳亡,则水浆不入而死。要知三阴受邪,不在太阳、少阴,而全关系阳明。阳明以太阴为里,是指牝脏言。太阴亦以阳明为里,是指转属言也。肾者,胃之关。木者,土之贼。故二阴亦以阳明为里。三阴为三阳之里,而三阴反转,得属阳明为里,故三阴皆得从阳明而下,则阳明又是三阴实邪之路也。既为三阴之表以御邪,又为三阴之里以逐邪。阳明之关系三阴重矣。

少阳病解

一

少阳处半表半里,司三焦相火之游行,仲景特揭口苦咽干,目眩为提纲,是取病机立法也。

夫口、咽、目三者,脏腑精气之总窍,与天地之气相通者也。不可为表,不可为里,乃表入里,里出表之路,所谓半表半里也。三者能开能阖,开之可见,阖之不见,为枢之象。

苦、干、眩者,相火上走空窍而为病,风寒杂病咸有之,所以为少阳一经之总纲也。如目赤,两耳无闻,胸满而烦,只举得中风一证之半表里。《内经》之胸胁痛,两耳聋,只举得热病一证之半表里。

二

少阳之表有二:脉弦细,头痛发热,或呕而发热者,少阳伤寒也;耳聋目赤,胸满而烦,少阳中风也。此少阳风寒之表,而非少阳之表、阳明风寒之表,亦有麻、桂证,少阳风寒之表,不得用麻、桂之汗,亦不得用瓜蒂、栀豉之吐。发汗则谵语,吐下则惊悸,是少阳之和解,不时在半表而始宜也。少阳始感风寒,恶寒发热,与太阳同,

不得为半表。所以为半表者,寒热不齐,各相回避,一往一来,势若
两分为半表耳。

三

往来寒热有三义:少阳自受寒邪,阳气尚少,不能发热,至五六
日郁热内发,始得与寒气相争,而往来寒热,一也;或太阳伤寒过五
六日,阳气已衰,余邪未尽,转属少阳,而往来寒热,二也;若风为阳
邪,少阳为风脏,一中于风,便往来寒热,不必五六日而始见,三也。

四

太阳之身寒,在未发热时,如已发热,虽恶寒而身不再寒。阳
明之身寒,恶寒只在初得之一日至二日则恶寒自罢,便发热而反恶
热。惟少阳之寒热,有往而复来之义。寒来便身寒,恶寒而不恶
热;热来便身热,恶热而不恶寒。与太阳之如疟发热,恶寒而不恶
热;阳明之如疟潮热,恶热而不恶寒者,不相侔也。

盖以少阳为嫩阳,如日之初出。寒留于半表者,不遽散,热出
于半里者,未即舒,故见此象耳。然寒为欲去之寒,热为初炽之热,
寒热非实。故小柴胡汤,只治热而不治寒,预补其虚,而不攻其实
也。小柴胡为半表设,而其证皆属于里,盖表证既去其半,则病机
偏于向里矣。惟寒热往来一证,尚为表邪未去,故独以柴胡一味主
之,其他悉用里药。凡里证属阳者多实热,属阴者多虚寒,而少阳
为半里,偏于阳,偏于热。虽有虚有实,不尽属于虚也。仲景以里
虚为虑,故于半表未解时,便用人参以固里。

五

寒热往来,病证见于外,苦喜不欲,病情得于内。看苦、喜、欲
三字,非真呕、真满、不能饮食也。看往、来二字即见,有不寒热时

寒热往来。胸胁苦满,是无形之表;心烦喜呕,默默不欲饮食,是无形之里。其或胸中烦而不呕,或渴,或腹中痛,或胁下痞硬,或心下悸,小便不利,或咳者,此七证皆偏于里,惟微热在为里。表皆属于无形,惟胁痛痞硬为有形,皆风寒通证,惟胁下痞硬属少阳。总是气分为病,非有实热可据,故从半表半里之治法。

六

少阳为游部,其气游行三焦,循两胁,输腠理,是先天真元之正气。正气虚不足以固腠理,邪因其开,得入其部。

少阳主胆,为中正之官,不容邪气内犯,必与之相搏,搏而不胜,所以邪结胁下也。邪正相争,即往来寒热,更实更虚,所以休作有时。邪实正虚,所以默默不欲饮食。

仲景于表证不用人参,此固邪正分争,正不胜邪,故用之扶元气,强主以逐寇也。若外有微热,而不往来寒热,是风寒之表未解,不可谓之半表,当小发汗,故去参加桂心。烦与咳虽逆气有余,而正气未虚,故去人参。如太阳汗后,身痛而脉沉迟,与下后胁热利而心下硬,是太阳之半表里证也。表虽不解,里气已虚,故参、桂并用。乃知仲景用参,皆是预保元气。

七

更有脉证不合柴胡者,仍是柴胡证。本论云:伤寒五六日,头汗出,微恶寒,手足冷,心下满,口不欲食,大便硬,脉细者,此为阳微结。半在里半在表也。脉虽沉紧,不得少阴为病者。阴不得有汗,今头汗出,故可与小柴胡汤。此条是少阳阳明并病,故脉证俱是少阴,五六日,又少阴发病之期。若谓阴不得有汗,即少阴亡阳,亦有反汗出者。

然亡阳与阴结,其别在大便。亡阳则咽痛吐利,阴结则不能食,而大便反硬也。亡阳与阳结,其别在汗。亡阳者,卫气不固,汗出必遍身;阳结者,邪热闭结,郁汗止在头也。少阳阳微,故不能食而大便硬,此为阳微结;若阳明阳盛,能食而大便硬,是为纯阳结。则阳结、阳微结之别,又在食也。故少阳之阳微结证,欲与小柴胡汤,必究其病在半表。然微恶寒亦可属少阴,但头汗出,始可属少阳。反复讲明头汗之义,可与小柴胡汤而无疑也。所以然者,少阳为枢,少阴亦为枢,故见证多相似,必于阴阳表里,辨之真而审之确,始可一剂而瘳。此少阴、少阳之疑似证,又柴胡汤证之变局也。

八

胁,居一身之半,故胁为少阳之枢。岐伯曰:中于胁,则下少阳。此指少阳自病。然太阳之邪,欲转属少阳,少阳之邪,欲归并阳明,皆从胁转。如伤寒四五日,身热恶寒,头项强,胁下满者,是太阳、少阳并病,将转属少阳之机也,以小柴胡加桂枝,所以断太阳之来路。如阳明病发潮热,大便溏,小便自可,胸胁满而不去者,是少阳、阳明并病,此转属阳明之始也,以小柴胡汤与之,所以开阳明之出路。若据次第传经之说,必阳明而始传少阳,则当大便硬,而不当溏,当曰胸胁始满,不当曰满而不去矣。又,阳明病胁下硬满,大便硬而呕,舌上白苔者,此虽已属阳明,而少阳之证未罢也。

盖少阳之气,游行三焦,因胁下之阻隔,今上焦之治节不行,水精不能四布,故舌上有白苔而呕,与小柴胡转少阳之枢,则上焦气化始通,津液得下,胃不实而大便自输矣。身濈然而自汗解者,是上焦津液所化,故能开发腠理,熏肤充身泽毛,若雾露之溉,与胃中邪热熏蒸,而自汗不解者不同。

九

东垣有少阳不可汗、吐、下、利小便四禁。然柴胡证中，口不渴，身有微热者，仍加桂枝以取汗。下后胸胁满微结，小便不利，渴而不呕，头汗出，往来寒热者，用柴胡桂枝干姜汤汗之。下后胸满烦惊，小便不利，谵语身重者，柴胡龙骨牡蛎汤中用大黄、茯苓以利二便。柴胡证具，而反下之，心下满而硬痛者，大陷胸下之。医以丸药下之，而不得利，已而微利，胸胁满而呕，日晡潮热者，小柴胡加芒硝下之。是仲景于少阳经中，以备汗、下、利小便法也。

若吐法，本为阳明初病，胸中实不得息，不得食，不得吐。而设少阴病，饮食入口即吐，复不能吐，亦见胸中实当吐之。若水饮蓄于胸中，虽是有形，而不可为实，故不可吐。以少阳喜呕而发热，便是中气之虚，但热而不实，故用人参以调中气。上焦得通，津液得下，胃气因和，故少阳之呕，与谵语不并见。所以呕者，是少阳本证，谵语是少阳坏证。然不渴而饮水，呕与但欲呕，胸中痛，微溏者，又非柴胡证，是呕中又当深辨也。

十

按呕、渴虽六经俱有，而少阳、阳明之病机，在呕、渴中分。渴则转属阳明，呕则仍在少阳。如伤寒寒呕多，虽有阳明证不可攻，因三焦之气不通，病未离少阳也。服柴胡汤已，渴者属阳明也，此两焦之并合病，已过少阳一经。

夫少阳始病，便见口苦咽干，目眩，先已津液告竭矣，故少阳之病，最易转属阳明。所以发汗即胃实而谵语，故小柴胡中，已具或渴之证，方中用参、甘、苓、枣，皆生津之品，以预防其渴。服之反渴者，是相火炽盛，津液不足以和胃，即转属阳明之兆。

十一

少阳妄下有二变：实则心下满而硬痛，为结胸，用大陷胸下之；虚则但满而不痛，为痞，用半夏泻心汤和之。此二症皆是从呕变，因不用柴胡，令上焦不通津液不下耳。

本论云：伤寒中风，有柴胡证，但见一证即是，不必悉具。言往来寒热者，是柴胡主证，此外兼见胸膈痞满，心烦喜呕及或为诸证中凡有一者，即是半表半里，故曰呕而发热者，小柴胡汤主之。因柴胡为枢机之剂，风寒不全在表，未全入里者，皆可用，故证不必悉具，而方有加减法也。

然柴胡有疑似证，如胁下满痛，本渴而饮水呕者，柴胡不中与也。又，但欲呕，胸中痛，微溏者，此非柴胡证。如此详明，所云但见一证便是者，又当为细辨矣。

太阴病解

一

按《热病论》云：太阴脉布胃中，络于咽，故腹满咽干。此热伤太阴之标，自阳部注经之处，非太阴本病也。仲景立本病为提纲，因太阴主内，故不及中风四肢烦疼之表，又为阴中至阴，故不及热病嗌干之证。

太阴为开，又阴道虚。太阴主脾所生病，脾主湿，又主输，故提纲主腹满时痛而吐利，皆是里虚不固，湿胜外溢之证也。脾虚则胃亦虚，食不下者，胃不主纳也。要知胃家不实，便是太阴病。

二

脾、胃同处腹中，故腹满为太阴、阳明俱有之证。在阳明是实热为患，在太阴是寒湿为眚。阳明腹满，不敢轻下者，恐胃家不实，即转属太阴耳。世拘阳明传少阳之谬，反昧传太阴之义。

三

热病腹满，是热郁太阴之经，有嗌干可证，病在表也；寒热腹满，是寒生至阴之义，有自利可证，病在本也。脾经有热，则阴精不上输于肺，故嗌干；脾脏有寒，则脾不为胃行其津液，故下利。

夫阳明之当下，因本病而太阴之下证，反在标病，可以见阴阳异位之故，又可以见阴从阳转之义也。

四

参中阴溜府之义，和热邪不遽入至阴，虽热在太阴之经，而实在阳明之胃，可知下证只在阳明。太阴本无下法，腹满亦两经之经证，不大便而满痛，或绕脐痛者，为实热，属阳明下利。而腹满时痛，为虚寒，属太阴寒湿，是太阴本病湿热。又，伤寒所致之变证也，其机关在小便。小便不利，则湿热外见而身黄，小便自利，非暴烦下利而自愈，即大便硬而不便。所以然者，脾胃相连。此脾家实，则腐秽自去，而成太阴之开。若胃家实，则地道不通，而成阳明之阖矣。故叔和知有三阳明，不知有太阴阳明证。

五

序例为太阴受病，脉当沉细，不知沉细，是太阴本病之脉，不是热病嗌干之脉。

盖脉从病见，如太阴中风，则脉浮，不从藏之阴，而从风之阳也。然麻黄汤脉而用桂枝者,以太阴是里之表证,桂枝汤是里之表药。因脾主肌肉,宜解肌耳。

太阴伤寒,脉浮而缓者,亦非太阴本病。盖浮为阳脉,缓为胃脉。太阴伤寒,脉不沉细,而反浮缓,是阴中有阳,脉有胃气,所以手足自温,而显脾家之湿,或发黄便硬,而转属阳明。此脉证在太阴、阳明之间,故曰系在。若太阴自受寒邪,不应如是也。

六

太阴脉浮为在表,当见四肢烦疼等证;沉为在里,当见腹痛吐利等证。表有风热,可发汗,宜桂枝汤;里有寒邪,当温之,宜四逆辈。

太阳而脉沉者,因于寒,寒为阴邪,沉为阴脉也;太阴而脉浮者,因于风,风为阳邪,浮为阳脉也。当知脉从病变,不拘于经,故阳经有阴脉,阴经有阳脉也。世为脉至三阴,则俱沉,阴经不当发汗者,不审此耳。

七

太阴中风,阳微阴涩而长者为欲愈。要知涩与长不并见,涩本病脉,涩而转长,病始愈耳。风脉本浮,今浮已微,知风邪当去。涩则少气少血,故中风。今长则气治故愈。

太阴中风,四肢烦疼;太阴伤寒,手足自温。此指表热言也。

热在四肢,则身体不热可知。盖太阳主内,表当无热,惟四肢为诸阳之本,脾为胃行津液以灌四旁,故得主四肢,则四肢之温热,仍是阳明之阳也。且曰自温,便见有时不温,有时四逆矣。

八

《内经》曰：人有四肢热，逢风寒如炙如火者，是阴气虚而阳气盛。风者，阳也，四肢亦阳也。两阳相搏，是人当肉烁也，此即太阴中风证。要知太阴中风，与三阳不同。太阴之阴，名曰关蛰，故阳邪不得深入。惟病在四关久不愈，脾液不足充肌肉，故肉烁。世人最多此证。其有手足心热者，亦中风之轻症。然太阴中风，因阴虚而阳凑之，外风为内热所灼，但当滋阴和阳，不得祛风增热也。

九

手足自温句，暗对身不发热言，非言太阴伤寒，必当手足温也。夫病在三阳，尚有手足冷者，何况太阴？

陶氏分太阴手足温、少阴手足寒、厥阴手足厥冷，是大背太阴手足烦热，少阴一身手足尽热之义矣。

凡伤于寒则为病热，寒为阴，太阴为至阴。两阴相合，无热可发，惟四肢为阴阳之会，故尚温耳。惟手足自温，中宫不遽受邪，故或发身黄，或暴烦下利自止，即自温处，因以见脾家之实也。

十

发黄，是阳明病。太阴身当发黄，非言太阴本有发黄证也。以手足温处，见阳明之阳盛，寒邪不得伤太阴之脏。脏无寒而身有湿，故当发黄也。若湿从溺泄，则暴烦下利仍是主输，故不失为太阴病。若烦而不利，即胃家之实热，非太阴之湿热矣。此太阴伤寒全藉阳明为之根，故有转属之证。

东垣以有声无声分呕吐，非也。呕吐，皆有声有物，惟干呕是有声无物。呕以水胜声，属上焦也；吐以物胜声，属中焦也。六经皆有呕吐，而呕属少阳，以喜呕，故吐属太阴，而不属阳明，亦主输、主纳之分。

十一

太阳以阴为根,而太阴以阳为本。太阳不敢妄汗,恐亡少阴之津也。太阴不敢轻下,恐伤阳明之气也。

太阴本无下证,因太阳妄下,而阳邪下陷于太阴者,因而有桂枝加芍药等法。太阴脉弱知胃气易动,便当少加矣,此因里急后重,不可不用,又不可多用,故如此叮咛耳。

少阴病解

一

少阴一经,兼水火二气,寒热杂居。其寒也,证类太阴;其热也,证似太阳。故仲景以微细之病脉,欲寐之病情为提纲,立法于象外,使人求法于象中。

凡病之寒热,无寒热之真假,仿此义以推之,真阴之虚实见矣。

二

五经提纲,皆是邪气,盛则实。惟少阴提纲,是指正气夺则虚,以少阴为人身之本也。然邪气之盛,亦因正气之虚,故五经皆有可温可补证。正气之虚,亦因邪气之盛,故少阴亦有汗、吐、下者。

要知邪气胜,而正气已虚者,固本即所以逐邪。正不甚虚,而邪气实者,逐邪亦所以护正也,此大法钦!

盖少阴为阴枢,少阳为阳枢。弦为木象,弦而细者,阳之少也;微为水象,微而细者,阴之少也。此细脉虽相似,而弦与微自别。卫气行阳则寤,行阴则寐。其行阴二十五度,常从足少阴之分,间行脏腑。少阴病,则枢机不利,故欲寐也。与少阳喜呕病反而意同。呕者,主出,阳主外也。寐者,主人,阴主内也。喜呕,则不得呕。欲寐,是不得寐。皆在病人意中,得枢机之象如此。

三

少阴脉微,不可发汗,亡阳故也。脉细沉数,病为在里,不可发汗。然可汗之机,亦见于此。夫微为无阳,数则有伏阳矣。须审其病为在里而禁汗,不得拘沉为在里而禁汗也。发热脉沉者,是病为在里,表以无里证,故可发汗。若脉浮而迟,表热里寒,下利清谷。是迟为无阳,病为在里,又不得拘浮在表而发汗矣。

要知阴中有阳,沉亦可汗;阳中有阴,浮亦当温。若八九日,一身尽热,自里达表,阳盛阴虚,法当滋阴,又与二三日无里证者不侔。

四

太阴,是阳明之里。阳明不恶寒,故太阴虽吐利腹满,而无恶寒证。

少阴,是太阳之里。太阴恶寒,故少阴吐利必恶寒,阴从阳也。

太阴,手足温者,必暴烦下利而自愈。太阴胃脘之病,少阴吐利,亦必手足温者可治;手足厥者,不可治。是下焦之虚寒,既侵迫于中宫,而胃脘之阳,仍得敷于四末。斯知先天之元阳,仍赖后天之胃气培植也。

五

太阳,为少阳之标;太阴,为少阴之本。少阴阴虚,则移热于膀胱,故一身手足尽寒而便血,从标也;少阴阳虚,则移寒于脾土而吐利,从本也。

六

少阴传阳证有二：六七日，腹胀不大便者，是传阳明，脏气实，则还之腑也；八九日，一身手足尽热者，是传太阳，乃阴出之阳，下行极而上也。

七

热在膀胱而便血，是脏病传腑，此阴乘阳也。然气病而伤血，又阳乘阴也。亦见少阴中枢之象，此自阴传阳，与太阳热结膀胱自下血者，见证同而病源异。

八

少阴病，脉紧，至七八日自下利。脉暴微，手足反温，脉紧反去者，虽烦利，必自愈。此亦是脾家实，露出太阴底板，故得与太阴七八日大烦下利自止同。

盖少阴来复三阳，微则转属太阴，而腐秽自去；盛则转属阳明，而糟粕不传。郁则内实，而入阳明大腑广肠之区。横则外达，而遍太阳内外气血之部。

要知脉转微，是复少阴本脉，故转太阴而自解。脉沉细数，是为阳脉，故入阳经而为患。然热虽盛，不死，亦阴得阳则解之变局也。

九

六经皆有烦躁，而少阴更甚者，以真阴之虚也。盖阳盛则烦，阴极则躁。烦属气，躁属形。烦发于内，躁见于外，是形从气动也。先躁后烦，乃气为形役也。不躁而时自烦，是阳和渐回，故可治。不烦而躁，为五脏之先阳已竭，惟魄独居，故死。

要知少阴以烦为生机,躁为死兆。

十

伤寒以阳为主,不特阴证见阳脉者生,亦阴病见阳证者,可治也。凡蜷卧四逆,吐利交作,纯阴无阳之证,全仗一阳来复,故反烦者可治,反发热者不死,手足反温者可治。

太阳、少阴,皆有身痛骨痛之表,水气为患之里。太阳则脉浮紧而身发热,用麻黄汤发汗,是振营卫之阳以和阴也;少阴则脉沉而手足寒,用附子汤温补,乃扶坎宫之阳以配阴也。太阳之水,属上焦,小青龙汗而发之,阳水当从外散也;少阴之水,属下焦,真武汤温而利之,阴水当从下泄也。

十一

阴阳俱紧,与太阳伤寒脉相似,夫紧脉为寒,当属少阴。然病发于阴,不当有汗,反汗出者,阴极似阳,阴虚不能藏精所致也。亡阳之前,先已亡阴,而阳无所依,故咽痛呕吐。见阴虚之不归,阴不能藏,故下利不止。见真阴之欲脱也,则附子汤用三日以培阴,参、附以回阳,为少阴返本还原之剂。

十二

肾主五液,入心为汗。少阴受病,液不上升,所以阴不得有汗。仲景治少阴之表,于麻黄细辛汤中加附子,是升肾液而为汗也。若真阴为邪热所逼,则水随火起,故反汗出。仲景治少阴之里,附子汤中任人参,是补肾液而止汗也。

脉阴阳俱紧,口中气出条,是少阴经文。王氏集之脉法中,故诸家议论不一。夫少阴脉络肺,肺主脾鼻,故鼻中涕出。少阴脉络舌本,故舌上苔滑。少阴大络注诸络以温足胫,故足冷,此证不名。

亡阳者,外不汗出,内不吐利也。口中气出,唇口干燥,鼻中涕出,此为内热。阴阳俱紧,舌上苔滑,蜷卧足冷,又是内寒。此少阴为枢,故见寒热相持之证,而口舌唇鼻之半表里,恰与少阳口苦咽干,目眩相应也。

勿妄治者,恐阴阳相持时,清火、温补等法用之不当。宁静以待之,到七日来微发热,手足温,是阴得阳而解也。八日以上反大发热,再加吐利,即是亡阳。若其人反加恶寒,是寒甚于表,上焦应之,必欲呕矣。如腹痛足寒甚于里,中焦应之,必欲利矣。当此阴甚,急当扶阳,庶不为假热所惑而妄治。

十三

但欲寐,即近不得眠。然但欲寐是病情,乃问而知之;不得眠,是病形,可望而知之。欲寐是阴虚,不得眠是烦躁,故治法不同。

十四

三阳惟少阳无承气证,三阴惟少阴有承气证。

少阳为阳枢,阳稍虚,便入于阴,故不得妄下,以虚其元阳;少阴为阴枢,阳有余,便伤其阴,故当阳惟以存真阴。

少阳惟畏克土,故无下证;少阴畏有土制,故当急下。盖真阴不可虚,强阳不可纵也。

十五

少阴病有大承气急下者三证:得病二三日,热淫于内,肾水不支,因转属阳明,胃火上炎,口燥咽干,急下之,谷气下流,津液得升矣;得病六七日,当解不解,津液枯涸,因转属阳明,故腹胀不大便,所谓已入于腑者,下之则胀已;宜于急下者,六七日来,阴虚已极,恐土燥于中,肾不交耳,若自利纯清水,心下痛,口燥,恶风恶寒之病情,脾气不濡,胃气反厚,水去而谷不去,故亦宜于急下。

十六

少阴为性命之根,少阴病是生死关,故六经中,独于少阴历言死证。然少阴中风,始得时,尚有发热,脉沉,可汗证。若初受伤寒,其机甚微,脉微细,但欲寐,口中和,背恶寒,人已皆不觉为他病也。若身体痛,手足寒,骨节痛,脉沉者,此表中阳虚证。若欲吐不吐,心烦欲寐,自利而渴,小便色白者,此里之阳虚证。心烦不得卧,此里之阴虚证也。若自利咽痛,胸满心烦,与口中气出,唇口干燥,鼻口涕出,蜷卧足冷,舌上苔滑者,此少阴半表半里,阴阳驳杂之证也。脉阴阳俱紧,反汗出而咽痛吐利者,此阴极似阳,肾阳不归,为亡阳证也。若至八九日,一身手足尽热者,是寒极生热,肾阳郁极,而胜复太过也。

其腹痛下利,小便不利者,有水火之分。若四肢沉重疼痛,为有水气,是阳虚而不胜阴也。若便脓血,与泄利下便者,此为火郁,是阳邪陷入于阴中也。下利清谷,里寒外热,手足厥冷,脉微欲绝,身反不恶寒,其人面赤者,是下虚而格阳也。吐利兼作,手足逆冷,烦躁欲死者,是阴极而发燥也。

岐伯曰:阴病治阳,阳病治阴,定其中外,各守其乡。此即仲景治少阴之大法也。

十七

同是恶寒蜷卧,利止,手足温者,可治;利不止,手足逆冷者,不治。时自烦欲去被,可治;不烦而躁,四逆而脉不至者,死。

同是吐利,手足不逆冷,反发热者,不死;烦躁四逆者,死。

同是呕吐汗出,大便数少者,可治;自利烦躁,不得卧者,死。

盖阴阳互为根,阴中无阳则死,独阴不生也。

厥阴病解

一

太阴、厥阴,皆以里证为提纲。太阴为阴中之阴,而主寒,故不渴;厥阴为阴中之阳,而主热,故消渴也。太阴主湿土,土病则气陷下,湿邪入胃,故腹自利;厥阴主相火,火病则气上逆,火邪入心,故心疼痛也。

太阴腹而吐,食不下;厥阴饥不饮食,食即吐蛔。同是食不下,太阴则满,厥阴则饥。同是一吐,太阴则吐食,厥阴则吐蛔,此又属土属木之别也。

太阴为开,本自利而下之,则开折胸中痞硬者。开折,反阖也。厥阴为阖,气上逆而下之,则阖折。利不止者,阖折反开也。

二

两阴交尽,名曰厥阴,又名阴之纯阳,是厥阴宜无热矣。然厥阴主肝,而胆藏肝内,则厥阴热证,皆少阳相火内发也。

要知少阳、厥阴,同一相火。相火郁于内,是厥阴;病出于表,为少阳病。少阳咽干,即厥阴消渴之机。胸胁气满,即气上冲心之兆。心烦,即疼热之初。不欲食,是饥不欲食之根。喜呕,即吐蛔之渐。故少阴不解,转属厥阴而病危。厥阴衰,转属少阳而欲愈。如伤寒热少厥微,指头寒,不欲食,至数日热除欲得食,其病愈者是已。

三

太阴提纲,是内伤寒,不是外感;厥阴提纲,是温病,而非伤寒。要知六经各有主证,是仲景伤寒杂病合论之旨也。诸经伤寒无渴证，太阳不恶寒而渴，即是温病也。惟厥阴伤寒，肝木郁而不得出，热甚于内，盗窃母气以克火，故渴欲饮水。若不恶寒，当作温病治之。要知温乃风木之邪，是厥阴本病，消渴是温病之本，厥利是温病之变。《内经》所谓热病皆伤寒之类，此正其类也。

四

厥阴消渴，即以水饮之。所谓顺其欲，然少与之，可以平凡火，多与之，反以益阴邪。当量其消与不消，恐水清入胃也。渴欲饮水，与饥不欲食对看，始尽厥阴病情。

五

手足厥冷，脉微欲绝，是厥阴伤寒之外证。当归四逆，乃厥阴伤寒之表药。夫阴寒如此，而不用姜、附者，以相火寄于肝经，外虽寒而脏不寒，故先厥者后必发热。手足愈冷，肝胆愈热，故厥深热亦深。所以伤寒初起脉证如此者，不得遽认为虚寒，妄投姜、附以遗热也。

六

厥者，必发热，热与厥相应。厥深热亦深，厥微热亦微，此四证是厥阴伤寒之定局；先热后厥，厥热往来，厥多热少，热多厥少，此四证是厥阴伤寒之变局。皆因其人阳气分寡而然。如太阳伤寒，亦有已发热未发热之互词也。

七

《内经》之寒热二厥，因于内伤，与本论因外邪不同。《内经》热厥，只在足心，是肾火起涌泉之下也。本论热厥，因热在肝脏，而手足反寒，故曰厥深热亦深。《内经》之寒厥，有寒无热；本论之寒厥，先厥者后必发热。热胜则生,寒胜则死,此内伤外感之别。

八

厥阴有晦朔具合之理,阴极阳生,故厥阴伤寒,反以阳为主。厥少热多,是为生阳,故病当愈。厥多热少,是为死阴,故病为进。其热气有余者,或便脓血,或发痈脓,亦与《内经》不同。

九

阴气起于五指之里,阳气起于五指之表。气血调和,则阴阳相贯。若厥阴病,则阴阳不相顺接,故手足厥冷。若热少厥微,而指头寒,知病可愈。手足反温,虽下利必自愈,此阴阳自和而顺接也。若脉微烦躁,灸厥阴脉不还者,死,是阴阳之气绝矣。

十

本论云:四逆厥者,不可下。又曰:厥应下之,而反发汗者,必口伤烂赤。二义不同。

盖诸四逆不可下者,是指伤寒脉微欲绝,此时外寒切迫,内热未起,故当发汗,此指微寒证言,故曰虚家不然。应下之者,是指脉滑而厥,内热闭郁,故曰厥深热亦深。若发汗只在引火之升,不能逐热外散,故令曰伤。

所谓下之,是下其热,非下其实。泄下重者,四逆散;欲饮水数升者,白虎汤。此厥阴之下药,所以下无形之邪也。若以承气下之,必利不止矣。

十一

诊厥阴脉,以阳为主;治厥阴病,以阴为主。故当归四逆不去芍药,白头翁重用芩、连,乌梅丸用黄连佐以黄柏,复脉汤用地黄又佐麦冬。

要知脉微欲绝,手足厥冷,虽是阴盛,亦未阳虚,故可表散外邪,而不可固里。脉结代,心动悸者,似乎阳虚,实为阴弱,只可大剂滋阴,而不可温补。所以然者,肝之相火,本少阳之生气,而少阳实出于坎宫之真阴。又曰阴虚则无气,可知厥阴之理矣。

十二

中州四肢,皆脾土所主。厥阴伤寒,手足厥冷,而又下利,木克土也。复发热者,下利自止,火生土也。若肝火上行逼心,故反汗出,气上冲心。心不受邪,因而越之,故咽中痛,而喉为脾,若发汗而利,汗出不止者,死。是虚阳外亡,为有阴无阳,与少阴亡阳同义。若肝火内行入脾,则火土合德,必无汗而利自止。若发热而利不止,此肝火内陷血室,必便脓血。若发热下利至甚,厥不止者,死。此土败木贼,诸阳之绝也。

十三

厥阴伤寒,有乘脾、乘肺二证,最当详辨:

一曰伤寒腹满谵语,寸口脉浮而紧,此肝乘脾也,名曰纵,刺期门。夫腹满谵语,是胃家实,然脉浮紧而不潮热,非阳明脉也。脉法浮而紧,名曰弦,此弦为肝脉矣。《内经》曰:诸腹胀大,皆属于热。又曰:肝气热,则多言。是腹满由于肝气,而谵语乃肝火所发也。木旺则侮其所胜,直犯脾土,故名纵。

一曰伤寒发热,啬啬恶寒,大渴欲饮水,其腹必满,此肝乘肺也,名曰横,刺期门。夫发热恶寒,似太阳之表,未经大汗而大渴,非转属阳明。未经妄下,而腹满,非转属太阴。且头不痛,胃不实,不下利,断非三经证矣。要知发热恶寒是肺病,肺虚而肝火乘之,脾畏木邪,水精不上输于肺,故大渴。肺不能通调水道,故腹满,是侮所不胜,寡于畏也,故曰横。

一纵而乘脾,一横而乘肺。总自肝有亢火,当泻无补,必刺期门,随其热而泻之,膜原清,则气皆顺,表里尽解矣。此非汗、吐、下、清火诸法所可治,故宜针。

十四

伤寒阳脉涩,阴脉弦,腹中急痛者,此亦肝乘脾也。故先与小建中安脾,继与小柴胡疏木。

要知建中是桂枝汤倍加芍药,以平木,饴糖以缓急,为厥阴驱邪、发表、和中、止痛之神剂。不差者,中气虚而不振,邪尚留连,继以小柴胡补中、发表,令木邪直走少阳,使有出路,所谓阴中之阳则愈也。

仲景有一证而用两方者,在太阳先麻黄,继桂枝,是先外后内法。在厥阴,先建中后柴胡,是先内后外法。亦是令厥阴转属少阳之机。

十五

伤寒厥而心下悸者,此亦肝乘肺也,虽不发热恶寒,亦木实金虚,水气不利所致。彼腹满者,是水在中焦,故刺期门,以泻其实。此水在上焦,故用茯苓甘草汤以发其汗,此方是化水为汗,发散内邪之剂,即厥阴治厥之剂也。

十六

厥阴中风之脉,与他经不同。凡脉浮为风,此云不浮为未愈,是厥阴中风,脉反沉矣。此本由阴虚,风入地中,木郁不舒,故未愈。微浮是风行地上,草木发陈,复厥阴风木之常,故愈。

十七

凡脉浮为在表,沉为在里。厥阴中风,其脉既沉,其证亦在里,此热利下重,是厥阴中风也。太阳中风,下利呕逆,是有水气。厥阴中风,热利下重,是有火气,故以白头翁汤为主治风,芩、连为辅以清火,佐秦皮以升九地之风,则肝木欣欣向荣矣。

下利而渴欲饮水,乃厥阴之消渴,亦中风之烦所致也。下利脉沉弦,是沉为在里,弦为风。脉弦而大,是风因火动,故利未止;微弱数者,是风火势微,故利自止。虽发热不死者,阴出之阳也。下利有微热汗出,见中风本证。里证出表,表则风从外散,故令自愈。欲愈之脉当微浮,若寸脉反浮数,风去而热不去,尺中自涩者,热伤阴络,肝血不藏,必便脓血也。

十八

厥阴中风,热利,是里有热。伤寒亦有协热利,是里有寒。又与厥利不同,厥利见发热,则利止。此六七日不利,便发热而利,汗出不止,是外热内寒,故为有阴无阳。

要知《内经》之舌卷囊缩,是有阳无阴,故热虽甚而可治。

十九

阴阳易之为病,本于厥阴之欲火始也。因肝火之动,伤少阴之精继也。少阴之精不藏,厥阴之火不羁,所以小腹里急,阴中拘挛,热上冲胸,眼中生花,身重少气,头重不欲举,皆厥阴相火为眚,顿令无病之人,筋脉形气之为一变。此即瘟疫传染,遗祸他人之一证也。

六经地面解

仲景六经各有地面,请以地理喻,六经犹列国也。

腰以上为三阳地面,三阳主外,而本乎里。心者,三阳夹界之地也。内由心胸,外自巅顶,前至头颅,后至肩背,上联风府,而下及乎足,其腑即属膀胱,是为太阳地面,此经统营卫,主一身之表,犹近边御敌之国也;内自心胸,自胃而肠,外自头颅,由面及胸而下至于足,是为阳明地面,此经血气俱多,主三阳之里,犹国中仓廪之府也;由心至咽,出口颊,上耳目,斜至巅,外循胁,内属胆,是为少阳地面,此经气多血少,主一身半表里,犹军旅犄角之师也。

腰以下为三阴地面,三阴主里,而不及外。腹者,三阴夹界之地也。自腹由脾及二肠、魂门,为太阴地面,此经亦气多血少,主行一身之津液,犹朝内之枢密也;自腹至两肾及膀胱、尿道,为少阴地面,此经主津液所生病,藏一身精髓,犹深宫之妃后也;自腹由肝上膈至心,从胁下至小肠、宗筋,为厥阴地面,此经通三焦,主一身之里,犹近京夹辅之国也。

太阳地区最大,内邻少阴,外邻阳明,故病有相关。如小便不利,本膀胱病,少阴病,而小便不利者,是邪犯太阳之界也。腰痛,本肾病,太阳病,而腰痛者,是邪入少阴之界也。六七日不大便,反头痛,身热者,是阳明热邪侵及太阳之界也。头项强痛,兼鼻鸣干呕者,乃太阳风邪侵入阳明之界也。心胸,是阳明地面,而为太阳之通衢。因太阳主营卫,心胸是营卫之本。营卫环周不休,犹边邑之吏民士卒会于京畿,往来不绝也。如喘,胸满者,是太阳外邪入阳明而骚扰,故为太阳阳明合病。若头不痛,项不强,胸中痞硬,气冲咽喉不得息者,此邪不自太阳来,乃阳明热邪自结胸中,犹乱民聚本境为患也。

心为六经之主,故六经皆有心烦证。如不头项强痛,则烦不属太阳。不往来寒热,则烦不属少阳。不见阴经病,则烦不属三阴矣。故心愦愦,心惕惕,心中懊恼,一切虚烦皆属阳明,以心居阳明地面也。

风寒异同

夫风为阳邪,寒为阴邪,各不失其阴阳之性,而实又相因为用。

盖风寒本同为一气,风中无寒,即是和风,所以生物,何足病人?一夹寒威,中人而病,纵有风热,亦是寒风所化,特挟身中之伏火耳,仲景名为中风。是与杂病伤风较重,亦得循经彻络,传变多端,极与伤寒相似,但与杂病之脏气经气伤残,而内风感召,营卫不密,然后中于外风为中风者,迥乎不同。

寒虽为阴邪,若无风鼓,只是严寒,但能成物,亦不足病人。要知万物之生成,乃生长于阳,而成实于阴也。人身应之亦然,其致病亦无不然,故惟风鼓寒威,寒乘风势,而后腠理得开,寒邪即得入于经络,名曰伤寒。纵有寒包热邪,亦是寒燥之气所化,特夹身中之郁火也。考之于经,经云:邪中于项,则下太阳;中于面,则下阳明;中于颊,则下少阳。其中胸背膺胁,亦中其经,而中风亦然。其经络、脏腑诸病,一一详载《伤寒》本论中。

温热暑疫

人伤于寒,则为病热,冬伤于寒,春必病温。凡病伤寒而成温者,先夏至日为病温,后夏至日为病暑。古人指暑为热,浑而未分,不知夫暑乃天热所发,夏火行令也。得之于人,虽有动静之分,阴暑阳暑之辨,《内经》不过以六气并言,原不可与温热病同论。

盖温虽由于冬寒,而根实种于伏火。其人阳禀有余,恣情纵欲,不避寒冷,而阳气是足御,但知身着寒,而不为寒所病。然表寒虽不得内侵,而伏阳亦不得外散,故身不知热,亦不发热。冬时收藏之令,阳不遽发,寒日化而伏火浅,则蓄热,应春气而病温。温乃少阴伏火,发于太阳,而涸水燎原也。更有风温,乃温邪召风,木火二气所化,而冬温乃身中蕴热所发,总不出壮阴发越之义。

若寒日久而郁火甚,则蓄热,应夏气而病热。热乃燥火所化,发于阳明而烁石流金也。又有湿火,乃脾弱不能制湿,法当滋培中土,以分解为义。

盖热病也,火病也,其实乃一气所为病也。要知火热之微甚,全关元气之盛衰。以热病言,乃火之伏而不伸者;以火病言,乃热之伸而发越者。粗工非火指火,动行克伐,殊不知火之于人大有关系。当其和平无忒,即是元阳,乃为真火,生人生物,皆赖乎此,强弱系之,安危系之。

又,疫疠之发,乃天地不正之气,混合身中湿热之气,或杂病气、尸气,发于阳明,而乱志昏神,其势猖獗。弥所底止,故温热利害,只在一人。瘟疫传染,祸延他人。此温热与瘟疫之不可混也。慎夫!

湿燥番痧

诸湿肿满,皆属于脾。肉如泥,按之不起,因于湿。首如裹,湿热不攘,大筋软短,小筋弛长,软短为拘,弛长为痿。

天之湿气,感则害人五脏;地之湿气,感则害皮肉筋脉。天之湿,雨、雾是也;地之湿,水、泥是也。人之湿,酒、酪、酥、酪是也。更有风湿、寒湿、湿热、湿温之不同。

燥,本于内因,关乎血液。良由水不涵肝,则燥气生于筋脉,血不荣经,则燥症见于形躯。纵有风燥、火燥、寒燥之辨,虽属外因,亦关内涸,不能滋荣经脏,润泽皮毛,而诸燥风起,散见各经。详列《杂病伤寒论》中。

至若番痧,种起外邦,寒热俱有,往往腹痛,人都觉之。更有不痛之痧,发病时,但觉心膈饱满,忽然迷闷昏乱,此名闷痧。斯乃痧之尚有证据者,独不痛不胀,惟据证诊脉不合,用药对证不效,乃为暗痧。世医罔觉,每多错误,祸不旋踵。

总　论

病有发热恶寒者,发于阳也;无热恶寒者,发于阴也。

阳经有恶寒,阴经有发热,阴阳指寒热言,非专指经络营卫。盖阳受阴邪,热郁未发,故令恶寒;阴受阳邪,热浮于外,故令发热。发热则阴耗于里,当养阴以达热;恶寒则阳伏于中,宜升阳以散寒。若发热恶寒只作阳经解,无热恶寒只作阴经解,则义理太浅,殊觉无味。

发于阳者,七日愈;发于阴者,六日愈。以阳数七,阴数六故也。

七日合火之成数,六日合水之成数,至此则阴阳自和而愈。《内经》曰:其死多以六七日之间,其愈皆以十日以上者,使死期合阴阳之数。而愈期不合者,皆治之者之不如法耳。

伤寒一日,太阳受之,脉若静者,为不传;颇欲吐,若烦躁,脉数急者,为传也。

寒伤于表,太阳受之,脉静则胸中无热,故可不传而愈;若初受伤寒,颇有吐意,邪已侵及胃腑,躁烦则热炽胸中,脉数急,则热盛于经络也。传,指热传于表,非谓寒传于表。

伤寒二三日,阳明少阳证不见者,为不传也。

二三日,乃阳明少阳发病之期,不见,为阳明少阳之热不传于表也。

伤寒三日,三阳为尽,三阴当受邪,其人反能食,而不呕,此为三阴不受邪也。

伤寒至三日,不见三阳表证,为三阳尽不受邪。若阴经气虚,当三阴受邪气,其人反能食,而不呕,知胃阳有余,则三阴尽不受邪也。盖胃虽为六经出路,而又为三阴之外蔽,故胃阳盛,则寒邪自解;胃阳虚,则寒邪深入阴经而为患;胃阳亡,则水浆不入而死。要知三阴之受邪,关系不在太阳,而全在阳明。

伤寒六七日,无大热,其人躁烦者,此为阳去入阴也。

无大热则微热尚存,内无烦躁可云表解,而不了了也。伤寒一日,即见烦躁,是阳气外发之机。六七日,乃阴阳自和之际,反见烦躁,是阳邪内陷之兆。阴者,指里而言,非专指三阴也。或入太阳之本而热结膀胱,或入阳明之本而胃中干燥,或入少阳之本而胁下痞硬,或入太阴而暴烦下利,或入少阴而口燥舌干,或入厥阴而心中疼热,皆入阴之谓。

太阳病,头痛至七日以上自愈者,以行其经尽故也;若欲再作经者,针足阳明,使经不传则愈。

太阳为诸阳主气,头为诸阳之会,故太阳病而头痛也。伤寒六日,经为一经,七日,乃太阳行尽之期,故头痛自愈。若太阳过经不解,欲并病阳明,针足阳明经,截其来路,使不病阳明,则太阳之余邪亦散。以太阳、阳明经络相接,故有传经之义。

风家表解,而不了了者,十二日愈。

不了了者,余邪未除也。

七日表解后,复过一候而五脏元气始充,故十二日精神慧爽而愈。此虽举风家伤寒概之矣。如七日太阳病衰,头痛少愈。曰衰曰少,皆表解而不了了之谓。六经部位有高下,发病有迟早之不同。如阳明两日发,八日衰;厥阴六日发,十二日衰。则六经皆七日解,而十二日愈。误治又不在此例。

凡脉浮、大、滑、动、数,此名阳也;沉、弱、涩、弦、迟,此名阴也。

脉有十种,阴阳两分,即具五法:浮沉,是脉体;大弱,是脉势;滑涩,是脉气;动弦,是脉形;迟数,是脉息。总是病脉而非平脉也。

有对看法、有正看法、有反看法、有平看法、有互看法、有彻底看法。如有浮即有沉,有大即有弱,有滑即有涩,有数即有迟。

合之于病,则浮为在表,沉为在里;大为有余,弱为不足;滑为气盛,涩为血少;动为搏阳,弦为搏阴;数为在腑,迟为在脏。此对看法也。

如浮、大、滑、动、数脉,气之有余者名阳,当知其中有阳胜阴病之机;沉、涩、弱、弦、迟脉,气之不足者名阴,当知其中有阴胜阳病之机。此正看法也。

夫阴阳之存天地间也,有余而往,不足随之;不足而往,有余从之。知从知随,气可与期。故其始也,为浮、为大、为滑、为动、为数;其继也,反沉、反弱、反涩、反弦、反迟者,是阳消阴长之机,其病为进。其始也,为沉、为弱、为涩、为动、为迟;其继也,微浮、微大、微滑、微动、微数者,乃阳进阴退之机,其病为欲愈。此反看法也。

浮为阳,如更兼大、动、滑、数之阳脉,是为纯阳,必阳盛阴虚之病矣;沉为阴,如更兼弱、涩、弦、迟之阴脉,是为重阴,必阴盛阳虚之病矣。此为平看法。

如浮而弱、浮而涩、浮而弦、浮而迟者,此阳中有阴,其人阳虚而阴气早伏于阳脉中也,将有亡阳之变,当以扶阳为急务矣;如沉而大、沉而滑、沉而动、沉而数者,此阴中有阳,其人阴虚而阳邪下陷于阴脉中也,将有阴竭之虞,当以存阴为深计矣。此为互看法。

如浮、大、滑、动、数之脉,体虽不变,然始为有力之强阳,终为无力之微阳,知阳将绝矣;沉、弱、涩、弦、迟之脉,虽喜变而为阳,如忽然暴见浮、大、滑、动、数之脉,乃阴极似阳,知反照之不长,余烬之易灭也。此为彻底看法。

更有真阴、真阳之看法。所谓阳者,胃脘之阳也,脉有胃气,是知不死;所谓阴者,真脏之脉也,脉见真脏者死。然邪气之来也,紧而疾;谷气之来也,徐而和。此又不得以迟数定阴阳矣。

寸口脉浮为在表,沉为在里,数为在腑,迟为在脏。

寸口,指两手六部而言,不专指右寸也。气口成寸,为脉之大会,死生吉凶系焉。则内外脏腑之诊,全赖浮、沉、迟、数为大纲。浮沉,是审起伏;迟数,是察至数。浮沉之间,迟数寓焉。凡脉之不浮、不沉而在中,不迟、不数而互至者,谓之平脉,是有胃气,可以神求,不可以象求也。若一见浮、沉、迟、数之象,斯为病脉也。脉状种种,总该括于浮、沉、迟、数间,然四者之中,又以独浮、独沉、独迟、独数为准则。而独见何部,即以何部深求其表里脏腑之所在,则病无遁情矣。

凡阴病见阳脉者,生;阳病见阴脉者,死。

阳脉,指胃气言,所谓二十五阳者是也,五脏之阳和发见,故生;阴脉,指真脏言,胃脘之阳不至于手太阴,乃五脏之真阴发见,故死。

要知沉、弱、涩、弦、迟是病脉,不是死脉,其见于阳病者最多。若真脏脉至,如肝脉中外急,心脉坚而搏,肺脉大而浮,肾脉之如弹石,脾脉之如雀啄,反见有余之象,岂可以阳脉名之? 若以胃脉为迟,真阴为数,能不误人耶?

寸脉上不至关,为阳纯;尺脉下不至关,为阴纯。此皆不治,决死也。若计余命生死之期,期以月节克之也。

寸脉居上而治阳,尺脉生下而治阴。寸不至关,则阳不生阴,为孤阳,阳亦将绝矣;尺不至关,则阴不生阳,为独阴,阴亦将绝矣。此皆不治言。皆因前此失治,以至此。看余命生死句,则知治之而有余命矣。脉以应月,每月有节,失时不治。则寸不至关者,遇月建之属阴,必克阳而死;尺不至关者,遇月建之阳支,则克阴而死。若治之宜,则阴得阳而解,阳得阴而解矣。

寸口、关上、尺中、大小、浮沉、迟数同等,虽有寒热不解者,此脉阴阳和平,虽剧当愈。

阴阳和平,不是阴阳自和,不过是纯阴纯阳无驳杂之谓。究竟是病脉,是未愈时寒热不解之脉,虽剧当愈,非言不治自愈。正使人知此为阴阳偏胜之脉。阳剧者当治阳,阴剧者当治阴,必调其阴阳,使之和平,失此不治,反加剧矣。

脉浮而紧,按之反芤,此为本虚,故当战而汗出也。其人本虚,是以发战,以脉浮,故当汗出而解。若脉浮而数,按之不芤,此人本不虚,若欲自解,但汗出耳,不发战也。

战,即战栗之谓。治病必求其本者,本者,其人平日禀气之虚实。紧以脉象言,数以至数言。紧、数似同而有别,盖有虚实之分。又,必按之芤不芤,而虚实之真假毕见。

脉浮数而微,病人身凉和者,此为欲解也,解以夜半。脉浮而解者,濈然汗出也;脉数而解者,必能食也;脉微而解者,必不汗出也。

病脉浮数,今而转微,身初发热,今而身凉,即伤寒少阳脉小为欲愈之义。夜半时阳得阴则余邪尽解。脉浮为在表,汗由气化,邪从汗解也。脉数为阳盛,食入于阴,长气以和阳也。脉微为元气本微,邪气亦解,不必再求其汗出。正令人不当妄汗虚邪耳。

上论伤寒诊病大略。

全集十三

伤寒约篇

伤寒约篇

太阳病

脉证提纲

太阳之为病,脉浮,头项强痛而恶寒。

太阳主表,其脉浮而有力,与阳明兼长大、少阳兼弦细、三阴之微浮者不同。头项主一身之表,太阳经脉萦于头,会于顶,故太阳病则头连项而强痛,与阳明头额痛、少阳头角痛者迥别。恶寒为寒在表,六经虽各恶寒,而太阳应寒水之经,故恶寒特甚,与阳明二日自止、少阳往来寒热、三阴内恶寒者悬殊矣。"脉浮头项强痛恶寒"八字,为太阳一经受病之纲领,无论风寒温热疫疠杂病,皆当仿此,以分经定证也。

伤 寒

太阳病,或已发热,或未发热,必恶寒、体痛、呕逆,脉阴阳俱紧者,名曰伤寒。

已发热是寒伤于表,即发热以拒之。未发热是寒邪凝敛,热不遽发。即发热之迟早,可知其人阳气之盛衰、寒邪之重轻。虽有已发热、未发热之不同,而恶寒体痛呕逆之证,阴阳俱紧之脉先见,便可断其为伤寒,而非他病也。伤寒必恶寒,寒邪外束一身之阳气不舒则体痛。寒邪内侵,胃中之阳气不化,则呕逆。寒令脉紧,阴阳指浮沉,不专指尺寸,此太阳经伤寒之脉证。

麻黄汤证

太阳病,头痛发热,身疼腰痛,骨节疼痛,恶风,无汗而喘者,麻黄汤主之。

太阳,主一身之表,其经直抵腰中,故伤寒则身疼腰痛。主筋所生病,筋皆会于手足肢节,故受寒则骨节疼痛。其经会于头,为诸阳主气,寒邪外束,阳气不伸,而皮毛闭遏,故头痛发热,恶风,无汗而喘也。太阳为开,立麻黄汤以开之,则汗出而邪自解,发热疼痛自除矣。前条恶寒呕逆,此条恶风无汗,前阴阳俱紧,此并不言脉,是互文见异处。二条俱麻黄汤证。要知麻黄汤,治中风重剂,寒伤于表者可通用之,非专治伤寒之主剂也。盖风寒本同一气,风中无寒,即是和风,何足病人?必风开腠理,则寒得入于经络,乃病伤寒耳。故不必于风寒而凿分,但审脉之虚实,施治庶无差误矣。

麻黄汤 治发热恶寒,头痛项强,身疼腰痛,骨节疼痛,无汗而喘,脉紧有力者。

麻黄一钱,去节 桂枝一钱 杏仁二钱,去皮 甘草五分

水煎,去渣,温服。

呕者,加半夏、生姜。一服汗者,停后服。汗多亡阳,遂虚,恶风,烦躁不得眠也。汗多者,温粉扑之。

寒邪在表,阳气不伸,故寒热身疼,无汗,呕逆而喘,非此开表逐邪之峻剂不足以当之也。麻黄入肺,能去骨节之风寒从毛窍出,为卫分发散风寒之品;桂枝入心,能化心液通经络而出汗,为营分解散寒邪之品;杏仁为心果,温能散寒,苦能降气,为肺家逐邪定喘之品;甘草甘平,外拒表邪,内和血气,为中宫安内攘外之品。此汤入胃,行气于元府,输精皮毛,毛脉合精而溱溱汗出,表邪尽去不留则痛止喘平,寒热顿解,不必藉汗于壳也。不用姜、枣者,以生姜之横散,碍麻黄之上升。大枣之甘滞,碍杏仁之速降。若脉浮弱汗自

出,或迟中微迟者,是建中所主,非麻黄所宜。麻黄汤为发汗重剂,专治表实里气不虚者,投之恰当,一战成功,可一不可再。呕逆加半夏、生姜,即非麻黄汤法矣。兼治冷风哮证。

加减建中汤证

脉浮紧者,法当身疼痛,宜以汗解之。假令尺中迟者,不可发汗,以营气不足,血少故也。

脉紧身疼,是据脉验证法。邪从汗解,则阳气得伸,而身自不疼矣。假令尺中脉迟,以尺属阴资血,血少则营气不足,难发其汗,不特无汗,而身疼不除,则营气反虚,向亡血、亡津液之变顿起。阳盛者,不妨发汗,变证惟衄,衄乃邪解。阴虚者,不可发汗,亡阳之变恐难挽回。建中法加减,始为合剂耳。

加减建中汤 治发热恶寒,无汗身疼,脉浮弱者。

制首乌五钱,酒炒　川桂枝六分　白芍药钱半,酒炒　淡豆豉钱半　当归身三钱　炙甘草钱半　白云神钱半,去木　新会皮钱半　鲜生姜三片　肥大枣三枚

水煎,去渣。温服。

此营养解邪之剂。血少则营气不足,络脉空虚,寒邪得以留恋经中。故用首乌滋血,归、芍养营,淡豉解表,姜、桂祛寒,茯神安神藿梗启胃,炙草、大枣缓中益虚,缓方和剂,合之陈皮共勷养正祛邪之力。

变化黑膏汤证

伤寒,脉浮紧者,麻黄汤主之。不发汗,因致衄。

脉紧无汗,用麻黄汤发汗,则邪从汗解,而阳气得泄,阴血不伤,夺汗则无血也。若不发汗,而阳气内扰,阳络受伤,则血外溢而衄血,夺血则无汗也。再用辛温汗剂,何异抱薪救焚!合变化黑膏

汤主之。

变化黑膏汤 治发热无汗，口燥鼻衄，或汗后发热不解，脉浮数不振者。

原生地五钱　荆芥穗钱半　建连翘三钱　白茯神钱半，去木　川贝母二钱，去心　生楂肉三钱　净蝉衣钱半　紫丹参钱半　生甘草五分　西湖柳三钱，砂糖拌炒

水煎，去渣。温服。

此疏热存阴之剂。不发汗，则阳邪内陷，阳络受伤而衄血，故以荆芥、连翘疏热外泄，生地、川贝解热存阴，茯神、丹参以安神和血，楂、蝉、柳、草以调中攘外也。

衄家，不可发汗，汗出，必额上陷脉紧急，目直视不能眴，不得眠。

太阳脉起目内眦上额。已脱血而复汗之，则津液枯竭，故脉紧急而目直视也。亦心肾俱绝矣。目不转，故不能眴。目不合，故不能眠。勉用黑膏冀挽万一。

养阴黑膏汤 治心肾液竭，邪迫垂危，脉涩急疾欲脱者。

怀生地六钱　淡豆豉钱半，盐水炒　生洋参三钱　肥麦冬三钱，去心　真阿胶三钱，生化　生白芍钱半　白玉竹三钱　川贝母一钱，去心　淮山药二钱，炒　忍冬藤三钱　干荷叶三钱

水煎，去渣。温服。

已脱血而复汗之，则津血大伤，经脉失养，遂成危迫之候。生地滋先天之水，麦冬润后天之津，阿胶益血，芍药敛阴，山药、洋参填中土以生金生水，玉、贝、忍冬涵心气以通脉通经，淡豉、荷叶提陷升阳，如起涸辙之鱼，以冀寒谷逢春。洵为生津润燥，起死回生之剂。

瘀热发黄证

病发于阳而反下之，热入因作结胸。若不结胸，但头汗出，余处无汗，至颈而还，小便不利，身必发黄也。

寒气侵入,人即发热以拒之,是为发阳。助阳散寒,一汗而寒热尽解矣。若不发汗而反下之,热反内陷,寒邪与水气随热而入于胸,必结热气陷,炎上不能外越,故头有汗,而身无汗也。小便利,即湿热在内亦解。不利,则湿热内蒸于脏腑,而黄色外见于皮肤。

麻黄连翘赤小豆证

伤寒瘀热在里,身必发黄,麻黄连翘赤小豆汤主之。

热反在里,不得外越,谓之瘀热。非发汗以逐之,则湿气终不散。然仍用温散,是抱薪救火也。故于麻黄汤去桂枝之辛温,加连翘、梓皮、赤小豆之苦寒,降泄可解表,清火而利水,一剂而三善备矣。且以见太阳瘀热之治与阳明迥别矣。

麻黄连翘赤小豆汤 治表邪内陷不解,瘀热发黄,脉涩浮数者。

麻黄八分　连翘钱半　小豆三钱　梓皮钱半　杏仁二钱,去皮

甘草五分　姜皮八分　大枣三枚

潦水煎,去渣。温服。

皮肤之湿热不散,仍当发汗。而在里之瘀热不清,非桂枝所宜。故于麻黄汤去桂枝,而加赤小豆之酸,以收心气,甘以泻心火,专走血分而通经络、行津液而利膀胱。梓白皮寒,能清肺热,苦以泻肺气,专走气分而清皮肤,理胸中而解烦热。连翘、杏仁泻火降气,麻黄、姜皮开表逐邪,甘草、大枣和胃缓中,潦水煎之,降火除湿也。其表有不解,黄有不退者乎?

大青龙汤证

太阳中风,脉浮紧,发热恶寒,身疼痛,不汗出而烦躁者,大青龙汤主之。

寒风之厉,热郁于中,故烦躁而腹兼恶寒。盖风有阴阳,汗出脉缓,是中于鼓动之阳风。不汗出而脉紧,乃中于凛冽之阴风也。

风令脉浮,浮紧而沉不紧,与伤寒脉阴阳俱紧有别。发热恶寒同桂枝证,身疼痛不汗出同麻黄证,惟烦躁是本证所独。风盛于表,非发汗不解,热郁于里,非大寒不除。故于麻黄汤倍麻黄,以大发其汗,加石膏以并除其烦躁。中风本恶风,此恶寒甚,故不见其更恶风耳。

大青龙汤　治寒风在表,火郁于中,发热身疼,无汗烦躁,舌白中焙,脉浮紧数有力。若脉浮弱,汗出恶风者,不可服。服之则筋惕肉瞤,此为逆也。

麻黄钱半　桂枝钱半　杏仁二钱,去皮　甘草钱半　石膏五钱　生姜三片　大枣五枚

水煎,去渣。温服。

烦躁是热伤其气,无津不能作汗,故发热恶寒、身疼不解。特加石膏之泄热生津,以除烦躁。然其性沉而大寒,恐内热顿除,表寒不解,变为寒中而协热下利故也,必倍麻黄以发表,又倍甘草以和中,更用姜、枣调和营卫。一汗而表里双解,风热两除,何患诸证不平乎! 此大青龙清内攘外之功,所以佐麻、黄二方之不及也。青龙以发汗命名,少阴亦有发热恶寒、无汗烦躁之证,但脉不浮、头不痛为异。

伤寒,脉浮缓,发热恶寒,无汗烦躁,身不疼,但重,乍有轻时,无少阴证者,大青龙汤发之。

阳气太重,微寒外束,亦令无汗烦躁、发热恶寒也。伤寒,脉浮紧,身必疼,浮缓身不疼。前条中阴冽之风,此条受轻微之寒。盖阳运则身轻,阳郁则身重,乍有轻时,乃郁阳得伸也。无少阴证者,则少阴虚阳不归,亦有发热恶寒、无汗烦躁之证,法当温补以回阳。若反用麻黄之散,石膏之寒,则真阳立亡矣。此条阳气重,伤寒微,故以大青龙汤小其制而双解之。

大青龙汤　见前。

小青龙汤证

伤寒表不解,心下有水气,于呕,发热而咳,或渴,或利,或噎,或小便不利,少腹满,或喘者,小青龙汤主之。

发热是表不解,干呕而咳是心下之水气不散。水性流动,其变多端。水气下而不上,则或渴或利;上而不下,则或噎或喘;留而不行,则小便不利,少腹因满也。小青龙两解表里之邪,复立加减法以治或然之证。此为太阳枢机之剂。

小青龙汤 治发热,心下有水气,干呕而咳,脉紧弦细者。

桂枝一钱　芍药钱半,酒炒　甘草五分　半夏钱半,制　麻黄一钱　细辛三分　干姜五分　五味五分

水煎,去渣。温服。

渴者去半夏,加栝蒌实;

微利去麻黄,加芫花,熬令赤色;

噎者去麻黄,加茯苓;

喘者去麻黄,加杏仁,去皮、尖。

风寒夹水气浸渍胸中,内侵肺胃则发热干呕而咳,是小青龙主证。故于桂枝汤去大枣之甘泥,加麻黄以开元府,半夏除呕,细辛逐水气,五味、干姜以除咳也。既用麻、辛发表,不须生姜之横散。渴是心液不足,故去半夏之燥,易栝蒌之润利。与噎,小便不利,与喘,则病机偏于向里,故去麻黄之发表,加附子以除噎,芫花、茯苓以利水,杏仁以定喘耳。

大、小青龙汤俱是两解表里之剂,当知大青龙治里热,小青龙治里寒。且小青龙治水之动而不居,亦与五苓散治水之留而不行者不同,兼治肤胀最捷。

又主水寒射肺,冷哮证。

夹气伤寒证

发热恶寒,胸满胁痛,手按不坚不硬,左关脉实大,伤寒药中加郁金,弦实加青皮,弦滞加香附,弦涩加青木香,弦浮加乌药。右三部脉实大加槟榔,右关独实加枳实,弦实加厚朴,弦滞加枳壳,弦涩加白豆蔻,紧涩加草豆蔻,滞涩加广木香,弦涩、微涩加新会皮,气陷加升、柴,气虚加参、芪,气热加芩、连,气寒加姜、附。

夹血伤寒证

胁间拒按,胁下或脐下必有一处坚硬实满痛有定迹,非若气病之流走也。左关脉实大加归尾、桃仁,弦实加全归、赤芍,弦滞加全归、延胡,弦涩加全归、茺蔚子,弦浮加当归、红花,弦涩加当归、丹参。若脉大血坚,非蒲黄、五灵脂不能奏效。

夹痰伤寒证

胸满恶心,或心嘈眩晕,呕出痰涎,或痰鸣气喘,咳吐肢麻。右关脉滑数有力加栝蒌实,弦细有力加法半夏。右寸浮滑加苏子,滑数加川贝,弦滑加白芥子,滑大加杏仁泥。右关滑实,非莱菔子不能破结开痰。

夹食伤寒证

胸满恶心,心下坚实拒按,嗳腐吞酸,恶食疼痛。右关滑实加建曲、山楂,弦实加生山楂、炒麦芽,实大加莱菔子,弦滞加白术炭、枳实炭,弦细加曲汁煮炒白术炭。

夹水伤寒证

胸中饱闷,漉漉有声,恶心泛泛,呕出清涎绿水。右关脉弦加半夏、白通草。左关脉细加细辛、茯苓。右三紧细沉实,非猪苓、泽泻、黑丑、白丑不能破结逐水。

夹虫伤寒证

脐腹绞痛,吐泻出蛔,心嘈思食,呕出清涎,甚则面生白点,是为虫花,亦必腹中起杠为确据。脉实加槟榔、鹤虱、芜荑、雷丸,脉虚史君子作汤,煎本病药。

内伤夹伤寒证

倦怠懒言,无气以动,右脉偏细偏软,或阔大无力,加参、芪、术、草于表散药中。间有气伤,不能化血,而血积于中者,切勿破之,但须调营托里,血络化而邪自解。

阳虚夹伤寒证

足冷阳缩,舌白戴阳,脉细紧涩,宜红膏汤加调营解邪药。

凡系伤寒,无不发热恶寒。至于夹证,或托或化,必期中病为节,切勿过行克伐,有伤清阳之气,反致外邪内陷,救药莫及矣。

温中红膏汤 治阳虚伤寒,足冷阳缩,身热,面戴阳,脉细紧涩者。

制附子八分,盐水泡黑 淡豆豉钱半,盐水炒 炮姜炭八分 川桂枝八分 当归身三钱 白茯神二钱,去木 炙甘草钱半

水煎,去渣。温服。

阳虚伤寒,不能逐邪外出,非此扶阳解邪之剂不能破其范围也。姜、附补火以御寒,桂枝温营以解表,茯神安神,当归养血,炙

甘草缓中气以和表里也。表里调和,营卫振发,则阳自回而寒自散。何患诸证之不瘳哉!

葛根汤证

太阳与阳明合病,必自下利,葛根汤主之。

两经合病,下利而曰必阳并于表,表实而里虚也。用葛根汤解肌以和中,则里和而表自解矣。

葛根汤　治表邪不解,下利,脉浮者。

桂枝_{钱半}　芍药_{钱半,酒炒}　葛根_{钱半}　甘草_{钱半,炙}　麻黄_{八分}　大枣_{三枚}　生姜_{三片}

水煎,去渣。温服。

此开表逐邪之轻剂。治风寒在表而自下利者。是为表实里虚,用桂枝汤解肌和里,加麻、葛以攻其表实也。葛根味甘气凉,能起阴气而生津液,麻黄、生姜开元府腠理之闭塞,却风邪而出汗,更佐桂、芍、甘、枣以和里。用之治表实而外邪自解,不必治里虚而下利自瘳矣。

葛根加半夏汤证

太阳与阳明合病,不下利,但呕者,葛根加半夏汤主之。

太阳阳明合病,太阳少阳合病,阳明少阳合病,必自下利,则下利似乎合病当然之证。今不下利而呕,又似乎与少阳合病矣。于葛根汤中加半夏,兼解少阳半里之邪,便不得为三阳合病。

葛根加半夏汤　<small>即葛根加半夏。葛根汤见前。</small>

五苓散证

中风发热,六七日不解而烦,有表里证,渴欲饮水,水入则吐者,名曰水逆,五苓散主之。多服暖水,汗出愈。

表热不解,内复烦渴,是因发汗过多。反不受水者,其人平素土虚不能制水,则心下有水气,不能外输元府,上输口舌,下输膀胱而水逆也。借四苓以培土渗水,桂枝入心化液,更伏暖水之功,多服则水精四布而烦渴解,汗自出。一汗而表里之烦热顿除矣。

五苓散 治胃虚水逆,表里不解,脉浮者。

茯苓三两　白术两半,炒　猪苓两半　桂枝八钱　泽泻两半

制为散,白饮和服三钱。亦可作汤。

发汗不解,内复烦渴,明是胸中津液外出,心下之水气不散,故需此培土渗水,发汗除烦之剂。泽泻入下焦,理水之本;猪苓入膀胱,利水之用;白术入脾,制水之逆;茯苓入肺,清水之源。表里之邪不能因水利而尽解,必少加桂枝,多服暖水。俾水精四布,而上滋心肺,外达皮毛,则溱溱汗出,而表里之烦热两解,渴无不除。白饮和服,亦啜稀热粥之微义。

发汗已,脉浮数,烦渴者,五苓散主之。

前条论证,此条论脉,互相发明五苓双解之义。虽经发汗,而表未尽除,水气内结,故用五苓。若无表热与水结,当与白虎加人参汤矣。

五苓散 见前。

茯苓甘草汤证

伤寒厥而心下悸者,宜先治水,当用茯苓甘草汤,却治其厥。不尔,水渍入胃,必作利也。

心下悸,是有水气。乘其未渍入胃时先治之,不致厥利相连。治法之次第也。

茯苓甘草汤 治心下悸,发热而厥,脉弦者。

茯苓三钱　桂枝八分　甘草六分　生姜三片

水煎,去渣。温服。

心阳素虚,水积不散,故发热而咳,心下悸,或厥,宜此发散水邪之剂。茯苓渗水,甘草和中,桂枝入心以发汗,生姜温胃以散水气也。

十枣汤证

太阳中风,下利呕逆,表解者,乃可攻之。其人漐漐汗出,发作有时。头痛,心下痞硬满,引胁下痛,干呕短气,汗出不恶寒者,此表解里未和也,十枣汤攻之。

下利呕逆,本于中风,不可不细审其表也。若表之风邪已解,里之水气洋溢,上攻头脑而作痛,外走皮肤而汗出,淫溢心胁之间而痞硬满痛,下走肠胃而下利,上走咽喉而呕逆,非用治莫御。不用十枣汤攻之,中气不止矣。

十枣汤

芫花三钱　甘遂三钱　大戟三钱

制捣为末。肥大枣十枚,煮浓汁调服一钱。未得快利,再服。

积水至甚,洋溢中外,非此下水之峻剂不能应敌也。甘遂、芫花、大戟皆辛苦气寒而秉性最毒,一下而水患可平矣。君以大枣,预培脾土,不使邪气盛而无制,元气虚而不支也。

结胸证

病发于阳而反下之,热入因作结胸;病发于阴而反下之,因作痞。所以成结胸者,以下之太早故也。

发阳发阴,俱指发热言。阳指形躯,阴指胸中。心下结胸与痞,俱是热证。作痞不言热入者,热原发于里也。误下而热不得散,水不得行,因而痞硬。

大陷胸汤证

伤寒六七日,结胸热实,脉沉紧,心下痞,按之石硬者,大陷胸汤主之。

结胸有热实,亦有寒实。太阳病误下成实,热实结胸,外无大热,内有大热也。太阴病误下成实,寒实结胸,胸下结硬,外内无热证也。沉为在里,紧则为寒,此正水结胸之脉。心下满痛,按之石硬,此正水结胸之证。与寒实结胸证同脉异,必细审。是病发于阳,误下热入,乃可用大陷胸汤。治病必求其本也。

大陷胸汤 治热实结胸,心下至小腹石硬,脉沉紧数者。

大黄三钱 芒硝三钱 甘遂三钱,末

先煮大黄取汁,纳硝烊尽,入甘遂末。温服。快利,止后勿服。

此水邪结于心胸,而热邪实于肠胃。用甘遂以浚太阳之水,硝、黄以攻阳明之热实也。汤以荡之,是为两阳在里之下法。

大陷胸丸证

结胸者,项亦强,如柔痉状,下之则和,宜大陷胸丸。

头不痛而项犹强,不恶寒而头汗出,故如柔痉状。此表未尽除,而里证又急。丸以缓之,是以攻剂为和剂也。

大陷胸丸 治热结经久,脉浮紧数者。

大黄三两 芒硝二两 杏仁二两 葶苈二两,甜

大黄、葶苈捣末,杏仁、芒硝合研如脂,和散。别捣甘遂末一两,白蜜丸如弹子大。温水送下一丸,一宿乃下,不下更服,取下为度。

此水结因于气结,气结因于热结。故用杏仁以开胸中之气,气降则水自降矣。气结因与热邪,用葶苈以清气分之湿热,源清而流自洁矣。水结之必结窠臼,佐甘遂之苦辛,以直达之。太阳之气化不行,则阳明之胃腑亦实,必假硝、黄。小其制而为丸,和白蜜以留

恋胸中,过一宿乃下,即解胸中之结滞,又保肠胃之无伤。此太阳里病之下法。

小陷胸汤证

小陷胸汤证,正在心下,按之则痛,脉浮滑者,小陷胸汤主之。

结胸有轻重,立方有大小,从心下至小腹按之石硬,而痛不可近者,为大结胸。正在心下,未及胁腹,按之则痛,未曾石硬者,为小结胸。大结胸是水结在胸腹,故脉沉紧。小结胸是痰结于心下,故脉浮滑。水结宜下,故宜甘遂、葶、杏、硝、黄等下之。痰结宜消,故用黄连、栝蒌、半夏以消之。

小陷胸汤　治痰热结胸,痞实正在心下,脉浮滑数者。

黄连一钱　栝蒌五钱　半夏二钱,制

水煎,去渣。温服。

痰热居清阳之位,当泻心而涤痰。用黄连除心下之痞实,半夏消心下之痰结,栝蒌助黄连之苦,滋半夏之燥,洵为除烦涤痰开结宽胸之要剂。

脏结证

按之痛,寸脉浮,关脉沉,名曰结胸也。如结胸状,饮食如故,时时下利,寸脉浮,关脉小细沉紧,名曰脏结,舌上白胎滑者,难治。

如结胸状,而非结胸者。结胸则不能食,不下利,舌上燥而渴,按之痛,脉沉紧实大,此结在脏而不在腑,故见证种种不同。大便而不通,谓之结。此能食而和,亦谓之结者,是结在无形之气分。脏气不通,故曰脏结。心为脏主,舌为心苗,舌上白胎滑者,是水来克火,故难治。

病人胁下素有痞,连在脐旁,痛引小腹,入阴筋者,此名脏结,死。

脏结如结胸者,有如痞状者。脐为立命之原,脐旁者,天枢之位,气交之际,肝、脾、肾三脏之阴凝结于此,所以痛引小腹入阴筋也。小腹者,厥阴之部,两阴交尽之处。阴筋者,宗筋也,此阴常在,绝不见阳,阳气先绝,阴气继绝,故死。

结胸证悉具,烦躁者,亦死。

结胸是邪气实,烦躁是正气虚,故死。

生姜泻心汤证

伤寒汗出,解之后,胃中不和,心下痞硬,干呕食臭,胁下有水气,腹中雷鸣,下利者,生姜泻心汤主之。

汗出解后,是太阳寒水之邪侵于形躯之表者已罢;胃中不和,水邪入于形躯之里者未解。必其人平日心火不足,故心下痞硬;胃中虚冷,故干呕食臭。胁下,即腹中。土不制水,寒水得以内侵而有水气;虚阳郁而不舒,寒热交争于心下,故腹中雷鸣而下利也。宜生姜泻心汤分理之。

生姜泻心汤 治胃虚湿热,心下痞满,干呕下利,脉浮数者。

生姜三钱 人参六分 黄芩钱半 黄连六分 干姜六分 半夏钱半,制 甘草六分 大枣三枚

水煎,去渣。温服。

胃气既虚,湿热又盛,非此寒热攻补并举不能分理错杂之邪也。芩、连泻心胸之热,干姜散心下之寒,生姜、半夏去胁下之水,参、甘、大枣培腹中之虚。芩、连必得干姜而痞散,半夏必得生姜而水消。名曰泻心,实以安心也。

甘草泻心汤证

伤寒中风,医反下之,其人下利日数十行,谷不化,腹中雷鸣,心下痞硬而满,干呕心烦不得安。医见心下痞,谓病不尽,复下之,其痞益甚。此非结热,但以胃中空虚,客气上逆,故使硬也,甘草泻

心汤主之。

误下伤胃,逆气上攻,则湿热不化而下利清谷,日数十行,腹鸣痞硬,心烦而满,是为虚邪。故以甘、枣缓中除逆,芩、连、姜、夏化痞而软硬。洵为分理中州,洗涤湿热良法。

甘草泻心汤　治胃虚气逆,湿热不化,痞满呕利,脉缓数者。

甘草钱半　干姜钱半　黄连八分　黄芩钱半　半夏钱半,制　大枣三枚

水煎,去渣。温服。

君甘草者,一以泻心而除烦,一以补胃中空虚,缓客气上逆也。倍干姜散中宫下药之寒,行芩、连之气,以消痞硬。半夏除呕。而中虚不用人参者,以未经发汗,热不得越,是上焦之余邪未散也。干呕不用生姜,以上焦津液已虚,不胜再散。病在胃而仍名泻心者,以心烦痞硬,病在上焦耳。

半夏泻心汤证

伤寒五六日,呕而发热者,柴胡汤证具,而以他药下之。若心下满而硬痛者,此为结胸也,大陷胸汤主之。但满而不痛者,此为痞,柴胡不中与之,宜半夏泻心汤主之。

呕而发热,是小柴胡主证。呕多,虽有阳明证,宜大柴胡汤。而以他药下之,误也。误下之变,因偏于半表者,成结胸;偏于半里者,成心下痞。此本为半夏泻心汤而发,故只以痛不痛分结胸与痞,未及他证。

半夏泻心汤　治寒热相结成痞,脉弦细数者。

半夏钱半,制　干姜钱半　黄连八分　黄芩钱半　人参八分　甘草五分　大枣三枚

水煎,去渣。温服。

寒热相结,心下成痞。故用泻心汤,即小柴胡汤去柴胡加黄

连、干姜也。不往来寒热，故不用柴胡。痞因寒热之气互结，故用干姜、黄连。大寒大热者，为之两解。君以半夏，去生姜而倍干姜。干姜助半夏之辛，黄芩协黄连之苦，苦辛相合，痞硬自消。参、甘、大枣调既伤之脾胃，且以壮少阳之枢也。

干姜黄连黄芩人参汤证

伤寒本自寒下，医复吐下之，寒格，若食入口即吐，干姜黄连黄芩人参汤主之。

误治变证，故用泻心之半。胃口寒格，宜用参、姜。胸中蓄热，宜用芩、连。呕家不喜甘，故去甘草。不食则不吐，是心下无水气，故不用生姜、半夏。要知寒热相阻，则为格证。寒热相结，则为痞证。

干姜黄连黄芩人参汤　治寒邪格热，食入则吐，脉细数者。

干姜钱半　黄连八分　人参八分　黄芩八分

水煎，去渣。温服。

误下伤胃，寒热互结，故食入口则吐，非需此寒邪格热之剂不能调平其胃气也。干姜散胃口之寒，芩、连清胸中之寒热，人参以通格逆之气而调其寒热，以至和平也。

大黄黄连泻心汤证

心下痞，按之濡，濡当作硬。大便硬，而不恶寒反恶热，其脉关上浮者，大黄黄连泻心汤主之。

泻心汤治痞，是攻补兼施，寒热并驰之剂。此则尽去温补，独任苦寒下泄，且以麻沸汤渍绞浓汁而生用之。必燥渴痞硬，大便不通，不恶寒反恶热，比结胸更甚者，可用此汤急泻之。

大黄黄连泻心汤　治热结痞硬，燥渴便闭，脉沉急数者。

大黄三钱　黄连钱半

麻沸汤渍须臾,绞汁服。

泻心者,泻其热也。黄连苦燥,能解离宫之火。大黄荡涤,能除胃中之实。以麻沸汤渍绞汁,乘其锐气而急下之,除客邪须急也。

附子泻心汤证

心下痞,大便硬,心烦不得眠,而复恶寒汗出者,附子泻心汤主之。

阳虚于下,则卫外不密而恶寒汗出。热结于中,则大便不通而心烦痞硬也。故用附子以回阳,而恶寒汗出自解。大黄泻结热,而心烦痞硬自解矣。

附子泻心汤　治阳虚热结,心烦,恶寒汗出,便闭,脉沉者。

附子三钱,炮　大黄三钱

麻沸汤分渍,各绞汁,合和服。

阳亏热结,表虚里实不解,非此扶阳泻结之剂不能胜其任也。故用附子补火以温积寒,大黄通闭以除结热。寒热各制而合服之,是偶方中反佐之奇法也。

赤石脂禹余粮汤证

伤寒,服汤药,下利不止,心下痞硬。服泻心汤已,复以他药下之,利不止。医以理中与之,利益甚。理中者,理中焦。此利在下焦,赤石脂禹余粮汤主之。利复不止者,当利其小便。

服汤利不止,是药伤胃气。心下痞硬,服泻心汤不解,则痞为虚痞,硬为虚硬矣,利为虚利矣。下以他药,则胃气更伤,利仍不止。理中不能收摄,需赤石脂、禹余粮,体重性涩。而利复不止,当利小便,以分消之。盖小便利则大便实也。此太阴伤寒,脾虚湿盛,肠胃滑脱,故仲景设法以御其变耳。

赤石脂禹余粮汤　治肠滑下利,脉濡者。

赤石脂三钱,醋煅　禹余粮三钱,醋煅

水煎,去渣。温服。

胃虚肠滑,下利不禁,故需此涩脱固下之剂,以挽其下趋之势。石脂色赤入丙,助命火以生土。余粮色黄入戊,实胃土而涩肠。用以治下焦之标,实以培中宫之本也。

旋覆代赭石汤证

伤寒发汗,若吐,若下,解后,心下痞硬,噫气不除者,旋覆代赭石汤主之。

伤寒,心主汗,吐、下后,心气大虚,邪乘虚结,故心下痞硬。心气不降,故噫逆不除也。旋覆、姜、夏之辛咸,善能消痞散结。人参、代赭之温重,足以镇逆补虚。更需甘、枣之甘,和胃益气,噫有不退者乎?

旋覆代赭石汤　治胃虚痰逆,痞满噫气,脉弦虚者。

旋覆花钱半,绢包　代赭石三钱,煅　生人参八分　生甘草三分　法半夏钱半　鲜生姜三片　肥大枣三枚

水煎,去渣。温服。

气虚邪逆,心气不降,故心下痞硬,噫气不除,非此泻心之变剂不能分解虚中之留结也。旋覆咸能补心而软痞硬,半夏之辛能散结而止噫逆,甘草之甘以缓之,生姜之辛以散之。虚气逆上,代赭石以镇之。人参、大枣以补之也。

抵当汤证

太阳病六七日,表证仍在,而反下之,脉微而沉,反不结胸,其人发狂者,以热在下焦,少腹当硬满,小便自利者,下血乃愈。所以然者,以太阳随经,瘀热在里故也,抵当汤主之。

表证误下,热邪随经入腑,热伤阴血,血结膀胱,故少腹硬满而不结胸,小便自利而不发黄也。血病则知觉昏昧,故发狂。小腹为膀胱之室,瘀血留结,故硬满。小便由于气化,病在血分,故小便自利。病既传里,脉应微沉,用抵当汤直抵当攻之处。

抵当汤　治热瘀血蓄,小腹硬满,小便自利,脉沉者。

桃仁三钱　大黄三钱　虻虫十个　水蛭五个,熬令入水不转色

水煎,去渣。温服。

误下热入,入于血必结,故小腹硬满。病在血分,故小便自利。非此下血之峻剂不能破其坚垒也。蛭昆虫之巧于取血者,虻飞虫之猛于吮血者,佐桃仁以推陈致新,大黄以荡涤邪热。名之曰抵当,谓直抵当瘀结当攻之所。

太阳病,身黄,脉沉结,小腹硬,小便不利者,为无血也;小便自利,其人如狂者,血结也,抵当汤主之。

小便不利而发黄者,病在气分,麻黄连翘赤小豆汤证。小便自利而发狂者,病在血分,是抵当汤证。凡误下热入,如结胸、发黄、蓄血等,其脉必沉,或紧,或涩,或结,在受病之轻重,元气之盛衰,水结、血结,俱是膀胱病,故皆小腹硬满。小便不利为水结,小便自利是血结。

抵当汤　见前。

抵当丸证

伤寒有热,小腹满,应小便不利,今反利者,为有血也,当下之,不可余药,宜抵当丸。

有热即表证仍在,小腹满而未硬,其人未发狂,只以小便自利,预知其有蓄血,故小其制而丸以缓之。

抵当丸　治蓄血少腹满,小便自利,脉涩者。

水蛭三十个,炙透　虻虫五十个,炙　桃仁三两　大黄三两

水蛭炙透,入水不转色,共末,白蜜捣丸。每服三钱,温水下。

血蓄小腹,满而不硬,其人不发狂,故变汤药为丸,是以峻剂作缓剂也。取水、陆之善取血者,佐桃仁、大黄而丸以缓之,使膀胱之蓄血无不潜消默夺矣。

桃仁承气汤证

太阳病不解,热结膀胱,其人如狂,血自下,下者愈。其外未解者,尚未可攻,当先解外。外解已,但小腹急结者,乃可攻之,宜桃仁承气汤。

标本病而阳气重,故其人如狂。血得热则行,故尿血。血下则不结,故愈。冲任之血会于少腹,热极则血不下而反结,故急。病自外来,当先审其表热之轻重,以治其表。继用桃仁承气汤以攻其里之结血也。少腹未硬满,故不用抵当。服五合,取微利,亦见不欲大下意。

桃仁承气汤　治热蓄膀胱,血结小腹,脉浮涩者。

桃仁三钱　桂枝六分　大黄钱半　芒硝钱半　甘草五分

水煎,入芒硝,微沸,去渣。温服五合,取微利。

此轻里重表之剂。彼阳明蓄血,喜忘如狂,反不用承气。此热结膀胱,血结小腹,乃以桃仁、桂枝加于调胃承气之中,微下热结,以行其血,则血化热解,而狂自止。以太阳随经,瘀热在里故也。

阳明病,其人喜忘者,必有蓄血。所以然者,本有久瘀血,故令喜忘,屎虽硬,大便反易,其色必黑,宜抵当汤下之。

屎硬为阳明病,硬则大便当难,而反易者,必有宿血,以血主濡也。血瘀久则黑。不用桃仁承气者,大便反易,不须芒硝。无表证,不得用桂枝。瘀血久,无庸甘草。非水蛭、虻虫不能胜其任。

抵当汤　见前。

温　病

太阳病,发热而渴,不恶寒者,为温病。

发热而渴,少阴津液先亏。病在太阳,反不恶寒,明是温病,而非伤寒也。脉必沉数,舌胎白润者,葛根汤先解其肌。舌白口燥,葛根汤中加生地,兼滋其阴。

葛根汤　治温病口渴,发热不恶寒,脉数者。

粉葛根钱半　淡豆豉钱半　荆芥穗钱半　白云神钱半,去木　生楂肉三钱　广藿梗钱半　净蝉衣钱半　生谷芽五钱　新会白钱半　西湖柳三钱

水煎,去渣。温服。

舌白尖红,口干齿燥,去会白加生地五钱即发散黑膏汤。

温由少阴伏热发出太阳,故以葛根升阳解肌,淡豉疏邪发表,荆芥出营中之汗,蝉衣脱皮毛之邪,生楂导滞,藿梗调中,会白和胃,茯神安神,生谷芽宣扬胃气,合西湖柳共勷解肌发汗,化滞疏邪之功。此轻扬疏滞之剂,斑疹咸宜主之。去会白加生地,亦滋阴以解表热也。

汗后不解

发汗已,身灼热者,名曰风温。

汗为心液,灼热因于发汗,是其人肾水先亏,心阳素旺,故邪热反炽于汗出也。脉数尺虚,名曰风温。可见温病之发,必因外邪郁伏,与阴虚发热不同,宜黑膏汤分解邪热为主。

疏热黑膏汤　治温病汗后灼热,脉浮数者。

怀生地五钱　淡豆豉钱半　建连翘三钱　荆芥穗钱半　川贝母二钱,去心　生楂肉三钱　白云神钱半,去木　净蝉衣钱半　广藿梗钱半　西湖柳三钱

水煎,去渣。温服。

汗后灼热,阴虚火旺而邪热不解也。故以生地滋阴,连翘清热,合楂、藿、云神宣壅化滞,则邪热自无内阻之患。荆、豉、蝉蜕解表疏邪,则邪热更无外闭之忧。川贝母解郁凉心肺,西湖柳疏邪解灼热。此轻扬彻热,善发少阴之汗,为温热门开手第一要方。

日久蒸热

病温日久,邪结三阴,蒸热不解,瘦弱神昏,大便或溏或结,口燥齿干,或渴,或盗汗,或无汗,脉涩弦数,重按不振,此邪热深结三阴,阴虚不能作汗以逐邪也。是以或斑或疹,经久缠绵,宜三甲散分解之。

温邪之至,是少阴阴虚火伏,传遍三阳而病发。邪少热微为病温,邪重热甚为病热。其热未传之初,或兼感冒,亦令人凛凛憎寒,翕翕发热。一经热传于表,则但热而全不畏寒,或反恶热。盗汗是营卫偏胜,无汗是营阴枯竭,口燥是津液不足,齿干是火热内伏,渴饮乃真水之亏,便溏是中土之弱,便结为少阴之燥。至于阴虚不能作汗,是少阴肾水亏乏,元阴不能外鼓也,最为沉重。脉涩弦数,重按不振,此温邪伏于少阴,热病发于少阳,而得二经之脉,非三甲散不能奏捷。

三甲散　治温病日久,邪热结于三阴,脉涩弦数者。

怀生地五钱　生鳖甲三钱,醋炙　川甲片三分,醋炙　败龟板钱半,盐水炙　川贝母二钱,去心　白云神二钱,去木　金石斛三钱　白嘉蚕钱半,盐水炒黑　广藿梗钱半　干荷叶三钱

水煎,去渣。温服。

阴虚燥结无火,去怀生地加制首乌;

舌红口燥,减嘉蚕,加北沙参,少入薄荷叶;

便溏去石斛,减龟板,加炒米仁,或生楂汁煮炒,以化胃气;

胎白吐涎,去石斛、川贝,加法半夏、广橘红。

邪热结于三阴,阴虚不能作汗,故邪恋不解也。三甲入三阴之经,善化结邪之久恋。生地、川贝两走心肾,滋阴液以解心肺之涸热。石斛、荷叶升阳退热,茯神、藿梗和胃安神,少佐嘉蚕,为祛邪散结之领就,则汗从阴发,邪自不羁。洵为大滋阴液,解结散邪之剂,是温热门因邪致损之要方。其加减诸法,乃正设法御病之详,诊家均宜着眼,切勿草草看过。

温病夹阴

阳虚病温者,是温病夹阴也。乃下寒上热,或外热里寒。大便溏泄,口干不渴,脉象浮数,尺部沉细,宜红膏汤疏邪为主。

病温之人,少火不振而热发三阳,故下寒上热,外热里寒也。里寒则便溏手足冷,神志昏沉。上热则口干烦躁,或疹或斑。浮数为假热之脉,沉细是真寒之象。非红膏汤不能返其虚阳归宅,而何以托解伏邪耳。

疏邪红膏汤　治阳虚病温,上热下寒,脉浮数尺细者。

制附子六分,盐水炒黑　淡豆豉钱半　法半夏钱半　荆芥穗钱半　白云神二钱,去木　杜橘红钱半　广藿香钱半　净蝉衣钱半　炙甘草六分　西湖柳三钱,炒焦

水煎,去渣。温服。

阳虚之人,少火不振,则营卫空疏,邪乘虚袭,而虚阳得以内郁,病温也,口渴便溏,下寒上热,而或斑或疹。故用附子振动生阳,合荆、豉、蝉、柳疏邪,而上热自解。二陈、藿梗理脾湿通水火,而下寒自除。阳回邪散,则津液得升,而渴利无不瘳,斑疹无不化。洵为扶阳散邪,交通水火之良法。即阳虚人伤寒,亦不出是方欤。

热入厥阴

温病不解,热入厥阴,而神昏胁痛,谵妄烦躁,溲溺赤涩,大便溏薄,脉象急疾,重按弦涩,舌白砂胎,或斑或疹,此热传手足厥阴,而神明失职,危剧之候也,宜羚羊角散急投之。

温病之人,阴虚木旺。肝与心包受邪,而郁成火热。伤神则神昏,伤络则胁痛。肝热则多言而谵妄,心热则水竭而烦躁。土受木火不能制湿,则小便涩少,大便溏泄也。木郁土中,湿中火发,故舌不能红而砂白有胎。火郁发斑,湿郁发疹。当此木燥火炎,脉象急疾弦涩。证脉俱危,宜羚羊角散急图之。

羚羊角散 治阴虚病温,邪热陷于手足厥阴,脉急疾弦涩者。

怀生地五钱　北沙参三钱　羚羊角八分,镑　白池菊钱半,去蒂　川贝母二钱,去心　薏米仁四钱,炒　白云神三钱,去木　薄荷叶钱半,泡　纯钩藤五钱,迟入　冬桑叶钱半

水煎,去渣。温服。

病温不解,热入厥阴,而神昏谵妄,溺涩便溏。故以羚羊角、池菊直清肝火而谵妄退。生地、川贝兼滋心肾而烦躁宁。沙参、薄荷养元阴以疏温热,则斑疹自化。薏米仁、茯神安心神而理脾湿,二便应调。桑叶、钩藤为清金抑肝之佐,自然身热退而脉势和缓,神志有不清者乎?此益阴清火之剂,乃温热伤阴之第一要方也。

温热疫疬有别

温热与疫不同,脉证一一有别。盖温由少阴伏气,淹淹聂聂,初觉凛凛畏寒,直至热传于表,则但热无寒,脉沉弦数,是伏热自里达表,宜葛根汤,或发散黑膏汤。

阳热亢甚,发为热病,宜葛根加石膏汤。

疫疬乃酝酿湿热发于阳明,或杂病气、尸气、天时乖戾之气。

若兼感冒,始初虽亦凛凛恶寒,二日自止。其蒸热之势,壮热神昏,语言谵妄,舌上白胎满布,脉数弦芤,此热伤膜原,宜达原饮主之。

若脉沉数弦长,右手偏大,汗之不解,舌黄腹满,法宜下之,宜三消饮分解之。

伏气者,乃由少阴阴虚,而亢阳之气伏匿经中,郁遏蒸腾,热始传表而发为温病,宜葛根汤升阳散热,发散黑膏汤疏热存阴。若亢甚于中,则阳热焰炽而发为热病,脉弦大洪涩,宜葛根加石膏汤逐热外泄。

如水亏木旺,心火不能归原于肾,证治已列厥阴,兹不复赘。

疫由中道,乃阳明酝酿湿热、杂病气、尸气,及四时乖戾之气而发。其发也暴,其势也猛。舌胎满布,脉数弦芤,此疫邪内结,热伤气化之象,宜达原饮化而逐之。若脉弦长或沉数大,一汗不解,仍须再汗。若腹满舌黄,昏沉语妄,此邪疫传胃,热结于中,宜三消饮下之。

葛根汤　见前。

发散黑膏汤　见前。

葛根加石膏汤　治热病发于阳明,昏沉烦躁,舌白中干,脉数弦大者。

生石膏五钱　粉葛根钱半　淡豆豉钱半　青防风钱半　甜桔梗八分　荆芥穗钱半　江枳壳钱半,炒　生甘草八分　西湖柳三钱

水煎,去渣。温服。

阳亢于中,热邪炽盛,发为热病。葛根解阳明之肌肉,淡豉发少阴之热蒸,防风开腠理,荆芥疏营血,石膏清火泄热,生草泻火缓中,桔梗清咽,枳壳泻滞,西湖柳助诸药以散邪热也。此疏热散邪之剂,乃阳明热郁烦躁之专方。

达原饮　治疫邪内结不传,壮热神昏,口渴,脉数弦长芤涩者。

槟榔钱半　厚朴钱半,制　草果一钱,炒　黄芩钱半　白芍钱半,

酒炒　知母_{钱半,酒炒}　甘草_{五分}

水煎,去渣。温服。

疫发阳明,盘踞膜原,不能传化。故用槟榔利三焦之气,厚朴除中州之满,草果搜除不使疫邪久羁,速传经腑而化。黄芩、知母清热润燥,不使蕴热盘踞,速传肌表而泄。白芍敛热伤之营,甘草缓中州之气。此疏热化结之剂,乃疫邪盘踞膜原之专方。阳明加葛根以升散之,太阳加羌活以开发之,少阳加柴胡以疏泄之,原不出三阳表证之加法也。

三消饮　治疫热传经入腑,烦躁腹满,表里不解,脉数大者。

生大黄_{三钱}　粉葛根_{钱半}　枯黄芩_{钱半}　紫厚朴_{钱半,制}　白芍药_{钱半,炒}　尖槟榔_{钱半}　肥知母_{钱半}　草果仁_{一钱,炒}　粉甘草_{五分}　鲜生姜_{一片}

水煎,去渣。温服。

疫热内结,传布经中,而还入于腑,故壮热神昏,表里不解。槟、黄、朴、果疏利三焦,而化气导滞,荡涤疫邪之盘踞。葛根、生姜直走阳明,而解肌出汗,驱散疫邪以传表。黄芩清蒸热之余,知母润阳明之燥,芍药敛热伤之营,甘草缓中州之气,以和诸药之悍。名曰三消,消内、消外、消不内外也。洵为疏利荡涤之剂,是瘟疫门中表里不解之专方。

温热迫血

劳伤积损,血蓄阳明,温热内迫,积血上奔,以致神昏壮热,齿衄如凝脂,揩拭不净,腹满便溏,溲溺涩少。此为疫热迫血,元气大伤,不能统运,大危之候。脉大急疾,当遵邪盛则实治之,勉用泻热理阴汤,冀挽万一。

积劳之人,元气大伤,不能统运营血而积结于肠胃络间。疫热触动,致成危极之候。理阴泻热,或可救于万一也。若耳目口鼻俱出血,必垂毙,不可救矣。

泻热理阴汤 治疫热迫动,积血上奔,脉大急疾者。

原生地一两 淡豆豉钱半 乌犀角三钱 西赤芍钱半 小枳实钱半,炒 生大黄三钱 川黄连钱半 生甘草钱半 生玳瑁三钱 生黄芩钱半 西湖柳三钱,砂糖炒

水煎,去渣。温服。

疫热盘踞阳明,入伤血分,迫血上涌,出于口齿鼻中,如胶之黏,谓之疫热迫血,故身热腹满,神志昏沉。生犀、玳瑁大泻血分之热毒,则血不迫而齿衄可止。黄连、黄芩大泻气分之热毒,则气不逆而腹满可除。淡豉、湖柳发越疫邪,生地、砂糖引入血分,俾疫热化而积血清,则身热退而神志自爽矣。大黄、赤芍荡涤瘀结,为除根之计。枳实、甘草缓中消痞,乃复元之图,瘀既化而元气复,则大便当调而小便亦利也。此实起死回生之剂,为瘟疫门坏证之急救良方。

痧 疫

病人壮热神昏,脉道伏涩,或腹满头闷,或眩晕心烦,此为痧疫。当疏利气血,以达其邪,则营卫宣通而斑疹自透,宜宝花散为主。挟热宜清凉至宝饮,解热达邪,则痧邪自散,而疫热自清。设误行发散,则结伏不开,反致引动邪热闷绝不救。

疫乃秽气触人,闭塞窍道,故发热而神志昏沉,脉象伏涩。或腹满不爽,或闷热不清,或起则眩晕,或卧则心烦,名曰痧疫。亦发斑疹。忌刺宜刮,以出肌肤之痧。药以涤脏腑之痧。惟身不发热者,更宜刺,以出经络之痧。又如天时不正之气,令人倏然眩晕昏迷,壮热斑疹,是气血内壅营卫,外闭脏腑不通,不治则死。此皆痧疫。咸当切忌针刺。盖刺必伤营,营伤则身热漫无止期。

又忌发表,恐引动邪逆,多致闷绝也。均宜刮,以通其气,泄其

邪。寒痧用宝花散,温痧用清凉至宝饮,使痧邪外解,则斑疹亦透矣。

加减宝花散　治寒痧,发热胀闷,脉沉涩者。

荆芥穗钱半　广郁金钱半　台乌药钱半　尖槟榔钱半　紫厚朴钱半,制　莱菔子三钱,炒　建泽泻钱半　新会皮钱半　广木香一钱,切　紫降香钱半

水煎,去渣。温服。

后挟湿去莱菔子,加晚蚕砂;

挟瘀,去木香、新会皮,加桃仁、苏木;

寒甚加北细辛、广藿香。

痧乃秽气闷人,或邪气闭塞窍道,令人一时胀闷昏迷,此名闷痧。且有全不知觉,忽然昏晕病人,名曰暗痧。非寻常腹痛痧之形著也。若发热昏沉,或斑或疹,即为痧疫。此方可统治无热诸痧,是治病求本之道,乃逐其邪而病自解矣。槟、朴破滞气,莱菔子消痰食,荆芥散血分之邪,乌药顺三焦之气,木香调诸气,郁金调诸血,降香活血止痛,会皮利气和中,泽泻以降浊分清也。加减诸味,乃设法御病之变。洵为散痧消食,通窍清神,辟秽止痛之剂,是暴病仓卒急救之良方。细辛一味,本宝花散所有,以其味极辛,性极烈,故暂去,以入加减法中。

加减清凉至宝散　治温痧日久,壮热昏沉,脉涩数者。

建连翘钱半　紫厚朴钱半,制　莱菔子三钱,炒　尖槟榔钱半　广郁香钱半　北细辛五分　薄荷叶钱半,泡　小木通钱半　新会皮钱半　净银花三钱

水煎,去渣。温服。

温痧内蕴,遏热伤营,故蒸热眩晕,迷闷发斑也。槟榔、莱菔子破滞宽中,连翘、郁金泻热调血,细辛散久伏之邪,新会调郁结之气,银花善解痧热之毒,薄荷清利头目之邪,木通以通利浊气也。

此清热散痧,消滞解毒之剂,为痧毒久蕴蒸热之良法。

暑　疫

　　身热烦渴,齿燥唇干,舌白砂胎,中有红点,脉象濡弦芤数,此为暑疫。当以辛凉解散,则汗出而斑透身凉矣,宜青蒿石斛饮以清彻其邪。若误行发表,反致烦躁,转增厥脱不救。

　　暑伤心包,三焦受病,则胃液亏少,营卫枯涩,故身热无汗,烦渴不解也。脾液不升而唇干,胃液不润而齿燥。舌乃心之外候,舌白有砂是火藏金内。中杂红点,乃暑热伤阴之象耳。此名暑疫。亦令发斑,脉象濡弦芤数,此正暑伤阴络之候。宜以青蒿石斛饮清彻其邪,则暑热解而斑透身凉,烦渴无不解矣。

　　青蒿石斛饮　治暑疫,蒸热烦渴,脉数濡芤弦涩者。

　　青蒿叶钱半　薄荷叶钱半,泡　金石斛三钱　川贝母二钱,去心
杜橘红钱半　白云神二钱,去木　鲜藿梗钱半　白池菊钱半,去蒂　鲜
楂肉三钱　鲜荷叶三钱

　　水煎,去渣。温服。

　　暑邪久伏,遏热伤阴,令人蒸热汗出,烦渴发斑。青蒿、池菊清彻暑热而金水益,川贝、薄荷解散暑热而心肺凉,橘红、茯神安神利气,鲜楂、藿梗宣滞和中,石斛平虚热,荷叶升清阳,自然汗更出而斑透身凉,烦渴无不自除矣。此辛凉彻热之剂,尤为伏暑伤阴发斑之专方。

中　风

　　太阳病,发热,汗出,恶风,脉缓者,名为中风。

　　风为阳邪,最易发热。内鼓于营,则邪汗自出。风性散漫,故令脉缓。伤风恶风,别于伤寒温病而为中风也。此太阳中风之脉证,非杂病、经络、脏腑伤残之中风耳。

桂枝汤证

太阳病,头痛,发热,汗出,恶风者,桂枝汤主之。

风为阳邪,头为诸阳之会,风邪上干,故令头痛发热恶风,同麻黄证。汗出恶风是桂枝证独也。寒风脉必兼弦,是桂枝所主;温风脉必兼数,宜鼠粘子汤。

桂枝汤 治头痛项强,发热恶风,汗出,脉浮弱者。

桂枝钱半 芍药钱半,酒炒 甘草八分 大枣三枚 生姜三片

水煎,去渣。温服。须臾,啜热稀粥以助药力。

营虚邪鼓,津液外泄,故发热汗出,恶风,脉弱。非此和营散邪、解肌发汗不能解也。桂枝入心,温经散寒,发心液而为汗。桂枝汤中不可用麻黄,麻黄汤不可无桂枝也。本方皆辛甘发散,惟芍药能益阴敛血,内和营气以止烦,烦止汗亦止。若倍加芍药,即建中之剂,非复发汗之剂。此方皆用桂枝发汗,即用芍药止汗。生姜之辛,佐桂解肌。大枣之甘,佐芍和里。且桂、芍之相须,姜、枣之相得,是阴阳表里并行不悖,而刚柔相济以为和。甘草之甘,有安内攘外之功用,以调和表里者,即以调和诸药也。其精义尤在啜稀热粥以助药力。俾谷气内充则外邪勿复入,余邪勿复留。故用之发汗,自不至于亡阳;用之止汗,自不至于遗患。要知桂枝汤专治表虚受邪,但能解肌以发营中之汗,不能如麻黄开皮毛之窍,以出卫分之邪也。兼治虚疟、虚痢最捷。

鼠粘子汤 治温风不解,脉浮弦数者。

大力子三钱,炒 荆芥穗钱半 净蝉衣钱半 淡豆豉钱半 白云苓钱半 粉甘草五分 白葱头三枚

水煎,去渣。温服。

温风伤表,遏热不解,故发热头痛,无汗微烦,非此疏风散热之剂不能解散也。荆芥疏血中之邪,淡豉发少阴之汗。鼠粘子,即大

力子,专祛风热。净蝉衣,即蜩蟟壳,善蜕皮肤。茯苓渗湿,甘草和中,少佐葱白以通阳气也。洵为解表疏邪之剂,为风热不解之专方。

太阳病,外证未解,脉浮弱者,当以汗解,宜桂枝汤。

前条论证,此条论脉。外证未解,指头痛热,恶风恶寒也。浮为在表,浮弱为阴虚受邪,故宜桂枝汤以和营散邪。

桂枝汤 见前。

形作伤寒,其脉不弦紧而弱,弱者必渴。被火者,必谵语。弱者发热脉浮,解之当汗出而愈。

形作伤寒,见恶寒体痛呕逆,脉当弦紧,而反浮弱,弱者,阴不足也。阳邪陷于阴分必渴,若以恶寒而用火攻,亡津液而必谵语,脉虽弱而发热身痛不休,宜消息和解其外。此营虚伤寒,宜桂枝汤啜热稀粥,乃食入于阴,长气于阳也,令汗出则愈。

病人脏无他病,时发热自汗出而不愈者,此卫气不和也,先其时发汗则愈,宜桂枝汤主之。

脏无他病,知病只在形躯。发热有时,则汗出亦有时。阴虚者,阳必凑之。乘未经发热时,则阳犹在卫。用桂枝汤先发其汗,使阴出之阳,而卫阳不复陷,是迎而夺之也。脉虚者,加当归,令正胜而邪却矣。

桂枝汤 见前。

病常自汗出者,此为营气和,营气和者外不谐,以卫气不共营气和谐故耳,营行脉中,卫行脉外,复发其汗,营卫和则愈,宜桂枝汤,时发热自汗出者,为营虚阳邪陷于阴分。无热而汗常自出者,是卫虚不能固外也。以有热无热别之,时出常出辨之。并可用桂枝汤啜热稀粥法汗之。脉软者,加黄芪,是形不足者温之以气也。

桂枝汤 见前。

桂枝汤四逆汤相关证

伤寒,医下之,续得下利清谷不止,身疼痛者,急当救里;后清便自调,身疼痛者,急当救表。救里宜四逆汤,救表宜桂枝汤。

误下伤脾,下利不止,继见完谷不化,则胃阳已亡。身疼不除,是表里俱困,宜四逆汤急救其里,里和而表自解矣。身疼未除,下利后不可更用麻黄,亦宜桂枝汤救表,是救表仍合和中也。

桂枝汤 见前。

四逆汤 治阴盛阳虚,表里不解,脉细者。

附子钱半,炮　干姜钱半,炒　甘草钱半,炙　人参钱半　生姜三片

水煎,去渣。温服。

阳虚伤寒,表里不解,非此扶阳败阴之剂不能回阳散寒也。附子壮真阳,以御阴邪。干姜温里寒,以逐表寒。人参扶元,炙草益气。四味成方,大佐生姜,有回阳散寒之功,通理三焦之妙。洵为阴盛阳虚,表里不解之专方。

柴胡桂枝汤证

伤寒六七日,发热,微恶寒,肢节烦疼,微呕,心下支结,外证未去者,柴胡桂枝汤主之。

微恶寒,见寒少。六七日发热,见热多。肢节烦疼,此身疼、腰痛犹轻。微呕是喜呕之兆,支结是痞满之始。此外证将解未去,内热初炽未深。故合柴胡、桂枝为一汤以两解之。虽不言脉,而脉数弦弱可知也。

柴胡桂枝汤 治两阳并病,寒热不齐,脉数弦弱者。

人参八分　桂枝八分　白芍钱半,酒炒　柴胡七分　黄芩钱半,酒炒　半夏钱半,制　甘草五分　生姜三片　大枣三枚

水煎,去渣。温服。

两阳并病,太、少不解,取桂枝汤以解太阳未尽之邪,柴胡汤以解少阳之微结。合二汤为一,是双解两阳表里之剂,乃太阳、少阳并病之专方也。

桂枝方禁

桂枝本为解肌,若其人脉浮紧,发热汗不出者,不可与也。

解肌者,解肌肉之邪。脉浮紧,是麻黄汤脉。发热汗不出,是麻黄汤证。桂枝汤无麻黄开腠理,有白芍敛阴津。麻黄汤脉、证而妄用桂枝,恐闭遏邪气,为害滋大,故禁戒如此。

酒客病,不可与桂枝汤。得汤则呕,以酒客不喜甘故也。

嗜饮酒酪,湿热淫内,故得甘则呕,助热资湿也,当亦禁戒之。

桂枝加附子汤证

太阳病,发汗,遂漏不止,其人恶风,小便难,四肢微急,难以屈伸者,桂枝加附子汤主之。

发汗太过,阳气不密而漏汗恶风,汗多津弱,营阴失滋,则肢急而便难矣。阳气者,精则养神,柔则养筋。开阖不得,寒气从之,故筋挛而屈伸不利也。用桂枝汤加附子以固阳和营,阳密则漏汗自止,而手足便和矣。

桂枝加附子汤　治阳虚漏汗,脉弱者。

桂枝汤内加炮附子钱半。

水煎,去渣。温服。

阳虚则卫外不密,而漏汗恶风。若非需此补火固阳,则亡阳之变兆于顷刻。故用桂枝汤益心之阳,阳密则漏汗自止,而恶风自罢。加附子以固肾中之阳,阳回则小便自利,而四肢自柔,屈伸自利矣。

桂枝去芍药生姜新加人参汤证

发汗后,身疼痛,脉沉迟者,桂枝去芍药生姜新加人参汤主之。

汗发身疼,是表虚营弱,不得过用辛辣而去生姜。脉象沉迟,是脏气虚寒,当远斥阴寒而去白芍,惟存桂枝、甘、枣温营。人参以统血脉,名曰新加者,见表未解,无补中法,今因脉沉迟而始用之也。

桂枝去芍药生姜新加人参汤 治营卫虚寒,身疼痛,脉浮弱者。

桂枝八分　人参八分　甘草八分　大枣三枚

水煎,去渣。温服。

汗后身疼,是营气不足,血少故也。专任甘、枣以佐桂枝,则桂枝当入心养血之任。复加人参,以通血脉,则营气调和而身疼自瘳矣。此温养和平之剂,为营气虚寒之专方。

芍药甘草附子汤证

发汗,病不解,反恶寒者,虚故也,芍药甘草附子汤主之。

发汗不解,反加恶寒,是阳虚营气不足也。故于桂枝汤去桂枝、姜、枣,加附子,以扶阳御寒任,芍药、甘草以调和营气。

芍药甘草附子汤

芍药钱半,酒炒　甘草八分,制　附子钱半,炮

水煎,去渣。温服。

阳虚则卫气不振,营弱则血脉少资,故发汗不解,反加恶寒也。当于桂枝汤中去桂枝、姜、枣,取芍药以收少阴之精,甘草以缓虚邪之逆,加附子固坎中之阳,但使肾中元阳得位,则表邪不治而自解矣。此养营固阳之剂,为营虚真阳不足之专方。

桂枝人参汤证

太阳病,外证未解,而数下之,遂协热而利,利下不止,心下痞硬,表里不解者,桂枝人参汤主之。

外证未解当发汗,而反下之,表热乘虚入里,遂协热而利。病在太阳,利下不止,心下痞硬,是胃气虚寒之极。表热不解,里证又急,用桂枝人参汤化痞软硬,止利解表,一举而兼得之矣。

桂枝人参汤　治表邪不解,里气虚寒,痞硬下利,脉细者。

桂枝八分　人参八分　干姜八分　白术钱半　甘草五分,炒

水煎,去渣。温服。

胃气虚寒,表邪陷伏,故心下痞硬而下利也。故用桂枝、甘草为君,干姜、参、术为佐。先煎四味,后纳桂枝,使和中之力饶而解肌之气锐,是又于两解中行权宜法也。此乃辛热化痞软硬,甘温止利解表之剂。洵为表里虚寒不解之专方。

葛根黄连黄芩汤证

太阳病,桂枝证,医反下之,利遂不止,脉促者,表未解也;喘而汗出者,葛根黄连黄芩汤主之。

前条是阳虚,此条是阳盛。桂枝证脉弱,误下而脉反促者,热迫于里也。邪束于外,故喘而汗出,利遂不止,是暴注下迫,皆属于热也。病在太阳,表里俱热,用葛根、连、芩清火而解表,则利自止而身热喘汗自除矣。夫补中可以除痞解表,寒中亦可止利解表,神化极矣。

葛根黄连黄芩汤　治表里俱热,喘利汗出,脉促者。

葛根三钱　黄连钱半　甘草钱半　黄芩钱半

水煎,去渣。温服。

阳邪内陷,表里俱热,故汗出而喘利并作也。君葛根解肌而止

利,佐连、芩止利而除喘,臣甘草以和中。先煮葛根,后纳诸药,使解汗之力饶而清中之气锐,与补中逐邪之法迥殊。此解表清里之剂,为表里俱热之专方。

桂枝加厚朴杏仁汤证

太阳病,下之微喘者,表未解故也,桂枝加厚朴杏仁汤主之。喘家作,桂枝汤加厚朴、杏仁佳。

喘为麻黄证,治喘功在杏仁。此妄下后,表虽不解,腠理已疏,故不用麻黄,而用桂枝。白芍酸寒,但加杏仁治喘恐不胜任,复加厚朴以泄之,则喘随汗解矣。

桂枝加厚朴杏仁汤 治下后发热气喘,表不解,脉弦浮者。

杏仁二钱,去皮 桂枝钱半 厚朴一钱,制 甘草五分 白芍钱半,炒 生姜三片 大枣三枚

水煎,去渣。温服。

表邪误下,气逆不降,故表不解而气微喘也。须加桂枝汤,解陷伏之邪,加杏、朴以调中降逆。芍药酸寒,但加杏仁不胜治喘之任,必加厚朴之辛温,佐桂以解肌,佐杏以降气。此解表治里之剂,为下后发热、气喘、气逆之专方。

桂枝加芍药大黄汤证

本太阳病,医反下之,因而腹满时痛者,属太阴也,桂枝加芍药汤主之;大实痛者,桂枝加大黄汤主之。

腹满时痛因于下后,是阳邪转属太阴,非太阴本病。表证仍在,故用桂枝汤解外。腹满既见,故倍加白芍以和里。若下后而腹大实痛,表仍不解,加大黄已除,是太阳并病阳明而胃实也。故用桂枝汤以解外,加大黄以除实痛。桂枝倍芍药,即建中之方;桂枝加大黄,即调胃之剂。

桂枝加芍药汤　治表邪内陷,腹满时痛,脉弦者。

白芍_{三钱,酒炒}　桂枝_{钱半}　甘草_{钱半}　生姜_{三片}　大枣_{三枚}

水煎,去渣。温服。

表邪误下,陷入太阴,故腹满时痛而表仍不解。须倍白芍收太阴之阴,桂枝解下陷之表,甘、枣缓中以止腹痛,生姜散邪以除腹满也。此和里解表之剂,为误下阳邪陷入太阴之专方。

桂枝加大黄汤　治误下阳邪不解,并病阳明,而腹大实痛,脉弦长者。

大黄_{三钱}　桂枝_{钱半}　芍药_{钱半,酒炒}　甘草_{八分}　大枣_{三枚}
生姜_{三片}

水煎,去渣。温服。

阳邪误下,陷入阳明,故腹大实痛,而表仍不解,是两阳并病也。当需大黄攻阳明之实热,以除腹痛。桂枝举下陷之阳邪,以解肌表。白芍敛阴和里,甘草缓中调胃。姜之辛散,枣之甘润,务使营卫振发,则阳邪不复内陷而腹大实痛有不除者乎?此攻里解表之剂,为表邪误下,并病阳明之专方。

桂枝甘草汤证

发汗过多,其人叉手自冒心,心下悸,欲得安者,桂枝甘草汤主之。

汗多则心液虚,心气馁,故心下悸。叉手自冒,则外有所卫,得按则内有所凭,望之而知其虚矣。用桂枝为君独任,甘草为佐,去姜之辛散、枣之泥滞,并不用芍药,不借其酸收,且不欲其苦泄。惟取甘温相得,则气血和而悸自平矣。与心中悸而烦,心下有水气而悸者迥别。

桂枝甘草汤　治汗多亡阳,心悸,脉涩弱者。

桂枝_{八分}　甘草_{钱半}

水煎,去渣。温服。

汗多则心阳外亡,而心气失养,故心下悸而欲得按也。桂枝本营分药,得甘草则内温营气而悸自平。此辛甘温养之剂,为心虚、心馁、心悸之专方。

茯苓桂枝甘草大枣汤证

发汗后,其人脐下悸,欲作奔豚,茯苓桂枝甘草大枣汤主之。

脐下悸者,肾水克火而上乘。豚为水畜,奔即昂首疾驰,酷肖水势上干之象。欲作奔豚,尚未发也。当先其时而治之,与茯苓桂枝甘草大枣汤。

茯苓桂枝甘草大枣汤　治心虚水逆,脉紧细弦浮者。

茯苓三钱　　桂枝六分　甘草三分　　大枣三枚

甘澜水煎,去渣。温服。

心阳不足,肾水上逆,故脐下悸动,欲作奔豚也。茯苓以伐肾邪,桂枝以保心气,甘草、大枣培土制水。甘澜水名劳水,用以先煮茯苓,取其下伐肾邪,一惟下趋耳。此培土制水之剂,为水邪克火之专方。

桂枝去桂加茯苓白术汤证

服桂枝汤,或下之,仍头项强痛,翕翕发热,无汗,心下满微痛,小便不利者,桂枝去桂加茯苓白术汤主之。小便利则愈。

汗出不彻,而遽下之,心下之水气凝结,故反无汗而外不解,心下满而微痛也。小便利,病为在表,仍当发汗。小便不利,则病为在里,是太阳病及于本,非桂枝证未罢也。故去桂枝加茯苓白术汤,以崇土调营主治之。

桂枝去桂加茯苓白术汤　治水积膀胱,小便不利,脉缓者。

茯苓三钱　白芍钱半,酒炒　白术钱半,炒　甘草五分　生姜三片

大枣三枚

　　水煎,去渣。温服。

　　表邪误下,胃气不化,而水积膀胱,故心下微痛,小便不利也。表虽不解,病为在里,于桂枝汤去桂,而君以苓、术、姜、芍,即为利水散邪之用。甘、枣得效培土制水之功。盖水因中结,可利而不可散,但得膀胱水去,而太阳表里之邪悉除。此崇土调营制水之剂,为营虚邪恋,小便不利之专方。

桂枝加桂汤证

　　烧针令其汗,针处被寒,核起而赤者,必发奔豚,气从小腹上冲心者,灸其核上各一壮,与桂枝加桂汤。

　　寒气伤营,发为赤核,水气挟木邪上逆,是发奔豚之兆;从小腹冲心,是发奔豚之象。此阳不舒而阴反胜,必灸核上以散寒邪,服桂枝汤以壮心气。更加桂者,不特益火之阳,且以制木邪而逐水气。

　　桂枝加桂汤　治烧针迫汗,气从小腹上冲心,脉弦紧细者。

　　肉桂钱半,去皮　白芍钱半,酒炒　桂枝八分　甘草六分　生姜三片　大枣三枚

　　水煎,去渣。温服。

　　烧针迫汗,被寒搏而起核,从小腹上冲,是肝肾气逆,奔豚之象也。用桂枝汤解外,以消其核。更加桂者,肉桂以益火之阳而平阴邪之上逆也。此和营散邪,益火消阴之剂,为阳虚表不解而发奔豚之专方。

桂枝去姜桂加龙骨牡蛎汤证

　　伤寒脉浮,医以火迫劫汗,亡阳,必惊狂,起卧不安。火逆下之,因烧针烦躁者,桂枝去姜桂加龙骨牡蛎救逆汤主之。

伤寒者,寒伤君主之阳。以火迫劫汗,并亡离中之阴,是为火逆。妄汗亡阴而曰亡阳者,以心为阳中之太阳,故心之液为阳之汗也。心液既亡,则神明失养,惊而且狂。烦躁即惊狂之渐、起卧不安之象也。急用此汤以安神救逆。

桂枝去姜桂加龙骨牡蛎救逆汤 治火逆惊狂,起卧不安,脉数者。

龙骨三钱,煨 牡蛎三钱,锻 甘草五分 白芍钱半,炒 大枣三枚

水煎,去渣。温服。

火迫劫汗,心阳外亡,故惊狂烦躁,起卧不安也。芍药、甘草缓中敛血,合大枣补中气,以振营卫之阳。龙骨、牡蛎咸以补心安神,涩以益阴固脱,俾阴阳和平,则神明得旨,而惊狂烦躁无不自安矣。此安神救逆之剂,为虚、神不守舍之专方。

苏子清气汤证

痰鸣喘咳,身热不眠,神昏胁痛,赤疹累累,脉涩弦数,寸滑尺软,此乃风火鼓痰,危剧莫甚,宜苏子清气汤主之。

风干肺气,热入厥阴,则木火内炽,而金反受困,故喘咳痰鸣,身热胁痛,神昏不能眠卧也。赤疹累累,是风火鼓痰,势在危急,宜苏子清气汤冀效于万一。

苏子清气汤 治痰鸣喘咳,身热胁痛,不眠,脉涩弦数,寸滑尺软者。

怀生地五钱 红苏子三钱 羚羊角六分,镑 川贝母二钱,去心 薏米仁四钱,炒 白茯神二钱,去木 白池菊钱半,去蒂 广橘红钱半 纯钩藤五钱,迟入 冬桑叶钱半

水煎,去渣。温服。

风火鼓痰,喘鸣咳逆不眠,故以羚羊、池菊清肝火兼益金水。生地、川贝滋肾水,心肺咸凉。钩藤为抑肝舒络之用,苏子乃开郁

豁痰之需,茯神渗湿安神,米仁益脾渗湿,橘红利气力可除痰,桑叶肃金并能退热。此降痰清火之剂,为肝火上逆,痰鸣喘咳不眠之专方。

湿　痹

太阳病,关节疼痛而烦,脉沉而细者,此名湿痹。

湿痹者,阳为湿遏则烦,湿流关节则痛。湿为土邪,性最凝闭,脉亦应而沉细也。此太阳伤湿脉证,甘草附子汤分解之。

桂枝附子汤　治风湿相搏,脉浮虚涩者。

甘草八分　附子钱半,炮　桂枝八分　白术钱半,炒

水煎,去渣。温服。

火虚湿袭,不能化气制湿而流于关节,痹闭不通,故肢节疼痛,谓之湿痹。附子挟阳御湿,桂枝祛邪外出,率领白术、甘草分司表里,以培土胜湿也。土旺湿除,则关节自利,而烦痛自除,痹无不通矣。此培土扶阳祛湿之剂,为阳虚土弱、湿伤在表之专方。

桂枝附子汤去桂加白术汤证

伤寒八九日,风湿相搏,身体烦疼,不能自转侧,不呕不渴,脉浮虚而涩者,桂枝附子汤主之;若其人大便硬,小便自利者,去桂加白术汤主之。

身体烦疼,风湿相搏也。不能自转侧,枢机不利也。不呕是里无寒,不渴是湿气胜。浮为风,涩为湿,虚为风湿在里表,非虚弱之谓,故主桂枝附子汤。若其人大便硬,小便自利,是脾虚不能统运其湿,则木胜乘脾,而风淫地下,津液无以濡润肠胃,故大便反见燥化,而小便自利。病本在脾,故去桂加白术以实脾制湿,而风木自平矣。

桂枝附子汤　治风湿相搏,脉浮虚涩者。

桂枝_{钱半} 附子_{钱半,炮} 甘草_{五分} 生姜_{三片} 大枣_{三枚}

水煎,去渣。温服。

风湿袭经,营行不利,故身体烦疼而不能转侧焉。桂枝祛在表之风,配附子之苦热以除湿,率领甘草、姜、枣缓中和营气,则风湿两邪并可解散矣。此祛风胜湿之剂,为阳虚袭受风湿之专方。

桂枝附子去桂加白术汤 治湿痹,大便硬,小便利,脉沉涩弱者。

白术_{三钱,炒} 附子_{钱半,炮} 甘草_{五分} 生姜_{三片} 大枣_{三枚}

水煎,去渣。温服。

土虚不能运湿,而津气下流,无以滋润肠胃,故大便反硬而小便自利也。白术专主健脾,能使湿化而大便实,湿流而大便润。附子扶阳行痹气,甘草益气缓中虚,姜、枣和营卫,散湿邪。俾湿化而营气调和,则风邪自无容身之地,而烦痛自除矣。此扶阳行痹,崇土祛湿之剂,为阳虚脾气不化之专方。是即白术附子汤也。

甘草附子汤证

风湿相搏,骨节烦疼,掣痛不得屈伸,近之则痛剧,汗出短气,小便不利,恶风不欲去衣,或身微肿者,甘草附子汤主之。

风淫于外,湿盛于中,则骨节疼剧不得屈伸,恶风不欲去衣也。汗出短气,小便不利,是化源不清,湿从上越也。君桂枝以理上焦而散风邪,佐术、附、甘草以除湿而调气。

甘草附子汤 _{见前。}

湿 温

湿温之为病,蒸热多汗,足冷神昏,或发斑,或发疹,脉涩洪数,舌白砂胎,宜苍术白虎汤主之。

阳明湿热蒸动少阴之经,则昏热多汗,足冷遗溺。证势危剧,脉亦应而洪涩也,宜苍术白虎汤分解其邪,使阳化阴施,则足部自温,而斑疹自透也。

苍术白虎汤　治湿热内蕴,发疹发斑,脉涩洪数者。

真苍术钱半,炒　生石膏五钱,研　粉甘草五分　肥知母钱半　淡豆豉钱半　粉葛根钱半　广藿梗钱半　白云神二钱,去木　小青皮钱半　西湖柳三钱

水煎,去渣。温服。

湿热内淫,伤经气而发疹发斑,昏热多汗,势非轻浅。故以豉、葛、湖柳发表升阳,苍术、石膏清热燥湿。甘草缓中,藿香快胃,茯神安神渗湿,青皮破滞平肝,佐知母以润燥存阴,汗有不彻,邪有不解乎? 可见从前之汗,由于邪盛,而斯时之汗,乃由正气所化也。此疏热燥湿之剂,洵为湿温表里不解之专方。

发斑痧疹隐疹疹累水珠论

伤风在表,肺热而皮肤发疹;伤寒在里,肺热而肌肉发斑。斑属三焦无根之火,疹属心脾湿热之火。古论诚然,惜未细辨也。盖肺主皮毛,脾主肌,胃主肉。风伤肺气,邪郁皮肤,发为痧子,颗粒细小,头尖触手。

风贼脾元,邪郁肌腠,则发疹子,高耸皮肤,头圆光滑。风从热见,疹色多赤;风受湿侵,疹色多白。痧子亦然。

气血不充,不能鼓邪外出,隐于皮肤之内,肌肉之间,凝眸细审,影影可见,为隐疹。

脾肺络伤,气不化湿,发为水珠,触之即消,略有水痕。

脾虚邪鼓,发出红瘰,似疹而根脚散漫,不能成粒光圆,此为疹累。

斑属阳明,邪郁热炽,热伤营血,热聚皮肤之内,肌肉之间,两指绷开,愈绷愈赤,轻如星布,重若绵纹,是为阳斑。

血气不充,虚邪外鼓,则四肢胁肋略见数点,古称蚊迹,是为虚

伤,与内伤发斑不殊。

少火气衰,生阳不振,阴邪郁遏,伤营气而亦令发斑,是为阴斑。斑色淡红,不若阳斑之明显。如斑色不纯,或蓝或紫,或酱或青,或见五色,古称葡萄瘟。其实脏气各异,而阳明酝酿之湿热尤倍于寻常之发斑焉。

痧子宜透肌调营,兼舒脾肺。

隐疹宜舒脾达邪,专调营卫。切勿误认未透,反损元阴。

水珠宜轻扬彻邪,化气益脾。

疹累之治与疹无异,但须顾虑其虚,当见益脾调营,务使元气无伤,始能解散。

治斑之要,首当疏热存阴,彻邪扶元,此为正治。然必细审人之清高、重浊、藜藿、膏粱,证之阴阳、表里、寒热、虚实。当于温热门求治,此活法也。如有所误,则邪陷气逆,变幻莫测矣。解表失时,则邪入心包,而昏冒无知。风热伤阴,则邪得深入,而厥阴受病。筋失滋荣,则经脉挛急,而抽搐痉厥。清克伤中,则邪陷入脾而健运失职,泄泻胀满。邪遏清阳,则肺气抑遏,而分布无权,痰鸣喘咳,身热不眠。耗散亡阴,则肾水枯竭,而真元虚惫,呼吸之间,倏然脱绝不治。

前胡疏肝饮　治身热咳嗽,发疹发痧,脉弦浮滑者。

嫩前胡钱半　红苏子三钱,炒　甜杏仁二钱,去皮　小青皮钱半,炒　白茯神二钱,去木　生楂肉三钱　荆芥穗钱半　净蝉衣钱半　广橘红钱半　白葱头三枚

水煎,去渣。温服。

痧疹稠密身热,痰鸣喘嗽,脉弦浮滑,舌润白胎,当此邪盛,宜主此方温散之。前胡疏肝散邪,兼以消痰下气。橘红利气除痰,兼以表散风寒。苏子解郁化痰,杏仁疏痰降气,茯神渗湿安神,青皮平肝破滞。生楂化中州之滞,则痧疹自透。荆芥疏血分之风,则外

热自除。蝉衣蜕皮肤之邪,而痧疹化。葱白解肺络之邪,而喘嗽宁。此冽风遏热之剂,只可治痧疹未透,而身热痰鸣喘嗽之候。若温气风热炽,当用大力子汤,而此方反为矛戟矣。

大力子汤　治温风热炽,赤疹或痧,脉弦浮数者。

大力子三钱,炒　荆芥穗钱半　淡豆豉钱半　净蝉衣钱半　白茯神二钱,去木　生楂肉三钱　广郁金钱半　广藿梗钱半　新会皮钱半　西湖柳三钱

水煎,去渣。温服。

风热壅盛,痧疹不透,脉数弦浮,舌胎微白。当以荆芥疏血分之风,淡豆豉发少阴之汗,大力子解散风热,净蝉衣善蜕皮肤,生楂化滞,茯神安神,新会皮理气通滞,广藿梗快胃和中,广郁金调血气,西湖柳发痧疹。此解表散热之剂,为风热不解之专方。

前胡发表饮　治寒热喘咳,发疹发斑,脉大弦浮滞数者。

嫩前胡钱半　粉葛根钱半　淡豆豉钱半　甜桔梗八分　江枳壳钱半,炒　广郁金钱半　粉甘草八分　荆芥穗钱半　西湖柳三钱

水煎,去渣。温服。

风寒外束,肺胃热壅,故寒热无汗,喘咳发斑疹。前、荆降气疏邪,豉、葛解肌发表,甜桔梗清咽膈,江枳壳泻滞气,广郁金调和血气,粉甘草和缓中州,西湖柳以解表发斑疹也。此疏邪发表之剂,为发斑疹风寒不解之专方。

新制犀角地黄汤　治湿热伤血发斑,脉沉涩数者。

原生地五钱　乌犀角钱半,镑　黑山栀钱半　牡丹皮钱半　小木通钱半　川贝母二钱,去心　天花粉三钱　薄荷叶钱半,泡　生甘草六分　白灯心数茎

水煎,去渣。温服。

湿热内蕴,伤营气而身热发斑,脉沉涩数,舌燥无津。生地滋阴壮水,犀角降火清热,合牡丹皮并能凉血化斑。灯心、木通泄热

利水，花粉、川贝清热凉心，兼能解郁润燥，山栀清三焦之火曲屈下行，甘草缓中州之气协合内外，薄荷散热，善清头目也。此清热化斑之剂，洵为斑热伤营之专方。

湿温一门，证绪繁多，仅仅四五方，似难曲尽病变之妙用。然不知此乃疫门中一证，实与温热门诸疫相通，方已具载，兹不复赘。

葛根汤　见温病。

中　暑

太阳中暑者，身热疼重而恶寒。脉微弱，此以夏月伤冷水，水行皮中所致也。

身热脉微，得之伤暑，暑伤乎气也。身疼恶寒，得之伤寒，寒伤乎形也。暑为寒郁，阳气不伸，宜疏利调中而脉自复，合用消暑十全散。

消暑十全散　治中暑，身热疼重，脉微弱者。

香薷穗钱半　紫厚朴钱半，制　扁豆肉三钱　冬白术钱半，炒　粉甘草五分　白云神二钱，去木　紫苏叶钱半　新会皮钱半　宣木瓜三钱　广藿香三钱

水煎，去渣。温服。

寒邪抑暑，脾胃受困，则身疼重，恶寒不休焉。薷、朴、豆、苓、甘草五物，香薷饮也，乃治暑之和剂。白术健脾，会皮理气，藿香快胃祛暑，紫苏解表散寒，宣州木瓜以消暑和脾耳。此健脾散暑之剂，为脾亏伤暑，兼挟外邪之专方。

太阳中暑者，发热恶寒，身重而疼痛，其脉弦细芤迟，小便已，洒洒然毛耸，手足逆冷，小有劳，身即热，口开前板齿燥。若发汗，则恶寒甚；加温针，则寒热甚；下之则淋。

中暑挟寒，其脉弦细，或芤迟。其证发热恶寒，身重疼痛，总是元气为暑所伤，形体为寒所郁，小便后不得爽然。口开齿燥，是暑

伤津液之象。汗之则表阳愈虚,故恶寒反甚;火攻则阴津愈竭,故发热愈甚;下之则水行谷道,而成淋也。此补中益气法,藿香露煎始为合剂耳。

补中益气汤　治中暑,发热恶寒,身重倦怠,脉弦细芤迟者。

生人参钱半　绵黄芪三钱,蜜炙　冬白术钱半,炒　炙甘草六分
当归身三钱　新会皮钱半　绿升麻三分　软柴胡五分

水煎,去渣。温服。

劳役之人,中气先伤。一经中暑,则营卫不振,而发热恶寒,倦怠疼重焉。参、芪、术、草益气补中,当归、会皮理气养血,升麻、柴胡升清气以解表,藿香露煎快中气以却暑也。此补中却暑之剂,为劳倦人中暑之良方。

太阳中暑,其人汗出,恶寒身热而渴也。

暑气内伤于脏腑,寒邪外凑于肌肤,则恶寒身热,汗出而渴也,清暑益气汤得之矣。

清暑益气汤　治中暑,发热倦怠,汗多口渴,脉软微数者。

人参一钱　黄芪二钱,蜜炙　茅术一钱,炒　麦冬三钱,去心　白术钱半,炒　黄柏钱半,炒　五味六分　当归二钱　甘草六分　升麻三分　葛根钱半　青皮钱半,炒　神曲钱半,炭　泽泻钱半　会皮钱半
生姜三片　大枣三枚

水煎,去渣。温服。

劳倦伤脾,湿热不化,一经中暑,则发热倦怠,汗多口渴焉。参、芪益气固表,二术燥湿强脾,黄柏清热济肾水,青皮破滞平肝气,当归养血,神曲化积,麦冬、五味生津液以保肺,升麻、葛根升清气以解肌,泽泻泻湿热降浊阴,会皮理气化和中州,甘草之甘缓,合姜、枣之辛甘,以调营卫也。更以藿香露煎,允为益气强脾,除湿清暑之专方。

痉 病

太阳病,发汗太多,因致痉。脉沉而细,身热恶寒,头项强急,恶寒时头热面赤,目脉赤,独头面摇,卒口噤,背反张者,痉病也。

汗多亡液,不转属阳明而成痉者,以发汗太骤,形身之津液暴脱,而胃家津液未干,胃火犹为炽盛也,故变见仍是太阳表证,当滋阴以急和其里。脉之沉细,是营微阳气少,勿得即以为可温,宜炙甘草汤主之。

炙甘草汤 治血不荣筋,挟邪发痉,脉沉细数者。

人参钱半　炙草钱半　麦冬三钱,去心　生地五钱　桂枝三分
阿胶三钱　麻仁三钱　大枣三枚　生姜三片

入酒一杯,煎,去渣。温服。

血气两亏,不能滋荣经脉,一经外邪遏热,则阴液愈虚,遂至角弓反张,口噤头摇,谓之发痉。生地为君,以滋阴血。麦冬为臣,以生津液。炙草为佐,以益气也。大剂滋阴,反以甘草名方者,取其留恋膈中,载药补虚,以安神明。神明奠位,则血脉清和,而痉自平矣。然寒凉之品,无以奉发陈蕃秀之机,必须人参、桂枝佐麦冬以通脉,兼能托解外邪。姜、枣佐甘草以和营,亦是调和脾胃。胶、麻佐地黄补血脉,甘草不使速下,清酒引之上行,且地黄、麦冬得酒力而更优也。

刚柔痉证

太阴病,发热无汗,反恶寒者,名曰刚痉;太阳病,发热汗出,不恶寒者,名曰柔痉。

此以表气之虚实分刚柔,推其本而名之。即可知其人受病轻重,禀气强弱,而为之施治,庶无差谬也。柔痉,炙甘草汤;刚痉,桂枝加葛根汤。

炙甘草汤 见前。

桂枝加葛根汤 即桂枝汤加葛根。桂枝汤见中风。

阳明病

提　纲

阳明之为病,胃家实也。

阳明属胃,胃实为阳明病根。有实于未病之先者,有实于得病之后者;有风寒外束热不得越而实者,有妄汗、吐、下重亡津液而实者;有本经热盛而实者,有他经转属而实者。此只举病根胃实外证。

胃实外证

阳明病外证,身热,汗自出,不恶寒,反恶热也。

胃家实外证,身蒸蒸然,里热炽而达于外;汗溅溅然,从内溢而无止息。表寒已散,故不恶寒;里热闭结,故反恶热。只因胃家实之病根,即见身热自汗之外证,不恶寒反恶热之病情,非即可下之证。必谵语、潮热、烦躁、痛胀,才可下耳。

脉　证

阳明病,脉浮而紧者,必潮热,发作有时,脉浮者,必盗汗出。

潮热有时,脉浮而紧,是浮为热炽,紧非为寒,盗汗为营虚热迫,故脉必浮而不兼他象。

伤寒三日,阳明脉大。

脉大者,两阳合明,内外皆阳之象。阳明初受表邪,脉但浮而未大,与太阳同。三日来,热自里发,热势太盛,故脉亦应而洪大也。

脉浮而大,心下反硬,有热。属脏者攻之,不令发汗;属腑者不令溲数,溲数则大便硬。汗多则热愈,汗少则便难。脉迟尚未可攻。

　　阳明主津液所生病,津液干则胃家实,故禁汗与溲。夫脉之浮紧、浮缓、浮数、浮迟,皆不可攻而可汗。此浮而大,反不可汗而可攻者,以此为阳明三日之脉,当知大为病进,不可拘浮为在表也。心下者,胃口,心下硬已见胃实一斑。以表脉不当见里证,故曰反硬有热属脏,是指心肺有热。攻之,谓攻其热。不令者,禁止之辞。属腑指膀胱,膀胱热,故溲数。不令外见当滋阴之义。汗出多,亡津液而大便硬,即汗出少亦未免大便硬而难出,其利于急攻。可知若脉迟则便非脏热,而浮大皆为虚脉矣。正以发明心下硬一证,有无热属脏为妄攻其热者禁耳。

不可下证

　　伤寒呕多,虽有阳明证,不可攻之。

　　呕多者,是水气在上焦而津液未干也。胃家虽实,慎不可攻,攻之恐利遂不止。腹满呕吐是太阴、阳明相关证,胃实胃虚是阳明、太阴分别处。要知胃家实虽变证百出,不失为生阳;下利不止,参、附不能挽回,便是死阴也。

误汗便艰证

　　阳明病,自汗出,若发汗,小便自利,此为津液内竭,大便虽硬不可攻之。当须自欲大便时,则宜蜜煎导而通之,若土瓜根及大猪胆汁皆可为导。

　　汗出溺利,而更发其汗,乃胃中津液两竭,必大便硬而难出,是内燥而非内热也。只须外润,不可内攻。于自欲大便时,因势蜜煎导而通之。挟热者,土瓜根、大猪胆汁皆可为导。

　　蜜煎导　治阳明无热,胃虚便闭,脉沉者。

　　白蜜七合

铜器内煎熬如饴,搅之勿令焦着可丸,捻作挺,头锐,如指大,长二寸许,乘热纳谷道,欲大便去之。

胃虚肠结,燥闭不通,故宜甘以缓之,润以通之,是阳明无热而胃虚便闭者,法当需此通导,则肠结解而胃气无伤也。大猪胆一枚,泻汁少许,入醋,纳谷道中,食顷当大便。

肠结有火,胃家无实,故宜猪胆之苦以泄之,寒以泻之,是胃本无火,肠结挟热者,需此外导以通泄之,则肠热化而胃不寒也。土瓜根亦导不出苦寒通导肠结之义。

阳明伤寒证

病有得之一日,不发热而恶寒者,虽得之一日,恶寒将自罢,即自汗出而恶热也。

阳明自受寒邪,一日恶寒,与太阳同。至二日,寒化热炽,即自汗出而恶热也。若从他经转属,必当在六七日,而不在一二日间。

阳明病机

阳明居中土也,万物所归,无所复传,始虽恶寒,二日自止,此为阳明病也。

阳明受寒,始虽恶寒,二日自止。盖胃为戊土,位处中央,表里寒热之邪无所不归,无所不化,皆从燥化而为实,实则无所复传,所以为阳明之病根也。

太阳转属证

太阳病,若发汗,若下,若利小便,亡津液,胃中干燥,因转属阳明。胃实,大便难,此为阳明也。

此太阳转属阳明之病因,有亡津液之病机,故成此胃家实之病根也。

本经成实证

伤寒,发热无汗,呕不能食,而反汗出濈濈然者,是转属阳明也。

胃实之病机在汗出多,病情在不能食,初因寒邪外束,故发热无汗,继而胃阳中发,故反汗多而呕不能食,是病在阳明而成实也。

太阴转属证

伤寒,脉浮缓,手足自温者,系在太阴。太阴者,身当发黄。若小便自利者,不能发黄。至七八日,大便硬者,为阳明病也。

太阴转属阳明者,病机在小便。小便不利,是津液不行而湿土受病,病仍在太阴,身当发黄。若小便自利,则津液越出而转属阳明,为燥土受病,故大便当硬也。

阳结阴结证

其脉浮而数,能食不能便者,此为实,名曰阳结也,期十七日当剧;其脉沉而迟,不能食,身体重,大便反硬,名曰阴结也,期十四日当剧。

脉浮数为阳盛,阳盛于胃者,名阳结;脉沉迟为阴盛,阴盛于胃者,名阴结。阳结能食不大便;阴结不能食能大便。阳结期十七日剧,阳主进,合乎阳数之奇;阴结期十四日剧,阴主退,合乎阴数之偶。能食者过期;不能食者不及期。盖阳结即是胃实,阴结无表证当属之少阴,不可以身重、不能食为阳明,而不敢温补也。

阳明桂枝证

阳明病,脉迟,汗出多,微恶寒者,表未解也,可发汗,宜桂枝汤。

营虚受邪,腠理不密,故汗出多而微恶寒,纯是表气虚寒。汗出恶寒,同太阳桂枝证,以脉迟乃知病在阳明也。恶寒微则发热亦微,宜桂枝汤啜热稀粥法,和营散邪,则汗更出而营气和,邪自解矣。

桂枝汤　见前。

阳明麻黄证

阳明病,脉浮,无汗而喘者,发汗则愈,宜麻黄汤。

表有风寒,脉必浮盛有力。无汗而喘者,邪盛外束,气郁不伸也。麻黄汤发汗,则汗出而邪外解,阳气和,喘自平而脉自敛矣。脉证全同太阳而曰阳明者,不头痛项强故耳。

麻黄汤　见伤寒。

小青龙汤合吴茱萸汤证

阳明病,反无汗而小便利,二三日呕而咳,手足厥者,必苦头痛。若不咳、不呕、手足不厥者,头不痛。

小便利者,里无热;反无汗者,表有寒。头痛厥逆必因呕咳,是表里虚寒,胃阳不伸,而迫肺上干也。小青龙合吴茱萸汤,两解表里之邪,则呕咳止,而厥逆头痛自平矣。

小青龙汤　见伤寒。

吴茱萸汤　见少阴。

衄血证

阳明病,口燥,但欲漱水不欲咽者,此必衄。

阳明气血俱多,主津液所生病。津液内竭,故口燥欲漱水,但热迫血分而不在胃中,故不欲咽水而衄血。可必是病阳明之经络也,宜犀角地黄汤清降之。

犀角地黄汤　见湿温。

脉浮,发热,口干鼻燥,能食者则衄。

鼻燥发热,为热伤阳明之经,能食,口干,是热迫阳明之胃。表里交蒸,脉必浮盛有力。而血结于胃,血为热迫,故衄血也。桃仁承气汤散而逐之。

桃仁承气汤 见太阳蓄血。

谵语证

伤寒四五日,脉沉而喘满,沉为在里,而反发其汗,津液越出,大便为难,表虚里实,久则谵语。

喘而胸满,必脉浮者,病在表,可发汗。今脉沉,为在里,则喘满皆属于里。伤寒四五日,正阳明将陷之候,反发其汗,而津液越出,则转属阳明,而成胃实、便难、谵语所由来,调胃承气汤少和之。条中久则谵语,当作实则谵语,此传写之误。

调胃承气汤 见阳明中风。

发汗多,若重发汗者,亡其阳,谵语,脉短者死,脉自和者不死。

发汗太多,津液越出,则离中之阴大虚,而阳亦外亡,故神明失措,而亦作谵语也。脉短为元阳将脱,不胜收摄,故死。脉自和为脉有胃气,是知不死,安神救逆即可生全,酸枣仁汤滋养心液,以安神明也。

酸枣仁汤 治亡阳谵语,脉缓微数者。

酸枣仁三钱,研　怀生地五钱　麦冬肉三钱,朱砂拌　甜竹沥三匙,冲　白茯神二钱,去木　白芍药钱半,炒　北五味钱半　真阿胶三钱　蛤粉炒　生牡蛎三钱,研　炙甘草五分

水煎,去渣。温服。

汗发多则心液虚,心阳外亡,故谵语也。亡阴而曰亡阳者,以心之液为阳之汗。枣仁养心,茯神安心,所以奠神明之主。阿胶益血,白芍敛阴,所以振神明之用。生地、麦冬滋既亡之阴,牡蛎、五味收浮越之阳,炙草缓中益气,竹沥养液化痰。俾阴液内充,则阳虚自敛,而神明自安,谵语自宁矣。

谵语直视,喘满者死;下利者亦死。

谵语因于阳盛,不是死证。若谵语直视,目不转睛,是脏腑之精气将绝,即喘而不休,肺气已绝;满而不运,脾气亦绝;下利不止,乃仓廪不藏,门户不要,皆为死证也。

夫实则谵语,虚则郑声。郑声,重语也。

邪气盛则实,实则谵语,言虽诞妄,与发狂不同,自有一种庄严之状。正气夺则虚,虚则郑声,语言婉转,与谵语不同,自有一种必欲有求之状。故仲景以重语释之,乃见有郑重其事而不忽其言也。

热入血室证

阳明病,下血谵语者,此为热入血室。但头汗出者,刺期门,随其实而泻之,濈然汗出则愈。

热郁阳明,陷入血室,血下则阳热上浮,而神明被扰,故神识无主,语言谵妄也。但头汗出,刺期门,期门乃肝之募,泻其热而通其经,则汗得遍身而蓄热外泄,下血自止,而谵语无不自已。黑膏栀豉法亦可以已。

栀子豉汤 治阳明挟热,脉弦长者。

栀子三钱 淡豉三钱

水煎,去渣。温服。

胃热乘肝,陷入血室,故下血谵语,为邪热入于血室也。栀子除内烦,淡豉泄外热,君以黑膏,则阳明之血热自解,而谵语自止矣。

妇人中风,发热恶寒,经水适来,得之七八日,热除而脉迟身凉,胸胁下满如结胸状,谵语者,此为热入血室也,当刺期门,随其实而泻之。

中风经至,发热恶寒,当先解其外,至七八日,热除身凉,反胸胁满而非结胸,发谵语而非胃实。脉迟为在脏,是血结于肝,而堵塞神明也,此为热入血室。刺期门以泻结除满,则结血化而谵语自已。小柴胡加赤芍、生地亦已。

小柴胡汤 见少阳。

妇人伤寒,发热,经水适来,昼则明了,夜则谵语如见鬼状,此为热入血室,无犯胃气及上下焦,必自愈。

伤寒发热,见妇人中风伤寒,皆有热入血室证。发热不恶寒,是病在阳明。谵语不因胃实,是肝虚魂不安而妄见,故如见鬼状。病在血分,故昼则明了,夜则诞妄也。不得妄下,以伤中焦之胃气;亦不得妄汗,以伤上焦之清阳;刺之出血,以伤下焦之真阴。当养血清魂,而谵语自已。黑逍遥散合举轻古拜散主之。

黑逍遥散 治热入血室,脉数弦虚者。

怀生地五钱 软柴胡五分 白芍药钱半,炒 当归身三钱 冬白术钱半,制 白云神二钱,去木 粉甘草五分 炒荷叶三钱

水煎,去渣。温服。

血热加栀、丹。

伤寒经至血虚,邪热陷于血室,故昼则明了,夜则谵语。见鬼,亦为热入血室。归、芍敛阴养血,术、草健中生血。柴胡升阳散热,肝木得遂条达之性。茯神渗热安神,心气亦致和平之德。生地黄滋阴益血,肾水有既济之功。炒荷叶升阳和血,肝阴有转舒之妙,俾水润木荣,心脾得滋养之力,更合黑荆,则血室清而魂自藏,外热解而谵语自已。又益栀、丹以平血中之热,何患邪有不解,热犹陷入血室乎?

举轻古拜散 治崩漏吐衄,脉浮者。

荆芥穗三两,炒黑

为末,水调三钱。亦可入煎剂。

经受外邪,遏热迫血,故血从诸窍溢出,宜随上下,以酌汤治之。荆芥理血疏风,炒黑专入血分,力能和血止血,以疏血中之邪,

专止吐、衄、崩、漏挟邪之血,因方制剂,无不获效。

阳明中风证

阳明中风,口苦咽干,腹满微喘,发热恶寒,脉浮而紧,若下之则腹满,小便难也。

微喘恶寒,脉浮而紧,同太阳麻黄证;口苦咽干,又似太阳、少阳合病;更兼腹满,又似太阳、太阴合病。何以名为阳明中风耶?以无头项强痛,则不属太阳;不耳聋目赤,则不属少阳;不腹痛自利,则不属太阴。是知口为胃窍,咽为胃门,腹为胃室,喘为胃病无疑。今虽恶寒,二日自止,脉之浮紧,亦阳明潮热有时之候,此阳明初病,在里之表,若以腹满为胃实而下之,则腹更满而小便难,大便反易矣。当以小柴胡合栀豉汤主之。

小柴胡汤 见少阳。

栀豉汤 见前热入血室证。

阳明中风,脉弦浮大,而短气,腹部满,胁下至心痛,久按之气不通,鼻干,不得汗,嗜卧,一身及目悉黄,小便难,有潮热,时时哕,耳前后肿。刺之小差,外不解。病过十日,脉弦浮者,与小柴胡汤;脉但浮,无余证者,与麻黄汤;若不尿,腹满加哕者,不治。

中风二字,便藏表热在内。刺之,是刺足阳明,随其实而泻之。脉弦浮者,向之浮大,减小而弦尚存,故可与小柴胡汤以解外。脉但浮而不弦大,则非阳明、少阳脉。无余证则诸证悉罢,惟太阳之表未散,故可与麻黄汤以解外。若不尿,腹满加哕,此是内不解。小便难者,竟至不尿,是化源已绝也。腹部满者竟不减,脾气败而不运也。时时哕者更加哕,而胃气败绝也,均不可治也。此阳明中风之剧者,兼太阳、少阳两经证。

小柴胡汤 见少阳。

麻黄汤 见太阳。

阳明中寒证

阳明病,若能食,名中风;不能食,名中寒。

风为阳邪,故能食;寒为阴邪,故不能食。以能食、不能食别风寒,亦以见阳明之虚实也。此阳明初受风邪,先辨胃家虚实,为诊家着眼处。

阳明病,若中寒,不能食,小便不利,手足濈然汗出,此欲作固瘕,必大便初硬后溏。所以然者,以胃中冷,水谷不别故也。

胃阳盛,则中热而消谷;胃阳虚,则中寒而不能食。固瘕,即初硬后溏之谓。肛门虽固结,而肠中不全干也。溏,即水谷不别之故。胃中寒,不能化液,故小便不利;胃中虚,不能摄液,故手足濈然汗出耳。理中汤加乌梅以温理之。

理中汤 见太阴。

阳明病,脉迟,腹满,食难用饱,饱则微烦头眩,必小便难,此欲作谷疸。虽下之,腹满如故。所以然者,脉迟故也。

食难用饱,因于腹满,腹满因于小便难,头眩又因于食饱耳。此胃虚寒滞,遏湿于中,故食入则胃气不化而烦,清阳不升而眩,浊阴不降而腹满小便难也。身体尽黄,名曰谷疸。不用五苓合枳实理中,而反以茵陈汤下之,则脉迟,为在脏,脾气愈伤,故腹满不减而如故。

五苓散 见太阳。

枳实理中汤 治谷疸腹满,脉迟者。

于潜术钱半,炒　小枳实八分,炒　炮姜炭八分　白茯苓三钱　甘草灰五分

水煎,去渣。温服。

胃虚寒伏,遏湿于中,则中气不化,而腹满小便难,故身体淡黄,名曰谷疸。于术健脾,枳实破滞,炮姜合草炭温中气以化湿祛

寒,茯苓佐草灰渗脾湿以安中除满也。必偶之以五苓,则清升浊降,而小便自利,谷疸自瘗矣。

茵陈汤 即茵陈蒿汤。见瘀热发黄。

除中证

伤寒脉迟,六七日,而反与黄芩汤彻其热。脉迟为寒,今与黄芩汤复彻其热,腹中应冷,当不能食,今反能食,此为除中,必死。

伤寒是热发于表,脉迟为寒伏于中,与黄芩汤,复彻在表之内热,则热去寒起,胃阳不支,假胃气以自救,反能食者,名除中,必死;不能食者,为寒中,宜桂枝人参汤温之。

桂枝人参汤 见太阳。

栀子豉汤证

阳明病,脉浮而紧,咽燥口苦,腹满而喘,发热汗出,不恶寒,反恶热,身重,若发汗则躁,心愦愦而谵语。若加烧针,必怵惕,烦躁不得眠。若下之,则胃中空虚,客气动膈,心中懊恼,舌上胎者,栀子豉汤主之。

此阳明半表里证。邪已入腹,不在营卫之间,故妄汗则肾液虚而发躁,心液亡而愦愦,且胃亡津液,则无以荣润肠腑,而大便燥硬,谵语身重。若温针,则心恐惧而怵惕,烦躁不得眠也;下之则胃中空虚,客气动膈,故心中懊恼不安。脉虽浮紧,舌有胎,是心中蓄热不散。宜栀子豉汤两解表里之邪,外而自汗、恶寒、身重可除,内有喘满、咽干、口苦自解矣。

栀子豉汤 见热入血室。

白虎加人参汤证

若渴欲饮水,门干舌燥者,白虎加人参汤主之。

燥渴欲饮水,是热已入胃,用白虎加人参汤泻胃火而扶元气。

白虎加人参汤 治燥渴饮水,舌燥口干,脉洪大者。

石膏五钱 人参八分 甘草五分 知母钱半 粳米一撮

水煎,去渣。温服。

胃热炽盛,津液顿亡,故脉洪大,大烦大渴,欲饮水数升也。生石膏大寒,泻胃火而津液生,肥知母辛寒,泻肺火以润肾燥。甘草缓寒药之性,用为舟楫,而沉降之性始得留恋于胃。粳米奠安中宫,培形气而生津液,使阴寒之品庶无伤损脾胃之虞。更加人参者,以气为水母,于大寒剂中,扶元气生津血也。此汤入胃,输脾归肺,则津液四布,而胃热顿除,大烦大渴可解,脉之洪大亦无不敛矣。

猪苓汤证

若脉浮发热,渴欲饮水,小便不利者,猪苓汤主之。

脉浮渴饮,是热已伤阴,发热,小便不利,乃湿热渍于水腑也。用猪苓汤益阴化气,则热渴解而小便自利矣。

猪苓汤 治发热口渴,小便不利,脉浮者。

猪苓钱半 茯苓钱半 泽泻钱半 滑石三钱 阿胶五钱,化冲

水煎,去渣,纳胶溶和,服。

发热渴饮,小便不利,是湿热内淫,阴津亏少,不能上奉以退蒸也。猪苓、茯苓渗湿化气,理水之源。泽泻、滑石渗湿利水,清水之用。阿胶乃血气之属,是精不足者补之以味。以此滋阴利水,则水升火降,而小便无不利,渴热无不除矣。

栀子豉甘草生姜豉汤证

发汗、吐、下后，虚烦不得眠，若剧者，必反复颠倒，心中懊恼，栀子豉汤主之；若少气者，栀子甘草豉汤主之；若呕者，栀子生姜豉汤主之。

虚烦是阳明之坏病。懊恼一证，以概愦愦怵惕，是虚烦之象。反复颠倒，切肖不得眠之状。心居胃上，即阳明之表，此心病皆为阳明表邪，故制栀豉汤因而越之。若少气，加甘草以益气；若呕，加生姜以散邪。是从虚烦中细细别出。

栀子豉汤　见热入血室。

栀子甘草豉汤　治虚烦少气，脉浮数者。

栀子钱半　淡豉钱半　甘草钱半

水煎，去渣。温服。

虚烦是热乘心膈，少气是热伤气化，此病在胸中，乃阳明里之表证。栀子苦能泄热，寒能胜热，其形象心，色赤通心，故主治心中、上、下一切证。豆形象肾，色黑通肾，制而为豉，轻浮上行，能使心腹之浊邪上出于口，外散于肌肉也。一吐而心腹得舒，则表里之烦热悉除。热伤气者少气，加甘草以益气，而气自调耳。

栀子生姜豉汤　治虚烦多呕，脉数弦浮者。

栀子钱半　淡豉钱半　生姜五分

水煎，去渣。温服。

虚热相搏者，胃气不顺而多呕。加生姜以散逆止呕，而虚热自平，胃气自调，呕无不除矣。

栀子干姜汤证

伤寒，医以丸药大下之，身热不去，微烦者，栀子干姜汤主之。

攻里不远寒，用寒药大下之，寒气留中，可知心微烦而身热不去,里寒格热之象也,栀子干姜汤主之。

栀子干姜汤 治身热微烦,脉沉者。

栀子钱半 干姜三钱

水煎,去渣。温服。

里寒格热,故心中烦而身热不去,乃误下之变也。用栀子以解内烦,倍干姜以逐里寒,而表热自散。

栀子厚朴汤证

伤寒下后,心烦腹满,起卧不安者,栀子厚朴汤主之。

心烦则难卧,腹满则难起。起卧不安,是心热移胃,与反复颠倒之虚烦不同。栀子厚朴汤主之。

栀子厚朴汤 治心烦腹满,起卧不安,脉弦者。

栀子三钱 厚朴钱半,制 枳实钱半,炒

水煎,去渣。温服。

邪热内乘,中气不化,故心烦腹满,起卧不安,是太阴、阳明相关证也。栀子以治烦,枳以泄满。此两解心腹之剂,小承气之先着欤。

栀子柏皮汤证

伤寒,身热发黄者,栀子柏皮汤主之。

寒伤于表,阳气拂郁,则汗不得出,热不得越,而发黄者,是胃火蒸腾于经络,黄色外见于皮肤也。斯时寒已化热,宜用栀子柏皮汤以苦泄之。

栀子柏皮汤 治身热发黄,脉数者。

栀子三钱 柏皮钱半 甘草五分

水煎,去渣。温服。

内热蒸腾,表气拂郁,则热瘀经络,而汗不得出,热不得越,故

发黄也。栀子以治内烦，柏皮以泄外热，甘草和中，则热解气调，而黄自退矣。

凡用栀子汤，病人旧微溏者，不可与服之。

向来胃气不实，虽栀子亦当禁用。

瓜蒂散证

病如桂枝证，头不痛，项不强，寸脉微浮，胸中痞硬，气上冲咽喉不得息者，此为胸有寒也。当吐之，宜瓜蒂散。

病如桂枝证，但头不痛，项不强，便非太阳中风证。未经汗下而胸中痞硬，更非结胸泻心。是邪中于面，则入阳明，故寸脉微浮，鼻鸣发热，汗出恶风者，似病在表之表。乃病在胸中，气上冲不得息，又邪中于膺，亦入阳明，是病在里之表，则胸寒结而不散，胃阳郁而不伸。故用瓜蒂散因而越之，胃阳得升，寒邪自散，得里之表和，而表之表亦解矣。

瓜蒂散　治胸中痞硬，寸脉微浮者。

赤小豆—两　　甜瓜蒂—两

别捣筛，合治之。以三钱用豉一两煮稀糜，去滓取汁和散，温服。得吐乃止。亡血、虚家不可与。

邪结阳明，心气不降，故胸中痞硬，气上冲咽喉不得息也。瓜蒂色青，象东方甲木之化，得春升生发之机，能提胃中阳气，除胸中实邪，为吐剂中第一品。其性走而不守，必得谷气以和之。赤小豆象心，甘酸可以保心气。黑豆象肾，制而为豉，能令肾家之精气上交于心，胸中之浊气外出于口。快吐而不致伤神，奏功之捷胜于汗下也。

四逆汤证

少阴病，饮食入口则吐，心中温温欲吐，复不能吐，始得之，手足寒，脉弦迟者，此胸中实，不可下也，当吐之；若膈上有寒饮，干呕者,不可吐也,当温之,宜四逆汤。

饮食入口即吐,原非少阴虚寒。心下温温欲吐,温上则复不能吐,此寒结胸中,热蓄心下,宜瓜蒂散。因其高而越之,则邪从吐解矣。若膈上有寒饮,与心下温不同;反干呕,与饮食即吐不同,宜四逆汤温之。可知手足寒、脉弦迟有心温、膈寒二证,治分天壤,诊家须着眼。

四逆汤　见少阴。

太阳病,当恶寒发热,今自汗出,不恶寒发热,关上脉细数者,以医吐之过也。此为小逆。一二日吐之者,腹中饥,口不能食;三四日吐之者,不喜糜粥,欲食冷食,朝食暮吐,以医吐之所致也。

太阳病,当发汗而反吐之,则膈气内伤,自汗反出,关上脉细数也,恶寒发热虽除,头项强痛仍在,犹未至不能饮食,尚为小逆。一二日热正在表,误吐而邪未尽陷,饥不能食;三四日热发于里,误吐而胃阳已亡,不喜谷食,反喜瓜果,是为除中。朝食暮吐,此为大逆。

白虎汤证

伤寒脉浮,发热无汗,其表不解者,不可与白虎汤。渴欲饮水,无表证者,白虎加人参汤主之。

脉浮,发热,无汗,是伤寒之表未解,故不可清火。若外热已解,是无表证,渴欲饮水,热已内攻,当用白虎加人参,是泻火而益元气也。俾火热自化,则烦渴自除矣。

白虎加人参汤　见前。

服桂枝汤,大汗出后,大烦渴不解,脉洪大者,白虎加人参汤主之。

大汗出后,表邪已解。大烦渴、脉洪大是里热已炽。用白虎加人参,乃泻火益元而止烦渴也。

白虎加人参汤　见前。

伤寒，无大热，口燥渴，心烦，背微恶寒者，白虎加人参汤主之。

表无大热，见微热犹在。背微恶寒，见恶寒将罢。口燥心烦，渴欲饮水，此表邪将解已轻，里热炽已甚。急用白虎加人参，则里和而表自解矣。

白虎加人参汤　见前。

伤寒若吐若下后，七八日不解，热结在里，表里俱热，时时恶风，大渴，舌上干燥而烦，欲饮水数升者，白虎加人参汤主之。

伤寒七八日不解，是当汗不汗，而反行吐下，津液顿亡。表虽不解，里热已甚也。表里俱热，是太阳、阳明并病，然时时恶风，则有时不恶，表亦将解，与背微恶寒同。烦躁、舌干、大渴为阳明证。欲饮水数升者，是热甚而津液大伤。急当救里，以存津液，当用白虎加人参，则里和而表自解，故不须两解之法。

白虎加人参汤　见前。

三阳合病，腹满身重，难以转侧，口不仁而面垢，谵语，遗尿。发汗则谵语；下之则额上出汗，手足冷。若自汗出者，白虎汤主之。

此阳明病而略兼太、少。胃气不通，故腹满；无气以动，故身重难以转侧，是少阳枢机不利；津液不行于口，故口不仁；阳气不行于面，故面垢耳；遗尿者，膀胱不约也。虽三阳合病，而阳明居多，妄汗则津竭而谵语；妄下则亡阳而头汗厥冷；自汗出为内热所蒸，必烦渴脉洪，可用白虎而诸证悉平。玩无气身重，则白虎汤中不当去参，无疑此亦传写之误。

白虎汤　见前。不加人参即是。

伤寒，脉滑而厥者，里有热也，白虎汤主之。

厥而脉滑，病属伤寒，是邪热闭结于里，阳气不行于表也。此阳极似阴之证，全凭脉以辨之。然必烦渴引饮，能食，大便难，乃可用白虎汤以解之。

白虎汤　见前。

茵陈蒿汤证

阳明病,发热汗出,此为热越,不能发黄也;但头汗出,身无汗,剂颈而还,腹满,小便不利,渴饮水浆,此为瘀热在里,身必发黄,茵陈蒿汤主之。

阳明多汗,汗出则热得外泄,不能发黄也。但头汗齐颈,身无汗,则热不得越。腹满,小便不利,渴饮水浆,是瘀热在里不化,故身必发黄也。宜茵陈蒿汤,通大便而瘀热自化,利小便而发黄自退矣。

茵陈蒿汤　治瘀热发黄,脉沉数者。

茵陈三钱　大黄三钱　栀子三钱

水煎,去渣。温服。

大便利腹自减,尿如皂角汁状,色正赤,黄从小便去。

阳明瘀热在里,热不得越,故腹满便难,身必发黄也。茵陈蒿历遍冬霜之气,能除瘀热留结,佐栀子以通水源而小便利。大黄荡涤胃热,令瘀热从大便泄,则小便亦快,而腹满无不减,发黄无不退矣。此亦引而竭之之法。

寒湿发黄证

伤寒发汗已,目为黄,所以然者,以寒湿在里不解故也。不可下,于寒湿中求之。

伤寒固宜发汗,发之而身目反黄者,热解而寒湿不解也。身目黄而面不黄,以此知系在太阴,当温中散寒而除湿,于真武、五苓辈求之。

真武汤　见少阴。

五苓散　见太阳。

承气汤证

伤寒不大便六七日,不恶寒反恶热,头痛身热者,与承气汤。

得病便不大便,见胃家先以挟实。至六七日,头痛身热不解,不恶寒反恶热,乃阳邪更实于里,是太阳、阳明合病,已届经尽之期,可与调胃承气汤,攻其里而表自解,不必虑头痛身热为有表也。

调胃承气汤　治头痛身热,恶热便闭,脉沉实数者。

大黄三钱　炙草钱半　芒硝钱半

水煎,去渣,少少温服。得汗利为度。

两阳合病,邪热已实于里,故头痛、身热、恶热、便闭,为表里俱热也。大黄荡热以通地道,芒硝泻实以润燥结,炙草缓中以益胃气,推陈之中仍寓致新之意,一攻一缓,调胃之法备矣。胃调则诸气皆顺,而两经之邪热无不自解,故亦以承气名之也。

病人烦热,汗出则解,又如疟状,日晡发热者,属阳明也,脉实者,宜下之,与承气汤。

烦热自汗,似太阳欲解;寒热如疟,似少阳欲解;继而日晡潮热,此为转属阳明也。脉已沉实,可与调胃承气汤下之,当与六七日不大便参看。

调胃承气汤　见前。

太阳病三日,发汗不解,头不痛,项不强,不恶寒反恶热,蒸蒸发热者,属胃也,调胃承气汤主之。

病甫三日,已经发汗,邪气得泄,则发热当解而不解,是内热反炽,必其人胃阳素旺,因发汗亡津液,而转属阳明也。故头不痛,项不强,见太阳证已罢;不恶寒反恶热是阳明证已著,可与调胃承气汤,调其胃而蒸热自解。要知日数不必拘,当在脉证上讲求。

调胃承气汤　见前。

若胃气不和,谵语者,少与调胃承气汤。

谵语是胃热所发。调胃承气乃下其热,而谵语自已。少与者,即调之之法。

调胃承气汤 <small>见前。</small>

小承气汤证

太阳病,若吐、若下、若发汗后,微烦,小便数,大便因硬者,小承气汤和之愈。

太阳之坏病,而转属阳明,微烦,小便数,大便尚不当硬,因妄治亡津液而然。故用小承气,以润其燥而和其胃也。

小承气汤 治大便硬,微烦,脉弦实数者。

大黄<small>三钱</small> 厚朴<small>钱半,制</small> 枳实<small>钱半,炒</small>

水煎,去渣。温服。得大便勿再服。

太阳病不解,因治坏而转属阳明,故微烦,小便数,大便因硬而闭塞不通也。大黄通地道,枳实消痞实,厚朴除胀满。名之曰小,味少力缓,制小其服也。

大承气汤证

得病二三日,脉弱,无太阳、柴胡证,烦躁,心下硬,至四五日,虽能食,以小承气汤少少与微和之,令小安,至六日,与承气汤一升。若不大便六七日,小便少者,虽不能食,但初头硬,后必溏,未定成硬,攻之必溏,须小便利,屎定硬,乃可攻之,宜大承气汤。

得病二三日,尚在三阳之界,脉弱恐为无阳。无太阳、少阳证,则病不在表;而烦躁、心下硬,是阳邪已入阳明之里;四五日尚能食,则胃中无寒,而便硬可知。少与小承气汤微和胃气,令烦躁少安。不竟除之者,以脉弱,恐大便易动故也。六日后与小承气,而七日仍不大便,脉必不弱,是为胃家实之小验。小便若少,虽不能食,为胃有燥屎,恐津液还入胃中,但初头硬后必溏。得小便利,屎定硬,乃可用大承气下之。下之若早,语言必乱,以脉弱为太阳中风,能食为阳明中风也。

大承气汤　治腹胀,小便利,屎定硬,脉实数大者。

大黄三钱　厚朴钱半,制　芒硝三钱　枳实钱半

水煎,去滓。温服。得下勿再服。

病六七日不大便,坚实腹胀,及谵语、潮热、烦渴,均宜以此攻之。大黄荡涤热实,芒硝软硬攻坚,枳实消痞,厚朴除满。承气曰大,味多力猛,制大其服也。

阳明病,脉迟,微汗出,不恶寒者,其身必重,短气,腹满而喘,有潮热者,此外欲解,可攻里也,手足濈然而汗出者,此大便已硬也,大承气汤主之;若汗多,微发热恶寒者,外未解也,其热不潮,不可与承气汤,若腹大满不通者,可与小承气汤微和胃气,勿令大泄下。

脉迟未可攻,恐为无阳,恐为在脏,故必表证悉罢,里证毕具,方可大承气攻下;汗出多而微恶寒者,是表证仍在,虽大满不通,只可小承气汤微和胃气,勿令大泄下。胃实诸证,以手足汗出为可据,而潮尤为亲切。

大承气汤　见前。

小承气汤　见前。

阳明病,潮热,大便硬者,可与大承气汤,不硬者,不可与之,若不大便六七日,恐有燥屎,欲知之法,少与小承气汤,汤入肠中转失气者,此有燥屎,乃可攻之。若不转失气者,此但初头硬,后必溏,不可攻之,攻之必胀满不能食也。欲饮水者,与水则哕,其后发热者,必大便硬而少也。以小承气汤和之,不转失气者,慎不可与也。

此必因脉之迟弱,即潮热尚不足据,又立试法,如无燥屎而攻之,则胃家虚胀而不能食,故虽潮热,便硬而少也。要知不转失气者,即渴欲饮水而不可与,况攻下乎? 以小承气为攻,仍以小承气为和,总是慎用大承气也。

大承气汤同小承气汤　俱见前。

阳明病,谵语,发潮热,脉滑而疾者,小承气汤主之。因与承气汤一升,腹中转失气者,更服一升。若不转失气者,勿更与之。明日不大便,脉反微涩者,里虚也,为难治,不可更与承气汤也。

脉滑而疾,为有宿食;谵语、潮热,下证已具。与小承气汤试之,不转失气者,宜为易动。明日仍不大便,乃胃家似实,而脉反微涩,是阳证反见阴脉,元气衰而邪不受制也,故为难治。

小承气汤　见前。

伤寒,若吐、若下后,不解,不大便五六日,上至十余日,日晡所发潮热,不恶寒,独语如见鬼状。若剧者,发则不识人,循衣摸床,惕而不安,微喘直视,脉弦者生,涩者死;微者,但发谵语,大承气主之。若一服利,止后服。

坏证有微剧。微者,是邪气实,当以下解,一服利,止后服,只攻其实,无乘其虚也。剧者,是邪正交争,当以脉辨其虚实,弦脉象长,是邪气实,不失为下证,故生;涩脉象短,是正气虚,不胜更下,故死。如见鬼状独语,与郑声、谵语不同,乃邪气盛而神明不治耳。潮热,不大便,不恶寒,是邪实于胃,尚为可下;目直视不识人,循衣摸床,此潮热时事,故勿断为死,而以大承气汤下之,则病从下解矣。

大承气汤　见前。

阳明病,其人多汗,以津液外出,胃中燥,大便必硬,硬则谵语,小承气汤主之。若一服谵语止,更莫复服。

阳明主津液所生病,故阳明病必多汗。多汗是胃燥之因,便硬是谵语之由,一服谵语止,大便虽未利,而胃家濡润可知。承气虽小,不必更服,以伤胃气也。

小承气汤　见前。

下利谵语者,有燥屎也,宜小承气汤。

下利是大肠虚,谵语是胃气实,胃实肠虚,只须大黄以攻实,无庸芒硝以软坚也,故宜小承气汤。

小承气汤 见前。

汗出谵语者,以有燥屎在胃中,此为风也。须下之,过经而可下之。下之若早,语言必乱,表虚里实故也。下之则愈,宜大承气汤。

汗多亡津,胃实则谵语,以有燥屎在胃中,而本于中风,过经乃可下之。下之若早,表以早下而虚热不解,里以早下而胃家不实,如十三日不解,过经下利而谵语,日晡潮热,脉实沉数者,宜大承气下之,而谵语自已。

大承气汤 见前。

阳明病,谵语,有潮热,反不能食者,胃中必有燥屎五六枚也,宜大承气汤下之。若能食者,但硬耳。

初能食,反不能食,胃实可知。若能食,大便硬,是肠实而胃未实,恐本中风,未可下也。谵语潮热毕具,始宜大承气汤下之耳。

大承气汤 见前。

病人不大便五六日,绕脐痛,烦躁,发作有时者,此有燥屎故也。

五六日不大便,是阳邪已入于胃,二肠附脐,故绕脐痛,以有燥屎故也,烦躁有时,谓日晡潮热之时,当下之,宜大承气汤。

大承气汤 见前。

大下后,六七日不大便,烦不解,腹满痛者,此有燥屎也,所以然者,以本有宿食故也,宜大承气汤。

得病时本有宿食,故大下之后,仍能大实,痛随利减,故宜大承气汤。

大承气汤 见前。

腹满不减,减不足言,当下之,宜大承气汤。

下后无变证,则非不当下,腹满不减,下之未尽也,当更下之,宜大承气汤。

大承气汤 见前。

发汗不解,腹满痛者,急下之,宜大承气汤。

表虽不解,邪甚于里,急当攻里,故宜大承气汤,里和而表自解矣。

大承气汤 见前。

二阳并病,见太阳证罢,但发潮热,手足濈濈汗出,大便硬而谵语者,下之则愈,宜大承气汤。

二阳并病,见太阳未罢时,便有可下之证,今太阳已罢,则种种皆阳明下证也,宜大承气汤。

大承气汤 见前。

阳明病,发热汗多者,即下之,宜大承气汤。

发热汗多,恐其亡阳,当急下以存津液,宜大承气汤,则里和而热解,汗自止矣。

大承气汤 见前。

伤寒六七日,目中不了了,睛不和,无表里证,大便难,身微热者,此为实也,急下之,宜大承气汤。

伤寒七日不愈,阳邪已实于里。目不了了,由睛不和,身微热,见大便已去,无表证也。不烦躁口渴,是无里证。惟大便难为胃实,胃家既实,必浊邪上升,清气闭塞,大承气急下之,则浊阴出下窍,清阳走上窍矣。

大承气汤 见前。

少阴病,得之二三日,不大便,口燥咽干者,急下之,宜大承气汤。

热淫于内,肾水枯涸,因转属阳明。胃火上炎,故口燥咽干。急下之,则火归于坎,而津液自升,大便自润矣。此若非本有宿食,何得二三日便当急下如此?

大承气汤 见前。

少阴病,自利清水,色纯青,心下必痛,口燥舌干者,急下之,宜大承气汤。

自利而渴者属少阴,自利清水时必下痛,必口燥舌干,是土燥火炎,水去而谷不去,母病及子,故色纯青也,大承气汤急下之,虽是通因通用,其实仍是通因塞用。

大承气汤 见前。

少阴病六七日,腹胀不大便者,急下之,宜大承气汤。

六七日当解不解,因转属阳明,是脏气实而不能入则还之于腑,急攻之,所谓已入于腑者,可下也。

大承气汤 见前。

少阳病

提　纲

少阳之为病,口苦,咽干,目眩也。

少阳居半表半里,口、咽、目不可谓表,不可谓里,是表入里,里出表也,正是半表半里,开之可见,合之不见,恰合枢机之象,为少阳一经之纲领。苦、干、眩三者,皆相火上走空窍而为病,兼风寒杂病言,但见一证即是,不必悉具。

少阳伤寒证

伤寒,脉弦细,头痛发热者,属少阳。少阳不可发汗,发汗则谵语,此属胃,胃和则愈,胃不和则烦而躁。

少阳初受寒邪,病全在表,故头痛发热,与五六日而往来寒热之半表不同。弦为春脉,细则少阳初出之象。少阳少血,不可发汗,发汗则津液越出,必胃燥而谵语,若兼烦躁,则为胃实矣。

少阳中风证

少阳中风,两耳无所闻,目赤,胸满而烦者,不可吐下,吐下则悸而惊。

少阳经络萦于耳,会于头,循于胸中,为风木,主相火。风中其经,则风动火炎,故耳聋目赤,胸满而烦也。少阳主胆,胆无出入,津液重亡,胆虚心亦虚,故悸;胆虚肝亦虚,故惊。虽不言脉,可知其必弦而浮。

少阳病欲罢脉

伤寒三日,少阳脉小者,欲已也。

少阳受病,当三四日发。伤寒三日,脉弦细,属少阳。小,即细也。脉小而无头痛发热,是少阳经中邪气欲罢耳。

太阳少阳并病

太阳与少阳并病,脉弦,头项强痛,或眩冒,时如结胸,心下痞硬者,当刺大椎第一间、肺俞、肝俞,慎不可发汗,发汗则谵语,五日谵语不止,当刺期门。

脉弦属少阳,头项强痛属太阳,眩冒、结胸、心下痞,则两阳之并病也。病在经脉非刺法不足以言巧。肺俞属太阳,肝俞属少阳,刺之则两经之邪并解。若妄汗,则津液越出,必胃燥而谵语,宜肃胆腑,以解两经之邪,柴胡桂枝汤加牡蛎主之。

柴胡桂枝汤 见太阳中风。

太阳少阳并病,而反下之,或结胸,心下硬,下利不止,水浆不下,其人心烦。

并病在两阳而反下之,如结胸者,成真结胸,结胸法当下。今下利不止,水浆不入,是阳明阖病于下,太阳开病于上,少阳枢机无主,其人心烦,正是结胸证具。烦躁者,死也。

小柴胡汤证

伤寒五六日,中风,往来寒热,胸胁苦满,默默不欲饮食,心烦喜呕,或胸中烦而不呕,或渴,或腹中痛,或胁下痞硬,或心下悸,小便不利,或不渴,身有微热,或咳者,小柴胡汤主之。

少阳自受寒邪,阳气衰少,既不能退寒,又不能发热,至五六日,郁热内发,始与寒气相争,而往来寒热,一也;若太阳伤寒,过五六日,阳气始衰,余邪未尽,转属少阳,而往来寒热,二也;风为阳邪,少阳为风木,一中于风,便往来寒热,不必五六日而始见,三也。少阳脉循胸胁,邪入其经故苦满。胆气不舒,故默默。木邪犯土,故不欲饮食。相火内炽,故心烦。邪正相争,故寒热往来而喜呕也。少阳为枢,立方重在半里,而柴胡所主,又在半表,故小柴胡为和解表里之主方。

小柴胡汤　治寒热往来,脉弦数者。

柴胡八分　人参八分　半夏钱半,制　黄芩钱半　甘草五分　生姜三片　大枣三枚

水煎,去渣。温服。

胸中烦而不呕,去半夏、人参,加栝蒌实三钱;渴者,去半夏,加栝蒌三钱,仍用人参;腹中痛者,去黄芩,加酒炒白术钱半;胁下痞硬,去大枣,加牡蛎三钱;心下悸,小便不利,去黄芩,加茯苓钱半;身有微热,不渴,去人参,加桂枝八分;咳者去人参、大枣、生姜,加五味八分、干姜八分。

邪中于胁,则入少阳,中于颊,亦入少阳,其气游行三焦,宜小柴胡所主。其邪无定居,故有或然之证,更立加减法,以御其变也。柴胡解表邪,黄芩清里热,即以人参预扶其正气,甘、枣缓中,姜、夏除呕。其姜、夏之辛,一以佐柴、芩而逐邪,又以行甘、枣之滞。夫邪在

半表,势已向里,未有定居,所以方有加减,药无定品之可拘也。

伤寒中风,有柴胡证,但见一证便是,不必悉具。

柴胡为枢机之剂,凡邪气不全在表,未全入里者,皆可用,故证不必悉具,而方亦有加减也。

呕而发热者,小柴胡汤主之。

伤寒则呕逆,中风则干呕。凡伤寒中风,无麻黄、桂枝证,但见喜呕而发热者,便是柴胡证,不必寒热往来而始用也。

小柴胡汤 见前。

阳结阴结证

伤寒五六日,头痛汗出,微恶寒,手足冷,心下满,口不能食,大便硬,脉沉细者,此为阳微结,必有表,复有里也。脉沉,亦在里也。汗出,为阳微结。假令纯阴结,不得复有外证,当悉入在里矣;此为半在里半在表也。脉虽沉紧,不得为少阴病,所以然者,阴不得有汗,今头出汗,故知非少阴也。可与小柴胡汤,设不了了者,得屎而解。

此少阴、少阳之疑似证。大便硬,谓之结。脉浮数,能食,曰阳结;沉迟不能食,曰阴结。阴不得有汗,然少阴亡阳亦有脉紧汗出者。盖亡阳与阴结有别,亡阳则咽痛吐利,阴结则不能食而大便反硬也。亡阳与阳结,其别在汗,亡阳则卫外不固,汗必遍身;阳结则邪热闭结,郁汗只在头也。阳明阳盛,故能食、不大便,此为纯阳结;少阳阳微,故不能食而大便硬,此为阳微结。必究其病在表。微恶寒亦可属少阴,但头汗出始可属少阳,反复讲明病在少阳而非少阴,可与小柴胡而无疑也。设不了了者,宜大猪胆汁导之,得屎而解矣。

小柴胡汤 见前。

猪胆汁方 见阳明。

小柴胡加减证

伤寒四五日,身热恶风,头项强,胁下满,手足温而渴者,小柴胡汤主之。

此太、少两阳并病,身热恶风,头项强,是太阳证未罢,胁下满,已见少阳一证,便当小柴胡去参、夏,加桂枝、栝蒌两解之,则邪从枢转,而太阳亦解矣。

小柴胡汤　见前。

阳明少阳合病

阳明病,发潮热,大便溏,小便自可,胸胁满者,小柴胡汤主之。

此阳明、少阳合病。潮热已属阳明,大便溏而小便自可,未胃实,胸胁苦满,用小柴胡汤和之,则邪热从少阳而解,不复转属阳明也。

小柴胡汤　见前。

阳明病,胁下硬满,不大便而呕,舌上白胎者,可与小柴胡汤。上焦得通,津液得下,胃气因和,身濈然而汗出解也。

不大便属阳明;胁下硬满而呕,尚在少阳;舌上白胎,痰饮溢于上焦也。与小柴胡汤,则痰饮化而燥土润,上焦得通,津液四布,则濈然汗出,而两阳之病尽解矣。

小柴胡汤　见前。

伤寒呕多,虽有阳明证,不可攻之。

阳明伤寒,呕因水气不散,此胃家未实,故禁妄攻也。服柴胡汤已,渴者,属阳明也,以法治之。

此少阳将转属阳明之证。柴胡汤有参、芩、甘、枣,服之反渴,必胃家已实,津液不足以润胃,当行白虎、承气等法矣。

柴胡汤　即小柴胡。见前。

白虎、承气二汤　俱见阳明。

热入血室

妇人中风七八日,续得寒热,发作有时,经水适断者,此为热入血室,其血必结,故使如疟状,发作有时,小柴胡汤主之。

中风至七八日,寒热已过,复得寒热,发作有时,此不在气分,而在血分,必月事来时,血室空虚,邪热乘虚内结,故适断耳。小柴胡加归、赤,则血分之结热散,而寒热自解矣。

小柴胡汤 见前。

柴胡桂枝汤证

伤寒六七日,发热,微恶寒,肢节烦疼,微呕,心下支结,外证未去者,柴胡桂枝汤主之。

伤寒至六七日,正寒热当退之时,反见发热微恶寒之表,而兼心下支结之里,是表里未解也。然恶寒微则发热亦微,但肢节烦疼,支结是微结而微呕,合柴胡、桂枝二汤,以两解之,则表里之邪尽解矣。

柴胡桂枝汤 治两阳合病,寒热支结,脉弦浮数者。

柴胡七分 白芍钱半,酒炒 桂枝八分 人参八分 黄芩钱半,酒炒 甘草五分 半夏钱半,制 生姜三片 大枣三枚

水煎,去渣。温服。

两阳并病,寒热虽微,而肢节烦疼、微呕、心下支结,是太阳之阳邪并入少阳,而邪微结也,故以桂枝解太阳未尽之邪,柴胡解心下之微结、微呕。合两方为一,则两阳表里之邪无不尽解矣,此为两阳并解之良方。

凡柴胡汤病而反下之,若柴胡证不罢者,复与柴胡汤,必蒸蒸而振,却复发热汗出而解。

误下柴胡证,而仍与柴胡汤,因其人不虚,故不坏病,但清阳既

陷,邪不振发,故必蒸蒸发热,始汗出津津,而邪得外解矣。

柴胡汤　见前。

柴胡桂枝干姜汤证

伤寒六七日,已发汗而复下之,胸胁满微结,小便不利,渴而不呕,但头汗出,往来寒热,心烦者,此为未解也,柴胡桂枝干姜汤主之。初服微烦,复服,汗出便愈。

汗下后而柴胡证仍在者,仍用柴胡汤加减。此因微结一证,故变其方名耳。此微结与阳明微结不同,阳微结对纯阴结而言,是指大便硬,病在胃;此微结对大结胸而言,是指心下痞,其病在胸胁。与心下硬、心下支结同义。

柴胡桂枝干姜汤　治汗下后,胸胁满,微结,脉数繁细者。

柴胡八分　黄芩钱半　桂枝八分　栝蒌三钱　干姜八分　甘草五分　牡蛎三钱

水煎,去渣。温服。

汗下后,胃气既虚,余邪陷伏,渴而不呕,似太阳病温,但头汗出,仍是少阳伤寒,故此方全是柴胡加减法。心烦不呕而渴,故去参、夏,加栝蒌。胸胁满而微结,故去枣,加牡蛎。小便虽不利,而心下不悸,故不去黄芩,不加茯苓。虽渴而表未解,故不用参,而加桂。以干姜易生姜,散胸胁之满结也。初服烦即微,是黄芩、栝蒌之效,继服汗出周身而愈者,姜、桂之力也。

柴胡加龙骨牡蛎汤证

伤寒八九日,下之,胸满烦惊,小便不利,谵语,一身尽重,不可转侧者,柴胡加龙骨牡蛎汤主之。

妄下后,热邪内攻,故烦惊谵语,是心君不宁,而神明内乱也。小便不利,火盛水亏也。一身尽重,阳内而阴反外也。难以转侧,是少阳之枢机不利。此下多亡阴,与火逆亡阳不同,故以此汤主之。

柴胡加龙骨牡蛎汤　治下后胸满烦惊,脉弦细数者。

柴胡八分　黄芩钱半　桂枝八分　茯苓二钱　人参八分　大黄钱半　牡蛎三钱　半夏钱半,制　龙骨三钱　铅丹钱半　生姜三片　大枣三枚

水煎,去渣。温服。

烦惊谵语,因于下后,而兼胸满身重,是少阳之阳邪归并阳明而病热,故难以转侧也。取小柴胡转少阳之枢,加大黄以开阳明之阖。满者忌甘,故去甘草。小便不利,故加茯苓。铅禀乾金之体,受癸水之气,力能坠热安神。龙为东方之神,骨具西金之体,镇惊平木最效。牡蛎静可镇怯,性寒能除烦躁,且咸能润下,佐茯苓以利水,又能软坚,佐大黄以清胃也。半夏引阳入阴,善治目不瞑,乃化饮安神之品。人参通血脉,桂枝行营气,一身尽重不可转侧者,在所必需。此柴胡方加减,而以龙、蛎名之者,乃气血之属,同气相求耳。

柴胡加芒硝汤证

伤寒十三日,下之,胸膈满而呕,日晡所发潮热。已而微利,此本柴胡证,下之而不得利,今反利者,知医以丸药下之,非其治也。潮热者,实也。先宜小柴胡汤以解外,后以柴胡加芒硝汤主之。

此少阳、阳明并病,日晡潮热,已属阳明,而利既不因下药,潮热呕逆又不因利而除,故知误不在下,而在丸药。丸药发作既迟,不能荡涤肠胃,而恋膈旁流也。先服小柴胡,以解少阳之邪,后加芒硝,以涤阳明之热。不加大黄者,以地道原通。不用大柴胡者,以中气已虚也。

小柴胡汤　见前。

柴胡加芒硝汤　治少阳、阳明并病,脉数弦长者。

柴胡八分　黄芩钱半　半夏钱半,制　人参钱半　甘草六分　生

姜三片　大枣三枚　芒硝三钱

水煎,去渣。温服。

两阳并病,热已内结,故虽下利,仍主此方。芒硝涤结润燥,以下阳明内瘀之热。柴胡和解表里,以祛少阳不解之邪。此少阳、阳明并病之剂,为少阳不解,热蓄阳明之专方。

调胃承气汤证

太阳病,过经十余日,心下温温欲吐,而胸中痛,大便反溏,腹微满,郁郁微烦,先其时极吐下者,与调胃承气汤;若不尔者,不可与。但欲呕,胸中痛,微溏者,此非柴胡证,以呕,故知极吐下也。

太阳过经不解,不转属阳明,则转系少阳。心烦喜呕为柴胡证,胸中痛,大便溏,腹微满,皆不是柴胡证,但以欲呕一证,似属柴胡,当深究其欲呕之故,必十日前吐下而误之坏病也。是太阳转属阳明,而不属少阳。胃气虽伤,余邪未尽,故与调胃承气和之,则胃气调和而烦痛自平矣。

调胃承气汤　见前。

大柴胡汤证

太阳病,过经十余日,反二三下之,后四五日,柴胡证仍在者,先与小柴胡汤;呕不止,心下急,郁郁微烦而下利者,为未解也,与大柴胡汤下之则愈。

屡经妄下,十余日而柴胡证仍在者,因其人不虚,故枢机有主,而不为坏病也。与小柴胡和之,表证稍除,内尚不解,以前此妄下,但去肠胃有形之物,而未泄胸膈气分之结热耳。故用姜、夏以除呕,柴、芩以去烦,大枣和里,枳实舒急。而曰下之则愈,见大柴胡为气分之下药欤。

小柴胡汤　见前。

大柴胡汤　治少阳热结胸中,脉弦数者。

柴胡八分　白芍钱半,炒　黄芩钱半　枳实钱半　半夏钱半,制
生姜五片

水煎,去渣。温服。

热结胸中,少阳不解,故心下急,郁郁微烦而呕不止者,为大柴
胡证。因往来寒热,故倍生姜,佐柴胡以解表。结热在里,故去参、
甘之补益,加枳、芍以舒急也。后人因下之二字,妄加大黄,要知条
中并无大便硬,更有下利证,则不得妄用大黄,以伤胃气也。

伤寒十余日,热结在里,复往来寒热者,与大柴胡汤。

里者,对表而言,是指热结气分,故十余日复能往来寒热。大
柴胡倍用生姜,佐柴胡以解表。去参、甘之温补,加枳、芍之酸寒,
佐芩、夏以破热结也。

大柴胡汤　见前。

伤寒发热,汗出不解,心下痞硬,呕吐而下利者,大柴胡汤主之。

呕而发热,汗出蒸蒸是表不解;心下痞硬,协热下利是里不解。
故用大柴胡破里之结热,以解表也。

大柴胡汤　见前。

小建中汤证

伤寒二三日,心中悸而烦者,小建中汤主之。

伤寒二三日,无阳明、少阳之表,但心中悸而烦,是少阳中枢受
寒,木邪挟相火为患,非辛甘助阳,酸苦维阴,则中气立亡矣。故用
桂枝通心散寒,甘、枣、饴糖助脾安悸,白芍泻火除烦,生姜佐金平
木。此虽桂枝汤加饴倍芍,即名建中,寓发汗于不发之中。曰小
者,以半为解表,不全固中也。

小建中汤　治中虚烦悸,表不解,脉缓弱者。

白芍三钱,酒炒　桂枝六分　炙草钱半　生姜三片　大枣三枚

饴糖五钱

　　水煎,去渣。温服。

　　中气虚馁,表受寒邪,则遏郁不解,木挟相火为患,故烦而且悸,为建中汤证,即桂枝汤加饴倍芍。取酸苦以平厥阴之火,辛甘以缓胃家之急,有安内攘外、泻中寓补之功,故名曰建。外证未除,尚资姜、桂以解表,不全主中,故名曰小耳。

小建中、小柴胡汤证

　　伤寒,阳脉涩,阴脉弦,法当腹中急痛,先用小建中汤。不差者,小柴胡汤主之。

　　尺寸俱弦,为少阳受病。今阳脉涩而阴脉弦,是寒伤厥阴,而不在少阳。阳脉涩,是阳气不舒,表寒不解;阴脉弦,弦为木邪,必挟相火,相火不能御寒,必还入厥阴而为患。厥阴抵少腹,挟胃属肝络脾,则腹中皆厥阴之部,故腹中急痛,非甘以缓之、酸以泻之、辛以散之不能解也。此小建中为厥阴驱寒发表、平肝、止痛之剂。然邪入厥阴,腹中必痛,原为险证,一剂建中未必成功,当更用柴胡,令木邪直走少阳,使有出路,阴出之,阳则愈也。

　　小建中汤　见前。

　　小柴胡汤　见前。

　　呕家不可用建中汤,以甘故也。

　　此建中汤禁,与酒客不可与桂枝汤同义。

　　建中汤　即小建中汤。见前。

黄连汤证

　　伤寒,胸中有热,胃中有邪气,腹中痛,欲呕吐者,黄连汤主之。

　　邪气,即寒气。胸中蓄热上行,寒邪从胃侵逆,是寒格于中,热不得降,故上炎作呕吐也。胃阳不舒,故腹中痛。此病在焦腑之半表里,故以黄连泻胸中蓄热,姜、桂散胃中寒逆,甘草缓中止腹痛,半夏除呕,人参益虚。虽无寒热往来于外,实有寒热相持于中,仍不离寒热两调之治法。

黄连汤 治寒热相结,腹痛呕吐,脉紧细数者。

黄连八分 干姜钱半 炙草钱半 桂枝八分 人参八分 半夏钱半,制

水煎,去渣。温服。

寒邪格热,腹痛呕吐,因于伤寒,不得不审其表也。虽无寒热相持于外,实有寒热相搏于中,故以黄连泻胸中之热,干姜逐胃中之寒,桂枝散胃口之滞,甘草缓腹中之痛,半夏除呕,人参益虚,且以调平格逆之气,以和其寒热耳。

黄芩汤、黄芩加半夏生姜汤证

太阳与少阳合病,自下利者,与黄芩汤;若呕者,黄芩加半夏生姜汤主之。

太、少两阳合病,必阳盛阴虚,阴虚则阳气下陷阴中,故自下利也。与黄芩汤彻热益阴,缓中止泄。若呕者,是上焦不和,加半夏、生姜以除水气,则两阳之患自平矣。

黄芩汤 治两阳合病,下利,脉浮数者。

黄芩钱半 白芍钱半,炒 炙草八分 大枣三枚

水煎,去渣。温服。

呕者加半夏、生姜。

两阳并病,必自下利,是阳盛阴虚,阳气下陷入阴中也。故以黄芩泻大肠之热,芍药敛太阴之虚,甘草调中州之气。虽非胃实,亦非胃虚,故不必人参以补中也。呕是上焦水气未散,故仍加姜、夏,即柴胡桂枝汤去柴、桂、人参。

阳明、少阳合病,必自下利。其脉不负者,顺也;负者,失也。

互相克贼,名为负。少阳负趺阳者,为顺也。

两阳合病,必见两阳之脉。阳明脉大,少阳脉弦,此为顺脉。若大而不弦,负在少阳;弦而不大,负在阳明,是互相克贼,皆不顺之候也。木能克土,少阳为贼邪,若少阳负而阳明不负,亦负中之顺脉矣。

太阴病

提　纲

太阴之为病,腹满而吐,食不下,自利益甚,时腹自痛。若下之,必胸下结硬。

太阴主三阴之里,为阴中至阴,寒湿伤之,则腹满吐利。其经从足入腹,寒气时上,故腹时痛而食不下也,脉当沉细,宜理中汤温中散寒,则寒湿化而腹痛吐利自解矣。若以腹满为实,而误下之,胃口受寒,故胸下结硬。

理中汤　治腹痛自利,脉沉者。

白术三钱,炒　炮姜钱半　人参钱半　炙草八分

水煎,去渣。温服。

伤寒,脾土不能制湿,而湿伏不化,脾病则胃亦病,故食不下而腹痛吐利也。白术倍脾土之虚,人参益中宫之气,炮姜暖胃脘之寒,甘草缓三焦之急,且干姜得白术能除满而止吐,人参得甘草能疗痛而止利。或汤或丸,随病酌宜。

自利证

伤寒四五日,腹中痛,若转气下趋少腹者,此欲自利也。

太阴从湿化,故腹中痛。转气下趋,是下利之兆。四五日,乃太阴发病之期。

四逆汤证

自利不渴者,属太阴,以其脏有寒故也,当温之,宜四逆辈。

太阴为开,主自利。脏有寒,故不渴,脉当沉迟,宜四逆汤温之,则春回寒谷,而利自止矣。

四逆汤 见太阳。

太阴发黄证

伤寒,脉浮而缓,手足自温者,系在太阴,太阴当身发黄;若小便自利者,不能发黄。至七八日,虽暴烦下利日十余行,必自止,以脾家实,腐秽当去故也。

太阴受湿热,故脉浮缓;不发热而手足温,是太阴经伤寒也。太阴为阴中至阴,阴寒相合,无热可发;手足为诸阳之本,故自温。寒湿伤于肌肉,不得越于皮肤,故当身发黄,宜理苓汤加茵陈。若小便自利,则湿热下泄,身不发黄。暴烦下利,是湿热下趋,此脾家不虚,秽尽自愈耳。

伤寒下利日十余行,脉反实者,死。

伤寒太阴下利,而脉反实,此脾气虚而邪气盛,是正气反虚,而邪不受制,故死。

桂枝加芍药、加大黄二汤证

太阴病,脉弱,其人续自便利,设当行大黄、芍药者,宜减之,以其胃气弱,易动故也。

自利是太阴本证,因脾阴弱而腹满时痛,当倍加芍药。大实而痛,当稍加大黄。脉弱宜制小,恐易动也。

桂枝加芍药汤 治太阴腹满时痛,脉弱者。

桂枝八分　芍药三钱,酒炒　炙草八分　大枣三枚　生姜三片水煎,去渣。温服。

太阴阳邪不解,因内陷而脾阴受伤,不胜阳邪时之内搏,故腹满时痛焉。桂枝解内陷之邪,倍加芍药以和阴而除满痛,此为用阴和阳法。

桂枝加大黄汤　治太阴腹大实痛,脉沉数者。

桂枝钱半　白芍钱半　甘草六分　大枣三枚　生姜三片　大黄钱半

水煎,去渣。温服。

脾阴亏弱,则胃阳转燥,故胃家亦实,而腹大实痛也。用桂枝汤转输脾液,以解未尽之邪,稍加大黄,濡润胃热,以除实痛。此是两解表里之法。

太阴桂枝证

太阴病,脉浮者,可发汗,宜桂枝汤。

脉浮者,病在表,是表有风邪,故可发汗。太阴主开,是里之表证,故用桂枝,桂枝汤是表之里药也。

桂枝汤　见太阳。

太阴中风证

太阴中风,四肢烦疼,阳微阴涩而长者,为欲愈。

风为阳邪,四肢为诸阳之本,太阴中风,阴气衰少,而两阳相搏,故四肢烦痛也。风脉本浮,今而转微,微则风邪当去。病脉本涩,今而转长,长则气治,故其病为欲愈。

寒实结胸证

寒实结胸,无热证者,与三物小陷胸汤。为散亦可服。

太阴腹满时痛,而反下之,寒邪与寒热相结,成寒实结胸,内外无热证也,宜三白小陷胸汤开之,则寒实消散,而胸下结硬自除矣。

三物白散　治寒实结胸,脉实者。

桔梗一两　　贝母二两,去心　　巴豆三钱,去皮,熬黑,研泥

二物为散,内巴豆同杵。白饮和服一钱匙,弱人量减。

腹满时痛,是阳邪搏阴,误下之,则阴气与寒药相结,故成寒实结胸。贝母开心胸郁结之气,桔梗提胸中下陷之气,然微寒之品不足胜结硬之阴邪,非巴豆之辛热斩关而入,何以能使胸中之阴气流行也!

病在膈上者,必吐;在膈下者,必利。

病原吐利,因胸下结硬,反不能通,因其势而利导之,塞因通解也。

不利,进热粥一杯;利过不止,进冷粥一杯。

淡粥为阴中之阳,热泻冷补,亦助药力利小便之意。

少阴病

提　纲

少阴之为病,脉微细,但欲寐也。

三阴以少阴为枢,微为水象。微细而沉,阴之少也。卫气行阴则寐,少阴病则入阳分多,故欲寐。欲寐是病人意中,非实能寐也。

少阴自利证

少阴病,欲吐不吐,心烦,欲求寐,五六日自利而渴者,属少阴也,虚故引水自救;若小便色白者,以下焦虚有寒,不能制水,故也。

欲吐不得吐,欲寐不得寐,是少阴枢机之象。五六日,正少阴发病之期。少阴脉络心,从火化,下焦虚,则坎中之阳不能引水上交,故心烦而渴。关门不闭,不能制水,故自利而小便色白也。若但治上焦

之实热,不顾下焦之虚寒,则热病未除,而下利漫无止期也。

少阴病脉

少阴病,脉沉细数,病为在里,不可发汗。

沉为在里,病亦在里。少阴脉沉者当温,然数则为热,又不可温,更不可汗,言外便当滋阴和阳矣。

少阴病,脉微,不可发汗,亡阳故也;阳已虚,尺中弱涩者,复不可下之。

诸微为无阳,诸涩为少血。汗之则亡阳,下之则亡阴。阳虚者,既不可汗,亦不可下,其尺中弱涩者,复不可下,亦不可汗也。

病人脉阴阳俱紧,反汗出者,亡阳也,此属少阴,法当咽痛,而复吐利。

脉阴阳俱紧,紧则为寒,当属少阴。阴虚生内热,故身无热而反汗出也。亡阳者,虚阳不归,少阴不藏,上焦从火化而咽痛呕吐,下焦从阴虚而下利不止也。宜八味肾气丸作汤,则坎火归原,而下利汗出自止,咽痛呕吐自除矣。

八味肾气汤 治少阴亡阳,咽痛吐利,脉阴阳俱紧者。

熟地六钱 萸肉三钱,去核 附子三钱,盐水炒 肉桂二钱,去皮
山药三钱,炒 泽泻钱半 茯神二钱,去木 丹皮钱半

水煎,去渣。温服。

阳亡则卫外不密,而汗出吐利;阴虚则坎中火发,而咽痛脉紧,此即少阴亡阳证也。熟地滋阴补肾,萸肉秘气涩精,丹皮泻君、相伏火,泽泻泻膀胱水邪,山药退虚热健脾益阴,茯神渗湿热通肾交心,更加桂、附,以导引虚阳归纳真气,则阳回而咽痛自止,汗出吐利无不除矣。

脉阴阳俱紧者,口中气出,唇口燥干,鼻中涕出,蜷卧足冷,舌上胎滑,勿妄治也。到七日以来,其人微发热,手足温者,此为欲

解。或到八日以上，反大发热者，此为难治。设此恶寒者，必欲呕
也；腹内痛者，必欲利也。

少阴脉络肺，肺主鼻，故鼻中涕出。少阴络舌本，故舌上胎滑。
少阴大络注诸络，以温足胫，故足冷。诸证全似亡阳，而不名亡阳
者，外不汗出，内不吐利也。口中气出，唇口燥干，鼻中涕出，此为
内热。阴阳俱紧，舌上胎滑，蜷卧足冷，又是内寒。此少阴为枢，故
见寒热相持之证。勿妄治，谓治之不当，宁静以待之。到七日，一
阳来复，微发热，手足温，是阴得阳而解也。若微热不解，八日以上
反大发热，恐蓄热有余，或发痈脓，或便脓血，为难治。若七日时，
不能发热，以阴阳俱紧之脉，如反恶寒，是寒甚于表，上焦应之，必
欲吐也；如反加腹痛，是寒甚于里，中焦应之，必欲利也。

脉阴阳俱紧，至于吐利，其脉独不解，紧去人安，此为欲解。

阴阳俱紧之脉，至于吐利，紧脉不去为亡阳，紧去则吐利止，而
其人可安也。

少阴病，脉紧，至七八日，自下利，脉暴微，手足反温，脉紧反去
者，为欲解也，虽烦，下利必自愈。

此回阳脉，证顽反温，前此已冷，可知微本少阴脉，烦利本少阴
证，至七八日，阴尽阳复之时，紧去微见，所谓邪气之来紧而疾，谷
气之来徐而和也。烦则阳已反于中宫，温则阳已敷于四末，阴平阳
秘，故烦利自止也。

少阴中风

少阴中风脉

少阴中风，脉阳微阴浮者，为欲愈。

阳微，复少阴本体；阴浮，知坎中阳回。微则不紧，浮则不沉，
即暴微而紧反去之，谓邪从外来，仍自内出，故愈。

少阴伤寒

少阴病,下利,若利自止,恶寒而蜷卧,手足温者,可治。

少阴伤寒下利,是坎宫不藏,一阳无蔽,阴盛阳虚,故恶寒而蜷卧也。今利自止,则阳已返于中宫。手足温,则阳已敷于四末,故可治。

少阴病,恶寒,身蜷而利,手足逆冷者,不治。

伤寒以阳为主,阴盛则蜷卧而恶寒。下利不止,手足逆冷,是六腑气绝于外者,手足寒,五脏气绝于内者,利下不禁,故不可治。

少阴病,恶寒而蜷,时自烦,欲去衣被者,可治。

阳盛则烦,时自烦,是阳渐回,故欲去衣被者,为可治。少阴病,四逆恶寒而蜷,脉不至,不烦而躁者,死。

阴极则躁,四肢逆冷,是阳已先脱,脉不至,是心肾气竭,不烦而躁,惟形独存,故死。

少阴病,吐利,手足不逆冷,反发热者,不死;脉不至者,灸少阴七壮。

上吐下利,是胃脘之阳将脱,手足不逆冷,乃诸阳之本犹在也,反发热,为卫外之阳尚存。急灸少阴,则阳可复而吐利可止矣。

少阴病,吐利,烦躁,四逆者,死。

吐利而兼烦躁,胃阳已脱。四肢逆冷,有阴无阳,故死。

少阴病,脉微涩,呕而汗出,大便数而少者,宜温其上,灸之。

脉微涩,呕而汗出,是上焦之阳已外亡。大便数少而不下利,是下焦之阳尚存。急灸百会,以温其上,则阳犹可复,而汗可敛,呕可平矣。

少阴病,脉沉微细,但欲卧,汗出不烦,自欲吐。至五六日,自利,复烦躁不得卧寐者,死。

脉沉微细,是少阴本脉;欲卧欲吐,是少阴本证。当心烦而不烦,反汗出,亡阳已兆于始得之日,五六日自利,反烦躁不得卧,是微阳将绝,必无生理矣。

少阴病,下利止而头眩,时时自冒者,死。

冒家汗出则愈,今头眩而时时自冒者,是清阳之气已脱,非阳回而利自止也。可知水谷已竭,无物更行,故死。

少阴病,六七日,息高者,死。

气息者,肾间动气,三焦生气之原也。息高者,但出心与肺,不能入肾与肝,是生阳之气已绝,故死。六经中惟少阴历言死证,可知少阴病是生死关。

病六七日,手足三部脉皆至,大烦而口噤不能言,其人躁扰者,必欲解也;若脉和,其人大烦,目重,睑内际黄者,此欲解也。

三部手足皆至,脉道原通,有根有本。大烦躁扰,是阴出之阳,非阴极发躁也。口噤不能言,因脉气初复,营血未调,而心脾气涩不运,非死证也。若其脉调和,虽大烦不解,亦不足虑,更视目重睑内际属脾,色黄而不杂他脏之色,为至阴未虚,虽口噤,亦不足虑,均为欲解耳。

麻黄附子细辛汤证

少阴病,始得之,无汗恶寒,反发热,脉沉者,麻黄附子细辛汤主之。

少阴主里,病当无热,始受寒邪,即便发热,似病在太阳,而属之少阴者,以少阴不藏,坎阳无蔽,则肾气独沉,故反发热,脉沉也。病在表,脉浮者可发汗,可知脉沉者,病在表亦不得不汗矣。沉为在里,而反发其汗,津液越出,亡阳则阴独,故用麻黄开腠理,细辛散浮热,即以附子固元阳,则阳不外亡,而寒邪自解矣。

麻黄附子细辛汤 治少阴伤寒,反发热,脉沉者。

麻黄八分 附子钱半,炮 细辛五分

水煎,去渣。温服。

少阴伤寒,一阳无蔽,故假借太阳之面目,而反发热也。麻黄开腠理,细辛散浮热,即附子固元阳,则汗自出而阳不亡,寒自散而精得藏,元阴可不被其扰矣。此少阴阳虚伤寒之托里解外法。

麻黄附子甘草汤证

少阴病,始得之二三日,麻黄附子甘草汤微发汗,以二三日无里证,故微发汗也。

无里证,只有表证,以甘草易细辛,故为微发汗,必微恶寒,微发热,故当微发汗也。

麻黄附子甘草汤　治少阴伤寒,微发热恶寒,脉沉者。

麻黄八分　附子钱半,炮　甘草八分

水煎,去渣。温服。

少阴伤寒,坎阳无蔽,不能鼓邪外出,故微发热微恶寒,而并无里证也。故以麻黄开腠理,附子固元阳,以甘草之缓中,易细辛之辛散,所以为缓中和阳,微发汗之剂。

少阴传经便血证

少阴病,八九日,一身手足尽热者,以热在膀胱,必便血。

发于阴者,六日愈。至七日,其人微热,手足温,是阴出之阳,则愈。至八日以上,反大发热,此肾移热于膀胱,膀胱热则太阳经皆热。太阳主一身之表,为诸阳主气,手足为诸阳之本,故一身手足尽热。太阳经多血,血得热则行,阳病者,上行极而下,故尿血也。

火劫证

少阴病,咳而下利,谵语者,被火气劫故也,小便必难,以强责少阴汗也。

咳、利因伤寒,谵语因火劫,以肾主五液,少阴病液不上升,故阴不得有汗也。不得已,用麻黄发汗,即用附子固里,岂可火劫之而强发汗哉！顿使津液暴亡,小便难而谵语矣。

下厥上竭证

少阴病,但厥无汗,而强发之,必动其血,未知从何道出,或从口鼻,或从目出,是名下厥上竭,为难治。

阳不外达,四肢逆冷为厥。厥为无阳,不能作汗。若强发之,不得汗必动血。阴络伤而血下行,则犹或可救;阳络伤而血上溢,则便难挽回矣。

附子汤证

少阴病,身体痛,手足寒,骨节痛,脉沉者,附子汤主之。

少阴阳虚,阴寒切体,故身体痛。四肢不得禀阳气,故手足寒。寒邪从阴注骨,故骨节痛。是少阴不藏,肾气独沉也。宜附子温之,则虚阳自回,而寒邪自解,骨节诸痛自舒矣。

附子汤　治少阴伤寒,身痛骨痛,脉沉者。

附子钱半,炮　人参钱半　茯苓钱半　白芍钱半,酒炒　白术钱半,炒

水煎,去渣。温服。

少阴伤寒,阳虚不能鼓邪外出,故阴寒切体,而身痛骨痛也。附子壮火,火以御寒,人参补元气以固本,白术培太阴之土,白芍敛厥阴之木,茯苓清治节以利少阴之水,水利则土厚木荣,火自生,寒自解,骨节诸痛无不自除矣。此扶阳御寒,益阴固本之剂,为少阴虚寒证之第一要方。

少阴病,得之二三日,口中和,其背恶寒者,宜灸之,附子汤主之。

口中兼咽舌,言和者,不燥干而渴。五脏之俞皆系于背,背恶寒者,背俞阳虚,阴寒得以乘之,见于二三日者,其平素虚寒可知。急救背俞,温以附子汤,壮火之主,而恶寒自罢矣。

附子汤 见前。

真武汤证

少阴病,二三日不已,至四五日,腹痛,小便不利,四肢沉重疼痛,自下利者,此为有水气,其人或咳,或小便利,或下利,或呕者,真武汤主之。

小便不利是病根,腹痛下利、四肢沉重疼痛,皆水气为患,坎中火用不宣,肾家水体失职,是下焦虚寒,不能制水故也。法当壮元阳以消阴翳,逐留垢以清水源,因立此汤。后三项是真武加减法,非主证也。

真武汤 治少阴伤寒,水气不散,脉沉弦者。

附子钱半,炒　白芍钱半,酒炒　白术钱半,炒　茯苓三钱　生姜三钱

水煎,去渣。温服。

咳者,加五味、细辛;

小便利而下利者,去芍药、茯苓,加干姜;

呕者,去附子,倍生姜。

少阴伤寒,水气不散,故腹痛、小便不利、四肢沉重疼痛而下利也。附子壮坎中之阳,芍药收炎上之气,茯苓清肺利水之用,白术培土制水之溢,生姜散四肢之水,五品成方,洵为壮火崇土、散水安肾之剂。加五味、细辛以治咳;去芍药、茯苓,加干姜以治下利;而小便不利,去附子、倍生姜以治呕。皆是随证救治之法。

太阳病发汗,汗出不解,其人仍发热,心下悸,头眩,身瞤动,振振欲辟地者,真武汤主之。

汗出不解,是太阳阳微,不能卫外而为固,少阴阴虚,不能藏精而为守。仍发热而心下悸,可知坎阳外亡,肾水上凌心主,故头眩、身眴、振振欲辟地也。用真武汤,则肾火归原,水气自降,而外热因之亦解矣。

真武汤 见前。

桃花汤证

少阴病二三日至四五日,腹痛,小便不利,下利不止,便脓血者,桃花汤主之。

少阴病兼中气虚,二三日乃戊土见证之日,四五日正少阳发病之期。水火不归,土金失职,故腹痛、小便不利、下利不止而便脓血也。干姜同石脂,温中而止痛止利。干姜同粳米,崇土以利水清脓也。

桃花汤 治少阴腹痛,便脓血,脉沉细者。

干姜钱半,炮 赤石脂三钱,醋煅 粳米五钱,焙

水煎,亦可为散。

少阴伤寒,火土不振,而邪陷不解,故小便不利、腹痛、便脓血也。干姜炮黑,温中而止痛止血,石脂醋煅,涩肠而止利清脓,佐以粳米培土利水,水利土强,则下利自止,脓血自清也。

四逆汤证

脉浮而迟,表热里寒,下利清谷者,四逆汤主之。

脉法浮为在表,迟为在脏,迟从浮见,是浮为表虚,而迟为脏寒也。下利至于清谷,必其人胃气本虚,寒邪直入脾脏,胃阳垂亡,全赖此表热尚可救其里寒。四逆汤温之,则里和而表热解矣。

四逆汤 治少阴病,表热里寒,下利清谷,脉浮迟者。

附子钱半,炮 干姜钱半,炮 甘草八分,炙

水煎,去渣。温服。

少阴伤寒,虚阳不归,而胃气不化,故下利清谷,表热里寒也。附子补火回阳,干姜温中散寒,炙草缓三焦之急,必得人参大补元气,则阳可回而里寒自解,外热亦退矣。凡治虚证以里为重,挟热下利,脉微弱者,便用人参。此脉迟,而利至清谷,不烦不渴,是中气大虚,元气将脱,但温不补,何以救逆乎?必因本方之脱落,而抄录者仍之耳。

下利清谷,不可攻表,汗出必胀满。

里气虚寒,不能为阳之守,赖表阳之尚存,得以卫外而为固,故攻之则更虚其表,妄汗亡阳,则脏更寒,而生胀满也。下利腹胀满,身体疼痛者,先温其里。

下利胀满,里寒而胃气不化也。身体疼痛,表寒而卫阳外亡也。先救其里,治其本矣。伤寒下之后,续得下利清谷不止,身疼痛者,急当救里,宜四逆汤。

下后胃阳已亡,故下利清谷不止,身体疼痛是表寒不解。

四逆汤急温其里,则里和而表亦解矣。

四逆汤 见前。

病发热头痛,脉反沉,若不差,身体疼痛者,当救其里,宜四逆汤。

发热头痛,是太阳麻黄证。脉当浮而反沉者,是阳证见阴脉也。热虽发于表,为虚阳,寒反据于里,为真寒也。汗之不差,自身疼不除,乘里证未发,四逆汤急温其里,则里和而表自解,庶无吐利厥逆之患。

四逆汤 见前。

大汗,若大下利而厥冷者,四逆汤主之。

大汗则亡阳,大下则亡阴,阴阳俱虚竭,故厥冷也。四逆汤急温之,则阳回而生犹可望矣。

四逆汤 见前。

大汗出,热不去,内拘急,四肢疼,又下利厥逆而恶寒者,四逆汤主之。

汗之失宜,虽大汗出而热不去,恶寒不止,表未解也。内拘急而下利,是里寒已甚。四肢疼而厥逆,乃表寒又见,可知其表热里寒,即表虚而亡阳者。四逆汤急温之,冀回春于万一。

四逆汤 见前。

呕而脉弱,小便复利,身有微热,见厥者,难治,四逆汤主之。

呕而发热者,小柴胡证。此脉弱而发热,非相火明矣。内无热,故小便利。里寒甚,故见厥。膈上有寒饮,故呕也。伤寒以阳为主,阳消阴长,故难治。勉以四逆汤温之,冀挽回于万一。

四逆汤 见前。

既吐且利,小便复利,而大汗出,下利清谷,内寒外热,脉微欲绝者,四逆汤主之。

吐利交作,中气大虚也。完谷不化,脉微欲绝,气血丧亡矣。小便复利,而大汗出,是玄府不闭,门户不要也。犹幸身热不去,手足不厥,则诸阳之本与卫外之阳尚存,且脉亦未脱,可望一线生机。四逆汤急温之,则正胜而邪可却耳。

四逆汤 见前。

吐利汗出,发热恶寒,四肢拘急,手足厥冷者,四逆汤主之。

吐利则清谷,汗出不大而手足厥冷,惟赖发热之表阳,急以四逆汤温之,尚有可愈之机。

四逆汤 见前。

四逆加人参汤证

恶寒脉微而复利,利止亡血也,四逆加人参汤主之。

利虽止而恶寒未罢,仍宜四逆汤温之。以其脉微为无血,无血即亡阳也。四逆汤当倍人参,通血脉以治之。

四逆加人参汤　治少阴病,恶寒下利,脉微者。

附子钱半,炮　人参三钱　干姜钱半,炒　炙草钱半

水煎,去渣。温服。

阳亡则卫外不密,犹赖胃阳犹存,故利虽止而恶寒未罢也。当于四逆汤中倍用人参,则阳回而恶寒自罢。人参、附子补火回阳,干姜、炙草暖胃温中,洵为扶元补火之剂,乃阳亡阴竭之主方。

通脉四逆汤证

少阴病,下利清谷,里寒外热,手足厥逆,脉微欲绝,身反不恶寒,其人面色赤,或腹痛,或干呕,或咽痛,或利止脉不出者,通脉四逆汤主之。

下利清谷,寒盛于里也。手足厥冷,阴盛于外也。身反不恶寒,面赤,为阳郁。利止咽痛,为阳回。腹痛干呕,是寒甚于里,乃寒热交争于表里。脉微欲绝,是少阴本脉。利止脉不出,是阳虽回而气闭不行也。通脉四逆汤温里通脉,脉出则厥愈,从阳而生;脉不出,厥不还,则从阴而死矣。

通脉四逆汤　治少阴病,下利清谷,厥逆戴阳,脉微欲绝,或脉不出者。

附子钱半,炮　干姜钱半　甘草八分　葱白九茎

水煎,去渣。温服。腹中痛加白芍;呕加生姜;咽痛去芍药,加桔梗;利止脉不出者,去桔梗,加人参。

阳虚于里,寒盛于中,则虚阳郁而不伸,阴寒伏而不化,故里寒外热,下利清谷,而厥逆戴阳也。四逆之剂,恐不足起下焦元阳而续欲绝之脉,故加葱白以通之。葱秉东方之色,能行少阴生发之机,葱白入肺,以行营卫之气,率领姜、附、甘、参,奏捷于经脏之间,而气自通、脉自复,虚阳得归,则里寒自化,而外热亦解矣。

下利清谷,里寒外热,汗出而厥者,通脉四逆汤主之。下利,脉

沉而迟,其人面少赤,身有微热,下利清谷者,必郁冒汗出而解,病人必微厥,所以然者,其面戴阳,下虚故也。

脉证皆轻,故能郁冒汗出而解。面赤为戴阳于上,因其人下虚,故下利清谷而厥逆也。热微厥亦微,故面亦少赤耳。通脉四逆汤温之,则阳自回而厥还,病愈矣。

通脉四逆汤 见前。

凡厥者,阴阳气不相顺接,便为厥。厥者,手足厥冷是也。

手足六经之脉,皆自阴传阳,自阳传阴。阴气盛,则阳气不能达于四肢,故为寒厥耳。

诸四逆厥者,不可下之。虚家亦然。

热厥方可下,寒厥为虚,慎不可妄下。

伤寒五六日,不结胸,腹濡,脉虚复厥者,不可下。此为亡血,下之,死。

腹濡,脉虚,内无热结,可知不结胸。而复厥者,为亡血,乃阳不外敷也,下之则微阳竭灭,故死。

病者手足厥冷,言我不结胸,小腹满,按之痛者,此冷结在膀胱关元也。

关元在脐下三寸,小肠之募,三阴任脉之会,冷结则阳不外达,故厥冷,宜灸之,当知结胸有热厥者。

伤寒脉促,手足厥者,可灸之。

促为阳脉,有阳虚而促者,亦有阴盛而促者。促与结要货代脉之互文,皆为不足之脉。火气虽微,内攻有力,故宜灸。

伤寒六七日,脉微,手足厥冷,烦躁,灸厥阴,厥不还者,死。

厥阴,肝脉也,应春生之气,少阳不息之机,故灸其俞穴而阳可回,厥可愈矣。少阴病而灸厥阴,以肝之相火,即少阴之生阳耳。

茯苓四逆汤证

发汗,若下之,病仍不解,烦躁者,茯苓四逆汤主之。

未经汗下而烦躁,为阳盛;汗下后而烦躁,为阳虚。汗多既亡阳,下多又亡阴,故热仍不解。茯苓四逆汤,姜、附以回阳,茯苓以清神,则烦躁止而外热自解矣。

茯苓四逆汤　治少阴厥冷,烦躁,脉细欲绝者。

茯苓三钱　附子钱半　甘草钱半　干姜钱半,炒　人参钱半

水煎,去渣。温服。

少阴伤寒,虚阳挟水气不化,故内扰而烦,欲脱而躁,厥冷脉细,危斯剧矣。茯苓理先天无形之气,安虚阳内扰之烦;人参配茯苓,补下焦之元气;干姜同附子,回虚阳欲脱之燥;缓以甘草,而烦躁自宁,允为清神回阳之良剂也。

干姜附子汤证

下后,复发汗,昼日烦躁不得眠,夜而安静,不呕,不渴,无表证,脉沉微,身无大热者,干姜附子汤主之。

当发汗而反下之,复发汗,汗出而里阳将脱,故烦躁也。昼日不得眠,虚邪独据阳分;夜而安静,知阴不虚也。身无大热,则微热尚存。不呕渴,是里无热。不头痛恶寒,是无表证。脉沉微,是纯阴无阳。犹幸此微热未除,烦躁不宁之际,独任干姜、生附,以急回其阳,则烦躁止,而微热自解矣。

干姜附子汤　治夜静,昼日烦躁,脉沉微者。

干姜三钱　附子三钱

水煎,去渣。温服。

汗下倒施,阳气大虚,虚阳扰于阳分,故昼日烦躁,夜而安静也。干姜、生附以急回其阳,散其寒,则烦躁宁而脉自复,微热无不

自解矣。此回阳散寒之剂,为阳虚阴盛救急之专方。

下之后,复发汗,必振寒,脉微细,所以然者,内外俱虚故也。

内阳虚,故脉微细;外阳虚,则振栗恶寒。此亦干姜附子汤证。

干姜附子汤 见前。

吴茱萸汤证

少阴病,吐利,手足厥冷,烦躁欲死者,吴茱萸汤主之。

少阴伤寒,手足厥冷,阳气不伸,则木火内郁,故烦躁欲死也。少阴病,吐利,烦躁,四逆者,死。此厥冷在手足,而不及肢臂,是诸阳之本未脱,故用吴茱萸汤温中散寒,则水温土厚,而吐利止,木逢火舒,而烦躁厥冷自除矣。

吴茱萸汤 治少阴伤寒,烦躁厥冷,脉迟者。

吴茱萸钱半,炮　人参三钱　生姜三片　大枣五枚

水煎,去渣。温服。

少阴伤寒,木火内郁,则中气大伤,故手足厥冷,烦躁欲死也。吴茱入肝,能温中降逆而散寒,佐以人参固助元气而止呕吐,则烦躁可宁,姜、枣调和营卫,则阳得敷于四末,而手足自温,何危剧之有哉?此拨乱反正之剂,为少阴伤寒,木火郁伏之专方。

干呕,吐涎沫,头痛者,吴茱萸汤主之。

干呕无物,胃虚可知。吐惟涎沫,胃寒可知。头痛者,清阳不足,阴寒得以乘之。吴茱萸汤温中降气,舒阳散寒,则胃气温而呕吐止,肝木舒而头痛自除矣。

吴茱萸汤 见前。

食谷欲吐者,属阳明也,吴茱萸汤主之;得汤反剧者,属上焦也。

食谷吐呕,固是胃寒,宜吴茱萸汤温之。得汤反剧者,以痰饮在上焦,再服吴茱萸汤,痰吐自愈。

吴茱萸汤 见前。

白通汤、白通加猪胆汁二汤证

少阴病，下利，脉微者，与白通汤；利不止，厥逆无脉，干呕烦者，白通加猪胆汁汤主之。服汤后，脉暴出者死，微续者生。

下利脉微，是下焦虚寒，不能制水，与白通汤，通阳却寒以制水。而利仍不止，更厥逆，反无脉，是阴盛格阳也。当取猪胆之苦寒，加入白通汤中为反佐，是热因寒用，从阴引阳之法。俾阴盛格阳者，得成水火既济。若脉暴出，是孤阳独行，故死；脉微续者，是少阳初生，故生。

白通汤　治少阴厥冷，下利，脉微者。

附子钱半　干姜钱半　葱白三枚

水煎，去渣。温服。

少阴伤寒，下利厥逆，是火虚不能鼓舞以逐邪也。干姜、附子振动元阳，佐葱白以通阳气，俾水精四布，而厥利自除矣。此扶阳散寒之剂，为阳虚不能施化之专方。

白通加人尿猪胆汁汤　治厥逆下利，干呕烦，无脉者。

附子三钱　干姜三钱　葱白五枚

水煎，去渣，冲人尿一杯，猪胆汁少许。

少阴伤寒，格阳于上，而不能外敷于四末，故厥冷下利，干呕心烦也。白通通气以回阳，加人尿、猪胆以平格阳之气，而烦呕并除，厥温利自止矣。此是热因寒用之法。

下利，手足厥冷，无脉者，灸之，不温，若脉不还，反微喘者，死。

厥冷无脉，不烦不呕，是阴盛于中，非格阳于外也。不须反佐，内服白通，外灸少阴，则利止脉渐出，手足温者，生；若利不止，脉不还，反加微喘者，是微阳已绝，门户不要故也。

下利后，脉绝，手足厥逆，逆晬时脉还，手足温者生，脉不还者死。

厥逆脉绝，虚阳暴脱也。脉渐出，手足温，是内外回阳，故生。

若脉不出,厥不还,乃微阳已绝于下利之日,故死。

黄连阿胶汤证

少阴病,得之二三日以上,心中烦,不得卧,黄连阿胶汤主之。

此病发于阴,热为在里。二三日便见心中烦,是热伤心液。不得卧,是心火不降也。黄连阿胶汤降心火以滋阴,则心烦自除,而卧寐自宁矣。

黄连阿胶汤　治心烦不得卧,脉数虚数有力者。

黄连六分　白芍钱半,炒　黄芩钱半　阿胶三钱

三物水煎,去渣,入胶烊尽,内鸡子黄一枚,搅令相得。温服。

此心阳素旺,伤寒后,热伤心液,心火不降,故二三日便心中烦,不得卧也。需此少阴之泻心汤,芩、连以直折心火,佐芍药以收敛神明,非得气血之属交合心肾,苦寒之味,安能使水升火降?阴火终不归,则少阴之热不除,鸡子黄入通于心,滋离宫之火,黑驴皮入通于肾,益坎宫之精,与阿井水相溶成胶,配合作煎,是降火归原之剂,为心虚火不降之专方。

猪苓汤证

少阴病,下利六七日,咳而呕渴,心烦不得眠者,猪苓汤主之。

咳呕是水气,烦渴是阴虚,下利至于六七日,阴液顿亡,湿热内扰,故不得眠也。以猪苓汤滋阴利水,俾湿热降,肾水升,则咳呕除而下利止,烦渴解而卧寐自宁矣。

猪苓汤　治咳呕下利而渴,心烦不得眠,脉濡数者。

猪苓钱半　泽泻钱半　茯苓钱半　滑石三钱　阿胶五钱

水煎四味,去渣,内胶烊尽。温服。

湿热伤阴,水体失职,不能上敷下达,故咳呕下利,烦渴不得眠也。猪苓佐阿胶,理少阴之体。滑石佐茯苓,清少阴之源。泽泻佐

阿胶,培少阴之本。阿胶本气血之属,合二苓、泽、石、淡渗膀胱,利少阴之用。重用阿胶,是精不足者补之以味也。以此滋阴利水,使湿热降,肾水升,则咳呕下利自除,烦渴不得眠无不并宁矣。

阳明病,若脉浮发热,渴欲饮水,小便不利者,猪苓汤主之。

渴欲饮水,阳明热邪在胃也。燥土不化,津液不行,故小便不利而发热脉浮也。猪苓润燥行水,则热渴解而小便无不利矣。

猪苓汤　见前。

阳明病,汗出而渴者,不可与猪苓汤,以汗多胃中燥,猪苓汤复利其小便故也。

此猪苓汤禁。汗多而渴,是阳明热邪在胃也,津液外越,大便必燥。猪苓汤虽用阿胶,而利水居其十七,故不可与。

猪肤汤证

少阴病,下利,咽痛,胸满,心烦者,猪肤汤主之。

少阴下利,下焦虚也。少阴脉循喉咙,出络心,注胸中。咽痛、胸满、心烦,是肾火不藏,循经上走于窍也。猪为水畜,津液在肤,君其肤以除上焦之虚火,佐白蜜、白粉之甘,泻心润肺而和脾。脾为黄婆,交构水火,俾水升火降,则上热自除,下利自止也。

猪肤汤　治咽痛下利,胸满心烦,脉虚者。

猪肤一两　白蜜一两　白粉一两

水煮猪肤糜烂,入白蜜、白粉熬香,和合温服一两,徐徐嚼咽。

阴虚气燥,燥火烁金,不能泌别水道,故下利咽痛,胸满心烦也。猪为水畜,津液在肤,取以治上焦虚浮之火,和白蜜、白粉之甘,泻心润肺而和脾,上滋化源,兼培母气,使水升火降,则上热行,虚阳得归其部,而烦满咽痛自除,不治利而利自止矣。

甘草汤、桔梗汤二证

少阴病二三日,咽痛者,可与甘草汤;不差者,与桔梗汤。

咽痛,并无下利、胸满、心烦证,是少阴不虚,邪热上浮,可与甘草汤甘缓之。不差,与桔梗汤辛散之。二三日,病热原微,故制剂亦微也。

甘草汤 治少阴病咽痛,脉缓者。

生草一两

水煎浓汁,去渣。温服。

少阴伤寒,遏热不解,少阴之脉循喉咙,挟咽,故咽痛。生草一味,甘凉泻火,以缓其热,清其膈,使热缓膈清,则中气调而外邪自解,咽痛无不退矣。

桔梗汤 治咽痛,服甘草汤不差,脉微数者。

桔梗钱半 甘草钱半

水煎,去渣。微凉服。

少阴咽痛,有寒郁者、有遏热者、有微热者、有热甚者,此以经气之厚薄,邪气之浅深为病也。故服甘草汤,甘以缓之。不差者,配以桔梗之辛,则甘缓其中,辛散其寒,而邪热自解,咽痛无不瘳矣。

半夏散及汤证

少阴病,咽中痛,半夏散及汤主之。

此咽中痛,是寒闭其窍,病属少阴,脉必沉细迟微,证必憎寒发呕,故可用半夏除呕,桂枝疗寒,汤、散酌宜。若挟相火,则辛温切禁矣。

半夏散及汤 治少阴咽痛,欲呕,脉沉细者。

半夏钱半 桂枝八分 甘草八分

水煎,去渣。温服,亦可为散。

少阴伤寒,闭塞窍道,故清阳不舒,咽痛欲呕也,非辛甘温泄之品不能破其范围,当急需桂枝疗寒,半夏除呕,缓以甘草,和以白饮。或为散,或为汤,随病之宜可也。

苦酒汤证

少阴病,呕而咽中痛,生疮,不能语,声不出者,苦酒汤主之。

呕伤咽嗌,少阴浮火挟痰饮于上也。伤必生疮,故声不出,不能语也。苦酒汤敛疮清音、豁痰定呕,俾呕平声自出,疮敛语自能矣。

苦酒汤　治少阴病咽中伤,声不出,脉弦涩者。

苦酒一杯　鸡子一枚,去黄　半夏钱半

苦酒,即酽醋,同半夏入鸡子白壳内,置刀环,安火上,令微沸,去滓,少少含咽。

少阴伤寒,挟痰饮而呕,伤咽嗌,故咽中生疮,声不出,不能语焉。当急以半夏豁痰,饮苦酒敛疮伤,鸡子白清润发音声。三味相合,半夏减辛烈之猛,苦酒缓收敛之骤,润以滋其咽喉,不令泥痰饮于胸膈,则咽痛平而能语出声矣。

四逆散证

少阴病,四逆,泄利下重,其人或咳,或悸,或小便不利,或腹中痛者,四逆散主之。

泄利下重,阳邪陷于少阴也。四肢厥逆,阳内而阴反外也。咳、悸、腹中痛、小便不利,皆水气为患,故以四逆散举下陷之阳邪,而水气自散,诸证无不平矣。

四逆散　治泄利下重,四逆,脉弦者。

柴胡半两　白芍两半,炒　枳实八钱,炒　甘草两半

为散,薤白三枚,煎汤调服三钱。

咳加五味、干姜;悸加桂枝;小便不利加茯苓;腹中痛倍白芍。

阳邪内陷,气滞于中,而清浊不分,营阴暗耗,故泄利下重,四肢厥逆也。柴胡升阳,白芍敛阴,枳实泄滞气,甘草缓中州,令伏邪升散四达,则清阳不复下陷,而厥利无不尽平矣。

厥阴病

提　纲

厥阴之为病,消渴,气上撞心,心中疼热,饥而不欲食,食即吐蛔,下之,利不止。

两阴交尽,名曰厥阴,为阴中之阳。寒伤其经,则相火内郁,故气上撞心,心中疼热也。火能消物,故消渴易饥。肝能克胃,故饥不欲食。蛔闻食臭,则上入于膈而吐蛔也。病发于阴,而反下之,使气无止息,而利不止耳。乌梅丸主之,可以除蛔,亦可止利。

乌梅丸　见蛔厥。

肝乘脾证

伤寒,腹满谵语,寸口脉浮而紧,此肝乘脾也,名曰纵,刺期门。

腹满谵语,似太阴、阳明内证,然未经妄汗妄下,而非脉浮而紧,似太阳、阳明表脉,然验证并非可汗,而又非也。此固当以脉辨之。脉法浮而紧,名曰弦,是弦为肝脉也。诸腹胀大皆属于热,肝气热则多言,可知腹满由于肝火,谵语乃肝旺所发耳。肝旺则乘其所胜,直犯脾土,故名纵。刺期门以泻之,则腹满可除,而谵语自止矣。左金、枳术加柴胡、白芍、生地、栀、丹并主之,而腹满谵语亦无不已。

左金丸　治肝火乘脾,腹满谵语,脉弦数者。

黄连六两　吴茱萸一两,炒,醋泡七次

为末,粥丸。亦可量减作汤。

肝旺乘脾,不能敷化精微四达,故腹满。火炎心乱,神明失其主宰,故谵语也。黄连大泻心火,燥脾湿,吴茱引之,直入厥阴,以平肝除满,则谵语无不自已。

枳术丸 治脾虚腹满,脉弦者。

白术_{两半,炒} 枳实_{八钱,炒}

为末,粥丸。亦可小其制而作汤。

脾虚不化,气滞于中,不能行其健运之职,以灌四旁,故腹满也。枳实泻滞气,白术健脾元,俾健运有常,则精微四达,而腹满无不退。合左金丸为肝旺乘脾、腹满谵语之主方。

肝乘肺证

伤寒发热,啬啬恶寒,大渴欲饮水,其腹必满,此肝乘肺也,名曰横,刺期门。自汗出,小便利,其病欲解。

发热恶寒,寒为在表。渴欲饮水,热为在里。其腹因饮水多而满,此肝邪挟火克金,脾精不上归于肺,故大渴。肺气不能通调水道,故腹满,是侮所不胜,寡于畏也,故名横。刺期门以泻之,发热恶寒得自汗而解,腹满大渴得小便利而津气自达也。五苓散加青皮、枳实亦无不可。

首条肝乘心,前条肝乘脾,此条肝乘肺,诊家须着眼。

五苓散 _{见前。}

厥阴消渴,欲饮水者,少少与之愈。

水能生木,能制火,厥阴消渴最宜之。

厥阴中风证

厥阴中风,脉微浮,为欲愈;不浮,为未愈。

脉微浮,为风行地上,阴出之阳,故愈。不浮,为木郁土中,风淫地下,故未愈。厥阴为风木之脏,复中于风,变端必有更甚于他经者,有欲愈脉,失未愈证,惜哉!

乌梅丸证

伤寒,脉微而厥,至七八日肤冷,其人躁无暂安时者,此为吐厥,非蛔厥也。蛔厥者,其人当吐蛔。令病者静,而复时烦,此非脏寒,蛔上入膈,故烦,须臾复止,得食而呕又烦者,蛔闻食臭出,其人故吐蛔。吐蛔者,乌梅丸主之。又主久痢。

伤寒,厥冷脉微,至七八日肤冷,不烦而躁,有阴无阳,为脏厥不治。蛔厥亦肤冷脉微,外寒内热,勿遽认为脏厥勿治,其证显在吐蛔,而细辨之在烦躁。脏厥纯烦,躁而不烦;蛔厥挟热烦而不躁,静而时烦与躁无暂安迥别。此风木为病,相火逆攻,犹寒热相半,故乌梅丸可用黄柏,是寒因热用,不特若以安蛔也。

乌梅丸 治厥冷吐蛔,脉微者。

乌梅三钱 细辛三分 干姜六分 黄连六分 附子六分 当归钱半 人参六分 黄柏六分 蜀椒六分 桂枝二分

十剂为末,蜜丸。亦可作汤。

厥阴伤寒,相火内郁,寒热相搏于中,故吐蛔。盖蛔生于湿,得风木之化。乌梅之酸,专入厥阴,善收逆气。黄连之苦,泻心除烦,兼以安蛔。黄柏之寒,滋肾止渴,更能燥湿。附子以益火归原也,干姜、蜀椒温中除湿,细辛、桂枝散表祛寒,人参、当归以调气血。此治蛔之剂,即厥阴治厥之主方。

当归四逆汤证

手足厥冷,脉微欲绝者,当归四逆汤主之。

此厥阴伤寒脉证。虽无外卫之阳,亦未见内寒吐利烦躁诸险证。当归四逆养营解邪,则厥愈阳回,而脉自复矣。

当归四逆汤 治厥阴伤寒,手足厥冷,脉细欲绝者。

当归三钱　　桂枝六分　　白芍钱半,酒炒　　细辛四分　　甘草八分
通草八分　　大枣三枚

水煎,去渣。温服。

厥阴伤寒,内寄相火,故虽手足厥冷,而厥深热深,不可遽投姜、附也。但用桂枝解外,而以当归为君者。厥阴主肝,为藏血之室。肝若急,甘、枣以缓之;肝欲散,细辛以散之。通草通窍,利一身之关节;芍药敛阴,防相火之逆上。此乃厥阴驱寒发表之剂,为营养平肝之专方。

当归四逆加吴茱萸生姜汤证

若其人内有久寒者,宜当归四逆加吴茱萸生姜汤。

久寒不用姜、附者,以厥阴受病,必营血大伤,第加吴茱、生姜,则营分受荫,而寒邪外解,脉道自复,厥无不愈矣。

当归四逆加吴茱萸生姜汤　治厥阴脏寒,厥冷,脉细者。

当归三钱　　桂枝六分　　白芍钱半,酒炒　　细辛五分　　甘草六分
通草六分　　生姜三片　　大枣六枚　　吴茱萸六分,醋泡,炒

水煎,去渣。温服。

厥阴脏寒,经久必伤营血,外复伤寒,则阳不外敷,故手足厥冷,脉细欲绝也。当归四逆汤中桂枝得归、芍,生血于营。细辛同通草,行气于卫。甘草得大枣,则缓中以调肝,营气自得,至于手太阴,而脉自不绝。本方能温表以逐邪,则卫气能行于四末,而手足自温耳。其久寒加吴茱萸温厥阴之脏,生姜温玄府之表。此温内解外之剂,为厥阴经脏俱寒之专方。

白头翁汤证

热利下重者,白头翁汤主之。

热利下重,是湿热秽气郁遏广肠,魄门重滞而难出也。白头翁

汤清彻其邪,则湿寒化而滞气自调,下重无不自除矣。

白头翁汤 治热利,下重,脉沉数者。

白头翁三钱 黄连钱半 黄柏钱半 秦皮钱半

水煎,去滓。热服。

厥阴下利,后重窘迫,是湿热秽气郁遏于阳明也。白头翁清理血分湿热,小秦皮佐以平木升阳,协之黄柏清火除湿而止利。此为清热除湿之方,乃热利下重之宣剂也。

下利,欲饮水者,以有热故也,白头翁汤主之。

渴欲饮水,以有热在里,为热利也,故主以白头翁汤。

白头翁汤 见前。

下利,脉沉弦者,下重也;脉大者,为未止;脉微弱数者,为欲自止,虽发热,不死。

沉为在里,弦为少阳,此胆气不升,火邪下陷,故下重。大为阳明,大则病进,故利未止。微弱为虚,利后数亦为虚,虚则邪气将尽,故利欲自止。发热,是热自里发,阴出之阳,故不死。

下利脉数,有微热,汗出,令自愈。设脉复紧,为未解。

热微脉数,表有微邪,里有蓄热也。汗出则热从外泄,令利自愈。设脉复紧,是表不解而热不得泄,故利未止。

下利,脉数而渴者,令自愈。设不差,必圊脓血,以有热故也。

下利脉数为虚利,亡津液则竭,水能制火,则渴利自愈。热伏不差,必伤血室,故圊脓血也。

下利,寸脉反浮数,尺中自涩者,必圊脓血。

厥阴下利,脉当验于两关,今寸脉反浮数,尺中自涩者,是阳邪陷于阴中,故必圊脓血也。

伤寒六七日不利,复发热而利,其人汗出不止者,死。有阴无阳故也。

六七日,阴阳自和之际,复发热而利者,正气虚脱,可知汗出不止,阳亡而不能卫外也,为有阴无阳,故死。

热厥利证

伤寒一二日,至四五日而厥者,必发热,前热者后必厥,厥深者热亦深,厥微者热亦微。厥应下之,而反发汗者,必口伤烂赤。

伤寒三日,三阳为尽,四五日而厥者,三阴受邪也。阴经受邪,寒极生热,故先厥者后必发热,阴邪未散,厥必复发。厥之久者,郁热亦久;厥之轻者,郁热亦轻,热与厥相应。热郁三阴,已入于腑者,可下而已。阴不得有汗,而强发之,引火上升,故口伤烂赤也。此是胃热,而非胃实。厥微者当四逆散,芍药、枳实以攻里,柴胡、甘草以和表也;厥深者白虎汤,参、甘、粳米以扶阳,石膏、知母以除热也。

四逆散　见少阴。

白虎汤　见阳明。

伤寒病,厥五日,热亦五日,设六日,当复厥,不厥者自愈。厥终不过五日,以热五日,故知自愈。

热与厥相应,是阴阳和平,故自愈。厥终即不厥,不过五日,即六日不复厥自愈。

伤寒,厥少热微,指头寒,默默不欲饮食,烦躁,数日小便利色白者,此热除也,欲得食,其病为愈;若厥而呕,胸胁逆满者,其后必圊脓血也。

身无大热,手足不冷,但指头寒,是热微厥亦微也。默默不欲饮食,是内寒亦微。烦躁,是内热反甚。数日来,小便利,色白,知内热已除,不烦不躁可知。欲得食,知内寒亦除,不厥不呕亦可知。若虽热少厥微,反呕不能食者,此内寒稍深。胸胁逆满,此内热亦深,热深厥深,热伤阴络,故其后必圊脓血。微者,小柴胡和之;深者,大柴胡下之,则热解而厥亦解矣。

小柴胡汤 见少阳。

大柴胡汤 见少阳。

伤寒,发热四日,厥反三日,复热四日,厥少热多,其病当愈;四日至七日,热不除者,其后必圊脓血。

伤寒以阳为主,厥少热多,是阳长阴消,故其病当愈。至七日,热若不除,是热势太过,必伤阴络,其后大便脓血,炙甘草汤主之,则热与厥解,而脓血自除矣。

炙甘草汤 见脉结代心动悸。

伤寒,厥四日,热反三日,复厥五日,其病为进。寒多热少,阳气退,故为进也。

热少厥多,是阳消阴长,其病为进。以热微而厥反胜,则寒日多而阳日少,不急扶其阳,而阴盛则亡也,宜参附汤回其阳而厥自愈也。

参附汤 治阳虚阴盛,热少厥多,脉微者。

人参三钱　附子三钱,炮

水煎,去渣。温服。

阳虚阴盛,生气日消,故热少厥多,而病为进也。附子补火扶阳以振生气,人参补气扶元以通血脉,则热少厥多者,无不阳回而厥自愈矣。

发痈证

伤寒,始发热六日,厥反九日而利。凡厥利者,当不能食。今反能食者,恐为除中。食以蒸饼,不发热者,知胃气尚在,必愈。恐暴热来而复去也,后三日脉之,其热续者,脉和者,期之旦日夜半愈。所以然者,本发热六日,厥反九日,复发热三日,并前六日,亦为九日,与厥相应,故期之旦日夜半愈。后三日脉之而脉数,其热不罢者,此为热气有余,必发痈脓也。

病虽发阳,而阴反胜之,故厥利。此胃阳将乏竭也,当不能食,今反能食,恐为除中。除中者,中空无阳,求食以救,反见善食之状。食以蒸饼,不发热者,是胃阳尚存,尚能化食。原是热厥热利,厥深热深,故九日复能发热,厥利自止矣。若脉数热甚,此为热气有余,热伤营血,必发痈脓。便脓血,是阳邪下陷于阴窍;发痈脓,是阳邪外结于形耳。

发热而厥,七日下利,为难治。

发于阳者,当七日愈。今厥不止而反下利,恐其阳已内亡,故难治。

伤寒先厥,后发热而利者,必自止,见厥复利。

先厥则后发热,是寒邪盛而阳气微,发热则阳回而厥利自止,见厥则阴邪盛而虚热外退,其寒内生,故厥利复作也。

厥与利相应,则更是阳消阴长之机。

伤寒,先厥后发热,而下利必自止,而反汗出,咽中痛者,其喉为痹。发热无汗,而利必自止;若不止,必便脓血。便脓血者,其喉不痹。

此先阴后阳,寒盛生热之证。热虽发而厥后,而阳气胜阴,故厥利自止,而不复发热。热气有余者,又有犯上陷下之不同。下利不当有汗,有汗是阳反上升,故咽中痛,而成喉痹。无汗是阳从中发,热与厥应,厥利止而寒热自解矣。若厥止而热与利不止,则阳邪下陷,必便脓血。下而不止,故咽不痛而喉不痹也。

伤寒发热,下利至甚,厥不止者,死;厥逆躁者,不得卧者,亦死。

厥利不止,见脏腑之阳气已绝,故死。躁不得卧,是精神不能内治也,微阳不久留,故亦死。

炙甘草汤证

伤寒,脉结代,心动悸者,炙甘草汤主之。

厥阴伤寒,是寒伤心主,神明不安,故动悸。心不主脉,运行之机不利,失其常度,故结代也。结与代,皆阴脉,伤寒得之,是阳病见阴脉者,死。姑制炙甘草汤,名复脉汤,更欲挽回于万一。

炙甘草汤 治伤寒心动悸,脉结代者。

生地五钱　人参钱半　炙草钱半　麦冬三钱,去心　阿胶三钱
麻仁三钱　桂枝六分　生姜三片　大枣三枚

水煎,去渣,入清酒一杯。温服。

寒伤心主,热不可得泄而神明失养,故动悸也。以其人心血素亏,不能主脉,故结代也,需此滋阴和阳之剂。生地为君,麦冬为臣,炙甘草为佐,大剂峻补真阴。反以甘草名方者,取其载药入心,以充血脉。然寒凉之剂,无以奉发陈蕃秀之机,而寒终不散,故必须参、桂佐麦冬,以通脉散寒,姜、枣佐炙草,以和营达邪,胶、麻佐地黄补血,甘草不使速下,清酒引之上行,且地黄、麦冬得酒力而更优也。

麻仁一味,当是枣仁。斯手厥阴心主伤寒也。寒伤心主,相火内郁,则血液枯涸,而心动悸,脉结代。制炙甘草汤,以开后学滋阴之路。盖枣仁能养心宁神、益血荣肝,若麻仁第润肠燥,以通虚闭,岂能入心主,以操养血安神之任乎?此非特传写之误,抑亦古今血气不同耳。

伤寒,咳逆上气,其脉散者,死,谓其形损故也。

外寒伤形,内热伤气,咳逆不止,乃气升不降也;脉散不朝,是心肺之气已绝,形不与气相保,故死。

阴阳易证

伤寒,阴阳易之为病,其人身体重,少气,少腹里急,小便不利,阴中拘挛,热上冲胸,头重不欲举,眼中生花,膝胫拘急者,烧裈散主之。

此证本非伤寒,而曰伤寒者,原其起病之因也。今因淫情之不禁,而余邪得以投其隙,移祸于不病之人,顿令一身之精气形神皆受欲火之为害,是不病于伤寒,而病于阴阳为易,勿得以男女分名也。阴虚而淫邪凑之,故少气而热上冲胸。气少不能运枢,故头重不欲举,身体皆重。邪中于阴,故阴中拘挛。冲任脉伤,故少腹里急。精神散乱,故眼中生花。动摇拘急,故膝胫拘急也。病由于肾毒侵水道,故小便不利。谅非土木金石所能治,仍须阴阳感召之理以制之,斯裈裆之以意相求也。

烧裈散 治阴阳易,脉数者。

裈裆近阴处剪方,烧灰

入煎剂,服。小便利,阴头微肿,即愈。

无病人与伤寒瘟疫初痊,不论男女合顿令亦病,是余邪乘欲火相感也。裈裆者,男女阴阳之卫。卫乎外者,自能清乎内。感于无形者,治之以有形也。形气相得,小便即利。阴头微肿,浊阴走下窍,清阳出上窍,则欲火顿平,而诸证自息矣。男服女,女服男,更宜六味地黄合生地煎汤调下,则奏效始捷耳。

地黄汤 见下诸寒热证。

诸寒热证

病人身大热,反欲近衣者,热在外肤,寒在骨髓也;病人身大寒,反不欲近衣者,寒在外肤,热在骨髓也。

此属内因,不是外感。身当大热之时,反欲近身者,乃皮肤之热,虽以天时而积渐之,寒实在骨髓也;身当大寒之时,反不欲近衣者,是皮肤之寒,系天时而积渐之,热在骨髓也。故遇天令之大寒大热终不能除,宜以六、八味,滋肾中真阴真阳,而骨髓积寒积热无不渐平矣。

六味地黄汤丸　治阴虚内热,脉数虚者。

生地_{八两}　萸肉_{四两,去核}　泽泻_{三两}　丹皮_{三两}　茯苓_{五两}
山药_{四两}

为末,蜜丸,亦可作汤。

真阴内虚,肾水不足,不能制火,而内热于骨髓焉。生地滋阴壮水,萸肉秘气涩精,丹皮泻血中伏火,泽泻泻膀胱水邪,山药清虚热于脾肺,健脾益阴,茯苓渗湿热于肺脾,通肾交心。此为滋肾水,退湿热,能除骨髓积热之专方也。

八味丸汤　治水中火虚,脉数细者。

八味丸_{即六味丸加熟附子一两、甜肉桂一两}

真火内虚,肾水亦不能足,无以发育少火,而积寒于骨髓焉。故以八味丸壮水补火,能除骨髓积寒之专方也。亦可作汤,分两只宜十一耳。

全集十四

舌鉴总论

舌鉴总论

舌白总论

舌乃心苗,心属火,其色赤。心居肺内,肺属金,其色白。舌故当舌地淡红,舌胎微白,而红必红润内充,白必胎微不厚,或略厚有花,然皆干湿得中,不滑不燥,斯为无病之舌,乃火藏金内之象也。

一经伤寒,白胎必滑;伤温、伤热,红光必外露矣。是以凡治伤寒,苟能尽解其所伤之邪,而不脱其胎本来之白,此善能使邪正分局,元津元气无伤焉。其温病、热病之舌,亦必使红色渐敛渐淡,白胎渐有渐生,此邪热始得外越,而元阴日渐内充也。当知红乃脏气所蕴所发,白为津液所布所结耳。夫伤寒邪犯皮毛,舌上先有白沫,继则白涎白滑,再后则白屑白砂,甚则白疱白疳。

有舌中、舌尖、舌根之不同,见寒邪入里之浅深微甚,即元气之厚薄,邪热之轻重,从此可测矣。

盖舌固心之苗,心属南方火,其色本当赤。今反见白胎滑甚者,是火不制金,乃水来克火之象,故称大病。其寒郁皮肤,毛窍不得疏通,阳气不得外发,故恶寒发热。在太阳时,头痛,身疼,项背强,腰背痛。至阳明经,则有白屑满舌证。虽烦躁,脉如浮紧,犹当汗之。系少阳者,白胎不滑,小柴胡汤和之。胃虚,白胎滑甚者,理中汤加桂枝托之。边白中黄,大柴胡、小承气分转重下之。白胎亦有死症者,即水来克火之贼邪也。其温病热病,实由火烁金伤,元阴告匮。剧症脏气安危皆关验,舌虚实寒热之机,一一分别图论于下。

舌黄总论

黄胎者,里证也。伤寒初病无此邪,系少阳亦无此舌,直至阳明腑实,胃中火盛,或邪遏胃虚,土气洋溢,均能见此。有微黄不滑,有深黄胎尚滑,甚则干黄、焦黄也。种种不同,当分轻重治之。

夫微黄不滑者,火初入胃,宜清解,栀子汤主之;深黄胎尚滑者,乃邪郁胃虚,热迫于胃,而土气洋溢也,宜汗解,葛根解肌汤;干黄邪虽外解,火实内炽,宜白虎汤;焦黄土燥火炎,阴液告竭,宜急下,调胃承气汤。若湿热发黄,则目黄如金,身黄如橘,茵陈蒿汤分利之。至蓄血发黄,在上焦,犀角地黄汤;中焦,桃仁承气汤;下焦,代抵当汤。

然必大热不解,大渴饮水,或漱水不欲咽,及便秘谵语,痞结自利,方可议清、议汗、议下。若胃虚黄色外溢,又当补中,而佐以和解。大抵舌黄证虽重剧,脉长是中气有权,为可治;如黄中见黑,脉急弦细,为水土无气,必不可治矣。

舌黑总论

伤寒五七日,舌见黑胎者,最为危候。邪热在表,无此。如一二日间,独见黑舌,此心肾之气,败绝于内脏之真色,外见于舌。黑独见而赤不见者,水能灭火,为必死也。若白胎上渐渐中心黑者,是伤寒邪热传里之候。红舌上渐渐有黑心者,乃湿热疫疠传变,坏症将至也。

盖舌色本赤,今反见黑者,是水来克火,水极似火,火过炭黑之理。然有纯黑,有黑晕,有芒刺不膈瓣,更有瓣底红、瓣底黑之不同。大抵尖黑犹轻,根黑最重。如全黑者,总有神丹万难救疗也。

舌灰色总论

灰色舌胎，有阴阳之异，寒热之辨。直中阴湿，即时舌便灰色，而无积胎。热传三阴，必四五日，表证罢，而舌变灰色黄胎也。有在根、在尖、在中之分，亦有浑舌俱灰色者。

大抵传经热症，则有灰黑于胎，法当攻下，泄热以存其阴。若直中三阴，见灰色无苔之舌，又当温经散寒，以扶其阳。更有蓄血证，其人如狂，或瞑目谵语，亦有不狂不语，不知人事，而面黑舌灰者，当分轻重以治其血，切勿误与冷水，引领败血入心，而致不救也。

舌红色总论

红色者，舌之正色也，舌属南方火，其色本当红。第红光外露，不能内藏，斯为有病之舌。夫红舌是少阴伏热蓄于心胃，乃自里而达于表也。仲景曰：冬伤于寒，至春变为温病，至夏变为热病。故舌本煊红，而面色亦赤。至瘟疫之候，一方之内，老幼皆相似者，舌亦正赤，而加以积胎也。如或失治，则蕴热内蒸，岂但舌赤而已，必舌疮疳腐，瘰细长短，病斯剧矣。然病有轻重，舌有微甚，且舌有根、尖、中、下、左、右种种不同，皆瘟毒蕴热之所化，以见病之浅深轻重有殊。

治法亦各不相侔，当清化者，内解其毒；宜攻下者，搜涤其邪。总使元阴元气无伤，庶不失中和之治。若论攻邪，无过达原、解毒、栀子淡豉、三黄石膏、大小承气。至于养正，又须滋阴养营，六味、七味、保元、左归、生脉无疑也。

舌霉酱色总论

霉酱色舌胎者,乃夹食伤寒,复夹湿热而胃气不化,熏蒸于舌,故见此象也。伤之轻者,胎色薄,虽腹中疼痛,不至下利。恶寒者,可用桂枝汤,加枳、朴、橘、半;便闭不通,加姜汁煮大黄;冷食不消,加干姜、草豆蔻。其胎色厚而腹痛甚,服药不应者,必危。

要知霉酱色舌,乃老黄兼黑色酿成,确是土邪克水,水精不获上荣火土之色,故口燥舌干,大渴不能多饮,虽应下夺,鲜有克愈者。

舌紫色总论

紫色舌胎者,酒后伤寒也。由大醉露卧当风,或冷饮停积不散,或已病仍饮不节,或感冒不即解散,妄用姜葱热药发汗,汗虽出而酒热留于心胞,伏于经络,血气不能上荣于舌,故舌见紫色。而又有微白胎膜也,胎结舌之根尖、长短、厚薄、涎滑、干焦种种不同,当参脉证调治之。

舌蓝色总论

蓝色舌胎,乃肝小之色,因无胃气而发见于外也。凡病伤寒,虽经汗下,胃气必伤,精微不能上奉,而心火无气,胃土失其所依,肺金乏其生气。则木寡于畏,反假浊污之气,以上乘膈中,而胃脘之阳和顿失,故纯蓝之色见于舌上也。明是金木相并,火土气绝之候,是以必死。如舌色微蓝,或略见蓝纹者,犹可温胃强脾,调肝益肺,十中或可冀其一效。若纯蓝色见,确是肝木独旺,胃失阳和,虽无剧症,必死无疑。至葡萄瘟疫,其舌色青蓝,或紫或酱,乃是病邪所致。然非若伤寒之蓝舌,必关脏气为死候矣,宜并参核之。

妊娠伤寒舌总论

妊娠伤寒,邪入经络,舌胎渐生,轻则子殒,重则母伤。枝损果必坠,母伤胎必倾,母子安危,当验于舌。舌青面赤,子死母活;舌赤面青,母死子活;舌面俱青,母子皆死;舌面俱赤,子母皆活。活法昭昭,详载《女科指要》法中。

杂病源

杂病源

阴　阳

阴阳者,天地之纲纪,万物之化生,人身之根本也。数之可千,推之可万,故病有阴阳,脉有阴阳,药有阴阳。

以病言阴阳,则表为阳,里为阴;热为阳,寒为阴;上为阳,下为阴;气为阳,血为阴;动为阳,静为阴;言多为阳,语默为阴;喜明为阳,欲暗为阴。阳微不能呼,阴微不能吸;阳病不能俯,阴病不能仰。

以脉言阴阳,则浮、大、滑、动、数皆为阳;沉、涩、弦、微、迟皆为阴。

以药言阴阳,则升散为阳,敛降为阴;辛热为阳,苦寒为阴;行气分者为阳,血分者为阴;性动善走为阳,性静善守为阴。此皆医中之大法。

迨阴中复有阳,阳中复有阴,则此少彼多,其中便有变化。若阳有余而便施阳治,则阳愈炽而阴愈消。阳不足而更施阴方,则阴愈盛而阳斯灭矣。道产阴阳,原同一气。火为水之主,水为火之源,水火原不相离也。何以见之? 水为阴,火为阳,象分冰炭,何谓同源? 盖火性本热,使火中无水,其热必极,热极则亡阴,而万物焦枯也;水性本寒,使水中无火,其寒必极,寒极则亡阳,而万物寂灭矣。此水火之气,固不可呼吸相离也。其在人,即元阴、元阳,即先天之元神元气也。欲得先天,当思根柢,命门为受生之基、水火之宅,即先天之北阙也。是舍此求他,如涉海问津矣。

凡人之阴阳,但知以脏腑、血气、寒热为言,此是后天有形之阴阳。若先天无形之阴阳,则阳曰元阳,阴曰元阴。元阳者,即无形之火,以生以化,神机是也,性命系之,故在上亦曰元气;元阴者,即天一之水,以长以立,天癸是也,强弱系之,故在下亦曰元精。元精、元气者,即化生精气之元神也,生气通天,惟赖乎此。经曰:得神者昌,失神者亡。即此之谓。今之人,多以后天劳役,戕伐先天;今之医,只知有形邪气,不知无形元气。夫有形者,迹也,盛衰昭著,体认无难;无形者,神也,变幻倏忽,挽回非易。故经曰:粗守形,上守神。

天地阴阳之道,本贵和平,则冷气调而万物生,此造化生成之理也。然阳为生之本,乃生气也;阴实死之基,非真阴也。故道家曰:分阴未尽,则不仙;分阳未尽,则不死。华元化曰:得其阳者,生;得其阴者,死。

阴虚生内热,阳虚生外寒;阴盛生内寒,阳盛生外热。此经言阴阳之虚实也。

经曰:阳气有余,为身热无汗。此言表邪之实也。阴气有余,为多汗身寒。此言阳气之虚也。仲景曰:发热恶寒发于阳,无热恶寒发于阴。

经曰:阴胜则阳病,阳胜则阴病。阳胜则热,阴胜则寒。阴根于阳,阳根于阴。病有不可正治者,当从阳以引阴,从阴以引阳,各求其属以衰之。如求汗于血,生气于精,从阳引阴也;引火归元,纳气归肾,从阴引阳也。此即水中取火,火中取水之义。

阴之病也,其来缓,其去亦缓;阳之病也,其来速,其去亦速。阳生于热也,阴生于寒也。阳病则旦静,阴病则夜宁;阳虚则暮乱,阴虚则朝争。盖阳虚喜阳助,则朝轻暮重;阴虚喜阴助,则朝重暮轻。此言阴阳之虚也,若系实邪,与此相反。阳盛,则朝重暮轻;阴盛,则朝轻暮重。此阳逢阳旺,阴得阴强也,其有或昼或夜,时作时止。不时而动者,以正气不能主持,则阴阳胜负交相错乱,当培养正气,则正气胜,而阴阳将自和矣。但或水或火,必因虚实以求之。

命 门

命门之义,肾有二枚。以诊法言,左者为肾,右者为命门,故右尺诊相火,左尺诊肾水。以生气言,则肾皆属水,其真火实居两肾之间。即经曰:七节之旁,中有小心也。

命门为精血之海,脾胃为水谷之海,均为五脏六腑之本。然命门为元气之根,真火之宅。一阳居于二阴之间,为薰育之主。而五脏之阴气,非此不能滋;五脏之阳气,非此不能发。而脾胃是中州之土,非此火不能生。细而分之,戊土生于离宫之火,己土生于坎宫之火。故必春气始于下,则三阳从地起,而后万物得以化生。岂非命门之阳气在下,总为脾胃之母,故脾胃为灌注之本,得后天之气也。命门为化生之原,得先天之气也。此其中自有轻重本末之先后,许知可以补脾不若补肾,李东垣以补肾不若补脾,各有真见。

命门有火候,即元阳之谓,即生物之火。然禀赋有强弱,则元阳有盛衰。阴阳有胜负,则病治有微甚。此火候之所以宜辨也。兹姑以大抵言之.则一阳之元气,必自下而升,而三焦之普濩,乃各见其候。盖下焦之候,如地土化生之本也;中焦之候,如灶釜水谷之炉也;上焦之候,如太虚神明之宇也。

下焦如地土者,地土有肥瘠,而出产异,山川有厚薄,而藏蓄异。聚散操权,总由阳气,人于此得一分,即有一分之用,失一分,即有一分之亏。而凡夭寿生育,及勇怯精血,以至病治之基,无不由此。而元阳之足与不足,即为消长盈缩之主,此下焦火候之谓也。

中焦如灶釜者,凡饮食之滋,本于水谷,食强则体壮,食少则体衰,正以胃中阳气,其热如釜,使不其然,则早食何以午即化,午食何以申即化，而釜化之速，不过如此。观灶釜之少一炬，则迟化一顷，增一炬，则速化一时，火力不到，则全然不化。而脾胃之化与不化，饮食之能与不能，总由阳明之胃气，有强与不强，而阴寒之邪气，有犯与不犯耳。及其病也，则渐痞渐胀，或嗝或呕，或十化其三五，或膨聚而不消，或吞酸嗳腐，而食气不变，或腹疼胸痛，而终日不饥，或清浊不分，或完谷不化。盖化则无不运行，不化则无不留滞。运化则为气为血，留滞则为积为痰。此其故，谓非胃气之不健，而火候之无力乎？今见治痞、治胀，及治吞酸嗳腐等证，无论是热非热，动辄呼为胃火，而能堪否？此中焦火候之谓也。

上焦如太虚者，凡变化本于神明，而神明必根于阳气，盖此火生气，则无气不至，此火化神，则无神不灵。阳之在下，则温暖，故曰相火以位；阳之在上，则昭著，故曰君火以明。是以阳长则阴消，而离照当空，故五官治则万类盛。阳衰则阴盛，而阳为阴抑，故聪明夺而神志衰。凡人声色动定，及智愚贤不肖之有不齐者，何莫非阳德为之用，此上焦火候之谓也。

三焦论火候，则各有所司，何以皆归之命门，而不知水中之火，乃先天真一之气也。藏于坎中，自下而上，与后天胃气相接，而化为生生之本，是花萼之荣在根柢，灶釜之用在柴薪也。使真修不发于渊源，则总属无根之火，火而无根，即为病气，非元气也。故易以雷在地下而为复，可见火之标在上，而火之本则在下也。且火惟就燥，性极畏寒。若命门阴盛，则元阳畏避，而龙火无藏身之地，故游散不归，而为烦热格阳，当从其性以导之，使阳和之气直入坎中，据其巢穴，而招之诱之，则相求同气，而虚阳无不归原矣，故曰甘温能除大热也。奈何虚阳指为实热，不思温养，而但知寒凉可以灭火，安望其尚留生意哉！此医家第一活人大义。倘三焦有客热邪火，固不得不清，原非正气火候之谓。学者当深明邪正，即得治生之要矣。

命门有生气,即阳和不息之机也。无生,则无命矣。盖阳性动而主升,阴性静而主降。惟动惟升,所以阳主生气;惟静惟降,所以阴主死气。阳和之气,始于下而盛于上,升则向生也;阴静之气,始于上而降于下,降则向死也。故阳生于子,而前升后降;阴生于午,而前降后升。此阴阳之分歧,而死生之权柄,惟此毫厘升降之机耳。又如水暖则化气,化气则升,无不生也;水寒则成冰,成冰则降,无不死也。故肾气独沉,则奉生者少,即此生气之理。至人之生气,则无所不在,如脏腑有生气、颜色有生气、脉息有生气、七窍有生气、四肢有生气、二便有生气。生气,即神气。神自形生,何可不辨?衰者速培,犹恐弗及。然必细审孰者已亏,孰者能益生气,孰者能损生气。孰者宜先攻病气,以保生气;孰者宜先固生气,以御病气。生气,即少阳之气,无非来自根本,其得其失,总在生息之间。经曰:得神者昌,失神者亡。即此生气之谓也。命门有门户,为一身巩固之关也。经曰:仓廪不藏者,门户不要也;水泉不止者,膀胱不藏也。得守者生,失守者死。又曰:肾者,命之关也,关门不利,聚水而从其类也。又曰:北方黑色,入通于肾,开窍于二阴。可见北门之主,总在乎肾,而肾之政令,总在乎命门。盖命门为北门之枢,有阴阳之柄。阴阳和则蓄泄有常,阴阳病则启闭无序。故有为癃闭不通者,以阴竭水枯,干涸之不行也;有为滑泄不禁者,以阳虚火败,收摄之无主也。阴精既竭,非壮水不能充;阳气既虚,非益火必不能固。然精无气不化,气无水不行,此其中又有可分不可分之妙用,亦在乎聪慧者之神悟耳。

命门有阴虚,以火热之偏胜也。火热之偏胜缘其真水之不足,故或为烦渴,或为骨蒸,或为咯血、吐血,或为淋浊遗泄。明是火证,而本非邪热实热之比。盖实热之火其来暴,而必有感冒之故;

虚热之火其来徐，而必有积损之因。此虚火、实火之大不同也。实火之火，可以寒胜，可以水折，所谓热者寒之也；虚热之火，不可以寒胜，不可以真折，所谓劳者温之也。虚火因其无水，只当补水以配火，则阴阳自可平和，若欲去火以复水，则既亏之水，未必即复，而并火去之，岂不阴阳两败乎？且苦寒之物，绝无冲和之生气，欲其补虚难矣！当以甘平微凉之品，专补真阴。虽未必即愈，自可无害其胃，然后乘其可乘之机，暂一清解，或渐加温润，必使生气渐来，庶乎脾可健，而热可退，肺渐润，而咳渐宁，方是挽回之佳兆，多有得生者。若仅知知、柏为滋阴，则阴未得滋，而火焉得清，势必败胃而泄泻，食减者多矣。

君火　相火

君火以明，相火以位。君道惟神，其用在虚；相道惟力，其用在实。故君之能神者，以其明也；相之能力者，以其位也。明者明于上，为神明之元主；位者位于下，为化育之洪基。此君相生成之大道，而有此天，不可无此地，有此君，不可无此相也。

以火象言之，轻清而光焰于上者，火之明也；重浊而温蓄于下者，火之位也。明，即位之神，无明则神用无由以著；位，即明之本，无位则光焰何从以生？故君火之变化于无穷，总赖相火之栽根于有地，分之则一而二，总之则二而一者也，此君火、相火之辨。凡其为生化，为盛衰，人之所赖以生者惟此，故《内经》特以七节之旁，中有小心，亦以见君、相之义，无脏不有。总言大体，则相火当在命门，谓根荄在下，为枝叶之本也。析言藏守，则脏腑各有君相，谓意念所出，无不从乎神志也。故凡心之神、肺之气、脾胃之仓廪、肝胆之谋决、肾之伎巧，亦皆从位字发生。而五脏各有位，则五脏各有相，人之情欲多有妄动者，动之俱能起火，火盛则伤元气，是为元气之贼,乃邪正之分歧也。夫情欲之火,邪气也;君相之火,正气也。正气之蓄,即为元气,邪火之动,则伤正气,是为元气之贼。当知火之贼人,原非君相真火,不论内邪,皆为邪火,邪火可言贼,君相不可言贼也。信夫!

六 要

六要者,表里、寒热、虚实也。此医中最大关键,明乎此,则万病皆指诸掌。以表言之,则风寒、暑湿、火燥感于外者是也;以里言之,则七情、嗜欲、饮食伤于内者是也。寒者,阴之类,或为内寒,或为外寒,寒者多虚而实者少;热者,阳之类,或为内热,或为外热,热者多实而虚者少。然虚者,正气不足也,内出之病多不足;实者,邪气有余也,外人之病多有余。

表 证

表证者,邪自外入者也,凡风寒、暑湿、火燥气有不正者皆是。

经曰:清气大来,燥之胜也,风木受邪,肝病生也;热气大来,火之胜也,金燥受邪,肺病生也;寒气大来,水之胜也,火热受邪,心病生也;湿气大来,土之胜也,寒水受邪,肾病生也;风气大来,木之胜也,土湿受邪,脾病生也。又:冬伤于寒,春必温病;春伤于风,夏生飧泄;夏伤于暑,秋必痎疟;秋伤于湿,冬生咳嗽。凡此皆言外来之邪,而邪有阴阳之辨,所伤亦各不同。然邪虽有六,化只阴阳。阳邪化热伤气,阴邪化寒伤形。伤气者,气通于鼻,鼻受无形之天气,而通乎脏。故外受暑热,而病有发于中者,以热邪伤气也;伤形者,形充于血,血营乎身,寒邪伤之,浅在皮肤,深入经络,邪束于外,热遏营卫,则为身热体痛,无汗恶寒,是寒邪伤形也。

经曰:寒则腠理闭,气不行,故气收矣;热则腠理开,营卫通,汗大泄,故气泄矣。此寒热阴阳之辨。而六气感人,又惟风寒为最,以风为百病之长,寒为杀厉之气也。人生内有脏腑,外有经络,邪之客于形身,必先客于皮肤,次入经络,留而不去,然后内连脏腑,此邪自外入之次。若邪气在表,不可攻里,恐里虚邪陷,漫无解期矣。表证既明,里证可因而辨也。

人身脏腑在内,经络在外,故脏腑为里,经络为表。在表,手足各有六经,为十二经。以十二经分阴阳,则六阳属腑为表,六阴属脏为里。以十二经分手足,则足经之脉,长而且远,自上及下,遍络四体,故可按之,以察周身之病;手经短而且近,皆出入于足经之间,故诊外感者,但言足经,不言手经也。然足之六经,又以三阳为表,三阴为里。而三阳又以太阳为阳中之表,以其脉行于背,背为阳,主表也;阳明为阳中之里,以其脉行于腹,腹为阴,主里也;少阳为半表半里,以其脉行于侧,三阳传遍,渐入三阴也。故欲察表证,当分足三阳经,而又以太阳一经,包覆肩背周身,内连脏腑肓俞,为诸阳主气,独四通八达之衢,风寒伤之,先犯此经。足三阳由足入腹,太阳在肌表之间。而三阴主里,风寒自外入者,未有不由阳虚而入阴经也。若径入三阴,即为直中,必连脏矣,故阴经无独见之表证。

寒邪在表,必身热无汗,以邪闭皮毛也。

寒邪客于经络,必身体痛,或拘急酸疼,以邪气外束,营血不能流利也。

寒邪在表,而头痛有四:足太阳经脉上循头项,故头连脑而痛;阳明经脉上循头面,故头连额而痛;少阳经脉上循发际,故头角作痛;厥阴脉上巅顶,故头顶作痛。惟太阴、少阴无外邪头痛。肾虚头痛,属少阳;痰厥头痛,属太阴也。

寒邪在表,阳气不伸,故令恶寒。此伤寒恶寒,如伤寒恶食也。

邪气在表,脉必浮而紧数,以营气为邪拘束,不能和缓舒徐也。

太阳经起目内眦,上顶巅,下项挟脊,抵腰膝。外邪干之,必发热而头项强痛,腰脊强,或膝胫痛也。

阳明经起目上下纲,循面挟鼻,行胸腹。故邪在阳明,必发热目疼,鼻干,不得眠也。

少阳为半表半里之经,绕耳前后,循肩下胁肋。故邪在少阳,必寒热往来,耳聋口苦,胸胁痛而呕。以上皆三阳表证,不可攻里,或发表,或微解,或温散,或凉散,或和解,或温中托里,而为不散之散,或补阴助阴,而为云蒸雨化之散。

风寒在表,脉必浮紧,浮则为风,紧则为寒。风则伤卫,寒则伤营,营卫俱病,骨节烦疼,当发其汗也。风为阳,卫亦为阳;寒为阴,营亦为阴。阳邪伤卫,阴邪伤营,各从其类也。卫得风则热,营得寒则痛,营卫俱病,故骨节烦疼也。

浮脉属表,理固然也。若寒邪初感之甚者,拘束卫气,不能外达,脉必沉而兼紧,但当以发热恶寒,头痛身疼诸表证参合之。血虚火迫动血,脉数浮大,按必索然。阴虚水亏,脉必浮数无力,但当兼涩耳。内火炽盛,脉亦浮大,或洪或数为异。关阴格阳,脉亦浮大,按必格指。若此之类,俱非表脉,必当以形气病气有无表证参酌之,庶免误治之失。外感寒邪,脉大者,必病进,以邪气日盛也,然必大而紧数,方为病进。若初病脉小,以后渐大渐缓者,此从阴转阳,又为胃气之脉,病虽危剧,终当渐解也。病若未减,脉气紧而无力者,靡有愈期也。盖紧者,邪气也;力者,元气也。紧而无力,是邪气有余,而元气不足,何以逐邪外出耶? 善诊者,必使元气渐充,则脉渐有力,自小渐大,自虚渐充,渐至微洪微滑,此是阳气渐达,而表将自解矣。若日见无力,而紧数日甚,危亡之兆也。

病必自外入者,方得谓之表证,若由内以及外,便非表证矣。经曰:从内之外者,调其内;从外之内者,治其外;从内之外而盛于外者,先调其内,而后治其外;从外之内而盛于内者,先治其外,而后调其内。此内外先后之不可不知也。

伤风、中风,皆属风邪,不可均作表证。伤风之邪,自外而入,表证也,可散之、温之而已。中风之病,虽有风邪,实由内伤而入,宜扶本疏邪,乃为正治。更有本无风邪,形证类乎中风者,积损累败致然也,俱不可作表证论。

发热之类,似皆火证,但当分辨表热里热。凡邪在表而发热者,表热里无热也,此因寒邪在表,治宜解散,邪解而外热亦解;在里发热者,里热甚而达于外也,此是火证,治宜清凉,里热化而外热亦解。凡此虽分内外,皆可作邪热证论治。若阴虚水亏,为骨蒸,为夜热者,此脏虚内热,切不可作邪热例治,惟壮水滋阴,则虚热可解。

湿燥二气,亦外邪之类,但湿有阴阳,燥亦有阴阳。湿从阴化为寒湿,湿从阳化为湿热。燥从阳化,因于火,燥从阴化,发于寒。热则伤阴,必连于脏;寒则伤阳,必连于经。此湿燥皆有表里,皆有阴阳,必当细辨别治。经曰:因于湿,首如裹。又曰:伤于湿者,下先受之。若冲风冒雨,动作劳苦,汗湿沾衣,皆湿从外入者也。嗜饮酒酪,恣啖生冷,内伤脾胃,泄泻肿胀,呕吐湿黄,皆湿从内出者也。在外在上,宜汗解;在内在下,宜分利。湿热宜清宜渗,寒湿宜燥宜温。又曰:清气大来,燥之胜也,风木受邪,肝病生也。即中风之属。盖燥胜则阴虚,阴虚则血少,血少则或为牵引,或为拘急,或为脾腠风消,或为脏腑干结,此燥从阳化,阴气不足,而伤乎内者然也,治当养营滋阴为主。若秋令太过,金气胜而风燥从之,则肺先受病而燥生也,此伤风之属。由风邪外束,气应皮毛,故身热无汗,干咳喘满,鼻塞声哑,咽干喉燥,此燥自金生,卫气受邪,而伤乎表者然也,治以轻扬解散润肺祛邪为主。

里　证

里证者,病之在内在脏也。凡病自内生,则或因七情,或因劳倦,或因饮食所伤,或因酒色所困,皆为里证。未免误表作里,误里作表,最为大害,当详辨之。

身虽微热,濈濈汗出不止,及无身体酸疼拘急,脉不紧数者,此热非在表也。

身热不恶寒,反恶热,此绝无表邪,乃阳明热盛于里,正为里证也。

凡病表证而小便不利者,知邪已入里也。

表证不罢,而饮食不进,胸腹拒按者,此邪已实于里也。若呕恶口苦,心胸满闷,乃表热传至胸中,渐入于里也。烦躁不眠,燥渴谵语,腹肚下利者,皆邪热深入于里也。腹胀喘满,大便结硬,潮热斑黄,脉滑数实,此则阳明胃腑里实,乃可下之也。

七情内伤。过于喜者,伤心而气散,心气散者,收之养之;过于怒者,伤肝而气逆,肝气逆者,平之抑之;过于思者,伤脾而气结,脾气结者,温之豁之;过于忧者,伤肺而气沉,肺气沉者,举之舒之;过于恐者,伤肾而气怯,气怯者,壮之安之。

饮食内伤。气滞而积者,胃之实也,宜消之逐之;不能运化者,脾之虚也,宜暖之助之。

酒热伤阴,烦满而咳嗽者,湿热为病也,清之泄之;酒湿伤阳,腹痛泄泻呕吐者,寒湿为病也,温之燥之。

劳倦伤脾者,脾主四肢也,必当调补其中气。

色欲伤肾。阳虚无火者,兼培其元气;阴虚无火者,纯补其真阴。

痰饮为患,必有所本,治从所来,方为至治,若但治标,非为良法也。

五脏更脏伤，本不易辨，然有诸中，必形于外也。故肝病，则目不能视而色青；心病，则舌不能言而色赤；脾病，则口不味而色黄；肺病，则鼻不闻香而色白；肾病，则耳不听音声而色黑。

寒　热

寒热者，阴阳之化也。阴不足，则阳乘之而变为热；阳不足，则阴乘之而变为寒。故阴胜则阳病，阴胜为寒也；阳胜则阴病，阳胜为热也。热极则生寒，是热极而阳内阴反外也；寒极则生热，乃寒极而阴盛而阳行于外也。阳虚则外寒，寒必伤阳也；阴虚则内热，热必伤阴也。阳盛则外热，阳归阳分也；阴盛则内寒，阴归阴分也。寒则伤形，形言表也；热则伤气，气言里也。故火旺之时，阳有余而热病生；水旺之时，阳不足而寒病起。人事之病，由于内；气交之病，由于外。寒热之表里当知，寒热之虚实亦不可不辨。

热在表者，为发热头痛，为丹肿斑黄，为揭去衣被，为诸痛疮疡；

热在里者，为胀满脊闷，为烦渴痞结，或喘急叫吼，或躁扰狂越；

热在上者，为头疼目赤，为牙痛喉疮，为诸逆冲上，为喜冷舌黑；

热在下者，为腰足肿痛，二便闭涩，或茎痛遗精，或溺赤便浊。

寒在表者，恶寒身痛，浮肿肤疼，及容颜青惨，四肢寒厥；

寒在里者，恶心呕吐，冷咽肠鸣，及心腹疼痛，喜热畏冷；

寒在上膈，吞酸嗳腐，噎膈反胃，及饮食不化，喘腹呃哕；

寒在下焦，清浊不分，腹痛飧泄，及阳痿遗精，膝胫寒冷。

真寒之脉，必迟弱无神；真热之脉，必滑数有力。

阳脏之人，多热；阴脏之人，多寒。阳脏者，必平生喜冷畏热，即朝夕食冷，绝无所病，此真阳之有余也；阴脏者，喜热畏冷，略食寒凉，必伤脾胃，此真阳之不足也。第阳强者少，十惟二三；阳弱者多,十常七八。然特强者每多致病,畏弱者多获康安。若见彼之强,忌我之弱,则与侏儒观场,丑妇效颦者,无异矣。

寒热真假

寒热有真假者,阴证似阳,阳证似阴也。惟阴极反能发热,是内寒外热,即真寒假热也;阳极反能厥冷,乃内热外寒,即真热假寒也。假热者,最忌寒凉;假寒者,切忌温热。辨此之法,当以脉之虚实强弱为主。

假热者,水极似火也。凡病伤寒,或杂病,其有素禀虚寒,偶感邪气,而反热者,有劳倦受邪而反热者,酒色过度受邪而反热者,七情过度受邪而反热者,更有原非火证,误服寒凉,而反热者。真热本发热,而假热亦发热,见证亦面赤烦躁,大便不通,小便赤涩,或为气促,咽喉肿痛,或为身热,脉热躁疾,未免误认为热,妄投寒凉,下咽必毙。不知身虽热而里实寒,正是里寒格阳之证,乃虚阳不敛也,故口虽干渴,不喜冷饮,热饮亦不能多,或大便不实,或先硬后溏,或小便短少,或水枯黄赤,或气短懒言,或神倦色黯。或起倒如狂,禁止则止,自与登高骂詈者不同,此虚狂也。或斑如蚊迹,淡红细碎,自与热极虚紫者不同,此虚斑也。假热之脉,沉细急疾,或豁大无神,此热越皮肤,寒在脏腑,所谓恶热非热,明是阴证也。似此内败真寒,不知求本,但知攻热,则无不速危矣!急当以八味理阴回阳,四逆倍加附子,引火归源,使元阳渐回,则热必退脏,所谓火就燥者是也。经曰:身热脉数,按之不鼓,系于指下者,此阴胜格阳,非热也。仲景治少阴证烦躁发狂者,四逆汤加猪胆汁、人尿,以平格阳之气。东垣治面赤目赤,烦躁欲饮,脉七八至,按之则散者,此无根之火,当以姜附汤加人参,以补摄元气。《外台秘要》以阴盛格阳,名阴躁,欲坐井中,宜以热药治之。

假寒者,火极似水也。如伤寒热甚,失于汗下,致阳邪无极,热伏于内,自阳入阴,其初身热,渐至发厥,神志昏沉,或时畏寒,此真寒本畏寒。而假寒亦时畏寒,是厥深热深,热极反兼寒化也,必声壮气粗,形强有力,唇焦舌黑,燥渴饮冷,小便赤涩,大便秘结,或热结旁流,下利清水,中仍有燥粪,及矢气极臭者,非寒也,脉必滑数有力,是实热内结也,承气汤;心烦潮热,大柴胡汤;有热无结,自汗烦渴,脉洪无力者如神,白虎汤。

杂病假寒,必时栗畏寒,口渴饮水,此热极于内,阳气不伸,正寒在皮肤,热在脏腑也。所谓恶寒非寒,明是热症,故饮冷便结,溺涩口臭,躁扰不宁,脉必滑数有力,当以凉膈加连,清热存阴,内热既除,则假寒自退,所谓水流湿者是也。经曰:身热厥冷,脉必滑数,按之鼓,系于指下者,此阳极似阴,非寒也。

虚　实

虚实者,有余不足也,有表里之虚实、气血之虚实、脏腑之虚实、阴阳之虚实。凡外入之病,多有余;内出之病,多不足。实言邪气当泻,虚言正气当补。欲明虚实,当知根本。夫病邪之实,固为可虑,而元气之虚,更属可虞。

诊病之法,必先以元气为主,而后求病邪之深浅。若实而误补,不过增病,病增者,随可解救;虚而妄攻,必致脱元,元脱者,不可生矣。总之,虚实之要,莫逃乎脉,如脉之真有力、真有神,方是真实症;脉之假有力、假有神,便是假实症。矧脉之无力、无神,以至全无力、全无神者。

表实者,发热身痛,恶寒鼓颔,或恶热揭衣,扬手掷足。寒束于表者,无汗;火结于表者,有疡。走注红痛,知营卫之有热;拘急酸疼,知经络之有寒。

里实者,为痛胀,为痞坚,为闭结喘满,为烦躁懊恼,或气血积聚,结滞腹中不散,或寒邪热毒,深留脏腑难消。

阳实者,多实恶热;阴实者,多痛恶寒。气实者,气必喘促,声音壮厉;血实者,血必凝聚,多痛且坚。心实,多言多笑,小便黄赤涩少;肝实,多懊多怒,小腹两胁疼痛;脾实,痞满腹胀,气闭身重;肺实,喘咳多痰,胸满气逆;肾实,气壅窍闭,二便痛涩。

表虚,多汗,战栗怯寒,耳聋眩晕,目暗羞明,或肢体麻木,举动不胜烦劳,或皮毛枯槁,肌肉日渐瘦削,或颜色憔悴,或神气索然。

里虚,心怯,心跳多惊,津液内竭,神志不宁,或饥不饮食,渴不喜冷,或畏明张目,恶闻人声,或饮食难化,时多呕恶,或气虚中满,二便不利,或遗精而溲溺不禁,或泄泻而脱出肛门,女子血枯经闭,胎多下坠,带下赤白,崩漏癃淋。

阳虚者,火虚也,为神气不足,眼黑头眩,咳嗽吐沫,必多寒而畏寒。

阴虚者,水虚也,为骨蒸劳热,亡血戴阳,干咳失精,必多热而畏热。

气虚者,气短似喘,声音低怯;血虚者,肌肤干涩,筋脉拘挛。

心虚则神惨怛,志意怯虑,多悲愁不乐;肝虚则目䀮䀮无所见,善恐,阴缩筋挛;脾虚则四肢不为我用,饮食不为肤肌;肺虚气少息微,皮毛枯涩少泽;肾虚二便不禁,夜多梦泄遗精。

虚者宜补,实者宜泻。不知虚中复有实,实中复有虚,故至虚有盛候,大实有羸状也。如病起七情,或饥饱劳倦,或酒色所困,或先天不足,每多身热便闭,虚狂胀满,戴阳假斑,证似有余,实由不足。又如外感未除,留伏经络,饮食不消,积聚脏腑,或郁结逆气,有不可散,顽痰瘀血,有所留藏,病磨至羸,似乎不足,不知病根未铲,实非虚症也。经曰:无实实,无虚虚,谓损不足而益有余耳。

治 法

逆者正治,从者反治。以寒治热,热治寒,此正治也,正,即逆也;以热治热,以寒治寒,是反治也,反,即从也。如热药散寒病,而寒不去者,无火也,当以桂、附、参、熟治之,即益火之原,以消阴翳也。热治寒而寒不退,反用寒凉而退寒者,此正假寒之病,以寒从治,则热化而寒自解也。寒药治热病,而热不除者,无水也,当以六味、知柏治之,即壮火之主,以制阳光也。寒治热而热不愈,反用参、姜、桂、附、八味而退热者,此即假热之病,以热从治,即甘温能除大热也。热因寒用者,沉寒内结,当以热药治之。第寒甚格热,热不能前,则以热药冷服,下咽之后,冷性既消,热性便发,情切不违而致大益。寒因寒用者,如大热在中,以寒攻治则不入,以热攻治则病增,乃以寒药热服,入腹之后,热性既消,寒性逐行,性切协和,而病日以减也。

气 味

气味之辨,则诸气属阳,诸味属阴。气本乎天,有四:寒、热、温、冷是也;味本乎地,有六:酸、苦、甘、辛、咸、淡是也。

热温者,天之阳;寒凉者,地之阴也。辛甘淡者,地之阳;酸苦咸者,地之阴也。阳主升而浮;阴主沉而降。辛主散,其行也横,故能解表;甘主缓,其性也和,故能补中;苦主泻,其行也下,故可去实;酸主收,其性也敛,可以治泄;淡主渗,其性也利,可以分消;咸主软,其性也沉,可以导滞。

用纯气者,取其动而能行;用纯味者,取其静而能守。气味兼用,合和之妙。君臣相配,宜否之机,即欲其宜,尤当知忌,先避其害,后用其利,一味不投,众善俱弃。欲表散者,须远酸寒;欲降下者,勿兼升散。阳旺者,当知忌热;阳衰者,沉寒勿犯。上实者,忌升;下实者,忌秘。上虚者,忌降;下虚者,忌泄。诸动者,再动即散;诸静者,再静则灭。甘勿施于中满;苦勿投于假热;辛勿需于热躁;咸勿用于伤血;酸本木味,最能克土,脾气虚而少运者,切勿轻投。阳中复有阴象,阴中复有阳诀,使能烛此阴阳,则药理虽玄,岂难透彻!

全集十六

女科医案

女科医案

调经门

汪石山治一妇,瘦小,年二十余,经水紫色,或前或后,临行腹痛,喜热恶寒,或时感寒,腹亦作痛。脉皆细濡近滑,两尺重按,脉略洪而滑。此血热也,或谓恶寒如此。何谓为热? 曰:热极似寒也。遂用黄连四两,香附、当归身尾各二两,五灵脂一两。为末,糊丸。空腹吞之而愈。

一妇,年二十一岁,六月经行,腹痛如刮,难忍求死,脉则细软而快,尺则沉弱而近快。汪曰:细软属湿,数则为热,尺沉属郁滞也。以酒煮黄连八两,炒香附六两,五灵脂半炒半生三两,归身尾三两。为末,糊丸。空心汤下三四钱,服至五六料。越九年,得一子,后屡服屡效。历十五年后,前药罔效。汪复诊之,脉皆洪滑无力,幸其尚有精神。汪曰:此非旧日比矣,旧乃郁热,今则虚寒。东垣曰:始为热中,终为寒中是也。经曰:脉至而从,按之不鼓,乃阴盛格阳,当作寒治。且始病时而形敛小,今则形肥大矣。书曰:瘦人多血热,肥人多血虚,岂可同一治也。所可虑者,汗大泄,而脉不为汗衰;血大崩,而脉不为血减耳。其痛日重夜轻,知由阳虚不能健运,故亦凝滞而作痛。以症参脉,宜用助阳。若得脉减痛轻,方为佳兆。遂投参、芪、归、术、桂、附一剂。来朝再诊,脉皆稍宁,服至二三十剂,病已愈。盖病有始终寒热之异,药有前后用舍不同,形有肥瘦壮少不等,岂可以一方而通治哉?

发热门

吴菱山治一妇,经血过多,五心烦热,日晡潮热,脉数沉涩,诸药不效,投以四物汤加胡黄连,三服而愈。

薛新甫治一妇人,经候过期,发热倦怠,或用四物、黄连之类,反二月一度,且少而成块。又用峻药通之,两目如帛所蔽。曰:脾为诸阴之首,目为血脉之宗,此脾一受伤,五脏皆为失所,不能归于胃矣。胃气一虚,则清阳皆不能上奉。遂用补中益气、归脾二汤,专主脾胃,半年寻愈。

热入血室门

许学士治一妇,病伤寒发寒热,遇夜则如见鬼状,经六七日,忽然昏塞,涎响如引锯,牙关紧急,瞑目不知人,病势危困。许视之曰:得病之初,曾值月经来否?其家云经水方来,病作而经遂止,得一二日发寒热,昼虽静,夜则有鬼祟从,日昨不省人事。许曰:此乃热入血室症。仲景云:妇人中风,发热恶寒,经水适来,昼则明了,暮则谵语,如见鬼状,发作有时,此名热入血室。医者不晓,以刚剂与之,遂致胸膈不利,涎潮上涌,喘急息高,昏冒不知人,当先化其痰,后除其热,乃急以吼散投之。两时顷,涎下得睡,省人事。次以小柴胡汤加生地黄,三服而除,不汗而自解矣。

一妇人,热入血室症,医者不识,用补血调气治之,数日遂成血结胸。或劝用药,许公曰:小柴胡已迟,不可行也,无已,刺期门穴斯可矣。予不能针,请善针者治之,如言而愈。或问:热入血室,何为而成结胸也?许曰:邪气传入经络,与正气相搏,上下流行,遇经水适来适断,邪即乘虚入于血室。血为邪所迫,上入肝经,肝受邪则谵语而见鬼;复入膻中,则血结于胸中矣。何以言之?妇人平居,水养木,血养肝,方未受孕则下行为月水,既受孕则中蓄之养胎,及已产则上壅之以为乳,皆血也。今邪逐血并归于肝经,聚于膻中,结于乳下,故手触之则痛,非药可及,故当刺期门也。

虞恒德治一少妇,夏月行经,得伤寒似疟,谵语狂乱。诸医皆以伤寒内热,投双解散、解毒汤,服之大汗如雨,反如风状;次以牛黄丸、金石之药,愈投愈剧。一日延虞诊视,脉弦而大。虞思伤寒内热狂乱,六阳俱病,岂不口干舌黑,况脉不数,病体按之,或热或静,其腹急痛。意必有内伤在前,伤寒在后,今伤寒得汗虽已,内伤则尚存故也,因细问之。患者曰:正行经时,因饮食后,必多用冷水抹身,因得此症。方知冷水外闭其汗,内阻其血,邪热入于血室,经血未尽,血得邪热,乍静乍乱,故寒热谵语,掉眩类风也。须得玉烛散下之。下后谵语已定,次以四物、小柴胡汤调理,五日热退身凉,患遂瘳。

《衍义》云:一妇人,温病已十二日,诊之,其脉六七至而涩,寸稍大,尺稍小,发寒热,颊赤口干不了了,耳聋。问之,病数日经水乃行,此属少阳热入血室也,若治不对病则必死。乃按其症,与小柴胡汤服之二日,又与小柴胡汤加官桂、干姜一日,寒热遂止。又云脐下急痛,又与抵当丸微利,脐下痛痊,身渐凉,脉渐匀。尚不了了,乃复与小柴胡汤;次日但胸中热躁,口鼻干,又少与调胃承气汤;不得利,次日心下痛,又与大陷胸汤半服,利三行;次日虚烦不宁,时妄有所见,复狂言,虽知其尚有燥屎,以其极虚,不敢攻之,遂与竹叶汤,去其烦热,其夜大便自通,至晚两次,中有燥屎数枚,而狂言虚烦尽解。但咳嗽吐沫,此肺虚也,若不治恐成肺痿,遂与小柴胡汤去人参、大枣、生姜,加干姜、五味子,一日咳减,二日而病悉愈。

薛立斋治一妇人,怀抱素郁,感冒风热,经行谵语,服发散之剂不应。用寒凉降火,前症益甚,更加月经不止,肚腹作痛,呕吐不食,痰涎自出。此脾胃虚寒,用香砂六君子汤,脾胃渐健,诸症渐退。又用归脾汤而痊愈。

经行泄泻门

汪石山治一妇,必泄泻三日,然后经行。诊其脉皆濡弱,此脾虚也。脾统血制湿,经行将动,脾血先已流注血海,然后下行为经。脾血既亏,则脾气亦不能运行其湿也。今作参苓白术散,每服一钱,一日米饮调下二三次,月余竟不泻。

一妇,年逾四十,形长色脆,病经不行。右脉浮软而大,左脉虚软而小近快。常时经行作泻。今年四月,感风咳嗽,用汤洗浴,汗多,因泻一月,六月复因洗浴发疟六七次,疟虽止而神思不爽,至八月尽,而经行过多,白带时下,泄泻不止,右脚疼病。旧曾闪䏚脚跟,今则假此延痛臀、腰、肋、尻骨、颈项,右边经脉皆掣痛,或咳嗽一声,则腰眼痛如腰扎,日轻夜重,叫号不已。幸痛稍止,饮食如常,今详月水过多,白带时下,日轻夜重,泄泻无时,亦属下多亡阴。宜作血虚论治,服四物止痛之剂益甚。九月汪复诊视,始悟此病乃合仲景所谓阳生阴长之法矣。夫经水多,白带下,常泄泻,皆阳虚下陷致然,名曰脱阳。日轻夜重者,盖日阳旺而得健运之职,故血无凝滞之患,而日故轻;夜则阴旺而阳不得其任,失健运之常,血亦随滞,故夜重。遂以苓、术助阳之药,煎服五七剂,一月全安。

经闭门

一室女,年十七,病久未愈,天癸不通,发热咳嗽,饮食少思,欲用通经丸。薛曰:此盖因禀气不足,阴血未充故耳。但养血气,益津液,其经可自行。彼惑于速效,仍用之。余曰:非其治也。此乃剽悍之剂,大助阳火,阴血得之则妄行,脾胃得之则消耗。后果经血不止,饮食不入,遂致不救。

一妇人将一女子年十五时来诊,言女子十四时经水自下,今经反断,其母言之恐怖。余曰:若是妇人亲女,必妇人年十四时亦经水下,所以断者为避年乃怪,后当自下。此真气犹怯,禀赋素弱而然也。如欲药之,宜固先天真气,使水升火降,则五脏自和,而脉通行矣。

一妇人,月事不行,寒热往来,口干颊赤,饮食少进,至暮间咳二三声。诸医皆用虻虫、水蛭、干漆、硇砂、莞青、红娘子、没药、血竭之类。惟余不然,曰:古方虽有此法,奈病人服之必脐腹发痛,饮食不甘,乃命止药。《内经》曰:二阳之病发心脾,心受之则血不流,故女子不月。既心受积热,宜抑火升水,流湿润燥,开胃诱食,乃涌出痰一二升,下泄水五六行,水湿上下皆去,血气自然湍流,月事不为水湿所隔,自可依期而至矣。亦不用虻虫等有毒之药,如用之则月经纵来,小溲反闭,他症生焉。凡精血不足者,宜补之以味,大忌有毒之药,性偏气悍,而致夭枉多矣。

一妇人,年二十四岁,经水不行,寒热往来,面黄颊赤,口燥唇焦,时咳二三声。视其所服之药,黑神散、乌金丸、四物汤、烧肝散、鳖甲散、建中汤、宁肺散,针灸千百,转剧。家人意倦,不欲求治。余悯之,先涌痰五六升,午前涌毕,午后病除。后二日,复经涌之,又去痰一二升,食益进。不数日,又下通经散,泻讫一二升。数日后去死皮数重,小者如麸片,大者如膜皮。不月余,经水自行,神气大康矣。

血崩门

孟官人母,年五十余,血崩一载,金用泽兰丸、黑神散、保安丸、白薇散补之,不效。余见之曰:天癸已尽,本不当下血。盖血得热而流散,非寒也。夫女子血崩,多因大悲哭。悲甚则肺叶布,心系为之急,血不禁而下崩。《内经》曰:阴虚阳搏谓之崩。阴脉不足,阳脉有余,数则内崩,血乃下流,举世以虚损治之,莫有知其非者。可服大剂者,黄连解毒汤是也。次以香附二两,炒,白芍二两,炒,当归二两,焙。三味同为细末,温水调下。又服槟榔丸,不旬日而安。

　　西园公治妇人,年六十二岁,血崩不止,投黄连解毒汤四剂,后服凉膈散合四物汤六剂后即愈。此妇因悲哀太过,则心系急,肺布叶举,而上焦不通,热气在中,迫血而崩,故效。

　　薛氏治一妇人,年将七十,素有脾肺之症,每发则饮食不进,胸膈不利,或中脘作痛,或大便泄泻,或小便不利,投以逍遥散加山栀、木香、香附,换茯神而愈。后忧女婿居,不时崩下紫黑血。其病每作,先倦怠而后发热。经曰:积忧伤肺,积思伤脾,肺伤则肝木无制,脾伤则木愈来乘,脾肺两伤,则肝阳独旺,不能摄血归经而发也。随以前方加炒黑黄连五分、炒黑吴茱萸三分。一服顿止,数服而康。

　　一妇人,年六十四岁,素多郁怒,每患必头痛寒热,春间乳内作痛,服流气饮之类益甚,不时有血如经行。又大惊恐,则伤食不进,夜寐不宁,乳肿及两胁焮痛如炙,午后赤甚。余以为肝脾郁火血燥,先以逍遥散加醋浸炒黑龙胆草一钱、炒黑山栀一钱半。二剂,肿痛顿退,又二剂而全消。改用归脾汤,加黑山栀、川贝母,诸症悉痊。

　　一妇,因怒崩血,久不能止,面色青黄或赤,此肝木制脾土而血虚也。用小柴胡合四物汤,以清肝火生肝血。又用归脾、补中二汤,以益脾气生肝血而痊。此症若因肝经风热而血不宁者,以防风一味为丸,以兼症之药煎送。或肝经火动而迫血者,用条芩炒黑为丸,以兼症之药煎送,无有不效。

　　一妇人,性急多怒,每怒非耳、项、喉、齿、胸、乳作痛,即胸满、吞酸、吐泻、崩下不止。此皆肝火之症。肝自病则外证见,土受克则内证作。治外症用四物汤加白术、茯苓、柴胡、炒山栀、炒龙胆;治内症用四君子汤加柴胡、白芍、木香、吴茱萸、炒黄连。内外症先后迭治悉平,惟血崩不净,是血分有热,脾气尚虚,以逍遥散倍用白术、茯苓,又以补中益气汤加醋炒白芍、炒松生地。一月之间,血止而经亦调矣。

戴同父治一妇,血大至,曰崩中。或清或浊,或纯下块血瘀腐,势不可遏,甚则头目昏晕,四肢厥冷。并宜胶艾汤吞灵砂丸,佐以三灰散,或以童子小便煎理中汤,或以沉香降气汤加入百草霜。血崩甚而腹又痛,人多疑为恶血未尽,又见血色瘀黑,愈信恶血之说,不敢止截。大凡血之为患,欲出未出之际,停在腹中,即成瘀色,固难尽以瘀色之血为恶,义焉知瘀之不为虚冷乎?若必待瘀去之后截之,恐并与人无之矣。此腹痛更有说,瘀血腹痛,血通则痛止;崩下腹痛,血住则痛止。宜芎归汤加炮姜、黑附,止其血而痛自止矣。

薛新甫表弟方健甫内,年五十,辛丑患血崩,诸药罔效。壬寅八月,身热体痛,头眩涕出,吐痰少食,众作火治,展转发热,绝粒数日。余诊之曰:脾胃久虚,过服寒药,虚病未已,寒病复起。遂用八味丸料,一服翌早遂索粥数匙,再服食倍,热减痛止,乃服八味丸而愈。癸卯秋,因劳役忧怒病,虽幸不大发。甲辰忧怒复作,胸闷发热,脊痛腰疼,神气拂郁。或作中暑,遂崩血便血,烦渴引饮,粒米不进,昏愦有时,脉洪大,按之微弱,此无根之火,内虚寒而外假热也。十全大补汤加附子一剂,食粥三四匙,仍服八味丸而始愈。

大尹王天成之内,血崩。自服四物凉血之剂,或作或止,因怒发热,其血大下,服前药不应,更主降火,腹胁大痛,手足俱冷。余曰:此脾胃虚寒所致。先用附子理中汤,痛止肢热;又用补中益气、归脾二汤,崩血顿止,热亦解而食进神康矣。

锦衣杨永兴之内,血崩。过服寒凉之剂,其症益甚,肚腹痞闷,饮食不入,发热烦躁。脉洪大而虚。余诊之曰:此脾经气血虚而发热也。当即用八珍汤加炮姜以温补之,稍迟则不救。彼不信,仍服止血降火之剂,虚症蜂起,始信余言为不谬,但惜缓不及治矣。

东垣治郭大方内,经血暴崩,曾殒身失血,以后经数日一来,今次大下不止。脉沉细而间有数象。九窍微不利,四肢无力气,气喘短促,口鼻气皆不调。此心气不足,饮食失节,脾胃虚弱不化,故胃脘当心下作痛。胁下急,当脐有动气,虚症毕集,惟拟治本,余症可以皆去。制黄芪当归人参汤,三啜而安。

薛新甫治一妇人,血崩兼心痛,已三年矣,诸药不应。每痛甚,虚症悉具,面色萎黄。此心主血,血去过多,心无所养,以致作痛。宜十全大补汤倍参、术,三十余剂稍愈,百余剂全安。

一妇人,年四十余,久患血崩,面色萎黄,倦怠无力,或健忘怔忡,惊悸不寐,或心脾伤痛,饮食不思。薛诊之脉大软涩。曰:此思虑伤脾,不能摄血,以致经血妄行,故屡崩不已焉。归脾汤加熟地、白芍,投百余剂,而永不再发,健旺如常。

气陷血脱门

东垣治一妇人,经行黑血凝结成块,左厢有血瘕,水泻不止,谷食有时化,有时不化,至今岁四月,血块暴下,水注并作,是前后二阴有形之血脱竭于下,无形之气先已下陷,故水泻日已四五行,不食则微满,食罢则心烦不快,甚至饮食不进,形神困顿。曰:夫圣人治病,必本四时升降浮沉之理,经权常变之宜。若不本四时,以顺为逆,非其治也。且治之大法,必先岁气,无伐天和,无盛盛,无虚虚;遗人夭殃,无致邪,无失正,绝人长命。故阳盛阴虚,下之则愈,汗之则死;阴盛阳虚,汗之则愈,下之则死。大抵圣人立法,各自有义。且如升阳以发散之剂,是助春夏之阳气,令其上升,乃泻秋冬肃杀寒凉之气,此病是也。当用此法治之,乃升降浮沉之至理也。夫天地之气,以升降浮沉,乃从四时。如治病逆之,则杀人矣。故经云:顺天者昌,逆天者亡。可不畏哉! 夫人之身,亦有天地四时之气,不可止认在外,人体亦同天地也。今崩下不止,是前阴之气血已下脱矣;水泻又数年不愈,是后阴之气阳已下陷矣。后阴者,主有形之物也;前阴者,乃精气之门户。今俱下竭,是病人周身之气,常行秋冬之令,阴主杀,此等降下之病是也。阳升阴长,春夏是也。在人身之中,令气升浮者,谷气上行故也。既病则周身血气皆不升长,谷气又不上行,其肌肉消少,是两仪之气俱将竭矣。既下元二阴俱脱，血气消竭，假令当日原是热证，今下焦久脱，已化为寒矣。此病久沉久降，寒湿大胜，当急救之。泻寒以热，降湿以燥，大升大举，以助生长补养，血气不致偏枯。圣人立治之法，湿气大盛，以所胜助之，助甲胆风木上升是也。余以补中、调中、清燥三方，屏去黄柏，加桂、附，或姜、附，迭举三法，调治半年，而康复如常。

东垣治一女子，月事不调，漏下恶血，或暴崩不止，多下水浆之物。此劳伤形体，心火乘脾，故倦怠嗜卧，四肢不收，气喘短促，无气以助。脉缓弦急，按之洪大，乃血脱气陷，得之脾土受湿热之邪也。投调经升阳除湿汤，三啜而病如失。

东垣治一妇，久患血崩，面黄乏力，倦怠少气，脉大而涩。此脱血气陷，脾胃受病也。投益胃升阳汤，半月而愈。

赤白带下门

张子和治一妇，病带下，连绵不绝，白物淫溢，已三载矣。命予脉，两手俱滑大有力，得六七至，常上热，口干眩晕，时呕酢水。知其实有寒痰在胸中，以瓜蒂散吐出冷痰二三升，是即所呕酢水也。间有黄涎，或如烂胶。次以浆粥养其胃气，又次用导水禹功以泻其下，然后以淡剂、渗泄之药，利其水道，不数日而愈。

息城李左卫之妻，病白带如水窍漏，绵绵不断，臭秽之气不可近身，面黄食减已三年矣。诸医皆云积冷，阳起石、石硫黄、姜、附之药，重重燥补，污水转多。余断之曰：此带浊水，本热乘太阳经，其寒水不能禁固，故如此也。夫水自高而趋下，宜先竭其上源。乃涌痰二三升，次日复下污水十余行，至三遍，汗出周身。明旦病人云：污水已不下矣。改用寒凉之剂，清涤子室，服至半载，后产一男。

韩氏曰：山妻年三十余，十八胎九殒七夭。会先君松潘难作，贱兄弟皆西奔，妻惊忧过甚，遂昏昏不省人事，口唇舌皆疮，或至封喉，下部虚脱，白带如注。如此四十余日，或时少者，欲自缢，自悲不能堪。医投凉剂,解其上热,则下部带疾愈甚;或投热剂及汤药熏蒸下部,则上热昏晕欲绝。四弟脉之,始知为亡阳证也。大哭曰:宗嗣未立,几误杀吾嫂。急以盐煮大附子九钱为君,制以薄荷汁,佐以姜炭、麦冬、五味之属。水煎入井水冷与之。未尽剂,即鼾鼻熟睡通宵觉,即能识人。时止一嗣子二女,相抱痛哭,疏戚皆悲。挚友赵宪长惊曰:君何术也?弟曰:方书有之,真对真,假对假耳。外乃假热,故以假冷之药从之;内有真冷,故以真热之药反之。斯外内和而病解矣。继以女金丹错综变化,不但去其疾,且调元气。庚午生一子,今应袭也。女金丸即胜金丸,方见种子门。

一孀妇,腹胀胁痛,内热晡热,月经不调,肢体酸麻,不时吐痰。或用清气化痰丸,喉间不利,带下黄赤兼青,腹胁痛胀愈甚。又用行气之剂,胸膈不利,肢体愈麻。此乃郁怒伤肝,脾血燥挟热,不能统摄泽气,脉故软涩弦数也。朝用归脾汤,解脾郁生脾气;夕用加味逍遥散,生肝血清肝火。百余剂,而带下诸症始愈。

一妇人,久疟患带,发热口渴,体倦食少,用七味白术散加麦冬、五味。大剂煎与恣饮,疟发稍可,渴亦大减。又用补中益气汤加茯苓、半夏,而带与疟疾悉瘥。

一妇人,眩晕吐痰,胸满气喘,得食消缓,苦于白带淫溢,已二十余年矣,诸药不应。脉滑而软,此气虚挟痰饮也,痰饮去而带自愈矣。遂朝用六君子汤,夕用六味地黄丸,不一月而带下诸症悉痊。

一妇人,胸痞内热,口干耳鸣,喉中若有一核,吞吐不利,月经不调,带下淫溢不止。六脉软涩微数,此肝脾郁结,痰热不化而流注也。余以归脾汤加半夏、山栀、升麻、柴胡,间以四七汤下白丸子而愈。

一妇人,吞酸饱满,食少便泄,月经不调。服清气化痰丸,两膝渐肿,寒热往来,带下黄白不止,色萎体倦。脉滑而软,此脾胃两虚,湿热下注。用补中益气汤倍参、术,加半夏、茯苓、炮姜而愈。

一妇,带下赤白,四肢无力。余诊之曰:四肢者,土也。脉软而滑。此脾胃虚弱,湿热下注也。以补中益气、济生归脾二汤,并加白芍、生地,不一月而带愈身康矣。

一妇人,带下赤白,怒则胸膈不利,饮食少思,或用消导理气之剂,痰喘胸满,大便下血。脉涩缓大。余曰:脾气亏损,挟湿热而不能摄血归经,故二阴俱有所下也。先用补中益气汤加炮姜、白芍、茯苓、半夏,化其湿热,以安营气,随用八珍汤加柴胡、山栀,而诸症悉痊矣。

白淫门

一妇人,性急善怒,小腹时常痞闷,小便涩痛,频下白物,淫溢甚于白带。或面青口苦,寒热往来。脉得弦洪涩大。余以为积愤不发,湿热伤阴而致。先用龙胆泻肝汤,三啜而小便清利,涩痛顿释。改用加味逍遥四剂,而寒热亦解。补以八珍汤加知、柏数剂,而康复如常。

内外冷热门

一妇人,食少呕涎,面黄腹痛,手足逆冷,月经不行。六脉沉细。此内外俱冷,阳虚不能鼓运其经血也。六君子汤加桂、附、姜、茱,数剂而经行痛止,丸服而连生子女。

一妇人,烦渴恶热,暴呕酸水,饮食不进,面赤带青。六脉沉数。此郁怒伤肝,火逆乘胃,为内外俱热之证。黄连一两,淡姜汁略拌,水煎浓汁细呷,以解内外积热,嗣后渐加白术、当归、陈皮、炙草以调血气,以养胃气,渐进稀粥软饮,改用加味逍遥散十剂全安。

冷热内外真假门

一妇人,口干烦渴,畏风恶寒,大便秘结,手足逆冷。六脉沉数。此内真热而外假寒也。先用黄连解毒汤,热服取汗,后用六味丸而全愈。

一妇,初患痰喘热咳,医以降火散气治之,肌日削而气日索。延至甲辰,木旺痰盛,身热口腐,腹胀神昏,绝食几死。此虚热无火,内有真寒。投以壮火生土之剂,随服随效。越数岁,夏初,坐则头坠不能起视,卧则背冷,觉风透体,有时烦热眩晕,咳嗽痰涌,手足厥冷。六脉沉伏。此内真寒外假热,遂以姜附大补之剂投之,不三四日,而大势已平,仍以前药加减而愈。

潮热门

一妇人,月经不调,饮食少思,日晡潮热。脉涩虚数。此肝脾两亏,气血俱虚也。用十全大补丸加山茱萸、山药、丹皮、麦冬、五味,以敛虚阳,二十余剂而霍然。

一妇人,生育多胎,月经不调,两足发热,年余,其身亦渐潮热,劳动则足跟酸痛。又年余,唇肿痛裂。又半年,裂唇出血,倦怠食少,经停不行。脉涩弦数,此气血两虚,燥热相乘肝肾之症。彼误服通经丸,遂致不起。

一妇人,足跟热痛。脉数虚软,此足三阴虚,圣愈汤三十余剂而安。后发遍身瘙痒,误服风药,反潮热抽搦。脉数弦洪,此血虚挟热生风而肝病也。以天竺黄、牛胆心为丸,四物同麦冬、五味、芩、连、炙草、山栀、柴胡。煎汤送下,三四服遂愈。

一妇,素甘清苦,勤于女工,感冒风邪,自用发散之剂,反朝寒暮热,热多寒少。其脉或浮洪,或弦细。面色青白,或萎黄。此风邪虽去,而气血伤残也。用十全大补丸三十余剂渐愈,又用加味逍遥散调治半载而康。

一妇人,干咳无痰,遇夜潮热,自汗盗汗,倦怠面黄,经停食少。脉软弦数,此血气大虚,而心脾郁结也。先服劫劳散,改用归脾汤,调治年余渐安。

积聚门

一妇人,小腹痞胀,小便淋沥,时有白带。脉数洪涩。此肝经湿热下注也。投之龙胆泻肝汤,四剂而痞胀退,小便清。改用加味逍遥散,或加生地,或加青皮,调治三月而安。

一妇人,善怒多郁,小腹痛胀,小水不利,或胸乳疼痛,胁肋痞满。脉涩弦滞。此肝气郁,而肝血不调也。投以四物汤加柴胡、青皮、橘核、延胡,而痛自止,痞自消。改用逍遥散加木香、香附渐安。

一妇人,小腹痞胀,内热晡热,小水不利,体倦食少。脉洪软涩。此气血两虚,湿热郁于肝经也。八珍汤加柴胡、山栀、龙胆、车前,调理三月而安。

一妇人,年三十余,内热作渴,饮食少思,腹内初如鸡卵,渐大四寸许,经水三月一至,肢体消瘦,齿颊似苍。脉洪数而虚,左关微涩。此肝脾郁结,气血虚而不能统运成积也。外贴阿魏膏,午前用补中益气汤,午后用加味归脾汤。两月许,肝火稍退,脾土渐健。午前用补中益气汤下六味丸,午后用逍遥散下归脾丸。又月余,日用芦荟丸二服,朝以逍遥散送下,日晡以归脾汤下。喜其慎疾调理,半年而愈。

一妇人,腹内一块,不时上攻,或作痛有声,或吞酸痞满,月经不调,小便不利,已二年余矣。面色青黄。脉数弦涩,此肝脾气滞,遏热不化,而随热冲逆也。以六君汤加芎、归、柴胡、炒连、木香、炒茱二剂,却与归脾汤送下芦荟丸,三月余,肝脾和而诸症退。又与补中益气汤加茯苓、丹皮,中气健而经亦调矣。

一妇人,多郁善怒,勤于女工。小腹内结一块,或作痛或痞闷,月经不调。恪服伐肝之剂,内热寒热,胸膈不利,饮食不甘,形体日瘦。脉软数弦涩。此脾土不能生肺金,肺金不能生肾水,肾水不能生肝木,当滋培化源。用补中益气汤、六味丸,分朝暮兼进,年余,而诸症悉痊。

一妇人，经候过期，发热倦怠，或用四物、黄连之类，反两月一度，且少而成块。又用峻药通之，两目如帛所蔽，腹中痞闷。脉软微涩。薛新甫曰：脾为诸阴之首，目为血脉之宗，腹为血脉之都会，脾之所主也。盖脾一受伤，则五脏皆为失所，不能统运于腹，而上奉于目也。随以补中益气、济生归脾二汤，专主脾胃，年余而康复如常。

松江太守何恭人，性善怒，腹结一块，年余，上腭蚀损，血气极虚。时季冬，肝脉洪数，按之弦紧，此至虚有盛候，即是假脉。医者不能细察，反用伐肝木清胃火之剂，病不稍退，萎顿转增。余用八珍汤以生血气，地黄丸以滋肾水，肝脉顿平，症势亦退。后因大怒，耳内出血，肝脉仍大，烦热干渴。此无根之火，不能归源而迫血也。仍以前药加肉桂二剂，脉敛热退，血亦随止。复因暴怒，厥脱于季秋辛巳，乃金克木也。

余遇一卒，说拙妻为室女时，心下有冷积如覆杯，按之作水声，以热手熨之如冰。娶来已十五年矣，恐断我嗣，急欲弃之。余止之曰：如用吾药，病可除，孕可得。卒从之。诊其脉沉而迟，尺脉洪大而有力，非无子之候也，可不逾年而孕。卒笑曰：姑试之。先以三圣散吐涎一斗，心下平软。次服白术调中汤、五苓散。后以四物汤加木香、香附，调和经脉，不再月而血气合度，数月余而连孕二子皆育。

三圣散：用防风、瓜蒂各三两，藜芦一两。为散，用齑汁煎服痰吐。

白术调中汤：白术、茯苓、橘红、泽泻各半两，甘草一两，干姜、官桂、砂仁、藿香各二钱半。为末，滚汤煎三钱，去渣。温服。

阳夏张主簿之妻，病肥气，初如酒杯大，发寒热，十五年余旋减旋增，治无一效。后因大怒气逆，病势益甚，惟心下三指许无病，满腹如石片，不能坐。乃邀余诊之，曰：此肥气也，得之季夏戊己日。左胁下如覆杯，久不愈，令人发痎疟，瓜蒂散吐之，出鱼腥黄涎约一二瓮，至夜用舟车丸、通经散，五更下黄涎、脓水相半，五六行。凡有积处，皆觉疼痛，乃用白术散、当归散，和血通经之药，如此涌泄，凡三昼夜而平。调理半年余，而健旺如常。

瓜蒂散、舟车丸，见杂病伤食痰饮门。

通经散：用橘红、当归、甘遂。面包煨，为散，不令焦，等分为末。每服三钱，临卧温酒调下。

白术散：白术、黄芩、当归各等分。为末，水煎二三钱，去渣。温服。

当归散：杜蒺藜、当归等分。为散。米饮调，食前服。

此吐下兼施之剂，且甘遂等攻逐太峻，审之。

一妇人，血气刺痛，聚散无常，痛时极不可忍，甚则死，一二日方省。医巫并治，数年不愈。余投葱白散、乌梅丸遂安。

一妇人，血气作楚，如一小盘样，走注痛甚，屡一人扶定，方少止，亦用此二药而愈。

种子门

一妇人，年三十四，梦与鬼交，惊恐异常，及见神堂阴司舟楫桥梁，如此一十五年竟不怀孕。巫祈觋祷，无所不至，钻肌炙肉，孔穴经千。黄瘦发热，中满足肿，委命于天。一日苦请余诊之，曰：阳光盛于上，阴水盛于下，见神鬼者阴之灵，神堂者阴之所，舟楫桥梁水之变，两手寸脉皆沉而伏，知胸中痰实也。凡三涌、三泄、三汗，不旬日而无梦，年余而有娠矣。

一女，月经来时，专在下弦之期，问其色紫，知为血极。服凉血药以缓之，则血气和而经来渐迟，挨至初头，色淡短少。服养血和血，以滋血室，俟纯色经正，便可静候生育矣。明年出阁，不年余而果生一子。

一妇人，体肥太过，子宫脂膜长满，经水虽调，亦不能生子。投以消脂膜、开子宫药二三十剂，明年果生子。

浮肿门

一妇人,年三十余,经水断绝月余,渐渐周身浮肿。脉缓数涩滞。此血化为水。椒仁丸作汤,三啜而经水先通,再服而肿全消矣。

一妇人,年四十,小水先不利,渐渐喘满浮肿,以后经水断绝不来。脉沉伏,寻按俱滑。此水壅阻经。宜专治水,葶苈丸三下,而肿全消。服桑白皮散,而经行如常度矣。

前阴诸疾门

一妇人,年二十余,内热烦渴,倦怠食少,阴中闷痒,小水赤涩。脉沉弦数。此郁怒伤损肝脾,湿热乘虚下注。加味逍遥散调治一月而安。

一妇人,年三十余,阴内痛甚作痒,时常出水,食少体倦。脉软涩数。此肝脾气虚,湿火下注。用归脾汤加生白芍、牡丹皮、黑山栀、生甘草,四剂而病减,久服而全安。

一妇人,年四十二,阴内痒痛异常,内热倦怠,饮食少思。脉软弦数。此郁怒伤损肝脾,元气下陷,湿热留恋阴中。宜用参、芪、归、术、陈皮、柴胡、炒山栀、车前子、升麻、白芍、丹皮、茯苓,十剂渐减,久服而全安。

一妇人,阴中突出如菌,四围肿痛,小便频数,内热晡热,似痒似痛,小腹重坠。脉软涩数。此肝脾亏损,湿热郁结,而肿痛似痒;元气下陷,而小腹重坠也。先以补中益气汤加山栀、茯苓、车前子、青皮,以清肝火升脾气;更以加味归脾汤,调治脾郁;外以生猪油和藜芦末涂之而收,肿热痛痒悉除矣。

一妇人,年四十,劳倦后阴中挺出五寸许,闷痛重坠,水出淋沥,小便涩滞。脉软洪涩。夕与龙胆泻肝汤,分利湿热;朝用补中益气汤,升补脾气,诸症悉愈。惟阴挺未收,再与归脾汤加川芎、山栀、黄柏、牡蛎,煎服;外以葱白、归全、红花,煎汤熏洗,揉上安卧,然后服药数剂,后每次如此,不复下脱矣。

一妇人,阴中寒冷,小便黄涩,内热晡热,口苦胁膨。脉数洪涩。此肝经湿热,热蕴湿郁之极而反冷也。用龙胆泻肝汤,姜汁拌蒸,以解其真热假冷;更以加味逍遥散加姜汁拌炒龙胆二十余剂,而阴中渐暖矣。

一妇人,阴中冰冷,寒热呕吐,两股肿痛。脉沉洪弦。是怒动肝经,湿热下注为患。先用小柴胡加山栀一剂,寒热呕吐顿止;次用龙胆泻肝汤,亦用姜汁拌蒸,数剂而肿痛全消,阴中亦不复冰冷矣。

一妇人,阴中寒冷,小便澄清,腹中亦冷,饮食少思,大便不实。脉沉数细涩。此下元虚冷,火土不生也。治以八味丸,饮食渐进,大便渐,一月余而诸症皆退,健旺如常矣。

一女子,年二十四,交接后辄出血不止。脉软虚数,此肝之相火伤犯脾肾之元,不能吸血归脏,故精泄后血亦随之溢出也。当以补阴益气煎蜜丸常服,加之节欲静摄,寻年无不自愈。

一男子,交接后头痛。脉象细数,此根气未固,虚阳不摄。当投补阴益气汤加附子、肉桂、白芍、熟地,常服自愈。

补阴益气汤:人参半两、黄芪三两、山药三两、阿胶三两、白芍两半、炙草五钱、熟地五两、升麻钱半、柴胡三钱。

胎前门

一妇人,年二十七,月经不行已三月矣,或疑经闭。命余脉之,脉数冲和,尺部滑疾,谓非经病乃妊子也。令服芎归汤,腹中微动,为有孕。越数月后,果产一子。

一妇人领一女子来诊。脉数微弦,举按似有冲和之象。谓其天癸不来,必一月有余矣。彼应之曰:然,自经净至今,恰三十二日也。余令即服乌雌鸡汤,二月时服紫苏汤,三月服黄雌鸡汤,保其成孕,勿使消散,四月时服菊花汤,五月服阿胶汤,六月服麦门冬汤,七月服葱白汤,护其胎元,勿使下坠,八月时服芍药汤,九月服安胎饮,十月服冬葵子汤,养其血气,使之顺产。后果生一男,神旺气充而易育也。

恶阻门

一娠妇,二三月间,恶心呕吐,气逆痰多,胸满食少。脉滞数滑,此胎壅痰滞,邪遏肤浮。与陈皮半夏汤,一啜而安。

一孕妇,三四月间,头目眩晕,呕吐痰涎,恶闻食气,嗜好酸咸,多卧少起,肢体烦疼。脉虚浮滑。此气血虚而痰饮不化也。与半夏茯苓汤,三啜而诸症皆退,饮食亦进,而神气健旺如常。

一妇人,妊娠烦心,眩晕呕涎沫,或时胸满恶食,或时心嘈易饥。脉数弦滑,此胎气上壅,痰热随之升降。与青竹茹汤,三啜而病如失。

一妇,怀孕,气逆呕吐,烦热心嘈。脉滞沉数。此胎热气逆,胃火上冲也。与芦根汁汤,一啜而安,再剂而病不复作。后以加味逍遥散去丹加地,或倍术加连,直至胎成顺产,无病勿药。

胎动门

一孕妇,心烦口燥,胎动不安,饮食少进,倦怠乏力。脉虚弦虚。此血虚挟热,而胎失所养也。令服安胎饮加生地、白芍,三剂而稍减;继以金匮当归散加生地、牡蛎,四剂而全安。切戒登高举重,庶免堕胎之患。

一孕妇,房劳过度,冲任有伤,胎失所养,而胎动不安。脉数弦细。令服胶艾八珍汤,数剂稍减,丸服而全安。

胎漏门

一妇人,怀孕四五个月,经血忽下,腰腹疼痛。脉数虚弦,此肝经风热血燥,不能荣养其胎,而经血渗漏也。令服加味逍遥散去丹皮加生地、杜仲、血余炭,数服而安。

一孕妇,房劳太过,冲任脉伤,经血漏泄,故胎动下血,势不可遏。脉软涩数,重按无神。令急服补阴益气煎加血余炭、赤石脂、炒黑荷叶炭、棕炭,数服血止胎安。

子烦子燥门

一妇人,素奉膏粱,纵恣酪酒,怀娠至五六个月,心烦肉跳不宁。脉数洪大。此胃火乘心,湿热浸淫于肌肉也。先服竹叶石膏汤三剂,而烦热退;后以加味黑逍遥散去丹皮加麦冬、牡蛎,数剂而心烦肉跳全安矣。

一孕妇,房劳太过,心肾失养。一日朝膳后,忽躁扰不宁,终宵不寐,独言独语,若有神灵所附。脉之虚浮急疾,重按少神。急以知柏地黄汤去丹皮、泽泻,加人参、五味、麦冬。数剂而神志宁,语言静,丸服而胎成顺产矣。

胀满门

一娠妇,饮食停滞,心腹胀满,或用人参养胃汤加青皮、枳壳、山楂,其胀益甚,其胎上攻,恶心不食。右关脉浮大,按之则弦。此脾土受伤,肝木抑郁而相乘也。用六君子汤加柴胡、升麻而愈;后小腹痞满,用补中益气汤升举脾气而瘥。

一娠妇,腹胀吐逆,小便不利,诸医杂进温胃宽气等药,服之反吐,转加胀满凑心。验之胎死已久,服下死胎药,不能通。因得鲤鱼汤三五服,大小便皆下恶水,由是肿消胀去,方得分娩死胎。此症盖因怀妊腹大,不自知觉,人人皆谓妊妇如此,终不知胎水之为患也。

一妇人,伤胎腹满,不得小便,从腰以上肿,如有水气状,七月太阴当养不养。此心气实,当刺劳宫、关元,小便利,下死胎而愈。

一妇,累日难产,遍服催生药不下。予曰:此必坐草太早,心怀畏惧,气结不行,非不顺也。《素问》曰:恐则气下,益恐则精却,却则上焦闭,闭则气还,还则下焦胀,气不行矣。投以本事方,一服胎下而愈。

一妇人,有孕七八个月,远归,忽然胎上冲心而痛,坐卧不安。两医治之无效,遂说胎已死也。用蓖麻子研烂,和麝香贴脐中以下之,命在垂亡。召陈方甫诊视,两尺脉绝,他脉平和。陈问二医作何证治之? 答曰:死胎也。陈曰:何以知之? 曰:两尺脉沉绝,以此知之。陈曰:此说出于何经? 二医无答。陈曰:此子悬也。若是胎死,却有辨处:面赤舌青,口中和润,子死母活;面青舌赤,口中吐沫,母死子活;唇口俱青,子母俱死。今面不赤,舌不青,其子未死,是胎上逼心,心气不降,故两尺脉绝也。宜以紫苏饮治之,投至十剂,尺脉起而胎安顺下矣。

心痛门

一妇,妊娠心痛,烦热作渴。脉数虚弦。用白术散即愈。后因停食,其痛仍作,胸腹胀满,按之愈痛。此因饮食停滞,用人参养胃汤。按之不痛,乃停滞已化,脾胃受伤也。六君子汤调补,而痛胀全瘳矣。

一妇,素有心疼疾,受孕之后,不时举发,诸医杂治罔效。延至四月,适小肠经脉养胎,其痛牵脐,势不可忍。命予脉之,弦细而紧。此手太阳受邪,即女子之疝也。投以火龙散,三啜而痛如失。

腹痛门

一妇，受孕之后，时常腹痛，延至四五个月，其痛尤甚，其举发靡宁。时召予脉之，脉虚弦数微涩。此血虚气滞，不能运化以养胎也。投以香砂四物汤，三剂而痛减。后以黑逍遥散加木香、香附，四剂而全安。

一妇，妊娠六七个月，忽然腹痛，其胎近下欲坠。召予脉之，软大而涩。此冲任血气大虚，不能承载其胎也。投以补中益气汤加熟地、当归，数剂而胎安痛减。后以八珍汤加木香、香附，服一月而全安。

心腹痛门

一妊妇，心腹作痛，吐痰食少，胎气上攻。召予脉之，虚滑弦滞。此脾虚气滞，不能运化而生痰也。投以六君子汤加柴胡、枳壳，而痛退食进。又用四君子汤加枳壳、山栀、桔梗而安。后因怒气两胁作胀，中脘疼痛，复兼恶寒呕吐，仍以六君子汤加柴胡、升麻、木香，一剂而退，加当归、白芍，四剂霍然。

一妊妇，心腹作痛，胸胁膨胀，兼吞酸不食。此肝脾气滞，而不能运化也。脉弦滞微数。投以二陈汤加山楂、山栀、青皮、木香而愈。又后因怒气而痛复作，胎动不食，面色青黄。肝脉弦紧，脾脉弦长。此肝木乘土。用六君子汤加升麻、柴胡、木香而痊愈。

腰背痛门

一娠妇，颈项强直，腰背作痛。脉象弦浮。此膀胱经受邪，宜从太阳经治。用拔萃羌活汤，一剂而痛减。改用独活寄生汤，二剂而全瘳。后以八珍汤加秦艽、杜仲调补，而胎安顺产矣。

一妇人，怀妊八月，腰痛不能转侧，大便燥结。医用人参等补剂，痛势益加。用硝、黄通利药，燥结虽行，而痛势如故。邀汪石山诊之。脉稍洪近快。曰：此血热血滞也。投以四物汤加木香、乳香、黄柏、麻仁，煎服四五剂，痛势减而燥结润。复加发热面赤，或时恶寒，此热化滞行，乃从外泄也。仍以前方去乳香、黄柏，加柴胡、黄芩，二剂而寒热除。又背心觉寒，腹痛复作，汪诊脉已平和近软，此热滞去而元气虚，不能外卫以守中也。于前方去黄芩加人参，三剂而诸症悉退，胎孕全安。

小腹痛门

一妇人，妊娠以后，常患小腹作痛。脉数虚弦，重按细涩。此肝脾血虚，风寒外搏，痛甚亦能坠胎。亟以逍遥散加川楝子、小茴香，数剂而痛退，胎孕全安。

一妇人，怀孕小腹作痛，其胎不安，气攻左右，或时逆上，小便不利。脉数沉弦。此肝火郁滞，肝气不能发越也。投小柴胡汤加青皮、山栀，清肝火化肝气而愈。后因暴怒气逆，小腹胀满，小便不利，水道重坠，胎仍不安。此亦肝木盛而肝火炽。用龙胆泻肝汤，一剂胀退痛安，水道便利。乃以四君子汤加升麻、柴胡，培土升阳，而胎顺全安矣。

子肿子气门

一妇，妊娠，自三月成胎以后，两足脚面浮肿，以及腿膝，渐至周身，喘急满闷，行步艰辛。脉虚弦滑。此为子肿。投全生白术散，数服而肿退食进。继以千金鲤鱼汤、紫苏饮间服，一月而胎孕全安。

一娠妇，四五个月后，遍身浮肿，饮食如常。脉缓沉涩。谓之子气。投天仙藤散，四服而肿势顿减。改以四君子汤加木香、苏梗，日渐调理。至弥月，进紫苏饮三服，当晚分娩，而肿势全消矣。

伤食门

一妊娠妇人，因停食服枳术丸，胸膈不利，饮食益少。更服消导宽胸之剂，其胎下坠，小腹重滞。余诊脉软弦滑。此脾气伤而不能承载其胎也。先用补中益气汤四剂，升举其胎，后以六君子汤调其中气，俾饮食如常，改用八珍汤补其气血，而胎孕全安。

一妇，妊娠之后，饮食不节，脾胃不调，时常腹痛泄泻。即以六君子汤调其中气，改用八珍汤数服而安。

伤寒门

一娠妇，寒热头痛，恶寒身痛。脉数弦滞。此寒邪外盛，营气被遏，而清阳不伸也。投芎芷香苏饮，一汗而寒热顿解，疼痛亦退。惟胎动不安，饮食少进，投以紫苏饮，三剂而胎安食进，健旺如常矣。

一娠妇，伤寒汗出后，恶寒已罢，潮热不解，脉数弦濡。投以黄龙汤三剂，而身热顿解。后以加味逍遥散去丹皮，加地骨皮，而康复如常矣。

中风门

一妇，妊娠六七个月，一日清晨昏仆，移时苏醒，语言谵妄，手足抽搐不已，脉象弦数。此木旺风淫，热乘于心之候也。先以羚羊角散，三剂而神志清，语言静。惟抽搐未定，小水频数，更以加味黑逍遥散去丹皮，加池菊。水煎去渣，冲竹沥、姜汁数匙服。

丹溪治一妇人，怀孕六个月，忽然痫发，手扬足掷，面色紫黑，合眼则口角流涎，昏仆不省人事，半时而苏。医与震灵丹五十余服，其疾时作时止，毫无减症，直至临产时方自愈。产一女，蓐中子母皆安。次年，其夫疑其毒必发，求治之。诊其脉浮取弦，重取涩，按至骨则沉实数滞。此风火内郁而生痰也。时当二月间，因未见痼发症状,未敢与药。意其旧岁发痫,时在五月。欲静待其时,料此疾必复作,当审证施治。至五月中,其疾果作,皆在巳午两时,遂教以自制防风通圣散,用甘草多加桃仁,稍加红花,或服或呕,至四五十剂,涌出痰涎斗余,疾渐疏而轻,后疥身发痦而愈。

一妇人,怀孕之后,欲语无声,遂至无语,举家惊惶,邀余诊之。曰:此名子喑,非病也,不须治之。黄帝问曰:人有重身九月而喑,何也? 岐伯对曰:胞之络脉绝也。帝曰:何以言之? 岐伯曰:胞络者,系于肾,少阴之脉,贯肾系舌本,故不能言。帝曰:治之奈何? 岐伯曰:无治也,当十月复。

咳嗽门

一娠妇,咳嗽不已,咳甚则大便遗出不禁。脉之虚软微数无神。此肾阴亏损,肺气不足,不能收摄而司开阖也。朝用补中益气汤加麦冬、五味,以培土生金;夕用地黄汤合生脉散,以收摄肾气而安。

一娠妇,久嗽不止,其痰上涌,日吐五六碗许,诸药不应。脉虚数无神。此气阴两亏,不能收摄邪水,而水泛为痰也。朝用地黄汤,夕用四君子汤,更迭调治,数服稍减,一月全安。

一孕妇,因怒咳嗽,呕吐痰涎,两胁作痛。脉沉弦数。此肝火侮金,肺失清肃也。全福花汤加羚羊角、山栀、生地,调治三日而减。后以润肺抑肝,半月而全安。

喘急门

吕沧洲治经历哈散侍人,病喘不得卧,众作肺受风邪治之。吕诊之,气口盛于人迎一倍,厥阴弦动而疾,两尺俱短而离经。因告之曰:病盖得之毒药动血,致胎死不下,奔迫而上冲,非风寒作喘也。乃用催生汤加芎、归,煮二三升服之,夜半果下一死胎,喘即止。哈散密嘱曰:病妾诚有怀,以室人见嫉,故药去之,众所不知也。众惭而去。

一妇,娠六个月,恼怒气逆,喘急不宁,已数日矣。脉弦而疾。以全福花汤加抑肝顺气之药,三啜而安卧如常。

吐血衄血咳血门

一妇,娠三四个月,每晨吐血升余,饮食如常。脉数洪大。此胎热伤阴,胃火迫血也。投以犀角地黄汤加用黄芩、石膏,去丹皮,三剂而血止;去石膏加阿胶、知母,数剂而全安。

一妇,妊娠六七个月,傍午或午后必衄血如注,起居不衰,饮食少减。脉数弦涩。此肺家伏热,伤血分而上出于鼻也。投以黄芩清肺饮,四剂而血定。后以加味黑逍遥散去丹皮加桑皮、黄芩、麦冬,数剂而衄不再作矣。

一妇,素有咳嗽,怀孕至六个月后,每咳燥痰,必带鲜血。脉数虚弦,饮食减少,此血虚挟热,肺金受克,而动血妄行也。如不早治,即种蓐劳之根。投以二地二冬二母汤加阿胶、白芍,三十余剂,直至分娩,咳嗽虽未全定,而血不复来矣。

疟疾门

一妇,妊娠六七个月,患疟先寒后热。六脉浮紧。医用柴胡桂枝无效。予曰:此非常山不愈。众皆难之。越数日后,疟热甚难禁,仍从予言,投以七宝散,一服即瘥。

一妇,妊娠三四个月,即患疟疾,先寒后热,热多寒少。脉数弦浮。饮食减少。投以黄龙汤,四五剂而寒热俱减。改用逍遥散,而饮食渐进,数剂而疟疾全瘥矣。

霍乱门

一妇人,妊娠四五个月,忽然呕吐泄泻,手足挥霍,眼目缭乱。脉数弦芤。此外感风寒,挟暑湿而脾土不能胜,受其邪也。改用香苏饮,加白术、砂仁、厚朴、藿香,一剂顿止。改用四君子汤加木香、砂仁,冲藿香露而全瘳。

一娠妇,上吐下泻,势甚发厥,水谷不得入口。六脉已脱,法在不治。投以调中汤,一剂吐止阳回,脉起食进。改用调中养营汤,三剂而全安,泻亦止矣。

调中汤:用熟地四钱、葛根钱半、白芍钱半、厚朴八分、白术钱半、藿香三钱、木香八分、茯苓三钱、甘草五分。

泄泻门

进士王徽之内,怀孕泄泻,恶食作呕。余诊之,脉象冲和,右关微涩。此饮食不节,脾胃滞气不化,不能分泌清浊也。其夫忧之,强进米饮。余谓:饮亦尚能滞气,先以砂仁、藿香煎汁饮之,使宿滞化,则脾胃和,自能进食而呕泻无不定。后果不药而痊。

一妇,怀娠泄泻。六脉弦虚。此脾土虚而不能胜其运化也。投以四君子汤加山药、扁豆、白芍、木香,数剂而泄泻顿止,胎亦全安。

痢疾门

地官胡成甫之内,怀娠久痢,自用消积理气之剂,腹内重坠,胎气不安。又用阿胶、艾叶之类不应。余诊脉软微数。此气血两虚,清阳下陷,而不能承载其胎,故腹中重坠,胎动不安也。遂用补中益气汤加白芍、木香,而胎渐安,痢渐稀。改用香砂异功散加黄芩、白芍,而痢下全瘳矣。

汤总兵夫人,怀娠病痢不止。壶仙翁诊之,其脉虚而滑,两关独涩。此血气不足,相火炎灼,而有似乎热痢,实非痢也。乃用黄芩、白芍以安胎,四物汤换生地黄以养血,数剂遂安。

大小便不通门

亚卿李浦汀侧室,妊娠大小便不利,或用降火理气之剂,元气反虚,转加胀闷。肝脉弦急,脾脉迟滞。视其面色,青黄不泽。余曰:此郁怒伤阴,肝脾之气不能输化,乃大虚症也。遂以归脾汤加山栀、木香,而大便先通。改用加味逍遥散去丹皮加生地,数剂而二便通利,胎亦全安。

主政王天成之室,妊娠痢疾,愈后二便不通。其家世医,自用清热之剂未效。余诊其脉,浮大而涩。此气血两虚,津液无以下润也。朝用八珍汤加麻仁、杏仁,夕用加味逍遥散去丹皮加车前子,数剂而二便通利,胎亦全安。

小便不通门

吴宅宠人,胎压膀胱,胞系了戾,小便不通。丹溪诊脉,两手似涩,重取则弦。曰:此得之忧患所致。夫涩为血少气多,弦则为结有饮。盖血少则胞弱而不能自举,有饮则气溢而不能承载,故胎元下坠,而膀胱失职也。遂以四物汤加麦、术、半夏、陈皮、生草、生姜,空心煎饮,以指探喉中,吐出药汁,少顷气定。又与一帖,次日亦然。如是八帖,而胎自还复,小便通利如常。

一妇人,四十一岁,怀孕九个月,转胞小便不出已三日矣。下急脚重,不堪存活,来告急于余。往视之,见其形瘁。脉之,右濡而左稍和。此饱食而气伤胎,系弱不能自举,而下坠压着膀胱,偏在一边,气为所闭,故水窍不利,小便不通也。遂以人参、归身、白芍、白术、半夏、炙草、生姜煎浓汁,与四帖,任其叫唤。至次朝,又与四帖,药渣并作一帖,煎令顿服之。探喉令其吐出,皆黑水,小便立通。后就此方加大腹绒、枳壳、葱青、砂仁,与二十帖,以防产后之虚。果得就蓐平安,产后亦健。

一妇人,妊娠七八个月,患小便不通,诸医不能利,转加急胀。

诊其脉细弱。意其血气虚弱,不能承载其胎,胎重坠下,压住膀胱下口,因此溺不得出。用补药升扶,则胎起而小便自下。若药力未至,愈加急满,当令老练稳婆,用香油涂手,自产门入内,托起其胎,则溺出如注,而胀急无不自解。一面却以人参、黄芪、升麻大剂煎服。如或稍有急满,仍当手托取溺。如此三七日后,则元气渐充,而胎气渐举,小便无不如常。

一司徒李杏冈仲子室,孕五个月,小便不利,诸药不应。余诊六脉细数。曰:非八味丸不能效。不信,仍用分利之药,遂肚腹肿胀,喘急不卧,以致不救。

儒者王文远室,重身患小便不通,小腹肿胀,喘急不能安卧者已三日,几至于危。六脉细数,重按无神。用八味丸一服,小便滴沥。再以前丸加车前子一剂,即利。肚腹顿宽,而产顺全安矣。

一妇,妊娠饮食如故,烦热而倚息不得卧。此名转胞不得溺,以胞系了戾致此。但当利小便则愈,肾气丸去丹皮,加车前子、怀牛膝主之。

肾气丸,即八味丸加车前子、怀牛膝。

淋沥门

一妇,妊娠六七个月,溺出涩痛,淋沥不断。脉带沉数。此湿热积于膀胱,气不施化,而溺窍不利也。先投五淋散,服三剂而涩痛稍减。又以导赤散加麦冬、山栀、黄芩、知母,数服而小便清利。后用加味黑逍遥散去丹皮,加麦冬、知母,调理一月,而精神倍加。

一孕妇,患淋,血赤涩痛。脉数沉涩。此热结水府,伤血室而阻塞溺窍也。先投加味木通汤,利其溺窍,而涩痛稍减。又以知柏地黄汤去丹皮加山栀、麦冬,数服而血自止。后以八珍汤加麦冬、知、柏,调理一月而全安。

遗溺门

一娠妇，遗溺，内热烦躁。肝脉洪数，按之涩溺。或两太阳疼，或两胁肋胀。余以为血虚，肝火不能摄水，而自遗也。投加味逍遥散去丹皮加醋炒龙胆草，又以六味丸料去丹皮加麦冬、五味寻愈。后因恚怒，或寒热，或身热不恶寒，前症仍作，更以逍遥散、八珍汤，兼清肝火，养肝血，更迭调治而安。

一妇，孕，房室不慎，忽然小便遗出不禁。脉数虚软。此肾虚，膀胱之气不能收摄而遗溺也。投以六味丸料去丹皮、泽泻，合生脉散加金樱子、覆盆子，数服而安。

溺血门

一妇，妊娠，因怒溺血，烦热食少，胸乳间作胀。脉弦洪涩。此血虚挟肝火而血动也。投加味逍遥散去丹皮，六味地黄丸去丹皮、泽泻，兼服渐愈。又用八珍汤加柴、栀、麦冬、知母而全安。

一孕妇，素食膏粱，性耽酩酒，积热阳明，有伤血室，而溺血不止也。脉数洪涩。先投清胃散去丹皮，加白芍、知母，三剂而血减。又以生地黄丸，数剂而全瘳。后以加味黑逍遥散去丹皮，加麦冬、知母，而临蓐平安，产后亦健。

眼目门

一妇将临产，忽然两目失明，不见灯火，头痛眩晕，项腮肿满，不能转颈，诸治不瘥，反加危困。偶得消风散，服之病减七分，获安分娩，其眼吊起一边，人物不能辨识。乃以四物汤加荆芥、防风，兼投眼科天门冬饮子，二方间服，目渐稍明。须忌酒、面、煎、炙、鸡、羊、鹅、鸭、豆腐、辛辣热物，并禁房室过劳。此症因怀孕之后，多用炉火，衣着太暖，致伏热在内，而生病也。

脏躁悲伤门

一妇人,妊娠,忽然无故悲泣不止,或谓之有祟,祈禳请祷备至,终不应。予忆《金匮》有云:妇人脏躁,悲伤欲哭,象如神灵所附,宜甘麦饮。令煎急服而安。

一妇人,妊娠,无故悲伤欲哭,与甘麦大枣汤二剂而愈。后复患,又用前汤,佐以四君子汤加山栀而安。

一娠妇,悲哀烦躁,其夫询之,曰:我无故,但自欲哭耳。脉虚数微涩。此气血两虚,虚阳内郁,而神志不伸,故欲哭。宜淡竹茹汤为主,佐以八珍汤而安。

妊娠下胎门

大中丞许慎微公,向令金坛时,夫人胎漏,医治不止。公欲因其势遂令下之,议于余。余令服佛手散,以为可安即安,不可安即下,顺其自然而已。既服,公犹疑不决。女科医者,检方以进。用牛膝一两,乃令酒煎服。公遂信而服之,胎果下。余时有从母之戚未及知此,知而驰至,则闻盈庭皆桂、麝气。盖因胞衣不下,女医又进香桂散矣,血遂暴下,如大河决,不可复止。急煎独参汤未成而卒。公哀伤痛恨无已,记之以为世戒。

防胎自坠门

一贾氏妇人,怀孕至三个月左右,其胎必坠。丹溪诊其脉,左手大而无力,重取则涩。知其血少不能养胎也。以其妙年,只补中气,使血自滋荣。时当初夏,教以浓煎白术汤下黄芩末一钱,服四十帖,遂得保全,而生一子。

一妇,年三十余,或二三月,或三四月,其胎必坠。察其性情多怒,色黑气实。脉象沉数。此相火太盛,不能生气育胎,反食气伤精故也。因令住经第二个月,即煎黄芩、白术、当归、甘草,服至三个月尽，果得胎成而生一子。

一妇，住经三月后。尺脉或软涩，或微弱。知是子宫真气不全，故阳不施而阴不化，精血虽凝，终难成胎，至产血块，或产血胞。令服十全大补汤加附子、紫石英，五六十剂而果生一子。

一妇，腹渐大如怀子状，至十月，求易产药。察其神困脉弱，决非好胎，难与之药。不数日，果生白虫半桶。盖由此妇元气太虚，精血虽凝，不能成胎，而为腐秽，蕴积之久，反从湿化为热，湿热生虫，而似怀孕也。其妇不及一月而死。

一妇，形长瘦，色黄白，性躁急，年三十余。常患堕胎病，已七八见矣。汪诊其脉，皆软弱无力，两尺虽浮，不任寻按。曰：此胎堕太多，气血耗甚，胎无滋养，故频堕耳。譬之水涸而木枯，土削而木倒也。况三五个月，正少阳火动之时，加以性躁而急，发动炎威，故胎多堕于此际也。宜大补阴煎加黄柏、黄芩，煎服，仍以此药研末，蜜丸，服半年，则胎固而连生二子。一孕妇病，医言胎防其堕。钱仲阳诊之，脉偏弱。曰：娠者五脏传养，率六旬乃更候其用，当偏补之，何必堕，已而母子皆全。

一妇，有胎，四月堕下。逾旬腹肿气喘，发热面赤，舌青，口鼻俱疮。陈斗岩诊之，脉洪盛。曰：胎未坠，面赤口鼻疮，心火盛而液干也。舌青气喘，肝热亦枯而胎死矣。内外人皆曰：胎堕已久。复诊色脉如前。以蛇蜕煎汤下平胃散三钱，加芒硝、归尾一倍，服之须臾，腹鸣如雷，阵痛引腰，痛甚则复下一死胎，病亦寻愈。

一妇，年近四十，禀气素弱，自去其胎。五月内渐渐腹胀如鼓，至心前吐不能食，用补不效。程仁甫诊之，六脉微弱。但只叫胀死。此乃损伤脾气而胀甚。然急则治标，以桃仁承气汤加枳实、厚朴，倍硝、黄，煎服，四分中吐其一。次早仍胀急不通，又服琥珀丸三钱，至申时，大便通而胀减。但倦怠无力，发热口淡，再用参、芪、归、芍、楂、术、陈皮，八剂而渐安。

一汪镐妻三十五岁，厌产，误服打胎药，下血如崩。旬余，腹痛一阵即行,或时鼻衄,诸药不效。江应宿诊,六脉数而微弦。乃厥阴之火泛逆,迫血上下妄行。投以四物汤换生地,加阿胶、石脂粉炒,及炒黑山栀、炒黑蒲黄,一剂而减,四剂而全瘳矣。

堕胎门

一妇,妊娠五个月,自服煎红丸,胎即堕。腹中胀痛,服破血药益甚,手按之愈痛。脉数软涩。薛曰:此峻药重伤脾胃,不能运化浊血而然,非有实滞也。投以八珍汤加枳壳、木香、半夏、乳、没,二剂而痛止胀减,数剂而全愈矣。

史仲子室,年甫二十,因疫堕胎,因咳服清肺解表,反加喘急不寐。请薛诊之,脉软数而涩。曰:此脾土太虚,不能生肺金,而湿伏不化,药重伤之,故喘。与补中益气汤加茯苓、半夏、五味、炮姜,四剂渐减。又与八珍汤加五味子及十全大补汤而全安。

胎不长门

一妇,妊娠六个月,体倦怠,面黄,晡热,而胎不长,因稍劳欲坠。脉软虚数。此气血虚而不能固护其胎也。投八珍汤倍加参、术,二十余剂,使脾胃健旺,则血气日足,胎得所养,而无不长矣。

一娠妇,因怒胁痛,寒热呕吐,胎至八个月而不长。脉数弦软而滑。此肝脾郁结,邪遏不解,血气不能荣运养胎也。投以六君子汤加柴胡、紫苏、山栀、枳壳、桔梗,而诸症悉愈,胎亦渐长矣。

欲产非期门

一妇,妊娠甫经七个月,似时欲生产,而胎未下。余诊脉数虚涩。此血虚热迫,胎不能安也。法当凉血安胎,投知柏四物汤加人参、甘草,三十余剂而胎渐安。后以八珍汤加知母、山栀,又三十余剂,则胎孕足月而产亦顺矣。

一妇,妊娠十个月有余,夫疑其胎有异。请余诊之,脉微数不滑,此血虚而气滞也。法当补血行气,投四物汤去白芍加香附、木香、砂仁、枳壳,而胎微动,产蓐顺利也。

一妇,妊娠八个月,胎欲坠似产,卧久不能安,日晡益甚。此血气虚竭,不能固护其胎。脉弱无神,先投补中益气汤加白芍,以挽其下趋之势,数剂而胎渐安。遂以八珍汤加续断、杜仲,三十余剂则胎孕足月,而产亦顺利矣。

鬼胎门

一妇,年三十余,断经八九个月,肚腹日渐胀大,面色或青黄,服胎症药不应。余诊之,脉涩面青,往来寒热,病在肝胆;面黄腹大,困倦拒食,病在脾胃。此非正胎,乃郁结伤肝脾,而胆胃气化不清,鬼祟得以乘之,名曰鬼胎。余以归脾、逍遥二汤合煎,下斩鬼丹三钱,下污血浊水甚多,内有一胎,胞内血块,酷似鬼脸,故笔之以志异云。

难产门

蓄州王美人,怀子而不乳。召淳于意诊之,脉滑疾不弱。投以莨菪药一服,酒下之,胎立产。复症脉躁疾,此病气有余,非虚也。即饮硝石一剂,遂下血,血如豆瓣而愈。

一妇,难产,七日不下,且饮食甚少。伯仁诊之,脉虽和平,寻按涩涩。令以凉粥一盂,捣枫叶煎服调啖之,旋即产。或诘其故,曰:此妇饮食甚少,未有谷气不充而津液独旺者。且枫叶先生先落,后生后落,故作汤以引之也。

一妇,产七日而子不下,百治不效。庞安常诊之,脉滑疾。令其家人以热汤温其腰腹,令著衣平卧,为之拊摩胸腹上下,孕者觉肠胃微痛,呻吟,生下一男。其家惊喜,而不知所以。庞曰:儿已出胞,但一手误执母肠,不能脱,非药所能治。吾隔腹扪儿手所在,针其虎口,痛即缩手,所以遂生。取儿视之,右手虎口针痕存焉,神乎其神矣。

一妇，难产三日不下，服破血行经之药，俱罔效。吴诊之，脉沉、便秘。为制一方，车前子为君，冬葵子为臣，白芷、枳壳为佐。已服药，午即产。众医异之。吴曰：《毛诗》采芣苢之义，以防产难是也。

一府判女，产不利已敛，刘取红花浓煎，令扶女子登上，以绵帛蘸汤盒之，连连浇帛上，以器盛汤，又暖又淋，久而苏醒，遂生一男。盖遇严冬血冷，凝滞不行，血暖即产，见亦神矣。

一医，宿客店，值店妇产数日不下，下体已冷，无药甚窘。脉迟紧。令以椒、桂、姜、茱，煎浓汤，可下手，则和脐腹产门处皆淋洗之，使气暖血行遂产。

交骨门

地官李孟卿，娶三十五岁女为继室，虑其难产，索加味芎归汤备用。至期果产门不开，只服一剂，顿然分娩。

上舍费怀德之室，产门不开，两日未生。服加味芎归汤，随药势而即产矣。

一妇人，分娩素易，至四十岁时，妊娠临蓐，下血甚多，产门干涩不开。投以加味芎归汤加冬葵子三钱、白蜜一杯，一剂未下。又以无忧散斤余，煎汁时饮之，以助其津血，而产即顺矣。

死胎门

一稳婆之女，勤苦负重，妊娠之后，但觉腹中阴冷重坠，口中气出甚秽。余意其胎之必死。诊其脉不脱，视其舌青黑。此子死母活之症。与朴硝半两许服之，随下污水腐胎而渐安，更勿用他药矣。

一妇，胎死腹中，服朴硝而下秽水，神疲体疲，气息奄奄。脉亦软甚，用四君子汤为主，佐以四物汤加姜、桂，而死胎即下。更以八珍汤加姜、桂调补，其妇日渐安康矣。

产后门

一家人妇,胞衣不下,胸腹胀痛,手不可近。脉滞沉涩,此瘀血入胞,胞满为患。用温酒下失笑散一剂,恶露、胞衣并下而安。

一产妇,胞衣不下,腹无痛胀,手按之满腹和软。脉亦软弱微涩。此气虚不能推送其胞也。用保生无忧散,一剂而下,恶露亦下而安。

一妇,产后面赤口干,五心烦热,其血败瘀入胞,故胞衣不下。脉数滞涩,但去其败血,则胞衣自下。遂用黑豆炒透二合,并烧红铁秤锤一枚,同豆淬酒,冲热童便一杯,调下益母丹二丸,胞衣从血而出,诸症悉平。

血晕门

一家人妇,产后小腹作痛,忽牙关紧急,不省人事。脉滞沉涩。此瘀血冲心,灌以失笑散,良久而苏。又用四物汤换赤芍,加琥珀、炮姜而愈。

一妇,因产饮酒,恶露甚多,忽患血晕,口出酒气。脉数浮涩。此血得酒热而妄行,致血虚而心神失养,故亦发晕焉。以四物汤加葛花一剂,汗微出而瘥。

一新昌徐氏妇,病,产后暴死,但胸前微热。奉化陆严诊之,脉象沉涩。曰:此血不行,而闷绝也,于理尚可救治。令以红花数十斤,大锅煮之,候汤沸,以长桶盛之,将病者寝其上,汤气微复热之,有顷,妇人指动,半日遂苏。

恶露门

一妇,产后恶露不通,服峻厉之药,恶露虽下,久而昏愦,以手护其腹。薛诊之,脉细而涩。曰:此心脾素虚,反伤血气,而肌肤疼痛也。以人参理中汤加当归、肉桂,数剂而安。

一妇,产后月余,恶露不绝,面黄食少,体倦神疲。薛诊之,脉大而涩。曰:此因劳得之,脾气太虚,不能摄血归经也。遂以补中益气、归脾二汤,俱加白芍、炮姜,数剂而血止。再加地黄,服一月而诸全安矣。

血崩门

一产妇,血崩,小腹痛胀,服破气行血之剂,其崩如泉涌,四肢不收,恶寒呕吐,大便泄泻,势濒于危。脉涩弦细。此脾胃虚寒,不能摄血归原也。余投六君子汤加黑附、炮姜、白芍、熟地,四剂稍减。又以十全大补汤黑附易肉桂加炮姜,三十余剂,而诸症悉痊矣。

一产妇,因怒血崩,其血如潮涌,至神气昏沉,手足抽搐。脉数弦浮,按之不振。此肝经血耗生风,而不能藏血归经也。余以六味地黄丸一剂,诸症稍减,但食少晡热。又以四君子汤加柴胡、归、芍、丹皮、熟地数剂,而病悉全愈。

心痛门

一妇,产后心痛,昏愦口噤,冷汗不止,手足厥逆。六脉弦细。势甚危急。余以六君子汤加附子、炮姜,以回其阳顿苏。又以十全大补汤加炮姜、附子,补其血气而全安。

一妇,产后心痛,手不可近腹。脉大涩滞。此瘀血蕴蓄。余投失笑散,下血而愈。次日复作,又用前药而安。

一妇,产后心痛,用大黄等药,其血虽下,复患头痛,而发热恶寒。次日昏愦,自以两手坚护其腹,不得诊脉。视其面色青白,薛以为脾气虚寒而作痛也。用六君子汤加姜、桂而痛止。又用八珍汤加姜、桂而全安。

腹痛门

一妇，产后腹痛发热。气口脉大。薛以为饮食伤脾。不信，乃破血补虚，反加寒热头痛，呕吐涎沫。又用降火化痰理气等药，遂至四肢厥逆，泄泻下坠。始悔悟，问余曰：何也？余曰：此脾胃虚寒之变症也，法当温补其中。遂用六君子汤加炮姜、肉桂、木香，四剂而诸症悉退。再进补中益气汤加姜、桂，数剂而元气遂复。

一妇，产后腹痛，后重下痢无度，形体倦怠，饮食不甘，以怀抱久郁，并患茧唇，寐而盗汗如雨，竟夜不敢寐，神思消烁殆甚。薛诊，脉数洪涩，重按无神。曰：此气血虚而湿热淫溢也。投当归六黄汤，连、柏、黄芩皆炒黑，一剂而盗汗止，再剂而痛痢瘳。乃以归脾、八珍二汤兼服，元气得复而全安矣。

一妇，产后腹大痛，觉脐下有块。脉涩软数。此血虚挟寒滞而成瘕也。故痛减则块亦减，小痛定时则块亦平复无痕，百治不效。一人教以羊肉四两、熟地二两、生姜二两。酒煎，服汁十三次。块与痛全消尽释而安。

一妇，产后小腹作痛，服行气破血之药不效。其脉洪数，此瘀血内溃为脓也。以瓜子仁汤，二剂痛止。更加以太乙膏下脓而全愈。

一妇，产后小腹痛，小便不利。用薏苡仁汤，二剂痛止。更以四物汤加桃仁、红花，下瘀血而愈。大抵此症皆因营卫不调，兼瘀血停滞。其脉洪数，已有脓；脉但数，微有脓。脉若迟紧，乃仍瘀血，可下之而愈。

一妇，产后小腹作痛有块。脉芤而涩。此血虚挟瘀。以四物汤加桃仁、红花、延胡、牛膝、木香，治之而安。

一妇，产后小腹痛甚，牙关紧急，神昏厥冷，脉紧涩大。此瘀血夹冷凝结，而心失所荣，神明失指也。投以失笑散加姜、桂，煎汤，一服而苏，二剂而痛全定，厥亦回。再以四物汤加炮姜、肉桂、白术、陈皮,调理半月而康复如常。

一妇,产后小腹痛。脉数滞滑。此瘀血停滞,势欲成痈。瓜子仁汤下之而安。

一妇,产后恶露下来,比常较多,医以涩药止之,遂腹痛牵引小腹难忍。脉滞沉涩。此血气凝滞而不调也。投失笑散,用木香、枳壳煎汤,三服而安。

一妇,产后腹中疞痛,牵引小腹,兼寒热不止。脉虚涩弦浮。此恶露已尽,冲任受寒,而营卫不调也。投当归建中汤四剂,而寒热减,腹痛退,小腹和。又以八珍汤加姜、枣,调治半月而霍然矣。

胁痛门

一产妇,因怒伤肝,两胁痛胀,吐血甚多,或恶寒发热。诊脉软虚弦。薛以为血气两虚,恚怒气逆。用八珍汤加柴胡、丹皮、炮姜,而血顿止,痛胀亦减。又以十全大补汤加炮姜,而寒热亦解,调理半月而康健如常。

腰痛门

一妇,产后腰痛,牵引腹胀,善噫,诸药皆呕。脉涩弦濡。薛以为脾虚血弱,胃气不化,而浊阴窒塞,肾家受制使然也。用白术三斤,久制醇热,焙脆为末,每剂一两,米饮调下,四剂痛减,四十余剂而霍然矣。

头痛门

一产妇,患头痛,日用补中益气汤不缺,已三年矣,稍劳则恶寒内热。脉软而涩。薛以为阳虚不能布濩,仍用前方加熟附子二钱,三十余剂而痛不再发。

一妇,产后头痛,面青口苦,已二年矣,日服四物等药无效。薛诊之,脉数虚弦微涩。曰:此肾水不足,不能涵养肝木,而血虚生风也。用六味丸加柴胡、归、芍、五味子,两月余,而二年之患已全瘥矣。

一郭茂恂嫂金华居,产七日不食,始言头痛,头痛已,又心痛作,既而又目睛痛,如割如刺,更作更止,相去无瞬息间。每头痛甚,欲取大石压,良久渐定。心痛作,则以十指抓臂,血流满掌,痛定。自腹痛,又以两手自剜取之,如是十日不已。众医无计。脉缓不虚,此无他,乃积聚转攻,经气窒塞,所以更迭作痛。余用杀虫药,先进黑龙丹半粒,疾少间,中夜再进,乃瞑目寝如平时。至清晨下一行,约三升许,如蝗虫子,三疾减半。巳刻又行,如厕毕,而顿愈矣。

遍身疼痛门

一妇,产后身腹作痛,发热不食,烦躁不寐,盗汗胁痛。服解散祛瘀之药,不时昏愦。六脉洪大,重按如无。此元气大虚,邪气陷伏。投补中益气汤加炮姜、半夏,病势顿退。又二三剂,寝食甘美。但背强而痛,此邪虽外解,血气并虚。又用八珍汤、十全大补汤,调理半月而康复如常。

一产妇,遍身头项作痛,恶寒拘急。脉紧浮数。此风寒伤营之证。用五积散一剂,汗出遍身而愈。但倦怠发热,此外邪去而真气内陷,用八珍汤调理而安。

一妇,六月生产,产后多汗倦怠,不敢袒被,故汗渍被褥,冷则浸渍,得风湿疼痛。脉细弦浮,遂以羌活续断汤,数服而愈。

脚气门

一妇,产后两足疼痛,直至腿膝。脉细紧弦。此风湿袭经而邪搏于下也。投独活寄生汤加肉桂,一剂而汗出病愈。后因劳复作。脉数软弱。此气血太虚,脾阳不能统运,故汗出如水,吐痰如涌也。用十全大补汤培养气血,病势渐减,惟饮食日少,肌肉日瘦。脉数沉细。此命门火衰,脾土虚寒,而吐痰肌削,纳化迟难也。用八味丸、归脾汤,一月而病始全愈,肌肉亦渐生矣。

伤寒门

一妇,新产后恶露涩少,寒热不止,饮食少进,神志时昏。脉软细数。此冲任两亏,寒邪伤之,为血分伤寒。投三物建中汤合清魂散,二剂而寒热顿解。改用八珍汤去川芎、甘草,加姜、桂,三剂而全安。

三物建中汤:当归　赤芍　肉桂

清魂散见产后。

一妇,产后寒热泄泻,恶露不行,小腹痛胀。脉细紧数。此中气大虚,寒邪伤之,而不能化血也。投理中汤合三物建中汤去当归,加荆芥、泽兰,三剂而寒热退,恶露行,小腹痛减,泄泻渐稀。又以理中汤加熟地、肉桂,数剂则泄泻定,腹痛除,调理半月而健旺如常。

中风门

一妇,产后患中风,手足不便,诸治不效,反加腹痛雷鸣,自汗泄泻,四肢厥冷。脉细弦滑。此脾土虚寒,而不能制湿以召风也。投六君子汤加姜、附各五钱,未应。以参、附各一两,干姜炮黑五钱,白术五钱,三剂始应。又以十全大补汤加姜、附,三十余剂而始安,手足亦渐渐轻捷矣。

一妇,新产后血崩发热,右手足不便。脉数微弦。此血虚中风,而不能统血归经以荣筋也。投大秦艽汤屏去风燥诸药,加虎骨、鹿角霜,三剂而血定热退。惟手足偏右软瘫,毫不能举动转移,犹喜饮食渐进,神志渐宁,脉更软数。改用十全大补汤去川芎、甘草,加炮姜、黑附、虎骨胶、鹿角胶,三十余剂而轻便如常。此吴云昌长媳。

秦艽用荆芥灰汁煮。

痉症门

一杜任治郝质子妇,产四日,忽瘛疭戴眼,弓背反张。任诊脉弦,以为发痉。与大豆紫汤、独活汤而愈。

坚志一内室,方分娩,犹在蓐中,忽发痉,头足反接,相去几二三尺余。家人惊骇,以数婢强拗之不直。适有独活一味,急煎饮之。召医未至,连饮三次,遂能直,及医至乃即愈矣。

瘛疭门

一产妇,因太劳两臂不能屈。服苏合香丸,肢体痿软,汗出如水。余以为前药辛香,耗散真气,腠理虚而津液妄泄也。脉虚软。先用十全大补汤加五味子,补实腠理,收敛真气,汗顿止。又以四君子汤,调补元气。更用逍遥散、大补汤,调理一月而康。

一产妇,先胸乳痛胀,后因大怒,遂口噤吐痰,臂不能伸,小便遗出。诊之,左三部脉弦。余以为肝经血虚,风火相煽,而不能荣经络也。先用逍遥散治之,则臂能屈伸。又以补肝散、六味丸,数剂而诸症悉平。

一妇人,发瘛,遗尿,自汗,面赤或青,饮食如故。肝脉弦紧。余曰:肝经血燥生风而发瘛也。以肝主小便,其色青,肝火炎则赤,筋络失养则瘛也。法当滋阴血,清肝火。遂用加味逍遥散,不数剂而诸症悉退。又以八珍汤加丹皮、山栀,调理一月而全安。

一妇人,产后血风,患瘛疭。脉涩浮弦。此血分受风,而筋脉失养也。遂以小续命汤加减,数剂而安。

拘挛门

一妇,产后筋挛臂软,肌肉瞤动。脉软虚数。此气血大虚,虚风内煽,而筋失所养也。用十全大补汤药,三十余剂而安。

一妇,产后手麻,服愈风丹,遍身皆麻,神思倦怠,脉急弱涩,此阳气虚而不能统运也。用十全大补汤加炮姜,数剂而麻渐退,虚渐回。改道遥散加姜汁,又数剂而全安。

不语门

一妇,产后不语。脉数弦浮软涩。此气亏血涩,挟风邪而心气闭塞,神机不能鼓舞也。用七珍散,一剂而能言,三服如旧。后因劳而不语,内热晡热,肢体倦怠,饮食不进。脉软微数。此心脾火虚,挟热而神机不能开发也。用加味归脾汤为主,佐以七珍散而愈。后复因怒不语,口噤发搐,腰背反张,或小便见血,或面赤,或青或黄。脉数弦浮,重按绵软。余以为心血太虚而不能化气,致见心、肝、脾三经之色。用八珍汤加钩藤、茯神、远志,四剂而渐渐能言。又用加味归脾汤,百余剂而病不再发矣。

谵语妄言门

一妇,产后形体倦甚,时发谵语妄言,脉数虚涩,此心气虚而血不荣心也。用柏子仁散稍减,又用加味归脾汤而愈。又因暴怒胁痛狂言,小便下血,脉软弦数。此肝血虚而肝火旺,肝热则多言也。用加味逍遥散以清肝火,养肝血而瘥。又以加味归脾汤,三十余剂全安。

癫狂门

一妇,产后时癫时狂,或言或笑,或怒或哭,脉数弦洪。此心气虚而心火为之升降也。先以茯神汤专补其心,癫狂之势日以渐减。又用八珍汤加远志、枣仁,三十余剂而全安。

一妇,产后亦患前症,用安神化痰等药,病益甚,反加神思困倦,饮食不进。余诊之,脉软微涩。此心脾血气大虚而挟郁也。遂以参、术、芎、归、茯苓、枣仁、远志,大剂与服,计四斤余而渐安。又用归脾汤,五十余剂而全愈。

乍见鬼神门

一妇,产后别无他病,时若与人对话,或惊叱,或悲愁,家人劝慰,乃大声曰:鬼神满堂,结队成群,曷不与我敬送之? 医用调经散愈而复作,仍用前药益甚,反朝寒暮热,痰涎上涌。脉软急疾,重按无神。余曰:此血气大虚,心失所养,而神不守舍也,故乍有所见,名之曰乍见鬼神。朝用八珍汤加枣仁、远志,夕用加味归脾汤加枣仁、柏仁,各五十余剂,而寒热顿解,痰涎亦化,病不再发。

惊悸门

一妇,产后患惊悸,惕惕然惊,忪忪然悸,日夜靡宁。医用琥珀地黄丸、局方妙香散,随效。后因劳复作,仍以前二方服之,其症益甚,反发热恶寒。诊六脉洪大,按之无神。此血气大虚,胆失所依也。用十全大补、加味归脾二汤,各百余剂而安。

恍惚门

一妇,产后心神恍惚,盗汗自汗,发热晡热,面色黄白,四肢畏寒。脉软微数,此血气大虚,神失所依,而心脾之阳不能上奉而外敷荣内也。用八珍汤,不应。更以十全大补、加味归脾二汤,俱加枣仁、五味,服五十余剂方始克应。后因劳怒发厥昏愦,左目牵紧,两唇抽动,小便自遗。脉软急疾。以为肝火炽盛,生风而撩扰,神明失其主宰而昏厥也。仍以十全大补汤加钩藤、山栀,数服而病愈。再用十全大补汤加辰砂、远志,丸服而病不复发。

虚烦门

一妇,产后心胸烦满,气短不宁。脉数弦涩。此心气郁而虚热乘心也。与竹叶汤,三剂稍宁。又以竹茹汤去黄芩,加归身,四剂。

再用加味逍遥散及加味八珍汤,各数服而全安。

一妇,素禀薄弱,新产后去血过多,心烦不宁。余诊之,脉濡数细涩。此血气两亏,心神失养而虚烦也。先以人参当归汤,数剂稍宁。又以逍遥、归脾二汤,调治数月全安。

发渴门

一妇,产后发渴,朝寒暮热,肚腹作痛,以手按之不痛,脉软微数。余以为气血俱虚,津液不能上奉也。当以八珍之类治之。彼不信余言,反行逐血,更加发热烦躁,脉更软数。余用当归补血汤,热燥渐止。更以八珍汤加麦冬、五味,补其血气,滋其津液,而腹痛止,渴亦顿解矣。

一妇,产后恶露不行,上渴下泻,无少宁时。脉软弦浮。此脾胃虚而津液不能上奉也。与七味白术散,二剂泄泻顿止。又用八珍汤加糯粉炒麦冬、五味子,三十余剂而渴亦全解。

一妇,产后略闻声响,其汗如雨,顷刻昏愦,诸药到口即呕,脉软沉细。余以为脾土虚寒,火不能生,而卫气不密也。用参附末、五味子,浓汁细丸,干噙咽汁,仍以参、附、芪、术、熟地、归身、五味,数十剂而汗定身康矣。

一妇,产后盗汗不止,神思困倦,口干引饮。脉数虚涩。余以为血虚有热。遂令以当归补血汤代茶,又以当归六黄汤,芩、连、柏炒黑,倍加人参、五味子,煎服四剂,盗汗不复作,渴亦顿解而身康矣。

发热门

一大尹俞君之内,产后恶露已去,发热晡热,便血吐血,小便频数,而无盗汗潮热,时痛胀不止,肚腹痞闷。余以为诸脏虚损,治当固本。彼自恃知医,反用降火之剂,更加泄痢肠鸣,呕吐不食,腹冷足冷,始信余言。诊其脉或浮洪,或沉细,或如无。其面或青黄,或赤白。此虚寒在内,而外乃假热。时值仲夏,当舍时从证。先以六君子汤加炮姜、肉桂,数剂痛胀俱退,痢亦遂瘳。更以十全大补汤加炮姜、大枣,三十余剂而热亦不复发矣。

一儒者杨敬之内,产后发热泻痢,更兼吐痰,或用温补化痰不应,面色黧黑。两尺浮大,按之微细。曰:此命门火虚,不能生脾土,而虚阳外浮,湿不受制也。以八味丸补土之母,而痰、痢皆除,热亦不再发矣。

一妇,新产,甫经三日,恶露虽通,血气未定,其朝早起感冒,遂身热目暗,如中风状。脉数弦涩。即以清魂散加肉桂、当归,一剂而得微汗,三剂而身热全瘳,目亦不复暗矣。

滑伯仁治一妇,产后恶露不行,头疼恶热,脐腹闷痛。众皆以为感冒寒热,姜、附温之,益大热,遂手足搐搦,语谵目窜,宛如中风状。滑诊其脉沉弦洪数。面赤唇焦,口中喃喃不可辨,舌黑如炙,燥无津液,胸腹不胜手按。盖以燥剂搏血,血热生风,而血蓄为痛也。此热入血室,血结生风之候。先以清热降火、凉血治风之药,两服顿爽。继进琥珀、牛黄等,稍解人事。后以张从政三和散行血破瘀,三四剂恶露大下如初时。产已十余日矣,于是诸症悉平。

一妇,经盛暑月中产三日,恶露不行,遂发热狂言,叫呼奔走,拿捉不住,脉大而疾。此败血冲心,心气不降,而神明失指也。以干荷叶、生地黄、牡丹皮煎汤,调下生蒲黄三钱,一服即定,恶露旋下而安。

一妇,产后身热汗多,时发昏瞀,眩晕口渴,或时头痛恶心。医用四物凉血,病不减。用小柴胡汤病益甚。汪石山诊之,脉浮搏指。汪曰:产后而得是脉,又且汗多,而脉不为汗衰,法当不治,所幸者不喘不泄耳。其脉如是,盖为凉血药所搏激也。遂以人参三钱,当归身二钱,炙草、白术、麦冬各钱半,黄芪三钱,炮姜一钱,煎服五剂,则脉敛汗收热退,而病渐安矣。

　　王金宪室人,产后因沐浴遂发热呕恶,渴欲饮冷水,谵言妄语若狂。盖其体气丰厚,素不受补,医用清凉之剂,则热燥转增。汪诊六脉浮大洪数。曰:产后气血暴虚,孤阳外越,内真寒而外假热也。宜大补气血,与八珍汤加炮姜一钱,一剂而热减大半。病人自以素不受参,不宜再服。过一日,大热如火,复与前剂,潜加参、芪、炮姜,三四剂而热退身凉,脉亦静,而病不再发矣。

寒热门

　　一妇,产后恶露已行,恶寒发热不休。脉象软数,重按无神。此营卫大虚,不能布濩也。用十全大补汤加炮姜,数剂而愈。惟饮食不甘,肢体倦怠,用补中益气汤加炮姜而渐安。后又饮食后犯怒气,遂复恶寒发热,反抽搐咬牙,难于候脉,视其面色青中带黄,欲令按腹,以手护之。此必肝木侮脾土,饮食停滞,而清阳失敷,百脉皆无禀气以滋荣也。六君子汤加木香、钩藤,一剂而减,四剂而全安。

　　一妇,产后恶露已行,发热不止。脉数虚软。此血气虚而阳欲外亡也。余欲用八珍汤加炮姜治之,其家自恃知医,以为风寒未解,欲用小柴胡汤。余曰:寒热不齐,乃气血虚乏,不能外卫之象。不信,仍服一剂,汗出不止,谵语不绝,烦热作渴,肢体抽搐,始信余治。乃改用十全大补汤加炮姜,不应。脉洪大,重按全无。此因虚极生寒,乃内真寒而外假热也。仍以前方加附子,四剂稍缓,二十余剂全安。

　　吴菱山治一妇人,产后去血过多,食后着恼,头疼身痛,寒热如疟。左手弦大,微有寒邪;右手弦滑不匀,乃饮食挟痰火也。二者皆因虚而得,宜养正祛邪。遂以茯苓补心汤去地黄,加羌活、青皮、葱、枣,三服汗出身凉,其患渐瘥。然后以八物汤调理半月后始全愈。

一妇,产后恶露未尽,瘀血入络,又感寒邪,身疼寒热如疟。脉浮紧细弦涩。与生科五积散,五帖恶露下而寒热诸症悉痊。

一妇,产后恶露未尽,因早离床抹浴,寒湿之气客于经络,乍寒乍热不已。脉紧细软涩。此寒郁其经,不能运行血气,而托出外邪也。令与生料五积散,三剂恶露下,而寒热亦解。

一少妇,初产,甫经四日,冷物伤于脾胃,但觉身中不快,心腹满闷,或呕逆食少,或腹胁刺痛,晨恶寒,晚发热,深夜则恍惚谵语,当昼则抽搐类风,变异多端。诸医莫测,或作虚风,或云血热。用温热行血而获效,以寒凉退热而病增,如此半月,卒无定见。汪石山诊其脉弦而紧。遂令按小腹,急痛,知瘀血未尽也。思此症恶露原通,未必血瘀腹中,但因寒凉所伤,血瘀停滞下焦,日久遏抑,溢于经络,所以变生诸症。须得大调经散,倍入琥珀,化诸恶血成水,其患方愈。遂合前药服之,五日后,行恶水斗许,臭不可近,患人觉倦,病势渐减,然后以人参养营汤,数十剂,月余如初。

疟疾门

一妇,产后患疟,发热作渴,胸膈胀满,遍身作痛,三日不食,咽酸嗳气。脉弦滞涩。此饮食所伤,脾胃不能克化也。用六君汤加神曲、山楂,四剂而不作酸,脉之涩滞已觉流利,乃去神曲、山楂,又数剂而饮食渐进。其大便不通至三十五日,计饮食七十余碗,腹始闷,令用猪胆汁导而通之,其粪且不甚燥,疟乃愈。

一妇,产后患疟久不愈,苦楚万状,百疾蜂起。或头痛,或腰痛,或身痛,或呕恶。其脉或洪大,或微细,或弦紧,或沉伏。此寒热交争,而正气不胜,邪不受制也。遂以六君汤加炮姜,二十余剂脉证始定。又用参、术煎膏,佐归脾汤,百余剂而始瘥。

一妇,产后朝寒暮热,或不时寒热,久不愈。脉弦迟疾不调。

此正气内虚，不能胜邪而外却也。用六君子汤、补中益气汤相间煎服，各三十余剂而始瘳。

蓐劳门

汪石山治一妇人，产未满月，因暴怒血流如水，三日方止，随又劳苦，四肢无力，日晡潮热，睡中汗出口干，五心如炙。诸医皆用柴、芩、薄荷之类，其热愈炽。其脉弦大无力。此蓐劳也。以四物汤料一两，入胡黄连，秦艽、青蒿各半钱，煎数服，热退身凉。后以胡黄连八珍汤料，丸服而全愈。

痞闷门

一妇，产后食角黍，烦渴痞闷，腹痛，大便欲去，服消导之剂不应，饮食日减，肌体日瘦，已半年矣。脉软沉滞。薛以为食积久停。令用大酒曲炒为末，温酒谓二钱，俄顷腹鸣，良久乃下粽而愈。

一妇，产后食鱼胙，腹痛患痢。脉弦微涩。此鱼为水中之味，胙为鱼肉之滓，惟能助湿伤脾，滑利肠胃，所以诸药不能克应。令以陈皮、白术等分，生研为末。茉莉花浓汁调下三钱，数服而痛痢全瘥。

腹胀门

一妇，产后患腹胀，或以为瘀血，用抵当汤，败血果下，胀急益甚。脉数软涩。此脾气虚而清阳下陷，脉络不能宣通，而瘀血未尽也。朝用补中益气汤，夕用六君子汤，俱加炮姜，仍下瘀血而后安。

一妇，产后恶露涩少，遂至大腹胀闷，呕吐不定。脉数濡弦涩滞。此气亏不能化血，而湿伏于中也。与抵当汤三钱，而血水大下，腹胀顿退。后以六君子汤，数剂呕吐不复再作矣。

浮肿门

一妇,产后饮食少思,服消导之剂,四肢浮肿,饮食益不能进。脉软微涩。余以为中气不足,清阳陷而浊阴不化也。遂朝用补中益气汤,夕用六君子汤,各数剂,肿退食进而愈。后因怒腹胀,误服沉香化气丸,吐泻不止,饮食不进,而小便不利,肚腹、四肢浮肿。乃以金匮肾气丸加减,调治三十余剂而诸症悉平。

一妇,产后泄泻,面目、四肢浮肿,喘促恶寒,脉数浮软。余以为脾肺虚寒,不能输化浊阴而气陷也。先以六君子汤加炮姜,而泄泻定。后以补中益气汤加炮姜、五味,则喘肿诸症悉平矣。

一妇,产后四肢浮肿,寒热往来,气喘咳嗽,胸膈不利,呕吐酸水,两胁疼痛。脉弦浮涩。此夹肝气受邪,邪逆而气不得下降也。遂用旋覆花汤,微汗而解。后用小调经散,以泽兰煎汤调下,则喘肿诸症悉平矣。

积聚门

一产妇,腹中似有一块,或时作痛而转动,按之不动,面色,萎黄,痛甚则皎白。脉浮而涩。余以为肝气虚而血弱不能营运也。不信,乃服破血行气药,痛益甚,转动无常。又认以为血鳖,更用破血驰逐之药,痛攻两胁,肚腹尤甚,益信为血鳖,确服下血等药,去血过多,形气愈虚,肢节间各结小核,隐于肉里,以为鳖子畏药而走散于外。余曰:肝藏血而养诸筋,此肝血复损,则筋失所养而筋挛也。盖肢节胸项,皆属肝胆部分,当养其脾土,补其肺金,以滋肝血,则筋自不挛,核自消散,而痛无不解。始任余用八珍汤、逍遥散、归脾汤三方迭治,各数服而核消痛渐安矣。

一妇,产后两拗肿胀,小便涩滞,腹中有块作痛,或上冲胁腹,或下攻小腹,发热恶寒,肌肉消瘦,饮食无味。脉软虚涩。久而不愈。余以为肝脾亏损,不能营运血气也。遂以逍遥散、八珍汤、归脾汤,随症势遂投,各三十余剂,而诸症悉平矣。

霍乱门

一妇,产后停食,霍乱,用藿香正气散已愈。以后胸闷膨胀,饮食稍过,非呕吐即泄泻。脉数虚弱。余以为脾胃两虚,土不制湿也。用六君子汤加木香、益智治之,渐愈。后因饮食不调,更兼恚怒,又患霍乱,胸腹大痛,手足逆冷,用附子散,又用八味丸,补脾土之母,而痛不复发。

一妇,产后吐泻作酸,面目浮肿。脉象弦虚,重取细涩。此脾胃虚寒,而肝郁乘脾也。遂以六君子汤加炮姜、越鞠丸而作酸退。又以补中益气汤加半夏、茯苓而吐泻止,脾胃康复如常矣。

呕吐门

一妇,产后朝吐痰夜发热,昼夜无寐。或用清痰降火,饮食日少,肌肉日瘦。余诊脉数虚弦。曰:朝间吐痰,脾气虚也;昼夜无寐,心脾血耗而肝火内扰也。遂用六君子汤、加味逍遥散、加味汤、加味归脾汤,以次调理,而诸症悉痊。

呃逆门

一妇,产后恶露不通,三日后水谷入口即发呃二三声。医用丁香柿蒂汤不应,反加昏愦,口中喃喃,呃发则撮口抬肩,危迫殆甚。薛氏诊之,脉洪涩动。曰:此难产受惊,心气不下,胃气上逆,瘀血阻而升降失调也。其夫应之曰:然,三日不产,分娩后即便如此。遂以失笑散,热童便调下三钱,一剂而苏醒,再剂而呃减,三剂而呃定,恶露亦下而霍然也。

一妇,产后恶露已行,身热不解,偶饮凉茶一二口,即发呃不止。薛氏诊脉急疾,重按紧涩不调。曰:此外有阳邪,内伤冷饮。遂以清魂散,磨入丁香、肉桂各五分,一剂热退,再剂而呃定霍然,脉亦和缓矣。

咳嗽门

一妇,产后一月有余,小腹作痛,咳嗽、食少,微觉潮热憎寒,脉涩弦数。此冲任受寒,血滞而上干肺络也。日久失治,乃荣怯之根。投以新制温经饮,三剂而稍凉,调治半月而全瘳。

新制温经饮:肉桂　杏仁　米仁　丹参　黑荆芥　茯苓　续断

一妇,产后咳嗽痰鸣,时有寒热。脉数弦浮。此外感风寒,留恋肺络也。投以旋覆花汤,三剂而咳嗽稍减,调治半月而全安。

喘急门

一妇,产后喘急自汗,手足俱冷,常以两手护其脐腹。脉细沉软。此真火衰弱,虚阳欲脱也。投参附汤,四剂而安。后加熟地、黄芪、白术、当归,丸服而喘不复发。

浦江吴辉妻,孕八个月分娩,因二日后洗浴,即气喘,坐不得卧。五日后,身热恶风,得暖稍缓。两关脉动,尺寸皆虚,百药不效。余以丹皮、桃仁、桂枝、茯苓、干姜、枳实、厚朴、桑皮、苏叶、五味、蒌仁,三服而得卧,其痰如失,盖作污血感寒治之也。

鼻衄门

一妇,产后血逆上行,鼻衄心燥,舌黑口干。脉数沉涩。此恶露不下,瘀血上升也。遂以益母丸二丸,童便化下,鼻衄渐止,恶露渐下而安。

一妇,素禀多火,产后已十三日,恶露已行,鼻衄不止。脉数弦浮。此去血过多,阴不维阳,而虚阳上迫,动血而下溢也。遂以四物汤冲热童便,一服顿止,再服全安。

泄泻门

一妇,产后泄泻,发热作渴,吐痰甚多,肌体消瘦,饮食少思,或胸膈痞满,或小腹重坠,已年余矣。脉濡弦滑。余以为脾胃虚弱,不能制湿,而关门不固也。朝用二神丸,夕用六君子汤,各数剂而诸症全安。

一妇,产后泄泻,呕吐吞酸,面目浮肿,已数月矣。脉虚浮弦,此乃脾气虚寒,火不生土,而不能制湿也。先用六君子汤加炮姜、附子,佐以越鞠丸,而吞酸愈,肿、呕除。又用补中益气汤加附子、茯苓,而泄泻止,脾胃健,饮食渐进,而身体康复如常。

一产妇,泄泻年余,形体骨立,潮热晡热,自汗盗汗,口舌糜烂,日吐痰二三碗。脉数洪大,重按全无。此命门火衰,脾土虚寒,而假热发露也。吐痰者,乃脾土虚寒,而不能运化津液也。遂用八味丸补火生土,又用补中益气汤兼补肺金,而脾胃健、泄泻止,痰亦不吐矣。

汪石山治一妇,产后滑泄泻水,粒米入口即泻出,片刻勿容,如此半月余。众皆危之,或用五苓散、平胃散益甚。汪诊之,脉皆濡缓而弱。曰:此产中努力以伤其脾,脾伤则胃亦不能纳化,湿得妄行而滑泄也。若用汤药,徒滋其湿。令以参苓白术散去砂仁,加肉果、补骨脂,姜、枣汤调服,旬余而泻定身康矣。

痢疾门

一妇,产后食鸡子,腹中作痛,面色萎黄,服平胃、二陈,便下痢腹胀。服流气饮子,又小腹有一块,不时上攻,饮食少进,脉缓虚弦。此脾胃虚寒,肝木克侮脾土,而气陷结积也。用补中益气汤加木香、姜、茱渐减。又以八珍、大补二汤,俱加炮姜、木香,调理一月,痢止胀退而康。

一妇,产后痢,未至满月,即食冷物及酒,冷热相搏,而与血攻击,滞下纯血,缠绵极痛。诊其脉大无力,此湿热伤血,蕴蓄肠胃也。用黄芩芍药汤,三服而渐安。

一妇,产后腹痛,后重下痢无度,形体倦怠,饮食不进。与余为邻,余诊脉细软弱。曰:此脾肾俱虚,火不生土也。用四神丸、十全大补汤寻愈。但饮食不化,肢体倦怠,又用补中益气汤加炮姜而安。

一产妇,五月患痢,日夜无度,小腹痛坠,发热不恶寒。用六君子汤送香连丸,二服痢渐稀,痛渐减。又以前汤四神丸,四服全愈。此乃湿热伤脾之痢也。

大便不通门

一妇,产后大便不通,已七日矣。饮食如常,腹中如故。脉软微涩,此血气虚而不能濡润宣通也。故饮食不减,腹无胀满。用八珍汤加桃仁、杏仁,至二十一日觉腹满欲去。用猪胆汁导之,先去干结燥粪五六枚,后皆常粪而愈。

一妇,产后大便不通,已经八日。或用通利之药,中脘痛胀,不思饮食。又云:通则不痛,痛则不通,乃用蜜煎导之,大便不禁,呃逆不食。余诊脉软微弦。此脾胃虚而初不传送,复受药伤,所以不能禁固也。呃逆不食,胃气垂亡,势甚危迫。遂以六君子汤加吴茱、肉果、补骨脂、五味子,数剂病幸获效而身渐康。

一妇,产后大便秘结,小腹痛胀,用大黄等药,吐泻不食,腹痛胸痞。脉虚弦细。此脾胃虚寒,关门失启闭之职。余用六君子汤加黑附、炮姜、木香、肉果治之而愈。

一妇,产后大便秘涩,诸药不应,苦不可言。诊其脉涩。口燥。此血枯津涸,令饮人乳而安。

小便不通门

一妇,产后小便不通,诸药不应。脉数沉涩。此冲任血虚气燥,膀胱不能施化,而水竭焉。令以梨汁和人乳各一杯,日、夕兼进而溺渐通,口亦不燥矣。

遗屎门

一产妇,素脾泄,产后饮食少思,五更必遗粪,几不自觉,倦怠无力。六脉软弱。此中气虚寒,脾肾不足,而肠胃滑脱也。令以补中益气汤送四神丸,半月而霍然。

淋沥门

一妇,产后小水淋沥,或时或出,服分利降火之剂不效,已二年矣。脉软微数,此肺肾虚乏,气不施化也。今朝服补中益气汤加车前子,暮用六味地黄丸加麦冬、五味,各数剂,而日渐痊安矣。

小便频数门

一妇,产后小便频数,时忽寒战。脉软微数,此脾肺俱虚,膀胱不能化气也。遂以补中益气汤加山茱萸、山药,佐以桑螵蛸散而愈。后患发热晡热,盗汗自汗,月经不调,服加味逍遥散而安。

一妇,产后小便频数,始而吐痰发热,继而日晡潮热。脉软虚数,此膀胱阴虚,阳不施化,故水府蓄泄不灵。遂用补中益气汤朝、暮兼服,而日渐痊安。再用六味地黄汤同服。

小便不禁门

一妇,产后小便不禁,二年不愈,面色青赤或黄白。此肝脾两虚,血热而迫水府也,脉虚数沉弦。用加味逍遥散,佐以六味地黄丸而愈。后因暴怒,小便复遗,大便不实,左目紧小,面色顿赤。脉弦涩数。仍用加味逍遥散,佐以六君子汤,俱加桑螵蛸、覆盆子,以清肝火、生肝血,培脾土,安水府,而日渐痊安,病小再发。

小便出血门

一妇,产后面黄尿血,胁胀少食,脉数虚弦。此肝火乘脾,迫血而偏渗也。用加味逍遥散、补中益气汤兼服,而血定胀平矣。后怀抱不乐,食少体倦,惊悸无寐,而尿血仍作,用加味归脾汤,二十余剂将愈。惑于众说,服犀角地黄汤,诸症复作。仍服前药,四十余剂而始得全安。

大便出血门

一产妇,粪后下血,饮食少思,肢体倦怠,诸药不应,脉软微数。此中气虚弱,不能摄血归经也。投补中益气汤加吴茱萸、炒黄连,四剂顿止,汤用归脾调理而全安。

一妇,产后怒则必便血,且寒热口苦,胸胁痛胀,或小腹痞闷。脉数弦濡。此肝火乘脾,而不能摄血也。投六君子汤加山栀、柴胡而愈。又用加味逍遥散、补中益气汤而血不复下矣。

一产妇,粪后下血。脉软迟涩。此脾胃虚寒,不能摄血归原也。投以补中益气汤加白芍、炮姜渐愈,又加炒黑附子,数剂而始痊。

一产妇,大便下血,口干饮水,胸胁膨胀,小腹重坠。脉数弦虚紧涩。此肝脾血虚,肝阳侮土而不能摄血也。投以逍遥散合左金丸稍减,又以六君子汤合补中益气汤,数十剂而全愈。

一产妇,劳倦后复怒,忽大便下血,身热时烦,夜间谵语。脉数弦涩。此肝脾素亏,怒则火逆,而热入血室也。投以小柴胡汤加白芍、生地,二剂而热退神清,血亦顿减。又用加味逍遥、补中益气、归脾三汤,一月而血定全安矣。

阴户下脱门

一妇,年三十余,生女二日后,产户下一物如手帕,下有帕尖,约重一斤。予思之,此因劳乏伤气,以致肾虚肝痿,不能约束胞门,而阴户下脱也。却喜血不甚虚,但因时春暮天寒,恐其冷干损坏,急与炙黄芪三钱、人参二钱、白术一钱、当归二钱、升麻五分,三帖连服之,即收上,得汗遍体乃安。惟下裹沾席处干者落一片,约重二三斤许,盖脂膜也。食进得眠。诊其脉涩,左略弦。视其形却实,与白术、芍药各钱半,陈皮一钱,生姜一片,煎二三帖,养之而全安。

一妇,产子后,阴户中下一物如合杯状,有二歧,其夫来求治。余思之,此必子宫也。乃气血虚弱,而下坠于外者。用黄芪、升麻,大剂一帖与之。半日后其夫复来,曰:服二次后觉响一声,视之已收。但因经宿干着席上,破落一片如掌心大,其妻在家哭泣,恐伤破不可复生。予思之,此非肠胃,乃脂膜也。肌肉破尚可复元,遂用四物汤加人参数剂,丸服一料而复能生子。

一产妇,子宫下坠。脉软虚涩,此气虚不能收摄而下陷也。遂与黄芪三钱、人参钱半、当归二钱、升麻五分、炙草八分,作一帖服,却令用五倍子末煎汤洗,又以末敷之,如此数次即安。

一产妇,数日后水道中出肉线一条,长三四尺,动之则痛欲绝,脉象不虚。先服失笑散,以带皮姜二斤研烂,入香油二斤煎,油干为度,用绢兜起肉线,屈曲于水道边,以煎姜熏之,冷则熨之。六日后,缩其大半,二六日即尽入。再服失笑散,参汤下,或芎归调理之。此血实气亏,不能统摄子宫脂膜而下肉线也。如肉线断,则不可治矣。

一产妇,子宫肿大坠出,二日方收,损落一片殊类猪肝。面黄体倦,饮食无味,内热晡热,自汗盗汗。脉软虚涩。此血气大虚,真阳不能收摄也。与十全大补汤去肉桂,加附子、鹿茸、麦冬、五味,三十余剂诸症悉愈,仍复生育。

前阴肿痛门

一妇,产后前阴肿痛,右脚难伸。脉虚弦数。此脾胃素虚,挟肝火而湿热下注也。与加味逍遥散加米仁、车前子,四剂顿平。仍服逍遥散、补中益气汤,各二十余剂而全安。

一妇,产后玉门肿痛,寒热作渴,呕吐不食。外敷大黄等药,内服驱利之剂,遂致肿及于肾,诸症蜂起。脉软虚弦,此真气弱而湿气淫溢于经隧也。先用六君子汤健运脾胃,次用补中益气汤升举清阳,不数剂而肿痛如失,寒热亦解,不复呕吐矣。

一妇,产后玉门肿痛,失治溃腐,形体消瘦,饮食少思,朝寒暮热,自汗盗汗,已半年矣。脉软虚涩,此气血大虚,而湿渍于下也。遂以补中益气汤加茯苓、半夏,数剂而脓水渐少,饮食亦渐进。又用归脾汤,五十余剂而全愈。

产户不闭门

一妇,产后玉门不闭,饮食少思。脉软虚涩。此血气大亏,而真阳衰耗,失其启闭之权也。遂用十全大补汤加附子、萸肉,三十余剂而玉门自收,丸服而如旧矣。

一妇,产后玉门不闭,发热发寒。脉软虚细。此气血虚寒,真阳不足,而营卫不能布濩也。与补中益气、十全大补二汤,俱加附子、炮姜,迭治而寒热退,更加五味子、山茱萸,三十余剂而玉门无恙矣。

一妇,产后玉门不闭,小便淋沥,腹内有一块攻走胁下,或胀或痛。脉数弦虚微涩。此肝脾虚弱,怒火逆满,而湿热下注以结块也。与加味逍遥散加车前子,数剂而小便利,更以前方去山栀,加川楝子、小茴香,又数剂而诸症悉退,玉门亦永久无恙矣。

乳汁不行门

一妇,产后乳少,服药通之,乳房肿胀,发热作渴,而乳汁绝不能行。脉虚微数,此血气虚而不能行上,为乳窍壅闭不通也。与玉露散加莲房、荷梗,补而通之。又用八珍、归脾二汤,各三十余剂,而乳汁涌出不匮,乳肿亦即霍然矣。

乳汁自出门

一妇,产后劳役太过,忽然乳汁涌出,昏昧吐涎。脉软急数,此血气大虚,而因劳奔迫以发厥也。灌以独参汤而神渐苏。更以十全大补汤,数剂而乳汁收,神志清,涎亦不复再吐矣。

若妇人血气方盛,乳房作胀,或无儿哺,痛胀发热憎寒,用炒麦芽二三两,水煎服即消。此即断乳法。

如胎前乳汁先出,谓之乳泣,生子多不育,当大补之。